精编

《本草纲目》

药物彩色图鉴

▌阅读指南

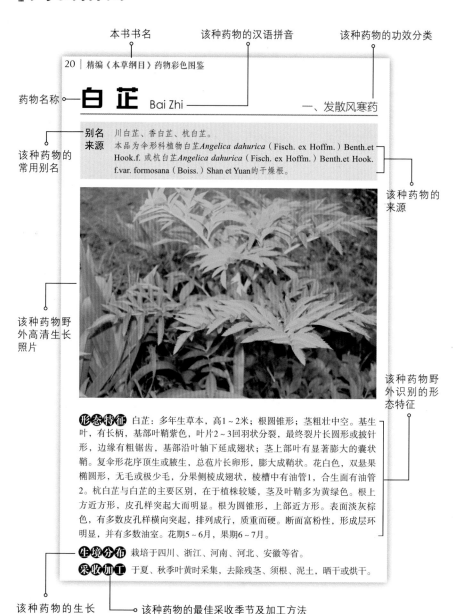

本书书名　　该种药物的汉语拼音　　该种药物的功效分类

药物名称

白芷 Bai Zhi ————　　一、发散风寒药

该种药物的常用别名

别名 川白芷、香白芷、杭白芷。

来源 本品为伞形科植物白芷*Angelica dahurica*（Fisch. ex Hoffm.）Benth.et Hook.f. 或杭白芷*Angelica dahurica*（Fisch. ex Hoffm.）Benth.et Hook. f.var. formosana（Boiss.）Shan et Yuan的干燥根。

该种药物的来源

该种药物野外高清生长照片

该种药物野外识别的形态特征

形态特征 白芷：多年生草本，高1~2米；根圆锥形；茎粗壮中空。基生叶，有长柄，基部叶鞘紫色，叶片2~3回羽状分裂，最终裂片长圆形或披针形，边缘有粗锯齿，基部沿叶轴下延成翅状；茎上部叶有显著膨大的囊状鞘。复伞形花序顶生或腋生，总苞片长卵形，膨大成鞘状。花白色，双悬果椭圆形，无毛或极少毛，分果侧棱成翅状，棱槽中有油管1，合生面有油管2。杭白芷与白芷的主要区别，在于植株较矮，茎及叶鞘多为黄绿色。根上方近方形，皮孔样突起大而明显。根为圆锥形，上部近方形。表面淡灰棕色，有多数皮孔样横向突起，排列成行，质重而硬。断面富粉性，形成层环明显，并有多数油室。花期5~6月，果期6~7月。

生境分布 栽培于四川、浙江、河南、河北、安徽等省。

采收加工 于夏、秋季叶黄时采集，去除残茎、须根、泥土，晒干或烘干。

该种药物的生长环境及分布区域

该种药物的最佳采收季节及加工方法

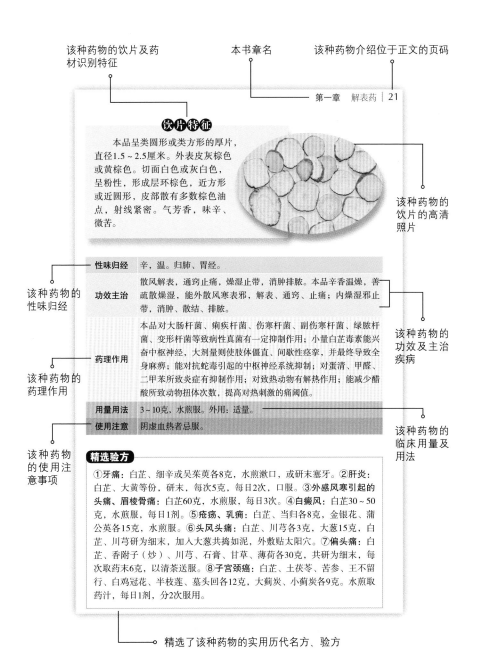

该种药物的饮片及药材识别特征

本书章名

该种药物介绍位于正文的页码

饮片特征

本品呈类圆形或类方形的厚片，直径1.5～2.5厘米。外表皮灰棕色或黄棕色。切面白色或灰白色，呈粉性，形成层环棕色，近方形或近圆形，皮部散有多数棕色油点，射线紧密。气芳香，味辛、微苦。

该种药物的饮片的高清照片

性味归经	辛，温。归肺、胃经。
功效主治	散风解表，通窍止痛，燥湿止带，消肿排脓。本品辛香温燥，善疏散燥湿，能外散风寒表邪，解表、通窍、止痛；内燥湿邪止带，消肿、散结、排脓。
药理作用	本品对大肠杆菌、痢疾杆菌、伤寒杆菌、副伤寒杆菌、绿脓杆菌、变形杆菌等致病性真菌有一定抑制作用；小量白芷毒素能兴奋中枢神经，大剂量则使肢体僵直、间歇性痉挛，并最终导致全身麻痹；能对抗蛇毒引起的中枢神经系统抑制；对蛋清、甲醛、二甲苯所致炎症有抑制作用；对致热动物有解热作用；能减少醋酸所致动物扭体次数，提高对热刺激的痛阈值。
用量用法	3～10克，水煎服。外用：适量。
使用注意	阴虚血热者忌服。

该种药物的性味归经

该种药物的药理作用

该种药物的功效及主治疾病

该种药物的临床用量及用法

该种药物的使用注意事项

精选验方

①牙痛：白芷、细辛或吴茱萸各8克，水煎漱口，或研末塞牙。②肝炎：白芷、大黄等份，研末，每次5克，每日2次，口服。③外感风寒引起的头痛、眉棱骨痛：白芷60克，水煎服，每日3次。④白癜风：白芷30～50克，水煎服，每日1剂。⑤疮疡、乳痈：白芷、当归各8克，金银花、蒲公英各15克，水煎服。⑥头风头痛：白芷、川芎各3克，大葱15克，白芷、川芎研为细末，加入大葱共捣如泥，外敷贴太阳穴。⑦偏头痛：白芷、香附子（炒）、川芎、石膏、甘草、薄荷各30克，共研为细末，每次取药末6克，以清茶送服。⑧子宫颈癌：白芷、土茯苓、苦参、王不留行、白鸡冠花、半枝莲、墓头回各12克，大蓟炭、小蓟炭各9克。水煎取药汁，每日1剂，分2次服用。

精选了该种药物的实用历代名方、验方

编委会名单

主　　编　刘春生　周重建　谢　宇

副主编　裴　华　谢军成　蒋红涛

编　　委　李　翠　朱　进　章　华　周　芳　冷艳燕

　　　　　吕凤涛　魏献波　王　俊　王丽梅　徐　娜

　　　　　许仁倩　晏　丽　于亚楠　张　淼　苏晓廷

　　　　　邹　江　陈　宏　戴　峰　邹智峰　王郁松

　　　　　戴　军　董　萍　鞠玲霞　吕秀芳　魏丽军

　　　　　赵卓君　李俊勇　李　惠　郑小玲　邵　丽

　　　　　张新利　吴　晋　商　宁　范海燕　徐　萌

　　　　　王伟伟　高　稳　李小儒　赵喜臣　刘　凯

　　　　　李　翔　向　蓉　赵白宇　李斯瑶　战伟超

　　　　　周　维　廖秀军　张广伟　矫清楠　邹常杰

　　　　　华　鹏　盖　聪　余海文　张　琳　王忆萍

　　　　　刘　静　杜　宇　白峻伟　刘　芳　连亚坤

　　　　　裴晓雨　罗曦文　张金博　胡海涛　刘志才

　　　　　郭红燕　郭景丽　胡海东　姜燕妮　李　聪

　　　　　李建军　梁　浩　刘士勋　王　策　王中侠

　　　　　张亚萍　仇笑文　周文娟　张汉宜　邓丽丽

　　　　　邓西安　丁文飞　蒋思琪　李美桥　刘　祥

　　　　　刘　杨　刘云生　卢　月　徐莎莎　张月丹

前　言

　　我国中医文化历史悠久、源远流长，为中华民族的繁荣昌盛和人类的身体健康作出了巨大的贡献。中草药是中华民族的瑰宝，是大自然赋予我国人民的宝贵财富。从古至今，我国各族人民都能够充分利用各种草木、花果治疗各种疾病。"神农尝百草"的故事至今依然广为流传，也充分说明了我国民间使用中草药治疗各种疾患的历史渊源十分悠久。各个时期民间医术名人辈出、名方广播，蕴藏着十分丰富的中草药资源。

　　中草药是中医治疗疾病、预防疾病的重要手段。中草药具有疗效确切、副作用小等特点，不仅对防治常见病、多发病有较好的疗效，而且还能治疗一些疑难病症，历来深受人民群众喜爱。同时，由于中草药具有收集方便、使用便捷和经济实用等优点，所以，有很多人应用中草药进行治疗和美容、保健。

　　近年来，由于"绿色食品""天然药物"的兴起，中医药备受青睐。随着社会的不断进步和科学技术的飞跃发展，人类的自我保健意识不断增强，回归自然的愿望也越来越强烈，人们更加赏识和注重中医药预防疾病和养生保健的功效。鉴于此，为了让更多的读者朋友能够更加轻松地识别和应用经典，现给广大的医药爱好者及广大家庭提供一部系统的《本草纲目》普及应用读本，以更好地继承和发扬我国中草药学的宝贵遗产，使它能够在更大范围内传播和传承，并且能够更好地为广大人民的生活与健康服务。经过精心的策划和分析，我们特聘请相关专业人员编辑了《精编〈本草纲目〉药物彩色图鉴》一书，全书收录了精选自《本草纲目》原著中的药物品种839种，精编和整合了原著中的精华部分，以及以《中华人民共和国药典（2015版）》《中药学（第5版）》为主的现代中医药知识精华，力求内容更准确，层次更清晰，阅读更方便，操作更简单。

本书精选839种常见的中草药，分别从别名、来源、形态特征、生境分布、采收加工、药材（饮片）特征、性味归经、功效主治、用量用法、现代药理、精选验方、使用注意等几个方面予以详细介绍，以达到通过阅读本书，人们便于在日常生活中快速识别和正确应用中药的目的。本书重点突出了常用中草药的原植物形态、饮片特征，并配有大量高清彩色照片，图文并茂，使广大读者能够快速、准确地识别与鉴别常用中草药。

我们衷心希望本书在普及中草药科学知识、提高医疗保健、保障人民健康、保护和开发中草药资源方面产生积极作用。同时，也希望在开发利用中草药时，注意生态平衡，保护野生资源及物种。对那些疗效佳、用量大的野生中草药，应逐步引种栽培，建立种植生产基地、资源保护区，有计划轮采，使我国有限的中草药资源能永远延续下去，为人类造福。需要特别提醒的是：广大读者朋友在阅读和应用本书时，如果需要应用书中所列的附方，必须在专业医师的指导下使用，以免造成不必要的伤害！

希望本书的出版能够起到抛砖引玉的作用，希望有更多的有识之士加入我们的行列，为我国中医药文化的传承和传播贡献自己的力量。读者交流邮箱：228424497@qq.com。

编　者

2015年4月

┃目　录

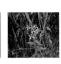

第三章
泻下药/303

第四章
祛风湿药/333

第五章
芳香化湿药/425

第六章
利水渗湿药/445

第七章
温里药/533

第八章
理气药/559

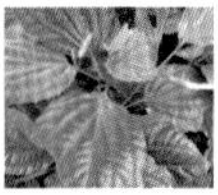

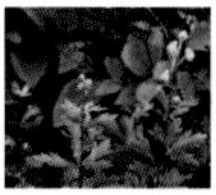

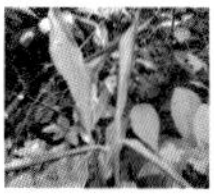

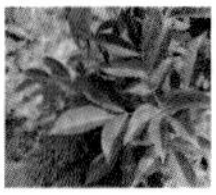

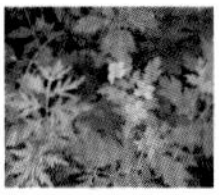

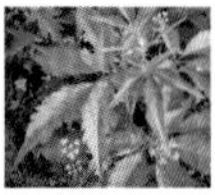

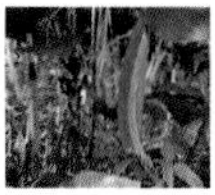

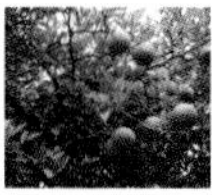

第九章
消食药/621

第十章
止血药/645

第十三章
安神药/879

第十四章
平肝息风药/913

第十五章
开窍药/961

第十六章
补虚药/975

**第二十章
解毒杀虫燥湿止痒药/1245**

**第二十一章
拔毒化腐生肌药/1277**

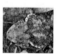

**第二十二章
抗肿瘤药/1291**

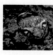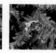

**第二十三章
麻醉、止痛药/1309**

附　录

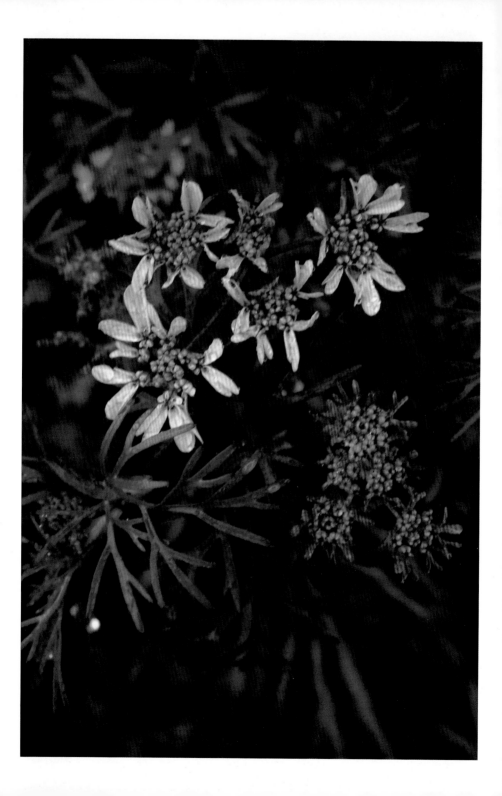

第一章　解表药

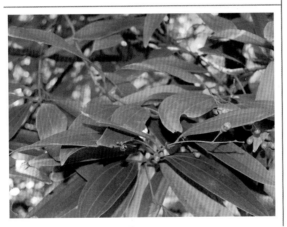

麻黄 Ma Huang

一、发散风寒药

别名	卑相、狗骨、龙沙、麻黄绒、净麻黄、炙麻黄。
来源	本品为麻黄科草本状小灌木草麻黄*Ephedra sinica* Stapf、木贼麻黄 *Ephedra equisetina* Bge. 和中麻黄*Ephedra intermedia* Schrenk et C. A. Mey. 的草质茎。

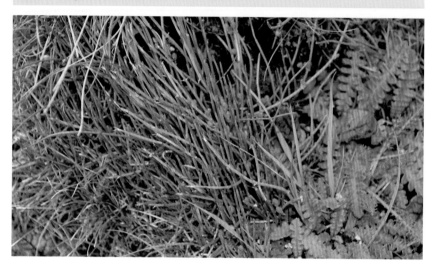

形态特征 草麻黄：小灌木，常呈草本状，木质茎短小，匍匐状；小枝圆，对生或轮生，节间长2.5～6厘米，叶膜质鞘状，上部1/3～2/3分离，2裂（稀3裂），裂片锐三角形，反曲。雌雄异株；雄球花有多数密集雄花，或成复穗状，雄花有7～8枚雄蕊，雌球花单生枝顶，有苞片4～5对，上面一对苞片内有雌花2朵，雌球花成熟时苞片肉质，红色；种子藏于苞片内，通常为2粒。中麻黄：茎高达1米以上，叶上部约1/3分裂，裂片通常3（稀2裂），三角形或三角形状披针形；雄球花常数个密集于节上，呈团状；雌球花2～3朵生于茎节上，仅先端一轮苞片生有2～3朵雌花。种子通常3粒（稀2粒）。木贼麻黄：直立灌木，高达1米，节间短而纤细，长1.5～2.5厘米，叶膜质鞘状，仅上部约1/4分离，裂片2，呈三角形，不反曲；雌花序常着生于节上成对，苞片内有雌花1朵。种子通常为1粒。花期5～6月，果期8～9月。

生境分布 生长于干燥的山冈、高地、山田或干枯的河床中。分布于吉林、辽宁、内蒙古、河北、河南、山西等省（区）。

采收加工 8～10月割取地上绿色草质茎，通风处晾干或晒干。

饮片特征

本品呈圆柱形的段，段长10～20毫米，直径1～2毫米。表面淡黄色至黄绿色，粗糙，有细纵脊线，节上有细小鳞叶，节间长2～6厘米。切面中心显红黄色。质脆，易折断，折断面纤维状。切面中心红棕色，边缘绿黄色，气微香，味涩、微苦。

性味归经	辛、微苦，温。归肺、膀胱经。
功效主治	发汗解表，宣肺平喘，利水消肿。本品质轻性浮，辛温解表，善散束表之风寒，能发汗以解表，疏散肺气以平喘，通调水道以利水消肿。
药理作用	麻黄碱、伪麻黄碱能舒张支气管平滑肌而有平喘作用。伪麻黄碱有明显利尿作用。挥发油有发汗解热作用。麻黄碱还能收缩血管，使血压升高，兴奋中枢神经系统，引起兴奋、不安、失眠。
用量用法	3～10克，水煎服。发汗解表常用生麻黄，止咳平喘多用炙麻黄。
使用注意	本品发散力强，多汗、虚喘病人当慎用。能升高血压、兴奋中枢神经系统，故高血压、失眠患者也需慎用。

精选验方

①**小儿腹泻**：麻黄2～4克，前胡4～8克，水煎，加少量白糖送服，每日1剂。②**过敏性鼻炎**：麻黄（先煎）5克，桂枝、杏仁各10克，葛根20克，炙甘草6克，细辛3克，白芷15克，水煎服。③**小儿百日咳**：麻黄、甘草各3克，橘红5克，杏仁、百部各9克，水煎服。④**荨麻疹**：麻黄、蝉衣、槐花、黄柏、乌梅、板蓝根、甘草、生大黄各10克，水煎服。⑤**头痛发热（恶风无汗而喘）**：麻黄9克，桂枝6克，炙甘草3克，杏仁10克，煎服发汗。⑥**支气管哮喘**：麻黄、前胡、杏仁、黄芩、炙桑白皮、炙枇杷叶各10克，生甘草6克，共同加水煎煮两次，将两次药液混合起来，分早、晚两次温服，每日1剂。⑦**喘息型支气管炎**：生麻黄、细辛各3克，半夏、桔梗、五味子、桂枝各9克，生石膏30克，水煎服，每日1剂。

桂 枝 Gui Zhi

一、发散风寒药

别名 柳桂、桂枝尖、嫩桂枝。
来源 本品为樟科植物肉桂*Cinnamomum cassia* Presl的干燥嫩枝。

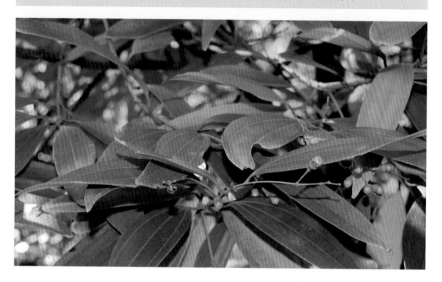

形态特征 常绿乔木，高12～17米。树皮呈灰褐色，有芳香气味，幼枝略呈四棱形。叶互生，革质；长椭圆形至近披针形，长8～17厘米，宽3.5～6厘米，先端尖，基部钝，全缘，上面绿色，有光泽，下面灰绿色，被细柔毛；离基3出脉，于下面明显隆起，细脉横向平行；叶柄粗壮，长1～2厘米。圆锥花序腋生或近顶生，长10～19厘米，被短柔毛；花小，直径约3厘米；花梗长约5毫米；花被管长约2毫米，裂片6，黄绿色，椭圆形，长约3毫米，内外密生短柔毛；能育雄蕊9，3轮，花药卵状长圆形，4室，瓣裂，外面2轮花丝上无腺体，花药内向，第3轮雄蕊外向，花丝基部有2腺体，最内尚有1轮退化雄蕊，花药心脏形；雌蕊稍短于雄蕊，子房椭圆形，无毛，花柱细，与子房几乎等长，柱头略呈盘状。浆果椭圆形或倒卵形，先端稍平截，暗紫色，长12～13毫米，外有宿存花被。种子长卵形，紫色。花期5～7月，果期至次年2～3月。

生境分布 生长于常绿阔叶林中，但多为栽培。主要分布于广东、广西、云南等省（区）。

采收加工 春、夏两季节剪取嫩枝，去叶，切成小段或切片，晒干。

饮片特征

本品呈类圆形或椭圆形的厚片或破裂成碎块。表面红棕色至棕色，陈久者则显黑色，有时可见点状皮孔或纵棱线。质硬而脆，易折断。切片厚2～4毫米，切面皮部薄，红棕色，木部黄白色或浅黄棕色，髓部类圆形或略呈方形，有特异香气，味甜、微苦、微辛，皮部味较浓。

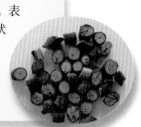

性味归经	辛、甘、温。归心、肺、膀胱经。
功效主治	发汗解肌，温通经脉，通阳化气。本品辛散温通，走于表，专散肌表风寒而发汗解肌；行于里，一则活血通经、散寒止痛，二则温助阳气、通阳复脉、化气利水。
药理作用	能扩张皮肤血管，促进汗腺分泌，故有发汗解热作用；有中枢镇静、镇痛作用；能促进唾液、胃液分泌，故有健胃助消化作用；能缓解胃肠平滑肌痉挛而解除腹部疼痛；有强心、利尿作用；对金黄色葡萄球菌、白色葡萄球菌、伤寒杆菌、痢疾杆菌、霍乱弧菌、常见皮肤真菌、流感病毒等病原微生物有抑制作用。
用量用法	3～10克，水煎服。
使用注意	本品辛温助热，易伤阴动血，温热病、阴虚火旺和血热妄行者忌服。孕妇及月经过多者慎用。

精选验方

①**面神经麻痹**：桂枝30克，防风20克，赤芍15克，水煎，趁热擦洗患部，每次20分钟，每日2次，以局部皮肤潮红为度。②**关节炎疼痛**：桂枝、熟附子各9克，姜黄、威灵仙各12克，水煎服。③**低血压症**：桂枝、肉桂各40克，甘草20克，混合煎煮，分3次当茶饮服。④**闭经**：桂枝10克，当归、川芎各8克，吴茱萸、艾叶各6克，水煎服。⑤**冠心病胸闷胸痛**：桂枝、枳实、薤白各10克，生姜3克，水煎服。⑥**肝硬化**：桂枝10克，赤芍、桃仁、丹皮各15克，茯苓30克，水煎服。⑦**肺心病**：桂枝、杏仁各15克，白芍30克，生姜、大枣、厚朴各12克，炙甘草10克，水煎服。⑧**小儿支气管哮喘**：桂枝、杏仁、生姜、白芍各9克，炙甘草、炙厚朴各6克，大枣12枚，水煎服。⑨**慢性乙型肝炎**：柴胡15克，桂枝10克，干姜8克，天花粉12克，生牡蛎15克，黄芩、炙甘草各6克，水煎服。

紫苏叶 Zi Su Ye

一、发散风寒药

别名	苏叶、香苏。
来源	本品为唇形科植物紫苏*Perilla frutescens* (L.) Britt. 的干燥叶片，或带部分嫩枝。

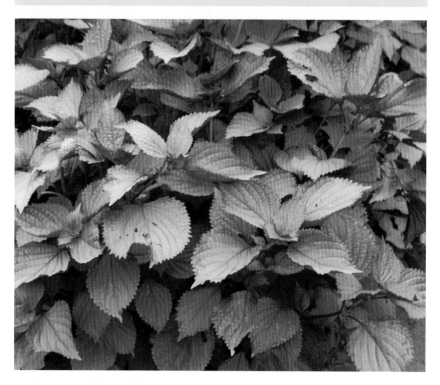

形态特征 一年生直立草本，高1米左右。茎方形，紫色或绿紫色，上部被有紫色或白色毛。叶对生，有长柄；卵形或圆卵形，长4～11厘米，宽2.5～9厘米，先端长尖，基部楔形，微下延，边缘有粗锯齿，两面均带紫色，下面有油点。总状花序顶生或腋生；苞片卵形；花萼钟状，具5齿；花冠2，唇形，红色或淡红色；雄蕊4枚。花期8～11月，果期8～12月。

生境分布 生长于山地、路旁、村边或荒地，多为栽培。分布于全国，以江苏、湖北、广东、广西、河南、河北、山东、山西、浙江、四川为主要分布区。

采收加工 9月（白露前后），枝叶茂盛，花序刚长出时采收，阴干。

饮片特征

本品呈切碎的段状或干燥全草。叶多皱缩卷曲、破碎，完整者展平后呈卵圆形。先端长尖或急尖，基部圆形或宽楔形，边缘具圆锯齿。两面紫色或上表面绿色，下表面紫色，疏生灰白色毛，下表面有多数凹点状的腺鳞。叶柄紫色或紫绿色。质脆。带嫩枝者，枝的直径25毫米，紫绿色，切面中部有髓。气清香，味微辛。

性味归经	辛，温。归肺、脾经。
功效主治	发汗解表，行气宽中。用于风寒感冒，咳嗽呕恶，妊娠呕吐，鱼蟹中毒。
药理作用	本品有解热、抗菌作用，有促进消化液分泌，增进胃肠蠕动，减少支气管分泌，缓解支气管痉挛的作用。紫苏油可使血糖上升。临床上选方可用于治疗伤风发热、慢性气管炎、乳痈肿痛等。
用量用法	5~9克，水煎服。不宜久煎。
使用注意	脾虚便溏者慎用。

精选验方

①**寒泻**：紫苏叶15克，水煎，加红糖6克，冲服。②**解食鱼、蟹中毒**：紫苏叶60克，煎浓汁当茶饮，或加姜汁10滴调服。③**子宫下垂**：紫苏叶60克，煎汤熏洗。④**慢性气管炎**：取干紫苏叶与少量干姜（1∶1），制成25%苏叶药液，每日早晚各服1次，每次100毫升，10日为1个疗程，两疗程间隔3日。⑤**寻常疣**：鲜紫苏叶外擦患处，每日1次，每次10~15分钟，连用3~5次。⑥**感冒**：紫苏叶10克，葱白5根，生姜3片，水煎温服。⑦**外感风寒头痛**：紫苏叶10克，桂皮6克，葱白5根，水煎服。⑧**阴囊湿疹**：紫苏茎叶适量，水煎，泡洗患处。

紫苏梗 Zi Su Geng

一、发散风寒药

别名 苏梗、紫苏茎。
来源 本品为唇形科植物紫苏*Perilla frutescens*（L.）Britt. 的干燥茎。

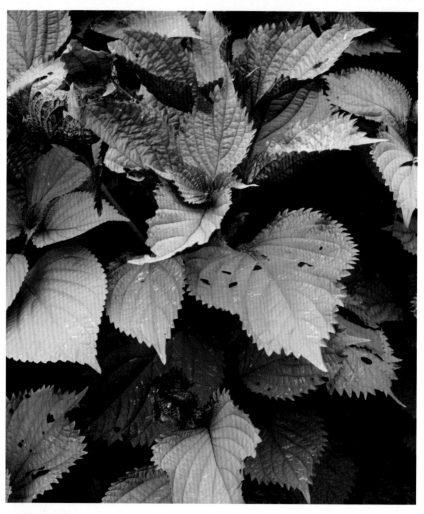

形态特征 同紫苏叶。

生境分布 同紫苏叶。

采收加工 同紫苏叶。

饮片特征

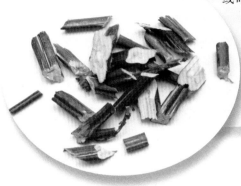

本品呈方柱形或斜长方形的不规则片状。具四棱，钝圆，表面紫棕色或暗紫色，节部稍膨大，质坚硬，较难折断，有的可见对生的枝痕和叶痕。切面皮部极薄，木部黄白色，有细密的放射状纹理，髓部白色，疏松或脱落。体轻，质硬。气微香，味淡。

性味归经	辛，温。归肺、脾经。
功效主治	有理气宽中、止痛、安胎的功效。用于胸膈痞闷、胃脘疼痛、嗳气呕吐、胎动不安等症的治疗。
药理作用	能扩张皮肤血管，刺激汗腺神经，有发汗解热作用；能减少支气管分泌，缓解支气管痉挛而祛痰止咳；能促进消化液分泌，增强胃肠蠕动；对葡萄球菌、大肠杆菌、痢疾杆菌有抑制作用。
用量用法	5~9克，水煎服。不宜久煎。
使用注意	脾虚便溏者慎用。

精选验方

①**妊娠胸闷呕恶**：紫苏梗、姜制竹茹各10克，砂仁6克，水煎服。②**妊娠呕吐**：紫苏梗9克，竹茹、陈皮各6克，制半夏5克，生姜3片，水煎服，每日1剂。③**习惯性流产**：紫苏梗10克，陈皮6克，莲子60克，将莲子去皮、芯后放入锅内，加水500毫升煮至八成熟，然后加入紫苏梗、陈皮，再煮3~5分钟，食莲、饮汤，每日1~2次。④**风热感冒**：紫苏梗、荆芥各15克，大青叶、四季青、鸭跖草各30克，加清水500毫升，浓煎服，每日3~4次。⑤**打嗝**：紫苏梗、橘皮各6克，生姜3片，水煎温服。⑥**湿疹**：紫苏梗30克，水煎浓汁泡洗患处；紫苏叶15克，冰片3克，共研细末，用香油调匀涂患处。

生姜 Sheng Jiang

一、发散风寒药

别名	生姜、生姜片、煨姜、煨生姜
来源	本品为姜科植物姜 *Zingiber officinale* Rosc. 的新鲜根茎。

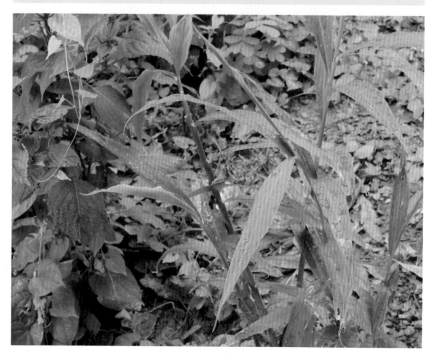

形态特征 多年生宿根草本，根茎肉质，肥厚，扁平，有芳香和辛辣味。叶互生，披针形至条状披针形，长15～30厘米，宽约2厘米，先端渐尖，基部渐狭，平滑无毛，有抱茎的叶鞘；无柄。花茎直立，被以覆瓦状疏离的鳞片；穗状花序卵形至椭圆形，长约5厘米，宽约2.5厘米；苞片卵形，淡绿色；花稠密，长约2.5厘米，先端锐尖；萼短筒状；花冠3裂，裂片披针形，黄色，唇瓣较短，长圆状倒卵形，呈淡紫色，有黄白色斑点；雄蕊1枚，挺出，子房下位；花柱丝状，为淡紫色，柱头呈放射状。蒴果长圆形，长约2.5厘米。花期7～8月，果期12月至翌年1月。

生境分布 生长于阳光充足、排水良好的沙质地。全国各地均产，其中以四川、广东、山东、陕西为主要分布区。

采收加工 秋、冬两季节采挖，除去茎叶及须根，洗净。

饮片特征

本品呈不规则块状，略扁，具指状分枝，长4～18厘米，厚1～3厘米。表面黄褐色或灰棕色，有环节，分枝顶端有茎痕或芽。质脆，易折断，断面浅黄色，内皮层环纹明显，维管束散在。气香特异，味辛辣。

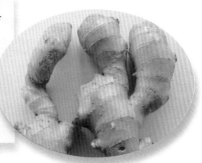

性味归经	辛，温。归肺、脾、胃经。
功效主治	发汗解表，温中止呕，温肺止咳。本品性味辛温，行于表则发散风寒以发汗解表；走于里则双温肺胃，降逆气，在肺为温肺化饮止咳，在胃为温中止呕。
药理作用	能促进消化液的分泌以增加食欲；抑制肠内异常发酵，促进肠管蠕动，排出气体；有止吐、镇痛、抗炎消肿作用；有兴奋中枢神经系统作用，能拮抗催眠剂、增进血液循环、升高血压，使代谢旺盛；对伤寒杆菌、霍乱弧菌、阴道滴虫有抑制杀灭作用。
用量用法	3～10克，水煎服，或捣汁服。外用：可敷、擦、熨患处。
使用注意	阴虚内热者忌服。

精选验方

①牙痛：牙痛时，切一片生姜咬在痛牙处即可止痛。②咽喉肿痛：热姜水加少许盐，以此漱口，每日早、晚各1次，可消炎止痛。③口腔溃疡：生姜20克，捣汁，频频漱口吐出，每日2～3次。④斑秃：生姜切片，近火烤热擦患处，每日2次。⑤止呕：生姜片少许，放口中即可。⑥呃逆：鲜姜30克，取汁，蜂蜜30克，调服。⑦未破冻疮：生姜切片，烤热后用其平面摩擦冻伤处即可。⑧支气管哮喘：生姜30克，白芥子10克，烧酒适量。生姜、白芥子切细，捣烂绞汁，加烧酒调和为糊。以棉球蘸药糊，擦调肺俞、大椎、膻中三个穴位，每穴擦抹10分钟，以局部灼热有痛感为度。或以纱布蘸药液敷于以上三穴位1～3小时，痛则去掉，以不起泡为度。⑨食物过敏引起的荨麻疹：生姜50克，红糖、醋各100克。将生姜洗净，切成细丝，放锅中，加水200毫升，煮取汁100毫升，与红糖、醋同放锅内，再煎至糖溶化为度，取出晾凉，即可饮用。每日1剂，分3次服，连服5～7日。

香薷 Xiang Ru

一、发散风寒药

别名 香茹、香草。

来源 本品为唇形科植物江香薷 *Mosla chinensi'Jiangxiangru'* 的干燥地上部分。

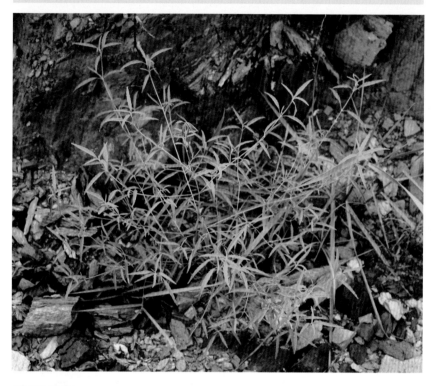

形态特征 江香薷：多年生草本，高30～50厘米。茎直立，四棱形，黄紫色，被短柔毛。单叶对生，叶片卵状三角形至披针形，长3～6厘米，宽0.8～2.5厘米，先端渐尖，基部楔形，边缘具疏锯齿，两面被短柔毛，下面密布凹陷腺点。轮伞花序密集成穗状，顶生或腋生，偏向一侧。苞片广卵形，边缘有睫毛，萼钟状，外被白色短硬毛，五齿裂；花冠唇形，淡紫红色至紫红色，外密被长柔毛。雄蕊、雌蕊内藏，退化雄蕊2。子房上位，4深裂。小坚果近卵形或长圆形，棕色至黑棕色。花期9月，果期10月。

生境分布 生长于山野。分布于江西、河南、河北、安徽等省。

采收加工 夏、秋两季果实成熟时，割取地上部分，除去杂质，晒干或阴干。

饮片特征

本品呈不规则小段，长2~4厘米。茎部紫红色，上部黄绿色或淡黄色，全体密被白色茸毛。茎方柱形，节明显。质脆，易折断。叶对生，多皱缩或脱落，叶片展平后呈长卵形或披针形，暗绿色或黄绿色，边缘有疏锯齿。气清香而浓，味微辛而凉。

性味归经	辛，微温。归肺、脾、胃经。
功效主治	发汗解表，化湿和中，利水消肿。本品辛香疏散，外祛风邪，发汗以解表；内能疏散脾胃湿滞，运脾和中；其宣散肺气，开启水道上源则利水以消肿。
药理作用	其挥发油有发汗解热作用；能刺激消化腺分泌，调节胃肠运动，促进其蠕动；使肾小球充血，滤过压增高，从而产生利尿作用。
用量用法	3~10克，水煎服。
使用注意	表虚有汗及阳暑者忌用。解表不宜久煎，用于水肿宜久煎浓缩服。

精选验方

①**小便不利、头面浮肿**：香薷、白术等份，研粉，炼蜜为丸，每服9克，每日2~3次。②**水肿**：香薷2500克，锉入锅中，加水久煮，去渣再浓煎，浓到可以捏丸时，即做成丸子，如梧桐子大。每服5丸，每日3次，药量可以逐日加一点儿，以小便畅快为愈。③**心烦胁痛**：将香薷捣汁1~2升服。④**鼻血不止**：将香薷研细，水冲服5克。⑤**暑热**：香薷10克，厚朴6克，金银花、连翘各15克，鲜扁豆花30克，加生石膏40克（先煎），水煎服。⑥**暑呕**：香薷、藿香、制半夏、姜竹茹各10克，厚朴5克，鲜扁豆花20克，金银花、连翘各15克，水煎服。⑦**暑泻**：香薷、炒扁豆、金银花、连翘各10克，厚朴5克，六一散（布包）、葛根各10克，黄连3克，水煎服。⑧**暑咳**：香薷、桑叶、杏仁、川贝母、炒牛蒡各10克，厚朴5克，鲜扁豆花20克，双花、连翘各15克，水煎服。⑨**风寒闭暑**：香薷、扁豆、厚朴（姜汁炒）各4.5克，甘草（炙）1.5克，水煎服。⑩**防治感冒**：香薷、积雪草、青蒿、甘草各15克，青蛇仔、五指柑叶、岗梅叶各20克，共研细末后混匀，分装成每包6克。成人每日1~3包，小儿用量适当酌减，开水冲泡，分3次服完。

荆芥 Jing Jie

一、发散风寒药

别名 炒荆芥、荆芥炭。

来源 本品为唇形科植物荆芥*Schizonepeta tenuifolia* Briq. 的干燥地上部分。

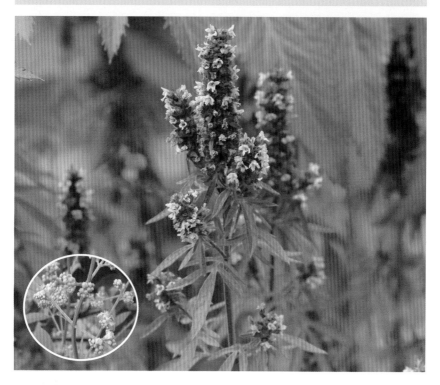

形态特征 一年生草本，有香气。茎直立，方形，有短毛。基部带紫红色。叶对生，羽状分裂，裂片3~5，线形或披针形，全缘，两面被柔毛。轮伞花序集成穗状顶生。花冠唇形，淡紫红色，小坚果三棱形。茎断面纤维性，中心有白色髓部。叶片大多脱落或仅有少数残留。枝的顶端着生穗状轮伞花序，花冠多已脱落，宿萼钟形，顶端5齿裂，淡棕色或黄绿色，被短柔毛，内藏棕黑色小坚果。花期6~8月，果期7~9月。

生境分布 全国各地均产，其中以江苏、浙江、江西、湖北、河北为主要产区。

采收加工 秋季花开到顶、穗绿时割取地上部分，晒干或阴干。或先单取花穗，再割茎枝，分别晒干，前者即"荆芥穗"。

饮片特征

本品呈不规则的段。茎长1～2厘米，呈方柱形，表面淡黄绿色或淡紫红色，被短柔毛。体轻，质脆，切面类白色。叶多已脱落。穗状轮伞花序，呈黄色或绿色，且脆易碎。气芳香，味微涩而辛凉。

性味归经	辛，微温。归肺、肝经。
功效主治	散风解表，透疹消疮，炒炭止血。本品质轻芳香，以辛散见长，善疏散肌表皮肤之风，而有发汗解表、透疹止痒、消疮之功效。炒炭后，辛散之性消失，入血分而止血。
药理作用	有增强皮肤血液循环，增加汗腺分泌而解热的作用；对金黄色葡萄球菌、白喉杆菌有较强抑制作用，对伤寒杆菌、痢疾杆菌、绿脓杆菌、人型结核杆菌也有一定抑制作用；其增强皮肤血液循环，有利于皮肤疮、癣等病变组织的破坏和吸收；其炒炭后，能使出血、凝血时间缩短。
用量用法	3～10克，水煎服。本品宜轻煎。发表透疹消疮宜生用，止血宜炒炭用。
使用注意	表虚自汗、阴虚火旺者禁服。

精选验方

①**皮肤瘙痒**：荆芥、薄荷各6克，蝉蜕5克，白蒺藜10克，水煎服。②**痔疮肿痛**：荆芥30克，煎汤熏洗。③**预防流行性感冒**：荆芥9克，紫苏6克，水煎服。④**感冒发热头痛**：荆芥、防风各8克，川芎、白芷各10克，水煎服。⑤**风瘙瘾疹**：荆芥穗、赤小豆等份，研为末，鸡蛋清调涂患处。⑥**风寒型荨麻疹**：荆芥、防风各6克，蝉衣、甘草各3克，金银花10克，每日1剂，水煎，分2次服。⑦**海水中物伤裂皮肤及风吹裂皮肤**：荆芥、当归、防风、羌活各60克，蜂蜜250克，酒1500毫升。用酒煎汤，取药水趁温度适宜时洗患处，每次洗10～15分钟，每日洗2～3次。⑧**脚丫湿烂**：荆芥叶适量，捣敷之。

防风 Fang Feng

一、发散风寒药

别名 关防风、东防风、口防风、西防风、防风炭。

来源 本品为伞形科植物防风*Saposhnikovia divaricata* (Turcz.) Schischk. 的干燥根。

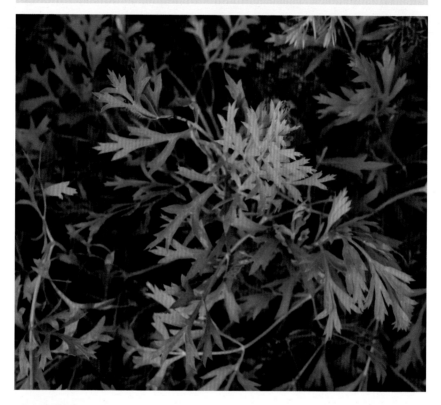

形态特征 多年生草本，高达80厘米，茎基密生褐色纤维状的叶柄残基。茎单生，二歧分枝。基生叶有长柄，2～3回羽裂，裂片楔形，有3～4缺刻，具扩展叶鞘。复伞形花序，花小，白色。双悬果椭圆状卵形，分果有5棱，棱槽间有油管1，结合面有油管2，幼果有海绵质瘤状突起。花期8～9月，果期9～10月。

生境分布 生长于丘陵地带山坡草丛中或田边、路旁，高山中、下部。分布于黑龙江、吉林、辽宁、内蒙古、河北、山西、河南等省（区）。

采收加工 春、秋两季节采挖，去净残茎、泥土、须根等杂质，晒干。

饮片特征

本品为类圆形或不规则形的厚片。外表皮呈灰棕黄色，具纵皱纹，有的可见致密的横环纹或纤维状叶柄残基。切面有放射状裂隙，皮部呈淡棕黄色至棕黄色，可见散在的黄棕色油点，木部淡黄色。质松软。气特异，味微甘。

性味归经	辛、甘，微温。归膀胱、肝、脾经。
功效主治	散风胜湿，解表，止痛，止痉。本品以辛为用，药性温和，以疏散风邪为长，故有防风之名。该药外能祛风寒风热而解表、止痒，中能祛风湿以止痛，内能祛风以止痉。
药理作用	本品有发汗、解热镇痛作用；有抗惊厥作用；对绿脓杆菌、金黄色葡萄球菌有一定抑制作用，对痢疾杆菌、枯草杆菌、溶血性链球菌有抑制作用，对流感病毒、某些皮肤癣菌也有抑制作用。
用量用法	3～10克，水煎服。治泄泻、肠风下血时可炒炭。
使用注意	血虚发痉及阴虚火旺者禁服。

精选验方

①**麻疹、风疹不透**：防风、荆芥、浮萍各10克，水煎服。②**痔疮出血**：防风8克，荆芥炭、地榆炭各10克，水煎服。③**酒糟鼻**：防风、白蒺藜、白僵蚕、甘草各1克，荆芥穗4克，黄芩6克，茶叶1撮，水煎服。④**感冒头痛**：防风、荆芥各10克，紫苏叶、羌活各8克，水煎服。⑤**霉菌性阴道炎**：防风、大戟、艾叶各25克，水煎，熏洗，每日1次。⑥**下肢痿弱无力**：防风、赤芍各5克，生黄芪60克，水煎服，每日1剂。⑦**风湿关节痛**：防风、杜仲、秦艽、牛膝、人参、当归、茯苓、肉桂各10克，桑寄生、熟地各15克，独活、白芍各9克，川芎6克，甘草、细辛各3克，每日1剂，酒为引，3～5剂可愈。⑧**抑郁所致经闭**：防风、陈皮、柴胡、制香附、九香虫、川厚朴、枳实、川芎、川牛膝、当归各10克，白芍15克，砂仁4克，水煎服。⑨**腮腺炎**：防风、羌活、独活、柴胡、川芎、白芷、连翘、栝楼根、牛蒡子、荆芥、归尾各10克，红花5克，甘草、漏芦各3克，水煎服。⑩**大便带血**：防风、升麻、大黄（均炒炭）各9克，荆芥穗、枳壳各9克，侧柏炭15克，槐花30克，共研细末，每日早晚空腹服6克，米汤调服。

羌活 Qiang Huo

一、发散风寒药

别名 川羌、条羌、蚕羌、竹节羌、西羌活、大头羌。

来源 本品为伞形科植物羌活*Notopterygium incisum* Ting ex H.T.Chang或宽叶羌活*Notopterygium franchetii* H.de Boiss. 的干燥根茎和根。

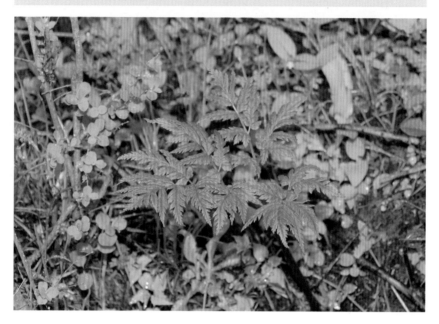

形态特征 羌活为多年生草本，高60～150厘米。茎直立，淡紫色，有纵沟纹。基生叶及茎下部叶具柄，基部两侧成膜质鞘状，叶片为3出3回羽状复叶，小叶3～4对，卵状披针形，最下一对小叶具柄；茎上部的叶近无柄，叶片薄，无毛。复伞形花序，伞幅10～15；小伞形花序有花20～30朵，花小，白色。双悬果长圆形，主棱均扩展成翅，每棱槽有油管3个，合生面有6个。宽叶羌活与上种区别为：小叶长圆状卵形至卵状披针形，边缘具锯齿，叶脉及叶缘具微毛。复伞形花序，伞幅14～23；小伞形花序上生多数花，花淡黄色。双悬果近球形，每棱槽有油管3～4个，合生面有4个。花期7～8月，果期8～9月。

生境分布 生长于海拔2600～3500米的高山、高原之林下、灌木丛、林缘、草甸。分布于四川、甘肃、青海、云南等省。

采收加工 春、秋两季采挖，除去茎叶、细根、泥土，晒干或烘干。

饮片特征

本品呈类圆形、不规则形横切或斜切片，表皮棕褐色至黑褐色，切面边缘棕褐色至黑褐色，皮部棕黄色至暗棕色，有多数黄棕色油点，木部黄白色，切面呈菊花纹，有的可见放射状纹理，髓部黄色至黄棕色，周边暗棕色或黑棕色，有隆起的环节及须根痕。体轻，质脆，易折断。断面不平整，有多数裂隙。气香，味微苦、辛而麻。

性味归经	辛、苦，温。归膀胱、肾经。
功效主治	祛风散寒胜湿，解表止痛。本品辛苦性温，气味并重且浓烈，善能祛除风寒湿邪，而有解表、止痛之功效。
药理作用	本品挥发油有发汗、解热、镇痛作用；对皮肤真菌、布氏杆菌有抑制作用，对结核杆菌也有抑制作用。本品水溶成分有抗实验性心律失常、心肌缺血作用。
用量用法	3～10克，水煎服。
使用注意	本品气味浓烈，温燥性强，易耗阴血，故表虚汗出、阴虚外感、血虚痹痛者需慎用。过量应用易致呕吐，脾胃虚弱者不宜服用。

精选验方

①**眼胀**：羌活适量，水煎服。②**产后腹痛、产肠脱出**：羌活100克，煎酒服。③**历节风**：羌活、独活、松节各等份，用酒煮服，每日空腹饮1杯。④**风湿性关节炎**：羌活、当归、桂枝各6克，松子仁10～15克，加黄酒和水等量合煎，每日1剂，分2次服。⑤**头痛**：羌活12克，绿豆根15克，五味子3克，水煎服，每日1～2次。⑥**感冒发热、扁桃体炎**：羌活5克，板蓝根、蒲公英各6克，水煎，每日1剂，分2次服。⑦**风寒感冒**：羌活10克，绿茶3克，用300毫升开水冲泡后饮用。⑧**中风口噤，四肢强直，角弓反张**：羌活15克，防风10克，黑豆（去皮炒至熟）30克，黄（米）酒200毫升，共研为末，用酒浸，置火上煮沸即止，去渣，待温，饮用。

白 芷 Bai Zhi

一、发散风寒药

别名 川白芷、香白芷、杭白芷。

来源 本品为伞形科植物白芷*Angelica dahurica*（Fisch. ex Hoffm.）Benth.et Hook.f. 或杭白芷*Angelica dahurica*（Fisch. ex Hoffm.）Benth.et Hook. f.var. formosana（Boiss.）Shan et Yuan的干燥根。

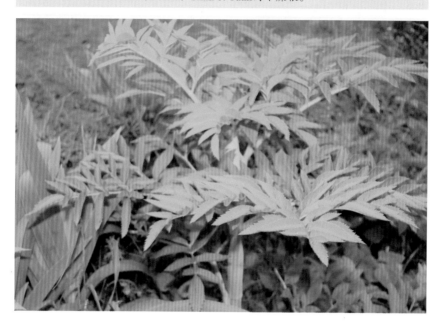

形态特征 白芷：多年生草本，高1～2米；根圆锥形；茎粗壮中空。基生叶，有长柄，基部叶鞘紫色，叶片2～3回羽状分裂，最终裂片长圆形或披针形，边缘有粗锯齿，基部沿叶轴下延成翅状；茎上部叶有显著膨大的囊状鞘。复伞形花序顶生或腋生，总苞片长卵形，膨大成鞘状。花白色，双悬果椭圆形，无毛或极少毛，分果侧棱成翅状，棱槽中有油管1，合生面有油管2。杭白芷与白芷的主要区别，在于植株较矮，茎及叶鞘多为黄绿色。根上方近方形，皮孔样突起大而明显。根为圆锥形，上部近方形。表面淡灰棕色，有多数皮孔样横向突起，排列成行，质重而硬。断面富粉性，形成层环明显，并有多数油室。花期5～6月，果期6～7月。

生境分布 栽培于四川、浙江、河南、河北、安徽等省。

采收加工 于夏、秋两季叶黄时采集，去除残茎、须根、泥土，晒干或烘干。

饮片特征

本品呈类圆形或类方形的厚片，直径1.5～2.5厘米。外表皮灰棕色或黄棕色。切面白色或灰白色，呈粉性，形成层环棕色，近方形或近圆形，皮部散有多数棕色油点，射线紧密。气芳香，味辛、微苦。

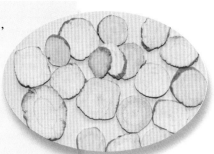

性味归经	辛，温。归肺、胃经。
功效主治	散风解表，通窍止痛，燥湿止带，消肿排脓。本品辛香温燥，善疏散燥湿，能外散风寒表邪，解表、通窍、止痛；内燥湿邪止带，消肿、散结、排脓。
药理作用	本品对大肠杆菌、痢疾杆菌、伤寒杆菌、副伤寒杆菌、绿脓杆菌、变形杆菌等致病性真菌有一定抑制作用；小量白芷毒素能兴奋中枢神经，大剂量则使肢体僵直、间歇性痉挛，并最终导致全身麻痹；能对抗蛇毒引起的中枢神经系统抑制；对蛋清、甲醛、二甲苯所致炎症有抑制作用；对致热动物有解热作用；能减少醋酸所致动物扭体次数，提高对热刺激的痛阈值。
用量用法	3～10克，水煎服。外用：适量。
使用注意	阴虚血热者忌服。

精选验方

①**牙痛**：白芷、细辛或吴茱萸各8克，水煎漱口，或研末塞牙。②**肝炎**：白芷、大黄等份，研末，每次5克，每日2次，口服。③**外感风寒引起的头痛、眉棱骨痛**：白芷60克，水煎服，每日3次。④**白癜风**：白芷30～50克，水煎服，每日1剂。⑤**疮疡、乳痛**：白芷、当归各8克，金银花、蒲公英各15克，水煎服。⑥**头风头痛**：白芷、川芎各3克，大葱15克，白芷、川芎研为细末，加入大葱共捣如泥，外敷贴太阳穴。⑦**偏头痛**：白芷、香附子（炒）、川芎、石膏、甘草、薄荷各30克，共研为细末，每次取药末6克，以清茶送服。⑧**子宫颈癌**：白芷、土茯苓、苦参、王不留行、白鸡冠花、半枝莲、墓头回各12克，大蓟炭、小蓟炭各9克。水煎取药汁，每日1剂，分2次服用。

细 辛 Xi Xin

一、发散风寒药

别名 辽细辛、北细辛。

来源 本品为马兜铃科植物北细辛 *Asarum heterotropoides* Fr. Schmidt var. mandshuricum（Maxim.）Kitag. 或华细辛 *Asarum sieboldii* Miq. 的干燥全草。

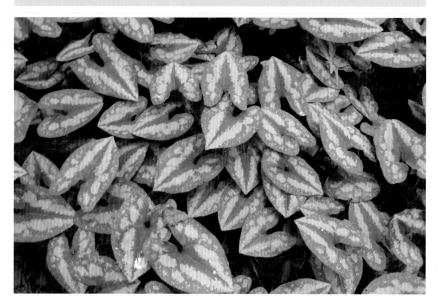

形态特征 北细辛：多年生草本，高10～25厘米，叶基生，1～3片，心形至肾状心形，顶端短锐尖或钝，基部深心形，全缘，两面疏生短柔毛或近于无毛；有长柄。花单生，花被钟形或壳形，淡紫色，顶端3裂，裂片由基部向下反卷，先端急尖；雄蕊12枚，花丝与花药等长；花柱6。蒴果肉质，半球形。华细辛：与上种类似，唯叶先端渐尖，上面散生短毛，下面仅叶脉散生较长的毛。花被裂片由基部沿水平方向开展，不反卷。花丝较花药长1.5倍。花期5月，果期6月。

生境分布 生长于林下腐殖层深厚稍阴湿处，常见于针阔叶混交林及阔叶林下、密集的灌木丛中、山沟底稍湿润处、林缘或山坡疏林下的湿地。北细辛分布于辽宁、吉林、黑龙江等省，习称辽细辛；华细辛分布于陕西等众多省（区）。

采收加工 夏季果熟期或初秋采集，除去泥土，置阴凉通风处晾干。

饮片特征

本品呈不规则的段。根茎呈不规则圆形，外表皮灰棕色，有时可见环形的节。根细，表面灰黄色，平滑或具纵皱纹，叶多破碎。质脆，易折断。切面黄白色或白色。气辛香，味辛辣、麻舌。

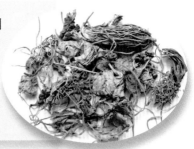

性味归经	辛，温。有小毒。归肺、肾、心经。
功效主治	祛风散寒，解表，通窍，止痛，温肺化饮。本品味辛香窜，性温而烈，既能外散风寒，解表，通窍，止痛；又能内助阳气，温肺化饮。
药理作用	本品有明显中枢抑制作用，能镇静、镇痛；有局部麻醉作用；有解热作用；对豚鼠离体气管有显著松弛作用，增加肺灌流量，镇咳；对革兰氏阳性菌、枯草杆菌、伤寒杆菌、结核杆菌有抑制作用；有强心、扩张血管、增强脂代谢、升高血糖等作用。
用量用法	2~5克，水煎服。0.5~1克，入丸、散用。外用：适量。
使用注意	阴虚干咳、阴虚阳亢头痛、肾功能不良者忌用。反藜芦。

精选验方

①**小儿目疮**：细辛末适量，醋调，贴脐上。②**阳虚感冒**：细辛、麻黄各3克，附子10克，水煎温服。③**口舌生疮**：细辛、黄连等份，为末。先以布揩净患处，掺药在上，涎出即愈。④**牙痛**：细辛3克（后下），白芷、威灵仙各10克，水煎2次，混合后分上、下午服，每日1剂。⑤**鼻塞不通**：细辛末少许，吹入鼻中。⑥**小儿支气管炎**：细辛6克，栀子、没药各12克，雄黄10克，共研为细末，用适量米醋调匀备用，敷于胸、背部。

⑦**小儿百日咳**：细辛、吴茱萸、大蒜、檀香、葶苈子、百部各10克，甘遂5克，麝香1克，研成细末备用。用时取10克药末，以适量猪胆汁（或鸡胆汁）调至稠膏状，分别贴于涌泉、神阙、身柱、膏肓等穴。每次贴8~12小时，每日1次。⑧**哮喘**：细辛15克，白芥子、元胡各21克，甘遂12克。研成细末，用姜汁调成糊状，备用。将药膏少许敷于肺俞、定喘、膻中、尺泽、足三里这几个穴位上，胶布固定，持续敷30~60分钟，擦掉药膏。每10日治疗1次。⑨**单纯疱疹**：细辛、桔梗、人参、甘草、茯苓、天花粉、白术、薄荷各10克，水煎取药汁。口服。

藁 本 Gao Ben

一、发散风寒药

别名 西芎、西芎藁本。
来源 本品为伞形科植物藁本 *Ligusticum sinense* Oliv. 或辽藁本 *Ligusticum jeholense* Nakai et Kitag. 的干燥根茎及根。

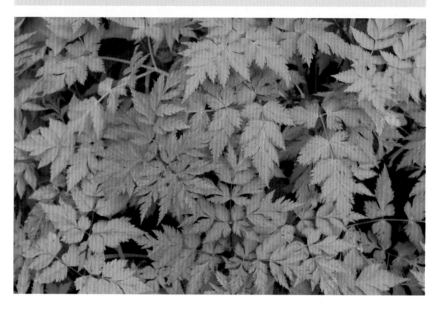

形态特征 藁本为多年生草本，高约1米。根茎呈不规则团块状，生有多数须根。基生叶三角形，2回3出式羽状全裂。最终裂片3～4对，边缘不整齐羽状深裂；茎上部叶具扩展叶鞘。复伞形花序，具乳头状粗毛，伞幅15～22，总苞片及小总苞片线形，小总苞片5～6枚；花白色，双悬果，无毛，分果具5棱，各棱槽中有油管5个。辽藁本与上种不同点为：根茎粗壮，基生叶在花期凋落，茎生叶广三角形，2～3回羽状全裂。复伞形花序，伞幅6～19，小总苞片10枚左右。双悬果，果棱具狭翅，每棱槽有油管1～2个，合生面有2～4个。辽藁本较小，根茎具多数细长弯曲的根，呈团块状。花期7～8月，果期9～10月。

生境分布 生长于润湿的水滩边或向阳山坡草丛中。分布于湖南、湖北、四川、河北、辽宁等省。

采收加工 秋季茎叶枯萎时或春季出苗时采挖，除去茎叶和泥土，晒干或烘干。

饮片特征

本品为不规则形的片，边缘多有明显的凹陷与缺刻，直径1～4厘米。外表皮灰褐色至棕褐色，粗糙，有的可见点状突起的根痕和残根。切面黄白色，散有棕色油点，具裂隙及不规则纹理，有的可见淡棕色环纹（形成层）及宽广的髓部。质较松。气浓香特异，味辛、苦、微麻。

性味归经	辛，温。归膀胱、肝经。
功效主治	祛风，散寒，胜湿，解表，止痛。本品辛温香燥，性升散，并兼有胜湿之能，善于发散在表、在上之风寒邪气，祛除肌肉经络之痹阻，故有解表、止痛、除痹之功效。
药理作用	本品有中枢性镇静、镇痛作用；有解热降温作用；有抗炎作用；有降压作用；能抑制肠和子宫平滑肌；能减少组织耗氧速度，增加组织耐缺氧能力；对常见致病性皮肤真菌有抗菌作用。
用量用法	3～10克，水煎服。
使用注意	血虚头痛者忌服。

精选验方

①**胃痉挛、腹痛**：藁本25克，苍术15克，水煎服。②**头屑**：藁本、白芷等份，为末，夜掺发内，第二天早晨梳之，垢自去。③**风寒头痛及巅顶痛**：藁本、川芎、细辛、葱头均等份，水煎服。④**鼻上、面上赤**：藁本研细末，先以皂角水擦动赤处，拭干，以冷水或蜜水调涂，等干再用。⑤**疥癣**：藁本煎汤浴之，及用浣衣。⑥**皮肤癌**：藁本、菊花、金银花、川芎、蔓荆子各18克，红花、桃仁各3克，大黄6克，黄柏、黄芩各9克，半枝莲60克，水煎取药汁。每日1剂，分2次服用。⑦**流行性脑脊髓膜炎**：藁本、山柰各15克，苍术、甘松、菖蒲各10克，雄黄5克，冰片3克。将前6味药共研细末，加冰片研匀。根据小儿喜欢的颜色和形状，缝制布袋，装入药末，佩戴于胸前，睡眠时放在枕边。每袋药可用20日左右。香气减少后再换新药。

苍耳子 Cang Er Zi

一、发散风寒药

别名 苍耳实、苍耳仁、野茄子、刺儿棵、疔疮草、胡苍子、黏黏葵。
来源 本品为菊科植物苍耳*Xanthium sibiricum* Patr. 的带总苞的果实。

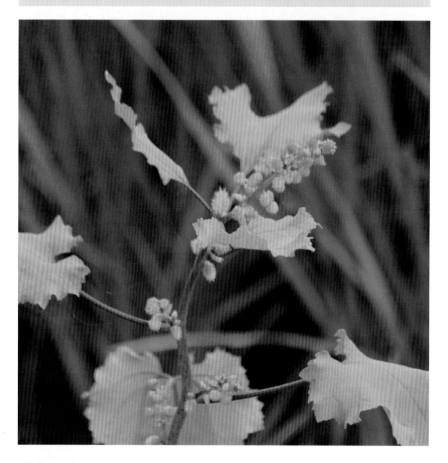

形态特征 一年生草本，高30~90厘米，全体密被白色短毛。茎直立。单叶互生，具长柄；叶片三角状卵形或心形，通常3浅裂，两面均有短毛。头状花序顶生或腋生。瘦果，纺锤形，包在有刺的总苞内。花期7~8月，果期9~10月。

生境分布 生长于荒地、山坡等干燥向阳处。分布于全国各地。

采收加工 9~10月割取地上部分，打下果实，晒干，去刺，生用或炒用。

饮片特征

本品呈纺锤形或卵圆形，长1～1.5厘米，直径0.4～0.7厘米。表面黄棕色或黄绿色，有多数钩刺或去除钩刺所留下的点状突起，果皮薄，易脱落，剖开后内有双仁，油性大。有纵纹。质硬而脆。气微香，味微苦。

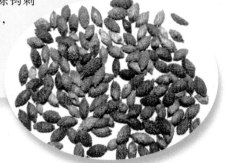

性味归经	辛、苦，温；有毒。归肺经。
功效主治	散风除湿，通鼻窍，祛风湿。用于风寒头痛，鼻渊流涕，鼻衄，风疹瘙痒，湿痹拘挛。
药理作用	苍耳苷对正常大鼠、兔和犬有显著的降血糖作用。煎剂有镇咳作用。小剂量有呼吸兴奋作用，大剂量则抑制。本品对心脏有抑制作用，使心率减慢，收缩力减弱。对兔耳血管有扩张作用；静脉注射有短暂降压作用。对金黄色葡萄球菌、乙型链球菌、肺炎双球菌有一定抑制作用，并有抗真菌作用。
用量用法	3～10克，煎服，或入丸、散。
使用注意	血虚头痛者不宜服用。过量服用易致中毒。

精选验方

①**慢性鼻炎、鼻窦炎**：（苍耳子散）苍耳子20克，辛夷、白芷各15克，薄荷7.5克，葱白3根，茶叶一撮。水煎服。另有一方，复方苍耳子膏，每服10毫升，每日2次，温开水冲服。②**疟疾**：鲜苍耳150克，洗净捣烂，加水煎15分钟去渣，打鸡蛋2～3个于药液中，煮成糖心蛋（蛋黄未全熟），于发作前吃蛋，一次未愈，可继续服用。③**流行性腮腺炎**：苍耳子、马蓝、金银花、板蓝根各25克，防风、薄荷各10克。每日1剂，分2次煎服。

辛夷 Xin Yi

一、发散风寒药

别名 辛夷花、木笔花。

来源 本品为木兰科植物望春花*Magnolia biondii* Pamp.、玉兰*Magnolia denudate* Desr. 或武当玉兰*Magnolia sprengeri* Pamp. 的干燥花蕾。

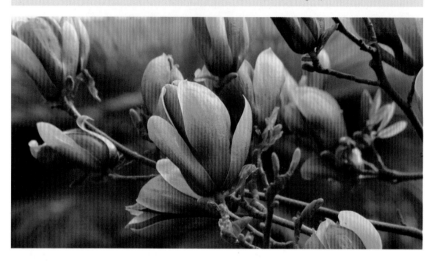

形态特征 望春花：落叶乔木，干直立，小枝除枝梢外均无毛；芽卵形，密被淡黄色柔毛。单叶互生，具短柄；叶片长圆状披针形或卵状披针形，长10～18厘米，宽3.5～6.5厘米，先端渐尖，基部圆形或楔形，全缘，两面均无毛，幼时下面脉上有毛。花先叶开放，单生枝顶，直径6～8厘米，花萼线形，3枚；花瓣匙形，白色，6片，每3片排成1轮；雄蕊多数；心皮多数分离。武当玉兰：与望春花相似，但叶呈倒卵形或倒卵状长圆形，长7～15厘米，宽5～9厘米，先端钝或突尖，叶背面中脉两侧和脉腋密被白色长毛。花大，直径12～22厘米，萼片与花瓣共12片，二者无明显区别，外面粉红色，内面白色。玉兰：叶片为倒卵形或倒卵状矩圆形，长10～18厘米，宽6～10厘米，先端宽而突尖，基部宽楔形，叶背面及脉上有细柔毛。春季开大形白色花，直径10～15厘米，萼片与花瓣共9片，大小近相等，且无显著区别，呈矩圆状倒卵形。花期2～3月，果期6～7月。

生境分布 生长于较温暖地区，野生较少。分布于河南、四川、安徽、浙江、陕西、湖北等省。

采收加工 冬末春初花未开放时采收，除去枝梗，阴干。

饮片特征

本品呈长卵形，似毛笔头，长2～4厘米。基部常具短梗，外表面密被灰白色或灰绿色茸毛，略有光泽；内表面类棕色，无毛。质脆，体轻，易折断。断面分层，呈红棕色。气芳香，味辛凉而稍苦。

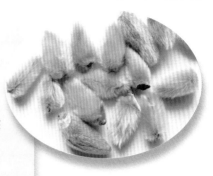

性味归经	辛，温。归肺、胃经。
功效主治	发散风寒，宣通鼻窍，止痛。本品辛香性温，主归肺经，上通于鼻，善能发散风寒，宣通鼻窍，有解表、止痛之功效。
药理作用	本品挥发油有收缩鼻黏膜血管，促进黏膜分泌物吸收，减轻炎症，以及畅通鼻腔的作用。本品有麻醉作用；有降压作用；有镇静、镇痛作用；对横纹肌有乙酰胆碱样作用，并能兴奋子宫平滑肌；对流感病毒、白色念珠菌、金黄色葡萄球菌、乙型溶血性链球菌、痢疾杆菌、多种致病性真菌有抑制作用。
用量用法	3～9克，水煎服（内服煎剂煎煮时，应用纱布将本品包裹）。外用：适量。
使用注意	阴虚火旺者忌服。

精选验方

①**感冒头痛鼻塞**：辛夷花、白芷、苍耳子各9克，水煎服。②**鼻炎、鼻窦炎**：辛夷15克，鸡蛋3个，同煮，吃蛋饮汤。或辛夷、菊花各15克，用滚开水浸15分钟，代茶频饮。③**鼻塞**：辛夷、皂角、石菖蒲等份，为末，绵裹塞鼻中。④**过敏性鼻炎**：辛夷3克，藿香10克，开水冲泡，浸闷5～10分钟，频饮，每日1～2剂。⑤**鼻炎**：辛夷花6克，紫苏叶9克，姜、葱适量，上几味共制成粗末，用纱布包好，以沸水冲泡。⑥**慢性鼻炎**：辛夷、薄荷各15克，炒苍耳子7.5克，白芷30克，共研细末。每次服6克，饭前用葱汤或凉开水送服。⑦**急性鼻炎**：辛夷花、苍耳子、千里光、鱼腥草各150克浓煎，取汁500毫升，再加薄荷精3～4滴，滴鼻。⑧**副鼻窦炎**：辛夷花8克，儿茶、乳香各4克，冰片1克，共研成细末，用甘油调成糊状并浸透棉球，塞入鼻腔，15分钟后取出，每日2次，4次为1个疗程。

葱 白 Cong Bai

一、发散风寒药

别名 大葱。
来源 本品为百合科植物葱 *Allium fistulosum* L. 近根部的鳞茎。

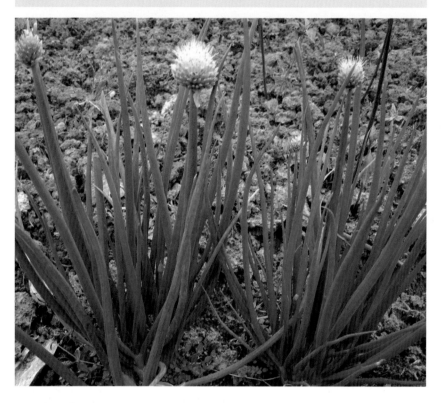

形态特征 多年生草本，高可达50厘米，通常簇生。须根丛生，白色，鳞茎圆柱形，先端稍肥大，鳞叶成层，白色，上具白色纵纹。叶基生，圆柱形，中空，长约45厘米，径1.5～2厘米，先端尖，绿色，具纵纹；叶鞘浅绿色。花茎自叶丛抽出，通常单一，中央部膨大，中空，绿色，也有纵纹；伞形花序圆球状；总苞膜质，卵形或卵状披针形；花披针形，白色，外轮3枚较短小，内轮3枚较长大，花被片中央有一条纵脉。蒴果三棱形，种子黑色，三角状半圆形。花期7～9月，果期8～10月。

生境分布 生长于肥沃的砂质壤土。全国各地均有出产。

采收加工 采挖后除去须根和叶，剥去外膜。鲜用。

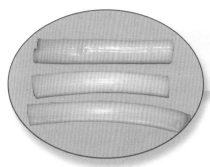

饮片特征

本品以鳞茎粗大而长、气味辛烈者为佳。

性味归经	辛，温。归肺、胃经。
功效主治	发散风寒，发汗解表，通阳。本品辛温通散，能宣通上下，通达表里，外可散风寒发汗以解表，内能散寒凝通阳气以止痛。
药理作用	本品能刺激汗腺分泌，有发汗解热作用；有利尿作用；能轻度刺激支气管分泌，而有祛痰作用；对痢疾杆菌、白喉杆菌、结核杆菌、葡萄球菌、链球菌、皮肤真菌和阴道滴虫有抑制作用。
用量用法	3~10克，水煎服。外用：适量。
使用注意	本品辛温，易耗伤气阴，故鼻病见有气虚或阴虚火旺者慎用。

精选验方

①**小儿消化不良**：取生葱1根，生姜25克，同捣碎，加入茴香粉15克，混匀后炒热（以皮肤能忍受为度），用纱布包好敷于脐部，每日1~2次，直到治愈为止。②**蛔虫性急腹痛**：鲜葱白50克捣烂取汁，用麻油50克调和，空腹1次服下（小儿酌减），每日2次。③**感冒**：葱白、生姜各25克，盐5克，捣成糊状，用纱布包裹，涂擦五心（前胸、后背、脚心、手心、肘窝）一遍后安卧，次日可完全恢复。④**胃痛、胃酸过多、消化不良**：葱白4茎，红糖200克，将葱白捣烂，混入红糖，放在盘里用锅蒸熟，每次15克，每日3次。⑤**霍乱烦躁、卧不安稳**：葱白20茎，大枣20枚，水3000毫升，煮取2000毫升顿服之。⑥**上呼吸道感染之风热证**：鲜葱白5根，淡豆豉9克，桔梗、焦栀子、薄荷、生甘草、连翘各6克，鲜淡竹叶4克，水煎取药汁。每日1剂，分2次服用。⑦**风寒感冒引起的发热、咳嗽失音、头痛、鼻塞诸症**：葱白2根，豆豉10克，调料适量。先将豆豉倒入锅中，加清水500毫升烧开，沸煮2~3分钟，加入葱白，以调料调味，即成。每日1剂，趁热服用，服后盖被取汗。⑧**外感风寒**：葱白（带须）30~50克，生姜3片，共煮汁，去渣，加红糖适量，温服。每日1剂，服汤后盖被发汗。

胡 荽 Hu Sui

别名 芫荽。
来源 本品为伞形科植物芫荽 *Coriandrum sativum* L.的全草。

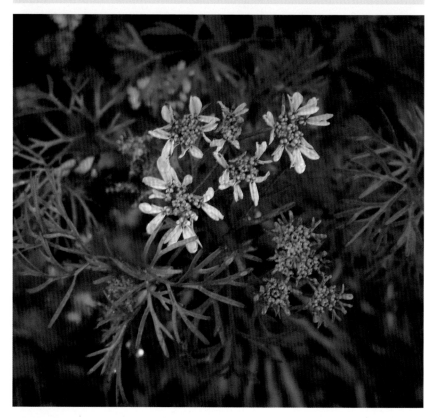

形态特征 一年生或两年生草本，高30～100厘米，全株无毛。根细长，有多数纤细的支根。茎直立，多分枝。基生叶1～2回羽状全裂，叶柄长2～8厘米；羽片广卵形或扇形半裂，边缘有钝锯齿、缺刻或深裂。伞形花序顶生或与叶对生，花序梗长2～8厘米，无总苞，花白色或带淡紫色，萼齿通常大小不等，呈卵状三角形或长卵形；花瓣倒卵形。果实近球形。花期4～7月，果期7～9月。

生境分布 生长于有机质丰富的土壤。全国各地均有栽培。

采收加工 春季采集，或夏季果实成熟时采集，鲜用或晒干。

饮片特征

本品多卷缩成团，茎、叶枯绿，干燥茎直径约1毫米，叶多脱落或破碎，完整的叶1～2回羽状分裂。根呈须状或长圆锥形，表面类白色。具浓烈的特殊香气。

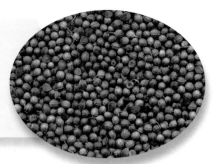

性味归经	辛，温。归肺、胃经。
功效主治	发表透疹，开胃消食。本品辛香疏散，入肺走表，能宣散表邪，以透发疹毒；入胃走里，能疏散郁滞以开胃消食。
药理作用	本品能促进外周血液循环，使病毒向皮肤毛细血管输送，引起皮肤毛细血管内皮细胞增生，血清渗出，形成皮疹。此时可相对减轻病毒对内脏的侵害。
用量用法	3～6克，水煎服。外用：适量。
使用注意	因本品辛温，故热毒内盛而风寒外束所致的疹出不畅者忌服。

精选验方

①呕吐反胃：鲜香菜适量，捣汁1匙，甘蔗汁2匙，温服，每日2次。②小儿出疹痘：可取香菜制成香菜酒擦皮肤，或水煎，趁热熏鼻，或蘸汤擦面及颈部。③消化不良：香菜、橘皮、生姜共入粳米粥内，制成粥，每日2次。④眼角膜生翳：胡荽种子1～2粒，洗净，纳入眼眦内，闭目少顷，种子湿胀了，粘连目眵而出。⑤高血压：鲜香菜10克，葛根10克，水煎服，早、晚各1次，每次服50毫升，服10日为1个疗程。⑥麻疹：香菜连须3株，荸荠3个，紫草茸3克，加水大半碗，煎15分钟后滤汁，分2次服，隔4小时服一次，在将要出疹时服，可防止并发症。⑦性冷淡、阳痿：香菜50克，鸽蛋6个，猪骨汤100毫升，煮开猪骨汤，将鸽蛋去壳打入汤中，鸽蛋将熟时加入切碎的香菜后，加盐等调味，吃香菜、鸽蛋及汤，每日1次。⑧痢疾：香菜籽捣碎研细末，赤痢用红糖水冲服，白痢用生姜汁服。空腹时服，每次服10克，每日2～3次。⑨小儿湿疹：将鲜香菜叶择洗干净，挤出汁抹在患处，可逐渐减轻小儿湿疹病情。⑩通乳：鲜香菜150克，红糖50克，水煎服，每日分3次服完。适用于产后乳汁不足。

柽 柳 Cheng Liu

一、发散风寒药

别名 西河柳。
来源 本品为柽柳科植物柽柳*Tamarix chinensis* Lour. 的细嫩枝叶。

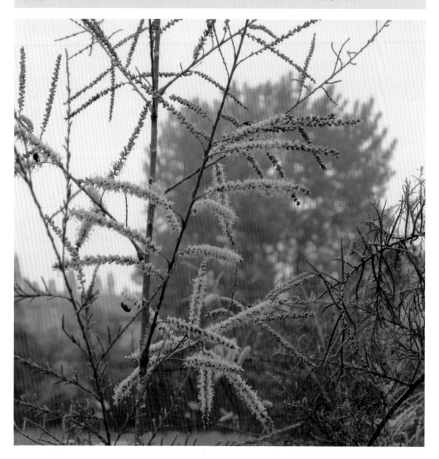

形态特征 柽柳为落叶灌木或小乔木。柽柳的老枝红紫色或淡棕色。叶互生，披针形，鳞片状，小而密生，呈浅蓝绿色。总状花序集生于当年枝顶，组成圆锥状复花序；花小而密，花粉红色。花期4～9月，果期6～10月。

生境分布 生长于坡地、沟渠旁。全国各地均有分布，主要分布于河北、河南、山东、安徽、江苏、湖北、云南、福建、广东等省。

采收加工 5月前后花欲开时剪取细嫩枝叶，晒干或阴干。

饮片特征

干燥的枝梗呈圆柱形，嫩枝直径1~1.5毫米，表面灰绿色，生有许多互生的鳞片状小叶。质脆，易折断。粗梗直径约3毫米，表面红褐色，叶片常脱落而残留叶基呈突起状。横断面黄白色，木质部占绝大部分，有明显的年轮，皮部与木质部极易分离，中央有髓。气微弱，味淡。

性味归经	辛，平。归肺、胃、心经。
功效主治	发表透疹，祛风除湿。本品味辛性散，善于疏散祛除肌表、筋肉邪气，而有发表透疹和祛风湿除痹功效。
药理作用	本品能调节体温中枢，扩张皮肤血管，起发汗解热作用；对肺炎球菌、甲型溶血性链球菌、白色葡萄球菌、流感杆菌有抑制作用；对中脑、延髓有一定麻醉作用。
用量用法	3~10克，水煎服。外用：适量。
使用注意	过量应用令人心烦、血压下降、呼吸困难。麻疹已透者不宜服用。

精选验方

①**慢性气管炎**：鲜柽柳100克（干者减半），白矾6分，水煎2次（白矾分两次入煎），药液混合，早、晚分服。②**肾炎**：柽柳30克，水煎，分2次空腹温服，15日为1个疗程，连服1~4个疗程。③**慢性气管炎**：柽柳（细粉）500克，白矾（细粉）100~200克，混合制成水丸，每次10克，每日2次。④**慢性气管炎**：鲜柽柳1500克（干者减半），柽柳（细粉）250克，白矾150克，制成冲剂100包（每包重5~5.5克），开水冲服，每次1包，每日2次。⑤**类风湿性关节炎风湿热证**：柽柳、功劳叶、虎杖根各30克，豨莶草、威灵仙各15克，防己、秦艽、地鳖虫、当归、芍药各12克。每次加水500毫升，煎取药汁2次，将二煎混合。每日1剂，分2次服用。10剂为1个疗程，一般服1~3个疗程。⑥**感冒、发热、头痛**：柽柳、薄荷、绿豆衣各9克，生姜3克，水煎服。⑦**麻疹透发不快**：柽柳叶15克（鲜枝叶30克），荸荠90克，水煎服，每日分2次服用。⑧**牙龈出血**：柽柳9克，芦根30克，水煎服。

鹅不食草 E Bu Shi Cao

一、发散风寒药

别名 食古荽、天胡荽、鹅不食。

来源 本品为菊科一年生植物石胡荽 *Centipeda minima*（L.）A. Br. et Aschers. 的全草。

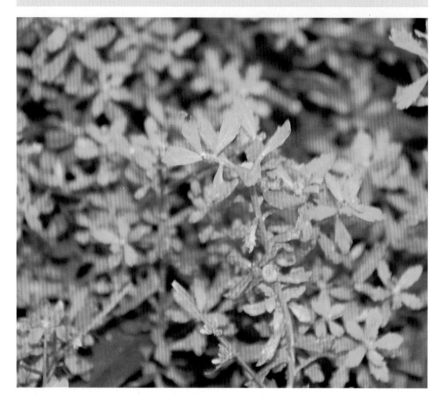

形态特征 一年生匍匐状柔软草本，枝多广展，高8～20厘米，近秃净或稍被绵毛。叶互生；叶片小，匙形，长7～20毫米，宽3～5毫米，先端钝，基部楔形，边缘有疏齿。头状花序无柄，直径3～4毫米，腋生；花杂性，淡黄色或黄绿色，管状；花冠钟状，花柱裂片短，钝或截头形。瘦果四棱形，棱上有毛，无冠毛。花期9～11月。

生境分布 生长于稻田或阴湿处、路旁。分布于浙江、湖北、江苏、广东等省。

采收加工 5～6月花开放时采收，去净泥土，晒干。

饮片特征

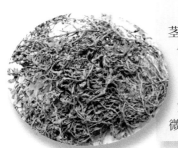

本品缠结成团。须根纤细，淡黄色。茎细，多分枝；质脆，易折断，断面黄白色。叶小，近无柄；叶片多皱缩、破碎，完整者展平后呈匙形，表面灰绿色或棕褐色，边缘有3~5个锯齿。头状花序黄色或黄褐色。气微香，久嗅有刺激感，味苦、微辛。

性味归经	辛，微温。归肺、肝经。
功效主治	散风寒湿，解表，透窍，止痛，止咳化痰。本品味辛轻浮，性善发散疏通，归于肺，行于肌表，能发散风寒而解表、宣透鼻窍、止咳化痰；行于肌肉筋骨则祛除风湿、消除瘀滞，能除痹止痛。
药理作用	本品挥发油和乙醇提取液有止咳、平喘、化痰作用；本品对绿脓杆菌、变形杆菌、伤寒杆菌、痢疾杆菌、金黄色葡萄球菌及流感病毒等病原微生物有抑制作用。
用量用法	3~6克，水煎服。外用：适量。
使用注意	内服本品对胃有刺激作用。

精选验方

①**伤风头痛、鼻塞，目翳**：鹅不食草（鲜或干均可）搓揉，嗅其气，即打喷嚏，每日2次。②**胬肉攀睛**：鲜鹅不食草100克，捣烂，取汁煮沸澄清，加梅片一分调匀，点入眼内。③**脾寒疟疾**：鹅不食草一把，杵汁半碗，入酒半碗，和服。④**结膜炎**：鲜鹅不食草、野菊花各10~15克，水煎加白糖为引服用。⑤**牛皮癣**：鹅不食草捣涂。⑥**跌打肿痛**：鹅不食草适量，捣烂，炒热，敷患处。⑦**鼻炎**：将鹅不食草研成细粉吸入鼻孔，每日数次；或用棉花浸湿拧干后，包药粉少许，卷成细条塞鼻，20~30分钟后取出，每日1次；或制成油膏纱条，放置鼻腔内，1小时后取出。⑧**关节炎**：鲜鹅不食草30克，猪瘦肉120克，加酒适量，炖后服汤食肉。⑨**急性腰部扭挫伤**：鹅不食草适量，研成粉末，成人每次用6~9克（小儿减半），黄酒300~400毫升（不饮酒者，用酒、水各半），红糖50~100克，同煮（沸后密盖，勿令泄气），过滤后分次温服。⑩**慢性鼻窦炎**：鹅不食草研成细末25克，凡士林75克，调成软膏，涂于鼻腔患处，每日2~3次。

杜 衡 Du Heng

一、发散风寒药

别名 土细辛、马蹄香。

来源 本品为马兜铃科植物杜衡 *Asarum forbesii* Maxim. 的全草。

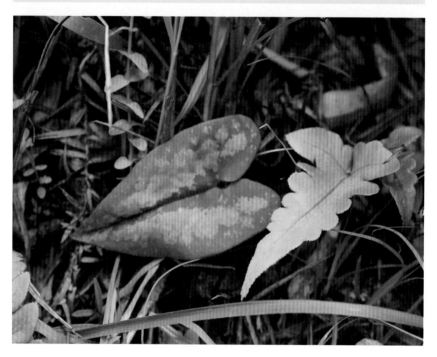

形态特征 多年生草本，根茎短。叶柄长3～15厘米；芽孢叶肾状心形或倒卵形，边缘有睫毛；叶片阔心形至肾状心形，长和宽各为3～8厘米，先端钝或圆，基部心形，上面深绿色，中脉两旁有白色云斑，脉上及其近缘有短毛，下面浅绿色。花暗紫色；花梗长1～2厘米；花被管钟状或圆筒状，长1～1.5厘米，直径8～10毫米，喉部不缢缩，喉孔直径4～6毫米，膜环极窄，宽不足1毫米，内壁具明显格状网眼，花被裂片直立，卵形，平滑，无乳突皱褶；子房半下位，花柱离生，先端2浅裂。柱头卵状，侧生。花期4～5月。

生境分布 生长于阴湿有腐殖质的林下或草丛中。分布于江苏、浙江、安徽、江西、湖南等省。

采收加工 春、夏两季采挖收集全草，洗去泥土，晒干。

饮片特征

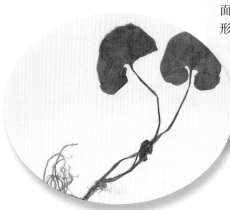

本品卷曲成团。根茎呈不规则圆柱形，直径1.5～2厘米，表面淡棕色或淡黄棕色，有多数环形的节，顶端残留皱缩的叶柄或叶片，下部着生多数须根。根细圆柱形，弯曲，表面灰白色至淡棕色，具细纵皱，质脆易断，断面平坦，类白色。气芳香，味辛辣。

性味归经	辛，温。归肺、肝、肾、膀胱经。
功效主治	散风寒解表，除痹，化痰。本品味辛气香，质轻性浮散，作用于肌表、筋骨能发散风寒邪气，而有解表、除痹止痛之效；其作用于肺，则能温肺散寒，以化痰定喘。
药理作用	本品所含黄樟醚有中枢麻痹作用，能使试验动物呼吸中枢麻痹。
用量用法	3～6克，水煎服。
使用注意	体虚多汗、咳嗽咯血者及孕妇忌服。

精选验方

①**风寒头痛，伤风伤寒，头痛、发热初觉者**：杜衡为末，每服5克，热酒调下，少顷饮热茶一碗，催之出汗。②**蛀齿疼痛**：杜衡鲜叶捻烂，塞入蛀孔中。③**哮喘**：杜衡，焙干研为细末，每服10～15克。如正发时，用淡醋调下，少时吐出痰涎为效。④**暑天发痧**：杜衡根（研粉）1～1.5克，开水吞服。⑤**损伤疼痛及蛇咬伤**：杜衡（研末）每次吞服二分；外用鲜杜衡，捣敷患处。⑥**跌打损伤**：杜衡根末1.5克，宝塔菜干根6克，共研为末，以黄酒送服。⑦**甲亢**：杜衡12克，落新妇根10克，制半夏15克，玄参、生首乌、白毛夏枯草各20克，生地25克，女贞子、夜交藤各30克，水煎，连服20～30剂。

留兰香 Liu Lan Xiang

别名 香花菜、绿薄荷、青薄荷、鱼香菜。

来源 本品为唇形科植物留兰香*Mentha spicata* L.的全草。

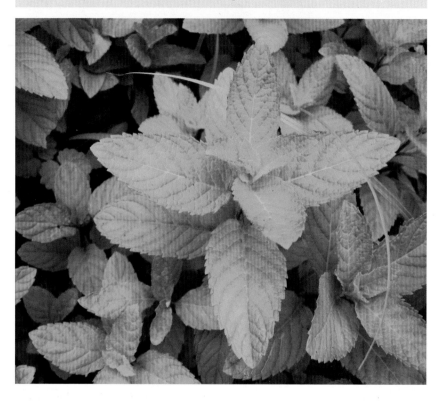

形态特征 多年生草本，高0.3~1.3米，有分枝。根茎横走。茎方形，多分枝，紫色或深绿色。叶对生，椭圆状披针形，长1~6厘米，宽3~17毫米，顶端渐尖或急尖，基部圆形或楔形，边缘有疏锯齿，两面均无毛，下面有腺点；无叶柄。轮伞花序密集成顶生的穗状花序；苞片线形，有缘毛；花萼钟状，外面无毛，具5齿，有缘毛；花冠紫色或白色，冠筒内面无环毛，有4裂片，上面的裂片大；雄蕊4，伸出于花冠外；花柱顶端2裂，伸出花冠外。小坚果卵形，黑色，有微柔毛。花期7~8月，果期8~9月。

生境分布 分布于河北、广东、江苏等省，新疆有野生。

采收加工 春、夏两季采挖收集全草，洗去泥土，晒干。

饮片特征

本品为不规则的茎、叶、花混合的段状，茎呈方柱形，表面紫棕色或淡绿色，切面白色，髓部中空。叶皱缩，破碎，深绿色或灰绿色，花冠淡紫色，揉搓后有特殊香气，味辛、凉。

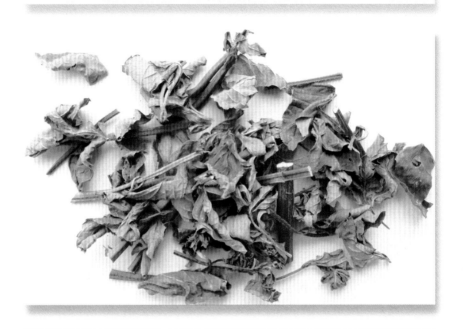

性味归经	辛、甘，微温。
功效主治	祛风散寒，止咳，消肿解毒。用于感冒咳嗽、胃痛、腹胀、神经性头痛；外用治跌打肿痛，眼结膜炎，小儿疮疖。
药理作用	具有发汗、退热、祛风、止痒等功效。
用量用法	内服：煎服，3～9克，鲜品15～30克。外用：适量。
使用注意	阴虚火旺、血虚发痉者慎用。

精选验方

①**胃痛：**留兰香全草、茴香根、陈皮、佛手、生姜各适量，水煎服。
②**流行性感冒：**留兰香15克，六月雪、千里光、土牛膝、白茅根各25克，水煎，分2次服，每日1剂。③**神经性头痛：**留兰香捣烂，煎鸡蛋食之。

蓍 草 Shi Cao

一、发散风寒药

别名 一枝蒿、蜈蚣草、蜈蚣蒿、飞天蜈蚣、锯草。
来源 本品为菊科蓍属植物高山蓍 *Achillea alpina* L.的全草。

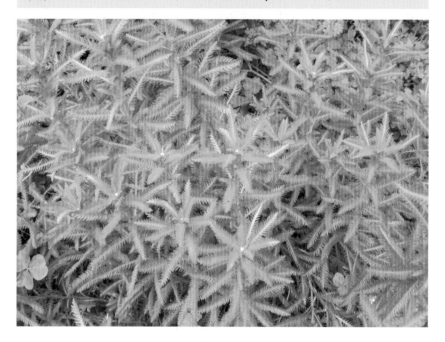

形态特征 多年生草本，高50～100厘米。具短根状茎。茎直立，有棱条，上部有分枝。叶互生；无柄；叶片长线状披针形，长6～10厘米，宽7～15毫米，栉齿状羽状深裂或浅裂，裂片线形，排列稀疏，半抱茎，两面生长柔毛，下面毛密生，有腺点或几无腺点，下部叶花期常枯萎，上部叶渐小。头状花序多数，花径5～6毫米，集生成伞房状；总苞钟状，总苞片卵形，3层，覆瓦状排列，绿色，有中肋，边缘膜质，疏生长柔毛；边缘舌状花，雌性，5～11朵，白色，花冠长圆形，先端3浅裂；中心管状花，两性，白色，花药黄色，伸出花冠外面。瘦果扁平，宽倒披针形，有淡色边肋。花期7～9月，果期9～10月。

生境分布 生长于向阳山坡草地、林缘、路旁及灌丛间。分布于东北、华北及宁夏、甘肃、河南等地（区）。各地广泛栽培。

采收加工 夏、秋两季采收，洗净，鲜用或晒干。

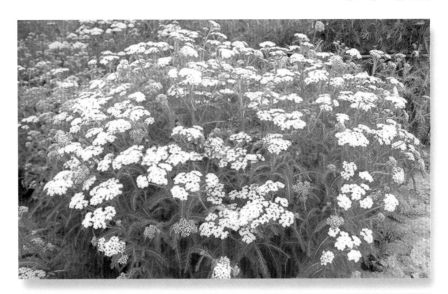

性味归经	味辛、苦，性平温，有毒。
功效主治	解毒消肿，止血，止痛。用于风湿疼痛，牙痛，经闭腹痛，胃痛，肠炎，痢疾；外用治毒蛇咬伤，痈疖肿毒，跌打损伤，外伤出血。
药理作用	本品有抗炎作用，能解热、镇痛，并有抗菌的作用。
用量用法	内服：煎汤，10～15克；研末，每次1～3克。外用：适量，煎水洗；或捣敷；或研末调敷。
使用注意	孕妇慎用。

精选验方

①**风湿、劳损疼痛**：蓍草、黑骨藤、小血藤、茜草、红泽兰各10克，泡酒服用。②**经闭、经痛、风湿骨痛**：蓍草15克，水煎服，服时加红糖1匙，甜米酒适量。③**外伤疼痛**：鲜蓍草叶、甜米酒等量，捣烂敷患处，干则更换。或用鲜蓍草15克，地鳖虫9克，水煎服，服时加黄酒适量。④**热疖肿毒**：鲜蓍草叶、鲜土大黄全草各适量，捣烂敷患处，干则更换。⑤**痔疮出血**：鲜蓍草叶、鲜天胡荽等量，捣烂敷伤口周围及肿处。⑥**阑尾炎、扁桃体炎、泌尿系统感染、细菌性痢疾、急性肠炎及盆腔炎等急慢性炎症**：蓍草9～15克，水煎服。⑦**腹中痞块**：蓍叶、独蒜、穿山甲末、盐，用好醋捣成饼，量痞块大小贴之，两炷香为度，其痞化为脓血，从大便出。

黄荆子 Huang Jing Zi

一、发散风寒药

别名 黄金子。
来源 本品为马鞭草科植物黄荆 *Vitex negundo* L. 的果实。

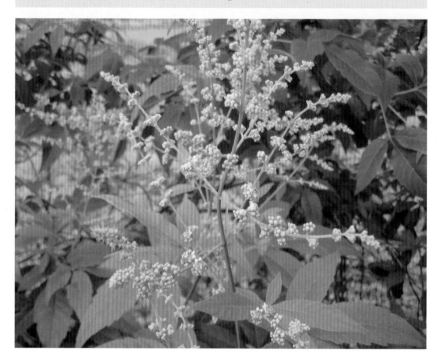

形态特征 落叶灌木或小乔木，高6米，枝叶有香气。新枝方形，灰白色，密被细绒毛。叶对生；掌状复叶，具长柄，小叶5，稀为3；小叶片椭圆状卵形，长4～9厘米，宽1.5～3.5厘米，中间的小叶片最大，两侧次第减小，先端长尖，基部楔形，全缘或浅波状，或每侧具2～5浅锯齿，上面淡绿色，有稀疏短毛和细油点。下面白色，密被白色绒毛。圆锥花序，顶生；萼钟形，5齿裂；花冠淡紫色，唇形，长约6毫米，上唇2裂，下唇3裂；雄蕊4，2强；子房4室，花柱线形，柱头2裂。核果卵状球形，褐色，径约2.5毫米，下半部包于宿萼内。花期7～8月，果期8～9月。

生境分布 生长于灌木丛及山坡路旁。分布于江苏、浙江、湖南、江西、四川、广西等省（区）。

采收加工 秋季果实成熟时采收，用手搓下，晒干。

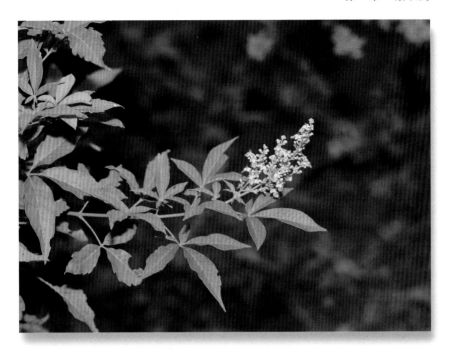

性味归经	辛、苦，温。归肺、肝、胃经。
功效主治	行气止痛，祛风，除痰。本品辛行而散，苦燥而泄，温通而胜寒，故有行气止痛、祛风、除痰之功效。
药理作用	用小白鼠离体肺灌流黄荆子煎剂能扩张支气管，不同提取部分中以含黄酮及强心甙部分效力最好。黄荆子煎液试管内对金黄色葡萄球菌、卡他球菌有抑制作用。
用量用法	内服：3～10克（大剂15～30克），煎服；或研末服。
使用注意	凡湿热燥渴无气滞者忌用。

精选验方

①**肝胃疼**：黄荆子研末，和粉做团食。②**伤寒发热而咳逆**：炒黄荆子，水煎服。③**支气管哮喘**：黄荆子4000克，矮地茶1000克，麻黄200克，甘草300克。药煎2次，第一次加水24千克，煎成3.5千克，第二次加水9千克，煎成1.5千克，两次煎液合并，再煮沸20分钟，得药液约5000毫升，加防腐剂，长期备用。成人一般每次服20毫升，每日3次，儿童酌减。5～7日为1个疗程，最长服2个疗程。

薄 荷 Bo He

别名 薄荷、苏薄荷。
来源 本品为唇形科植物薄荷*Mentha haplocalyx* Briq. 的干燥茎叶。

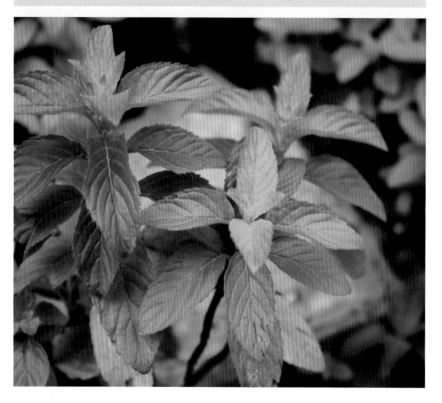

形态特征 多年生草本，高10～80厘米。茎方形，被逆生的长柔毛及腺点。单叶对生，叶片短圆状披针形，长3～7厘米，宽0.8～3厘米，两面有疏柔毛及黄色腺点，叶柄长2～15毫米。轮伞花序腋生；萼钟形，外被白色柔毛及腺点，花冠淡黄色。小坚果卵圆形，黄褐色。花期7～9月，果期10月。

生境分布 生长于河旁、山野湿地。全国各地均产，以江苏、浙江、江西为主要分布区，其中尤以江苏产者为佳。

采收加工 大部分产区每年采割2次，第一次在夏季茎叶茂盛时，第二次在花开三轮时，割取地上部分，及时晒干或阴干。生长期长的地区也可每年采割3次。

饮片特征

本品呈不规则的段。茎方柱形，表面紫棕色或淡绿色，具纵棱线，棱角处具茸毛。切面白色，中空，易脆，易折断。叶片卷曲皱缩，多破碎，上表面深绿色，下表面灰绿色，稀被茸毛，有时可见腋生的花序上残留花萼。揉搓后有特殊清凉香气，味辛、凉。

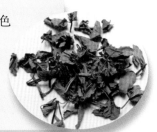

性味归经	辛，凉。归肺、肝经。
功效主治	疏散风热，透疹，清利头目、咽喉，疏肝解郁。本品辛凉轻浮，善于发散在表、在上之风热邪气，并以其凉性而微有清热之能，故可疏散风热表邪，透疹，利咽，清利头目。其疏散之性，行于肝经，则可条达肝气，解除郁滞。
药理作用	本品能通过兴奋中枢神经系统，使皮肤毛细血管扩张，汗腺分泌增加，促进散热，而有发汗解热作用；能制止肠内异常发酵，抑制胃肠平滑肌收缩，对抗乙酰胆碱而呈解痉作用；能促进呼吸道腺体分泌，使附着于呼吸道黏膜上的黏液易于排出；有轻度缩宫素的作用，可抗早孕、抗着床。
用量用法	3～6克，煎服。宜后下轻煎。发汗可专用叶，理气可专用梗。
使用注意	薄荷芳香辛散，发汗耗气，故体虚多汗者不宜使用。

精选验方

①一切牙痛，风热肿痛：薄荷、樟脑、花椒均等份，研为细末，涂患处。②眼弦赤烂：薄荷适量，以生姜汁浸一宿，晒干为末，每次用5克，沸汤泡洗。③小儿感冒：鲜薄荷5克，钩藤、贝母各3克，水煎服。④眼睛红肿：薄荷、夏枯草、鱼腥草、菊花各10克，黄连5克，水煎服。⑤目赤、咽痛：薄荷、桔梗各6克，牛蒡子、板蓝根、菊花各10克，水煎服。⑥鼻衄：鲜薄荷汁滴之或以干薄荷水煮，棉球蘸湿塞鼻。⑦外感发热、咽痛：薄荷3克，菊花、桑叶各9克，水煎服。⑧上呼吸道感染之风热证：薄荷、桔梗、生甘草、荆芥、淡豆豉各6克，金银花、连翘各15克，牛蒡子9克，淡竹叶4克。水煎取药汁，每日1剂，分2次服用。⑨风热感冒：鲜薄荷叶10片，太子参10克，甘草、绿茶各5克，白糖适量。用500毫升沸水冲泡，10分钟后滤去残渣，取汁，加白糖调匀。每日1剂，代茶饮。

牛蒡子 Niu Bang Zi

二、发散风热药

别名 牛子、大力子、鼠粘子、恶实子。
来源 本品为菊科植物牛蒡*Arctium lappa* L.的干燥成熟果实。

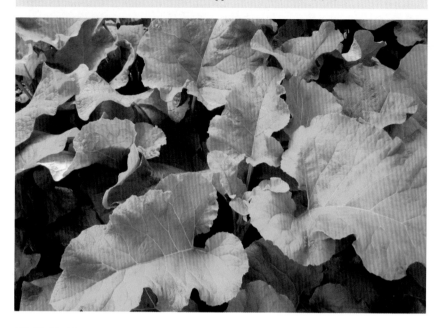

形态特征 两年生大形草本，高1～2米，上部多分枝，带紫褐色，有纵条棱。根粗壮，肉质，圆锥形。基生叶大形，丛生，有长柄。茎生叶互生，有柄，叶片广卵形或心形，长30～50厘米，宽20～40厘米，边缘微波状或有细齿，基部心形，下面密布白色短柔毛。茎上部的叶逐渐变小。头状花序簇生于茎顶或排列成伞房状，花序梗长3～7厘米，表面有浅沟，密生细毛；总苞球形，苞片多数，覆瓦状排列，披针形或线状披针形，先端延长成尖状，末端钩曲。花小，淡红色或红紫色，全为管状花，两性，聚药雄蕊5；子房下位，顶端圆盘状，着生短刚毛状冠毛，花柱细长，柱头2裂。瘦果长圆形，具纵棱，灰褐色，冠毛短刺状，淡黄棕色。花期6～8月，果期8～10月。

生境分布 生长于沟谷林边、荒山草地中。全国各地均产。主要分布区为河北、吉林、辽宁、黑龙江、浙江，其中尤以东北三省产量为大。

采收加工 秋季果实成熟时采收果序，晒干，打下果实，除去杂质，再晒干。

饮片特征

果实呈长扁卵形，长约6毫米，中部直径约3毫米。外皮灰褐色，有数条微突起的纵纹，有稀疏的黑色斑点，窄端微弯曲。顶上有浅色小点，外皮坚硬。无臭，味微苦。

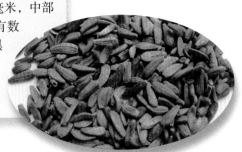

性味归经	辛、苦、寒。归肺、胃经。
功效主治	疏散风热，透疹，利咽，解毒消肿。本品辛寒透发，苦寒清泄，故有疏散风热、透发疹毒、宣肺利咽、清泄火热、消散热毒结聚之功效。
药理作用	本品有解热、利尿作用；对肺炎双球菌、金黄色葡萄球菌有显著抑制作用；对多种致病性皮肤真菌有抑制作用；新近发现本品有抗肿瘤作用。
用量用法	3～10克，煎服。
使用注意	本品性寒滑肠，便溏者慎用。

精选验方

①**肺热咳嗽，咯痰不畅**：牛蒡子、浙贝母各10克，桔梗、甘草各3克，水煎服。②**咽喉肿痛**：牛蒡子、板蓝根、桔梗、薄荷、甘草各适量，水煎服。③**麻疹不透**：牛蒡子、葛根各6克，蝉蜕、荆芥各3克，水煎服。④**痔疮**：牛蒡子根、漏芦根各适量，嫩猪大肠煮服。⑤**感冒发热、咽喉肿痛**：牛蒡子9克，板蓝根15克，薄荷、甘草各3克，水煎服。⑥**上呼吸道感染之风热证**：牛蒡子9克，金银花、连翘各15克，桔梗、薄荷、生甘草、荆芥、淡豆豉各6克，淡竹叶4克。水煎取药汁。每日1剂，分2次服用。⑦**体虚瘦弱、四肢乏力**：牛蒡根500克，鸡1只，炖服。⑧**眩晕，面目浮肿**：牛蒡子、菊花、独活、羌活各6克，炙甘草1.5克，旋覆花3克，生姜3片。加水500毫升，煎至200毫升。每日1剂，分次服用。⑨**习惯性便秘**：生牛蒡子（捣碎）15克，开水500毫升，冲泡20分钟后代茶饮。

菊花 Ju Hua

二、发散风热药

别名 白菊、滁菊、贡菊、怀菊、祁菊、川菊、杭白菊、白茶菊、黄菊花、杭黄菊、白菊花、黄甘菊。

来源 本品为菊科植物菊 *Chrysanthemum morifolium* Ramat. 的干燥头状花序。

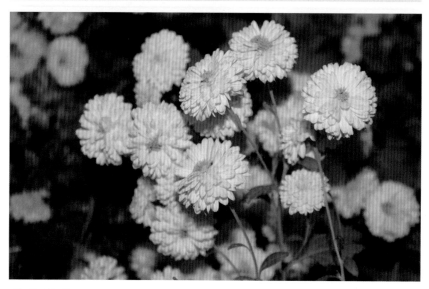

形态特征 多年生草本，茎直立，具毛，上部多分枝，高60～150厘米。单叶互生，具叶柄；叶片卵形至卵状披针形，长3.5～5厘米，宽3～4厘米，边缘有粗锯齿或深裂成羽状，基部心形，下面有白色毛茸。滁菊：类球形，直径1.5～2.5厘米。苞片淡褐色或灰绿色；舌状花白色，不规则扭曲，内卷，边缘皱缩。贡菊：形似滁菊，直径1.5～2.5厘米。总苞草绿色。舌状花白色或类白色，边缘稍内卷而皱缩；管状花少，黄色。杭菊：呈碟形或扁球形，直径2.5～4厘米。怀菊、川菊：花大，舌状花多为白色微带紫色，有散瓣，管状花小，淡黄色至黄色。花期9～11月，果期10～11月。

生境分布 喜温暖湿润气候，阳光充足，忌遮阴。耐寒，稍耐旱，怕水涝，喜肥。菊花均系栽培，全国大部分省份均有种植，其中以安徽、浙江、河南、四川等省为主要分布区。

采收加工 秋末霜降前后花盛开时分批采收，阴干或烘干，或熏、蒸后晒干。

饮片特征

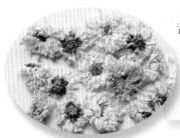

本品呈扁球形，黄白色或类白色。舌状花不规则扭曲内卷，管状花不外露，花瓣为条状，弯曲皱缩，质柔软。味甘、微苦，气清香。贡菊花扁圆形，总苞灰绿色，舌状花类白色，上部反折，管状花短少。

性味归经	辛、甘、苦，微寒。归肺、肝经。
功效主治	疏散风热，平肝明目，清热解毒。本品味辛清香质轻，性能发散，入于肺经行于肌表有疏散风热之功效。其性味苦寒，长于清热，入于肝经能清肝明目，潜降肝阳；走于肌肉能消散热结，有清热解毒之功效。
药理作用	本品对人工发热家兔有解热作用；有扩张冠状动脉、增加冠脉血流量、提高心肌耗氧量的作用；有降血压作用；对金黄色葡萄球菌、链球菌、多种致病性杆菌、皮肤真菌有抗菌作用；高浓度对流感病毒PR3和钩端螺旋体有抑制作用。
用量用法	10~15克，煎服。疏散风热多用杭黄菊，平肝明目多用白菊花。
使用注意	本品寒凉，气虚胃寒、食减泄泻者慎服。

精选验方

①**眼目昏暗**：菊花120克，枸杞子90克，肉苁蓉60克，巴戟天30克，研为细末，炼蜜为丸，每次6克，温开水送下。②**感冒发热、头昏、目赤、咽喉不利**：菊花6克，薄荷9克，金银花、桑叶各10克，沸水浸泡，代茶饮。③**发热、咽干唇燥、咳嗽**：菊花10克，桑叶、枇杷叶各5克，研成粗末，用沸水冲泡代茶饮。④**轻微腋臭**：白菊花、辛夷各9克，苞谷粉、冰片各60克，滑石粉30克，研细末，外用涂抹腋臭处。⑤**头晕**：白菊花1000克，茯苓500克，共捣为细末，每次服用6克，每日3次，温酒调下。⑥**风热感冒**：菊花、杏仁各6克，白糖适量。杏仁捣碎，菊花去杂质，加水同煎30分钟，加入白糖，搅匀即成。代茶饮用。⑦**喘息型慢性支气管炎**：菊花、川贝母各12克，炙麻黄、桔梗、苦杏仁、炙甘草各6克，加水煎2次，共取药汁300克。每日1剂，分2次服用，1个月为1个疗程。⑧**猩红热**：野菊花120克，山豆根60克，水煎取药汁。每日1剂，10岁以上者顿服，3岁以下分3次服用。

柴 胡 Chai Hu

二、发散风热药

别名	北柴胡、醋柴胡、硬柴胡、软柴胡、南柴胡、酒柴胡。
来源	本品为伞形科植物柴胡（北柴胡）*Bupleurum chinense* DC.的干燥根。

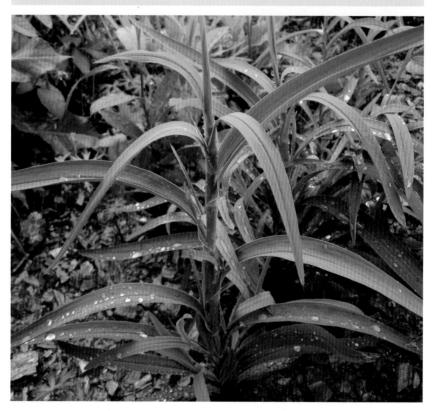

形态特征 柴胡为多年生草本植物。主根圆柱形，有分枝。茎丛生或单生，实心，上部多分枝，略呈"之"字形弯曲。基生叶倒披针形或狭椭圆形，早枯；中部叶倒披针形或宽条状披针形，长3～11厘米，下面具有粉霜。复伞形花序腋生兼顶生，花鲜黄色。双悬果椭圆形，棱狭翅状。花期7～9月，果期9～11月。

生境分布 生长于较干燥的山坡、林中空隙地、草丛、路边、沟边。分布于辽宁、甘肃、河北、河南等省。

采收加工 春、秋两季采挖，除去茎苗和泥土，晒干。

饮片特征

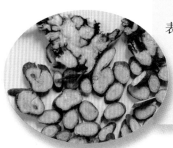

本品为类圆形或不规则形的厚片。外表皮棕褐色至黑褐色，具纵皱纹、支根痕及横长皮孔，有的可见茎基及纤维状叶的残基。切面皮部狭，黄棕色；木部宽，黄白色，有的可见放射状纹理或数轮环纹，折断面纤维状，分层。气微香，味微苦。

性味归经	苦、辛，微寒。归肝、胆经。
功效主治	疏散退热，疏肝解郁，升阳举陷。本品苦辛微寒，气香质轻，有升发疏散之性，可以疏散以退热，疏肝以解郁，升举清阳之气而举陷。
药理作用	本品对中枢神经系统有镇静、镇痛、解热、降温、镇咳作用；有抗炎作用；有抗脂肪肝、抗肝损伤、利肝、降转氨酶作用；有降胆固醇作用；对结核杆菌、流感病毒、牛痘病毒、肝炎病毒有抑制作用；能阻止疟原虫的发育。
用量用法	3～10克，煎服。退热宜用生品，疏肝解郁用醋制品。
使用注意	肝阳上亢、肝风内动、阴虚火旺、气机上逆者慎用。

精选验方

①**黄疸**：柴胡6克，甘草3克，白茅根15克，水煎服。②**黄褐斑**：柴胡、白术各10克，生地黄、丹参、茯苓、煨姜各15克，香附12克，薄荷3克，蝉蜕6克，水煎服，每日1剂。③**黄疸型肝炎**：柴胡10克，茵陈蒿15克，栀子8克，水煎服。④**流行性感冒**：柴胡12克，黄芩、半夏各10克，太子参、炙甘草各5克，生姜6克，大枣（去核）3枚，板蓝根15克，水煎服，每日1剂。⑤**感冒发热**：柴胡、葛根各10克，黄芩8克，石膏15克，水煎服。⑥**疟疾寒热往来**：柴胡10克，黄芩8克，青蒿15克，水煎服。⑦**过敏性鼻炎**：柴胡、乌梅、防风、五味子各12克，甘草8克。水煎取药汁。每次饮用时加15克蜂蜜，每日1剂，分2次服用。⑧**流行性感冒**：柴胡、赤芍各10克，防风9克，陈皮、甘草各6克，生姜3片。水煎2次，取药汁混合。每日1剂，分3次口服。幼儿所用药量酌减。⑨**肝胃不和所致的胃溃疡**：柴胡、枳壳、厚朴、佛手各12克，白芍、炒香附、炒建曲各15克，甘草5克。水煎取药汁。每日1剂，分2次服用。

升 麻 Sheng Ma

二、发散风热药

别名	绿升麻、炙升麻。
来源	本品为毛茛科植物大三叶升麻*Cimicifuga heracleifolia* Kom.、兴安升麻*Cimicifuga dahurica*（Turcz.）Maxim.或升麻*Cimicifuga foetida* L.的干燥根茎。

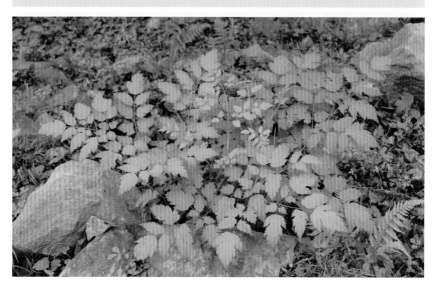

形态特征 大三叶升麻为多年生草本，根茎上生有多数内陷圆洞状的老茎残基。叶互生，2回3出复叶，小叶卵形至广卵形，上部3浅裂，边缘有锯齿。圆锥花序具分枝3~20条，花序轴和花梗密被灰色或锈色的腺毛及柔毛。花两性，退化雄蕊长卵形，先端不裂；能育雄蕊多数，花丝长短不一，心皮4~7，光滑无毛。蓇葖果。兴安升麻与上种不同点是：花单性，退化雄蕊先端2深裂，裂片顶端常具一明显花药。升麻与大三叶升麻不同点为：叶为数回羽状复叶，退化雄蕊先端2裂，不具花药。心皮及蓇葖果有毛。花期7~9月，果期8~10月。

生境分布 生长在山坡、沙地。大三叶升麻的根茎为药材关升麻，分布于辽宁、吉林、黑龙江等省；兴安升麻的根茎为药材北升麻，分布于辽宁、黑龙江、河北、山西等省；升麻的根茎为药材西升麻或称川升麻，分布于陕西、四川等省。

采收加工 春、秋两季采挖，除去茎苗和泥土，晒至须根干时，火燎或用其他方法除去须根，晒干。

饮片特征

本品为不规则切片，厚2～4毫米，直径2～4厘米。外表皮为黑褐色或棕褐色，粗糙不平，多见根痕及须茎。切面灰白色或淡棕黄色，皮部薄，呈淡棕褐色；木部呈网状或放射状裂隙，形成丝瓜络样网状花纹，中心多有孔洞，呈枯朽状淡褐色。周边多凹凸不平，有数个枯朽半圆形空洞，栓皮部棕褐色至黑色，表面较光滑，有残留须根痕迹。质地坚而轻、不易折断。气味微苦而涩。

性味归经	辛、微甘，微寒。归肺、脾、胃、大肠经。
功效主治	发表透疹，清热解毒，升举阳气。本品味辛质轻，具升散之性，其归肺经能发表透疹，归脾经能升举阳气；其性寒而有清热解毒之功效。
药理作用	北升麻有解热、镇痛、抗惊厥、抗炎作用；升麻有抑制心脏、减慢心率、降血压作用；升麻对氯化乙酰胆碱、组织胺、氯化钡所致肠痉挛有抑制作用；升麻对结核杆菌、金黄色和白色葡萄球菌、卡他球菌有中度抑制作用；升麻能缩短凝血时间。
用量用法	3～10克，煎服。发表透疹、解毒宜生用，升举阳气宜炙用。
使用注意	麻疹疹出已透，阴虚火旺、肝阳上亢、上盛下虚者忌用。

精选验方

①**子宫脱垂**：升麻、柴胡各10克，黄芪60克，党参12克，怀山药30克，水煎服，连服1～3个月。或升麻6克，牡蛎12克，研末，每日1剂，分2～3次空腹服用。②**气虚乏力，中气下陷**：升麻、人参、柴胡、橘皮、当归、白术各6克，黄芪18克，炙甘草9克，水煎服。③**风热头痛，眩晕**：升麻、薄荷各6克，白术10克，水煎服。④**口疮**：升麻6克，黄柏、大青叶10克，水煎服。⑤**牙周炎**：升麻10克，黄连、知母各6克，水煎服。⑥**胃下垂**：升麻、黄芪各20克，茯苓、麦芽、党参各15克，山楂12克，鸡内金、白术、枳实、三棱、莪术、川芎、柴胡各10克，红花9克，水煎取药汁。每日1剂，分2次服用。

葛 根 Ge Gen

二、发散风热药

别名 干葛、粉葛、粉葛根、煨葛根。
来源 本品为豆科植物野葛 *Pueraria lobata*（Willd.）Ohwi 或甘葛藤（粉葛）
Pueraria thomsonii Benth. 的干燥根。

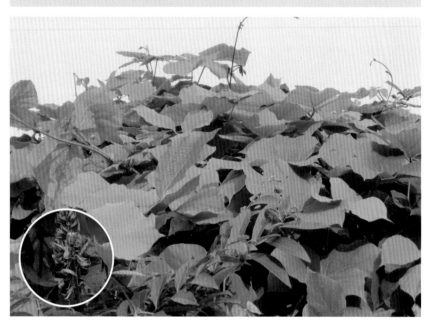

形态特征 藤本，全株被黄褐色长毛。块根肥大，富含淀粉。3出复叶，互生，中央小叶菱状卵形，长5～19厘米，宽4～18厘米，侧生小叶斜卵形，稍小，基部不对称，先渐尖，全缘或波状浅裂，下面有粉霜，两面被糙毛，托叶盾状，小托叶针状。总状花序腋生，花密集，蝶形花冠紫红色或蓝紫色，长约1.5厘米。荚果条状，扁平，被黄色长硬毛。完整的根呈类圆柱形。商品多为横切或纵切的板片。表面黄色或浅棕色，有时可见残存的淡棕色外皮及横长的皮孔。花期4～8月，果期8～10月。

生境分布 生长于山坡、平原。全国各地均产，而以河南、湖南、浙江、四川等省为主要分布区。

采收加工 春、秋两季采挖，除去外皮，趁鲜切成厚片或小块，晒干或烘干。广东、福建等省常将除去外皮或切片的粉葛用盐水、白矾水或淘米水浸泡，再用硫黄熏后，干燥。

饮片特征

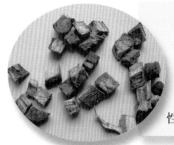

本品为不规则厚片，大者直径约3厘米，有的松散成丛毛状。外表皮灰褐色至灰棕色，有的外皮已除去。切面灰白色至黄白色，可见淡褐色环纹及众多褐色小点与微细小孔。质坚韧，纤维性强或具粉性。无臭，味微甜。

性味归经	甘、辛，凉。归脾、胃经。
功效主治	解肌退热，透疹，生津止渴，升阳止泻。本品味辛发散，有散邪解表之功，透发疹毒之能，尤善解除表邪所致肌肉强直不适和发热，故称解肌退热。本品能促使脾胃清阳之气上升，使津液得以向上输布以止渴，使泻痢得以控制而止泻。
药理作用	本品能扩张冠状动脉和脑血管，增加冠脉和脑血流量；能增加心肌氧供应，减低心肌耗氧量；能扩张血管，使外周阻力下降而降血压；能缓解高血压病人"项紧"症状；能抑制血小板凝集；对小鼠离体肠管解痉，对抗乙酰胆碱致肠痉挛；有明显解热作用。
用量用法	10～15克，煎服。退热透疹、生津止渴宜用生品，升阳止泻宜用煨制品。
使用注意	性凉，胃寒者慎用。夏日表虚汗多者尤忌。

精选验方

①**津伤口渴**：葛根粉或葛根适量，煮汤食用；或葛根煮猪排骨或鸭肉食用。②**心热吐血不止**：生葛根汁600毫升，顿服。③**酒醉不醒**：葛根汁一斗二升，饮之取醒。④**妊娠热病心闷**：葛根汁两升，分3次服用。⑤**湿热泻痢，热重于湿**：葛根15克，黄芩、黄连各9克，炙甘草3克，水煎服。⑥**热痢、泄泻**：葛根、马齿苋各15克，黄连6克，黄芩10克，水煎服。⑦**脑动脉硬化，缺血性中风，脑出血后遗症**：葛根20克，川芎、三七各6克，山楂10克，红花9克，水煎服。⑧**麻疹透发不畅**：葛根、升麻、芍药各6克，甘草3克，水煎服。⑨**肺结核咳嗽**：葛根、丹参、川芎、黄芪、五味子、桔梗、羌活各15克，水煎取药汁，每日1剂，分2次服用。⑩**病毒性心肌炎**：葛根、党参、炙甘草、黄芪、瓜蒌、丹参各15～30克，白菊花、甘松、麦冬、郁金、生地黄、当归、百合各10～15克，水煎取药汁，每日1剂，分2次服用。

淡豆豉 Dan Dou Chi

二、发散风热药

别名 豆豉、清豆豉。

来源 本品为豆科植物大豆 *Glycine max*（L.）Merr. 的成熟种子的发酵加工品。

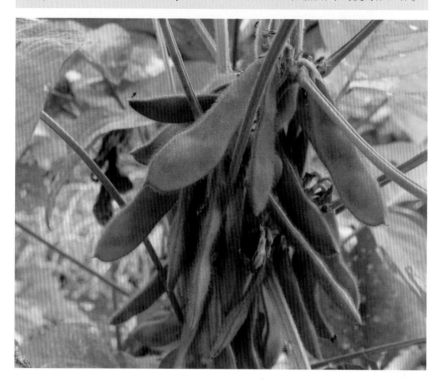

形态特征 一年生草本，高50～150厘米。茎多分枝，密生黄褐色长硬毛。3出复叶，叶柄长达20厘米，密生黄色长硬毛；小叶卵形、广卵形或狭卵形，两侧的小叶通常为狭卵形，长5～15厘米，宽3～8.5厘米。荚果带状矩形，黄绿色或黄褐色，密生长硬毛，长5～7厘米，宽约1厘米。花期6～7月，果期7～9月。

生境分布 生长于肥沃的田野。全国各地广泛栽培。

采收加工 取桑叶、青蒿各70～100克，加水煎煮，滤过，煎液拌入净大豆1000克中，俟汁液吸尽后，蒸透，取出，稍晾，再置容器中，用煎过的桑叶、青蒿渣覆盖，闷使发酵至黄衣生遍时，去药渣，洗净，置容器中再闷15～20日，至充分发酵，香气溢出时取出，略蒸，干燥。

饮片特征

干燥品呈椭圆形，略扁，长0.6～1厘米，直径0.5～0.7厘米。外皮黑色，皱缩不平，外皮松，易脱落，表面附有黄灰白色膜状物。质脆，易碎，断面棕黑色。气香，味微甘。

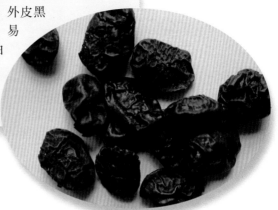

性味归经	辛、微苦，寒。归肺、胃经。
功效主治	解表，除烦。本品辛散轻浮，能疏散表邪而有平稳发汗解表之功。本品辛寒可宣散郁热，有散热除烦之效。
药理作用	具有微弱发汗和健胃助消化的作用。
用量用法	10～15克，煎服。
使用注意	胃虚易泛恶者慎服。

精选验方

①**风寒感冒**：淡豆豉10克，葱白5克，生姜3片，水煎服，每日1剂。②**解除感冒初期的头痛**：淡豆豉20克，生姜六七片，煮汤一碗，趁热饮用，饮后覆被小睡。③**风寒阳虚感冒**：淡豆豉10克，葱白3根，水煎服。④**断奶乳胀**：淡豆豉250克，水煎，服一小碗，余下洗乳房。⑤**盗汗不止**：淡豆豉100克，微炒香，白酒500毫升，浸泡3日，取汁，冷暖任意服，两三剂即止。⑥**伤寒吐下后、心中烦闷**：淡豆豉10克，山栀子14个，煎水、去渣，每服半杯，得吐即愈。⑦**暴痢腹痛**：淡豆豉12克，薤白10克（切碎），用水先煮薤白，放入豆豉再煮，至汤色黑，去豆豉，分2次服用。⑧**上呼吸道感染之风热证**：淡豆豉9克，鲜葱白5根，桔梗、焦栀子、薄荷、生甘草、连翘各6克，鲜淡竹叶4克，水煎取药汁，每日1剂，分2次服用。

桑 叶 Sang Ye

二、发散风热药

别名 霜桑叶、冬桑叶、炙桑叶。
来源 本品多桑科植物桑 *Morus alba* L. 的干燥叶。

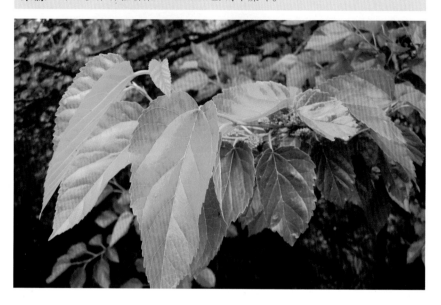

形态特征 落叶乔木，偶有灌木。根系主要分布在40厘米的土层内，少数根能深入土中1米至数米。枝条初生时称新梢，皮绿色；入秋后呈黄褐、深褐或灰褐等颜色。枝条有直立、开展或垂卧等形态，其长短粗细、节间稀密、发条数多少等，均与品种有关。桑树的叶互生。形态因品种不同而异，有心脏形、卵圆形或椭圆形等；裂叶或不裂叶；叶缘有不同形状的锯齿；叶基呈凹形或楔形；叶尖锐、钝、尾状或呈双头等。叶片的大小厚薄除与品种有关外，还因季节及肥水情况而有不同，一般春季叶形小，夏秋季叶形大；肥水充足时叶大而厚。桑树的花单性，偶有两性花；雌雄同株或异株。花柱有长短之分，柱头2裂，有茸毛或突起，这是桑树分类的依据。果实为多肉小果，聚集于花轴周围成聚花果，称桑椹。成熟桑椹紫黑色，偶有白色。内含扁卵形、黄褐色种子。花期4～5月，果期6～7月。

生境分布 生长于丘陵、山坡、村旁、田野等处。各地均有栽培，以南方各省育蚕区产量较大。

采收加工 初霜后采收，除去杂质，晒干。

饮片特征

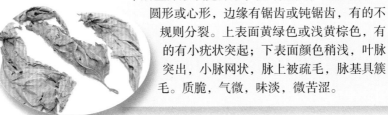

本品多皱缩、破碎。完整者有柄，叶片展平后呈卵形或宽卵形；先端渐尖，基部截形、圆形或心形，边缘有锯齿或钝锯齿，有的不规则分裂。上表面黄绿色或浅黄棕色，有的有小疣状突起；下表面颜色稍浅，叶脉突出，小脉网状，脉上被疏毛，脉基具簇毛。质脆，气微，味淡，微苦涩。

性味归经	苦、甘，寒。归肺、肝经。
功效主治	疏散风热，清肺润燥，平肝明目。本品甘寒质轻，善于疏散，有散风热之功；性味苦寒，又长于清热，善于清肺润燥以止咳，清肝以潜阳明目。
药理作用	本品所含脱皮固酮能促使葡萄糖转化为糖原，对多种原因引起的动物高血糖症有降糖作用；本品煎剂体外试验对金黄色葡萄球菌、乙型溶血性链球菌、白喉杆菌、炭疽杆菌有较强抗菌作用，对钩端螺旋体有抑制作用。
用量用法	5～10克，煎服；也可入丸、散服。外用：可煎水洗眼。发散、清泻肺和肝多用生品，而润肺治燥咳则宜用炙桑叶。
使用注意	风寒咳嗽勿用。桑叶解表力逊，治风热表证均可加用其他辛散药，以加强解表功效。

精选验方

①小儿风热感冒：冬桑叶9克，西河柳15克，生姜3片，用水同煎，代茶频饮。②风热感冒：桑叶、菊花、白茅根各10克，淡竹叶15～30克，薄荷6克。上药洗净，放入茶壶中，倒入沸开水，加盖焖泡10分钟，即成。每日1剂，代茶饮，连服3～5日。③猩红热：桑叶16克，甘草6克，水煎取药汁，每日1剂，分2次服用。④阴虚阳亢型妊娠合并高血压综合征：桑叶、菊花、老茶叶各3克，洗净，用沸水浸泡25分钟。代茶饮，不拘时服。⑤中风：桑叶3～6克，水煎取药汁，口服，分2次服用。⑥小儿自汗：桑叶、山萸肉各12克，山毛桃、红枣各10克，水煎取药汁，每日1剂，分3次服用。

蝉 蜕 Chan Tui

二、发散风热药

别名 蝉衣、蝉退、净蝉衣。

来源 本品为蝉科昆虫黑蚱*Cryptotympana pustulata* Fabricius的若虫羽化时脱落的皮壳。

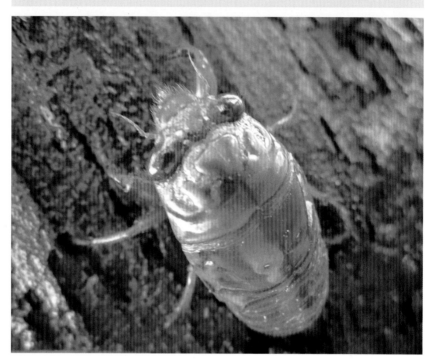

形态特征 黑蚱，体大色黑而有光泽；雄虫长4.4～4.8厘米，翅展约12.5厘米，雌虫稍短。复眼1对，突出，现两复眼间有单眼3只，触角1对。口唇发达，刺吸式，唇基梳状，上唇宽短，下唇延长成管状，长达第3对足的基部。胸部发达，后胸腹板上有一显著的锥状突起，向后延伸。足3对。翅2对，膜质，黑褐色，半透明，基部染有黄绿色，翅静止时覆在背部如屋脊状。腹部钝圆，共9节。雄蝉腹部第1节间有特殊的发音器官，雌蝉同一部位有听器。

生境分布 栖于杨、柳、榆、槐、枫杨等树上。分布于山东、河北、河南、湖北、江苏、四川、浙江等省。

采收加工 夏、秋两季采集，去净泥土，晒干。

饮片特征

本品呈椭圆形，多破碎。蝉状，中空，稍弯曲，黄棕色，半透明，有光泽；胸部背面呈十字形裂开，裂口向内卷曲；腹部圆而丰满，有曲纹；尾部钝尖；可见复眼和腹面的足。体轻质脆；气微弱，味淡。

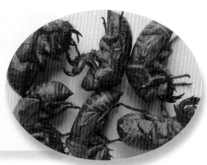

性味归经	甘，寒。归肺、肝经。
功效主治	疏散风热，透疹止痒，明目退翳，息风止痉。本品质轻性寒，长于疏散，有疏散风热、透疹止痒、宣肺利咽之功；其不仅疏散在表风热，且疏散肝经风热，并兼其寒而清肝热，故可明目退翳，息风止痉。
药理作用	本品有解热、镇静、抗惊厥作用。
用量用法	3～10克，煎服；或单味研末冲服。一般病证可参照上述用量，止痉时则需加大剂量。
使用注意	孕妇慎服。

精选验方

①**热反胃吐食**：蝉蜕50个，去尽土用，滑石50克，上药为末。以水半盏，调药一盏，去水，不拘时用蜜一匙调服。②**感冒、咳嗽失音**：蝉蜕、甘草、桔梗各5克，牛蒡子15克，煎汤服。③**喉癌**：蝉蜕15～30克，昆布、海藻各30克，菝葜30～60克，陈皮15克。水煎取药汁。每日1剂，分2次服用。④**老年性皮肤瘙痒**：蝉蜕、徐长卿、生地黄各15克，红枣10枚。加水煎2次，混合两煎所得药汁，每日1剂，分2～3次服用。⑤**水痘**：蝉蜕、荆芥、防风、甘草、薄荷、大青叶各15克，加水煎汤，滤渣备用。洗浴患处，每日2次。⑥**跖疣**：蝉蜕10克，生牡蛎30克，赤芍、生地黄各20克，水煎汁，每日1剂，30日为1个疗程。服药期间，每晚用热水泡脚15分钟，并轻微撕扯疣物。⑦**面部神经麻痹症**：蝉蜕10克，荆芥、防风各15克，加水浸泡5～10分钟，用小火煎煮15～20分钟，去渣取汁，将药汁倒入盆内备用。用毛巾遮盖头面部，以药液的热气熏患者面部10分钟左右，至出汗为止。待药液稍凉后，再用毛巾蘸药液擦洗患者面部5～10分钟。每晚睡前用药1次，连续用药7～10日为1个疗程。

蔓荆子 Man Jing Zi

二、发散风热药

别名 京子。

来源 本品为马鞭草科植物单叶蔓荆*Vitex trifolia* L. var. simplicifolia Cham. 或蔓荆*Vitex trifolia* L. 的干燥成熟果实。

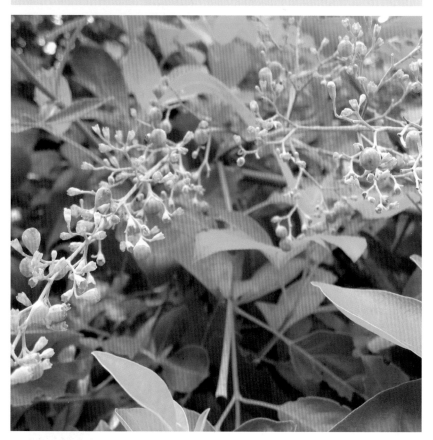

形态特征 为落叶灌木，高约3米，幼枝方形，密生细柔毛。叶为3小叶，小叶倒卵形或披针形；叶柄较长。顶生圆锥形花序；花萼钟形；花冠淡紫色。核果球形，大部分为宿萼包围。花期7月，果期9～11月。

生境分布 生长于海边、河湖沙滩上。分布于山东、江西、浙江、福建等省。

采收加工 秋季果实成熟时采收，除去杂质，晒干。

饮片特征

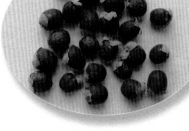

本品呈圆球形，表面黑褐色有纵浅沟4条，基部有果柄痕。质坚韧，体轻，不易破碎。气香，味淡，微辛。

性味归经	辛、苦，微寒。归膀胱、肝、胃经。
功效主治	疏散风热，清利头目。本品味辛质轻，行于表，走于头，善于发散；其性寒，能清热，故有疏散风热、清利头目之功效。
药理作用	本品有镇静、止痛、解热作用。
用量用法	5～10克，煎服。
使用注意	青光眼患者禁服。

精选验方

①**风寒侵目，肿痛出泪，涩胀畏光**：蔓荆子15克，荆芥、白蒺藜各10克，柴胡、防风各5克，甘草2.5克，水煎服。②**头屑**：蔓荆子、侧柏叶、川芎、桑白皮、细辛、旱莲草各50克，菊花100克，水煎去渣滓后洗发。③**急性虹膜炎**：蔓荆子、决明子、菊花各10克，木贼6克，水煎2次，混合后分上、下午服，每日1剂。④**劳役饮食不节，内障眼病**：蔓荆子10.5克，黄芪、人参各50克，炙甘草40克，白芍药、黄柏各15克（酒拌炒4遍）。上几味药捣散为末，每服15～25克，水煎服。⑤**急、慢性鼻炎**：蔓荆子15克，葱须20克，薄荷6克，加水煎，取汁即可，代茶饮用，每日1剂。⑥**上呼吸道感染**：蔓荆子、青蒿、黄芩、牛蒡子、柴胡、芦根各12克，金银花、蒲公英、连翘、菊花各15克，桔梗、荆芥各10克，板蓝根20克，甘草6克。加水煎取药汁600毫升，每日1剂，分3次服用。
⑦**内耳性眩晕**：半夏、蔓荆子各12克，柴胡、枳壳、龙胆草、竹茹、苍耳子、栀子、青皮各9克，黄芩、大青叶各15克，加水煎2次，混合两煎所得药汁，每日1剂。

浮 萍 Fu Ping

二、发散风热药

别名 浮萍草、紫背浮萍。
来源 本品为浮萍科植物紫萍*Spirodela polyrrhiza*（L.）Schleid. 或浮萍的干燥全草。

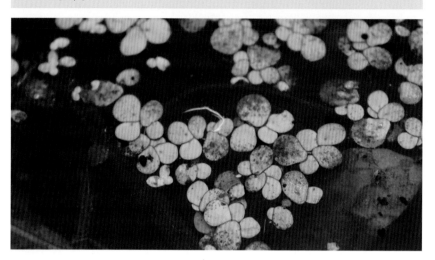

形态特征 紫萍，多年生细小草本，漂浮水面。根5～11条束生，细小，纤维状，长3～5厘米。花序生于叶状体边缘的缺刻内；花单性，雌雄同株；佛焰苞袋状，短小，2唇形，内有2雄花和1雌花，无花被；雄花有雄蕊2，花药2室，花丝纤细；雌花有雌蕊1，子房无柄，1室，具直立胚珠2，花柱短，柱头扁平或环状。果实圆形，边缘有翅。花期4～6月，果期5～7月。浮萍，浮水小草本。根1条，长3～4厘米，纤细，根鞘无翅，根冠钝圆或截切状。叶状体对称，倒卵形、椭圆形或近圆形，长1.5～6毫米，宽2～3毫米，上面平滑，绿色，不透明，下面浅黄色或为紫色，全线，具不明显的3脉纹。叶状体背面一侧具囊，新叶状体于囊内形成浮出，以极短的细柄与母体相连，随后脱落。花单性，雌雄同株，生于叶状体边缘开裂处；佛焰苞翼状，内有雌花1，雄花2；雄花花药2室，花丝纤细；雌花具1雌蕊，子房巨室，具弯生胚珠1枚。果实近陀螺状，无翅。种子1颗，具凸起的胚乳和不规则的凸脉12～15条。花期4～6月，果期5～7月。

生境分布 生长于池沼、水田、湖湾或静水中。全国各地均产。

采收加工 6～9月捞取，洗净，拣去杂质，晒干。

饮片特征

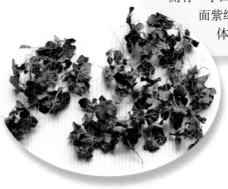

本品为扁平叶状体，呈卵形或卵圆形，长径2～5毫米。上表面淡绿色至灰绿色，偏侧有一小凹陷，边缘整齐或微卷曲。下表面紫绿色至紫棕色，着生数条须根。体轻，手捻易碎。气微，味淡。

性味归经	辛，寒。归肺、膀胱经。
功效主治	发汗解表，透疹止痒，利水消肿。本品辛寒轻浮，入肺、膀胱经，行于肌表，善于开毛窍散表邪，故有解表透疹之效；其上能散束肺之邪，以通水道之上源，下能行膀胱之气，从而有利水消肿之功。
药理作用	本品有利尿作用和微弱解热作用。
用量用法	3～10克，煎服。煎水熏洗。
使用注意	表虚自汗者慎服。

精选验方

①**水痘**：浮萍15克，苦参、芒硝各30克。加水煎汤，去渣备用。洗浴患处，每日2次。②**急性、亚急性湿疹**：浮萍、苦参、知母各5克，黄柏、牛蒡子各9克，泽泻、防风、荆芥、甘草各10克，苍术15克，土茯苓30克。水煎取药汁，每日1剂，分2次服用。③**血虚风燥型慢性荨麻疹**：浮萍、蛇蜕、川芎、炙甘草各10克，荆芥、防风、白蒺藜、何首乌各15克，当归、生地黄、白芍、黄芪各20克，水煎取药汁200毫升。每日1剂，分早、晚2次服用。1个月为1个疗程。④**雀斑**：浮萍、皂角、白梅肉、樱桃枝各适量，共为细末，备用。以水调药末，搽患处。⑤**痱子**：浮萍30克，苦参60克，水煎取药汁洗患处，每日2～3次。

木 贼 Mu Zei

二、发散风热药

别名 木贼草。

来源 本品为木贼科植物木贼*Equisetum hiemale* L. 的干燥地上部分。

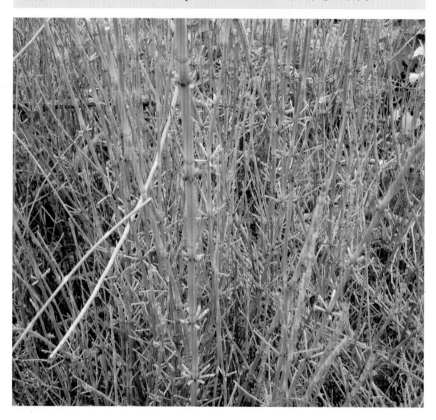

形态特征 一年或多年生草本蕨类植物，根茎短，棕黑色，匍匐丛生；植株高达100厘米。枝端产生孢子叶球，矩形，顶端尖，形如毛笔头。地上茎单一枝不分枝，中空，有纵列的脊，脊上有疣状突起2行，极粗糙。叶成鞘状，紧包节上，顶部及基部各有一黑圈，鞘上的齿极易脱落。孢子囊生于茎顶，长圆形，无柄，具小尖头。孢子囊穗6～8月间抽出。

生境分布 生长于河岸湿地、坡林下阴湿处、溪边等阴湿的环境。分布于东北、华北和长江流域一带。

采收加工 夏、秋两季节采割。除去杂质，晒干或阴干。

饮片特征

本品为管状的段，直径2～7毫米。表面灰绿色或黄绿色，有多数纵棱，顺序排列，棱上有多数细小光亮的疣状突起，触之有粗糙感；节明显，节上着生筒状鳞叶，叶鞘基部和鞘齿黑棕色，中部淡棕黄色。切面中空，周边有多数圆形的小空腔。气微，味甘淡、微涩，嚼之有沙粒感。

性味归经	甘、苦，平。归肺、肝经。
功效主治	疏散风热，明目退翳。本品性味平淡，质地轻浮，有疏散之性，能疏散风热以明目退翳。
药理作用	本品有降压、消炎、利尿、收敛等作用。
用量用法	3～10克，煎服。外用：研末撒敷。
使用注意	气血虚者慎服。

精选验方

①**肠风下血**：木贼（去节，炒）30克，木馒头（炒）、枳壳（制）、槐角（炒）、茯苓、荆芥各15克，上为末，每服6克，浓煎，枣汤调下。②**翳膜遮睛**：木贼草6克，蝉蜕、谷精草、黄芩、苍术各9克，蛇蜕、甘草各3克，水煎服。③**目赤医翳**：木贼、蝉蜕、谷精草、甘草、苍术、蛇蜕、黄芩各等份，水煎服。④**目昏多泪**：木贼、苍术各等份，共为末，温开水调服，每次6克，或为蜜丸服。⑤**胎动不安**：木贼（去节）、川芎各等份，为末，每服9克，水1盏，入金银花3克煎服。⑥**风热目赤，急性黄疸型肝炎**：木贼草30克，板蓝根、茵陈各15克，水煎服。⑦**急性膀胱炎**：木贼草10克，马鞭草20克，水煎取药汁。每日1剂，分2次服用。⑧**扁平疣**：木贼草、穿山甲、马齿苋、薏苡仁各30克，红花、紫草各10克，水煎取药汁。每日1剂，分2次口服。第3次煎汁加食醋适量，擦患处至皮肤发红或发热为止，每日1次，妇女避开月经期。

柳 枝 Liu Zhi

二、发散风热药

别名 柳条。
来源 本品为杨柳科植物垂柳*Salix babylonica* L. 的枝条。

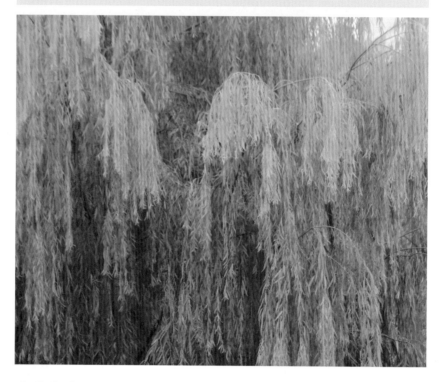

形态特征 落叶乔木，高10～12米。有长而下垂的枝，小枝褐色无毛，幼时微有毛。叶披针形至线状披针形，长9～16厘米，宽5～15毫米，先端长渐尖，基部楔形，边缘具细锯齿，上面绿色，下面带白色，侧脉15～30对；叶柄长6～12毫米。花单性，雌雄异株；柔荑花序先叶开放或与叶同时开放；总梗有短柔毛；雄花序长1.5～2厘米，雌花序长达5厘米；苞片圆形至线状披针形，早落；雄花有2腺体，雄蕊2，分离，基部具长柔毛；雌花有一腺体，子房无毛，无柄，花柱极短，柱头2裂。蒴果长3～4毫米，绿褐色，成熟后2裂。种子有绵毛。花期3～4月，果期4～5月。

生境分布 生长于水边湿地。分布于长江流域诸省区。

采收加工 全年可采。除去叶片，晒干。

饮片特征

本品呈圆柱形或不规则厚片，表面黄色，微有纵皱纹。质脆，容易折断。切面不平坦，皮部浅棕色。味微苦涩。

性味归经	辛、苦，寒。归胃、膀胱、肝经。
功效主治	疏散风热，清热除湿，消肿止痛。本品辛散苦泄，性寒清热，故善散风热、清里热。
药理作用	浓度4%～10%的水杨贰元（水杨贰与稀盐酸或硫酸共煮的水解产物）有局部麻醉作用。本品对金黄色葡萄球菌、伤寒杆菌、甲型副伤寒杆菌、费氏痢疾杆菌、肺炎球菌、绿脓杆菌、大肠杆菌均有较强抑制作用。
用量用法	30～60克，煎服。外用：适量，煎水含漱、熏洗或熬膏涂敷。
使用注意	脾胃虚寒、久泻滑脱者慎服。

精选验方

①**冠状动脉粥样硬化性心脏病：**以柳枝制成糖浆，每100毫升含鲜生药300克；服后有胃肠道反应者可加入适量麦芽（每100毫升加50克），每次50毫升，每日3次，2个月为1个疗程。②**慢性气管炎：**柳枝200克，切碎洗净，水煎服，每日1剂，10日为1个疗程。③**传染性肝炎：**用带叶的柳树枝100克（干品50克），加水500毫升，煎至300毫升，2次分服。④**烧烫伤：**取新鲜柳树枝烧成炭（不可烧成灰）研细末，过筛，用香油调成稀膏状，涂敷创面，每日1～2次，不包扎。换药时不必擦去前药，任其自行脱痂。上药后3～4小时创面渐干，结成焦痂，随着出现疼痛。此时，可在药面上涂以香油使之软润，切不可擦掉原药。

九头狮子草 Jiu Tou Shi Zi Cao 二、发散风热药

别名 川白牛膝、九节篱、化痰青、绿豆青、竹叶青。

来源 本品为爵床科九头狮子草属植物九头狮子草 *Peristrophe japonica* （Thunb.）Makino 的全草。

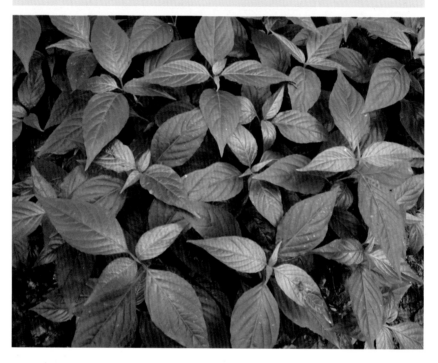

形态特征 多年生草本，高20~50厘米。根细长，须根黄白色。茎直立或披散，四棱形，深绿色，节显著膨大。叶对生，纸质，具短柄，椭圆形或卵状披针形，长3~7厘米，宽0.8~1.5厘米，先端渐尖，基部渐窄，全缘。夏秋之间开花，聚伞花序短，集生于树梢的叶腋；每一花下有大小两片叶状苞相托，较花萼大；萼5裂，等大；花冠长2.5厘米，淡红紫色，下部细长筒状，上部分裂为2唇，超出苞外，容易脱落；雄蕊2，着生于花筒内；雌蕊1，子房2室，花柱白色，柱头2裂。蒴果窄倒卵形，略被柔毛，成熟时纵裂，胎座不弹起，每室具2种子，生于明显种钩上。花期5~9月。

生境分布 生长于山坡、林下、路旁、溪边等阴湿处。分布于长江以南地区。

采收加工 夏、秋两季采收，鲜用或晒干。

饮片特征

本品呈不规则小段。茎深绿色，节部膨大。叶多卷缩破碎，完整者展平呈卵状，先端渐尖。气微，味苦。

性味归经	辛、微苦，凉。
功效主治	发汗解表，清热解毒，镇痉。用于感冒、咽喉肿痛、白喉、小儿消化不良、小儿高热、痈疖肿毒、毒蛇咬伤。
药理作用	本品煎剂在试管内对金黄色葡萄球菌、乙型链球菌、白喉杆菌、炭疽杆菌、大肠杆菌、痢疾杆菌、绿脓杆菌和伤寒杆菌等有不同程度的抗菌作用。
用量用法	内服：15～30克，煎服。外用：鲜品适量，捣烂敷患处。

精选验方

①**肺炎**：鲜九头狮子草60～90克，捣烂绞汁，调少许盐服用。②**咽喉肿痛**：鲜九头狮子草15～30克，调蜜服。③**肝热眼目红肿、疼痛、流泪**：鲜九头狮子草15～30克，水煎服。④**肺热咳嗽**：鲜九头狮子草30克，加冰糖适量，水煎服。⑤**黑泡疗**：九头狮子草茎叶，捣烂，涂敷。⑥**支气管肺炎**：鲜九头狮子草30～60克，捣烂绞汁，调少许盐服用。⑦**小儿惊风**：九头狮子草、白风藤、金钩藤各6克，防风、天竺黄各3克，水煎，分3次服完。⑧**白带崩漏**：九头狮子草120克，炖猪肉吃。⑨**蛇咬毒疗**：九头狮子草、半枝莲、紫花地丁，均用鲜品，加盐捣烂，涂敷于患处。

白千层叶 Bai Qian Ceng Ye 二、发散风热药

别名 玉树、白千层、千层皮、脱皮树。

来源 本品为桃金娘科植物白千物白千层 *Melaleuca leucadendra* 的叶。

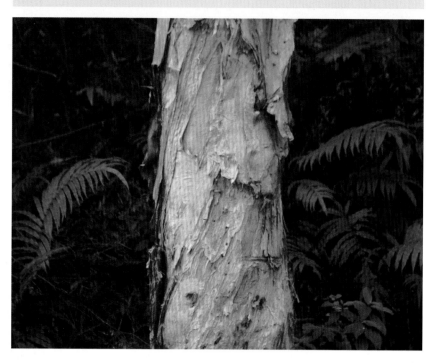

形态特征 乔木，高达18米。树皮灰白色，厚而松软，呈薄层状剥落。嫩枝灰白色。叶互生；叶柄极短；叶片革质，披针形或狭长圆形，长4～10厘米，宽1～2厘米，两端尖，全缘，油腺点多，香气浓郁；基出脉3～7条。花白色，密集于枝顶成穗状花序，花序轴常有短毛；萼管卵形，长3毫米，有毛或无毛，萼齿5，圆形，长约1毫米；花瓣5，卵形，长2～3毫米，宽3毫米；雄蕊多数，常5～8枚成束，花药背部着生，药室平行，纵裂；子房下位，与萼管合生，先端突出，3室，花柱线形，比雄蕊略长，柱头稍扩大。蒴果近球形，直径5～7毫米，种子近三角形。花期1～2月。

生境分布 生长于较干的沙地，多为栽培。福建、台湾、广东、海南、广西等地均有栽培。原产澳大利亚。

采收加工 全年均可采，阴干。

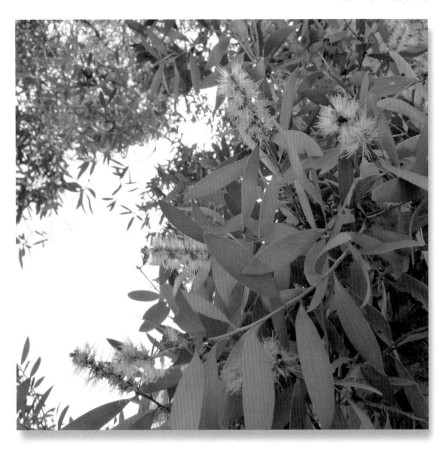

性味归经	辛涩，温。
功效主治	祛风止痛。
药理作用	对金黄色葡萄球菌和大肠杆菌有抑制作用。
用量用法	内服：煎汤，6~15克。外用：适量，煎汤洗。
使用注意	孕妇慎用。

精选验方

①风湿骨痛、神经痛、肠炎腹泻：白千层干叶18~27克，水煎服。②过敏性皮炎、湿疹：白千层鲜叶，煎水洗。③神经衰弱，失眠：白千层叶、皮9~15克，水煎服。

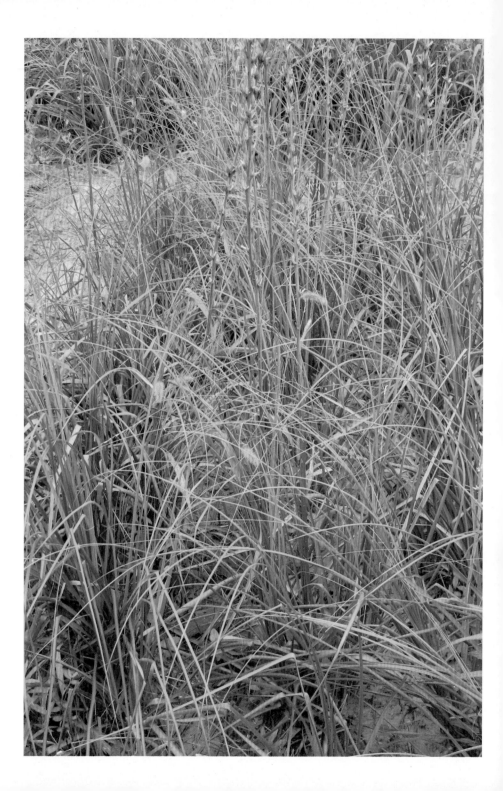

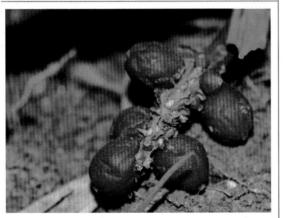

第二章 清热药

石 膏 Shi Gao

一、清热泻火药

别名 白虎、煅石膏、生石膏、细理石、熟石膏。
来源 本品为硫酸盐类矿物硬石膏族石膏，主含含水硫酸钙（$CaSO_4·2H_2O$）。

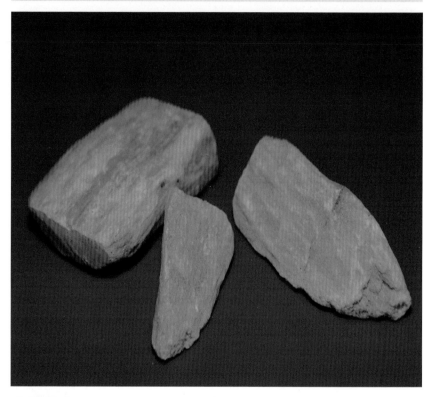

形态特征 本品为纤维状的结晶聚合体，呈长块状或不规则块状，大小不一。全体白色、灰白色或淡黄色，有白色、半透明或夹有蓝灰色或灰黄色片状杂质。体重、质脆，易纵向断裂，手捻能碎，纵断面具纤维状纹理，并有丝样光泽。硬度1.5～2，比重2.3，条痕白色。加热至107℃时，失去部分结晶水，变成熟石膏，而呈白色不透明块状或粉末。气微，味淡。

生境分布 主生长于海湾盐湖和内陆湖泊中形成的沉积岩中。分布极广，几乎全国各省区皆有蕴藏，主要分布于湖北、甘肃及四川，以湖北应城产者为最佳。

采收加工 全年可挖。挖出后去净泥土、杂石，碾碎或敲成小块。

饮片特征

本品为纤维状的集合体，呈长块状、板块状或不规则块状。白色、灰白色或淡黄色，有的半透明。体重，质软，易分成小块，纵断面具绢丝样光泽。气微，味淡。用手搓捻即破碎。

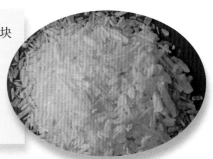

性味归经	辛、甘，大寒。归肺、胃经。
功效主治	清热泻火，除烦止渴。用于外感热病、高热烦渴、肺热喘咳、胃火亢盛、头痛、牙痛。
药理作用	生石膏退热的动物实验，结论不甚一致。白虎汤有明显的解热作用；石膏浸液对离体蟾蜍心及兔心小剂量时兴奋，大剂量时抑制；石膏有提高肌肉和外周神经兴奋性的作用；对家兔离体小肠和子宫，小剂量石膏使之振幅增大，大剂量则紧张度降低，振幅减小；石膏液能使烧伤大鼠降低了的T细胞数、淋转百分率、淋转CPM值显著恢复；石膏有缩短血凝时间、利尿、增加胆汁排泄等作用。
用量用法	15～60克，生石膏煎服。宜先煎。煅石膏适量外用，研末撒敷患处。
使用注意	脾胃虚寒及阴虚内热者禁用。

精选验方

①**胃火头痛、牙痛、口疮**：生石膏15克，升麻12克，水煎服。②**热盛喘嗽**：石膏100克，炙甘草25克，研为末，每服15克，生姜、蜜调下。③**过敏性鼻炎**：石膏20克，紫草、石榴皮、乌梅各12克，五味子10克，麻黄、桂枝、生姜、杏仁各9克，大枣4枚，甘草5克。水煎取药汁，每日1剂，分2次服用。④**小儿上呼吸道感染**：生石膏15～30克，羌活、桔梗、板蓝根、羊蹄根各6～10克，七叶一枝花10～12克，淡黄芩5克，寒水石10～30克，生甘草1.5～3克。水煎取药汁，每日1剂，分2次服用。⑤**乳腺炎、腮腺炎、淋巴管炎**：生石膏30克，新鲜败酱草叶适量，共捣烂，加鸡蛋清调敷患处，每日2次。⑥**脑炎发热**：生石膏50克，金银花、连翘、元参各20克，栀子15克，生地黄25克，水煎，频冷服。

知母 Zhi Mu

一、清热泻火药

别名 毛知母、肥知母、光知母、盐知母、知母肉。
来源 本品为百合科植物知母 *Anemarrhena asphodeloides* Bge. 的干燥根茎。

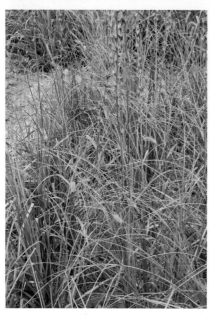
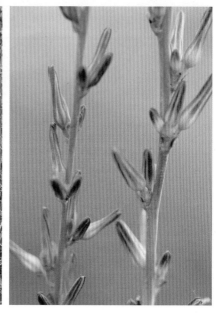

形态特征 本植物为多年生草本，根茎横走，密被膜质纤维状的老叶残基。叶丛生，线形，质硬。花茎直立，从叶丛中生出，其下散生鳞片状小苞片，2～3朵簇生于苞腋，成长形穗状花序，花被长筒形，黄白色，干后略带紫色，有紫色条纹。蒴果长圆形，熟时3裂。种子黑色。毛知母呈长条状，微弯曲，略扁，少有分枝，长3～15厘米，直径0.8～1.5厘米，顶端有残留的浅黄色叶痕及茎痕，习称"金包头"，上面有一凹沟，具环节，节上密生残存的叶基，由两侧向上方生长，根茎下有点状根痕。质硬，断面黄白色。无臭，味甘、苦，有黏性。知母肉表面黄白色较平滑，有扭曲的沟纹，有的可见叶痕及根痕。花期5～8月，果期8～9月。

生境分布 生长于山地、干燥丘陵或草原地带。分布于河北、山西及东北等地。

采收加工 春、秋两季采挖，除去茎苗及须根，保留黄绒毛，晒干，为"毛知母"。鲜时剥去外皮晒干者，称"光知母"或"知母肉"。

饮片特征

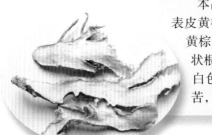

本品呈不规则类圆形的厚片。外表皮黄棕色或棕色，可见少量残存的黄棕色叶基纤维和凹陷或突起的点状根痕。质硬，容易折断，切面黄白色至黄色。气微，味微甜、略苦，嚼之带黏性。

性味归经	苦、甘，寒。归肺、胃、肾经。
功效主治	清热泻火，滋阴润燥。本品苦寒能清热泻火，甘寒质润能滋阴润燥，以清润为专长。入肺、胃、肾三经，故能上清肺热而泻火，中清胃热而除烦渴，下润肾燥而滋阴。
药理作用	有解热、镇静、祛痰、降血糖、利尿，以及抗痢疾杆菌、伤寒杆菌、副伤寒杆菌、霍乱弧菌、大肠杆菌、绿脓杆菌、葡萄球菌、溶血性链球菌、肺炎双球菌、百日咳杆菌等作用。
用量用法	6～12克，煎服。清热泻火宜生用，滋阴降火宜盐水炒用。
使用注意	本品性寒质润，有滑肠之弊，故脾虚便溏者不宜用。

精选验方

①**咳嗽（肺热痰黄黏稠）**：知母12克，黄芩9克，鱼腥草、瓜蒌各15克，水煎服。②**血淋涩痛**：知母、黄柏、木通、滑石各6克，水煎服。③**骨蒸劳热、五心烦热**：知母、熟地黄各12克，鳖甲、银柴胡各10克，水煎服。④**老年性糖尿病**：知母、天花粉各30克，淮山50克，五味子、玄参、麦冬、天冬各15克，生地黄、鸡内金各20克。水煎取药汁，每日1剂，分2次服用。⑤**老年干燥综合征**：知母、黄柏各20克，熟地黄15克，山茱萸、山药、泽泻、茯苓、丹皮各10克，水煎服，每日1剂。⑥**前列腺肥大症**：知母、黄柏、牛膝各20克，丹参30克，大黄15克，益母草50克，水煎服，每日1剂。⑦**支气管扩张咯血症**：知母、乌梅、生赭石各15克，生龙骨、生牡蛎、鱼腥草各30克，三七粉（冲服）3克。水煎取药汁，每日1剂。咯血100克以下者分3次服用，咯血100克以上者分4次服用。⑧**妇女更年期高血压**：知母、仙茅、仙灵脾、巴戟天、黄柏、当归各10克。水煎取药汁，每日1剂，分2次服用，20日为1个疗程。

栀 子 Zhi Zi

一、清热泻火药

别名	越桃、生栀子、黑栀子、生山栀、焦栀子、栀子仁、炒栀子、栀子皮、姜栀子。
来源	本品为茜草科常绿灌木植物栀子*Gardenia jasminoides* Ellis的干燥成熟果实。

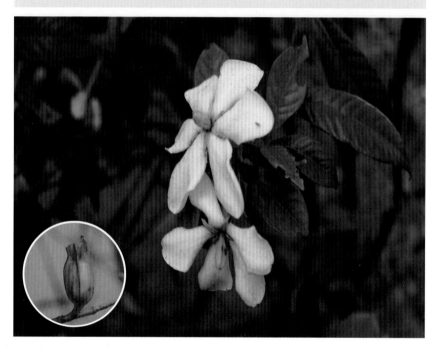

形态特征 叶对生或3叶轮生；托叶膜质，联合成筒状。叶片革质，椭圆形、倒卵形至广倒披针形，全缘，表面深绿色，有光泽，花单生于枝顶或叶腋，白色，香气浓郁；花萼绿色。圆筒形，有棱，花瓣卷旋，下部联合呈圆柱形，上部5～6裂；雄蕊通常6枚；子房下位，1室。浆果，壶状，倒卵形或椭圆形，肉质或革质，金黄色，有翅状纵棱5～8条。花期5～7月，果期8～11月。

生境分布 生长于山坡、路旁，南方各地有野生。分布于浙江、江西、湖南、福建等我国长江以南各省（区）。以江西产者为地道产品。

采收加工 9～11月果实成熟呈红黄色时采收，除去果梗及杂质，蒸至上汽或置沸水中略烫，取出干燥即得。

饮片特征

本品呈长卵圆形或椭圆形，表面红黄色或红棕色，具6条翅状纵棱，棱间有一条明显的纵脉纹，且有分枝。顶端残存萼片，基部稍尖，有残留果梗。

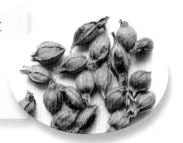

性味归经	苦，寒。归心、肺、肝、胃经。
功效主治	泻火除烦，清热利湿，凉血解毒，消肿止痛。本品苦寒，以清泻为功。能清心、肺、胃三焦之火而利小便；泻心、肺、胸膈之热而除烦；入心肝，走血分，凉血止血，清利肝胆湿热而退黄疸；栀子外用可消肿止痛，用于治疮疡肿毒。
药理作用	本品能增强胆汁分泌，有利胆作用，并有镇静、降压、止血作用。体外实验对痢疾杆菌、绿脓杆菌、金黄色葡萄球菌及各种癣菌有抑制作用，其水煎液可杀死钩端螺旋体及血吸虫的成虫。
用量用法	6~10克，煎服。外用：适量。生用清热泻火强；炒焦后止血；姜汁炒用止烦呕。栀子皮偏于达表祛肌热；栀子仁偏于走里清内热。
使用注意	脾虚便溏、食少者忌用。

精选验方

①**血淋涩痛**：生山栀子末、滑石各等份，葱汤下。②**热毒下血**：栀子30枚，水1500毫升，煎取500毫升，去滓服。③**小便不通**：栀子仁27枚，盐少许，独头大蒜1枚。捣烂，摊纸花上贴脐，或涂阴囊上，良久即通。④**急性胰腺炎**：栀子、牡丹皮、木香、厚朴、延胡索各25克，大黄、赤芍各40克，芒硝15克，取上方药用水800毫升，煎取药汁约500毫升。轻者每日1剂，分2次服用。⑤**毛囊炎**：栀子粉、穿心莲粉各15克，冰片2克，凡士林100克，调匀外涂，每日2次。⑥**结节性红斑**：栀子粉20克，赤芍粉10克，凡士林100克，调匀外涂，每日2次。⑦**软组织挫伤**：取栀子粉适量，用食醋或凉茶调成糊状，外涂患处，干后即换。⑧**脓疱疮**：栀子9克，黄芩、黄柏各12克，黄连15克，煎取药汁。口服，每服1剂。⑨**痛风性关节炎**：栀子、黄柏、白术、云苓、苦参、猪苓、桂枝、泽泻、苍术、茵陈各10克。加水煎2次，每次加水500毫升，煎取药汁150毫升，共煎药汁300毫升，混匀备用。每日1剂，分2次服用。1周为1个疗程，连服2~3个疗程。

天花粉 Tian Hua Fen

一、清热泻火药

别名 花粉、瓜蒌根、栝蒌根。

来源 本品为葫芦科多年生宿根草质藤本植物栝蒌 *Trichosanthes kirilowii* Maxim. 或日本栝蒌 *Trichosanthes japonica* Regel 的干燥块根。

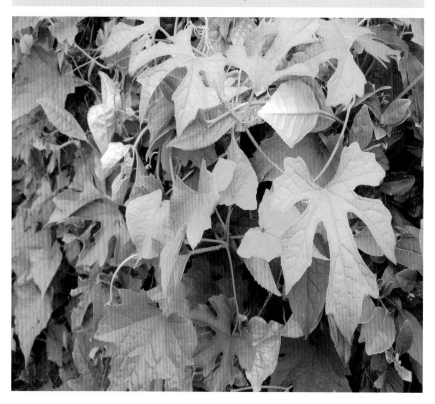

形态特征 多年生草质藤本，根肥厚。叶互生，卵状心形，常掌状3~5裂，裂片再分裂，基部心形，两面被毛，花单性，雌雄异株，雄花3~8排，成总状花序，花冠白色，5深裂，裂片先端流苏状，雌花单生，子房卵形，果实圆球形，成熟呈橙红色。花期5~8月，果期8~10月。

生境分布 生长于向阳山坡、石缝、山脚、田野草丛中。分布于我国南北各地。

采收加工 春、秋两季均可采挖，以秋季采者为佳。挖出后，洗净泥土，刮去粗皮，切成段，晒干即可。

饮片特征

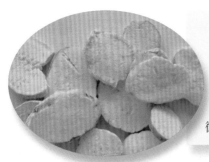

本品为类圆形或类长方形厚片，直径1.5～5.5厘米。外表面黄白色至淡棕黄色，残存的外皮黄褐色。切面类白色，可见淡黄色筋脉纹或筋脉小点。质坚，细腻，粉性。味微苦。

性味归经	甘、微苦，微寒。归肺、胃经。
功效主治	清热生津，清肺润燥，消肿排脓。本品苦寒清热泻火，甘寒养阴生津。入肺胃能清肺润燥，养胃生津。以其苦寒之性，又有清热解毒、消肿排脓之效。
药理作用	有致流产和抗早孕作用，对动物移植性肿瘤的生长有抑制作用；体外对溶血性链球菌、肺炎双球菌、白喉杆菌有一定抑制作用。
用量用法	10～15克，煎服；或入丸、散。外用：研末，水或醋调敷。
使用注意	脾胃虚寒、大便滑泻者及孕妇忌服。不宜与乌头、附子同用。

精选验方

①**肺燥咳嗽、口渴**：天花粉、天门冬、麦门冬、生地黄、白芍、秦艽各等份，水煎服。②**胃及十二指肠溃疡**：天花粉10克，贝母6克，鸡蛋壳5个，共研粉，每服6克，每日3次。③**天疱疮、痱子**：天花粉、连翘、金银花、赤芍、淡竹叶、泽泻、滑石、车前子、甘草各等份，水煎服。④**乳头溃疡**：天花粉6克，研细末，鸡蛋清调敷。⑤**肺热燥咳、干咳带血丝**：天花粉、麦门冬各15克，仙鹤草12克，水煎服。⑥**中、晚期小细胞肺癌**：天花粉、川贝母各15克，党参、天冬各20克，杏仁10克，猪苓、白花蛇舌草各30克，生牡蛎60克。水煎取药汁。每日1剂，分2次服用。⑦**急性淋巴结炎**：天花粉30克，海藻、金银花、连翘、昆布各15克，丹参、黄芩、生地黄、浙贝母各9克，夏枯草12克，穿山甲、青皮、皂角刺各6克，水煎取药汁。每日1剂，分2次内服，1周为1个疗程。小儿剂量酌减。⑧**糖尿病**：天花粉、枸杞各30克，淮山适量。将淮山洗净，放入锅内蒸熟；取枸杞、天花粉煎汤。食淮山，喝汤。每日2次。⑨**急性淋病**：天花粉、土茯苓、蒲公英、马齿苋、败酱草各30克，车前子、连翘、蜂房、牛膝、甘草各15克。水煎取药汁。每日1剂，分3次服用。1周为1个疗程。

寒水石 *Han Shui Shi*

一、清热泻火药

别名 凝水石、方解石。

来源 本品为天然产的三方晶系碳酸钙的矿石（方解石）*Calcitum* 的矿石。

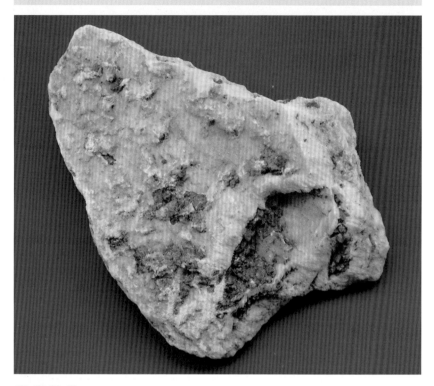

形态特征 方解石：多为规则的块状结晶，常呈近立方体状菱面体，也可为扁平的菱面体或尖锥状多面体。有棱角，白色或黄白色表面平滑，有玻璃样光泽，微透明。有完全解理，故晶体可沿三个不同方向劈开，碎片多呈带斜角扁方块。质坚硬而脆，硬度3，比重2.7，条痕为白色或淡灰色。断面平坦。气无、味淡。

生境分布 形成于沉积作用，如海盆或湖盆地中化学沉积的石膏，常与石灰岩、红色页岩、泥灰岩等成层出现。方解石分布于河南、安徽、江苏、浙江等省；红石膏分布于辽宁、吉林、内蒙古、山东、甘肃等省（区）。

采收加工 全年可采，挖出后除去泥土，拣去杂石。

饮片特征

方解石：多呈规则的块状结晶，常呈斜方柱形，有棱角，无色或黄白色，透明、略透明或不透明，表面平滑，有玻璃样光泽。质坚硬，易砸碎，碎块为方形或长方形。无臭，味淡。

性味归经	辛、咸，寒。归心、胃、肾经。
功效主治	清热泻火，除烦止渴。本品性寒凉而清热，走心、胃、肾经，故可清三经之热而除烦止渴。外用尚可治丹毒烫伤。
药理作用	对降温作用的影响：对人工发热兔有一定降温作用，而对正常体温无明显影响。对机体免疫功能的影响：水煎液在体外培养试验中能明显增强兔肺泡巨噬细胞对白色葡萄球菌及胶体菌的吞噬能力，并能促进吞噬细胞的成熟。对心血管系统影响：对离体蟾蜍心及兔心，小剂量石膏浸液有兴奋作用，大剂量则有抑制作用。
用量用法	10～15克，煎服。外用：适量。
使用注意	脾胃虚寒者忌服。

精选验方

①**牙齿内出血**：寒水石粉、朱砂、甘草各等份，为细末，以少许掺于出血处。②**水火烫伤**：寒水石、石膏、炉甘石各30克，冰片3克，共研细末，撒于创面；或寒水石、炉甘石、赤石脂、生石膏各150克，共研细末，梅片6克（另研），混匀，装瓶备用。均在无菌条件下进行。用时加植物油调成糊状，涂于创面，每日早、晚换药（1％碱水洗净陈药），直至创面愈合。③**疖、湿疹疮面红肿者**：寒水石30克，黄连12克，滑石18克，冰片3克，共研细末，用麻油或凡士林调成含量50％的软膏，外搽患处，每日1次，治愈为止。④**喉癌**：寒水石、紫雪散、羚羊角、生石膏、升麻各30克，玄参、水牛角各60克，甘草20克，沉香、木香各15克。加工成细粉，装瓶备用。每日2次，每次3克。⑤**急、慢性肝炎**：柴胡、竹叶、黄芩各10克，茵陈、土茯苓、滑石、凤尾草各12克，七叶一枝花、寒水石、生石膏、双花各6克。水煎取药汁。每日1剂，分2次服用。⑥**癫痫**：寒水石12克，钩藤、威灵仙、莲子心各9克，天竺黄6克，青黛3克，共研细末，备服。每次服0.9～1.5克，每日2～3次。

芦 根 Lu Gen

一、清热泻火药

别名 苇根、苇茎、鲜芦根。

来源 本品为禾本科多年生草本植物芦苇 *Phragmites communis* Trin. 的新鲜或干燥根茎。

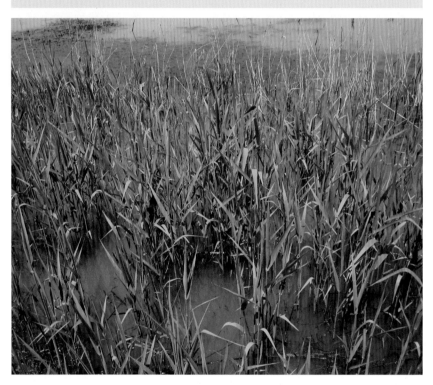

形态特征 多年生高大草本，具有匍匐状地下茎，粗壮，横走，节间中空，每节上具芽。茎高2～5米，节下通常具白粉。叶2列式排列，具叶鞘；叶鞘抱茎，无毛或具细毛；叶灰绿色或蓝绿色，较宽，线状披针形，粗糙，先端渐尖。圆锥花序大形，顶生，直立，有时稍弯曲，暗紫色或褐紫色，稀淡黄色。花期9～10月。

生境分布 生长于池沼地、河溪地、湖边及河流两岸沙地及湿地等处，多为野生。全国各地均有分布。

采收加工 全年均可采挖其地下根茎，除去芽、须根及膜状叶，切成3～4厘米小段，鲜用或晒干。

饮片特征

鲜芦根：本品呈圆柱形段。表面黄白色，有光泽，节呈环状。切面黄白色，中空，有小孔排列成环。质轻而绵软。气微，味甘。

干芦根：本品呈扁圆柱形段。表面黄白色，节间有纵皱纹。切面中空，有小孔排列成环。质软而柔韧，不易折断，气无，味甘甜。

性味归经	甘，寒。归肺、胃经。
功效主治	清热生津，除烦止呕，祛痰排脓。本品甘寒则清热养阴。入肺、胃二经，则能清肺热、宣肺气而祛痰排脓，清胃热而生津止呕除烦。
药理作用	体外试验对 β－溶血性链球菌有抗菌作用。
用量用法	干品15～30克，鲜品30～60克，煎服。鲜品捣汁内服尤佳。
使用注意	脾胃虚寒者忌服。

精选验方

①肺热咳嗽，痰多黄稠：芦根、瓜蒌各12克，半夏、黄芩各10克，甘草6克，水煎服。②肺脓肿：干芦根300克，小火煎2次，取汁分3次服完。③口疮：芦根16克，黄柏、升麻12克，生地黄20克，水煎口含之。④风疹不透：芦根、柽柳各30克，胡荽10克，煎汤内服或外洗。⑤胃热呕吐：芦根15克，竹茹、葛根各10克，生姜、甘草各3克，水煎服。⑥温热病后，余热未尽，胸脘微闷，知饥不食，苔腻：芦根30克，佩兰叶、藿香叶、薄荷叶、鲜荷叶、枇杷叶各10克，加水煎汤，不可久煎，取汁，加白糖调味饮。⑦胃热呃逆、呕吐：芦根汁、姜汁各适量口服。⑧肺痈，咳嗽胸痛，吐腥臭脓痰：芦根30克，薏苡仁20克，桃仁6克，冬瓜仁9克，水煎服。⑨上呼吸道感染：鲜芦根、金荞麦、生石膏、金银花各30克，黄芩、前胡、地骨皮、枇杷叶各12克，知母、杏仁、薄荷、桔梗、炙麻黄各9克，碧玉散（包）18克。水煎取药汁。每日1剂，分3次服用。⑩流行性感冒：芦根、生石膏（先煎）各30克，生甘草3克，柴胡、荆芥、防风、薄荷（后下）、蝉蜕各6克，葛根、金银花、连翘各10克，水煎2次，每次煎取药汁50～200克。每日1剂，少量多次频服。

鸭跖草 Ya Zhi Cao

一、清热泻火药

别名 鸭食草、鸭脚掌、竹叶水草。

来源 本品为鸭跖草科一年生草本植物鸭跖草*Commelina communis* L. 的全草。

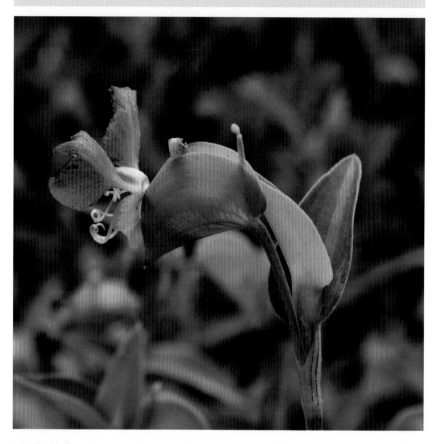

形态特征 一年生草本，高20～60厘米。茎基部匍匐，上部直立，微被毛，下部光滑，节稍膨大，其上生根。单叶互生，披针形或卵状披针形，基部下延成膜质鞘，抱茎，有缘毛；无柄或几近无柄。聚伞花序有花1～4朵；总苞心状卵形，长1.2～2厘米，边缘对合折叠，基部不相连，有柄；花瓣深蓝色，有长爪。蒴果椭圆形。花期5～9月，果期6～11月。

生境分布 生长于田野间。全国各地均有分布。

采收加工 夏、秋两季采收，洗净鲜用或晒干切段用。

饮片特征

本品呈不规则的段。茎有纵棱，多有分枝或须根，节稍膨大。切面中心有髓。叶互生，多皱缩、破碎，完整叶片展平后呈卵状披针形或披针形，全缘，基部下延成膜质叶鞘，抱茎，叶脉平行。总苞佛焰苞状，心形。气微，味淡。

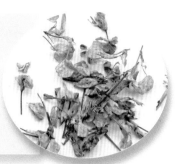

性味归经	甘、苦，寒。归肺、胃、膀胱经。
功效主治	清热解毒，利水消肿。本品苦寒之性而有清热之能，归肺胃走气分而能清热泻火以退热，入肺走表又能疗邪在卫气之证，归膀胱利水道，故有利水消肿之效。
药理作用	对金黄色葡萄球菌、八联球菌有抑制作用，有明显解热作用。
用量用法	15～30克，鲜品30～60克，煎服。外用：适量。
使用注意	脾胃虚弱者，用量宜少。

精选验方

①**流感性腮腺炎并发脑膜炎**：鸭跖草每日60克，煎服。②**感冒**：鸭跖草30～60克（鲜草60～120克），水煎2次分服。③**急性病毒性肝炎**：鸭跖草30～60克，水煎2次分服，15～20日为1个疗程。④**睑腺炎**：鲜鸭跖草茎1枝或1段，洗净。手持约45°角于酒精灯上燃烧上段，顷刻间下段即有水珠泡液体沸出，随即将沸出液体滴于睑结膜及睑缘（睑腺炎局部肿胀处及周围）。睑皮表面趁热涂之更好。滴药前，睑结膜用生理盐水冲洗。涂药后，患者有症状减轻的舒适感，无须冲药液或做其他任何处理。⑤**急性扁桃体炎**：用鸭跖草鲜品60克（干品30克），浓煎去渣，加冰糖30克，然后服用，每日3次，吞咽困难者用鲜全草绞汁调米醋少许，频频咽下。⑥**上呼吸道感染**：四季青、大青叶、鸭跖草等份，紫苏、荆芥等份，加水适量，浓煎成每克内含生药4克的合剂。口服3～4次，每次50克，病重热甚者可3～4小时服药1次。⑦**膀胱炎**：鸭跖草60克，天胡荽15克，车前草50克。加水煎2次，混合两煎所得药汁。每日1剂，分2次服用，服时加少许白糖。⑧**肩周炎**：鸭跖草、生石膏各60克，苍术、赤芍各6克，知母、防己、羌活、独活、生甘草各9克，西河柳15克。水煎取药汁。每日1剂，分2次服用。

西瓜皮 Xi Gua Pi

一、清热泻火药

别名 西瓜青、西瓜翠衣。

来源 本品为葫芦科草本植物西瓜*Citrullus lanatus*（Thunb.）Matsumu.et Nakai的外层果皮。

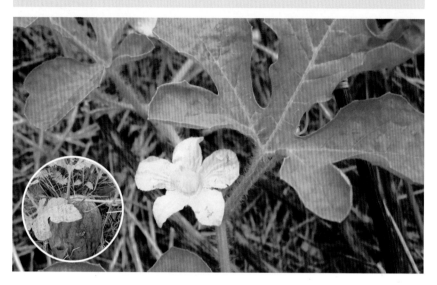

形态特征 一年生蔓性草本。茎细弱，匍匐，有明显的棱沟。卷须，2歧；叶片三角状卵形、广卵形，长8～20厘米，宽5～18厘米，3深裂或近3全裂，中间裂片较长，两侧裂片较短，裂片再作不规则羽状分裂，两面均为淡绿色，边缘波状或具疏齿。雌雄同株，雄花、雌花均单生于叶腋，雄花直径2～2.5厘米，花梗细，被长柔毛；花萼合生成广钟形，被长毛，先端5裂，窄披针形或线状披针形；花冠合生成漏斗状，外面绿色，被长柔毛，上部5深裂，裂片卵状椭圆形或广椭圆形，先端钝，雄蕊5，其中4枚成对合生，1枚分离，花丝粗短；雌花较雄花大，花和雄花相似；子房下位，卵形，外面多被短柔毛，花柱短，柱头5浅裂，瓠果近圆形或长椭圆形，径约30厘米，表面绿色、淡绿色，多具深浅相间的条纹。种子多数，扁形，略呈卵形，黑色、红色、白色或黄色，或有斑纹，两面平滑，基部圆，边缘经常稍拱起。花、果期夏季。

生境分布 全国各地均产。

采收加工 夏季收集西瓜皮，削去内层柔软部分，洗净、晒干。

饮片特征

外层果皮常卷成管状、纺锤状或不规则形的片块，大小不一，厚0.5~1厘米。外表面深绿色、黄绿色或淡黄白色，光滑或具深浅不等的皱纹。内表面色稍淡，黄白色至黄棕色，有网状筋脉（维管束），常带有果柄。质脆，易碎，无臭，味淡。

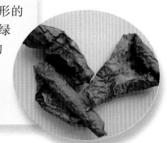

性味归经	甘、淡，寒。归心、胃经。
功效主治	清热解暑，利水。本品味甘性寒，善清暑热，能解烦渴；淡则渗湿利水，故有此功。
药理作用	有利尿、降压作用。
用量用法	10~30克，煎服。
使用注意	中寒湿盛者忌用。

精选验方

①**血管神经性水肿**：西瓜翠衣、白鲜皮各适量，水煎待凉后，以纱布蘸药液湿敷患处，每日数次，至皮疹消退。②**接触性皮炎**：西瓜翠衣、牡丹皮、蛇床子各适量，水煎浸泡或以纱布蘸药液湿敷，至痒止炎消，皮损消退。③**黄疸，水肿**：配白茅根、茵陈同用。④**暑热耗气伤津**：配西洋参、石斛同用。⑤**暑热症身热，口渴心烦**：西瓜翠衣、丝瓜皮、鲜荷叶、鲜金银花、鲜扁豆花、鲜竹叶心各6克。水煎取汁。频服，每日1~2剂。⑥**轻度烧伤**：西瓜翠衣、地榆各适量，水煎待凉浸泡，或以纱布蘸药液持续湿敷，至灼热痛感消失，肤色正常。⑦**脚癣感染**：西瓜翠衣、蒲公英、紫花地丁、忍冬藤各适量，水煎后待温浸泡，每日3次，每日1剂，至感染症状消失。⑧**炎性外痔**：取西瓜翠衣（较大剂量），配地榆、芒硝适量，水煎熏洗坐浴，每次20分钟，每日3次，至肿消痛止、炎症消散。⑨**口疮**：西瓜翠衣适量，晒干研成细粉，与白及粉混匀，高压消毒后涂患处，每日3次，至溃疡面愈合。⑩**毛囊炎**：西瓜翠衣、蒲公英、紫花地丁、苦参各适量，水煎后外洗患处，每日3次，至皮疹消退，痒痛消失。

夏枯草 Xia Ku Cao

一、清热泻火药

别名 枯草穗。

来源 本品为唇形科多年生草本植物夏枯草 *Prunella vulgaris* L. 的全草或果穗。

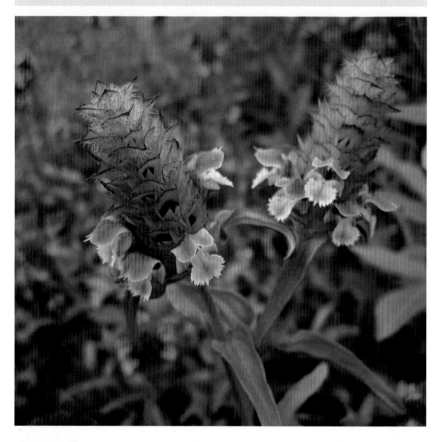

形态特征 多年生草本，有匍匐茎。直立茎方形，高约40厘米，表面暗红色，有细柔毛。叶对生，卵形或椭圆状披针形，先端尖，基部楔形，全缘或有细疏锯齿，两面均披毛，下面有细点；基部叶有长柄。轮伞花序密集顶生成假穗状花序；花冠紫红色。小坚果4枚，卵形。花期4~6月，果期4~8月。

生境分布 均为野生，多生长于路旁、草地、林边。分布于浙江、江苏、安徽、河南等省。

采收加工 夏季当果穗半枯时采收，晒干入药。

饮片特征

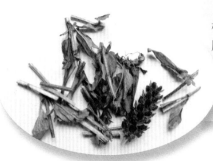

本品呈圆柱形，略扁，淡棕色至棕红色，有短柄。苞片膜质，脉纹明显。每苞内有花3朵，萼片宿存。花瓣脱落，内有小坚果。质轻。气微，味淡。

性味归经	辛、苦，寒。归肝、胆经。
功效主治	泻肝火，散郁结，清肝明目。本品苦寒泻热，辛能散结。主入肝经，能清肝火，散郁结，为治肝热痰火郁结之瘰疬、目珠疼痛之要药。
药理作用	有降压、利尿、收缩子宫、增加肠蠕动、兴奋心脏等作用。对结核杆菌、伤寒杆菌、大肠杆菌及痢疾杆菌有抑制作用。
用量用法	10～15克，煎服；或熬膏服。
使用注意	脾胃虚弱者慎用。

精选验方

①**肝虚目痛（冷泪不止，畏光）**：夏枯草25克，香附子50克，共研为末，每服5克，茶汤调下。②**黄疸型肝炎**：夏枯草、金钱草各30克，丹参18克，水煎，分3次服，连服7～15日，未愈，再服7日。③**跌打伤、刀伤**：把夏枯草在口中嚼碎后敷在伤处。④**巩膜炎**：夏枯草、野菊花各30克，水煎，分2～3次服。⑤**长期失眠**：夏枯草15克，百合30克。加水煎2次，混合两煎所得药汁。每日1剂，分次服用。⑥**急慢性结膜炎**：夏枯草、菊花各18克，山栀子15克，蝉蜕9克，甘草6克，水煎服，每日2次。⑦**喉癌**：夏枯草、山豆根、龙葵各30克，嫩薄荷3克。水煎取药汁。每日1剂，分2次服用。⑧**小儿肺炎**：鲜青蒿、新鲜夏枯草各30克，共捣烂成糊状，敷于脐部。⑨**慢性阑尾炎**：夏枯草、红藤各30克，枳壳、木香各15克。水煎取药汁。口服，每日1剂。⑩**妊娠合并高血压综合征**：决明子、夏枯草、白糖各15克，菊花10克。水煎取汁，加入白糖，煮沸即可。随量饮用。

决明子 Jue Ming Zi

一、清热泻火药

别名 草决明、生决明、炒决明。

来源 本品为豆科一年生草本植物决明 *Cassia obtusifolia* L. 或小决明 *Cassia tora* L. 的干燥成熟种子。

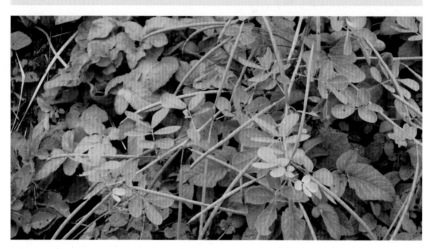

形态特征 决明：一年生半灌木状草本；高1～2米，上部多分枝，全体被短柔毛。双数羽状复叶互生，有小叶2～4对，在下面两小叶之间的叶轴上有长形暗红色腺体；小叶片倒卵形或倒卵状短圆形，长1.5～6.5厘米，宽1～3厘米，先端圆形，有小突尖，基部楔形，两侧不对称，全缘。幼时两面疏生柔毛。花成对腋生，小花梗长1～2.3厘米；萼片5，分离；花瓣5，黄色，倒卵形，长约12毫米，具短爪，最上瓣先端有凹，基部渐窄；发育雄蕊7，3枚退化。子房细长弯曲，柱头头状。荚果4棱柱状，略扁，稍弯曲，长15～24厘米，果柄长2～4厘米。种子多数，菱状方形，淡褐色或绿棕色，有光泽，两侧面各有一条线形浅色斜凹纹。小决明：与决明形态相似，但植株较小，通常不超过130厘米。下面两对小叶间各有1个腺体；小花梗、果实及果柄均较短；种子较小，两侧各有1条宽1.5～2毫米的绿黄棕色带。具臭气。花期6～8月，果期9～10月。

生境分布 生长于村边、路旁和旷野等处。分布于安徽、广西、四川、浙江、广东等省（区），南北各地均有栽培。

采收加工 秋季果实成熟后，将全株割下或摘下果荚晒干，打出种子，扬净荚壳及杂质，再晒干。

饮片特征

本品呈棱方形或短圆柱形，两端平行倾斜，形似马蹄，长3～7毫米，宽2～4毫米。表面绿棕色或暗棕色，平滑有光泽，有突起的棱线和凹纹。种皮薄。质坚硬。气微，味微苦。口嚼稍有豆腥气味。入水中浸泡时，由一处胀裂，手摸有黏性。

性味归经	甘、苦、咸，微寒。归肝、肾、大肠经。
功效主治	清肝明目，润肠通便。本品苦寒可降泄肝经郁热，清肝明目作用好而为眼科常用药；味甘质润而有润肠通便之功。
药理作用	有降压及轻度泻下作用。其醇提取物对葡萄球菌、白喉杆菌及伤寒、副伤寒、大肠杆菌等均有抑制作用，其1：4水浸剂对皮肤真菌有抗菌作用。
用量用法	10～15克，煎服。
使用注意	气虚便溏者慎用。

精选验方

①**急性结膜炎**：决明子、菊花、蝉蜕、青葙子各15克，水煎服。②**夜盲症**：决明子、枸杞子各9克，猪肝适量，水煎，食肝服汤。③**雀目**：决明子100克，地肤子50克，上药捣细罗为散，每于食后，以清粥饮调。④**习惯性便秘**：决明子、郁李仁各18克，沸水冲泡代茶。⑤**外感风寒头痛**：决明子50克，用火炒后研成细粉，然后用凉开水调和，涂在头部两侧太阳穴处。⑥**口腔炎**：决明子20克，煎汤，一直到剩一半的量为止，待冷却后，用来漱口。⑦**妊娠合并高血压综合征**：决明子、夏枯草、白糖各15克，菊花10克。水煎取汁，加入白糖，煮沸即可。随量饮用。⑧**肝郁气滞型脂肪肝**：决明子20克，陈皮10克，切碎，放入砂锅，加水浓煎2次，每次20分钟，过滤，合并2次滤汁，再用小火煨煮至300克即成。代茶饮，可连续冲泡3～5次，当日饮完。⑨**热结肠燥型肛裂**：决明子30克，黄连3克，绿茶2克，放入大号杯中，用沸水冲泡，加盖焖10分钟即成。代茶频饮，可冲泡3～5次，当日饮完。⑩**肥胖症**：决明子、泽泻各12克，番泻叶1.5克，水煎取药汁。每日1剂，分2次服用。

谷精草 Gu Jing Cao

一、清热泻火药

别名 谷精珠。
来源 本品为谷精草科一年生草本植物谷精草*Eriocaulon buergerianum* Koern.的干燥带花茎的头状花序。

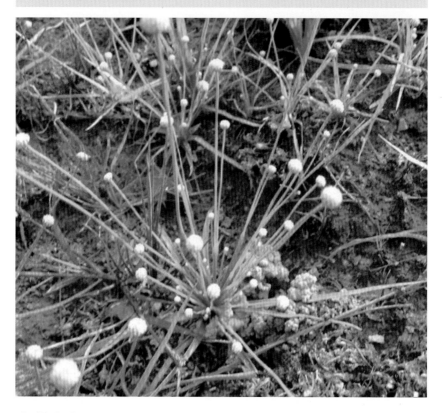

形态特征 多年生草本；叶通常狭窄，密丛生；叶基生，长披针状线形，有横脉。花小，单性，辐射对称，头状花序球形、顶生，总苞片宽倒卵形或近圆形，花苞片倒卵形，顶端聚尖，蒴果膜质，室背开裂；种子单生，胚乳丰富。蒴果长约1毫米，种子长椭圆形，有毛茸。花、果期7～12月。

生境分布 生长于溪沟、田边阴湿地带。分布于浙江、江苏、安徽、江西、湖南、广东、广西等省（区）。

采收加工 秋季采收，将花序连同花茎拔出，除去泥土和须根，晒干，切段，生用。

饮片特征

本品头状花序呈半球形，直径4～5毫米；底部有苞片层层紧密排列，苞片淡黄绿色，有光泽，上部边缘密生白色短毛；花序顶部灰白色。揉碎花序，可见多数黑色花药及细小黄绿色未成熟的果实。花茎纤细，长短不一，直径不及1毫米，淡黄绿色，有数条扭曲的棱线。质柔软。气微，味淡。

性味归经	甘，平。归肝、胃经。
功效主治	清肝明目，疏散风热。本品甘、平，主归肝经，善清肝火而明目；又药用花序轻浮上达，善散风热而疗风热目疾。
药理作用	谷精草水浸剂体外试验对某些皮肤真菌有抑制作用，煎剂对绿脓杆菌、大肠杆菌、肺炎球菌有抑制作用。
用量用法	6～15克，煎服。
使用注意	阴虚血亏目疾者忌用。

精选验方

①**偏正头痛**：谷精草适量，研为末，加白面糊调匀，摊纸上贴痛处，干了再换。②**鼻血不止**：谷精草为末，每服10克，熟面汤送下。③**夜盲症**：谷精草、苍术各15克，夜明砂9克，猪肝200克，同煮，空腹食肝喝汤。④**目中翳膜**：谷精草、防风各等份，为末，米汤冲服。⑤**糖尿病合并视网膜病变**：谷精草、麦冬、枸杞、北沙参、青葙子、当归、川楝子各10克，生地黄、熟地黄、葛根各15克，丹参、决明子各30克，菊花12克。水煎取药汁。每日1剂，分2次服用。⑥**老年性白内障**：谷精草、生地黄、赤芍、女贞子、密蒙花、菊花、沙苑子、白蒺藜、党参、黄芪、黄芩各12克，炙甘草6克，草决明15克，生石决明30克，水煎取汁。每日1剂，分2次温服。⑦**急性牙周炎**：谷精草18克，生石膏（先煎）15克，金银花12克，知母9克，蝉蜕6克，甘草3克。水煎取药汁。口服，每日1剂，重症者可每日2剂。

密蒙花 Mi Meng Hua 　　　　一、清热泻火药

别名　蒙花。
来源　本品为马钱科落叶灌木密蒙花*Buddleja officinalis* Maxim. 的干燥花蕾及花序。

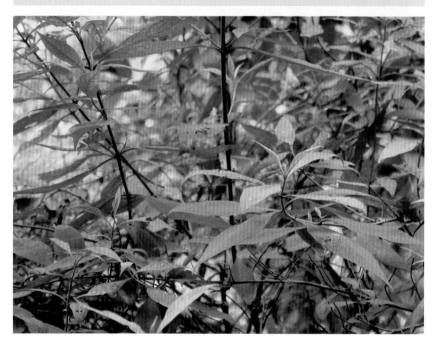

形态特征　本植物为灌木，高约3米，可达6米。小枝微具4棱，枝及叶柄、叶背、花序等均密被白色至棕黄色星状毛及茸毛。单叶对生，具柄；叶片矩圆状披针形至披针形，长5～12厘米，宽1～4.5厘米，先端渐尖，基部楔形，全缘或有小齿。聚伞花序组成圆锥花序，顶生及腋生，长5～12厘米；花小，花萼及花冠密被毛茸；花萼钟形，4裂；花冠淡紫色至白色，微带黄色，筒状，长1～1.2厘米，直径2～3毫米，先端4裂，裂片卵圆形；雄蕊4，近无花丝，着生于花冠筒中部；子房上位，2室，被毛，蒴果卵形，2瓣裂。种子多数，细小，具翅。小花序花蕾密集。花期2～3月，果期7～8月。

生境分布　生长于山坡、杂木林地、河边和丘陵地带，通常为半阴生。分布于湖北、四川、陕西、河南、广东、广西、云南等省（区）。

采收加工　多在春季花蕾紧密尚未开放时采收。除去杂质，晒干。

饮片特征

本品多为花蕾密聚的花序小分枝，呈不规则圆锥状，长1.5～3厘米。表面灰黄色或棕黄色，密被茸毛。花蕾呈短棒状，上端略大，长0.3～1厘米，直径0.1～0.2厘米；花萼钟状，先端4齿裂；花冠筒状，与萼等长或稍长，先端4裂，裂片卵形；雄蕊4，着生在花冠管中部。质柔软。气微香，味微苦、辛。

性味归经	甘，微寒。归肝经。
功效主治	清热养肝，明目退翳。本品甘寒则清热养阴。主入肝经则清肝热，养肝阴，润肝燥，以明目退翳。
药理作用	本品所含刺槐素与槲皮素相似，有维生素PP的作用，能降低皮肤、血管的通透性。可减轻甲醛性炎症，并有利尿和解痉作用。
用量用法	6～10克，煎服。
使用注意	肝经风热目疾者忌用。

精选验方

①**眼障翳**：密蒙花、黄柏根（洗锉）各50克，上两味捣为末，炼蜜和丸，如梧桐子大。每服10～15丸，食后，睡前温开水服下。②**结膜炎**：密蒙花、菊花、谷精草、桑叶、生地黄、赤芍各9克，山栀、川黄连、桔梗各6克，金银花、连翘、茅根各15克，每日1剂，水煎服。③**眼底出血**：密蒙花、菊花各10克，红花3克，开水冲泡，加冰糖适量，代茶饮。④**乙脑后遗症双目失明**：密蒙花、龟甲各15克，生地黄30克，白芍、石斛、黄芪各12克，麦冬、玄参、石决明、女贞子各10克。水煎取药汁。每日1剂，分2次服用。⑤**老年性白内障**：密蒙花、谷精草、生地黄、赤芍、女贞子、菊花、沙苑子、白蒺藜、党参、黄芪、黄芩各12克，炙甘草6克，草决明15克，生石决明30克，水煎取汁。每日1剂，分2次温服。

青葙子 Qing Xiang Zi

一、清热泻火药

别名 鸡冠苋、草决明。

来源 本品为苋科一年生草本植物青葙*Celosia argentea* L. 的干燥成熟种子。

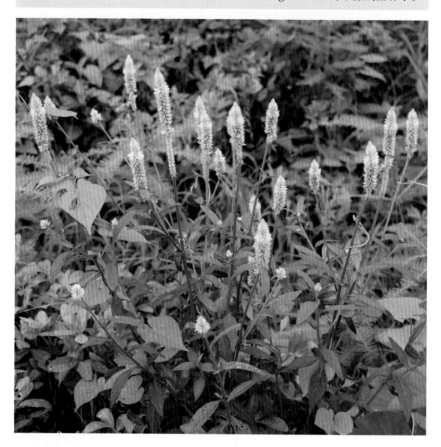

形态特征 一年生草本，高达1米。茎直立，绿色或带红紫色，有纵条纹。叶互生，披针形或椭圆状披针形。穗状花序顶生或腋生；苞片、小苞片和花被片干膜质，淡红色，后变白色。胞果卵形，盖裂。种子扁圆形，黑色，有光泽。花期5~8月，果期6~10月。

生境分布 生长于平原或山坡。分布于我国中部及南部各省（区）。

采收加工 秋季种子成熟时，割下全株或剪下果穗，搓出种子，除去杂质，晒干。

饮片特征

本品呈扁圆形，少数呈圆肾形，直径1～1.5毫米。表面黑色或红黑色，光亮，中间微隆起，侧边微凹处有种脐。种皮薄而脆。气微，味淡。炒青葙子形如青葙子生品，表面焦黑色，有香气。

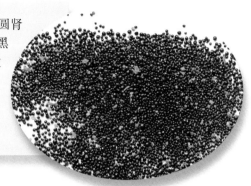

性味归经	苦，微寒。归肝经。
功效主治	清泻肝火，明目退翳。本品苦寒入肝，其性清降，专攻清泻肝经实火而明目退翳。
药理作用	其油脂有扩瞳作用。青葙子水煎液（每毫升相当于1克生药）对正常家兔瞳孔无明显影响，连续用药6日后，眼压有轻度下降，和对照组比较差异显著，但不能阻止水负荷后的眼压升高。本品煎剂对绿脓杆菌有较强抑制作用。
用量用法	3～15克，煎服。
使用注意	瞳孔散大及肝肾不足之目疾者忌用。

精选验方

①**慢性葡萄膜炎**：青葙子、白扁豆各15克，元明粉（冲）4.5克，酸枣仁、茯苓各12克，密蒙花、决明子各9克，水煎服。②**未成熟的白内障**：青葙子、白芍、茺蔚子各15克，车前子、当归、云茯苓、菊花、决明子各12克，生地黄、熟地黄、玄参、钩藤、麦冬各20克，防风、红花、香附各10克，石决明30克，研末，水泛为丸，青黛为衣。每日2次，每次服6～10丸。③**老年性白内障**：青葙子、桃仁、白芍、神曲、益智仁、桑椹子、菊花、夜明砂各10克，红花、蝉蜕、陈皮、川芎、白蒺藜、磁石各6克，当归12克，熟地黄、草决明、枸杞、丹参各15克，水煎取汁。每日1剂，分2次温服，4个月为1个疗程。④**黄褐斑**：珍珠母30克，鸡血藤、青葙子各21克，陈茵、丹参各15克，浙贝母、杭白菊、茯苓各12克，红花、杭白芍各9克。加水煎2次，混合两煎所得药汁，备用。每日1剂，早、晚分服，2个月为1个疗程。

千里光 Qian Li Guang

别名 九里光、千里明。

来源 本品为菊科草本植物千里光*Senecio scandens* Buch.-Ham. 的地上部分。

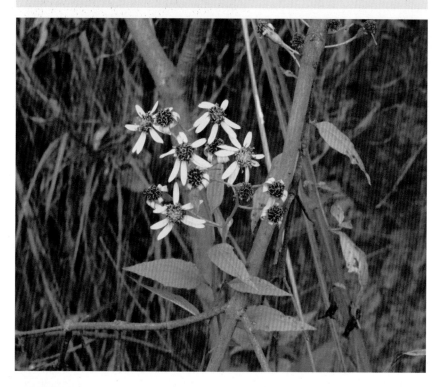

形态特征 多年生草本，呈攀缘状，木质茎，高1～5米，有微毛，后脱落。叶互生，卵状三角形或椭圆状披针形，长4～12厘米，宽2～6厘米，先端渐尖，基部楔形至截形，边缘有不规则缺刻状齿裂，或微波状，或近全缘，两面疏被细毛。花序顶生，排成伞房状；总苞筒形，总苞片1层；花黄色，舌状花雌性，管状花两性。瘦果圆柱形，有纵沟，被短毛，冠毛白色。花果期秋冬季至次年春季。

生境分布 生长于路旁及旷野间。分布于江苏、浙江、安徽、江西、湖南、四川、贵州、云南、广东、广西等地。

采收加工 夏、秋两季采收，扎成小把或切段，晒干。

饮片特征

干燥全草长60~100厘米，或切成2~3厘米长的小段。茎圆柱状，表面棕黄色；质坚硬，断面髓部发达，白色。叶多皱缩，破碎，呈椭圆状三角形或卵状披针形，基部戟形或截形，边缘有不规则缺刻，暗绿色或灰棕色，质脆。有时枝梢带有枯黄色头状花序。

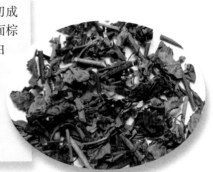

性味归经	苦，平；有小毒。归肝经。
功效主治	清肝明目，清热解毒。本品苦、平，主归肝经，以其清泻之力而具清肝明目、清热解毒之功。
药理作用	对革兰氏阳性、阴性细菌均有明显抑制作用；对金黄色葡萄球菌、伤寒杆菌、副伤寒杆菌也有较强抑制作用；还可抗钩端螺旋体和阴道滴虫。
用量用法	15~30克，煎服。外用：适量，捣敷或熬膏服。
使用注意	脾胃虚寒者慎服。

精选验方

①上呼吸道感染、急性咽炎、扁桃体炎、急性支气管炎、肺炎：可单用本品煎服。②急性睑板腺炎，急性、亚急性结膜炎，以及慢性结膜炎、角膜溃疡、沙眼等：常与夏枯草、野菊花、甘草等配用。也可用千里光鲜叶捣汁灭菌点眼，或煎水熏洗，或配制50%千里光眼药水点眼。③急性尿路感染以及手术后感染：可单用本品煎服。④滴虫性阴道炎、宫颈炎：用千里光15克（或配花椒5克），煎液涂阴道周壁，并用棉球蘸药液塞入阴道，12~24小时后取出，每日1次，5次为1个疗程。⑤疮毒痈肿、丹毒等：用本品捣敷，或煎汁内服、外洗；也可与野菊花配用。⑥足癣及并发症：用千里光配白矾、葛根等量，烘干研末，密闭包装，每袋40克，每晚用1袋倒入盆中，加温水约3000毫升混匀，浸泡患足20分钟，7日为1个疗程，连用3个疗程。⑦老年性前列腺增生：千里光、鱼腥草、双花、紫花地丁各30克，知母20克，黄连、黄柏、炮甲粉（分2次吞服）各12克，肉桂10克。水煎取药汁。每日1剂，分2次服用。

荷 叶 He Ye

一、清热泻火药

别名 干荷叶、荷叶炭、鲜荷叶。
来源 本品为睡莲科草本植物莲*Nelumbo nucifera* Gaertn. 的干燥叶。

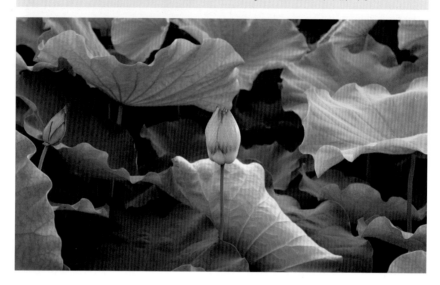

形态特征 多年生水生草本。根茎横生，肥厚，节间膨大，内有多数纵行通气孔洞，外生须状不定根。节上生叶，露出水面；叶柄着生于叶背中央，粗壮，圆柱形，多刺；叶片圆形，直径25～90厘米，全缘或稍呈波状，上面粉绿色，下面叶脉从中央射出，有1～2次叉状分枝。花单生于花梗顶端，花梗与叶柄等长或稍长，也散生小刺；花直径10～20厘米，芳香，红色、粉红色或白色；花瓣呈椭圆形或倒卵形，长5～10厘米，宽3～5厘米；雄蕊多数，花药条形，花丝细长，着生于托之上；心皮多数埋藏于膨大的花托内，子房椭圆形，花柱极短。花后结"莲蓬"，倒锥形，直径5～10厘米，有小孔20～30个，每孔内含果实1枚；坚果椭圆形或卵形，长1.5～2.5厘米，果皮革质，坚硬，熟时黑褐色。种子卵形或椭圆形，长1.2～1.7厘米，种皮红色或白色。花期6～8月，果期8～10月。

生境分布 生长于水泽、池塘、湖沼或水田内，野生或栽培。全国大部分地区均产。

采收加工 夏、秋两季采收，晒至七八成干时，除去叶柄，折成半圆形或扇形，干燥。

饮片特征

本品多折成半圆形或扇形，展开后呈类圆形，直径20～50厘米，全缘或稍呈波状。上表面呈深绿色或黄绿色，较粗糙；下表面呈淡灰棕色，较光滑，有粗脉21～22条，由中心向四周射出，质脆，易破碎。微有清香气，味微苦。

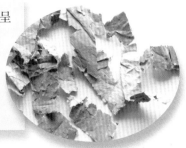

性味归经	苦，平。归肝、脾、胃经。
功效主治	清热解暑，升发清阳，止血。本品味苦性平，其气清香，善清夏季之暑邪；药性升浮，归经脾胃，以升发清阳；干品或炒炭用又有止血作用，且止血而不留瘀，用于各种出血症。
药理作用	其浸剂和煎剂可扩张血管，引起中等度降压。
用量用法	3～9克，鲜品15～30克，荷叶炭3～6克，煎服。鲜者偏解暑热；干者偏升清阳；炒炭用于止血。
使用注意	胃酸过多、消化性溃疡和龋齿者，及服用滋补药品期间忌服用。尽量少吃生的荷叶，尤其是胃肠功能弱的人更应该谨慎。脾胃虚弱者慎服。

精选验方

①**黄水疮**：荷叶烧炭，研成细末，香油调匀，涂敷于患处，每日2次。②**腹泻**：荷叶洗净，置锅内焖炒成炭，放凉研成细末，取10～15克用白糖冲服，每日3次。③**漆疮**：干燥荷叶500克，用水5000毫升，煮至2500毫升，擦洗患处，并用贯众末和油涂患部，每日2次，数次即愈。④**水肿**：枯萎荷叶，烧干研末，每次10克，小米汤冲服，每日3次。⑤**风热感冒**：鲜荷叶10片，太子参10克，甘草、绿茶各5克，白糖适量。将荷叶、甘草、绿茶、太子参用500毫升沸水冲泡，10分钟后滤去残渣，取汁，加白糖调匀，即成。每日1剂，代茶饮。⑥**小儿暑湿感冒**：荷叶、藿香、生薏仁各10克，焦楂6克。水煎取药汁。每日1剂，频服。⑦**猩红热**：荷叶、野菊花各10克。水煎取药汁。每日1剂，分2次服用。⑧**耳源性眩晕**：荷叶、泽泻各15克，党参、生龙骨、白芍、生牡蛎、白术各30克，陈皮、半夏各6克，川芎、柴胡各9克，赭石粉18克，当归、茯苓各24克。水煎取药汁。每日1剂，数次服用。

苦丁茶 Ku Ding Cha

一、清热泻火药

别名 茶丁、富丁茶。
来源 本品为冬青科植物枸骨和大叶冬青 *Ilex latifolia* Thunb. 的叶。

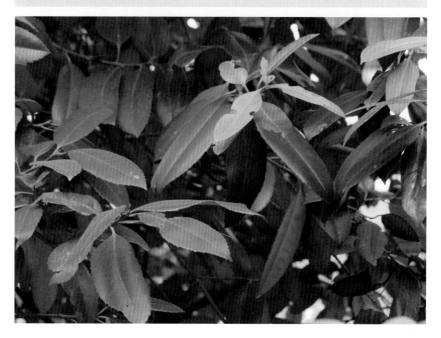

形态特征 常绿乔木，高达15米，直径约60厘米。树皮赭黑色或灰黑色，粗糙有浅裂，枝条粗大，平滑，新条有角棱。叶革质而厚，螺旋状互生，长椭圆形或卵状长椭圆形。先端锐尖，或稍圆，基部钝，边缘有疏齿，上面光泽，下面有主脉突起。聚伞花序，多数密集在叶腋，雄花序1~3朵，雌花序则仅有1朵；苞卵形，多数；萼4裂，裂片卵形，有缘毛，黄绿色；花瓣4，椭圆形，基部愈合，其长为萼之3倍；雄花有雄蕊4，较花瓣为长，花丝针形，药卵形，中央有退化子房，两性花中雄蕊与花瓣等长；子房球状卵形。核果球形，成熟后红色，有残留花柱；分核4颗，有3棱。花期4月，果熟期11月。

生境分布 生长于山坡、山谷、溪边杂木林或灌木丛中。分布于浙江、福建、广西等地。

采收加工 春季采收，去除杂质，阴干。

饮片特征

本品呈丝条状。上表面呈黄绿色至褐绿色，具蜡样光泽，主脉明显。下表面呈灰绿色，主脉突起，侧脉少而明显，叶缘具尖锯齿。厚革质，味苦。

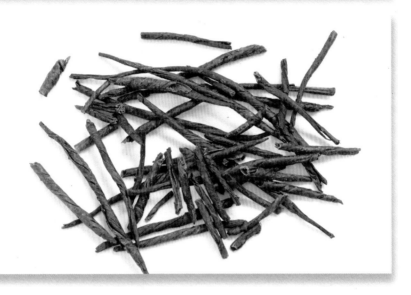

性味归经	甘、苦，寒。归肝、肺、胃经。
功效主治	散风热，清头目，除烦渴。主治头痛、齿痛、目赤、热病烦渴、痢疾。
药理作用	有抑菌和降压作用。
用量用法	内服：煎汤，3~9克；或入丸剂。外用：适量，煎水熏洗，或涂搽。
使用注意	脾胃虚寒者慎服。

精选验方

①**烫伤**：苦丁茶适量，水煎外洗，并用叶研粉，茶油调涂。②**高血压**：苦丁茶15克，菊花20克，晒干搓碎，每次取5克，放入茶杯中，用沸水冲泡，加盖焖10分钟，代茶饮。③**心绞痛**：苦丁茶、黄芩、红花、郁金各15克，生地黄、玄参、川芎各25克。水煎服，每日1剂。

波罗蜜 Bo Luo Mi

一、清热泻火药

别名 优珠昙、天婆罗、牛肚子果、树菠萝、婆罗密、天罗、密冬瓜。
来源 本品为桑科植物木波罗 *Artocarpus heterophyllus* Lam. 的果实。

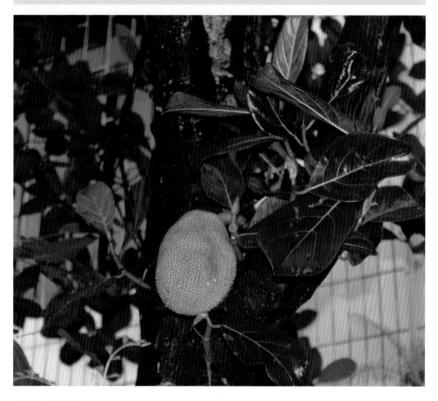

形态特征 常绿乔木，高8~15米，全体有乳汁。叶互生；厚革质；椭圆形至倒卵形，长7~15厘米，先端钝而短尖，基部楔形，全缘，幼枝上的叶有时3裂，两面无毛，上面有光泽，下面略粗糙；叶柄长1~2.5厘米，托叶佛焰苞状，早落。花单性，雌雄同株；雄花序顶生或腋生，圆柱形，长5~8厘米，直径2.5厘米，花被2裂，裂片钝，雄蕊1；雌花序圆柱形或矩圆形，生于干上或主枝上的球形花托内。聚花果成熟时长25~60厘米，大者重达20千克，外皮有稍呈六角形的瘤状突起。花期3~8月，果期6~11月。

生境分布 生长于热带地区。我国广东、广西、云南、台湾等地均有栽培。

采收加工 夏、秋两季成熟时采收。

饮片特征

　　本品为长椭圆形的硕大果实，呈棕绿色，熟时呈浅黄色，果皮坚硬，多汁，味甜，有特殊香气。

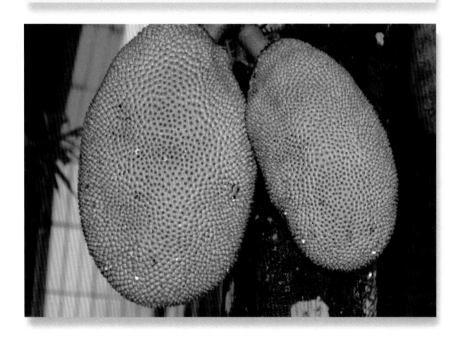

性味归经	甘、微酸，性平。
功效主治	生津除烦，解酒醒脾。
药理作用	止渴、通乳、补中益气。对改善局部血液、体液循环以及支气管炎、支气管哮喘、急性肺炎、咽喉炎、视网膜炎、乳腺炎、关节炎、关节周围炎、蜂窝组织炎、小腿溃疡等疾病均有疗效。并有抗氧化、抑菌、抗炎、辅助抗肿瘤、抑制黑色素生成和降血糖等功效。
用量用法	内服：煎汤，30～60克。多用鲜品生食，50～100克。
使用注意	本品食用可能引起过敏反应，食用前先以盐水浸泡，可避免过敏。

精选验方

产后乳少或乳汁不通、脾胃虚弱：波罗蜜果仁60～120克，水煎服。

生地黄 Sheng Di Huang

二、清热凉血药

别名 生地、鲜地黄、鲜生地。

来源 本品为玄参科多年生草本植物怀庆地黄*Rehmannia glutinosa* Libosch. f.hueichingensis（Chao et Schih）Hsiao或地黄*Rehmannia glutinosa* Libosch. 的根。

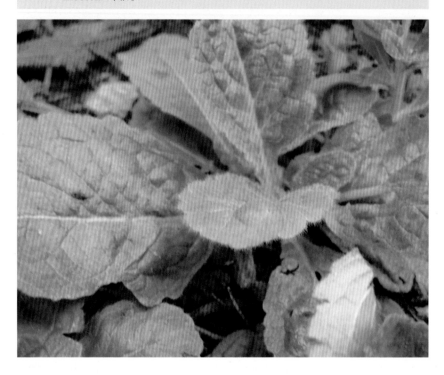

形态特征 多年生草本，全株有白色长柔毛和腺毛。叶基生成丛，倒卵状披针形，基部渐狭成柄，边缘有不整齐钝齿，叶面皱缩，下面略带紫色。花茎由叶丛抽出，花序总状；萼5浅裂；花冠钟形，略2唇状，紫红色，内面常有黄色带紫的条纹。蒴果球形或卵圆形，具宿萼和花柱。花期4～6月，果期7～8月。

生境分布 喜温和气候及阳光充足之地。分布于我国河南、河北、东北及内蒙古，大部分地区有栽培。尤以河南产怀地黄为地道药材。

采收加工 春、秋两季采挖，除去须根，鲜用，为鲜地黄；或将其大小分开，烘焙干燥，为生地黄。

饮片特征

本品呈类圆形或不规则的厚片。外表皮棕黑色或棕灰色，极皱缩，具不规则的横曲纹。切面棕黑色或乌黑色，有光泽，具黏性。质柔软，坚实，气微，味微甜、微苦。

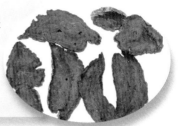

性味归经	甘、苦，寒。归心、肝、肾经。
功效主治	清热凉血，养阴生津。本品苦寒入心肝血分，能清热凉血而泻火；甘寒质润入肾经，能滋阴养血而润燥，故为凉血滋阴之主药。
药理作用	有一定的强心、利尿、升高血压、降低血糖等作用。地黄醇提取物可加速血液凝固，对实验性四氯化碳中毒性肝炎小鼠有保护肝脏、防止肝糖原减少的作用；尚能抑制毛状小芽孢癣菌等多种真菌的生长。
用量用法	煎服，10～30克，鲜品用量加倍，或以鲜品捣汁入药。清热生津宜生用，止血宜炒炭用。
使用注意	本品性寒滞腻，脾虚腹满便溏及胸闷食少者不宜用。

精选验方

①**病后虚汗、口干心躁**：生地黄250克，水三盏，煎一盏半，每日3次。
②**慢性咽炎**：生地黄、金银花、川贝母、麦冬、玄参各20克，知母、牡丹皮、石斛各15克，桔梗、甘草、桑叶、薄荷各10克。水煎取药汁。每日1剂，分2次服用。③**血热生癣**：地黄汁频服之。④**肝肾阴亏，虚热动血，胸腹膨胀**：地黄、白茅根各30克，丹参15克，川楝子9克，水煎服。
⑤**风湿性关节炎**：干生地黄90克，切碎，加水600～800毫升，煮沸约1小时，滤去药液约300毫升为每日量，1次或2次服完。⑥**过敏性鼻炎**：生地黄24克，当归、赤芍各15克，川芎6克，苍耳、辛夷各9克，徐长卿30克。水煎取药汁。每日1剂，分3次服用，15日为1个疗程。⑦**支气管扩张咯血症**：生地黄、麦冬、百合、仙鹤草各15克，白芍、当归、玄参各12克，白茅根30克，川贝母、甘草各6克。水煎取药汁。每日1剂，分2次服用。⑧**小儿猩红热**：生地黄、金银花各20克，绿豆30克。将生地黄和金银花加水煎汤，去渣取汁，再加绿豆煎汤。代茶饮，每日3次。

玄参 Xuan Shen

二、清热凉血药

别名 玄台、馥草、黑参、逐马、元参。
来源 本品为玄参科多年生草本植物玄参 *Scrophularia ningpoensis* Hemsl. 的根。

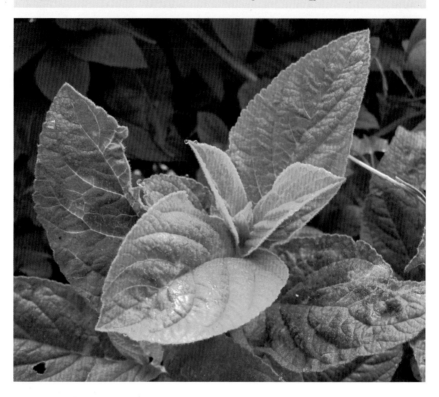

形态特征 多年生草本，根肥大。茎直立，四棱形，光滑或有腺状毛。茎下部叶对生，近茎顶互生，叶片卵形或卵状长圆形，边缘有细锯齿，下面疏生细毛。聚伞花序顶生，展成圆锥状，花冠暗紫色，5裂，上面2裂片较长而大，侧面2裂片次之，最下1片裂片最小，蒴果卵圆形，萼宿存。花期7~8月，果期8~9月。

生境分布 生长于溪边、山坡林下及草丛中。分布于我国长江流域及陕西、福建等省，野生、家种均有。

采收加工 冬季茎叶枯萎时采挖，除去根茎、幼芽、须根及泥沙，晒或烘至半干。堆放3~6日，反复数次至干燥。

本品呈类圆形或椭圆形的薄片。外表皮呈灰黄色或灰褐色，有明显的纵皱纹，横切面黑色，油润柔软，周边皱缩，微有光泽，有的具裂隙。质坚，不易折。气特异似焦糖，味甘、微苦。

性味归经	甘、苦、咸，寒。归肺、胃、肾经。
功效主治	清热凉血，滋阴解毒。本品苦寒能清热泻火解毒，甘寒能滋水养阴，咸寒质润能软坚润燥。入肾经，能壮肾水以制浮游之火，具有清上彻下之功，为滋阴降火要药。
药理作用	能扩张血管、降血压、降血糖。对多种皮肤真菌和绿脓杆菌有抑制作用；在体外有中和白喉毒素的作用。
用量用法	10～15克，煎服。
使用注意	脾胃虚寒、食少便溏者不宜服用。反藜芦。

精选验方

①**慢性咽喉肿痛**：玄参、生地黄各15克，连翘、麦冬各10克，水煎服。②**热毒壅盛、气血两燔、高热神昏、发斑发疹**：玄参、甘草各10克，石膏30克，知母12克，水牛角60克，粳米9克，水煎服。③**瘰疬、颈部淋巴结肿大**：玄参、牡蛎、贝母各等份，研粉，炼蜜为丸，每服9克，每日2次。④**腮腺炎**：玄参15克，板蓝根12克，夏枯草6克，水煎服。⑤**热病伤津、口渴便秘**：玄参30克，生地黄、麦冬各24克，水煎服。⑥**急性扁桃体炎**：玄参15克，连翘、射干、牛蒡子、黄芩、桔梗各10克，薄荷6克，甘草5克，水煎服。⑦**热毒炽盛、瘀阻经脉之血栓闭塞性脉管炎**：玄参、金银花各30克，当归15克，甘草6克，水煎服。⑧**小儿急性化脓性扁桃体炎**：玄参、连翘、板蓝根各10克，黄芩、柴胡、桔梗、马勃、乳香、赤芍、丹皮、牛蒡子各5克，黄连、薄荷、甘草各3克。水煎取药汁200毫升。每日1剂，分2次服完（剂量可依年龄酌情而定）。⑨**慢性咽炎**：玄参、黄芪、丹参各20克，桔梗6克，红花、制天虫、射干各10克，玉竹15克，水煎取药汁。每日1剂，分2次服用。

牡丹皮 Mu Dan Pi

别名 丹皮、丹根、牡丹根皮。

来源 本品为毛茛科多年生落叶小灌木植物牡丹 *Paeonia suffruticosa* Andr. 的干燥根皮。

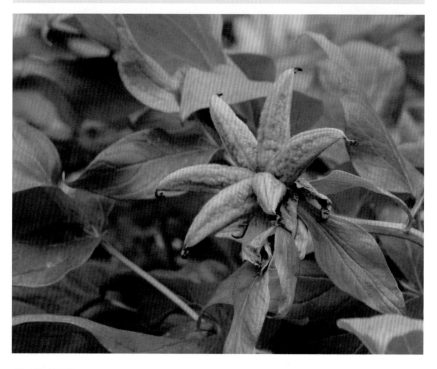

形态特征 落叶小灌木，高1~2米，主根粗长。叶为2回3出复叶，小叶卵形或广卵形，顶生小叶片通常3裂。花大型，单生枝顶；萼片5；花瓣5至多数，白色、红色或浅紫色；雄蕊多数；心皮3~5枚，离生。聚合蓇葖果，表面密被黄褐色短毛。根皮呈圆筒状或槽状，外表灰棕色或紫褐色，有横长皮孔及支根痕。去栓皮的外表粉红色，内表面深棕色，并有多数光亮细小结晶（牡丹酚）附着。质硬脆，易折断。花期5月，果期6月。

生境分布 生长于向阳、不积水的斜坡、沙质地。分布于河南、安徽、山东等地，以安徽凤凰山等地的质量最佳。

采收加工 秋季采挖根部，除去细根，剥取根皮，晒干。生用、炒用或炒炭用。

饮片特征

本品为圆形、类圆形的薄片或一侧有半径性切开，中空。外表皮灰褐色或黄褐色，栓皮脱落处显棕红色。切面黄白色至淡粉红色，粉性，外皮薄。偶可见发亮的细小结晶。质脆。气芳香，味微苦而涩。

性味归经	辛、苦，微寒。归心、肝、肾经。
功效主治	清热凉血，活血散瘀。本品苦寒清泻，辛香行散，归心肝走血分，故有清热凉血、活血散瘀之功。
药理作用	具镇静、催眠、抗惊厥、镇痛、退热、降低血管通透性、降血压和抑菌作用。
用量用法	6～12克，煎服。清热凉血宜生用，活血化瘀宜酒炒用，止血宜炒炭用。
使用注意	血虚有寒、月经过多者及孕妇不宜用。

精选验方

①**通经**：牡丹皮6～9克，仙鹤草、六月雪、槐花各9～12克，水煎，冲黄酒、红糖，经行时早晚空腹服。②**肾虚腰痛**：牡丹皮、萆薢、白术、桂枝（去粗皮）各等份，上四味，捣罗为散。每服15克，温酒调下。③**过敏性鼻炎**：牡丹皮9克，水煎服，连服10日为1个疗程。④**牙痛**：牡丹皮、防风、生地黄、当归各20克，升麻15克，青皮12克，细辛5克，水煎服。⑤**阑尾炎初起、腹痛便秘**：牡丹皮12克，生大黄8克，红藤、金银花各15克，水煎服。⑥**老年性白内障**：牡丹皮、桂枝、赤芍、茯苓、泽兰各9克。水煎取药汁。每日1剂，分2次服用。⑦**脉管炎**：蒲公英30克，苦参、黄柏、连翘、木鳖子各12克，金银花、白芷、赤芍、牡丹皮、甘草各10克。上药装入缝制好的小布包内，加水煎煮，过滤去渣，药汁备用。用药汁趁热熏洗患处，每日1～2次，每次1小时。如果患处出现伤口，熏洗后须再常规换药。⑧**月经过多**：牡丹皮、青蒿各6克，茶叶3克，冰糖15克。将前两味药洗净，加茶叶，置茶杯中，用开水浸泡15～20分钟，加入冰糖令溶即得。不拘量，代茶饮用。

赤芍 Chi Shao

别名 红芍药、山芍药、草芍药、木芍药、赤芍药。

来源 本品为毛茛科多年生草本植物草芍药*Paeonia Obovata* Max-im或川芍药*Paeonia veitchii* Lynch的根。

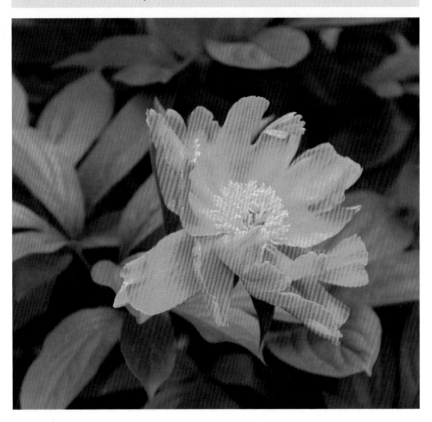

形态特征 川赤芍为多年生草本，茎直立。茎下部叶为2回3出复叶，小叶通常2回深裂，小裂片宽0.5～1.8厘米。花2～4朵生茎顶端和其下的叶腋；花瓣6～9，紫红色或粉红色；雄蕊多数；心皮2～5。骨葖果密被黄色绒毛。根为圆柱形，稍弯曲。表面暗褐色或暗棕色，粗糙，有横向突起的皮孔，手搓则外皮易破而脱落（俗称糟皮）。花期5～6月，果期6～8月。

生境分布 生长于山坡林下草丛中及路旁。分布于内蒙古、四川及东北各地。

采收加工 春、秋两季采挖，除去根头、须根及泥土，晒干。

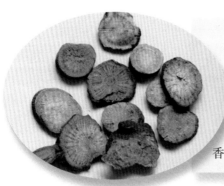

饮片特征

本品为类圆形切片，外表皮棕褐色，皱纹较多，皮易脱落，有皮孔。切面粉白色或粉红色。皮部窄，木部放射状纹理明显，有的有裂隙。质脆而硬，易折。气味微香，微苦涩，酸。

性味归经	苦、辛，微寒。归肝经。
功效主治	清热凉血，散瘀止痛。本品辛散苦降，主入肝经血分，故能清血分实热，散瘀血留滞，为凉血祛瘀之要药。
药理作用	有解热、镇静、镇痛、解痉、抗惊厥、扩张血管等作用，并能抗菌及抑制流感病毒。
用量用法	煎服，6～15克。
使用注意	血寒经闭者不宜用。反藜芦。

精选验方

①**血热炎症、热蕴疮痛**：赤芍、金银花各9克，天花粉、白芷、陈皮、防风、当归、贝母、没药、乳香、甘草各3克，水、酒各半煎为仙方活命饮，温服。②**血瘀疼痛、血瘀痛经**：赤芍、延胡索、香附、乌药、当归各6克，水煎服。③**胁肋瘀痛**：赤芍9克，青皮、郁金各6克，水煎服。④**血瘀头痛**：赤芍、川芎各9克，当归、白芷、羌活各6克，水煎服。⑤**冠心病、心绞痛**：赤芍10克，丹参20克，降香、川芎各15克，水煎服。⑥**顽固性口腔溃疡**：赤芍、茯苓、土贝母各15克，黄连、青皮各10克，苍术、枳壳各12克，莱菔子20克，甘草6克，水煎服200毫升，2次分服，每日1剂。⑦**子宫肌瘤**：赤芍、茯苓、桂枝各15克，丹皮10克，桃仁、莪术、三棱各12克，水煎服，每日1剂。⑧**阑尾脓肿**：赤芍、皂刺各15克，桃仁、穿山甲各10克，紫花地丁、败酱草、薏苡仁、冬瓜仁各30克，加水800毫升，煎取药汁300毫升。每日1剂，分2次服用。⑨**慢性阑尾炎**：赤芍50克，白术、茯苓各12克，泽泻25克，当归、川芎各10克，败酱草30克。水煎取药汁。口服，每日1剂。

紫 草 Zi Cao

二、清热凉血药

别名 紫丹、紫根、山紫草、紫草茸、紫草根、硬紫草。

来源 本品为紫草科多年生草本植物紫草*Lithospermum erythrorhizon* Sieb. et Zucc.和新疆紫草*Arnebia euchroma*（Royle）Johnst. 及内蒙古紫草 *Arnebia guttata* Bunge的干燥根。

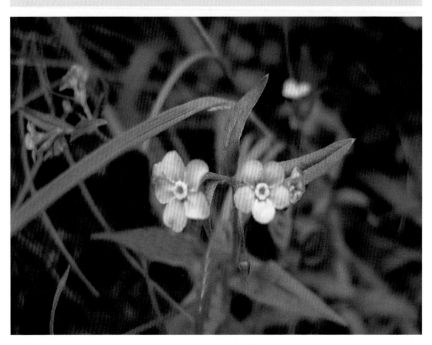

形态特征 为多年生草本，高50～90厘米，全株被糙毛。根长条状，略弯曲，肥厚，紫红色。茎直立，上部分枝。叶互生，具短柄或无柄，叶片粗糙，卵状披针形，全缘或稍呈不规则波状。总状聚伞花序；苞片叶状，披针形或窄卵形，两面具粗毛；萼片5，基部微合生；花冠白色，筒状，先端5裂，喉部有5个小鳞片，基部被毛；雄蕊5；子房4深裂，花柱单一，线形，柱头2裂；小坚果卵圆形，灰白色或淡褐色，平滑有光泽。花期5～6月，果期7～8月。

生境分布 生长于路边、荒山、田野及干燥多石山坡的灌木丛中。分布于辽宁、湖南、湖北、新疆等地。

采收加工 春、秋两季采挖，除去茎叶，晒干，润透切片用。

饮片特征

不规则的圆柱形切片或条形片状，有的可见短硬毛，直径0.5～4厘米，质硬而脆。紫红色或紫褐色。皮部略薄，常数层相叠，易剥离。断面皮部深紫色，圆柱形切片，木部较小，黄白色或黄色。气特异，味涩。

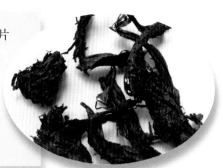

性味归经	甘，寒。归心、肝经。
功效主治	凉血活血，解毒透疹。本品甘寒质润，为清润之品。入心、肝走血分，故能凉血、解毒润燥，并有活血透疹的作用。
药理作用	其煎剂对心脏有明显的兴奋作用；对金黄色葡萄球菌、流感病毒、羊毛状小芽孢癣等有抑制作用。还有避孕作用，对绒毛膜上皮癌及恶性葡萄胎有一定的治疗作用。
用量用法	煎服，3～10克。外用：适量，熬膏或用油浸液涂擦。
使用注意	本品性寒滑，有通便作用，脾虚便溏者忌服。

精选验方

①**预防麻疹**：紫草10克，水煎服。②**小儿麻疹**：紫草10克，甘草3克，水煎代茶。③**宫颈糜烂**：紫草200克，香油750毫升，将紫草炸枯后过滤即得，用时以紫草油棉球涂擦宫颈及阴道中、上端，隔日1次。④**湿热黄疸**：紫草9克，茵陈30克，水煎服。⑤**烧烫伤**：紫草80克，麻油500毫升，煎熬后去渣得油，待冷后加入冰片2克，搅匀备用。用时以纱布浸油铺放于创面上，或直接涂于创面上。⑥**预防麻疹**：紫草6克，甘草1.5～3克，水煎服，连服3日。⑦**水火烫伤**：紫草、黄连各30克，大黄50克，麻油100毫升，煎熬后过滤，每1毫升，加冰片0.1克，摇匀，涂布患处。⑧**过敏性鼻炎**：紫草、石榴皮、乌梅各12克，麻黄、桂枝、生姜、杏仁各9克，石膏20克，五味子10克，大枣4枚，甘草5克。水煎取药汁。每日1剂，分2次服用。⑨**肺癌**：紫草根、蒲公英、昆布、海藻各30克，芙蓉花15克，白茅根60克，橘核9克。水煎取药汁。每日1剂，分2次服用。⑩**急劳髓枯型急性再生障碍性贫血**：紫草、生薏苡仁各30克，升麻10～30克，马勃15～50克，山豆根、虎杖、玄参各15克，砂仁（后下）3克，生甘草6克。水煎取药汁。连续服至骨髓恢复正常。每日1剂，分2次服用。

水牛角 Shui Niu Jiao

二、清热凉血药

别名 沙牛角、牛角尖。
来源 本品为牛科动物水牛*Bubalus bubalis* Linnaeus的角。

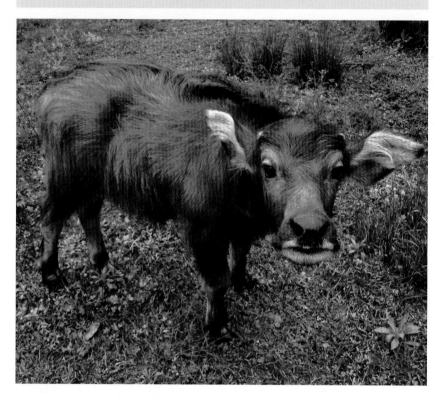

形态特征 水牛为大家畜，体壮，蹄大，额方，鼻宽，嘴向前伸，下颌和颈几乎与地面平行。公、母牛皆有角，角呈方棱状或三角形，弧形对生，角面多带纹。上颚无门齿及犬齿，臼齿皆强大，颈较短。体躯肥满，腰隆凸，四肢强健，肢具四趾，各有蹄，前2趾着地，后2趾不着地而悬蹄。毛粗硬，稀疏，皮毛黑灰色而有光泽，冬季则为青灰色，品种不多，毛色以灰青、石板青为多，黑色、黄褐色为少，纯白色则较罕见。

生境分布 全国各地均有饲养。分布于华南、华东地区。

采收加工 取角后，水煮，除去角塞，干燥。或劈开，用热水浸泡，捞出，镑片，晒干。

本品呈不规则的薄片。表面棕黑色或灰黑色，有纹理。角质，坚硬。

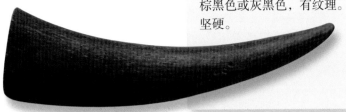

性味归经	咸，寒。归心、肝、胃经。
功效主治	清热，凉血，解毒。本品性寒凉，归心、肝走血分，而有清热凉血解毒之功。
药理作用	有强心、镇静、抗炎、抗感染、缩短出血、降低毛细血管通透性、兴奋垂体肾上腺系统等作用。
用量用法	煎服，3~10克。外用：适量，熬膏或用油浸液涂擦。
使用注意	脾胃虚寒者不宜用。

精选验方

①**再生障碍性贫血**：水牛角、生石膏各20克，生地黄、赤芍、丹皮、大蓟、小蓟、知母、金银花、连翘、黄芩各10克，大黄3克。水煎取药汁。每日1剂，分2次服用。②**湿热内炽型再生障碍性贫血**：水牛角、泽泻各20克，生石膏90克，茵陈40克，茯苓、猪苓、白术各15克，当归、生地黄、丹皮、知母各12克，桂枝8克。水煎取药汁。每日1剂，分2次服用。③**急性粒细胞性白血病**：水牛角、白花蛇舌草、半枝莲、山慈菇、紫草根、细叶蛇泡各30克，羚羊骨18克，土鳖虫12克，玄参、青黛末各15克。水煎取药汁。每日1剂，分早、晚服用。④**单纯性肥胖症**：水牛角、黄芪、首乌、茵陈各15克，防己、白芷、川芎各9克，泽泻、山楂各10克，丹参20克，仙灵脾6克，生大黄3克。水煎取药汁。每日1剂，分2次服用。⑤**水痘**：水牛角、牡丹皮、紫草、甘草各6克，石膏、知母各12克，牛蒡子、升麻、葛根、浮萍各10克，水煎取药汁80~120克。每日1剂，分4~5次服用。若疱疹甚痒，可用棉签蘸药汁外搽。⑥**热毒内蕴型生殖器疱疹**：水牛角40克（先煎），生地黄、赤芍、牡丹皮、黄芩、蒲公英、车前子、麦冬各15克，黄连、黄柏、生甘草各10克。水煎取药汁。每日1剂，分2次服用。

牡 蒿 Mu Hao

二、清热凉血药

别名 齐头蒿、野塘蒿、土柴胡。

来源 本品为菊科艾属植物牡蒿*Artemisis japonica* Thunb.，以全草入药。

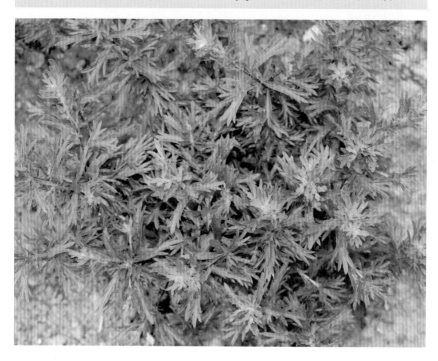

形态特征 多年生草本，茎直立，高60～90厘米。叶互生；茎中部以下的叶，基部楔形，先端羽状3裂，中间裂片较宽，又羽状3裂；中部以上的叶线形，全缘；叶两面绿色，无毛。头状花序，排列成圆锥花序状，每一头状花序球形，直径约1.5毫米；总苞球形，苞片3～4层，外层苞片较小，卵形，内层苞片椭圆形，背面中央部为绿色，边缘膜质；花托球形，上生两性花及雌花，花冠均为管状；雌花位于花托之外围，花冠中央仅有雌蕊1枚，柱头2裂；中央为两性花，花冠先端5裂；雄蕊5枚，花药合生，围绕柱头四周；雌蕊1枚，位于中央，柱头头状。瘦果椭圆形，无毛。花、果期8～10月。

生境分布 生长于山坡路旁或荒地上。我国大部分地区均有分布。主产于江苏、四川等地。

采收加工 未开花前采收，夏季晒干。

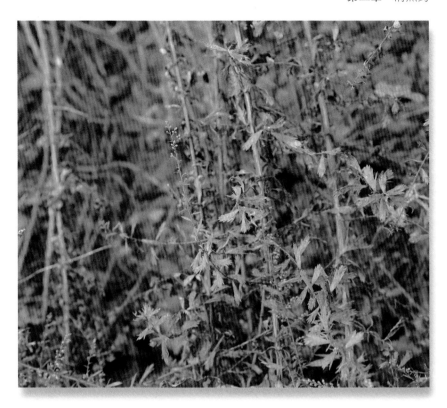

性味归经	苦、甘，平。
功效主治	清热，凉血，解暑。用于感冒发热、中暑、疟疾、肺结核潮热、高血压病的治疗；外用治创伤出血、疔疮肿毒。
药理作用	全草的乙醇或丙酮的提取物有抗红色毛癣菌的作用（体外）。
用量用法	煎服，3～10克。外用：适量，熬膏或用油浸液涂擦。
使用注意	体弱虚寒者慎用；孕妇慎用。

精选验方

①**疟疾寒热**：牡蒿根、滴滴金根各一把。以生酒一盅，未发前服；以滓敷寸口。②**疥疮湿疹**：牡蒿煎水，洗患处。

芸薹 Yun Tai

二、清热凉血药

别名 胡菜、寒菜、薹菜、芸薹菜、薹芥、青菜、红油菜。
来源 本品为十字花科植物油菜的根、茎和叶。

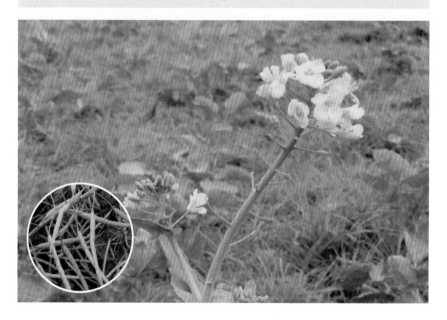

形态特征 两年生草本，高30～90厘米。无毛，微带粉霜。茎直立，粗壮，不分枝或分枝。基生叶长10～20厘米，大头羽状分裂，顶生裂片圆形或卵形，侧生裂片5对，卵形；下部茎生叶羽状半裂，基部扩展且抱茎，两面均有硬毛，有缘毛；上部茎生叶提琴形或长圆状披针形，基部心形，抱茎，两侧有垂耳，全缘或有波状细齿。总状花序生枝顶，花期伞房状；萼片4，黄带绿色；花瓣4，鲜黄色，倒卵形或圆形，长3～5毫米，基部具短爪；雄蕊6，4长2短，长雄蕊8～9毫米，短雄蕊6～7毫米，花丝细线形；子房圆柱形，长10～11毫米，上部渐细，花柱明显，柱头膨大呈头状。长角果条形，长3～8毫米，宽2～3毫米；果梗长5～15毫米。种子球形，直径约1.5毫米，红褐色或黑色，近球形。花期3～5月，果期4～6月。

生境分布 本品为栽培植物，喜肥沃、湿润的土地。主产区是长江流域和西北地区。

采收加工 2～3月采收，多鲜用。

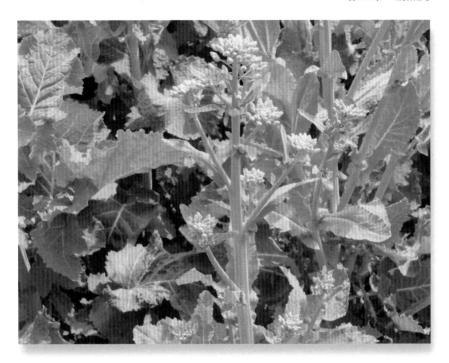

性味归经	辛、甘，性平。归肺、肝、脾经。
功效主治	凉血散血，解毒消肿。主治血痢、丹毒、热毒疮肿、乳痈、风疹、吐血。
药理作用	提取油喂饲雄性大鼠，可引起其心脏损害，如经过氢化后再喂饲，则可使其心脏损害率降低。
用量用法	内服：煮食，30 ~ 300克；捣汁服，20 ~ 100毫升。外用：适量，煎水洗或捣敷。
使用注意	麻疹后、疮疥、目疾患者不宜用。

精选验方

①产后催乳：芸薹捣烂敷之。②**血痢日夜不止，腹中绞痛，心神烦闷**：芸薹（捣，绞，取汁）40毫升，蜂蜜20毫升。同暖令温，服之。③**豌豆疮**：煮芸薹洗之。④**毒热肿**：蔓菁根90克，芸薹苗叶根90克，捣，以鸡子清和，贴之，干即易之。⑤**赤游肿半身红，渐渐展引不止**：芸薹叶杵烂，敷之。⑥**风疹痒不止**：芸薹三握，细锉研烂，绞取汁，于疹上热揩，时时上药令热彻，又续煎椒汤洗。

余甘子 Yu Gan Zi

别名 油甘、牛甘、余甘果、余柑子、油柑子、油甘果、油甘子。

来源 本品系藏族习用药材，为大戟科植物余甘子*Phyllanthus emblica* L.的干燥成熟果实。

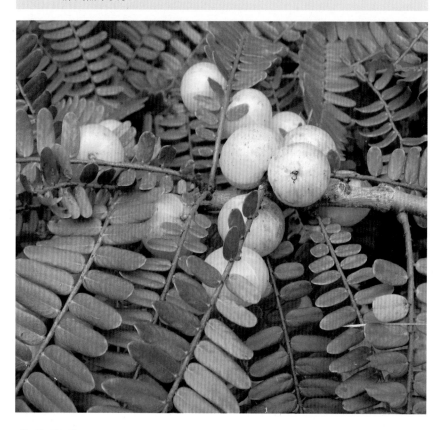

形态特征 小枝被锈色短柔毛。叶互生，两列，条状长圆形，革质，全缘。花小，黄色，有短梗，簇生长于下部的叶腋。蒴果肉质，扁球形。种子稍带红色。花期3～4月，果期8～9月。

生境分布 一般在年平均气温20℃左右生长良好，0℃左右即有受冻现象。野生余甘子分布在云南、广西、福建、海南、台湾、四川、贵州等省，江西、湖南、浙江等省部分地区也有分布。

采收加工 冬季至次春果实成熟时采收，除去杂质，干燥。

饮片特征

本品呈球形或扁球形。表面棕褐色至墨绿色，有浅黄色突起，呈颗粒状。外果皮质硬而脆。内果皮黄白色，表面略具6棱。种子近三棱形，棕色。气微，味酸涩，微甜。

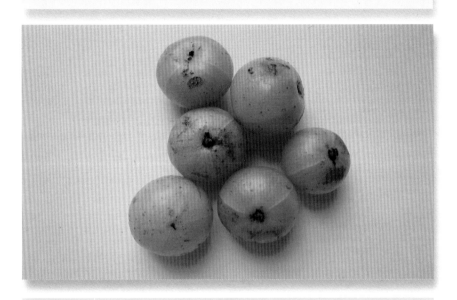

性味归经	甘、酸、涩、凉。归肺、胃经。
功效主治	清热凉血，消食健胃，生津止咳。用于血热血瘀、消化不良、腹胀、咳嗽、喉痛、口干。
药理作用	抑菌，降血脂。
用量用法	内服：3~9克，多入丸、散服。
使用注意	脾胃虚寒者慎服。

精选验方

①**感冒发热，咳嗽，咽喉痛，口干烦渴，维生素C缺乏症**：鲜余甘子果10~30个，水煎服。②**白喉**：余甘子500克，玄参、甘草各50克，冷开水泡至起霜花，取霜用棉纸铺开晒干后，加马尾龙胆粉6克、冰片0.5克、炒白果仁粉15克，吹喉用。③**哮喘**：余甘子20个，先煮猪心肺，去浮沫，再加橄榄煮熟连汤吃。④**河豚中毒**：余甘子生吃吞汁，并可治鱼骨哽喉。

苦地胆 Ku Di Dan

别名 苦龙胆草、天芥菜、鸡疴粘、土柴胡。

来源 本品为菊科植物地胆草 *Elephantopus scaber* L. 的全草。

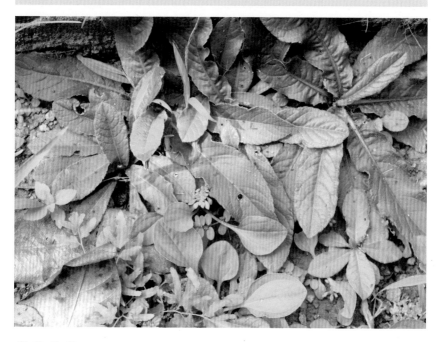

形态特征 多年生直立草本，高30～60厘米。有时全体被白色紧贴的粗毛。茎二歧分枝，枝少而硬，粗糙。单叶大部基生，匙形或长圆状倒披针形，长5～15厘米，宽2～4.5厘米，基部渐狭，先端钝或短尖，边缘略具钝锯齿；茎生叶少而细，叶柄长5～15毫米，基部扩大抱茎，或近无柄。头状花序约有小花4朵，生于枝顶；通常有3片叶状苞，苞叶卵形或长圆状卵形，长1～1.5厘米；头状花序在每一花束内有多个，密集；总苞片长8～10毫米；花托无毛；小花全为管状，两性，淡紫色，长7～9毫米，先端4裂，一边开裂，裂片稍阔展；雄蕊4～5，略伸出管外；子房下位，1室。瘦果有棱，顶端具长硬刺毛4～6。花期8～12月，果期11月至次年2月。

生境分布 生长于山谷、村边及路旁、荒地、耕地等低草丛中。分布于浙江、福建、台湾、江西、湖南、广东、广西、云南、贵州等地。

采收加工 夏末采收，晒干。

饮片特征

干燥全草，根茎短粗，长1~2厘米，粗约0.5厘米，密被紧贴白绒毛；根生叶多皱缩，黄绿色，匙形或长圆倒披针形，疏被白色长毛，纸质稍柔。茎圆柱形，粗2~3毫米，多剪断，断面中空，茎生叶少而细。有时茎端带有头状花序，花冠多脱落。以叶多、无花者为佳。

性味归经	味苦、辛，性寒。归肺、肝、肾经。
功效主治	凉血，清热，利水，解毒。主治鼻衄、黄疸、淋病、脚气、水肿、痈肿、疔疮、蛇虫咬伤。
药理作用	应用地胆草注射液（水煎浓缩后酒精提取液，再加醋酸铅，滤去沉淀制成）做体外抑菌试验（纸片法，每纸片含生药量约30毫克），对金黄色葡萄球菌和大肠杆菌有抑菌作用。用平板倾注法，每15毫升含生药18~24克时，对大肠杆菌、伤寒杆菌、痢疾杆菌以及金黄色葡萄球菌也有抑菌作用。
用量用法	内服：煎汤，6~15克，鲜品30~60克；或捣汁。外用：适量，捣敷；或水煎熏洗。
使用注意	孕妇慎用。

精选验方

①**鼻出血**：地胆头、猪肝各酌量。同煎服，连服3~4次。②**指疗、乳痈**：鲜地胆草全草适量，酌加甜酒酿糟同捣烂，敷于患处。③**咽炎**：苦地胆6克，泡入热开水中半小时，分早晚2次服。④**尿闭**：地胆草15~30克，水煎服。⑤**丝虫病淋巴管炎**：地胆草30克，水煎服。⑥**扁桃体炎，咽喉炎**：苦地胆6克，泡入300毫升热开水中半小时，内服，每日1剂。⑦**痈肿**：地胆草全草水煎，熏洗患处；或地胆草全草21克，水、酒各半煎服。⑧**口腔溃疡**：地胆头干品30克，水煎服，每日1剂。⑨**阳黄**：地胆头连根叶洗净，鲜品120~180克，同肉煮食，连服4~5日。⑩**脚气**：苦地胆全草30~60克，豆腐60~120克，盐少许，酌加开水炖服。

瓶尔小草 Ping Er Xiao Cao 二、清热凉血约

别名 一支箭、一支枪、独叶一支箭、单枪一支箭、矛盾草、蛇须草。

来源 本品为瓶尔小草科植物瓶尔小草*Ophioglossum vulgatum* L.或有梗瓶尔小草*O. pedunculosum* Desv. 的全草。

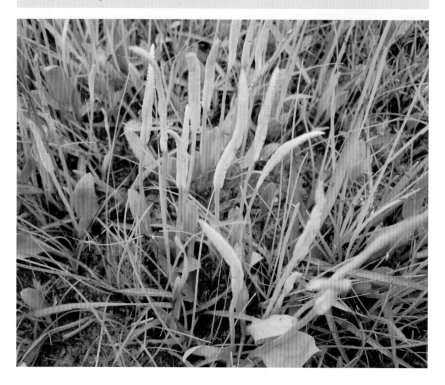

形态特征 多年生草本，高7～20厘米，冬天无叶。根茎短，直立；根多数，黄色细长。营养叶1片，狭卵形或狭披针形，少有为矩圆形，长3～12厘米，宽1～4厘米，先端钝或稍急尖，基部短楔形，全缘，稍肉质；叶脉网状，中脉两侧的二次细脉与中脉平行。孢子叶初夏从营养叶腋间抽出；具柄，约为营养叶片的两倍长；孢子囊10～50对，排列为2行，形成穗状，淡黄色；孢子囊无环状盖，熟时横裂；孢子球状四面形，具小突起。

生境分布 生长于阴湿的山地、河岸及沟边。分布于陕西、湖北、云南、贵州、广西、台湾及东北和长江下游等地区。

采收加工 夏末秋初采收，洗净晒干。

饮片特征

根茎短，根肉质，深棕色。叶多皱缩破碎，完整者展开后呈狭卵形或卵状长圆形。气微，味淡。

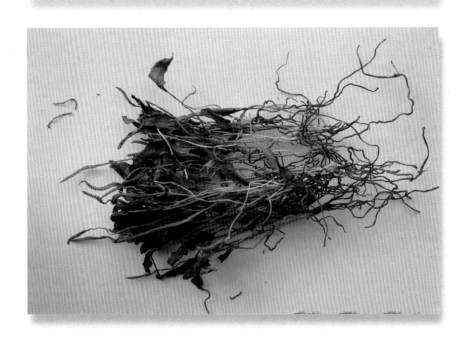

性味归经	微甘、酸，凉。归肺、胃经。
功效主治	清热解毒，消肿止痛。用于小儿肺炎、脘腹胀痛、毒蛇咬伤、疔疮肿毒；外用治急性结膜炎、角膜薄翳、眼睑缘炎。
用量用法	内服：煎汤，10~15克；或研末，每次3克。外用：适量，鲜品捣敷。

精选验方

①**毒蛇咬伤**：瓶尔小草15克，水煎服。另取鲜药适量，捣烂敷患处。②**痨咳带血丝**：瓶尔小草全草与猪肺煮热服。③**喉痹、喉痛**：瓶尔小草全草捣汁服。④**小儿各种热性疾患**：瓶尔小草全草捣汁兑冰糖服。⑤**白喉**：瓶尔小草全草捣汁，兑蜂蜜服。⑥**各种蛇伤**：瓶尔小草全草洗净，生嚼咽汁，留渣吐出，趁温敷伤口。

大青 Da Qing

二、清热凉血药

别名 臭根、野地骨。
来源 本品为马鞭草科植物大青*Clerodendrum Cyrtophyllum* Turcz.的茎和叶。

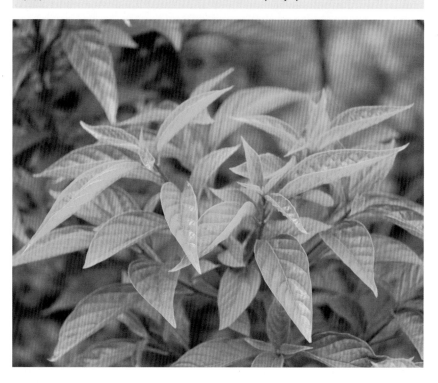

形态特征 落叶小灌木。枝条黄褐色，幼时有毛。单叶对生；叶柄被白色短软毛，上面沟状；叶片卵形或椭圆形，长6～14厘米，宽2.5～5.5厘米，先端锐尖至渐尖，基部圆形至渐尖，全缘，罕有锯齿。伞房状聚伞花序顶生；总花梗长5～7厘米；苞片线形，对生；花萼钟状，外被黄褐色细毛，裂片5，三角形；花冠管状，白色，外面有毛，裂片5，长圆形；雄蕊4，着生于花管喉部，花药背着生，花丝细长；雌蕊1，子房上位，花柱细长，柱头2裂。浆果，球形或倒卵圆形，基部具宿存萼。花期6～8月，果期7～9月。

生境分布 生长于荒地、低丘陵地的草丛中或疏林下。分布于安徽、江苏、浙江、福建、台湾、广东、广西、江西、湖南、贵州、云南等地。

采收加工 秋季采挖，洗净，切片晒干。

饮片特征

本品多为不规则的段状。叶上表面棕黄绿色至暗棕红色，下表面色浅，全缘。纸质，气微臭。

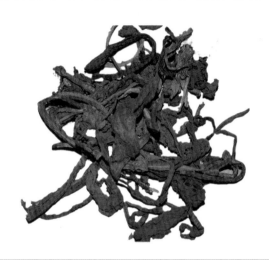

性味归经	苦，寒。归心、肝经。
功效主治	清热，解毒，祛风，除湿。主治乙脑、流脑、感冒高热、头痛、肠炎、痢疾、黄疸、齿痛、鼻衄、咽喉肿痛。
药理作用	抗菌抗癌、解热、利胆抗炎，提高机体防御机能。
用量用法	内服：煎汤，10～15克，鲜品30～60克。
使用注意	脾胃虚寒者慎服。

精选验方

①**预防流行性脑脊髓膜炎**：大青根1500克，白茅根、马蓝、金银花藤、芦根、贯众各250克，加水15千克，煎成13.5千克，为50人用量。每人每日煎剂250克，分3次服。②**流行性乙型脑炎**：大青叶或根15～30克（根据年龄而定），水煎服。每隔4小时服1次。③**头痛**：鲜大青根90～120克，油豆腐60克，加水、酒适量，放于有盖的碗中，隔水炖，喝酒吃豆腐。每日1剂，分2次服。④**酒糟鼻**：大青根、金银花藤各120克，辛夷4.5克，水煎服，每日1剂。

黄 芩 Huang Qin

别名 腐肠、宿肠、子芩、条芩、黄金茶根、土金茶根。
来源 本品为唇形科多年生草本植物黄芩*Scutellaria baicalensis* Georgi的根。

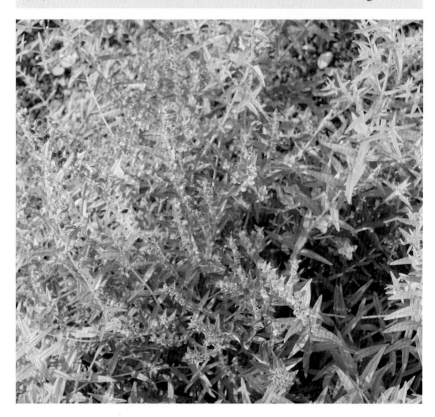

形态特征 多年生草本，茎高20～60厘米，四棱形，多分枝。叶披针形，对生，茎上部叶略小，全缘，上面深绿色，无毛或疏被短毛，下面有散在的暗腺点。圆锥花序顶生。花蓝紫色，二唇形，常偏向一侧；小坚果，黑色。花、果期7～9月。

生境分布 生长于山顶、林缘、路旁、山坡等向阳较干燥的地方。分布于河北、山西、内蒙古，以及河南、陕西等地。以山西产量最多，河北承德产者质量最好。

采收加工 春、秋两季采挖，除去残茎、须根，撞去粗皮，晒干。

饮片特征

本品为类圆形或不规则形薄片。外表皮黄棕色或棕褐色，多不平整。切面黄棕色或黄绿色，中间有红棕色的圆心，有的中央呈暗棕色或棕黑色枯朽状，具放射性纹理，边缘粗糙，质硬而脆。遇潮或用冷水浸易变绿。气微，味苦。

性味归经	苦，寒。归肺、胃、胆、大肠、小肠经。
功效主治	清热燥湿，泻火解毒，安胎，止血。本品苦燥湿，寒清热，为清热燥湿、泻火解毒常用之品。能清肺、胃、胆、大小肠及诸经之湿热火邪，湿热去则不扰血动胎，故又能止血安胎。
药理作用	有广谱抗菌作用，并能降低血管通透性，还可降压、利尿、利胆、解痉、镇静、抗过敏和抑制流感病毒。
用量用法	3～10克，煎服。清热多生用，安胎多炒用，止血多炒炭用，清上焦热多酒炒用。子芩偏泻大肠火，清下焦湿热；枯芩偏泻肺火，清上焦热。
使用注意	苦寒伤胃、脾胃虚寒者不宜用。

精选验方

①**泄泻热痢**：黄芩、白芍、葛根各10克，白头翁15克，水煎服。②**偏正头痛**：黄芩片适量，酒浸透，晒干为末，每服3克，茶、酒送下。③**慢性气管炎**：黄芩、葶苈子各等份，共为细末，糖衣为片，每片含生药0.8克，每日3次，每次5片。④**崩中下血**：黄芩适量，为细末，每服5克，烧秤锤淬酒调下。⑤**胎热胎动不安**：黄芩10克，生地黄、竹茹各15克，水煎服。⑥**尿路感染、血尿**：黄芩片24克，水煎，分3次服。⑦**暑湿感冒**：黄芩、苍术各15克，藿香、佩兰、紫苏、桔梗、葛根各10克，豆豉30克，水煎取药汁。每日1剂，每日2次，每次200毫升。⑧**流行性感冒高热症**：黄芩12克，柴胡24克，葛根、金银花、大青叶各30克，生石膏60克，川芎、清夏、贯众、甘草各10克，生姜5片。每日1～2剂，每剂药先用凉水浸泡，大火煎5～10分钟，水煎2次，取药汁1500克，每次用药500克，每日3次。

黄 连 Huang Lian

三、清热燥湿药

别名 味连、支连、王连、云连、雅连、川连。

来源 本品为毛茛科多年生草本植物黄连*Coptis chinensis* Franch.和三角叶黄连*Coptis deltoidea* C. Y. Cheng et Hsiao的根茎。

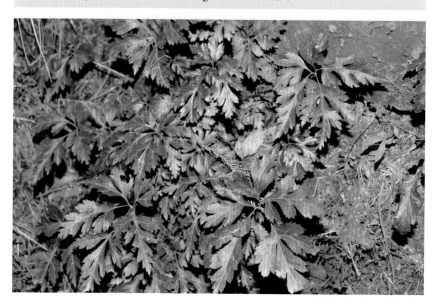

形态特征 多年生草本，高15～25厘米。根茎黄色，成簇生长。叶基生，具长柄，叶片稍带革质，卵状三角形，三全裂，中央裂片稍呈棱形，具柄，长为宽的1.5～2倍，羽状深裂，边缘具锐锯齿；侧生裂片斜卵形，比中央裂片短，叶面沿脉被短柔毛。花葶1～2，二歧或多歧聚伞花序，有花3～8朵，萼片5，黄绿色，长椭圆状卵形至披针形，长9～12.5毫米；花瓣线形或线状披针形，长5～7毫米，中央有蜜槽；雄蕊多数，外轮比花瓣略短；心皮8～12。蓇葖果具柄。三角叶黄连，与上种不同点为：叶的裂片均具十分明显的小柄，中央裂片三角状卵形，4～6对羽状深裂，2回裂片彼此密接；雄蕊长为花瓣之半，种子不育。花期2～4月，果期3～6月。

生境分布 生长于海拔1000～1900米的山谷、凉湿荫蔽密林中。黄连多系栽培。分布于我国中部及南部各省。四川、云南产量较大。

采收加工 秋季采挖，除去苗叶、须根及泥沙，干燥，撞去残留须根。生用或炒用。

饮片特征

本品呈不规则的薄片。外表皮暗黄色，粗糙，有细小的须根。切面或碎断面皮部棕色至暗棕色，木部鲜黄色或红黄色，具放射状纹理，髓部红棕色，有时中央有空隙。质地坚实，不易折。气微，味极苦。

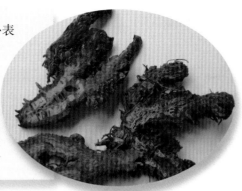

性味归经	苦，寒。归心、肝、胃、大肠经。
功效主治	清热燥湿，泻火解毒。本品性寒能清，味苦能燥，有清热燥湿、泻火解毒之功。主入心、胃、大肠经，尤长于泻心火，清肠胃湿热，而为清心、止痢、除烦之主药。
药理作用	具广谱抗菌作用，并能抑制钩端螺旋体、阿米巴原虫、流感病毒及各种致病性真菌。小檗碱在体内可增强白细胞的吞噬功能，具扩张末梢血管、降低血压、利胆、解热、利尿、局部麻醉、镇静、镇痛及抗肿瘤作用。
用量用法	煎服，2～10克；或1～1.5克，入丸、散。外用：适量。炒用制其寒性，姜汁炒清胃止呕，酒炒清上焦火，吴茱萸炒清肝胆火。
使用注意	苦寒易伤脾胃，故脾胃虚寒者慎用。

精选验方

①**痔疮**：黄连100克，煎膏，加入等份芒硝、冰片5克，痔疮敷上即消。
②**黄疸**：黄连5克，茵陈15克，栀子10克，水煎服。③**痈疮、湿疮、耳道流脓**：黄连研末，茶油调涂患处。④**颈痛、背痛**：黄连、黄芩、炙甘草各6克，栀子、枳实、柴胡、赤芍、金银花各9克，水煎取药汁。⑤**心肾不交失眠**：黄连、肉桂各5克，半夏、炙甘草各20克，水煎服。⑥**肺炎咳喘**：黄连、甘草各6克，金银花、沙参、芦根、枇杷叶、薏苡仁各30克，天冬、百合各12克，橘皮10克，焦三仙各9克，三七粉3克。水煎取药汁。每日1剂，分2次服用。⑦**浸润型肺结核**：黄连19克，蛤蚧13克，白及40克，百部10克，枯矾8克，共研细末，水泛为丸，阴干后备用。每次10克，每日3次，温开水送服，儿童量酌减。

黄 柏 Huang Bo

三、清热燥湿药

别名 元柏、黄檗、檗木。

来源 本品为芸香科落叶乔木植物黄檗（关黄柏）*Phellodendron amurense* Rupr.和黄皮树（川黄柏）*Phellodendron chinense* Schneid.除去栓皮的树皮。

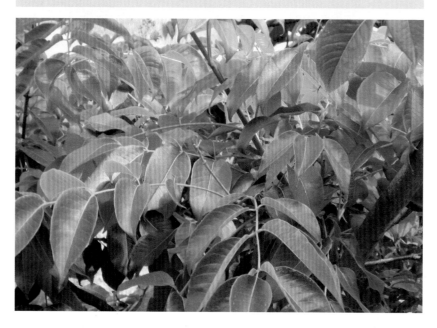

形态特征 黄皮树：落叶乔木，高10～12米。单数羽状复叶，对生；小叶7～15，矩圆状披针形及矩圆状卵形，长9～15厘米，宽3～15厘米，顶端长渐尖，基部宽楔形或圆形，不对称，上面仅中脉密被短毛，下面密被长柔毛，花单性，雌雄异株，排成顶生圆锥花序，花序轴密被短毛；果轴及果枝粗大，常密被短毛；浆果状核果球形，熟时黑色，有核5～6个。

关黄柏：较上略薄。厚2～4毫米，表面较上色浅，为棕黄色或灰黄色，栓皮厚，往往残留于外表面。花期5～6月，果期9～10月。

生境分布 生长于沟边、路旁土壤比较肥沃的潮湿地。关黄柏分布于辽宁、吉林、河北等地；川黄柏分布于四川、贵州、湖北、云南等地。

采收加工 清明前后，剥取树皮，刮去粗皮，晒干压平，润透切丝或切片，生用或盐水炙、炒炭用。

饮片特征

本品呈丝条状，长短不一。外表面黄褐色或黄棕色，较平坦，具纵裂纹。内表面暗黄色或淡棕色，具细密的纵棱纹。切面纤维性，呈裂片状分层，深黄色。质较松，易折断，断面纤维性，淡黄色稍带绿。气微、味极苦。粉末水浸后发黏，并将水染成黄色。

性味归经	苦，寒。归肾、膀胱、大肠经。
功效主治	清热燥湿，泻火解毒，退热除蒸。本品抗菌谱和抗菌效力弱于黄连，对血小板有保护作用，还有利尿、降压、解热、降血糖的作用。
药理作用	清热燥湿解毒多生用，泻火除蒸退热多盐水炙用，止血多炒炭用。
用量用法	煎服，5~10克，或入丸、散。外用：适量。
使用注意	本品苦寒，易伤胃气，故脾胃虚寒者忌用。

精选验方

①**黄水疮**：黄柏、煅石膏各30克，枯矾12克，共研细粉，茶油调涂患处，每日1~2次。②**消渴尿多能食**：黄柏500克，水500毫升，煮三、五沸，渴即饮用，恣饮数日。③**口中及舌上生疮**：捣黄柏含之。④**小儿脐疮不合**：黄柏末涂之。⑤**新生儿脐炎**：黄柏5克，煅石膏1克，枯矾1克，共研极细末，涂患处，每日2~3次。⑥**下肢足膝肿痛**：黄柏、苍术、牛膝各12克，水煎服。⑦**妇女更年期高血压**：黄柏、仙茅、仙灵脾、巴戟天、知母、当归各10克，水煎取药汁。每日1剂，分2次服用，20日为1个疗程。⑧**中老年高血压**：黄柏、仙灵脾、天麻、巴戟天各10克，知母、当归、白芍、杜仲各15克，草决明25克，川芎5克。加水煎2次，混合两次所煎取的药汁，备用。每日1剂，分上、下午服，30日为1个疗程。

龙胆草 Long Dan Cao

别名 胆草、草龙胆、山龙胆、水龙胆、龙须草。

来源 本品为龙胆科多年生草本植物条叶龙胆*Gentiana manshurica* Kitag.、龙胆*Gentiana scabra* Bge.、三花龙胆*Gentiana triflora* Pall.、坚龙胆*Gentiana rigescens* Franch. 的干燥根及根茎。前三种习称"龙胆"，后一种习称"坚龙胆"。

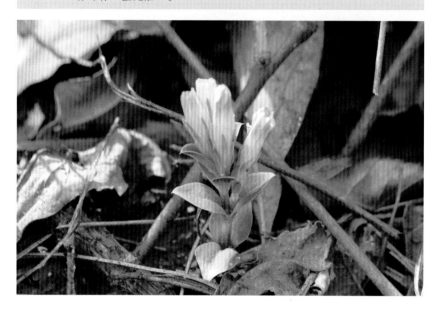

形态特征 多年生草本，高30～60厘米；黄白色，绳索状，长20厘米以上。茎直立，粗壮，常带紫褐色，粗糙。叶对生，卵形或卵状披针形，长3～7厘米，宽1～2厘米，有3～5条脉，急尖或渐尖，无柄，边缘及下面主脉粗糙。花簇生茎端或叶腋；苞片披针形，与花萼近等长；花萼钟状，长2.5～3厘米，裂片条状披针形，与萼筒近等长；花冠筒状钟形，蓝紫色，长4～5厘米，裂片卵形，较尖，褶三角形，稀二齿裂；雄蕊5，花丝基部有宽翅；花柱短，柱头2裂。蒴果矩圆形，有柄；种子条形，边缘有翅。花期9～10月，果期10月。

生境分布 生长于草甸、灌丛或林缘。全国各地均有分布，以东北产量最大，故习称"关龙胆"。

采收加工 春、秋两季采挖，洗净，晒干，切段，生用。

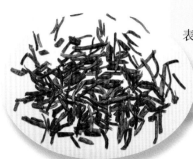

饮片特征

本品呈不规则的圆形厚片或段。表面黄白色至淡黄棕色，切面中心有隐现的筋膜点，有裂隙。质脆，易折断，断面棕色。气微，味甚苦。

性味归经	苦，寒。归肝、胆、膀胱经。
功效主治	清热燥湿，泻肝胆火。本品苦寒燥湿而降泄，泻火而清热，归肝胆经而以泻肝经实火为长，故有此功。
药理作用	本品对绿脓杆菌、变形杆菌、伤寒杆菌、金黄色葡萄球菌、某些皮肤真菌及钩端螺旋体均有一定的抑制作用，并有抗炎及镇静、降压、保肝、利胆等作用。少量口服，可反射性增强胃液分泌，并能增加游离酸，有助消化、增进食欲的功效。
用量用法	3～6克，煎服。外用：适量。
使用注意	脾胃虚寒者忌用；阴虚津伤者慎用。

精选验方

①**目赤肿痛**：龙胆草15～30克，捶汁服。②**滴虫性阴道炎**：龙胆草、苦参各15克，百部、枯矾、黄柏、川椒各10克，水煎，热熏。③**皮肤刀伤肿痛**：龙胆草适量，加茶油，捶烂，贴患处。④**带状疱疹**：龙胆草30克，丹参15克，川芎10克，水煎服。便秘者，加大黄12克。⑤**腮腺炎**：龙胆草、鸭舌草各适量，加红糖共捶烂，贴患处。⑥**胆汁返流性胃炎**：龙胆草、党参各9克，代赭石20克，青黛、吴茱萸各6克，半夏12克，白芍15克，生姜3片。取上药浓煎取汁250克。每日1剂，分3次服用。连续服药30日为1个疗程。⑦**喉癌**：龙胆草、栀子、牛蒡子、蝉蜕、防风、川芎、青皮、枳壳各10克，大黄6克，黛蛤散、当归各15克，郁金12克。水煎取药汁。每日1剂，分2次服用。⑧**支气管扩张症**：龙胆草、柴胡、黄芩、白芍、芦根、青黛（包煎）、蛤蚧粉、桑白皮、浙贝母、胆南星、茜草、白及各10克，鱼腥草、白茅根各30克。水煎取药汁。每日1剂，分2次服用，10日为1个疗程。

苦参 Ku Shen

别名 苦骨、地骨、川参、牛参、地参、山槐根、凤凰爪、野槐根。

来源 本品为豆科多年生落叶亚灌木植物苦参*Sophora flavescens* Ait. 的根。

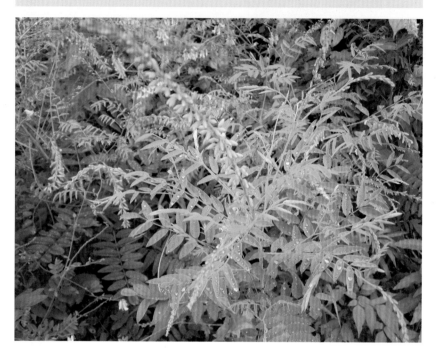

形态特征 落叶半灌木，高1.5～3米。根圆柱状，外皮黄白色。茎直立，多分枝，具纵沟；幼枝被疏毛，后变无毛。奇数羽状复叶，长20～25厘米，互生；小叶15～29，叶片披针形至线状披针形，长3～4厘米，宽1.2～2厘米，先端渐尖，基部圆，有短柄，全缘，背面密生平贴柔毛；托叶线形。总状花序顶生，长15～20厘米，被短毛，苞片线形；萼钟状，扁平，长6～7毫米，5浅裂；花冠蝶形，淡黄白色；旗瓣匙形，翼瓣无耳，与龙骨瓣等长；雄蕊10，花丝分离；子房柄被细毛，柱头圆形。荚果线形，先端具长喙，成熟时不开裂，长5～8厘米。种子间微缢缩，呈不明显的串珠状，疏生短柔毛。种子3～8颗，近球形，黑色。花期6～7月，果期7～9月。

生境分布 生长于沙地或向阳山坡草丛中及溪沟边。我国各地均产。

采收加工 春、秋两季采收，除去芦头、须根，洗净，切片，晒干生用。

饮片特征

本品呈类圆形或不规则形的厚片。外表皮灰棕色或棕黄色，有时可见横长皮孔样突起，外皮薄，常破裂反卷或脱落，脱落处显黄色或棕黄色，光滑。切面黄白色，纤维性，具放射状纹理和裂隙，有的可见同心性环纹。质坚硬，不易折断。气微，豆腥味，味极苦。

性味归经	苦，寒。归心、肝、胃、大肠、膀胱经。
功效主治	清热燥湿，杀虫利尿。本品苦寒，其性沉降，归心、胃、膀胱经，可泻心胃之火，利膀胱湿热，故有清热燥湿、杀虫利尿之功。
药理作用	苦参对结核杆菌及多种皮肤真菌有抑制作用，还有抗滴虫、抗阿米巴原虫及利尿作用。
用量用法	煎服，3～10克；外用：适量。
使用注意	脾胃虚寒及阴虚津伤者忌用或慎用。反藜芦。

精选验方

①**血痢不止**：苦参适量，炒焦为末，水丸如梧桐子大，每服15丸，米汤饮下。②**瘰疬结核**：苦参200克，捣末，牛膝汁丸如绿豆大，每服20丸，温水下。③**嗜睡眠**：苦参150克，白术100克，大黄50克，捣末，蜜丸如梧桐子大，每食后服30丸。④**婴儿湿疹**：先将苦参30克浓煎取汁，去渣，再将打散的1个鸡蛋及红糖30克同时加入，煮熟即可，饮汤，每日1次，连用6日。⑤**心悸**：苦参20克，水煎服。⑥**白癜风**：苦参50克，丹参、当归尾各25克，川芎15克，防风20克，粉碎如黄豆大，加入500毫升75％酒精内密封1周，取药液外搽皮损，每日3次。⑦**阴虚肺燥型慢性支气管炎**：苦参10克，当归、贝母各15克。水煎取药汁。每日1剂，分2次服用。⑧**猩红热**：苦参、枸杞根各10克。水煎取药汁。每日1剂，分2次服用。⑨**病毒性心肌炎**：苦参10～20克，丹参20～40克，炙甘草20～50克。水煎取药汁。每日1剂，分2次服用，连服5个月。

白鲜皮 Bai Xian Pi

三、清热燥湿药

别名 藓皮、北鲜皮、臭根皮、白膻皮。

来源 本品为芸香科多年生草本植物白鲜*Dictamnus dasycarpus* Turcz. 的根皮。

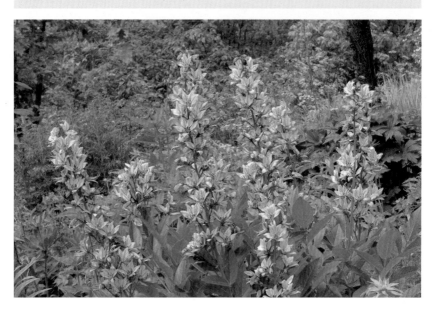

形态特征 多年生草本，基部木本，高可达1米，全株有强烈香气。根肉质，黄白色，多分枝。茎幼嫩部分密被白色的长毛及突起的腺点。单数羽状复叶互生，小叶9～13，卵形至卵状披针形，边缘有锯齿，沿脉被柔毛，密布腺点（油室），叶柄及叶轴两侧有狭翅。总状花序顶生，花梗具条形苞片1枚，花白色，有淡红色条纹，萼片5，花瓣5，雄蕊10，蒴果，5裂，密被棕黑色腺点及白色腺毛。皮呈卷筒状，少有双卷筒状，长5～15厘米，直径1～2厘米，厚2～5毫米。外表面灰白色或淡灰黄色，具细纵纹及细根痕，常有突起的颗粒状小点，内表面类白色，平滑。质松脆，易折断，折断时有白粉飞扬，断面乳白色，略带层片状，迎光可见细小亮点。花期5～7月，果期8～9月。

生境分布 生长于土坡、灌木丛中、森林中及山地阳坡。分布于辽宁、河北、四川、江苏等地。

采收加工 春、秋两季采挖根部，去须根和外部糙皮，纵向剖开，抽去木心，切片，晒干用。

饮片特征

本品呈不规则的厚片。外表皮灰白色或淡灰黄色，具细纵皱纹及细根痕，常有突起的颗粒状小点；内表面类白色，有细纵纹。切面类白色，略呈层片状。质脆，折断时有白粉飞扬。有羊膻气，味微苦。

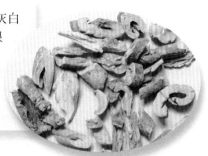

性味归经	苦，寒。归脾、胃经。
功效主治	清热燥湿，祛风解毒。本品性味苦寒，故能清热燥湿、泻火解毒，归脾胃经走肌肉，又能祛风除湿止痒，故有此功。
药理作用	对多种致病真菌具有抑制作用；能增强心肌收缩力，收缩血管；对子宫及平滑肌有很强的收缩作用；具有抑制免疫功能，还具有一定的抗癌作用。
用量用法	6~10克，煎服。外用：适量。
使用注意	虚寒患者慎用。

精选验方

①**慢性湿疹：**白鲜皮、防风各9克，当归、薄荷、甘草各6克，白蒺藜12克，水煎服。②**痫黄：**白鲜皮、茵陈蒿各等份，水煎服，每日2次。③**疥癣、慢性湿疹：**白鲜皮、地肤子、苦参、蛇床子各10克，水煎熏洗患处。④**湿热黄疸：**白鲜皮、茵陈各9克，水煎服。⑤**脚癣、湿疹、疥癣：**白鲜皮50克，鲜木槿皮150克，加95%乙醇1000毫升浸泡数日即得，每日外涂数次。⑥**全身皮肤瘙痒：**白鲜皮、白芍、赤芍各15克，地肤子、生地黄、熟地黄、地龙、当归、丹参各20克，乌梢蛇25克，蝉蜕8克，甘草5克。加水以小火浓煎2次，每次煎取药液250毫升，两次煎液混合共得500毫升。每日1剂，分3次服食，每次服食间隔4小时。⑦**老年性皮肤瘙痒症：**白鲜皮、熟地黄、生龙骨、生牡蛎、珍珠母、灵磁石各30克，何首乌、白芍、玄参、鸡血藤、刺蒺藜各15克，当归、黄精、僵蚕各10克，生甘草6克。水煎取汁200克。每日1剂，分早、晚2次温服。⑧**水痘：**白鲜皮、连翘各15克，金银花、赤芍、牡丹皮各10克，薄荷、蝉蜕各5克，生薏苡仁、大青叶各30克。水煎取药汁。每日1剂，分早、晚2次服用。3日为1个疗程。

椿 皮 Chun Pi

别名 樗白皮、炒椿皮、椿根皮、椿根白皮。

来源 本品为苦木科落叶乔木植物臭椿（樗）*Ailanthus altissima*（Mill.）Swingle. 的根皮或树皮。

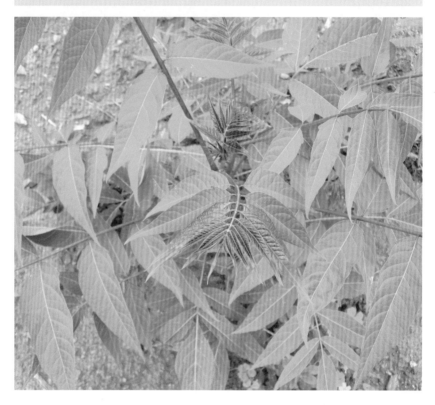

形态特征 落叶乔木。树皮灰褐色。叶互生，羽状复叶，小叶13～25，卵状披针形，长7～12厘米，宽2～4.5厘米，先端渐尖，基部截形，近基部有1～2对粗齿，齿尖背面有1腺体，揉碎有臭气。圆锥花序顶生，花小，白色带绿，性杂。翅果扁平，长椭圆形，1～6个着生于果柄上，每个翅果中部具种子1枚。花期6～7月，果期9月。

生境分布 生长于山坡、路旁，或栽培于庭院、村边。分布于山西、江苏、甘肃、河北等地。

采收加工 全年均可剥取，晒干，或刮去粗皮晒干。生用或麸炒用。

饮片特征

本品干皮呈不规则板片状，大小不一，厚0.5～2厘米。外表面灰黑色，极粗糙，有深裂。气微，味苦。

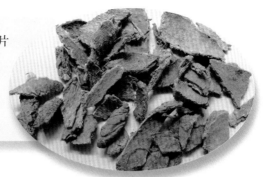

性味归经	苦、涩，寒。归大肠、胃、肝经。
功效主治	清热燥湿，收涩止带，止泻，止血。用于赤白带下、湿热泻痢、便血、崩漏。
药理作用	有抗阿米巴原虫的作用，同时还具有抗癌的作用。
用量用法	6～12克，煎服。外用：适量，水煎洗；或熬膏涂。

精选验方

①**阿米巴痢疾**：干椿根白皮10克，加水至600毫升，煎汁浓缩至100毫升，成为1：1煎剂，每日3次，每次10毫升，一般7日为1个疗程。②**便血**：椿根白皮120克，切碎，绿豆芽（生）、萝卜（生）各120克榨取鲜汁，混合后加水煎煮过滤，冲入黄酒适量，临睡时炖温服，小儿量酌减。③**胃及十二指肠溃疡**：将臭椿树皮剥下后，除去最外一层青皮，用内面厚白皮，晒干炒成老黄色研粉，制成丸、散、片均可，每日3次，每次6～9克。④**慢性痢疾、便血**：臭椿树皮30克，金银花（焙）、滑石各15克，研末，面糊为丸，每服3克，每日3次；或单用本品焙干研末，每服9克，开水送服，每日2次。⑤**痔瘘便血**：将本品研末，醋糊为丸服。⑥**疥癣湿疮**：用本品煎水外洗。⑦**小儿急性细菌性痢疾**：椿根皮、黄芩、黄柏、苦参各10克，川连3～6克，煨木香、炒白芍、乌梅炭各6克，双花炭、地榆炭各15克。加水，煎汁150～200毫升。每日1剂，频频饮服。⑧**子宫脱垂**：椿根皮60克，荆芥穗、藿香叶各15克。水煎取药汁。用药汁洗患处，每日数次。⑨**子宫颈癌**：椿根皮、白鸡冠花各12克，白木槿花、地榆各9克，丹参、土茯苓、败酱草各15克，牡丹皮、黄柏各6克，银杏10枚。水煎取药汁。每日1剂，分2次服用。

海红豆 Hai Hong Dou

三、清热燥湿药

别名 孔雀豆、红豆、相思树、相思格、双栖树、红木、西施格树。
来源 本品为豆科植物海红豆的种子。采收成熟的果实，剥取种子，晒干。

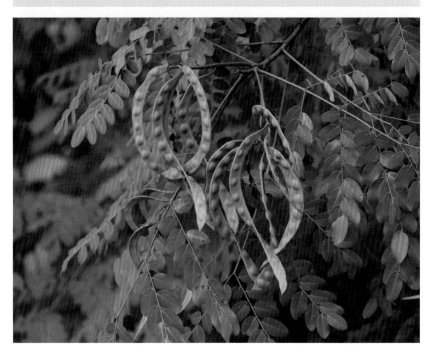

形态特征 落叶乔木，高约8米，幼嫩部被小柔毛。2回羽状复叶，有羽片4～12对（海南产的3～4对），小叶8～14枚，矩圆形或卵形，长2.5～3.5厘米，宽1.5～2.5厘米，先端极钝，两面均被柔毛。圆锥花序式的总状花序，花小，白色或淡黄色，同生于一花束上，具短柄；萼钟形，5齿裂，长约5毫米，与花柄同被金黄色柔毛；花瓣5，披针形；雄蕊10，分离，花药卵形；子房无柄。荚果带状，长10～20厘米，当开裂时弯曲而旋卷，秃净；种子鲜红色，光亮，阔卵形，长5.5～8毫米，珠柄着生于其一端。花期6～7月，果期8～9月。

生境分布 生长于林中或无荫的山溪沟边和山坡，亦栽于庭园。分布于广东、广西、云南以及喜马拉雅山东部。

采收加工 秋季果熟时采摘果实，打下种子，晒干。

饮片特征

种子呈阔卵形或椭圆形，长5.5～8毫米，表面鲜红色，光亮，一端见种脐。

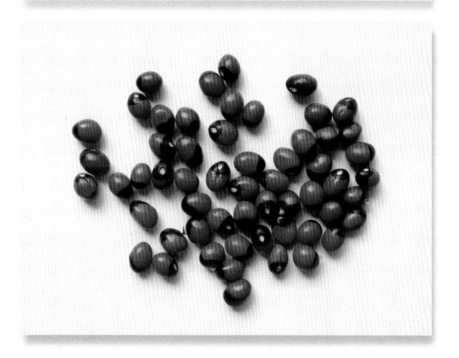

性味归经	微苦、辛，微寒，有小毒。归肺、心、脾经。
功效主治	疏风清热，燥湿止痒，润肤养颜。主治面部黑斑、痤疮、皶鼻、头面游风、花斑癣。
药理作用	海红豆与相思子不同，不含甙（含皂甙）、生物碱及相思子毒蛋白。曾有人报告其中含毒扁豆碱样成分，但非洲人有用作调味品者。根有催吐、泻下作用；叶则有收敛作用，可用于止泻。
用量用法	外用：适量，研末涂。
使用注意	脾胃虚寒患者慎用。

精选验方

头面游风、花斑癣：海红豆，水煎服。

金银花 *Jin Yin Hua*

四、清热解毒药

别名 银花、双花、二宝花、忍冬花、金银藤。

来源 本品为忍冬科多年生常绿缠绕性木质藤本植物忍冬*Lonicera japonica* Thunb.的干燥花蕾或带初开的花。

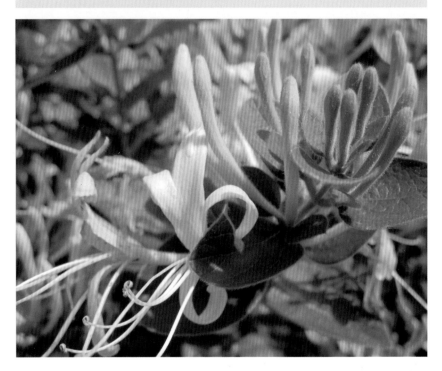

形态特征 为半常绿缠绕性藤本，全株密被短柔毛。叶对生，卵圆形至长卵形，常绿。花成对腋生，花冠2唇形，初开时呈白色，两三日后转变为黄色，所以称为金银花，外被柔毛及腺毛。浆果球形，成熟时呈黑色。花蕾呈棒状，略弯曲，长1.5~3.5厘米，表面黄色至浅黄棕色，被短柔毛，花冠筒状，稍开裂，内有雄蕊5枚，雌蕊1枚。花期4~6月（秋季亦常开花），果期10~11月。

生境分布 生长于路旁、山坡灌木丛或疏林中。我国南北各地均有分布，以山东产量最大，河南新密所产质佳。

采收加工 夏初当花苞未发时采摘，阴干，或用硫黄熏后干燥。生用、炒用或制成露剂使用。

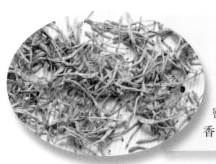

饮片特征

本品呈棒状，上粗下细，略弯曲，长2～3厘米，上部直径约3毫米，下部直径约1.5毫米。表面黄白色或绿白色（贮久色渐深），密被短柔毛。偶见叶状苞片。气清香，味淡、微苦。

性味归经	甘，寒。归肺、胃、心经。
功效主治	清热解毒，疏散风热，凉血止血。本品味甘可缓急解毒，性寒可清热泻火，其质轻、气芳香，入肺能宣散风热，归心经走血分又能凉血止血，故有此功。
药理作用	具广谱抗菌作用，对金黄色葡萄球菌、痢疾杆菌等有较强抑制作用，对钩端螺旋体、流感病毒及致病霉菌等多种病原微生物也有抑制作用。还有明显的抗炎、解热作用及降低胆固醇的作用。其水及酒浸液对肉瘤180及艾氏腹水瘤有明显的细胞毒作用。
用量用法	10～15克，煎服。外用：适量。清热解毒宜生用，凉血止痢宜炒炭用。
使用注意	脾胃虚寒及气虚疮疡脓清者忌用。

精选验方

①**咽喉炎**：金银花15克，生甘草3克，煎水含漱。②**感冒发热、头痛咽痛**：金银花60克，山楂20克，煎水代茶饮。③**痢疾**：金银花15克，焙干研末，水调服。④**热闭**：金银花60克，菊花30克，甘草20克，水煎服，代茶频饮。⑤**胆囊炎肋痛**：金银花50克，花茶叶20克，沏水当茶喝。⑥**热结所致的便秘**：金银花15克，蜜糖30克，先将金银花煎水，去渣放凉，分次加入蜜糖溶化后饮用。煎时不要太浓，一般煎成两碗银花汁，瓶贮分冲，冲蜜糖服。⑦**慢性咽喉炎**：金银花、人参叶各15克，甘草3克，开水泡，代茶饮。⑧**小儿反复上呼吸道感染**：金银花、柴胡、连翘、桔梗、前胡各5克，荆芥、防风各3～5克，黄芪5～8克，生甘草3克。水煎取药汁。每日1剂，分3次服用。⑨**风热感冒**：金银花15克，蜂蜜50克，大青叶10克。将金银花、大青叶放入锅内，加水煮沸，3分钟后将药液滗出，放进蜂蜜，搅拌和匀即可。代茶频饮，每日1剂，病情严重者可适当增加剂量，最多不超过3剂。

连翘 Lian Qiao

四、清热解毒药

别名 空壳、空翘、落翘、黄花条、旱莲子。

来源 本品为木犀科落叶灌木植物连翘*Forsythia suspensa*（Thunb.）Vahl的干燥果实。

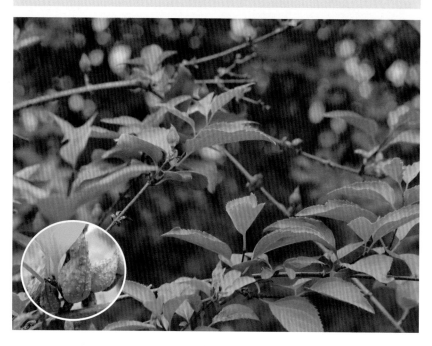

形态特征 落叶灌木，高2～3米。茎丛生，小枝通常下垂，褐色，略呈四棱状，皮孔明显，中空。单叶对生或3小叶丛生，卵形或长圆状卵形，长3～10厘米，宽2～4厘米，无毛，先端锐尖或钝，基部圆形，边缘有不整齐锯齿。花先叶开放，一至数朵，腋生，金黄色，长约2.5厘米。花萼合生，与花冠筒约等长，上部4深裂；花冠基部联合成管状，上部4裂；雄蕊2枚，着生花冠基部，不超出花冠；子房卵圆形，花柱细长，柱头2裂。蒴果狭卵形，稍扁，木质，长约1.5厘米，成熟时2瓣裂。种子多数，棕色、扁平，一侧有薄翅。花期3～4月，果期7～9月。

生境分布 生长于山野荒坡或栽培。分布于我国东北、华北及长江流域。

采收加工 秋季果实初熟尚带绿色时采收，除去杂质，蒸熟，晒干，习称青翘；果实熟透时采收，晒干，除去杂质，习称老翘。以青翘为质佳，生用。

饮片特征

本品呈长卵形至卵形，稍扁，顶端尖锐，基部有小果梗或已脱落。青翘多不开裂，表面绿褐色，突起的灰白色小斑点较少，质硬；种子多数，黄绿色，细长，一侧有翅。老翘自顶端开裂或裂成两瓣，表面黄棕色或红棕色，内表面多为浅黄棕色，平滑，具一纵隔；质脆；种子棕色，多已脱落。气微香，味苦。

性味归经	苦，微寒。归肺、心、胆经。
功效主治	清热解毒，消痈散结，疏散风热。本品味苦性寒则清热解毒，质轻上浮以散上焦风热；入心经则清心火而有消痈散结之功。
药理作用	有广谱抗菌作用，对流感病毒、真菌有一定的抑制作用，还有抗炎作用。所含齐墩果酸有强心、利尿及降压作用。此外，有抗肝损伤作用及镇吐作用。
用量用法	3～15克，煎服。
使用注意	脾胃虚寒及气虚脓清者不宜用。

精选验方

①肠痈：连翘15克，黄芩、栀子各12克，金银花18克，水煎服。②舌破生疮：连翘25克，黄柏15克，甘草10克，水煎含漱。③麻疹：连翘6克，牛蒡子5克，绿茶1克，研末，沸水冲泡。④阴道滴虫：连翘100克，放砂锅中加水600～700毫升，煎取200毫升，过滤去渣，温度适宜时用小块无菌纱布浸药汁后塞入阴道，每日1次，每次保留3～4小时，连用至愈。
⑤风热感冒：连翘、金银花各10克，薄荷6克，水煎服。⑥乳腺炎：连翘、蒲公英、川贝母各6克，水煎服。⑦上呼吸道感染之风热证：连翘、金银花各15克，牛蒡子9克，桔梗、薄荷、生甘草、荆芥、淡豆豉各6克，淡竹叶4克。水煎取药汁。每日1剂，分2次服用。⑧上呼吸道感染：连翘、金银花、蒲公英、菊花各15克，青蒿、黄芩、牛蒡子、柴胡、芦根、蔓荆子各12克，桔梗、荆芥各10克，板蓝根20克，甘草6克。加水煎取药汁600毫升。每日1剂，分3次服用。

紫花地丁 Zi Hua Di Ding

四、清热解毒药

别名 地丁、地丁草、紫地丁、堇堇草。

来源 本品为堇菜科多年生草本植物紫花地丁(*Viola yedoensis* Makino) 的干燥全草。

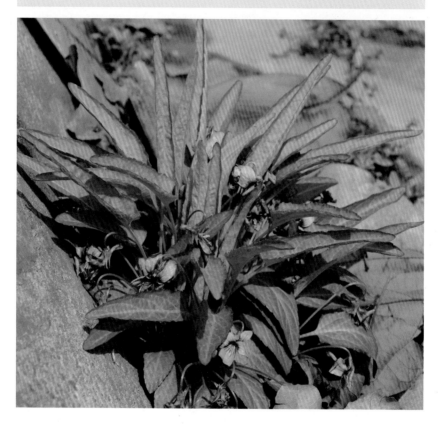

形态特征 多年生草本，全株具短白毛，主根较粗。叶基生，狭叶披针形或卵状披针形，顶端圆或钝，稍下延于叶柄成翅状，边缘具浅圆齿，托叶膜质。花两侧对称、具长梗，卵状披针形，基部附器矩形或半圆形，顶端截形、圆形或有小齿。蒴果椭圆形，熟时3裂。花、果期4月中旬至9月。

生境分布 生长于路旁、田埂和圃地中。分布于江苏、浙江、安徽及东北地区。

采收加工 夏、秋两季果实成熟时采收，洗净鲜用或晒干，切段生用。

饮片特征

本品多皱缩成团。主根淡黄棕色，直径1～3毫米，有细纵纹。叶灰绿色，展平后呈披针形或卵状披针形，长4～10厘米，宽1～4厘米，先端钝，基部截形或微心形，边缘具硬锯齿，两面被毛；叶柄有狭翼。花茎纤细；花淡紫色，花瓣具细管状。蒴果椭圆形，种子多数。气微，味微苦而稍黏。

性味归经	苦、辛，寒。归心、肝经。
功效主治	清热解毒，消痈散结。本品苦泄辛散，寒以清热，入心肝走血分，而能清热解毒，凉血消肿。
药理作用	对结核杆菌、痢疾杆菌、金黄色葡萄球菌、肺炎球菌、皮肤真菌及钩端螺旋体有抑制作用。此外，尚有解热、消肿、消炎的作用。
用量用法	15～30克，煎服。外用：适量。
使用注意	体质虚寒者忌服。

精选验方

①**中耳炎**：紫花地丁12克，蒲公英10克（鲜者加倍），将上药捣碎，置热水瓶中，以沸水冲泡大半瓶，盖闷10多分钟后，每日内数次饮完。②**丹毒**：紫花地丁、半边莲各12克，蒲公英10克，把上药捣碎，放入热水瓶中，冲入适量沸水闷泡15分钟，代茶频饮，每日1剂。③**前列腺炎**：紫花地丁16克，车前草12克，海金沙10克，水煎服，每日1剂，分早、晚2次服用，6日为1个疗程。④**疔肿疮毒**：将鲜紫花地丁100克捣碎成泥调米泔水过滤，将滤液分早、中、晚3次内服。药渣外敷患处，每日1剂，连服3～6日。⑤**阑尾脓肿**：紫花地丁、败酱草、薏苡仁、冬瓜仁各30克，赤芍、皂刺各15克，桃仁、穿山甲各10克，加水800毫升，煎取药汁300毫升。每日1剂，分2次服用。⑥**溃疡性结肠炎**：紫花地丁、蒲公英、地榆炭、白蔹各20克，鸦胆子、防风、黄柏各10克，白及40克。上药加水浓煎，煎取药汁50～80克。每日1剂，每晚睡前用药汁灌肠，药汁温度以35℃为宜，14日为1个疗程。

紫萁贯众 Zi Qi Guan Zhong

四、清热解毒药

别名 大贯众、薇贯众、大叶狼衣。

来源 本品为紫萁科植物紫萁*Osmunda japonica* Thunb.的根茎及叶柄基部。

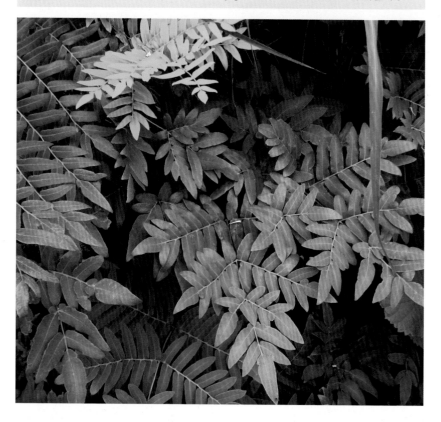

形态特征 多年生草本，高50～100厘米。根茎短，块状。叶丛生，2型，幼时密被绒毛；营养叶三角状阔卵形，长30～50厘米，宽25～40厘米，顶部以下2回羽状，小羽片披针形至三角状披针形，先端稍钝，基部圆楔形，边缘有细锯齿、叶脉叉状分离；孢子叶的小羽片极狭，卷缩成线形，沿主脉两侧密生孢子囊，成熟后枯死，有时在同一叶上生有营养羽片和孢子羽片。

生境分布 生长于山坡林下溪边、山脚路旁。分布于秦岭以南暖温带及亚热带地区。

采收加工 全年采收，削去地上部分，晒干。

饮片特征

本品为不规则形厚片。外表皮残留叶柄及须根。叶柄基部横切面有"U"字形筋脉纹。

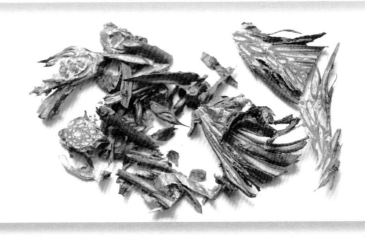

性味归经	苦，寒。归脾、胃经。
功效主治	清热解毒，止血。用于防治感冒、鼻衄头晕、痢疾、崩漏。
药理作用	紫萁提取物对驱除人体肠蠕虫有较好疗效。紫萁贯众水提取液稀释后能抵抗单纯疱疹病毒I型对肝癌细胞（Hep-2细胞）的攻击。紫萁提取物有显著抑制血凝的作用。
用量用法	内服：煎汤，3～15克；或捣汁；或入丸、散。外用：适量，鲜品捣敷；或研末调敷。
使用注意	脾胃虚寒者慎服。

精选验方

①**脑炎**：紫萁根15～30克，大青叶15克，水煎服。②**麻疹、水痘出不透彻**：紫萁贯众、升麻各3克，赤芍6克，芦根9克，水煎服。③**便血**：紫萁贯众炭、地榆炭、槐花炭各等份，共研细末，每次服3克，每日3次，黄酒送服。④**产后流血**：紫萁贯众炭、荷叶炭各9克，水煎，黄酒送服。⑤**无名肿毒**：紫萁（鲜）适量，白糖少许，捣烂外敷。⑥**瘘管**：紫萁鲜根茎加米饭捣烂，外敷患处。另取紫萁根茎30克，加黄酒蒸服。⑦**解食毒、酒毒**：紫萁贯众9克，黄连、甘草各6克，水煎服。⑧**筋骨痛**：紫萁贯众9～15克，水煎服。

木芙蓉叶 Mu Fu Rong Ye

四、清热解毒药

别名 三变花、九头花、拒霜花、铁箍散、转观花、清凉膏。

来源 本品为锦葵科木槿属植物木芙蓉*Hibiscus mutabilis* L. 的叶。

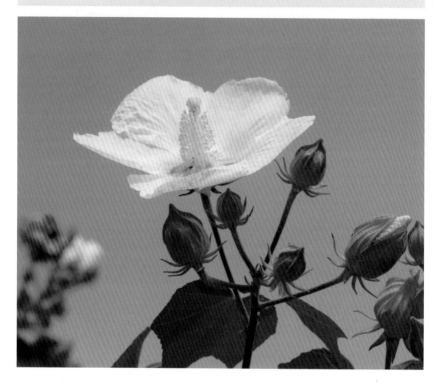

形态特征 落叶灌木或小乔木，高2～5米。茎灰褐色，密被星状短柔毛。叶卵圆心形，直径10～15厘米，常5～7裂，裂片三角形，边缘有钝齿，两面均有星状毛，主脉7～11条；叶柄长5～20厘米。花着生枝端或单生叶腋；花梗长5～8厘米，顶端近花基部有节；副萼10裂，裂片条形，密被柔毛；花萼钟形，长2.5～3厘米，5裂；花冠白色或淡红色，后变深红色，单瓣或重瓣；雄蕊多数，花丝结合成圆筒包围花柱；子房5室，花柱顶端，柱头头状。蒴果扁球形，被黄色刚毛及绵毛；种子多数，肾形，有长毛。花期8～10月。

生境分布 原产于中国，在长江流域及其以南都有栽培。

采收加工 夏、秋两季摘花蕾，晒干，同时采叶阴干，研粉贮存；秋、冬挖根，晒干。

饮片特征

叶片卵圆心形，直径10～15厘米，常5～7裂，裂片三角形，边缘有钝齿，两面均有星状毛，主脉7～11条；叶柄长5～20厘米。

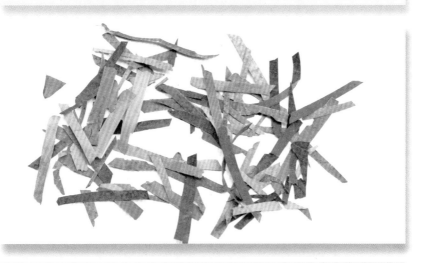

性味归经	微辛，平。归肺、肝经。
功效主治	清热解毒，消肿排脓，凉血止血。主治肺热咳嗽、月经过多、白带；外用治痈肿疮疖、乳腺炎、淋巴结炎、腮腺炎、烧烫伤、毒蛇咬伤、跌打损伤。
药理作用	具有明显的抗炎镇痛作用，对肾缺血再灌注损伤、四氯化碳致大鼠急性肝损伤有保护作用。还有抗滴虫、抑菌、体外抗HBV作用。急、慢性毒性试验表明，其毒性很低，临床应用广泛。
用量用法	内服：3～10克，煎服。外用：适量，以鲜叶、花捣烂敷患处；或干叶、花研末，用油、凡士林、酒、醋或浓茶调敷。
使用注意	孕妇禁服。

精选验方

①痈疖脓肿：木芙蓉叶粉末加凡士林调成25%软膏，外敷患处。②外伤出血：木芙蓉鲜叶适量，捣烂敷患处。③烧烫伤：木芙蓉叶500克（鲜品加倍），加凡士林1000克，文火熬至叶枯焦，纱布过滤，制成碧绿色软膏，摊在消毒敷料上或制成芙蓉叶膏纱布外敷。对于Ⅰ度烧伤，亦可用芙蓉叶膏直接涂搽。

木槿花 Mu Jin Hua

四、清热解毒药

别名 篱障花、清明篱、白饭花、鸡肉花、猪油花、朝开暮落花。

来源 本品为锦葵科木槿属植物木槿 *Hibiscus syriacus* L.的花。

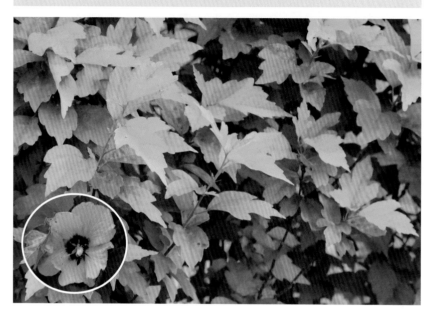

形态特征 落叶灌木，高3~4米。小枝密被黄色星状绒毛。叶互生；叶柄长5~25毫米，被星状柔毛；托叶线形，长约6毫米，疏被柔毛；叶片菱形至三角状卵形，长3~10厘米，宽2~4厘米，具深浅不同的3裂或无裂，先端钝，基部楔形，边缘具不整齐齿缺，下面沿叶脉微被毛或近无毛。花单生于枝端叶腋间，花梗长4~14毫米，被星状短绒毛；小苞片6~8片，线形，长6~15毫米，宽1~2毫米，密被星状疏绒毛；花萼钟形，长14~20毫米，密被星状短绒毛，裂片5，三角形；花钟形，淡紫色，直径5~6厘米，花瓣倒卵形，长3.5~4.5厘米，外面疏被纤毛和星状长柔毛；雄蕊柱长约3厘米；花柱枝无毛。蒴果卵圆形，直径约12毫米，密被黄色星状绒毛。种子肾形，背部被黄色长柔毛。花期7~10月，果期9~10月。

生境分布 原产于我国中部各地。华东、中南、西南及河北、陕西、台湾等地，均有栽培。

采收加工 夏季晴日采摘盛开花朵，晒干。

饮片特征

本品多皱缩成团或呈不规则形，长2~4厘米，宽1~2厘米，全体被毛。花萼钟形，黄绿色或黄色，先端5裂，裂片三角形；花瓣5片或重瓣，黄白色至黄棕色，基部与雄蕊合生，并密生白色长柔毛；雄蕊多数，花丝下部连合成筒状，包围花柱。质轻脆，气微香，味淡。

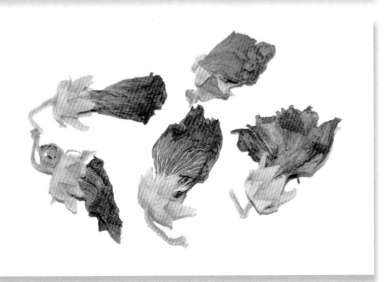

性味归经	甘、苦，凉。归脾、肺、肝经。
功效主治	清热利湿，凉血解毒。主治肠风泻血、赤白下痢、痔疮出血、肺热咳嗽、咯血、白带、疮疖痈肿、烫伤。
药理作用	木槿花对致病大肠杆菌及痢疾杆菌均无明显的抑菌作用。动物试验证明花粉有致敏作用。
用量用法	内服：煎汤，3~9克，鲜者30~60克。外用：适量，研末或鲜品捣烂调敷。

精选验方

①围产期痔疾：鲜木槿花60克（干品9克），加水煎汤，去渣取汁。不拘时代茶饮，每日1剂。②痢疾：白木槿花、冰糖各50克，水煎服，每日1剂。③痔疮出血：木槿花25克，水煎。

忍冬藤 Ren Dong Teng

别名 忍冬、银花藤、金银藤、金钗股、金银花藤。

来源 本品为忍冬科植物忍冬 *Lonicera japonica* Thunb. 的干燥茎枝。

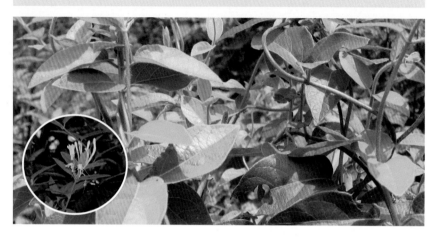

形态特征 多年生半常绿缠绕木质藤本，长达9米。茎中空，多分枝，幼枝密被短柔毛和腺毛。叶对生；叶柄长4～10厘米，密被短柔毛；叶纸质，叶片卵形、长圆卵形或卵状披针形，长2.5～8厘米，宽1～5.5厘米，先端短尖、渐尖或钝圆，基部圆形或近心形，全缘，两面和边缘均被短柔毛。花成对腋生，花梗密被短柔毛和腺毛；总花梗通常单生长于小枝上部叶腋，与对柄等长或稍短，生长于下部者长2～4厘米，密被短柔毛和腺毛；苞片2枚，叶状，广卵形或椭圆形，长约3.5毫米，被毛或近无毛；小苞片长约1毫米，被短毛及腺毛；花萼短小，萼筒长约2毫米，无毛，5齿裂，裂片卵状三角形或长三角形，先端尖，外面和边缘密被毛；花冠唇形，长3～5厘米，上唇4浅裂，花冠筒细长，外面被短毛和腺毛，上唇4裂片先端钝形，下唇带状而反曲，花初开时为白色，2～3日后变金黄色；雄蕊5，着生长于花冠内面筒口附近，伸出花冠外；雌蕊1，子房下位，花柱细长，伸出。浆果球形，直径6～7毫米，成熟时蓝黑色，有光泽。花期4～7月，果期6～11月。

生境分布 生长于山野中，亦有栽培。分布于辽宁、河北、河南、山东、安徽、江苏、浙江、福建、广东、广西、江西、湖南、湖北、四川、贵州、云南、陕西、甘肃等地。

采收加工 秋、冬两季采割，晒干。

饮片特征

本品呈长圆柱形，多分枝，常缠绕成束，直径1.5～6毫米。表面棕红色至暗棕色，有的灰绿色，光滑或被茸毛；外皮易剥落。枝上多节，节间长6～9厘米，有残叶及叶痕。质脆，易折断，断面黄白色，中空。无臭，老枝味微苦，嫩枝味淡。

性味归经	甘，寒。归肺、胃经。
功效主治	清热解毒，疏风通络。主治温病发热、热毒血痢、痈肿疮疡、风湿热痹、关节红肿热痛。
药理作用	忍冬藤中的木樨草素对平滑肌有解痉作用，但不及罂粟碱，并有轻度利尿（增加氯化钠的排出）作用。
用量用法	内服：9～30克，煎服。
使用注意	脾胃虚寒、泄泻不止者禁用。

精选验方

①**风湿性关节炎**：忍冬藤30克，白薇、豨莶草各12克，鸡血藤、老鹳草各15克，水煎服。②**传染性肝炎**：忍冬藤60克，加水1000毫升，煎至400毫升，早晚分服，15日为1个疗程，疗程间隔1～3日。③**小儿百日咳初咳期**：忍冬藤、金银花藤各12克，钩藤6克，鱼腥草20克。加水煎，去渣。每日1剂，分3次饮服。④**痛风**：忍冬藤、木瓜各25克，当归、防风各12克，牛膝、防己、钩藤各15克，泽泻、赤芍各18克，桑枝30克，甘草5克。水煎取药汁。每日1剂，分2次服用。⑤**脂肪肝**：忍冬藤、生草决明子、茯苓、薏苡仁各10～15克，荷叶、菊花、泽泻各10～12克，玉米须10克。上药共置砂锅内，加适量清水置中等火上煎煮，取400毫升药汁，代茶饮。每日1剂，每日2次。⑥**肛裂**：忍冬藤、天冬、麦冬、玄参、生栀子、大生地黄各9克，连翘12克，黄连、生甘草、莲子心各1.5克，灯心草3克，绿豆30克。上药加水，浸泡40分钟，然后煎2次，混合两煎所得药汁，再加火浓缩100毫升，备用。每次30毫升，每日2～3次。

土贝母 Tu Bei Mu

四、清热解毒药

别名 土贝、草贝、大贝母、地苦胆。

来源 本品为葫芦科植物土贝母 *Bolbostemma paniculatum* (Maxim.) Franquet 的干燥块茎。

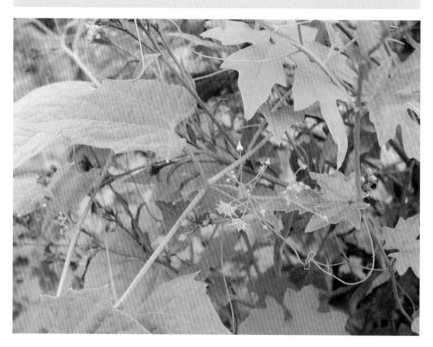

形态特征 攀缘性蔓生草本。块茎肉质，白色，扁球形，或不规则球形，直径达3厘米。茎纤弱，有单生的卷须。叶互生，具柄；叶片心形，长宽均为4～7厘米，掌状深裂，裂片先端尖，表面及背面粗糙，微有柔毛，尤以叶缘为显著。腋生疏圆锥花序；花单性，雌雄异株；花萼淡绿色，基部合生，上部5深裂，裂片窄长，先端渐尖，呈细长线状；花冠与花萼相似，但裂片较宽；雄蕊5，花丝1枚分离，其余4枚基部两两成对连合；雌花子房下位，3室，柱头6枚。蒴果圆筒状，成熟后顶端盖裂。种子4枚，斜方形，表面棕黑色，先端具膜质翅。花期6～7月，果期8～9月。

生境分布 生长于山坡或平地。分布于河南、河北、山东、山西、陕西、甘肃、云南等地。

采收加工 秋、冬两季采挖，洗净泥土，将联结的小瓣剥下，蒸透后晒干。

饮片特征

本品为不规则的块，大小不等。表面淡红棕色或暗棕色，凹凸不平。质坚硬，不易折断，断面角质样，光亮而平滑。气微，味微苦。

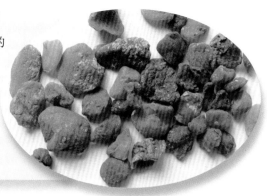

性味归经	苦，微寒。归肺、脾经。
功效主治	解毒，散结，消肿。主治乳痈、瘰疬、痰核。
药理作用	土贝母中含有皂苷类、有机酸类、甾醇类、生物碱类等化学成分，药理作用为抗病毒、抗癌、抑制免疫、杀精等。
用量用法	内服：5～10克，煎服。

精选验方

①**乳痈初起**：白芷、土贝母各等份，研为细末，每服9克，陈酒热服，护暖取汗即消，重者再一服。②**疬串**：牛皮胶（水熬化）30克，入土贝母末15克，摊油纸上贴之。③**颈淋巴结核未破者**：土贝母9克，水煎服，同时用土贝母研粉，醋调外敷。④**喉癌**：土贝母、射干、炒土鳖虫、胖大海各9克，蝉蜕、凤凰衣、板蓝根各6克，地龙、桔梗各4.5克，败酱草、凤尾草各12克。水煎取药汁。每日1剂，分2次服用。⑤**甲状腺腺瘤**：土贝母、薄荷各6克，柴胡、栀子、玄参、白术、郁金各9克，昆布、海藻各12克，川楝子、夏枯草各15克，甘草3克。水煎取药汁。每日1剂，分2次服用。7剂为1个疗程，服完后休息1周。⑥**痛风性关节炎**：土贝母（山慈菇）10克，土牛膝、苍术各15克，土茯苓、川草薢各30克，黄柏9克，威灵仙12克，生甘草6克。上药水煎2次，每次加水500毫升，煎取药汁150毫升，共煎汁300毫升，混匀两汁备用。每日1剂，分2次服用。1～2周为1个疗程。⑦**乳腺癌**：土贝母15克，熟地黄30克，肉桂、生甘草各3克，麻黄、姜炭各2克，鹿角胶9克，白芥子6克。水煎取药汁。每日1剂，分2次服用。⑧**热毒蕴结型乳腺癌**：土贝母500克，香附、甲珠各250克。共研为细粉，装瓶备用。口服，每日2次，每次3克。

重 楼 Chong Lou

别名 滇重楼、草河车、独脚莲。

来源 本品为百合科多年生草本植物七叶一枝花*Paris polyphylla* Smith var. chinensis（Franch.）Hara及同属多种植物的根茎。

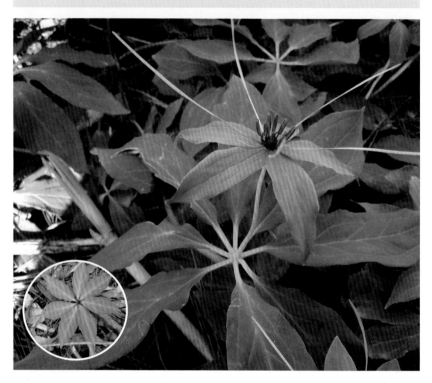

形态特征 多年生草本。叶6～10片轮生，叶柄长5～20毫米，叶片厚纸质，披针形、卵状长圆形至倒卵形，长5～11厘米，宽2～4.5厘米。花梗从茎顶抽出，顶生一花；花两性，萼片披针形或长卵形，绿色，长3.5～6厘米；花被片线形而略带披针形，黄色，长为萼片的1/2左右至近等长中部以上宽2～6毫米；雄蕊8～10，花药长1～1.5厘米，花丝比花药短，药隔突出部分1～2毫米。花期6～7月，果期9～10月。

生境分布 生长于林下阴湿处。我国分布甚广，南北均有，主产于长江流域及南方各省（区）。

采收加工 秋末冬初采挖，除去须根，洗净晒干，切片，生用。

饮片特征

本品为类圆形、椭圆形或不规则形的薄片，直径1~4.5厘米。外表皮黄棕色至棕褐色，粗糙，有的可见横环纹及须根痕。切面类白色至黄白色，散布不甚明显的筋脉小点。质坚脆，粉性。无臭，味微苦、麻。

性味归经	苦，微寒；有小毒。归肝经。
功效主治	清热解毒，消肿止痛，凉肝定惊。主治疔疮痈肿、咽喉肿痛、蛇虫咬伤、跌仆伤痛、惊风抽搐。
药理作用	具平喘、止咳作用，抗菌作用。
用量用法	内服：3~9克，煎服；或1~2克入丸、散。外用：适量，研末敷患处。
使用注意	虚证及妊娠者慎用。

精选验方

①**乳汁不通或产妇催乳**：重楼15克，水煎，兑白酒服。②**肺痨久咳及哮喘**：重楼25克，加水适量，同鸡肉或猪肺煲服。③**脱肛**：重楼，用醋磨汁，外搽患部后，用纱布压送复位，每日可搽2~3次。④**无名肿毒**：重楼9克，蒲公英30克，水煎服。⑤**神经性皮炎**：重楼适量，研为细末，以香油调和，外敷患处。糜烂者可用干粉直接撒布，一般治疗2~3日。⑥**子宫颈糜烂**：重楼根状茎，研细末调甘油搽局部，每日2~3次。⑦**流行性腮腺炎**：重楼根状茎适量，磨醋外搽，每日4~5次；另用10~15克，水煎服，每日3次。⑧**疖肿**：鲜重楼根状茎、鱼腥草各50克，捣烂外敷患处，每日1次。

蒲公英 Pu Gong Ying

四、清热解毒药

别名 蒲公草、蒲公丁、黄花草、婆婆丁、羊奶奶草、黄花地丁。

来源 本品为菊科多年生草本植物蒲公英*Taraxacum mongolicum* Hand. Mazz. 及其多种同属植物的带根全草。

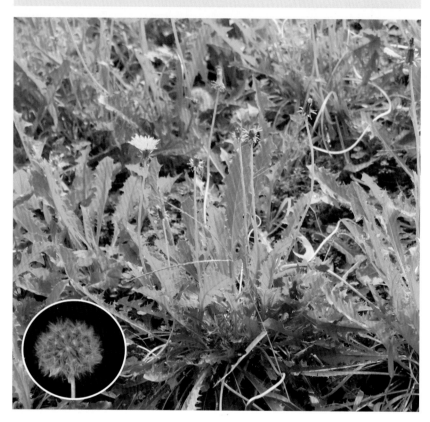

形态特征 本植物为多年生草本，富含白色乳汁；直根深长。叶基生，叶片倒披针形，边缘有倒向不规则的羽状缺刻。头状花序单生花茎顶端，全为舌状花；总苞片多层，先端均有角状突起；花黄色；雄蕊5枚；雌蕊1枚，子房下位。瘦果纺锤形，具纵棱，全体被有刺状或瘤状突起，顶端具纤细的喙，冠毛白色。花期4～9月，果期5～10月。

生境分布 生长于道旁、荒地、庭园等处。全国各地均有分布。

采收加工 夏、秋两季采收，除去杂质，洗净，晒干。

饮片特征

本品为不规则的段。根表面棕褐色，抽皱；根头部有棕褐色或黄白色的茸毛，有的已脱落。叶多皱缩破碎，绿褐色或暗灰绿色，完整者展平后呈倒披针形，先端尖或钝，边缘浅裂或羽状分裂，基部渐狭，下延呈柄状。头状花序，总苞片多层，花冠黄褐色或淡黄白色。有的可见具白色冠毛的长椭圆形瘦果。气微，味微苦。

性味归经	苦、甘，寒。归肝、胃经。
功效主治	清热解毒，消痈散结，利尿通淋。本品性味苦寒，有较强的清热解毒、消痈散结功效，兼有清湿热、利尿通淋之功。
药理作用	对多种致病菌，以及某些病毒、真菌及钩端螺旋体有抑制作用。此外，尚有利胆、利尿及苦味健胃及轻度泻下作用。煎剂在体外能显著提高外周血淋巴细胞母细胞的转化率。
用量用法	10～30克，煎服。外用：适量。
使用注意	用量过大，可致缓泻。

精选验方

①**感冒伤风**：蒲公英30克，防风、荆芥各10克，大青叶15克，水煎服。②**眼结膜炎**：蒲公英15克，黄连3克，夏枯草12克，水煎服。③**腮腺炎**：蒲公英30～60克，水煎服或捣烂外敷。④**小便淋沥涩痛**：蒲公英、白茅根、金钱草各15克，水煎服。⑤**淋病**：蒲公英、白头翁各30克，车前子、滑石、小蓟、知母各15克，水煎服。⑥**肝胆热引发肾阴虚耳鸣、耳聋**：蒲公英30克，龙胆草、黄芩、赤芍、栀子各15克，水煎服。⑦**上呼吸道感染**：蒲公英、金银花、连翘、菊花各15克，青蒿、黄芩、牛蒡子、柴胡、芦根、蔓荆子各12克，桔梗、荆芥各10克，板蓝根20克，甘草6克。加水煎取药汁600毫升。每日1剂，分3次服用。⑧**毛细支气管炎**：蒲公英、金银花各6克，射干、杏仁、地龙、麻黄、五味子、款冬花、紫菀、百部、鱼腥草、车前草、贯众、黄芩各5克，桃仁4克，加水煎2次，取两煎药汁混合。每日1剂，分早、晚2次顿服或频频服用。可在煎服液中加少许冰糖。⑨**猩红热**：蒲公英16克，黄芩6克，生甘草3克。水煎取药汁。每日1剂，分2次服用。

大青叶 Da Qing Ye

四、清热解毒药

别名 蓝菜、蓝叶、大青、靛青叶、菘蓝叶、板蓝根叶。

来源 本品为十字花科植物菘蓝*Isatis indigotica* Fort. 的干燥叶片。

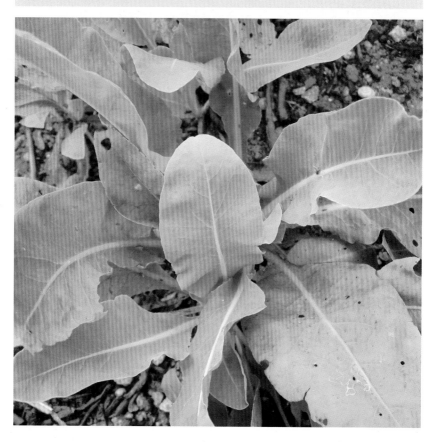

形态特征 两年生草本，茎高40～90厘米，稍带粉霜。基生叶较大，具柄，叶片长椭圆形，茎生叶披针形，互生，无柄，先端钝尖，基部箭形，半抱茎。花序复总状；花小，黄色短角果长圆形，扁平有翅，下垂，紫色；种子1枚，椭圆形，褐色。花、果期6月至翌年2月。

生境分布 生长于山地林缘较潮湿的地方，野生或栽培。分布于江苏、安徽、河北、河南、浙江等地。

采收加工 夏、秋两季分2～3次采收，除去杂质，晒干。

饮片特征

本品为不规则的碎段。叶片皱缩卷曲，有的破碎，完整叶片展开后呈长椭圆形至长圆状倒披针形，暗灰绿色，叶上表面有的可见色较深稍突起的小点；叶柄碎片淡棕黄色。质脆。气微，味微酸、咸、苦、涩。

性味归经	苦、咸，大寒。归心、肺、胃经。
功效主治	清热解毒，凉血消斑。本品味苦、咸，性寒，既走气分，又走血分，善解心胃二经实火热毒及瘟疫时毒，又能凉血消斑，故有此功。
药理作用	有抗菌、抗病毒、解热、抗炎作用，对乙肝表面抗原有抑制作用。
用量用法	煎服，10~15克，鲜品30~60克。外用：适量。
使用注意	脾胃虚寒者忌用。

精选验方

①**预防乙脑、流脑**：大青叶25克，黄豆50克，水煎服，每日1剂，连服7日。②**乙脑、流脑、感冒发热、腮腺炎**：大青叶25~50克，海金沙根50克，水煎服，每日2剂。③**热甚黄疸**：大青叶100克，茵陈、秦艽各50克，天花粉40克，水煎服。④**无黄疸型肝炎**：大青叶100克，丹参50克，大枣10枚，水煎服。⑤**防治暑疖、痱子**：鲜大青叶50克，水煎代茶饮。⑥**肺炎高热喘咳**：鲜大青叶50~100克，捣烂绞汁，调蜜少许，炖热，温服，每日2次。⑦**血淋、小便尿血**：鲜大青叶50~100克，生地黄25克，水煎调冰糖服，每日2次。⑧**上呼吸道感染**：大青叶、鸭跖草、四季青各3000克，紫苏、荆芥各1500克，加水25000毫升，浓煎成每克内含生药4克的合剂。口服3~4次，每次50克，病重热甚者可3~4小时服药1次。⑨**风热感冒**：大青叶10克，金银花15克，蜂蜜50克。将大青叶、金银花放入锅内，加水煮沸，3分钟后将药液滗出，放进蜂蜜，搅匀即可。代茶频饮，每日1剂，病情严重者可适当增加剂量，最多不超过3剂。

青黛 Qing Dai

别名 花露、淀花、靛花、蓝靛、青缸花、青蛤粉。

来源 本品为十字花科植物菘蓝 *Isatis indigotica* Fort. 的叶或茎叶经加工制得的干燥粉末或团块。

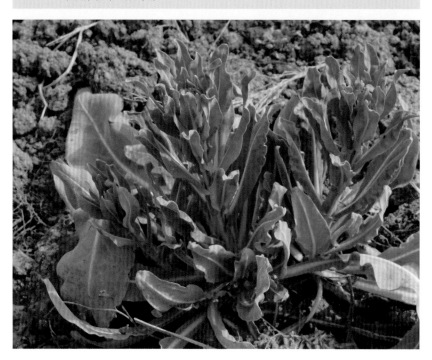

形态特征 两年生草本。茎直立，上部多分枝。叶互生，基生叶具柄，叶片长圆状椭圆形，全缘或波状；茎生叶长圆形或长圆状披针形，先端钝或尖，基部垂耳圆形，抱茎，全缘。复总状花序顶生，花黄色；萼片4；花瓣4；雄蕊6，4强。长角果矩圆形，扁平，边缘翅状。花期5～6月，果期7～8月。

生境分布 生长于路旁、山坡、草丛及林边潮湿处。分布于福建、江苏、安徽等地，以福建所产质量最佳。

采收加工 秋季采收以上植物的落叶，加水浸泡，至叶腐烂，叶落脱皮时，捞去落叶，加适量石灰乳，充分搅拌至浸液由乌绿色转为深红色时，捞取液面泡沫，晒干而成。

饮片特征

本品为深蓝色的粉末，体轻，易飞扬；或呈不规则多孔性的团块，用手搓捻即成细末。微有草腥气，味淡。

性味归经	咸，寒。归肝、肺、胃经。
功效主治	清热解毒，凉血消斑，清泻肝火，定惊。本品咸、寒，归肺、胃，走气分，可清热解毒；归肝，走血分，可凉血消斑、清肝定惊，故有此功效。
药理作用	其抗癌有效成分靛玉红，对动物移植性肿瘤有中等强度的抑制作用。青黛煎剂对金黄色葡萄球菌、炭疽杆菌、志贺氏痢疾杆菌、霍乱弧菌等有抗菌作用。靛蓝有一定的保肝作用。
用量用法	内服1.5～3克，本品难溶于水，一般作散剂冲服，或入丸剂服用。外用：适量。
使用注意	胃寒者慎用。

精选验方

①**湿疹溃烂**：青黛、煅石膏各适量，外撒患处。②**百日咳**：青黛、海蛤粉各30克，川贝、甘草各15克，共为末，每服1.5克，每日3次。③**腮腺炎**：青黛10克，芒硝30克，醋调，外敷患处。④**湿疹、带状疱疹**：青黛20克，蒲黄、滑石各30克，共研粉，患处渗液者，干粉外扑；无渗液者，麻油调搽。⑤**腮腺炎**：青黛、大黄各等份，冰片少许，共研匀，以食醋调成糊状涂患处。⑥**腮腺炎**：青黛适量，醋调涂患处。⑦**瘰疬未穿**：用青黛、马齿苋同捣烂，每日敷患处。⑧**口腔溃疡**：青黛、白矾各24克，冰片2.4克，分别研粉，撒布患处，每日2～3次。⑨**支气管扩张症**：青黛（包煎）、柴胡、黄芩、白芍、龙胆草、芦根、蛤蚧粉、桑白皮、浙贝母、胆南星、茜草、白及各10克，鱼腥草、白茅根各30克。水煎取药汁。每日1剂，分2次服用，10日为1个疗程。⑩**百日咳**：青黛、青果、制僵蚕、制全蝎、竹茹、桔梗各10克，地龙干15克，蝉蜕9克，百部、蜈蚣各6克，焙干，共研细末，备用。1岁以下每次0.5克，1～2岁每次1克，2～3岁每次1.5克，3岁以上每次2克，每日3次。

板蓝根 Ban Lan Gen

四、清热解毒药

别名 大青、靛根、大蓝根、靛青根、蓝靛根、菘蓝根、北板蓝根。
来源 本品为十字花科植物菘蓝*Isatis indigotica* Fort. 的干燥根。

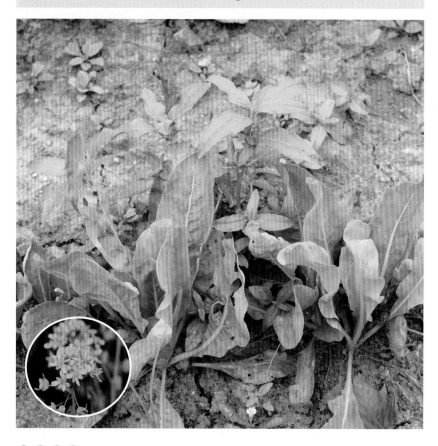

形态特征 两年生草本，茎高40～90厘米，稍带粉霜。基生叶较大，具柄，叶片长椭圆形，茎生叶披针形，互生，无柄，先端钝尖，基部箭形，半抱茎。花序复总状；花小，黄色短角果长圆形，扁平有翅，下垂，紫色；种子1枚，椭圆形，褐色。花期4～5月，果期5～6月。

生境分布 生长于山地林缘较潮湿的地方。野生或栽培。分布于河北、江苏、安徽等地。

采收加工 秋季采挖，除去泥沙及残茎、须根，晒干。

饮片特征

本品为圆柱形厚片。外表皮淡灰黄色或淡棕黄色，有纵皱纹及横生皮孔。切面皮部黄白色，木部黄色。质略软而实，易折断，气微，味微甜后苦涩，有生菜味。

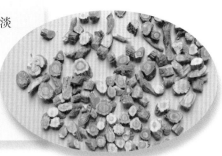

性味归经	苦，寒。归心、胃经。
功效主治	清热解毒，凉血利咽。本品苦寒，既走气分，又入血分，故有清热解毒、凉血利咽之功。
药理作用	对多种革兰氏阳性菌、革兰氏阴性菌及病毒均有抑制作用；可增强免疫功能，对由ADP诱导的血小板聚集有一定的抑制作用。
用量用法	10～15克，煎服。
使用注意	脾胃虚寒者忌服。

精选验方

①**流行性感冒**：板蓝根50克，羌活25克，煎汤，每日2次分服，连服2～3日。②**肝炎**：板蓝根50克，水煎服。③**肝硬化**：板蓝根50克，茵陈20克，郁金10克，薏苡仁15克，水煎服。④**流行性乙型脑炎**：板蓝根15克，煎服，每日1剂，连服5日。⑤**偏头痛**：板蓝根30克，生石膏15克，豆豉10克，水煎分2次服，每日1剂。⑥**病毒性肺炎高热**：板蓝根30克，鱼腥草20克，菊花25克，甘草10克，水煎服。⑦**上呼吸道感染**：板蓝根20克，金银花、蒲公英、连翘、菊花各15克，青蒿、黄芩、牛蒡子、柴胡、芦根、蔓荆子各12克，桔梗、荆芥各10克，甘草6克，加水煎取药汁600毫升。每日1剂，分3次服用。⑧**急性上呼吸道感染**：板蓝根、半枝莲、生石膏各30克，荆芥穗、枯黄芩、苦杏仁各10克，水煎取药汁。每日1剂，分2次服用，连服3日。⑨**急性扁桃体炎**：薄荷（后下）6克，板蓝根30克，玄参20克，连翘、金银花各15克，黄芩、牛蒡子、山栀子（打）、大黄（后下）、玄明粉（冲）各10克，加水煎2次，混合两煎所得的药液，备用。每日1剂，分4次服用。⑩**感冒**：板蓝根、贯众各30克，甘草15克。用开水冲泡，代茶饮用。每日1剂，不拘时频饮。

穿心莲 Chuan Xin Lian

四、清热解毒药

别名 斩蛇剑、四方莲、一见喜、榄核莲、苦胆草、春莲秋柳。

来源 本品为爵床科一年生草本植物穿心莲*Androgʀaphis paniculata*（Burm. f.）Nees的全草。

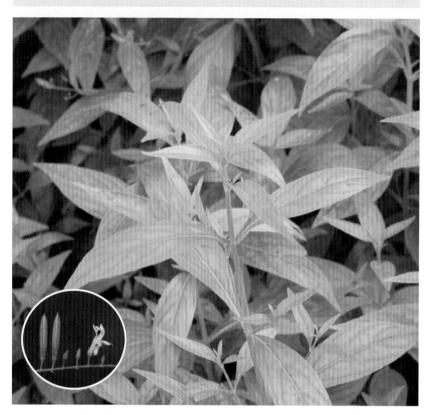

形态特征 为一年生草本，全体无毛。茎多分枝，且对生，方形。叶对生，长椭圆形。圆锥花序顶生和腋生，有多数小花，花淡紫色，花冠2唇形，上唇2裂，有紫色斑点，下唇深3裂，蒴果长椭圆形，种子多数。花期9~10月，果期10~11月。

生境分布 生长于湿热的丘陵、平原地区。华南、华东、西南地区均有栽培。

采收加工 秋初刚开花时采割，晒干。

饮片特征

本品呈不规则的段，茎方柱形，节稍膨大。切面不平坦，具类白色髓。叶片多皱缩或破碎，完整者展平后呈披针形或卵状披针形，先端渐尖，基部楔形下延，全缘或波状；上表面绿色，下表面灰绿色，两面光滑。气微，味极苦。

性味归经	苦，寒。归肺、胃、大肠、小肠经。
功效主治	清热解毒，燥湿消肿。本品味苦性寒，能清泻肺胃之热毒，燥化大、小肠之湿热，具较强的清热解毒、燥湿消肿之功。
药理作用	对多种致病菌有抑制作用；有增强人体白细胞对细胞的吞噬能力；有解热、抗炎、利胆、抗蛇毒及毒蕈碱样作用，并有终止妊娠的作用。
用量用法	煎服，6～15克；多作丸、散、片剂。外用：适量。
使用注意	脾胃虚寒者不宜用。

精选验方

①**痈疖疔疮**：穿心莲15～20克，水煎服。②**多种炎症及感染**：穿心莲9～15克，水煎服。③**上呼吸道感染**：穿心莲、车前草各15克，水煎浓缩至30毫升，稍加冰糖，分3次服，每日1剂。④**支气管肺炎**：穿心莲、十大功劳各15克，陈皮10克，水煎取汁100毫升，分早、晚各服1次，每日1剂。⑤**阴囊湿疹**：穿心莲干粉20克，纯甘油100毫升，调匀涂患处，每日3～4次。⑥**感冒发热、咽喉肿痛**：穿心莲400克，水煎取浓汁，浓缩成浸膏；另用穿心莲100克，研为极细粉末，与浸膏混匀，制成500粒药丸。每次温开水送服2～4粒，每日3次。⑦**肺结核、颈淋巴结核、结核性胸膜炎**：穿心莲10克，夏枯草20克，加水600毫升浸泡20分钟后，煎煮25分钟左右，滤渣再煎，混合两次药液，早晚分服。每日1剂。⑧**细菌性痢疾**：穿心莲15克，金银花、甘草各10克，加水600毫升，煎25分钟左右，滤渣再煎。混合2次药液，分3次服，每日1剂。⑨**宫颈炎**：穿心莲100克，加水浸泡30分钟后，水煎2次，合并两次煎汁，过滤，浓缩至400毫升，涂患处，早晚各1次，7日为1个疗程。

野菊花 Ye Ju Hua

四、清热解毒药

别名 苦薏、路边菊、黄菊花、甘菊花、山菊花、千层菊。

来源 本品为菊科多年生草本植物野菊*Chrysanthemum indicum* L. 的干燥头状花序。

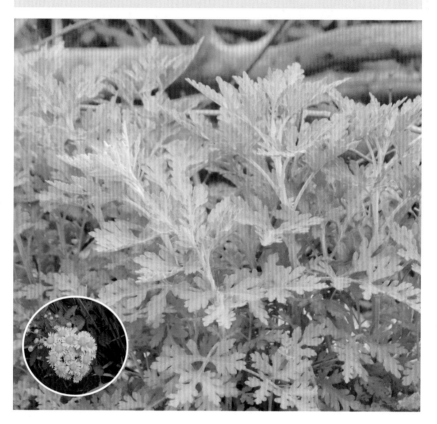

形态特征 多年生草本。根茎粗厚，分枝，有长或短的地下匍匐枝。茎直立或基部铺展。茎生叶卵形或长圆状卵形，羽状分裂或分裂不明显；顶裂片大；侧裂片常2对，卵形或长圆形，全部裂片边缘浅裂或有锯齿。头状花序，在茎枝顶端排成伞房状圆锥花序或不规则的伞房花序；舌状花黄色。花、果期5~11月。

生境分布 生长于山坡、路旁、原野。全国各地均产。

采收加工 秋、冬两季花初开放时采摘，晒干，或蒸后晒干。

饮片特征

本品呈类球形，直径0.3～1厘米，棕黄色。总苞由4～5层苞片组成，外层苞片卵形或条形，外表面中部灰绿色或淡棕色，通常被有白毛，边缘膜质；内层苞片长椭圆形，膜质，外表面无毛。总苞基部有的残留总花梗。舌状花1轮，黄色，皱缩卷曲；管状花多数，深黄色。体轻。气芳香，味苦。

性味归经	苦、辛，微寒。归肺、肝经。
功效主治	清热解毒。本品苦泄辛散，寒能清热。
药理作用	有明显降压作用。对金黄色葡萄球菌、白喉杆菌及痢疾杆菌有抑制作用。
用量用法	10～18克，煎服。外用：适量。
使用注意	脾胃虚寒者、孕妇慎用。

精选验方

①**疔疮**：野菊花和红糖捣烂贴患处。如生于发际，加梅片、生地龙同敷。②**风热感冒**：野菊花、积雪草各15克，水煎服。③**头癣、湿疹、天疱疮**：野菊花、苦楝根皮、苦参根各适量，水煎外洗。④**毒蛇咬伤**：野菊花15～30克，水煎代茶饮。⑤**预防感冒**：取野菊花（干品）6克，用沸水浸泡1小时，煎30分钟，待药液稍凉时内服。经常接触感冒人群者，一般每日服1次，经常感冒者每周服1次。⑥**宫颈炎**：先用温水冲洗阴道后，以野菊花粉适量涂敷宫颈，每日1次，连用3～5日。⑦**丹毒**：野菊花30克，土茯苓、蒲公英各20克，将上药共放入冷水中浸泡半小时后，煎煮滤渣，取汁饮用，每日1剂，分2～3次服。⑧**流行性感冒**：野菊花、金银花、连翘、火炭母、葛根各15克，板蓝根30克，牛蒡子、桔梗各12克，薄荷、防风、甘草各9克。水煎取药汁。每日1剂，分2次服用。2日为1个疗程，一般服2个疗程。⑨**猩红热**：野菊花120克，山豆根60克，水煎取药汁。每日1剂，10岁以上者顿服，3岁以下者分3次服用。

贯 众 Guan Zhong

别名 黄钟、贯节、渠母、贯渠、药渠、绵马贯众。

来源 本品为鳞毛蕨科多年生草本植物粗茎鳞毛蕨*Dryopteris crassirhizoma* Nakai的带叶柄残基的干燥根茎。

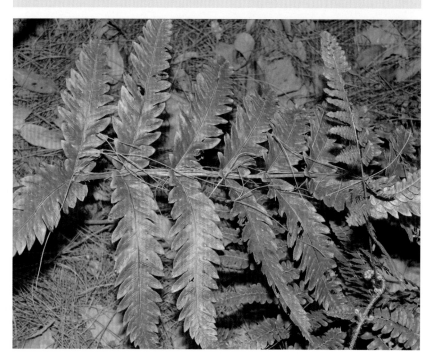

形态特征 为多年生草本。地下茎粗大，有许多叶柄残基及须根，密被锈色或深褐色大形鳞片。叶簇生于根茎顶端，具长柄。叶片倒披针形，最宽在上部1/3处，长40~80厘米，宽16~28厘米，2回羽状全裂或浅裂，羽片无柄，线状披针形，先端渐尖，羽片再深裂，小裂片多数，密接，矩圆形，圆头，叶脉开放。孢子囊群圆形，着生于叶背近顶端1/3的部分，每片有2~4对，近中肋下部着生；囊群盖圆肾形，直径1毫米，棕色。根茎呈长圆锥形，上端钝圆或截形，下端较尖，略弯曲，长10~20厘米，粗5~8厘米。

生境分布 生长于山阴近水处。分布于黑龙江、吉林、辽宁三省山区。

采收加工 夏、秋两季采挖根茎，除去杂质，晒干。

饮片特征

本品为不规则厚片。表面棕褐色。切面棕黄色，有黄白色的筋脉点，可见鳞叶、须根和残留的叶柄。质坚硬。气微，味初微涩，渐苦而辛。

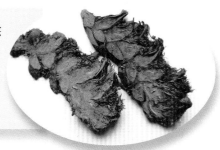

性味归经	苦，微寒。归肝、脾经。
功效主治	清热解毒，杀虫，止血。本品苦寒，有泻热解毒、杀虫之功；炒炭有凉血止血之效。
药理作用	对多种病毒均有明显的抑制作用。对痢疾杆菌、伤寒杆菌、绿脓杆菌、大肠杆菌等可产生较强的抑制作用，还可使绦虫虫体麻痹；兴奋子宫，缩短凝血时间等。
用量用法	10～15克，煎服。杀虫及清热解毒宜生用；止血宜炒炭用。
使用注意	本品有小毒，用量不宜过大。服用本品时忌油腻。脾胃虚寒者及孕妇慎用。

精选验方

①预防感冒（流行性感冒，流行性脑脊髓膜炎，流行性乙型脑炎）：贯众、金银花各15克，黄芩6克，甘草3克，开水泡服当茶饮。②大吐血不止：贯众、黄连按2：1的比例配合，共研细粉，以糯米饮调服6克。③钩虫、绦虫、蛲虫病：贯众12克，乌梅9克，大黄6克，水煎，空腹服。④预防感冒（流行性感冒，流行性脑脊髓膜炎，流行性乙型脑炎）：贯众30克，大青叶20克，甘草6克，水煎服。⑤预防麻疹：贯众适量，研细末，3岁以下每服0.15克，每日2次，连服3日。⑥大吐血不止：贯众炭15克，血余炭12克，鲜侧柏叶20克，水煎服。⑦流行性感冒：贯众、板蓝根各30克，甘草15克，用开水冲泡，代茶饮用。每日1剂，不拘时频饮。⑧百日咳：鲜贯众30克，党参、蜂蜜各10克，水煎取药汁。每日1剂，分3次服用。3日为1个疗程。⑨念珠菌性阴道炎：贯众、苦参各15克，白糖适量。将苦参、贯众加水煎煮，去渣取汁，服用时加入白糖。每日2次，连服5～10日为1个疗程。⑩精囊炎：贯众90克，川牛膝10克，云南白药适量，水煎取药汁。口服，每日1剂，空腹送服云南白药1克。

败酱草 Bai Jiang Cao

四、清热解毒药

别名 败酱、黄花败酱、白花败酱。

来源 本品为败酱科多年生草本植物黄花败酱 *Patrinia scabiosaefolia* Fisch. 或白花败酱 *Patrinia villosa* Juss. 的带根全草。

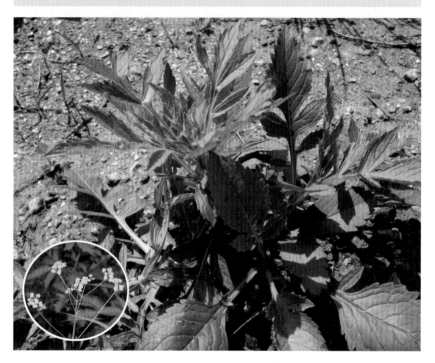

形态特征 黄花败酱：为多年生草本，高60～150厘米。地下茎细长，横走，有特殊臭气；茎枝被脱落性白粗毛。基生叶成丛，有长柄；茎生叶对生，叶片披针形或窄卵形，长5～15厘米，2～3对羽状深裂，中央裂片最大，椭圆形或卵形，两侧裂片窄椭圆形至条形，两面疏被粗毛或近无毛。聚伞圆锥花序伞房状；苞片小；花小，黄色，花萼不明显；花冠简短，5裂；雄蕊4；子房下位，瘦果椭圆形，有3棱，无膜质翅状苞片。白花败酱：与上种主要区别是茎具倒生白色长毛，叶不裂成3裂；花白色；直径4～5毫米。果实有膜质翅状苞片。花期5～6月。

生境分布 生长于山坡草地、路旁。全国各地均有分布。

采收加工 秋季采收，洗净，阴干，切段。

饮片特征

顶端裂片较大，椭圆状披针形，侧裂片披针形，边缘有粗锯齿；上表面黄棕色，下表面灰棕色，两面疏生白毛；叶柄短或近无柄，基部略抱茎；茎上部叶较小，常3裂，裂片窄长。有的枝端有伞房，聚伞圆锥花序。

性味归经	辛、苦，微寒。归胃、大肠、肝经。
功效主治	清热解毒，消痈排脓，祛瘀止痛。本品辛散、苦泄，微寒清热。既能清热解毒排脓，又可活血散结消痈，兼行胃肠瘀滞，故为治肠痈之要药。
药理作用	对葡萄球菌、链球菌有抑制作用，并有抗病毒作用。能促进肝细胞增生，防止肝细胞变性，还有降酶作用。
用量用法	6～15克，重症可用至30克。外用：适量。
使用注意	本品大剂量使用时可引起头晕、恶心和白细胞暂时性减少等副作用。

精选验方

①**流行性腮腺炎**：黄花败酱（鲜品）适量，加生石膏捣烂，再加鸡蛋清调匀，外敷患处。有并发症者，加服黄花败酱煎剂，每次10～15克，每日3～4次。②**婴幼儿腹泻**：鲜败酱草汁，1岁者每次口服2毫升，每日2次；1～2岁者每次口服3毫升，每日2次。③**慢性阑尾炎**：败酱草15克，赤芍、丹皮各9克，薏苡仁18克，水煎服。④**细菌性痢疾、肠炎**：败酱草、白头翁各30克，水煎服。⑤**慢性非特异性结肠炎**：用败酱草配伍元胡、蒲公英、黄柏、薏苡仁、川楝子等药，水煎，保留灌肠。⑥**肺脓肿伴高烧、咳吐脓痰者**：败酱草与鱼腥草、芦根、桔梗同用。⑦**产后瘀血腹痛**：可单用败酱草煎服；或用败酱草15克，川芎12克，当归、香附、没药各9克，水煎服。⑧**老年性慢性支气管炎**：败酱草、鱼腥草、薏苡仁各30克，川贝母、黄芩、杏仁各9克，桑白皮、丹参各15克，茯苓、炒白术各12克，桔梗、炙甘草各6克。水煎取药汁。每日1剂，分2次服用。

鱼腥草 Yu Xing Cao

四、清热解毒药

别名 蕺菜、紫蕺、菹菜、菹子、九节莲、臭猪巢、折耳根。

来源 本品为三白草科多年生草本植物蕺菜*Houttuynia cordata* Thunb. 的干燥地上部分。

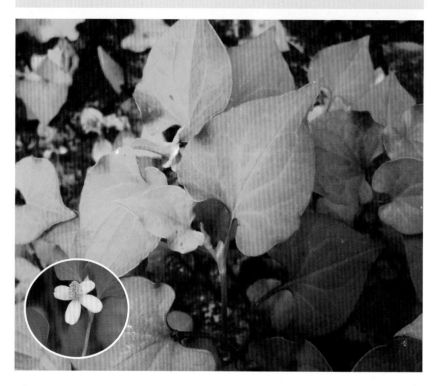

形态特征 为多年生草本，高15～60厘米，具腥臭气；茎下部伏地，节上生根，上部直立，无毛或被疏毛。单叶互生，叶片心脏形，全缘，暗绿色，上面密生腺点，背面带紫色，叶柄长1～3厘米；托叶膜质条形，下部与叶柄合生成鞘状。穗状花序生于茎上端，与叶对生；基部有白色花瓣状总苞片4枚；花小而密集，无花被。蒴果卵圆形，顶端开裂，种子多数。花期5～6月，果期10～11月。

生境分布 生长于沟边、溪边及潮湿的疏林下。分布于长江流域以南各省（区）。全国其他地区也产。

采收加工 夏季茎叶茂盛、花穗多时采割，除去杂质，晒干。

饮片特征

本品为不规则的段。茎呈扁圆柱形，表面淡红棕色至黄棕色，有纵棱。叶片多破碎，黄棕色至暗棕色。穗状花序黄棕色。质地疏松，茎折断面不平坦而显粗纤维状。搓碎具鱼腥气，味涩、辛。

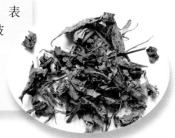

性味归经	辛，微寒。归肺经。
功效主治	清热解毒，消痈排脓，利尿通淋。本品辛散而行，微寒清热，入肺能宣肺散结，既清热解毒，又消痈排脓，并有利尿通淋之效。
药理作用	对多种革兰氏阴性、阳性菌均有抑制作用；能增强白细胞吞噬能力，提高机体免疫力；并有抗炎作用及较强的利尿作用；尚能镇静、止血、镇咳。
用量用法	15～30克，煎服。外用：适量。
使用注意	本品含挥发油，不宜久煎。

精选验方

①**肺热咳嗽，咯痰带血**：鱼腥草18克（鲜草36克），甘草6克，车前草30克，水煎服。②**黄疸发热**：鱼腥草150～180克，水煎温服。③**遍身生疮**：鱼腥草嫩叶和米粉做成饼，油煎食用。④**咳嗽痰黄**：鱼腥草15克、桑白皮、浙贝母各8克，石韦10克，水煎服。⑤**慢性膀胱炎**：鱼腥草60克，猪瘦肉200克，加水同炖，每日1剂，连服1～2周。⑥**小儿腹泻**：鱼腥草20克，白术、茯苓、炒山药各10克，水煎服。⑦**肺炎、支气管炎**：鱼腥草、半边莲各30克，甘草20克，水煎服。⑧**小儿急性扁桃体炎**：鱼腥草9克，金银花10克，黄芩、连翘各5克，芦根、蝉蜕、荆芥、柴胡各6克，木蝴蝶4克，生大黄3克（后下）。水煎取药汁150～200毫升。每日1剂，3岁以下患儿频频饮服，3岁以上的患儿分早、中、晚3次服完。⑨**小儿支气管炎**：鱼腥草、竹茹各15克，麻黄2克，苦杏仁、胆南星各3克，紫苏子、桔梗、黄芩各6克，桑白9克，水煎取药汁。每日1剂，分2次服用。⑩**慢性支气管炎急性发作期**：鱼腥草30克，陈皮、葶苈子、法半夏、桑白皮、紫苏子、仙灵脾各10克，仙鹤草15～30克。水煎取药汁。每日1剂，分2次服用。

金荞麦 Jin Qiao Mai

四、清热解毒药

别名 天荞麦、野荞麦根。

来源 本品为蓼科多年生草本植物野荞麦*Fagopyrum dibotrys*（D.Don）Hara
的根茎和块根。

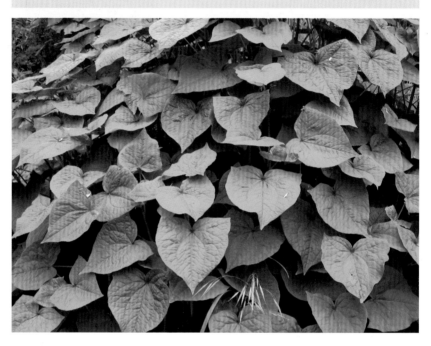

形态特征 金荞麦多年生宿根草本，高0.5～1.5米。主根粗大，呈结节状，
横走，红棕色。茎直立，多分枝，具棱槽，淡绿微带红色，全株微被白色柔
毛。单叶互生，具柄，柄上有白色短柔毛；叶片为戟状三角形，长宽约相
等，但顶部叶长大于宽，一般长4～10厘米，宽4～9厘米，先端长渐尖或尾
尖状，基部心状戟形，顶端叶狭窄，无柄抱茎，全线成微波状，下面脉上有
白色细柔毛；托叶鞘抱茎。秋季开白色小花，为顶生或腋生，稍有分枝的聚
伞花序；花被片5，雄蕊8，2轮；雌蕊1，花柱3。瘦果呈卵状三棱形，红棕
色。花期7～8月，果期10月。

生境分布 生长于山坡、旷野、路边及溪沟较阴湿处。分布于长江流域以
南各地。

采收加工 秋季挖取根茎，洗净，晒干，切成段或小块用。

饮片特征

本品为类圆形、肾形或不规则形的薄片，有的一边呈凹陷，一边呈弧形，直径1～2.5厘米。外表皮褐棕色至黑棕色，粗糙，可见多数残留短须根或须根痕及较密的横环纹。切面淡棕红色至棕红色，黄白色筋脉小点排列成环。质硬。无臭，味苦、涩。

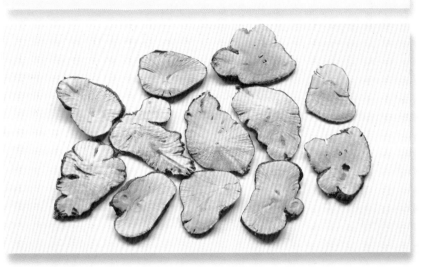

性味归经	苦，平。归肺、脾、胃经。
功效主治	清热消痈，清肺化痰。本品味苦性平偏凉，能清热解毒以消痈肿，主入肺经善清肺化痰而为治肺痈之要药。
药理作用	对金黄色葡萄球菌、伤寒杆菌、绿脓杆菌、肺炎球菌等有抑制作用。酒剂作用较强，沉淀物抑制作用更强。
用量用法	15～30克，煎服或隔水炖服。
使用注意	孕妇禁用；服用后应避免日晒，慎防光敏反应。

精选验方

①**上呼吸道感染**：金荞麦、生石膏、金银花、鲜芦根各30克，黄芩、前胡、地骨皮、枇杷叶各12克，知母、杏仁、薄荷、桔梗、炙麻黄各9克，碧玉散（包）18克。水煎取药汁。每日1剂，分3次服用。②**食管癌**：金荞麦根、芦根各30克，生薏仁、野菊花、鱼腥草各20克，桃仁、浙贝母、桔梗各10克，甘草9克。水煎取药汁。每日1剂，分2次服用。

金果榄 Jin Guo Lan

别名 地苦胆、药锁匙、玉锁匙、金锁匙。

来源 本品为防己科常绿缠绕藤本植物金果榄*Tinospora sagittata*（Oliv.）Gagnep. 或青牛胆*Tinospora capillipes* Gagnep. 的干燥块根。

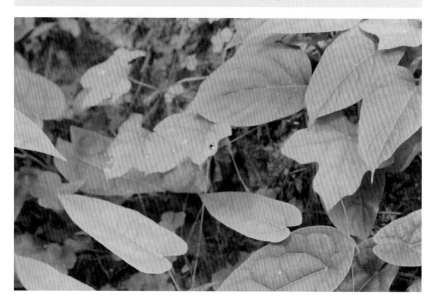

形态特征 常绿缠绕藤本。块根卵圆形、椭圆形、肾形或圆形，常数个相连，表皮土黄色。茎圆柱形，深绿色，粗糙有纹，被毛。叶互生，叶柄长2～3.5厘米，略被毛；叶片卵形至长卵形，长6～9厘米，宽5～6厘米，先端锐尖，基部圆耳状箭形，全缘，上面绿色，无毛，下面淡绿色，被疏毛。花近白色，单性，雌雄异株，成腋生圆锥花序，花序疏松略被毛，总花梗长6～9厘米，苞片短，线形；雄花具花萼2轮，外轮3片披针形，内轮3片倒卵形，外侧均被毛；花瓣6，细小，与花萼互生，先端截形，微凹，基部渐狭，雄蕊6，花药近方形，花丝分离，先端膨大；雌花萼片与雄花相同，花瓣较小，匙形，退化雄蕊6，棒状，心皮3。核果球形，红色。花期3～5月，果期9～11月。

生境分布 生长于疏林下或灌木丛中，有时也生长于山上岩石旁边的红壤地中。分布于广东、广西、贵州等地。

采收加工 秋、冬两季采挖，除去须根，洗净，晒干。

饮片特征

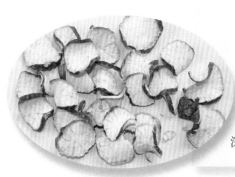

本品呈不规则圆块状，直径3~6厘米。表面棕黄色或淡褐色，粗糙不平，有深皱纹。质坚硬，不易击碎，破开，横断面淡黄白色，导管束略呈放射状排列，色较深。无臭，味苦。

性味归经	苦，寒。归肺、大肠经。
功效主治	清热解毒，利咽，止痛。本品寒能清热，苦能清泻，归肺、大肠经。咽为肺之门户，肺与大肠相表里，故有清热解毒、利咽止痛之功。
药理作用	有降血糖作用。体外能抑制结核杆菌。对金黄色葡萄球菌、抗酸性分歧杆菌均有较强的抑制作用。
用量用法	3~9克，煎服。外用：适量，研末吹喉或醋磨涂敷患处。
使用注意	脾胃虚弱者慎服。

精选验方

①**慢性咽炎**：金果榄、桃仁、半夏、僵蚕各9克，玄参、丹参、合欢花各15克，柴胡、夏枯草、海藻、牡蛎各12克，浙贝母10克，百合20克，肉桂2克。水煎取药汁。每日1剂，分2次服用。②**急慢性肠炎、菌痢**：金果榄切片晒干，研粉口服，每次2克，每日3次。③**咽喉炎糜烂症**：金果榄9克，冰片1~3克，研末，用时取适量，吹入患处。④**肿毒初起**：金果榄适量，研末，用醋调成糊状，敷患处，露出患头。⑤**痈疽疔毒恶疮**：金果榄、苍耳草各适量，捣烂，加酒适量稀释，滤汁温服。⑥**乳腺炎、阑尾炎、疔疮、急性及慢性扁桃体炎、口腔炎、腮腺炎**：金果榄6~9克，开水泡服，每日3次；或取适量，研末，用醋调匀，外敷患处。⑦**血管瘤、脂肪瘤**：金果榄适量，研细末，加酒适量调匀，涂患处，每日3~4次。⑧**跌打损伤、瘰疬**：金果榄磨汁，外搽患处。⑨**小儿喘息型支气管炎**：金果榄9克，水煎，分2~3次服，每日1剂。⑩**胃痛**：金果榄适量。研细末，用开水送服，每次3克，每日3次，儿童剂量减半。忌食生冷酸辣食物。

红藤 Hong Teng

四、清热解毒药

别名 血通、红皮藤、千年健、红血藤、血木通。

来源 本品为大血藤科落叶木质藤本植物大血藤*Sargentodoxa cuneata*（Oliv.）Rehd.et Wils.的藤茎。

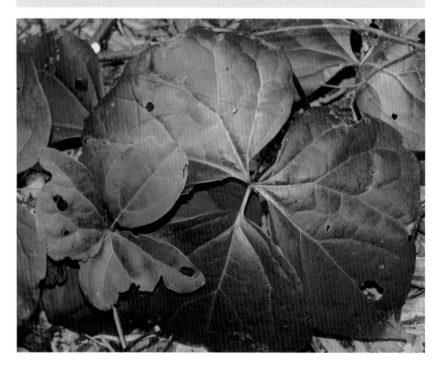

形态特征 落叶木质藤本，长达10米。叶互生；三出复叶，中央小叶有柄，叶片菱状倒卵形至椭圆形，两侧小叶几乎无柄，比中央小叶为大，斜卵形。总状花序腋生，下垂；花单性，雌雄异株；萼片与花瓣均6片，绿黄色；雄花有雄蕊6枚，与花瓣对生；雌花有退化雄蕊6枚，心皮多数，离生，螺旋状排列于球形的花柱上。浆果，成熟时蓝黑色。花期4~5月，果期6~9月。

生境分布 生长于溪边、山坡疏林等地；有栽培。分布于江西、湖北、湖南、江苏等地区。

采收加工 夏、秋两季采收茎藤，除去枝叶，砍成短节，趁鲜切片，晒干，生用。

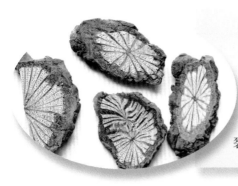

饮片特征

本品为类椭圆形的厚片。外表皮灰棕色，粗糙。切面皮部红棕色，有数处向内嵌入木部，木部黄白色，有多数导管孔，射线呈放射状排列，质坚体轻，折断面裂片状。气微，味微涩。

性味归经	苦，平。归大肠经。
功效主治	清热解毒，活血止痛。本品有清热解毒、消痈散结、活血止痛之效。入大肠，善散肠中瘀滞，为治肠痈腹痛之要药。
药理作用	对金黄色及白色葡萄球菌、甲型及乙型链球菌、卡他球菌、绿脓杆菌、大肠杆菌等有抑制作用。
用量用法	生用。内服：煎汤，15~30克，或浸酒。外用：适量，捣敷。
使用注意	孕妇慎服。

精选验方

①**小儿蛔虫腹痛**：红藤根研粉，每次吞服5.5克。②**风湿筋骨疼痛，经闭腰痛**：大血藤30~50克，水煎服。③**血崩**：大血藤、仙鹤草、白茅根各25克，水煎服。④**盆腔腹膜炎**：大血藤30克，败酱草、金钱草各20克，金银花、连翘各15克，水煎服，每日1剂。⑤**急性阑尾炎**：大血藤60克，蒲公英30克，生大黄、厚朴各6克，每日1剂，分2次煎服。⑥**阑尾周围脓肿**：红藤、败酱草、冬瓜仁各30克，大黄（后下）、忍冬藤、天花粉、薏苡仁各15克，牡丹皮、赤芍、桃仁、玄胡各10克，全瓜蒌12克，水煎，取药汁400毫升。每日1剂，分2次服用。重者可每日2剂，分3~4次服用，儿童量酌减。⑦**慢性阑尾炎**：红藤、夏枯草各30克，枳壳、木香各15克。水煎取药汁。口服，每日1剂。⑧**肠癌**：红藤15克，半枝莲30克，白槿花、七叶一枝花、苦参、白头翁各9克。水煎取药汁。口服，每日1剂。⑨**泛发性神经性皮炎**：红藤、雷公藤、鸡血藤、黄芪、黄精各20克。水煎取药汁。每日1剂，分2次服用。⑩**淋病**：红藤、苦参、土茯苓、败酱草各30克，黄柏、萆薢、白头翁各15克，赤芍、牡丹皮、木通各10克，甘草5克。水煎取药汁。每日1剂，分2次服用，10日为1个疗程。

射 干 She Gan

四、清热解毒药

别名 寸干、鬼扇、乌扇、乌蒲、野萱花、山蒲扇、金蝴蝶。

来源 本品为鸢尾科多年生草本植物射干*Belamcanda chinensis*（L.）DC. 的干燥根茎。

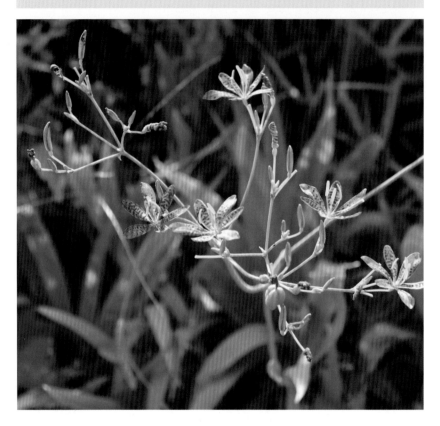

形态特征 多年生草本，高50~120厘米，根茎横走，呈结节状。叶剑形，扁平，嵌迭状排成2列，叶长25~60厘米，宽2~4厘米。伞房花序，顶生，总花梗和小花梗基部具膜质苞片，花橘红色，散生暗色斑点，花被片6，雄蕊3枚，子房下位，柱头3浅裂。蒴果倒卵圆形，种子黑色。根茎呈不规则结节状，有分枝，长3~10厘米，直径1~2厘米。花期7~9月，果期8~10月。

生境分布 生长于林下或山坡。分布于湖北、河南、江苏、安徽等地。

采收加工 春初刚发芽或秋末茎叶枯萎时采挖，除去须根及泥沙，干燥。

饮片特征

本品呈不规则形或长条形的薄片。外表皮黄褐色、棕褐色或黑褐色，皱缩，可见残留的须根和须根痕，有的可见环纹。切面边缘凹凸不整齐，淡黄色或鲜黄色，有蜡状样光泽，具散在筋脉小点或筋脉纹，有的可见环纹，质硬。气微，味苦、微辛。

性味归经	苦，寒。归肺经。
功效主治	清热解毒，祛痰利咽。本品苦寒，善能清热解毒；归肺经，消肿而利咽，祛痰而平喘，故有此功。
药理作用	对常见致病真菌有较强的抑制作用，对某些病毒（腺病毒、ECH011）也有抑制作用；还有抗炎、解热及止痛的作用。
用量用法	6～12克，煎服。
使用注意	孕妇忌用或慎用。

精选验方

①**血瘀闭经**：射干、莪术各9克，当归、川芎各10克，水煎服。②**淋巴结核肿痛**：射干9克，玄参、夏枯草各15克，水煎服。③**慢性咽喉炎**：射干、金银花、玉竹、麦冬、知母各10克，红糖适量，水煎服，10日为1个疗程。④**风热郁结、咽喉红肿热痛**：射干12克，水煎服。⑤**跌打损伤**：鲜射干60克，捣烂敷患处。⑥**腮腺炎**：射干鲜根3～5克，水煎，饭后服，每日2次。⑦**慢性咽炎**：射干、红花、制天虫各10克，桔梗6克，玉竹15克，黄芪、丹参、玄参各20克。水煎取药汁。每日1剂，分2次服用。⑧**喉癌**：射干、炒土鳖虫、胖大海、土贝母各9克，蝉蜕、凤凰衣、板蓝根各6克，地龙、桔梗各4.5克，败酱草、凤尾草各12克。水煎取药汁。每日1剂，分2次服用。⑨**喘息性支气管炎、慢性支气管炎**：射干、紫菀、炙麻黄、半夏各15克，款冬花10克，桔梗、枳壳、甘草各9克。水煎取药汁。每日1剂，分2次服用。⑩**喘之喉间哮鸣音重，但咳嗽痰不甚多而痰出不爽者**：射干、麻黄、半夏、紫菀、生姜各9克，细辛3克。水煎取药汁。每日1剂，分2次服。

山豆根 Shan Dou Gen

四、清热解毒药

别名 豆根、黄结、广豆根、小黄连、南豆根、山大豆根。

来源 本品为豆科蔓生性矮小灌木植物越南槐*Sophora tonkinensis* Gagnep. 的干燥根及根茎。

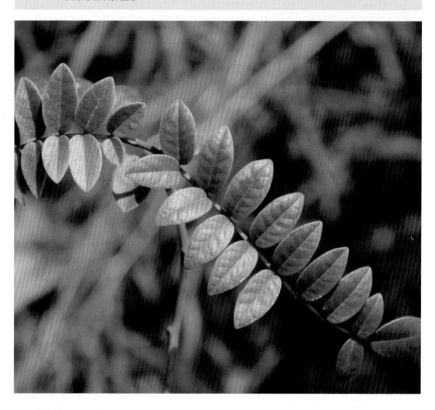

形态特征 为灌木，高1~2米。羽状复叶互生，小叶11~17，卵形或长圆状卵形，长1~2.5厘米，宽0.5~1.5厘米，顶端一小叶较大，上面疏生短柔毛，下面密生灰棕色短柔毛；小叶柄短，被毛。总状花序顶生及腋生，有毛；花萼阔钟形；花冠蝶形，黄白色；雄蕊10；子房密生柔毛，花柱弯曲，柱头上簇生长柔毛。荚果连珠状。花期5~6月，果期7~8月。

生境分布 生长于坡地、平原等地。分布于广西、广东、江西、贵州等省（区）。

采收加工 全年可采，以秋季采者为佳，除去杂质，洗净，干燥。

饮片特征

本品呈不规则的结节状，顶端常残存茎基，其下着生根数条。根呈长圆柱形，常有分枝，长短不等。表面棕色至棕褐色，有不规则的纵皱纹及突起的横向皮孔。质坚硬，难折断，断面皮部浅棕色，木部淡黄色。有豆腥气，味极苦。

性味归经	苦，寒。归肺、胃经。
功效主治	清热解毒，利咽消肿。本品苦寒，性善泄降下行，能清泻肺胃之火而有此功，为治喉症之要药。
药理作用	有抗癌作用，对吉田肉瘤、腹水肝癌等实验性肿瘤均有抑制作用；对白血病细胞、金黄色葡萄球菌、絮状表皮癣菌及白色念珠菌均有抑制作用；有抑制胃酸分泌、对实验性溃疡有明显修复作用；还有升高白细胞、抗心律失常的作用。
用量用法	3～10克，煎服。外用：适量。
使用注意	本品大苦大寒，过量服用易引起呕吐、腹泻、胸闷、心悸等副作用，故用量不宜过大。

精选验方

①**急性咽喉炎、扁桃体炎**：山豆根、板蓝根各10克，金银花、连翘各12克，桔梗6克，甘草5克，水煎服。②**慢性咽炎**：山豆根、板蓝根、玄参各30克，麦门冬、生地黄、牛蒡子、黄芩各15克，桔梗、橘红各12克，水煎服。③**咽喉肿痛、口舌生疮、大便不通**：山豆根12克，芒硝、大黄、升麻各6克，水煎服。④**猩红热**：山豆根60克，野菊花120克。水煎取药汁。每日1剂，10岁以上者顿服，3岁以下分3次服用。⑤**中、晚期支气管肺癌**：生黄芪、山豆根各20克，南沙参、北沙参、太子参、玄参各12克，麦冬、三棱、莪术各9克，象贝母、女贞子各15克，蜈蚣3条。水煎取药汁。每日1剂，分2次服用。

马勃 Ma Bo

别名 灰包、灰色菌、马粪包。

来源 本品为灰包科真菌脱皮马勃*Lasiosphaera fenzlii* Reich.、大马勃*Calvatia gigantea*（Batsch ex Pers.）Lloyd或紫色马勃*Calvatia lilacina*（Mont. et Berk.）Lloyd的干燥子实体。

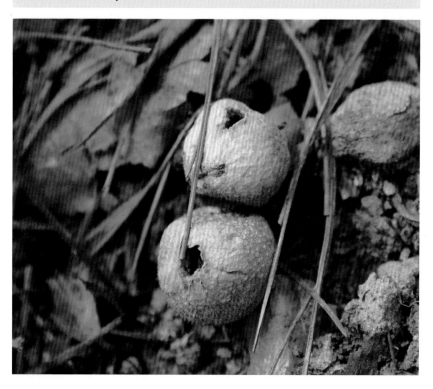

形态特征 子实体球形至近球形，直径15～45厘米或更大，基部或很小，由粗菌索与地面相连。包被白色，老后污白色。初期有细纤毛，渐变光滑，包被两层，外包被膜状，内包被较厚，成熟后块状脱落，露出浅青褐色孢体。孢子形，具微细小疣，淡青黄色，抱丝分枝，横隔稀少。

生境分布 生长于旷野草地上。分布于内蒙古、甘肃、吉林、辽宁等省（区）。

采收加工 夏、秋两季子实体成熟时及时采收，除去泥沙及外层硬皮，干燥。

饮片特征

本品呈不规则的小块，包被灰棕色至黄褐色，纸质，多破碎成片块状，或已全部脱落。孢体灰褐色，紧密，有弹性，撕开内有灰褐色棉絮状丝状物，触之则孢子尘土样飞扬，手捻有细腻感。气似尘土，无味。

性味归经	辛，平。归肺经。
功效主治	清热解毒，利咽，止血。本品味辛质轻，专入肺经，既能宣散肺经风热，又能清泻肺经实火，长于解毒利咽，为治咽喉肿痛之常用药。此外，还有止血之功。
药理作用	有止血作用，对口腔及鼻出血有明显的止血效果。对金黄色葡萄球菌、绿脓杆菌、变形杆菌及肺炎双球菌有抑制作用，对少数致病真菌也有抑制作用。马勃素为抗癌物质。
用量用法	3~6克，煎服。外用：适量。
使用注意	风寒伏肺咳嗽失音者禁服。

精选验方

①**外伤出血，鼻衄，拔牙后出血**：马勃适量，撕去皮膜，取内部海绵绒样物压迫出血部位或塞入鼻孔，填充牙龈处。②**痈疽疮疖**：马勃孢子粉，以蜂蜜调和涂敷患处。③**咽喉肿痛，不能咽物**：马勃一分，蛇蜕一条，烧为末，棉裹5克，含咽。④**妊娠吐血及鼻血**：马勃研为末，浓米汤送服2.5克。⑤**病毒性心肌炎**：马勃、紫草、白薇、玉竹、苦参、防风、白术各10克，黄芪30克，炙甘草40克，蒲公英20克，板蓝根、大青叶各15克，龙齿12克，琥珀3克（冲服）。水煎取药汁。每日1剂，分2次服用。⑥**失音**：马勃、芒硝，等份为末，加砂糖和成丸子，如芡子大，噙口内。⑦**久咳**：马勃研为末，加蜜做成丸子，如梧桐子大。每次服20丸，白汤送下。

橄 榄 Gan Lan

别名 青果、忠果、甘榄、黄榄、青橄榄、干青果、橄榄子。

来源 本品为橄榄科常绿乔木橄榄 *Canarium album* Raeusch. 的成熟果实。

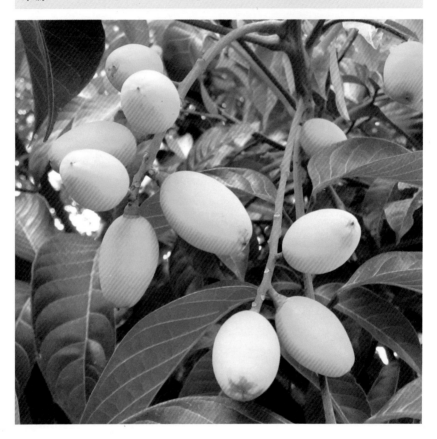

形态特征 常绿乔木，高10～20米。羽状复叶互生；小叶9～15，对生，革质，长圆状披针形，先端尾状渐尖，下面网脉上有小窝点。圆锥花序顶生或腋生；花小，两性或杂性；萼杯状，花瓣白色。核果卵形，长约3厘米，青黄色。花期5～7月，果期8～10月。

生境分布 生长于低海拔的杂木林中；多为栽培。分布于广东、福建、四川等地。

采收加工 秋季果实成熟时采收，鲜用或阴干生用。

饮片特征

本品呈纺锤形，两端钝尖，长2.5~4厘米，直径1~1.5厘米。表面棕黄色或黑褐色，有不规则皱纹。果肉灰棕色或棕褐色，质硬。果核梭形，暗红棕色，具纵棱；内分3室，各有种子1粒。气微，果肉味涩，久嚼微甜。

性味归经	甘、涩、酸，平。归肺经。
功效主治	清肺利咽，解毒。本品性平偏寒入肺经，故有解毒利咽之功。
药理作用	本品能兴奋唾液腺，使唾液分泌增加，故有助消化作用。
用量用法	6~12克，或用至30克，煎服。
使用注意	本品不宜多服，脾胃虚寒及大便秘结者慎服。

精选验方

①**肺胃热毒壅盛，咽喉肿痛**：鲜橄榄15克，鲜萝卜250克，切碎或切片，加水煎汤服。②**癫痫**：橄榄500克，郁金25克，加水煎取浓汁，放入白矾（研末）25克，混匀再煎，约得500毫升，每次20毫升，早、晚分服，温开水送下。③**慢性咽炎**：咸橄榄4枚，麦冬30克，芦根20克。加水两碗半，煎至一碗后，去药渣取汁服用。每日1剂，分数次饮用。④**溃疡性结肠炎**：橄榄果、绞股蓝、香菇各20克，黄芪50克，当归、川芎各10克，丹参30克。水煎取药汁。每日1剂，分2次服用。2个月为1个疗程。

白头翁 Bai Tou Weng

四、清热解毒药

别名 翁草、老翁花、野丈人、白头公、犄角花、胡王使者。

来源 本品为毛茛科多年生草本植物白头翁 *Pulsatilla chinensis*（Bge.）Regel 的干燥根。

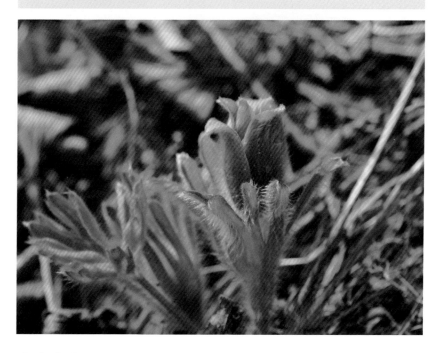

形态特征 多年生草本，高达50厘米，全株密被白色长柔毛。主根粗壮，圆锥形。叶基生，具长柄，叶3全裂，中央裂片具短柄，3深裂，侧生裂片较小，不等3裂，叶上面疏被伏毛，下面密被伏毛。花茎1~2厘米，高10厘米以上，总苞由3小苞片组成，苞片掌状深裂。花单一，顶生，花被6，紫色，2轮，外密被长绵毛。雄蕊多数，离生心皮，花柱丝状，果期延长，密被白色长毛。瘦果多数，密集成头状，宿存花柱羽毛状。花期3~5月，果期5~6月。

生境分布 生长于平原或低山山坡草地、林缘或干旱多岩石的坡地。分布于我国北方各省。

采收加工 春、秋两季采挖，除去泥沙、花茎和须根，保留根头白绒毛，晒干，生用。

饮片特征

本品为类圆形的片。外表皮黄棕色或棕褐色，具不规则纵皱纹或纵沟，近根头部有白色绒毛。外皮易剥离。切面稍平坦，皮部黄白色或淡黄棕色，木部淡黄色。质硬而脆。气微，味微苦涩。

性味归经	苦，寒。归大肠经。
功效主治	清热解毒，凉血止痢。本品苦寒，归大肠经，善清除肠中热毒而止泻痢，为治热毒血痢、湿热泻痢之要药。
药理作用	有明显抗菌作用及抗阿米巴原虫作用；对阴道滴虫有明显杀灭作用；对流感病毒有轻度抑制作用；还有一定的镇静、镇痛作用。
用量用法	9～30克，煎服。
使用注意	虚寒泻痢者忌服。

精选验方

①**气喘**：白头翁10克，水煎服。②**外痔**：白头翁全草，以根捣烂贴之，逐血止痛。③**心烦口渴、发热、里急后重**：白头翁9克，川黄连、川黄柏、北秦皮各6克，水煎服。④**细菌性痢疾**：白头翁15克，马齿苋30克，鸡冠花10克，水煎服。⑤**小儿湿热腹泻**：白头翁15克，生薏苡仁30克，高粱米与白糖各适量。高粱米放锅中爆花，取6克与生薏苡仁、白头翁同煎水，加适量调服，每日1剂，分2～3次服用。⑥**伤寒**：白头翁18克，紫苏叶10克，水煎服，每日2～3次。⑦**非特异性阴道炎**：白头翁20克，青皮15克，海藻10克，水煎服，每日2次。⑧**急性淋巴结炎**：白头翁120克。水煎取药汁。每日1剂，分2次服用。⑨**小儿消化不良**：白头翁、山楂各6克，砂仁、炙甘草各1克，香附4克，焦神曲8克，苍术炭、茯苓各5克。上药加水，浓煎200毫升。每日分多次服用。⑩**细菌性痢疾**：小儿急性细菌性痢疾：白头翁12克，黄芩、白芍、秦皮、当归各10克，黄连6克，大黄、甘草、广木香各5克，加水，煎取药汁250毫升。每日1剂，分3次灌肠。

马齿苋 Ma Chi Xian

别名 酸苋、马齿草、马齿菜、长命菜、马齿龙芽。

来源 本品为马齿苋科多年生肉质草本植物马齿苋*Portulaca oleracea* L. 的干燥地上部分。

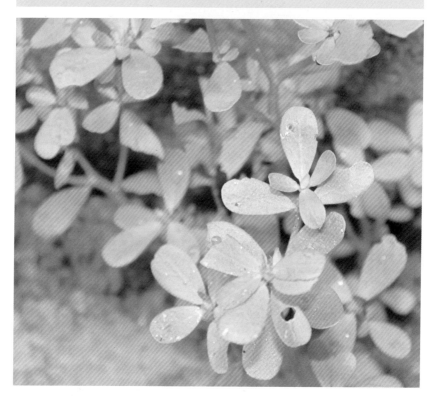

形态特征 一年生草本，长可达35厘米。茎下部匍匐，四散分枝，上部略能直立或斜上，肥厚多汁，绿色或淡紫色，全体光滑无毛。单叶互生或近对生；叶片肉质肥厚，长方形或匙形，或倒卵形，先端圆，稍凹下或平截，基部宽楔形，形似马齿，故名"马齿苋"。夏日开黄色小花。蒴果圆锥形，自腰部横裂为帽盖状，内有多数黑色扁圆形细小种子。花期5~8月，果期6~9月。

生境分布 生长于田野、荒芜地及路旁。南北各地均产。

采收加工 夏、秋两季采收，除去残根及杂质，洗净，略蒸或烫后晒干。

饮片特征

本品为不规则形的段。茎圆柱形，表面黄褐色，有明显纵沟纹。叶多破碎，完整者展平呈倒卵形，先端钝平或微缺，全缘。蒴果圆锥形，内含多数黑色细小种子。气微，味微酸而带黏性。

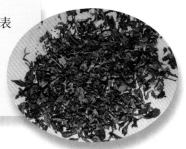

性味归经	酸，寒。归大肠、肝经。
功效主治	清热解毒，凉血止痢。本品性寒滑利，入肝经走血分，有清热解毒凉血之功。归大肠而有滑利大肠之效，为解毒治痢之常用要药。
药理作用	煎剂在体外对各型痢疾杆菌、伤寒杆菌、金黄色葡萄球菌有抑制作用。对某些致病性真菌也有抑制作用。注射液对子宫平滑肌有明显的兴奋作用。此外，还可增强肠蠕动及利尿作用。
用量用法	煎服，30~60克，鲜品加倍。外用：适量。
使用注意	脾胃虚寒、肠滑泻痢者忌服。

精选验方

①**赤白痢疾**：马齿苋60~90克（鲜草加倍），扁豆花3~12克，水煎加红糖，每日2次。②**痢疾便血、湿热腹泻**：马齿苋250克，粳米60克，粳米加水适量，煮成稀粥，马齿苋切碎后下，煮熟，空腹食。③**细菌性痢疾、肠炎**：马齿苋150克，水煎服。④**妇女赤白带**：鲜马齿苋适量，洗净，捣烂绞汁约60克。生鸡蛋2个，去黄，将蛋白加入马齿苋汁中搅和，开水冲服，每日1次。⑤**痈肿疮疡、黄水疮、丹毒红肿**：马齿苋120克，水煎内服，并以鲜品适量捣糊外敷。⑥**湿热下注型痔疮便血**：新鲜马齿苋100克，黄连5克，绿茶10克。将新鲜马齿苋拣去杂质后洗净，切成小段，与黄连一同放入纱布袋中，扎住袋口，再与绿茶同入砂锅，加水浓煎2次，每次20分钟，合并2次煎液即成。代茶，频频饮用。⑦**湿热下注型痔疮**：马齿苋60克，车前草30克，蜂蜜20克。将马齿苋、车前草洗净，入锅，加适量水，煎煮30分钟，去渣取汁，待药汁转温后调入蜂蜜，搅匀即成。上、下午分别服用。⑧**细菌性阴道炎，证属湿热或热毒内盛者**：鲜马齿苋50克，蜂蜜25克。将鲜马齿苋洗净，冷开水再浸洗1次，切小段，搅拌机搅烂，榨取鲜汁，加入蜂蜜调匀，隔水炖熟即成。分2次饮用。

鸦胆子 Ya Dan Zi

四、清热解毒药

别名 老鸦胆、苦榛子、雅旦子、小苦楝、鸭蛋子、苦参子。

来源 本品为苦木科常绿大灌木或小乔木鸦胆子*Brucea javanica* (L.) Merr. 的成熟果实。

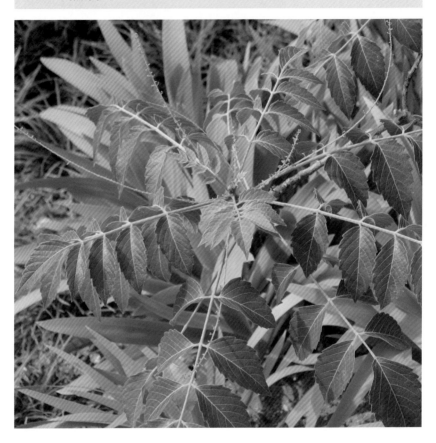

形态特征 落叶灌木或小乔木，高2~3米，全株被黄色柔毛。羽状复叶互生，卵状披针形，边缘有粗齿，两面被柔毛。花单性异株，圆锥状聚伞花序腋生，花极小，暗紫色。核果椭圆形，黑色。花期4~6月，果期8~10月。

生境分布 生长于灌木丛、草地及路旁向阳处。分布于福建、广西、云南、台湾、广东等地。

采收加工 秋季果实成熟时采收，除去杂质，晒干。

饮片特征

本品呈卵形。表面黑色或棕色，有隆起的网状皱纹，网眼呈不规则的多角形，两侧有明显的棱线，顶端渐尖，基部有凹陷的果梗痕。果壳质硬而脆，种子卵形，长5～6毫米，直径3～5毫米，表面类白色或黄白色，具网纹；种皮薄，子叶乳白色，富油性。气微，味极苦。

性味归经	苦，寒；有小毒。归大肠、肝经。
功效主治	清热解毒，截疟，止痢，腐蚀赘疣。
药理作用	有杀灭阿米巴原虫及疟原虫的作用。还能驱杀鞭虫、蛔虫、绦虫、阴道滴虫等。外擦鸦胆子油，对皮肤黏膜均有刺激作用，可使赘疣细胞破坏、细胞核固缩，最后坏死脱落。鸦胆子油有抗肿瘤作用。
用量用法	0.5～2克，用龙眼肉包裹或装入胶囊吞服。外用：适量。
使用注意	对胃肠及肝肾均有损害，不宜多用久服。

精选验方

①**阿米巴痢疾**：鸦胆子仁，用龙眼肉包裹（或装胶囊中）吞服，每次15～30粒，每日3次，服时切勿咬碎。②**疣**：鸦胆子去皮，取白仁之成实者，杵为末，和以烧酒，外涂。小作疮即愈。③**阿米巴疟疾**：鸦胆子仁，用龙眼肉包裹（或装胶囊中）吞服，每次10～15粒，每日3次，服时切勿咬碎。④**滴虫性、霉菌性、细菌性阴道炎**：鸦胆子仁40粒，打碎，加水煎成40毫升，一次性灌注阴道，每日1次。⑤**疟疾**：鸦胆子果仁10粒，入桂圆肉内吞服，每日3次，第3日后减半量，连服5日。⑥**淋病**：鸦胆子30粒（去皮壳，桂圆肉裹服），土茯苓、金银花各30克，甘草梢5克，白芍15克，海金沙10克（布包），石韦、三七（研细吞服）各6克。水煎取药汁。每日1剂，分2次服用。⑦**溃疡性结肠炎**：鸦胆子、防风、黄柏各10克，蒲公英、地榆炭、紫花地丁、白蔹各20克，白及40克。加水浓煎，煎取药汁50～80克。每日1剂，每晚睡前用药汁灌肠，药汁温度以35℃为宜。14日为1个疗程。

地锦草 Di Jin Cao

四、清热解毒药

别名 地锦、铺地锦、斑地锦。

来源 本品为大戟科一年生草本植物地锦*Euphorbia humifusa*Willd.或斑叶地锦*Euphorbia maculate* L. 的干燥全草。

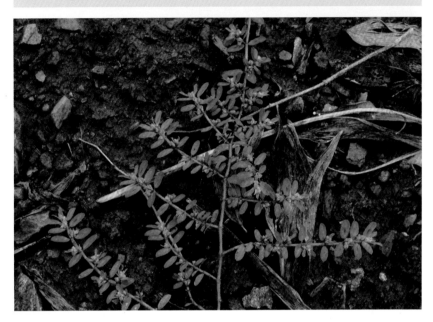

形态特征 地锦:一年生匍匐草本。茎纤细,近基部分枝,带紫红色,无毛。叶对生;叶柄极短;托叶线形,通常3裂;叶片长圆形,长4~10毫米,宽4~6毫米,先端钝圆,基部偏狭,边缘有细齿,两面无毛或疏生柔毛,绿色或淡红色。杯状花序单生于叶腋;总苞倒圆锥形,浅红色,顶端4裂,裂片长三角形;腺体4,长圆形,有白色花瓣状附属物;子房3室;花柱3,2裂。蒴果三棱状球形,光滑无毛;种子卵形,黑褐色,外被白色蜡粉,长约1.2毫米,宽约0.7毫米。花期6~10月,果实7月渐次成熟。斑叶地锦:本种与地锦草极相似,主要区别在于:叶片中央有一紫斑,背面有柔毛;蒴果表面密生白色细柔毛;种子卵形,有角棱。花果期与地锦草同。

生境分布 生长于田野路旁及庭院间。全国各地均有分布,尤以长江流域及南方各省(区)为多。

采收加工 夏、秋两季采集,洗净,晒干,切段用。

饮片特征

本品呈不规则段状。根表面暗红棕色，断面淡黄白色。茎细带紫红色，光滑无毛或疏生白色细柔毛，质脆易折断，断面黄白色，中空。叶片多皱缩，脱落，绿色带紫红色。气微，味微涩。

性味归经	苦、辛，平。归肝、胃、大肠经。
功效主治	清热解毒，凉血止血。本品苦能清泻，辛散能行，归肝、胃，既清热解毒，又止血活血，故有清热解毒、凉血止血之功。
药理作用	对各种细菌有明显抑制作用，并能明显中和白喉杆菌的外毒素，并抑制钩端螺旋体及流感病毒。粉末局部使用，对实验性犬股动脉切开出血有止血作用。
用量用法	15~30克，煎服。外用：适量。
使用注意	血虚无瘀及脾胃虚弱者慎用。

精选验方

①**细菌性痢疾**：地锦草、铁苋菜、凤尾草各50克。水煎服。②**血痢不止**：地锦草晒研，每服10克，空心米饮下。③**胃肠炎**：鲜地锦草50~100克。水煎服。④**感冒咳嗽**：鲜地锦草50克。水煎服。⑤**咳血、吐血、便血、崩漏**：鲜地锦草50克。水煎或调蜂蜜服。⑥**功能性子宫出血**：地锦草1000克。水煎去渣熬膏。每日2次，每服7.5克，白酒送服。⑦**湿热黄疸**：地锦全草25~30克。水煎服。⑧**小儿疳积**：地锦全草10~15克。同鸡肝一具或猪肝150克蒸熟，食肝及汤。⑨**跌打肿痛**：鲜地锦草适量，同酒糟捣匀，略加面粉外敷。⑩**蛇咬伤**：鲜地锦草捣敷。⑪**带状疱疹**：鲜地锦草捣烂，加醋搅匀，取汁涂患处。⑫**趾间鸡眼**：先割破，令出血，用地锦草捣烂敷上，甚效。

拳参 Quan Shen

别名 石蚕、牡参、紫参、红三七、刀枪药、活血莲。

来源 本品为蓼科多年生草本植物拳参 *Polygonum bistorta* L. 的干燥根茎。

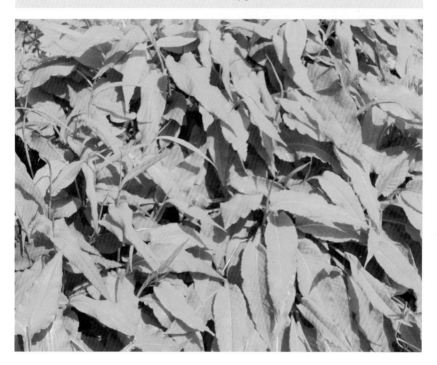

形态特征 多年生草本，高35～85厘米。根茎肥厚，黑褐色。茎单一，无毛，具纵沟纹。基生叶有长柄，叶片长圆披针形或披针形，长10～20厘米，宽2～5厘米，叶基圆钝或截形，茎生叶互生，向上柄渐短至抱茎。托叶鞘筒状，膜质。总状花序成穗状圆柱形顶生。花小密集，淡红色或白色。瘦果椭圆形，棕褐色，有三棱，稍有光泽。根茎呈扁圆柱形，常弯曲成虾状，长1～1.5厘米，直径1～2.5厘米，两端圆钝或稍细。花期6～9月，果期9～11月。

生境分布 生长于草丛、阴湿山坡或林间草甸中。分布于东北、华北及山东、江苏、湖北等地。

采收加工 春季发芽前或秋季茎叶将枯萎时采挖，除去泥沙，晒干，去须根。

饮片特征

本品为类圆形、肾形或不规则形的薄片，有的一边凹陷，一边呈弧形，直径1～2.5厘米。外表皮褐棕色至黑棕色，粗糙，可见多数残留短须根或须根痕及较密的横环纹。切面淡棕红色至棕红色，黄白色筋脉小点排列成环。质硬。无臭，味苦、涩。

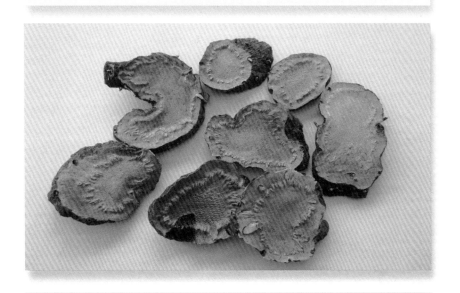

性味归经	苦，凉。归肺、肝、大肠经。
功效主治	清热解毒，利湿，凉血止痢。本品味苦善于清热解毒去湿。入阳明大肠、厥阴肝经，能降泄其热毒湿邪，以凉血、止痢，故有此功。
药理作用	对多种细菌有抑制作用。外用有一定止血效果。
用量用法	3～12克，煎服。外用：适量。
使用注意	无实火热毒及阴证外疡者忌用。

精选验方

①**菌痢、肠炎**：拳参50克，水煎服，每日1～2次。②**肺结核**：取拳参洗净，晒干粉碎，加淀粉调匀压成0.3克的片剂。成人每次4～6片，小儿酌减。③**阴虚久咳，肺痨，喘嗽**：拳参、蜜百合各9克，沙参、炙甘草各6克，水煎服。④**肠炎、赤白痢疾**：拳参30克，水煎服。

半边莲 Ban Bian Lian

四、清热解毒药

别名 半边菊、腹水草、细米草、蛇利草、蛇舌草。
来源 本品为桔梗科多年生蔓生植物半边莲*Lobelia chinensis* Lour. 的全草。

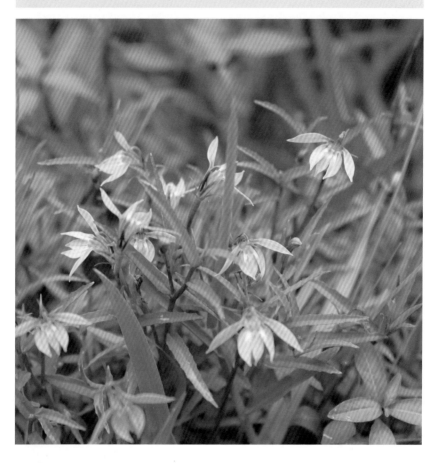

形态特征 植株高约1.5米，叶大，二回羽状，长圆形，向基部稍狭。叶脉略开展，二叉或下部的往往二回分叉，叶厚纸质，下面为浅绿色，无鳞片。花期5～8月，果期8～10月。

生境分布 生长于阳光或局部阴凉环境和肥沃、潮湿、多有机质、排水良好的土壤里。分布于安徽、江苏及浙江等地。

采收加工 夏季采收，除去泥沙，洗净，晒干或用鲜品。

饮片特征

本品为不规则段状。根及根茎细小，表面淡棕黄色或黄色。茎细，灰绿色，节明显。叶无柄，叶片多皱缩，绿褐色，狭披针形，边缘具疏而浅的齿或全缘。气味特异，味微甘而辛。

性味归经	甘、淡，寒。归心、小肠、肺经。
功效主治	清热解毒，利水消肿。本品甘淡利湿，性寒清热，故有此功。又为治疗蛇毒之要药。
药理作用	其浸剂有显著而持久的利尿作用，并伴有血压下降，并有抑菌、利胆、催吐及轻泻等作用。
用量用法	煎服，干品10~15克，鲜品30~60克。外用：适量。
使用注意	虚证水肿者忌用。

精选验方

①**多发性疖肿、急性蜂窝织炎**：半边莲30克，紫花地丁15克，野菊花9克，金银花6克，水煎服，并用鲜半边莲适量，捣烂敷患处。②**气喘**：半边莲、雄黄各10克，共捣成泥，放碗内，盖好，等颜色变青后，加饭做成丸子，如梧桐子大。每次服9丸，空腹服，盐汤送下。③**蛇咬伤**：鲜半边莲30~120克，水煎服，同时用鲜品捣烂敷伤口周围及肿痛处。④**黄疸、水肿、小便不利**：半边莲、白茅根各30克，水煎加白糖适量服。⑤**肝硬化及血吸虫病腹水**：半边莲30~45克，马鞭草15克，水煎服。⑥**各类型肺癌及胃癌、子宫颈癌等癌症**：半边莲100克，苦杏仁15克。将半边莲拣杂洗净，晾干后切碎（或切成碎小段），备用；苦杏仁洗净，放入清水中浸泡，泡涨后去皮尖，与半边莲同放入砂锅，加水适量，煎煮30分钟，用洁净纱布过滤，收取滤汁即成。分2次服用，早、晚各1次。⑦**胆结石、慢性胆囊炎**：郁金12克，半边莲、海金沙、石韦各15克，鸡内金6克，研为极细粉末，过100目筛，去粗渣，药末装瓶备用。每日中、晚餐后，开水送服药末3克。坚持服用1~3个月。

苦 瓜 Ku Gua

四、清热解毒药

别名 凉瓜。
来源 本品为葫芦科植物苦瓜*Momordica charantia* L.的果实。

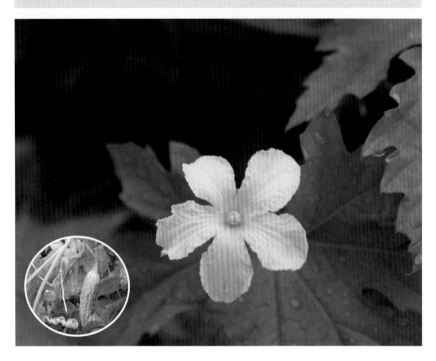

形态特征 一年生藤本，根系发达，侧根较多，根群分布范围在1.3米以上，茎为蔓性，5棱，浓绿色，有茸毛，分枝力强，易发生侧蔓，侧蔓又发生孙蔓，形成枝叶繁茂的地上部。子叶出土，初生真叶对生，盾形、绿色。真叶互生，掌状深裂，绿色，叶背淡绿色，5条放射叶脉，叶长18厘米，宽18~24厘米，叶柄长9~10厘米，柄上有沟。花为单性，雌雄异花同株。先生雄花，后生雌花，单生。果实为浆果，表面有很多瘤状突起，果形有纺锤形、短圆锥形、长圆锥形等。皮色有绿色、绿白色和浓绿色，成熟时为橘黄色，果肉开裂，露出种子，种子盾形、略扁，淡黄色，每果含有种子20~30粒，千粒重为150~180克。花期6~7月，果期9~10月。

生境分布 全国各地均有栽培。分布于广东、广西、福建等地。

采收加工 秋后采取，切片晒干，鲜用。

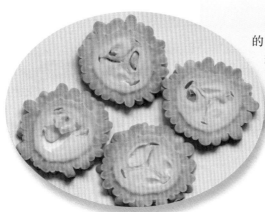

本品为矩圆形或椭圆形的片，皱缩，弯曲。果皮粗糙，呈浅灰棕色。质脆，容易折断。气微，味苦。

性味归经	苦，寒。归心、肝、脾、胃经。
功效主治	清热涤暑，明目，解毒。本品苦寒，无毒，清热涤暑，明目清心解毒，泻六经实火，除烦止渴。药食兼用，熟则养血滋肝，润脾补肾。
药理作用	具有降低血糖作用。正常和患有四氧嘧啶性糖尿病的家兔灌服苦瓜汁后，可使血糖明显降低。皮下注射垂体前叶浸膏引起高血糖的大鼠，灌服苦瓜汁的水提取物也有降低血糖的作用。其降低血糖的作用包括对胰脏与非胰脏两种作用。
用量用法	6～15克，煎汤内服；或煅存性研末，开水冲服。外用：适量，捣烂敷。
使用注意	脾胃虚寒者忌用，不宜与葱同用。

精选验方

①**胃气疼**：苦瓜煅为末，开水下。②**眼疼**：苦瓜煅为末，灯心草汤下。③**痢疾**：鲜苦瓜捣烂绞汁1杯，开水冲服。④**烦热口渴**：鲜苦瓜1个，剖开去瓤，切碎，水煎服。⑤**痱肿**：鲜苦瓜捣烂敷患处。⑥**慢性支气管炎**：苦瓜500克切碎，水煎取汁，煮20枚大枣，待枣皮展开后取出，余液熬成膏，早晚各服药膏1匙。⑦**目赤肿痛**：苦瓜烘干炒焦，研细末，每次10克，灯心草1克，泡开水送服。⑧**痱子**：嫩苦瓜切碎，揉搓患处，每日3次。⑨**小便短赤涩痛**：苦瓜1条，捣烂如泥，加入白糖拌匀，1小时后汁挤出，一次性饮下。

山慈菇 Shan Ci Gu

四、清热解毒药

别名 毛菇、光慈菇、毛慈菇、山茨菇、冰球子。

来源 本品为兰科植物独蒜兰*Pleione bulbocodioides*（Franch.）Rolfe或云南独蒜兰*Pleione yunnanensis* Rolfe的干燥假鳞茎。

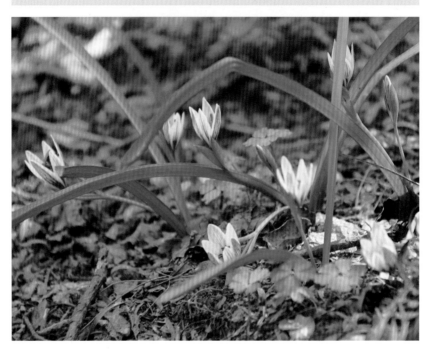

形态特征 陆生植物，高15～25厘米。假鳞茎狭卵形或长颈瓶状，长1～2厘米，顶生1枚叶，叶落后1杯状齿环。叶和花同时出现，椭圆状披针形，长10～25厘米，宽2～5厘米，先端稍钝或渐尖，基部收狭成柄抱花葶。花葶顶生1朵花。花苞片长圆形，近急尖，等于或长于子房；花淡紫色或粉红色；萼片直立，狭披针形，长达4厘米，宽5～7毫米，先端急尖；唇瓣基部楔形，先端凹缺或几乎不凹缺，边缘具不整齐的锯齿，内面有3～5条波状或近直立的褶片。花期4～5月，果期7月。

生境分布 生长于林下或沟谷旁有泥土的石壁上。分布于华东、中南、西南及陕西、甘肃等地。

采收加工 夏、秋两季采挖，除去地上部分及泥沙，分开大小，置沸水锅内蒸煮至透心，干燥。

饮片特征

本品呈圆球状尖圆形或稍扁平，直径1～2厘米。外表棕褐色或灰棕色，有细小皱折，顶端有一圆形的蒂迹，腰部有下凹或突起的环节，俗称"腰带"。假球茎周围被有或疏或密的金黄色丝状毛须或黑色细须；质地坚实，不易折断，断面粗糙，为黄白色；闻之略有香气，口尝之味淡，遇水有黏性。

性味归经	甘、微辛，寒；有小毒。归肝、胃经。
功效主治	清热解毒，消痈散结。本品味辛能散，寒能清热，故有清热解毒、消痈散结之效。
药理作用	秋水仙碱有抗肿瘤及镇静催眠协同作用。尚有止咳、平喘及止痛作用。
用量用法	煎服，3～6克，入丸、散剂减半。外用：适量。
使用注意	气虚体弱者慎用。

精选验方

①**急性扁桃腺炎、口腔炎**：山慈菇、冰片、硼砂、黄柏各30克，青黛60克，黄连120克，猪苦胆12克，研为细末，吹入患处，每次0.5克。②**脓性指头炎**：山慈菇（鲜）25克，洗净捣烂，加醋3毫升，和匀稍蒸温，用塑料薄膜包敷患指，每日换药1次。③**血栓性浅静脉炎**：山慈菇假球茎90克，碾碎浸泡在500毫升的75％酒精中，7日后滤出浸液即为山慈菇酊。用时，将药酊少许倒入手掌，在患处来回搓擦，直至皮肤发热，每日3～5次，7日为1个疗程。④**热结痰核型白血病**：山慈菇、七叶一枝花各20克，玄参、浙贝、清半夏、生南星（先煎2小时）各12克，牡蛎、夏枯草、昆布、半枝莲、海藻、白花蛇舌草各30克，甲珠、瓜蒌、黄药子各15克，水煎取药汁。每日1剂，分3次服用。

土茯苓 Tu Fu Ling

别名 地茯苓、过山龙、土太片、山地栗、冷饭团。

来源 本品为百合科多年生常绿藤本植物光叶菝葜*Smilax glabra* Roxb. 的干燥根茎。又称红土茯苓。

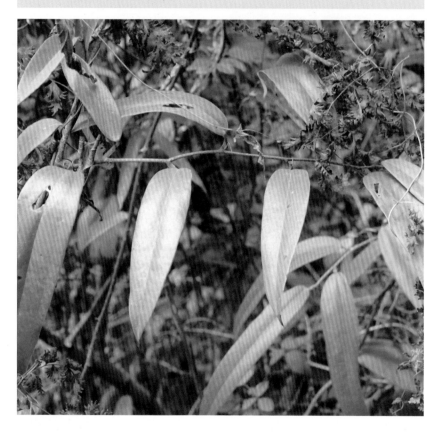

形态特征 多年生常绿攀缘状灌木，茎无刺。单叶互生，薄革质，长圆形至椭圆状披针形，先端渐尖，全缘，表面通常绿色，有时略有白粉，有卷须。花单性异株，腋生伞形花序；花被白色或黄绿色。浆果球形，红色，外被白粉。花期7~8月，果期9~10月。

生境分布 生长于林下或山坡。分布于长江流域南部各省（区）。

采收加工 夏、秋两季采挖，除去须根，洗净，干燥，或趁鲜切成薄片，干燥。

饮片特征

本品呈长圆形或不规则形的薄片，边缘不整齐。切面类白色至淡红棕色，粉性，可见点状微管束及多数小亮点；以水湿润后有黏滑感。质略韧。气微，味甘、涩。

性味归经	甘、淡，平。归肝、胃经。
功效主治	解毒除湿，通利关节。本品淡能利湿，利湿导热之中，更长于解毒，尤善疗梅毒和解汞中毒。
药理作用	解汞中毒。并能明显拮抗棉酚毒性，而对棉酚的抑制精子活性作用则无显著影响。
用量用法	15～60克，煎服。
使用注意	服药期间忌饮茶，否则可致脱发。

精选验方

①钩端螺旋体病：土茯苓60～150克，甘草6克，水煎服。②疮疖：土茯苓30克，苍耳子、大黄、金银花、蒲公英各9克，水煎服。③阴痒：土茯苓、蛇床子、地肤子各30克，白矾、花椒各9克，煎水，早晚熏洗或坐浴。④天疱疮：土茯苓30克，金银花、蒲公英、紫花地丁、白鲜皮、苦参、地肤子各15克，甘草6克，水煎服。⑤疮疖：土茯苓适量，研末，醋调敷。⑥肝郁气滞型肺癌：土茯苓60克，郁金、蜂蜜各30克。将土茯苓、郁金分别拣杂，洗净后晒干（或烘干），切成片，同放入砂锅，加水浸泡片刻，浓煎30分钟，用洁净纱布过滤，去渣，收取滤汁放入容器，温热时调入蜂蜜，即成。分2次服用，早、晚各1次。⑦**脾肾两亏、热毒蕴结型慢性再生障碍性贫血**：土茯苓、太子参、熟地黄、白花蛇舌草、板蓝根各15～30克，黄芪15～45克，白术、水蛭各10克，山药、菟丝子各20～30克，当归10～12克，枸杞子、丹参各10～15克，穿山甲5～10克，蒲公英30克。水煎取药汁。每日1剂，分2次服用。

熊 胆 Xiong Dan

四、清热解毒药

别名 狗熊胆、黑瞎子胆、黑熊胆、棕熊胆。

来源 本品为脊椎动物熊科棕熊*Ursus arctos* L. 和黑熊*Selenarctos thibetanus* G. Cuvier的胆囊。

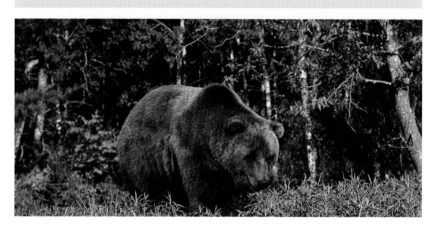

形态特征 黑熊：体形较大，长1.5～1.7米，体重约150千克。头部宽圆。吻部短而尖；鼻端裸露，眼小；耳较长且被有长毛，伸出头顶两侧。颈部短粗，两侧毛特别长。胸部有一倒"人"字形白斑。尾很短。毛漆黑色，有光泽。四肢粗健，前后足均具5趾，前足腕垫宽大与掌垫相连，后足跖垫也宽大且肥厚，前宽后窄，内侧中部无毛间隔。具爪。除其鼻面部棕色、下颌白色、倒"人"字白斑外，全身均为黑色并带有光泽。棕熊：体形较大，长约2米，重200～300千克。头阔而圆，吻部较长鼻也较阔，其端裸出，略侧扁。耳小，能动，内外被毛。肩端隆起，腰粗壮，尾短。四肢粗壮，前后足均具5趾，前足的爪长于后足。爪侧扁而弯曲，呈暗褐色。全身为黑棕色，或近黑色以至很淡的银灰色、棕黄色或棕红色。成体胸部无白色斑纹。

生境分布 黑熊栖息于混交林或阔叶林中。一般居于山上的石洞或大树洞中。分布极广泛，东北、华北、西南、华南及陕西、甘肃、青海、安徽、浙江、江西、福建、台湾、西藏等地均有分布。棕熊栖息于广阔叶林、针叶林或混交林中。有冬眠习性，杂食以植物为主。分布于东北及甘肃、青海、新疆、四川、贵州、西藏等地。

采收加工 夏、秋两季猎取为宜，迅速取出胆囊，干燥。去净胆囊皮膜，研细用。

饮片特征

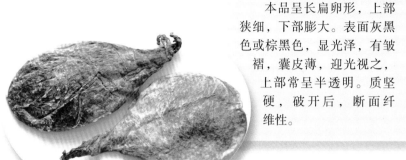

本品呈长扁卵形，上部狭细，下部膨大。表面灰黑色或棕黑色，显光泽，有皱褶，囊皮薄，迎光视之，上部常呈半透明。质坚硬，破开后，断面纤维性。

性味归经	苦，寒。归肝、胆、心经。
功效主治	清热解毒，息风止痉，清肝明目。本品苦寒主入肝经，能清泄肝热以制止痉挛，明目退翳，故有此功。
药理作用	有利胆作用，可促进胆汁分泌，显著增加胆汁分泌量，对胆总管、括约肌有松弛作用。本品还有溶解胆结石作用及一定的解毒、抑菌、抗炎、抗过敏、镇咳、祛痰、平喘、助消化、降压作用。
用量用法	1～2.5克，内服，多作丸、散，不入汤剂。外用：适量。
使用注意	非实热者不可用。

精选验方

①**肝胆疾病（患有胆结石、胆道炎和黄疸的病人）**：可采用熊胆汁配伍郁金、姜黄和茵陈蒿水煎服。②**急性肾性高血压**：熊胆汁干粉，每次0.5克，每日2次。③**眼科疾病**：取20％熊胆注射液结合膜下注射，每次0.2毫升，对晶体混浊、眼底出血及球后视神经炎有较好疗效。④**小儿百日咳**：用熊胆抑咳散（熊胆、朱砂、姜半夏、橘红、川贝母、款冬花），1～2岁，每次0.3～0.5克；2～4岁，每次0.6～0.9克，按年龄大小适当增减，每日3次，饭后温开水送服。⑤**慢性肝病**：用熊胆注射液（2％），每次2毫升，每日2次，肌肉注射，并按中医辨证配以中药治疗，1个月为1个疗程，连续用3个疗程，每疗程间休息3～4日。

漏 芦 Lou Lu

四、清热解毒药

别名 毛头、野兰、大头翁、大花蓟、鬼油麻、龙葱根。

来源 本品为菊科植物祁州漏芦*Rhaponticum uniflorum*（L.）DC. 或禹州漏芦
Echinps latifolius Tausch.的干燥根。

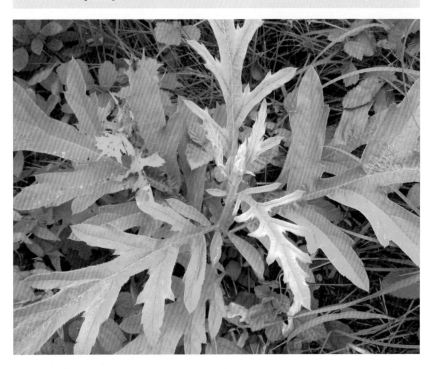

形态特征 本植物为多年生草本，高30～80厘米，全体密被白色柔毛。主
根粗大，上部密被残存叶柄。基生叶丛生；茎生叶互生。叶长椭圆形，长
10～20厘米，羽状全裂至深裂，裂片矩圆形，边缘具不规则浅裂，两面密被
白色茸毛。头状花序，总苞多列，具干膜质苞片，多列，花全为管状花，
淡紫色，雄蕊5，聚药。瘦果卵形，有4棱，棕褐色，冠毛刚毛状。根呈圆
锥形，多扭曲，长短不一，完整者长10～30厘米，直径1～2厘米。花、果期
4～9月。

生境分布 生长于向阳的草地、路边、山坡。祁州漏芦分布于河北、辽宁、
山西等地；禹州漏芦分布于湖北、安徽、河南等地。

采收加工 春、秋两季采挖，除去须根及泥沙，晒干。

饮片特征

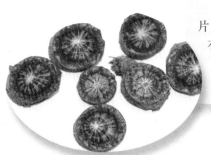

本品为类圆形或不规则形的厚片。外表皮暗棕色至黑褐色，粗糙，有网状裂纹，外皮易剥落。切面黄白色至灰黄色，有放射状裂隙。质脆，易折断。气特异，味微苦。

性味归经	苦，寒。归胃经。
功效主治	清热解毒，消痈散结，通经下乳。本品苦寒，主入胃经，具有清热解毒、消痈的功效。又能通下乳汁，用于乳汁不下，故有此功，为治乳痈的良药。
药理作用	对皮肤真菌有抑制作用；体内外实验均显示显著的抗氧化作用；还有降血脂、抗动脉粥样硬化的作用。
用量用法	3～12克，煎服。
使用注意	气虚、疮疡平塌者及孕妇忌服。

精选验方

①**产后乳汁不下**：漏芦15克，王不留行、炮甲珠各9克，路路通12克，通草6克，水煎服。或漏芦12克，鸡蛋2个，水煎冲蛋服。②**痈肿疮疡**：漏芦、金银花、蒲公英各15克，连翘9克，黄柏12克，甘草6克，水煎服。③**肥胖症**：漏芦、决明子、泽泻、荷叶、汉防己各15克，水煎浓缩至100毫升，每日2次。④**乳腺炎**：漏芦9克，白芷、当归、青皮、柴胡各9克，金银花、蒲公英各30克，全瓜蒌15克，橘核12克，甘草6克，水煎服。⑤**甲状腺腺瘤**：漏芦、蒲公英、刘寄奴、双花、紫花地丁、连翘各30克，柴胡13克，元参、香附、大贝各12克，海藻15克，皂刺10克。水煎取药汁。每日1剂，分2次服用。⑥**急性乳腺炎**：蒲公英30克，漏芦、橘子仁各20克，银花、白芷、瓜蒌、连翘各15克，青皮、当归、柴胡各12克，甘草6克。水煎取药汁。每日1剂。⑦**瘀毒内阻型乳腺癌**：天葵子、芸苔子、木馒头各30克，漏芦15克，八角莲、地鳖虫、白蔹、金雀花各9克。水煎取药汁。每日1剂，分2次服用。

白蔹 Bai Lian

四、清热解毒药

别名 白根、昆仑、山地瓜、地老鼠、见肿消、鹅抱蛋。

来源 本品为葡萄科多年生藤本植物白蔹*Ampelopsis japonica*（Thunb.）Makino的块根。

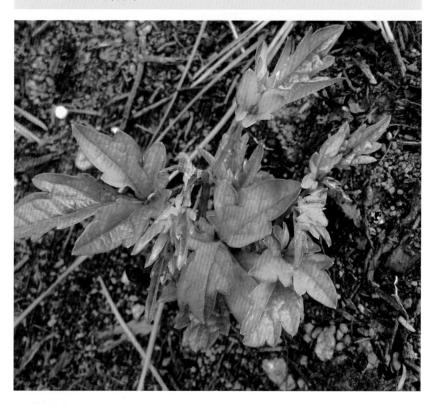

形态特征 木质藤本，茎多分枝，带淡紫色，散生点状皮孔，卷须与叶对生。掌状复叶互生，一部分羽状分裂，一部分羽状缺刻，边缘疏生粗锯齿，叶轴有宽翅，裂片基部有关节，两面无毛。聚伞花序与叶对生，序梗细长而缠绕，花淡黄色，花盘杯状，边缘稍分裂。浆果球形或肾形，熟时蓝色或白色，有针孔状凹点。花期5~6月，果期9~10月。

生境分布 生长于荒山的灌木丛中。分布于东北、华北、华东及河北、陕西、河南、湖北、四川等省（区）。

采收加工 春、秋两季采挖，除去泥沙及细根，切成纵瓣或斜片，晒干。

饮片特征

干燥的块根呈长椭圆形或纺锤形，两头较尖，略弯曲，外皮红棕色，有皱纹，易层层脱落，内面淡红褐色。纵切瓣切面周边常向内卷曲，中部有一凸起的棱线。斜片呈卵圆形，厚1.5～3毫米，中央略薄，周边较厚，微翘起或微弯曲。质轻，易折断，折断时有粉尘飞出，断面白色或淡红色。气微，味甘。以肥大、断面粉红色、粉性足者为佳。

性味归经	苦、辛，微寒。归心、胃经。
功效主治	清热解毒，消痈散结，生肌止痛。本品苦寒能清热解毒，味辛则能散结消痈，外用又可敛疮生肌，故有此功。
药理作用	水浸剂对皮肤真菌有不同程度的抑制作用。5%煎剂在体外对金黄色葡萄球菌也有抑制作用。
用量用法	3～10克，煎服。外用：适量。
使用注意	反乌头。

精选验方

①水火烫伤：白蔹、地榆各等份，共为末，适量外敷，或麻油调敷患处。②痈肿：白蔹、乌头（炮）、黄芩各等份，捣末筛，和鸡子白敷上。③汤火灼烂：白蔹末敷之。④急、慢性细菌性痢疾：白蔹适量，焙干研末，每次1～3克，每日3次。⑤聤耳出脓血：白蔹、黄连（去须）、龙骨、赤石脂、乌贼鱼骨（去甲）各50克，上五味，捣罗为散。先以绵拭脓干，用药一钱匕，绵裹塞耳中。⑥皮肤中热痱、瘰疬：白蔹、黄连各100克，生胡椒粉50克，上捣筛，溶脂调和敷之。⑦气虚血瘀型肝癌：白蔹25克，黄芪、茯苓、白花蛇舌草、半枝莲各30克，党参18克，制香附、全当归各15克，土炒白术、三棱、莪术、元胡各10克，三七粉2克。除三七粉外，水煎取药汁。喝药汁，三七粉冲服。⑧溃疡性结肠炎：白蔹、蒲公英、地榆炭、紫花地丁各20克，鸦胆子、防风、黄柏各10克，白及40克，加水浓煎，煎取药汁50～80克。每日1剂，每晚睡前用药汁灌肠，药汁温度以35℃为宜。14日为1个疗程。

四季青 Si Ji Qing

别名 冬青叶、红冬青叶、野冬青叶。

来源 本品为冬青科常绿乔木冬青*Ilex chinensis* Sims的叶。

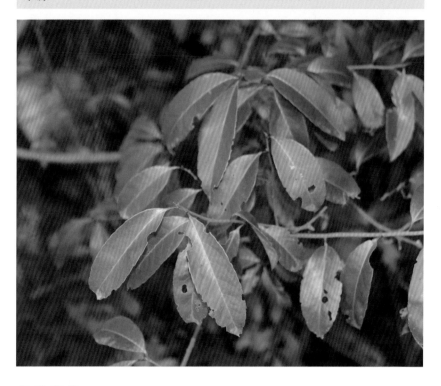

形态特征 常绿乔木，高可达12米。树皮灰色或淡灰色，无毛。叶互生；叶柄长5～15厘米；叶片革质，通常狭长椭圆形，长6～10厘米，宽2～3.5厘米，先端渐尖，基部楔形，很少圆形，边缘疏生浅锯齿，上面深绿色而有光泽，冬季变紫红色，中脉在下面隆起。花单性，雌雄异株，聚伞花序着生于叶腋外或叶腋内；花萼4裂，花瓣4，淡紫色；雄蕊4；子房上位。核果椭圆形，长6～10毫米，熟时红色，内含核4颗，果柄长约5毫米。花期5月，果熟期10月。

生境分布 生长于向阳山坡林缘、灌木丛中。分布于江苏、浙江、广西、广东和西南各省（区）。

采收加工 秋、冬两季采收，晒干用。

饮片特征

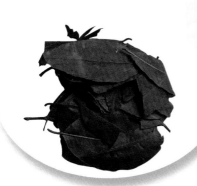

本品呈椭圆形，先端急尖或渐尖，基部楔形，边缘具疏浅锯齿，上表面棕褐色或灰绿色，有光泽，下表面色较浅。叶柄长约1厘米。气微清香，味苦涩。性寒，味苦、涩。

性味归经	苦、涩，寒。归肺、心经。
功效主治	清热解毒，凉血止血，敛疮。本品苦寒，可清热解毒。外用有止血、敛疮之功。
药理作用	有广谱抗菌作用，对绿脓杆菌、大肠杆菌、伤寒杆菌、福氏痢疾杆菌、产气杆菌、金黄色葡萄球菌等均有抑制作用；对实验性烫伤，有抗感染、防止渗出等作用，还具降压、抗炎等作用。
用量用法	15～30克，煎服。外用：适量。
使用注意	脾胃虚寒、肠滑泄泻者慎用。

精选验方

①**上呼吸道感染**：四季青、大青叶、鸭跖草各3000克，紫苏、荆芥各1500克，加水25000毫升，浓煎成每克内含生药4克的合剂。口服3～4次，每次50克，病重热甚者可3～4小时服药1次。②**感冒，扁桃体炎，急慢性支气管炎**：四季青、三脉叶马兰各30克，制成煎液90毫升，每日3次分服。③**乳腺炎**：四季青60克，夏枯草、木芙蓉各45克。捣烂如泥敷患处，干后加水调湿再敷。④**烫伤**：冬青叶水煎浓缩成1∶1药液。创面清洗后，用棉球蘸药液反复涂搽，如痂膜下有分泌物出现，可去痂后再行涂布，直至痊愈。⑤**皮肤皲裂，瘢痕**：冬青叶适量烧灰加凡士林、面粉各适量，调成软膏外涂，每日3～5次。⑥**妇人阴肿**：冬青叶、小麦、甘草各等份，煎水洗之。⑦**外伤出血**：冬青叶（鲜）适量，嚼烂外敷。

绿 豆 Lü Dou

别名 青小豆。

来源 本品为豆科一年生草本植物绿豆*Phaseolus radiatus* L.的种子。

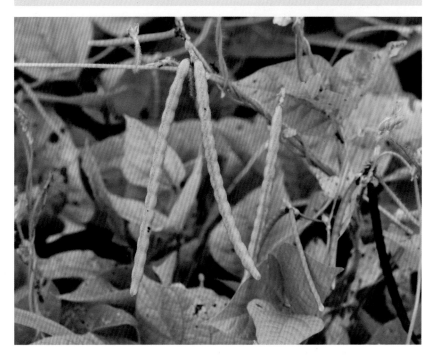

形态特征 一年生直立或顶端微缠绕草本。高约60厘米，被短褐色硬毛。三出复叶，互生；叶柄长9~12厘米；小叶3，叶片阔卵形至菱状卵形，侧生小叶偏斜，长6~10厘米，宽2.5~7.5厘米，先端渐尖，基部圆形、楔形或截形，两面疏被长硬毛；托叶阔卵形，小托叶线形。总状花序腋生，总花梗短于叶柄或近等长；苞片卵形或卵状长椭圆形，有长硬毛；花绿黄色；萼斜钟状，萼齿4，最下面1齿最长，近无毛；旗瓣肾形，翼瓣有渐窄的爪，龙骨瓣的爪截形，其中一片龙骨瓣有角；雄蕊10，二体；子房无柄，密被长硬毛。荚果圆柱形，长6~8厘米，宽约6毫米，成熟时黑色，被疏褐色长硬毛。种子绿色或暗绿色，长圆形。花期6~7月，果期8月。

生境分布 全国大部分地区均产，皆为栽培。

采收加工 秋后种子成熟时采收，洗净晒干。打碎入药或研粉用。

饮片特征

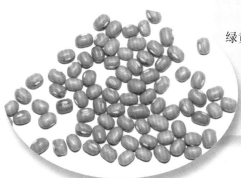

本品呈短矩圆形，表面绿黄色或暗绿色，有光泽。种脐位于一侧上端。种皮薄而韧，剥离后露出种仁，呈黄白色或淡黄绿色。质坚硬。

性味归经	甘，寒。归心、胃经。
功效主治	清热解毒，消暑利尿。本品寒可清热，甘寒则可生津解暑，故有此功。
药理作用	能防治实验性高脂血症。对葡萄球菌有抑制作用。
用量用法	15～30克，煎服。外用：适量。
使用注意	脾胃虚寒、肠滑泄泻者忌用。

精选验方

①**烧伤**：绿豆粉60克和75%酒精（白酒也可）适量调成糊状，30分钟后，加入冰片9克调匀备用，创面清洗后，将药糊涂于创面约0.5毫米厚，每日2～3次。②**烫伤**：绿豆粉30克，鸡蛋清适量，上药调匀涂伤处，有水泡者，先刺破水泡，再涂。③**腮腺炎**：生绿豆60克置小锅内煮至将熟时，加入白菜心2～3个，再煮约20分钟，取汁顿服，每日1～2次。④**小儿胃肠炎**：鸡蛋清1个，绿豆粉6克，两味调匀。如呕吐不止敷两脚心一晚；泻不止敷囟会穴（位于督脉百会穴前10厘米处）一晚。⑤**中暑**：茶30克，绿豆粉、苦参各10克，甘草6克。苦参、甘草研末，与茶、绿豆粉拌匀。每次取适量，沸水冲，频饮。⑥**慢性咽炎**：绿豆50克，白糖1匙，绿豆洗净，加冷水适量，中火烧开后加白糖1匙，打开锅盖烧20分钟，至绿豆裂开，皮发青（未变黄），绿豆已熟时，离火当点心吃，当日吃完，勿过夜。⑦**猩红热**：绿豆20克，牡丹皮6克，薄荷3克。水煎取药汁。每日1剂，分2～3次服用。⑧**小儿猩红热**：绿豆30克，生地黄、金银花各20克。将生地黄和金银花加水煎汤，去渣取汁，再加绿豆煎汤。代茶饮，每日3次。

乌蔹莓 Wu Lian Mei

别名 乌蔹草、五叶藤、五爪龙、母猪藤。

来源 本品为葡萄科多年生蔓生草本植物乌蔹莓 *Cayratia japonic*（Thunb.）Gagn.的全草或单用其根及叶。

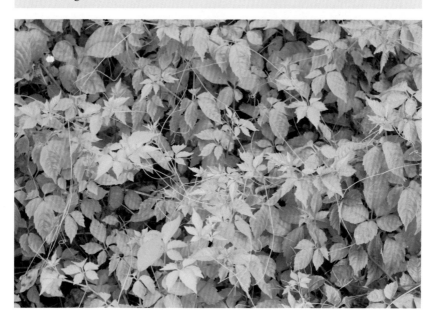

形态特征 多年生草质藤本。茎带紫红色，有纵棱；卷须二歧分叉，与叶对生。鸟趾状复叶互生；小叶5，膜质，椭圆形、椭圆状卵形至狭卵形，长2.5～8厘米，宽2～3.5厘米，先端急尖至短渐尖，有小尖头，基部楔形至宽楔形，边缘具疏锯齿，两面脉上有短柔毛或近无毛，中间小叶较大而具较长的小叶柄，侧生小叶较小；叶柄长可达4厘米以上；托叶三角状，早落。聚伞花序呈伞房状，通常腋生或假腋生，具长梗，有或无毛；花小，黄绿色；花萼不明显；花瓣4，先端无小角或有极轻微小角；雄蕊4，与花瓣对生；花盘肉质，浅杯状；子房陷于4裂的花盘内。浆果卵圆形，径6～8毫米，成熟时黑色。花期5～6月，果期8～10月。

生境分布 生长于旷野、山谷、林下、路旁。分布于我国山东、长江流域至广东、福建等省。

采收加工 夏、秋两季采收，晒干用或鲜用。

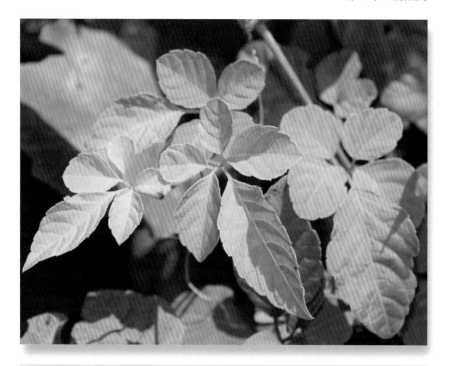

性味归经	酸、苦、寒。归肝、脾、膀胱经。
功效主治	清热解毒，凉血消肿，利尿。
药理作用	水煎剂试管内能抑制钩端螺旋体的生长。
用量用法	15～30克，鲜者加倍，煎服。外用：适量。
使用注意	孕妇忌服。

精选验方

①**化脓性感染：**取乌蔹莓新鲜全草或茎叶洗净，捣烂如泥，敷于患处；或取叶、根研成细末，和凡士林调成20%的软膏；或取其原汁烘干，碾粉外用，每日换药1次。②**接骨及消肿：**取乌蔹莓洗净泥沙、剔去硬结的新鲜根500克，糯米饭半碗，捶成膏敷患处；或在秋冬时采根，洗净切片，晒干，研成粉末，密封，用时以白酒调成糊状敷于患处。一般敷药12～24小时，如局部有灼热感应立即换药，否则容易发泡，一般敷3～7日即可。③**急性肛门湿疹：**乌蔹莓、龙胆草、羊蹄、野菊花各9克，黄柏、明矾各6克，地肤子12克，车前草15克，碎成粗末，煎水洗患处，每日2次。

八角莲 Ba Jiao Lian

别名 鬼臼、八角莲、六角莲、独角莲。

来源 本品为小檗科多年生草本植物八角莲 *Dysosma pleianthe* (Hance) Wood. 的根茎及根。

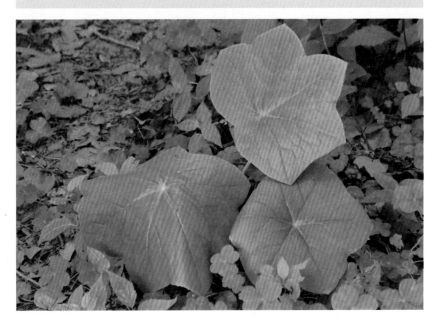

形态特征 多年生草本，茎直立，高20～30厘米。不分枝，无毛，淡绿色。根茎粗壮，横生，具明显的碗状节。茎生叶1片，有时2片，盾状着生；叶柄长10～15厘米；叶片圆形，直径约30厘米，掌状深裂几达叶中部，边缘4～9浅裂或深裂，裂片楔状长圆形或卵状椭圆形，长2.5～9厘米，宽5～7厘米，先端锐尖，边缘具针刺状锯齿，上面无毛，下面密被或疏生柔毛。花5～8朵排成伞形花序，着生于近叶柄基处的上方近叶片处；花梗细，长约5厘米，花下垂，花冠深红色；萼片6，外面被疏毛；花瓣6，勺状倒卵形，长约2.5厘米；雄蕊6，药隔突出；子房上位，1室，柱头大，盾状。浆果椭圆形或卵形。种子多数。花期4～6月，果期8～10月。

生境分布 生长于海拔300～2200米的山坡林下阴湿处。分布于四川、广西、贵州等地。

采收加工 秋、冬两季采挖，洗净泥沙，晒干或鲜用。

饮片特征

表面黄棕色，上方具大型圆珠笔凹状茎痕；可见圆点状须状根痕或须根，直径约1毫米，浅棕黄色。质极硬，不易折断，折断面略平坦，颗粒状，角质样，浅黄红色，横切面平坦，可见维管束小点环列。气微，味苦。

性味归经	苦、辛，平。归肺经。
功效主治	清热解毒，化痰散结，祛瘀消肿。
药理作用	对离体蛙心有兴奋作用；对兔耳血管有扩张作用；对蛙后肢血管、家兔小肠，及肾血管有轻度收缩作用。全草中含树脂，能引起猫的吐、泻、死亡。
用量用法	6～12克，煎服，或研末服。外用：研末调敷、捣敷或浸酒涂敷。
使用注意	孕妇禁服，体质虚弱者慎服。

精选验方

①**肿毒初起**：八角莲加红糖或酒糟适量，一同捣烂敷贴，每日2次。
②**疔疮**：八角莲10克，蒸酒服；并用须根捣烂敷患处。③**带状疱疹**：八角莲根研细末，醋调涂患处。④**单双蛾喉痛**：八角莲5克，磨汁吞咽。
⑤**跌打损伤**：八角莲根5～15克，研细末，酒送服，每日2次。⑥**痰咳**：八角莲20克，猪肺100～200克，糖适量，煲服。⑦**瘀毒内阻型乳腺癌**：八角莲、地鳖虫、白蔹、金雀花各9克，天葵子、芸苔子、木馒头各30克，漏芦15克，水煎取药汁。每日1剂，分2次服用。⑧**乳腺癌**：八角莲、黄杜鹃各15克，紫背天葵30克，切碎，用白酒300毫升浸7日，每次服10毫升，每日3次。未溃者，并作外搽，能使肿块消失。⑨**疔疮痈肿**：八角莲6克，酒蒸服。另用适量捣烂，加冰片少许，外敷。⑩**跌损瘀痛**：八角莲3克，研末，酒、水煎服。每日2次。或泡酒服。

翻白草 Fan Bai Cao

四、清热解毒药

别名 鸡腿儿、老鸹爪、叶下白。

来源 本品为蔷薇科多年生草本植物翻白草*Potentilla discolor* Bge. 的带根全草。

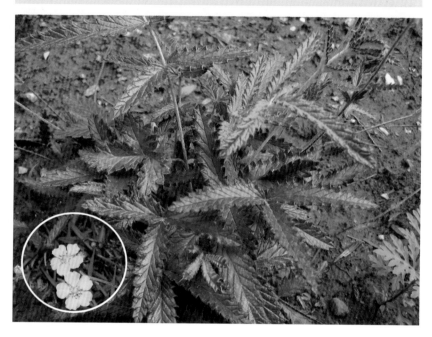

形态特征 多年生草本，高15～30厘米。根多分枝，下端肥厚成纺锤状。茎上升向外倾斜，多分枝，表面具白色卷绒毛。基生叶丛生，单数羽状复叶，小叶3～5；茎生叶小，为三出复叶，顶端叶近无柄，小叶长椭圆形或狭长椭圆形，长2～6厘米，宽0.7～2厘米，先端锐尖，基部楔形，边缘具锯齿，上面稍有柔毛，下面密被白色绵毛；托叶披针形或卵形，也被白绵毛。花黄色，聚伞状排列；萼绿色，宿存，5裂，裂片卵状三角形，副萼线形，内面光滑，外而均被白色绵毛；花瓣5，倒心形，凹头；雄蕊和雌蕊多数，子房卵形而扁，花柱侧生，乳白色，柱头小，淡紫色。瘦果卵形，淡黄色，光滑，脐部稍有薄翅突起。花期5～8月，果期8～10月。

生境分布 生长于丘陵山地、路旁和畦埂上。全国各地均产。分布于河北、安徽等地。

采收加工 春夏未开花前连根挖取，除净泥土，切段晒干，生用。

饮片特征

本品块根呈纺锤形或圆柱形，直径0.4~1厘米；表面黄棕色或暗褐色，有不规则扭曲沟纹；质硬而脆，折断面平坦，呈灰白色或黄白色。基生叶丛生，单数羽状复叶，多皱缩弯曲，展平后长4~13厘米；小叶5~9片，柄短或无，长圆形或长椭圆形，顶端小叶片较大，上表面暗绿色或灰绿色，下表面密被白色绒毛，边缘有粗锯齿。气微，味甘，微涩。

性味归经	甘、微苦，平。归肝、脾、大肠经。
功效主治	清热解毒，凉血止血。
药理作用	本品全草煎剂对志贺氏痢疾杆菌、福氏痢疾杆菌、金黄色葡萄球菌和伤寒杆菌均有抑制作用。近年来实验研究表明，用大剂量翻白草灌胃给药7天，对正常家兔有明显降血糖作用。其机制是翻白草所含的黄酮类化合物中的主要成分槲皮素有抑制非酶糖化作用，并通过抑制蛋白糖化来抑制醛糖还原酶活性。
用量用法	10~15克，煎服。外用：适量。
使用注意	阳虚有寒、脾胃虚寒者少用。

精选验方

①**慢性鼻炎、咽炎、口疮**：翻白草15克，紫花地丁12克，水煎服。②**肠炎、痢疾**：翻白草450克，黄柏、秦皮各300克，水煎浓缩后干燥，研粉备用。每服1~2克，每日3次。③**痔疮出血**：翻白草、委陵菜、无花果、地榆、金银花各10克，水煎服。④**热毒疖肿、淋巴结炎、疥疮、湿疹**：翻白草捣敷患处。⑤**吐血、咯血、衄血、便血等血热出血者**：翻白草15克，阿胶9克，水煎服。对血热月经过多者，多与牡丹皮、侧柏叶合用。⑥**皮肤或下肢溃疡**：翻白草60克，苦参30克，煎汤熏洗患处，每日1次。⑦**创伤**：鲜翻白草全草洗净晒干，研粉，撒敷伤口，每日换药1次。⑧**胃火牙痛**：翻白草、牛膝各10克，白芷12克，石膏、生地黄各15克，甘草3克，大黄6克，水煎服。

委陵菜 Wei Ling Cai

四、清热解毒药

别名 鸡爪草、下路鸡。
来源 本品为蔷薇科植物委陵菜 *Potentilla chinensis* Ser. 的干燥全草。

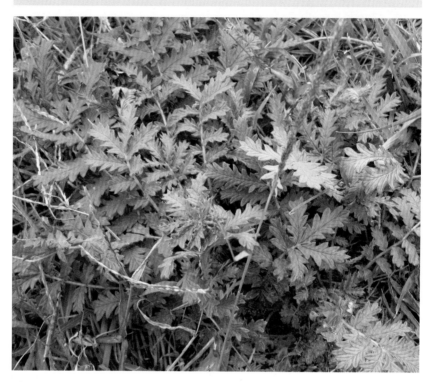

形态特征 多年生草本，高30~60厘米。主根发达，圆柱形。茎直立或斜生，密生白色柔毛。羽状复叶互生，基生叶有15~31小叶，茎生叶有3~13小叶；小叶片长圆形至长圆状倒披针形，长1~6厘米，宽6~15毫米，边缘缺刻状，羽状深裂，裂片三角形，常反卷，上面被短柔毛，下面密生白色绒毛；托叶和叶柄基部合生。聚伞花序顶生；副萼及萼片各5，宿存，均密生绢毛；花瓣5，黄色，倒卵状圆形；雄蕊多数；雌蕊多数。瘦果有毛，多数，聚生于被有绵毛的花托上，花萼宿存。花期5~8月，果期8~10月。

生境分布 生长于山坡、路边、田旁、山林草丛中。大部分地区作翻白草用，少数地区作白头翁用。

采收加工 春季未抽茎时采挖，除去泥沙，晒干。

饮片特征

本品根呈圆柱形或类圆锥形，略扭曲，有的有分枝；表面暗棕色或暗紫红色，有纵纹，粗皮易成片状剥落；根头部稍膨大；质硬，易折断，断面皮部薄，暗棕色，常与木部分离，射线呈放射状排列。叶基生，单数羽状复叶，有柄；小叶狭长椭圆形，边缘羽状深裂，下表面及叶柄均密被灰白色柔毛。气微，味涩、微苦。

性味归经	苦，寒。归肝、大肠经。
功效主治	清热解毒，凉血止痢，祛风湿。本品苦寒清泻，归肝经走血分，则凉血、解毒；入大肠祛热毒，则止泻痢；苦燥又可祛湿邪，故有此功。
药理作用	对溶组织阿米巴原虫的作用较白头翁为弱。
用量用法	15～30克，煎服、研末或浸酒。外用：适量，煎水洗、捣敷或研末撒。
使用注意	慢性腹泻伴体虚者慎用。

精选验方

①宫颈癌腹痛：委陵菜、茄根、川椒、马兰花各15克，生枳壳、大戟各30克，大黄、五倍子、苦参、朴硝、瓦松各9克。加水煎煮，去渣备用。熏洗阴道，每日1次。②痔疮出血：委陵菜、翻白草、无花果、地榆、金银花各10克，水煎服。③湿热痢疾或腹泻：委陵菜30克，白木槿花15克。加水煎汤服。④疔疮痈肿初起，疼痛灼热：委陵菜根60～120克，加水煎汤服。

虎耳草 Hu Er Cao

别名 石荷叶、佛耳草、金丝荷叶。

来源 本品为虎耳草科多年生常绿草本植物虎耳草*Saxifraga stolonifera*（L.）Meerb. 的全草。

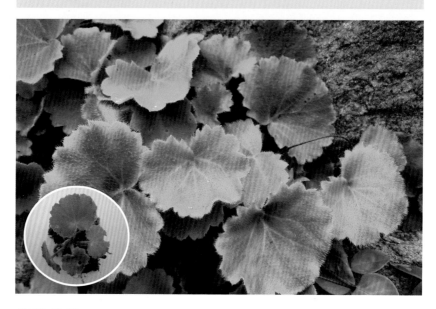

形态特征 多年生小草本，冬不枯萎。根纤细，匍匐茎细长，紫红色，有时生出叶与不定根。叶基生，通常数片；叶柄长3～10厘米；叶片肉质，圆形或肾形，直径4～6厘米，有时较大，基部心形或平截形，边缘有浅裂片和不规则细锯齿，上面绿色，常有白色斑纹，下面紫红色，两面被柔毛。花茎高达25厘米，直立或稍倾斜，有分枝；圆锥状花序，轴与分枝、花梗被腺毛及绒毛；苞片披针形，被柔毛；萼片卵形，先端尖，向外伸展；花多数，花瓣5，白色或粉红色下方2瓣特长，椭圆状披针形，长1～1.5厘米，宽2～3毫米，上方3瓣较小，卵形，基部有黄色斑点；雄蕊10，花丝棒状，比萼片长约1倍，花药紫红色；子房球形，花柱纤细，柱头细小。蒴果卵圆形，先端2深裂，呈喙状。花期5～8月，果期7～11月。

生境分布 生长于海拔400～4500米的林下、灌木丛、草甸和阴湿岩隙。分布于我国中部、南部及西南各省（区）。

采收加工 四季均可采收，或夏秋开花期采收，洗净晒干或鲜用。

饮片特征

本品呈段状。根茎丛生细短须根，棕褐色。叶片多破碎，完整者圆形或肾形，下表面常呈红褐色，两面密被伏毛。叶柄细长，直径约0.1厘米，多碎断，被长柔毛。有时可见白色的小花或喙状蒴果。气微，味微苦。

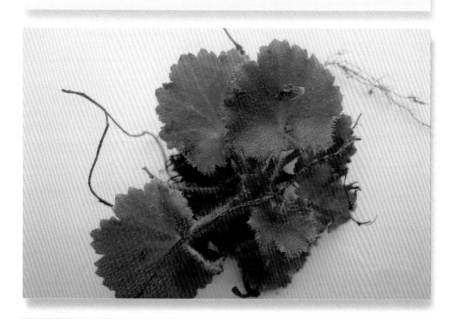

性味归经	苦、辛，寒；有小毒。归肺、肾经。
功效主治	清热解毒，消肿止痛，凉血止血。
药理作用	对变形杆菌、伤寒杆菌、痢疾杆菌、金黄色葡萄球菌、绿脓杆菌有抑制作用。
用量用法	10～15克，鲜品15～30克，煎服。外用：适量。
使用注意	本品有毒，勿过量。

精选验方

①**化脓性中耳炎**：取虎耳草鲜叶数片，捣汁，纱布过滤，加适量冰片，装入滴眼瓶内备用。用时，先用3%双氧水洗涤外耳道，将脓性分泌物清除干净，然后取虎耳草液滴耳，每次1～2滴，每日3次。②**耳廓溃烂**：鲜虎耳草适量，捣烂，以茶油调匀，涂患处；或加冰片1分，枯矾5分，共捣烂敷患处。

鬼针草 Gui Zhen Cao

四、清热解毒药

别名 盲肠针、婆婆针。

来源 本品为菊科一年生草本植物鬼针草*Bidens bipinnata* L.的全草。

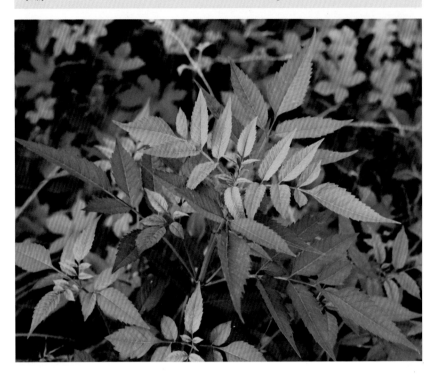

形态特征 一年生草本，茎直立，高30～100厘米，钝四棱形，无毛或上部被极稀疏的柔毛，基部直径可达6毫米。总苞基部被短柔毛，苞片7～8枚，条状匙形，上部稍宽，开花时长3～4毫米，果时长至5毫米，革质，边缘疏被短柔毛或几乎无毛；外层托片披针形，果时长5～6毫米，干膜质，背面褐色，具黄色边缘，内层较狭，条状披针形。无舌状花，盘花筒状，长约4.5毫米，冠檐5齿裂。瘦果黑色，条形，略扁，具棱，长7～13毫米，宽约1毫米。花期8～9月，果期9～11月。

生境分布 生长于海拔50～3100米的路边荒地、山坡及田间。分布于我国南北各地。

采收加工 夏、秋两季采收，洗净，切段晒干，生用或鲜用。

饮片特征

茎略呈方形，幼茎有短柔毛。叶多皱缩、破碎，常脱落。茎顶常有扁平备用状花托，着生十余个瘦果，有时带有头状花序。气微，味淡。

性味归经	苦，微寒。归肺、脾、胃、大肠经。
功效主治	清热解毒，活血散瘀，清肠止泻。
药理作用	醇浸液对革兰氏阳性菌有显著抑制作用。可使β-脂蛋白和胆固醇含量降低，有明显抗动脉血栓形成作用。还有抗胃溃疡及中枢抑制、镇痛作用。
用量用法	15～60克，煎服，鲜品捣汁服或捣烂外敷。
使用注意	孕妇忌服。

精选验方

①**阑尾炎**：鬼针草干品25～50克（鲜品75克），煎服，或加冰糖、蜂蜜、牛乳同服，每日1剂。②**小儿腹泻**：鲜鬼针草6～10克（干品3～5克），加水浸泡后煎成浓汁，连渣倒入盆内，用于熏洗患儿两脚。腹泻轻者，每日熏洗3～4次，较重者熏洗6次。1～5岁洗脚心，5～15岁洗至脚面，腹泻严重者熏洗位置可适当提高。③**胃癌**：鬼针草30克，石菖蒲3克，土鳖虫、丹参、白蔻仁各9克，大金钱草、接骨仙桃草、棉花根、铁树叶各15克，甘松、仙茅各4.5克。水煎取药汁。每日1剂，分2次服用。④**急慢性阑尾炎**：鬼针草鲜品200克（干品80克），加红枣5枚，水煎后入红糖少许。⑤**阴痒**：鬼针草300克，鲜品为佳，无鲜草可用干鬼针草100克，水煎，熏洗或坐浴治疗。

一枝黄花 Yi Zhi Huang Hua

四、清热解毒药

别名 野黄菊、黄花细辛、黄花一枝香。

来源 本品为菊科多年生草本植物一枝黄花*Solidago decurrens* Lour. 的全草或带根全草。

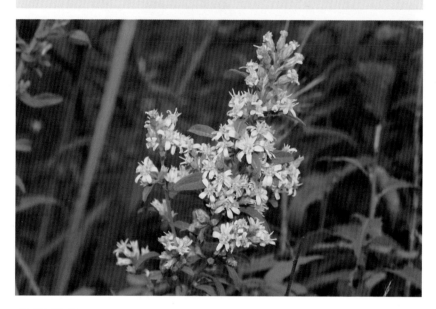

形态特征 多年生草本，高35～100厘米。茎直立，通常细弱，单生或少数簇生，不分枝或中部以上有分枝。中部茎叶椭圆形、长椭圆形、卵形或宽披针形，长2～5厘米，宽1～2厘米，下部楔形渐窄，有具翅的柄，仅中部以上边缘有细齿或全缘；向上叶渐小；下部叶与中部茎叶同形，有长2～4厘米或更长的翅柄。全部叶质地较厚，叶两面、沿脉及叶缘有短柔毛或下面无毛。头状花序较小，长6～8毫米，宽6～9毫米，多数在茎上部排列成紧密或疏松的长6～25厘米的总状花序或伞房圆锥花序，少有排列成复头状花序的。总苞片4～6层，披针形或狭披针形，顶端急尖或渐尖，中内层长5～6毫米。舌状花舌片椭圆形，长6毫米。瘦果长3毫米，无毛，极少有在顶端被稀疏柔毛的。花、果期4～11月。

生境分布 生长于阔叶林缘、林下、灌木丛中、山坡草地上及路边。分布于全国大部分地区。

采收加工 夏、秋两季采收。

饮片特征

本品长30～100厘米，根茎短粗，簇生淡黄色细根。茎圆柱形；表面黄绿色、灰棕色或暗紫色；质脆易折断，断面纤维性，有髓。单叶互生，多皱缩、破碎，完整叶片展平后呈卵形或披针形。头状花序直径约0.7厘米，排成总状，偶有黄色舌状花残留，多皱缩扭曲。气微香，味微苦。

性味归经	辛、苦，凉；有小毒。归肝、胆经。
功效主治	疏风清热，消肿解毒。本品性凉则清热解毒，辛散则有疏风之效。
药理作用	有抗菌作用，有祛痰、平喘、利尿作用。
用量用法	9～15克，鲜品21～30克，煎服。外用：捣敷或煎水洗。
使用注意	孕妇忌服。

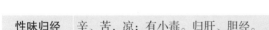

精选验方

①**慢性支气管炎**：一枝黄花全草（干）50克或（鲜）100克，水煎服，每日1剂，10日为1个疗程，连服2～3个疗程。②**外伤出血**：以一枝黄花晒干研末，撒于伤口；同时内服，每次5～10克。③**流行性感冒高热症**：一枝黄花、金银花、连翘各10克，薄荷、生甘草、荆芥各5克，生石膏（先煎）10～40克，板蓝根、大青叶各12克。水煎2次，各取药汁100克。每日1剂，分2次或多次温服。

白毛夏枯草 Bai Mao Xia Ku Cao 四、清热解毒药

别名 筋骨草、白夏枯草。
来源 本品为唇形科多年生草本植物筋骨草*Ajuga decumbens* Thunb. 的全株。

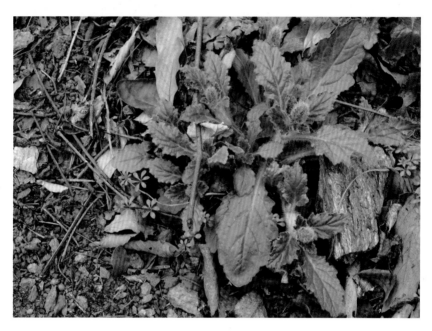

形态特征 属多年生草本，高10～30厘米。茎方形，基部匍匐，多分枝，全株被白色柔毛。单叶对生，有柄，卵形、长椭圆形或倒卵形，长4～11厘米，宽1～3厘米，先端尖，基部楔形，边缘有不规则的波状粗齿，上面绿色，幼时下面紫色，两面有短柔毛。花轮有花数朵，腋生；在枝顶者集成多轮的穗状花序；苞片叶状卵形，生于花轮下方；萼钟状，有5齿，齿三角形，外面和齿边有白色长柔毛；花冠白色或淡紫色，唇形，外面有短柔毛，内部有毛环，上唇半圆形，极短，下唇外折，3裂；雄蕊4，2强，着生花冠筒上而略伸出筒外；雌蕊1，子房4裂，花柱丝状，柱头2裂。小坚果灰黄色，具网状皱纹。花期3～4月，果期5～6月。

生境分布 生长于路旁、河岸、山脚下、荒地上。分布于华东、中南、华南及西南地区。

采收加工 夏、秋两季采收，晒干切段用，或用鲜品。

饮片特征

根呈暗黄色，较细小。茎细，具四棱，不容易折断。叶多皱缩破碎，完整者展平后呈倒卵形披针形或匙形。气微，味苦。

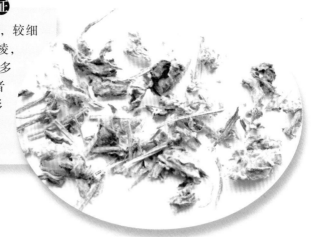

性味归经	苦，寒。归肺、肝、心经。
功效主治	清热解毒，祛痰止咳，凉血止血。本品苦寒可清热解毒，入心肝走血分而凉血止血，归肺则可祛痰止咳。
药理作用	有一定的止咳、祛痰、平喘作用。对金黄色葡萄球菌、肺炎球菌、卡他球菌、甲型链球菌、大肠杆菌及绿脓杆菌有不同程度的抑制作用。
用量用法	10～30克，煎服。外用：适量。

精选验方

①**慢性气管炎**：用新鲜白毛夏枯草（全草）100克或干品50克，水煎至60～100毫升，加糖适量，分2～3次分服，每日1剂，10日为1个疗程。②**呼吸道其他炎症**：将白毛夏枯草制成200%注射液，肌肉注射，每日2次。4岁以下每次2毫升，4岁以上4毫升。③**胆道疾患继发感染及阑尾脓肿**：用30%～35%白毛夏枯草煎剂，每次50毫升，每日2次，儿童酌减。对胆道继发感染，配合针灸解痉止痛，部分病人酌用少量解痉剂，并纠正脱水、酸中毒。④**耳部感染**：用白毛夏枯草注射液肌注，每次2毫升（含生药2克），每日1～2次。⑤**泌尿系肿瘤所致血尿**：新鲜白毛夏枯草30克（干者减半），加水500毫升，煎至200毫升，每日分4次口服。均1剂见效，2剂后尿常规检查，红细胞消失。

无花果 Wu Hua Guo

四、清热解毒药

别名 蜜果、奶浆果、映日果。

来源 本品为桑科落叶灌木或小乔木无花果*Ficus carica* L. 的果实。

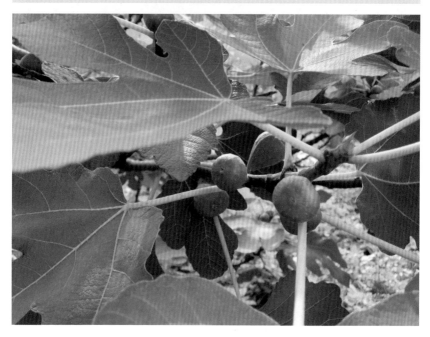

形态特征 落叶灌木或小乔木，高达3～10米。全株具乳汁；多分枝，小枝粗壮，表面褐色，被稀短毛。叶互生；叶柄长2～5厘米，粗壮；托叶卵状披针形，长约1厘米，红色；叶片厚膜质，宽卵形或卵圆形，长10～24厘米，宽8～22厘米，3～5裂，裂片卵形，边缘有不规则钝齿，上面深绿色，粗糙，下面密生细小钟乳体及黄褐色短柔毛，基部浅心形，基生脉3～5条，侧脉5～7对。雌雄异株，隐头花序，花序托单生于叶腋；雄花和瘿花生于同一花序托内；雄花生于内壁口部，雄蕊2，花被片3～4；瘿花花柱侧生、短；雌花生在另一花序托内，花被片3～4，花柱侧生，柱头2裂。榕果（花序托）梨形，成熟时长3～5厘米，呈紫红色或黄绿色，肉质，顶部下陷，基部有3苞片。花、果期8～11月。

生境分布 各地均有栽培，我国中南地区较多。

采收加工 秋后采收果实，放入开水中略烫，晒干备用。

饮片特征

瘦果卵形或三棱状卵形，长1～2毫米，淡黄色，外有宿萼包被。气微，味甜。

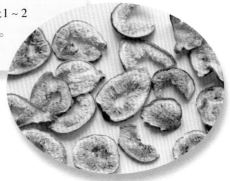

性味归经	甘、酸，平。归肺、胃、大肠经。
功效主治	清热消肿，止泻止痢。
药理作用	无花果含丰富的营养成分，可供食用。便秘时，可用作食物性轻泻剂。干果的水提取物经处理后所得物质有抗艾氏肉瘤的作用。从未成熟果实中所得之乳汁能抑制大鼠移植性肉瘤、小鼠自发性乳癌，致使肿瘤坏死；又能延缓移植性腺癌、骨髓性白血病、淋巴肉瘤之发展，使其退化。此外，无花果还有降血脂、降血压及抑制痢疾杆菌等作用。
用量用法	10～15克，煎服。
使用注意	脾胃虚寒者慎服。

精选验方

①咽喉刺痛：无花果鲜果晒干，研末，吹喉。②肺热声嘶：无花果25克，水煎调冰糖服。③痔疮、脱肛、大便秘结：鲜无花果生吃；或干果10个，猪大肠一段，水煎服。④久泻不止：无花果5～7枚，水煎服。⑤脾胃虚弱导致的消化不良：干无花果2个，白糖适量。将无花果切碎并捣烂，煎炒至半焦，加入白糖冲沏，代茶饮用。⑥肺热声嘶、咳嗽咽痛：无花果150克，水煎加冰糖适量服。⑦外痔：鲜无花果10个，水煎洗患处。⑧疝气：无花果2个，小茴香10克，水煎服。⑨肠炎：无花果枝适量，水煎服，每日5～7次。⑩哮喘：无花果捣汁半杯，开水冲服，每日1次，以愈为度。⑪黄疸：无花果叶10克，水煎代茶饮。⑫痔疮、慢性肠炎：猪瘦肉250克，切小块，无花果100克（干品），同煮汤，用适量盐调味食用。

挂金灯 Gua Jin Deng

别名 酸浆果、锦灯笼、灯笼果、金灯笼、野胡椒。

来源 本品为茄科草本植物酸浆*Physalis alkekengi* L. var. franchetii（Mast.）Makino带宿萼的成熟果实。

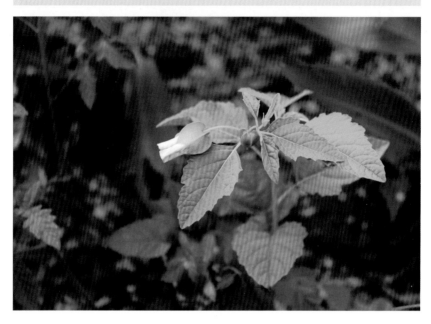

形态特征 多年生草本，基部常匍匐生根。茎高40～80厘米，基部略带木质。叶互生，常2枚生于一节；叶柄长1～3厘米；叶片长卵形至阔形，长5～15厘米，宽2～8厘米，先端渐尖，基部不对称狭楔形，下延至叶柄，全缘而波状或有粗芽齿，两面具柔毛，沿叶脉也有短硬毛。花单生于叶腋，花梗长6～16毫米，开花时直立，后来向下弯曲，密生柔毛而果时也不脱落；花萼阔钟状，密生柔毛，5裂，萼齿三角形，花后萼筒膨大，弯为橙红色或深红色，呈灯笼状包被浆果；花冠辐状，白色，5裂，裂片开展，阔而短，先端骤然狭窄成三角形尖头，外有短柔毛；雄蕊5，花药淡黄绿色；子房上位，卵球形，2室。浆果球状，橙红色，直径10～15毫米，柔软多汁。种子肾形，淡黄色。花期5～9月，果期6～10月。

生境分布 分布于吉林、河北、新疆、山东等地。

采收加工 秋季果实成熟、宿萼呈红色或红黄色时摘下，晒干。

饮片特征

本品略呈灯笼状，多压扁，长3~4.5厘米，宽2.5~4厘米。表面橙红色或橙黄色，有5条明显的纵棱，棱间有网状的细脉纹。顶端渐尖，微5裂，基部略平截，中心凹陷有果梗。体轻，质柔韧，中空，或内有棕红色或橙红色果实。果实球形，多压扁，直径1~1.5厘米，果皮皱缩，内含种子多数。气微，宿萼味苦，果实味甘、微酸。

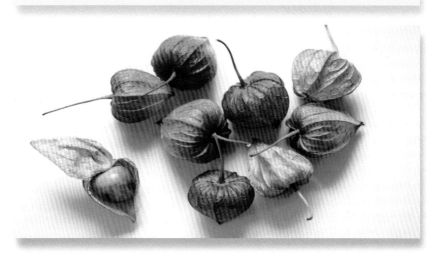

性味归经	酸、苦，寒。归肺经。
功效主治	清热解毒利咽，清肺化痰。本品苦寒，主归肺经，故有解毒利咽、清肺化痰之功。
药理作用	（1）抗菌作用：果实鲜汁用平板打洞法，对金黄色葡萄球菌、绿脓杆菌等有抑制作用。（2）抗肿瘤作用：酸浆果实水提取物对小鼠Ehrlich腹水癌有抑制活性的作用，其主要活性成分为枸橼酸。
用量用法	3~10克，煎服。
使用注意	脾虚泄泻者忌用。此外，还有堕胎作用，故孕妇忌用。

精选验方

①**天蛇头（指尖痛）**：挂金灯套在指上患处。②**天泡湿疮**：挂金灯生捣敷之，也可为末，油调敷。③**喉炎**：挂金灯研末5克，加冰片一分，吹喉部。④**尿结石**：挂金灯、生车前草各25克，龙胆、香樟根各5克，草药（红茯苓）15克，水煎服。

蔷薇花 Qiang Wei Hua

四、清热解毒药

别名 刺花、多花蔷薇、蔷蘼、刺玫、白残花、柴米米花。
来源 本品为蔷薇科落叶小灌木植物多花蔷薇 *Rosa multiflora* Thunb. 的花朵。

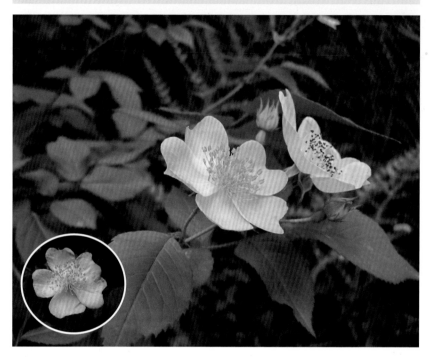

形态特征 攀缘灌木，小枝有短、粗稍弯曲的皮刺。小叶5~9，近花序的小叶有时3，连叶柄长5~10厘米；托叶篦齿状，大部贴生于叶柄；小叶片倒卵形、长圆形或卵形，长1.5~5厘米，宽0.8~2.8厘米，先端急尖或圆钝，基部近圆形或楔形，边缘有锯齿，上面无毛，下面有柔毛，小叶柄和轴有散生腺毛。花两性；多朵簇排成圆锥状花序，花直径1.5~2厘米；萼片5，披针形，有时中部具2个线形裂片；花瓣5，白色，宽倒卵形，先端微凹，基部楔形；雄蕊多数；花柱结合成束。果实近球形，直径6~8毫米，红褐色或紫褐色，有光泽。花期5~6月，果期9~10月。

生境分布 生长于路旁、田边或丘陵地的灌木丛中。分布于浙江、江苏等地。

采收加工 5~6月花盛开时，择晴天采收，晒干。

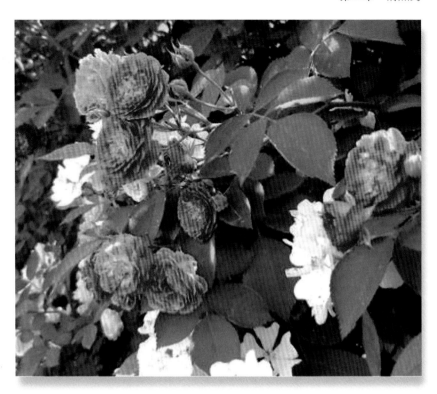

性味归经	甘，凉。归胃、大肠经。
功效主治	清暑，和胃，止血。
药理作用	蔷薇花，主要含黄芪甙、挥发油，有利胆作用，对多种细菌有抑制作用。
用量用法	3～6克，煎服。外用：研末撒敷。
使用注意	香烈大耗真气，虚人忌服之。

精选验方

①**暑热烦渴、不思饮食：**蔷薇花10克，刺梨15克，煎水饮。②**脾胃湿热、呕逆少食、腹泻、小便短赤：**蔷薇花10克，茶叶3克，沸水冲泡，代茶饮。

腊梅花 La Mei Hua

别名 腊梅、蜡梅花、黄梅花。

来源 本品为蜡梅科落叶灌木植物腊梅*Chimonanthus praecox*（L.）Link的花蕾。

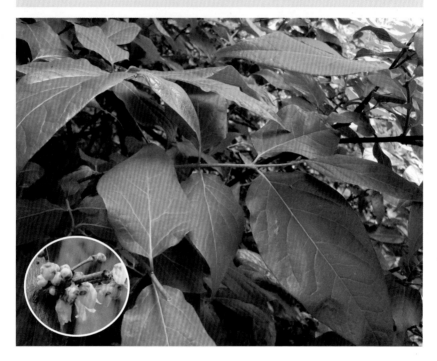

形态特征 落叶灌木，高2～4米。茎丛出，多分枝，皮灰白色。叶对生，有短柄，不具托叶，叶片卵形或矩圆状披针形，长7～15厘米，宽3～7厘米，先端渐尖，全缘，基部楔形或圆形，上面深绿色而光亮，老时粗糙；下面淡绿色，光滑，有时于叶脉上略被疏毛。花先于叶开放，黄色，富有香气；花被多数，呈花瓣状，呈多层的覆瓦状排列，内层花被小形，中层花被较大；黄色，薄而稍带光泽，外层成多数细鳞片；雄蕊5～6个，花药外露；心皮多数，分离，着生于花托的内面；子房卵形，1室。瘦果，椭圆形，深紫褐色，疏生细白毛，内有种子1粒。花期11月至翌年3月。

生境分布 生长于山坡灌丛或水沟边。我国各地均有栽植。分布于江苏、浙江、四川、贵州、河南等地。

采收加工 1～2月间采摘，晒干或烘干。

饮片特征

干燥花蕾呈圆形、矩形或倒卵形，长1～1.5厘米，宽0.4～0.8厘米，花被叠合呈花芽状，棕黄色，下半部由多数膜质鳞片所包，鳞片黄褐色，略呈三角形，有微毛。气香，味微甜，后苦，稍有油腻感。

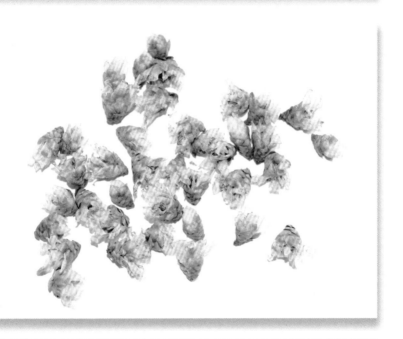

性味归经	解暑生津，开胃散郁，止咳。用于治疗暑热头晕、呕吐、气郁胃闷、麻疹、百日咳；外用治烫火伤、中耳炎。
功效主治	解暑生津。
药理作用	腊梅花含挥发油，油中有龙脑、桉油精、芳樟醇、洋蜡梅碱、异洋蜡梅碱、蜡梅甙、α-胡萝卜素、亚油酸、油酸等化学成分。
用量用法	3～6克，煎服。外用：适量浸油涂患处。
使用注意	湿邪盛者慎用。

精选验方

腰肌劳损、风湿性关节炎：腊梅根注射液，肌肉注射，每日2次，每次2毫升，按经络给药，每穴0.5毫升，每次2～3穴。

马鞭草 Ma Bian Cao

四、清热解毒药

别名 紫顶龙芽草、野荆芥、龙芽草、凤颈草、蜻蜓草、退血草、燕尾草。
来源 本品为马鞭草科植物马鞭草 *Verbena officinalis* L.的干燥地上部分。

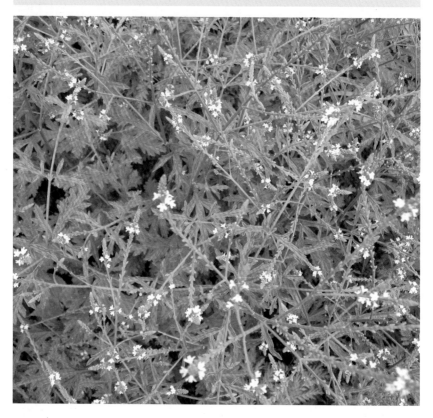

形态特征 本品茎呈方柱形，多分枝，四面有纵沟，表面灰绿色或绿褐色，粗糙，具稀疏毛。质硬而脆，断面纤维状，中心为白色髓部或成空洞。叶对生，皱缩，多破碎，完整者展平后叶片3深裂，边缘有锯齿。穗状花序细长，小花多数，排列紧密，有时可见黄棕色的花瓣。有时已成果穗，果实外有灰绿色萼片，或见4个小坚果。无臭，味苦。花期6～8月，果期7～10月。

生境分布 全国各地均产，均为野生。

采收加工 6～8月花开时采割，除去杂质，晒干。

饮片特征

本品为不规则形的段。茎方柱形，四面有纵沟，表面绿褐色，粗糙。切面有髓或中空。叶多破碎，绿褐色，完整者展平后叶片3深裂，边缘有锯齿。穗状花序，有小花多数。质硬，易于折断。气微，味苦。

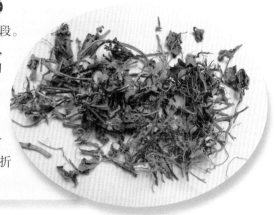

性味归经	苦，凉。归肝、脾经。
功效主治	活血散瘀，截疟，解毒，利水消肿。
药理作用	有消炎止痛、止血、抗菌等作用，对哺乳动物可促进乳汁分泌。
用量用法	15~30克，煎服；鲜品30~60克，捣汁服；或入丸、散。外用：适量捣敷或煎水洗。
使用注意	孕妇慎服。

精选验方

①**疟疾**：马鞭草煎剂内服，每日3次，连服3~7日，可抑制疟疾的发作。②**早、中期型血吸虫病**：成人每日用马鞭草10克煎汤，送服马鞭草细末制成的水泛丸10克，每日3次，连服10日为1个疗程。③**白喉**：干马鞭草（全草）30克，浓煎成300毫升左右。成人每次150毫升，每日2次。儿童8~14岁每次100毫升，每日2次；8岁以下每次50毫升，每日3~4次；连服3~5日。鲜品较干品效果更好。④**阴肿**：马鞭草鲜叶500~800克，捣烂取汁，男患者浸敷于龟头、阴茎及阴囊，女患者用棉球浸药汁敷阴户处，每日2~3次，每次20~30分钟，一般2~3日可愈。⑤**急性黄疸型肝炎（湿热蕴结、肝郁胆阻型）**：马鞭草、板蓝根各15克，柴胡、大黄、黄连、黄芩、栀子、茯苓各10克，茵陈30克。水煎取药汁。每日1剂，分2次服用，18日为1个疗程。⑥**肝癌**：马鞭草、预知子、石燕子各30克，水煎取药汁。口服，每日1剂。⑦**前列腺癌**：马鞭草60克，用水洗一下，放入砂锅中，加水煎汤。代茶饮，每日1剂。⑧**急性膀胱炎**：马鞭草20克，木贼草10克，水煎取药汁。每日1剂，分2次服用。

瓦 松 Wa Song

别名 流苏瓦松。

来源 本品为景天科多年生肉质草本植物瓦松*Orostachys fimbriata*（Turcz.）Berg.的干燥地上部分。

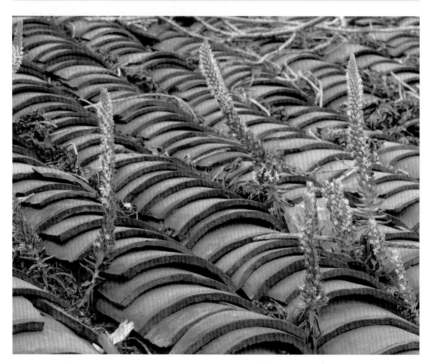

形态特征 瓦松为多年生肉质草本，高10～40厘米。茎略斜伸，全体粉绿色。基部叶成紧密的莲座状，线形至倒披针形，长2～3厘米，绿色带紫，或具白粉，边缘有流苏状的软骨片和一针状尖刺。茎上叶线形至倒卵形，长尖。花梗分枝，侧生于茎上，密被线形或为长倒披针形苞叶，花成顶生肥大穗状的圆锥花序，幼嫩植株上则排列疏散，呈伞房状圆锥花序；花萼与花瓣通常均为5片，罕为4片；萼片卵圆形或长圆形，基部稍合生；花瓣淡红色，膜质，长卵状披针形或长椭圆形；雄蕊10，几乎与花瓣等长；雌蕊为离生的5心皮组成，花柱与雄蕊等长。蓇葖果。花期7～9月，果期8～10月。

生境分布 瓦松生长于屋顶、墙头及石上。全国各地均有分布。

采收加工 夏、秋两季采收，将全株连根拔起，除去根及杂质，晒干。

饮片特征

本品为不规则的段。茎呈黄褐或暗棕褐色，残留多数叶脱落后的疤痕，交互连接成菱形花纹。叶发绿或黄褐色，皱缩卷曲。茎上部叶间带有小花，呈红褐色，小花柄长短不一。质轻脆，易碎。气微，味酸。

性味归经	酸、苦，凉。归肝、肺经。
功效主治	清热解毒，止血，利湿，消肿。
药理作用	对人工发热之家兔皮下注射流浸膏有明显的解热作用，对呼吸有轻度的兴奋作用。
用量用法	15～30克，煎服，捣汁或入丸剂。外用：捣敷、煎水熏洗或烧存性研末调敷。
使用注意	脾胃虚寒者忌用。

精选验方

①**吐血**：瓦松，炖猪杀口肉，内服。②**热毒酒积、肠风血痢**：瓦松400克（捣汁，和酒200毫升），白芍、炮姜末各25克，煎减半，空腹饮。③**疟疾**：鲜瓦松25克，烧酒50毫升，隔水炖汁，于早晨空腹时服，连服1～3剂。④**火淋、白浊**：瓦松熬水兑白糖服。⑤**湿疹**：瓦松（晒干），烧灰研末，和茶油调抹，止痛止痒。

小飞扬草 Xiao Fei Yang Cao 四、清热解毒药

别名 细叶飞扬草、小乳汁草、苍蝇翅。
来源 本品为大戟科一年生草本植物千根草 *Euphorbia thymifolia* L. 的全草。

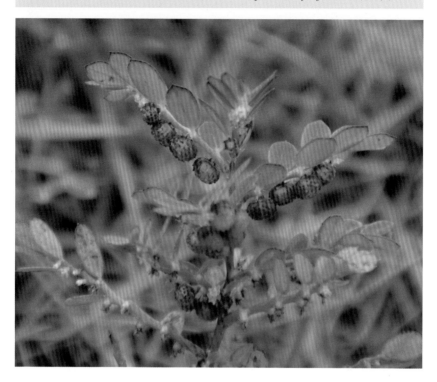

形态特征 一年生直立草本，高10～30厘米，无毛或稍有柔毛。茎通常自基部分枝。叶对生，具短柄；托叶三角形，边缘撕裂；叶片倒卵形至长圆形，长1～2.5厘米，宽0.5～1厘米，基部圆形，常偏斜，先端钝圆，边缘有不明显的细锯齿，两面疏被柔毛或无毛。杯状聚伞花序，数个簇生于叶腋或侧枝顶端；总苞陀螺状，无毛，檐部4裂，裂片间有4个头状小腺体，腺体有白色或带红色花瓣状附属物；子房3室，蒴果，三棱状卵球形，长1～2毫米，被贴伏的短柔毛。种子卵状三棱形，每面有4～5条横沟。花期6～8月，果期8～9月。

生境分布 生长于荒地、路旁。分布于广东。

采收加工 夏、秋两季采收，晒干或鲜用。

饮片特征

本品为不规则形的段。茎红棕色，稍被毛。叶多皱缩，破碎，稍带紫色或灰绿色。叶腋生有花序，花小。

性味归经	酸、涩，凉。归肝、胃经。
功效主治	清热解毒，利湿消肿。
药理作用	镇痛作用：注射飞扬草水浸膏可升高小鼠热板法痛阈，具有一定的镇痛作用。解热作用：对酵母引起的发热有显著的降温作用。止泻作用：煎剂对蓖麻油、花生四烯酸和前列腺素E等引起的腹泻模型有止泻作用。
用量用法	15~30克，鲜品30~60克，煎服或捣汁煎。外用：捣敷或煎水洗。
使用注意	脾胃虚寒者忌用。

精选验方

①**细菌性痢疾**：小飞扬草25~50克。水煎，2次分服。②**小儿腹泻**：小飞扬草500克，番石榴叶、山大颜各250克，加水3000毫升，煎成2000毫升。每次服20~30毫升，每日3~4次。重度脱水者要适当输液。③**腹泻及痢疾**：小飞扬草、铁苋草、龙牙草各30克，水煎2次，煎取液混合，分4次温服，为每日量。④**风疹**：小飞扬草10克，路路通50克，红赤葛30克，苎麻根、荠菜、野菊各15克，水煎服，每日3次，每日1剂。⑤**急性细菌性痢疾**：鲜小飞扬草500克，水煎至250毫升，每次服50毫升，每日4次。⑥**过敏性鼻炎、湿疹、皮肤瘙痒**：鲜小飞扬草煎水外洗。⑦**疟疾**：小飞扬草120克，水煎，冲红糖适量，在发作前两小时服。⑧**痢疾**：小飞扬草30克，老茶叶15克，水煎，冲蜜糖服。⑨**乳痈**：小飞扬草和片糖捣烂敷患处。⑩**缠腰蛇**：小飞扬草30克，蒜草1只，捣烂，调开水涂患处。

叶下珠 Ye Xia Zhu

四、清热解毒药

别名 夜合草、珍珠草、叶后珠。

来源 本品为大戟科一年生草本植物叶下珠*Phyllanthus urinaria* L. 的干燥全草。

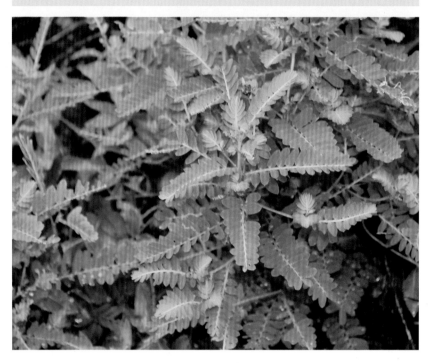

形态特征 一年生草本，高10～40厘米，秃净或近秃净。茎直立，分枝常呈赤色，具翅状纵棱。单叶互生，排成2列，形似复叶；叶片长椭圆形，长5～15毫米，宽2～5毫米，先端尖或钝，基部圆形，下面灰绿色；叶柄短或近无柄；托叶小，尖三角形。花单性，雌雄同株，腋生，细小，赤褐色；无柄或具短柄；花萼6枚；花冠缺；雄花2～3朵聚生，雄蕊3，花丝基部合生，药室纵裂；雌花在叶下2列着生，子房3室。蒴果无柄，扁圆形，径约3毫米，赤褐色，表面有鳞状凸起物。种子三角状卵形，淡褐色，有横纹。花期7～8月，果期7～11月。

生境分布 生长于山坡、路旁、田边。分布于广东、广西、四川等地。

采收加工 夏、秋两季采收，晒干。

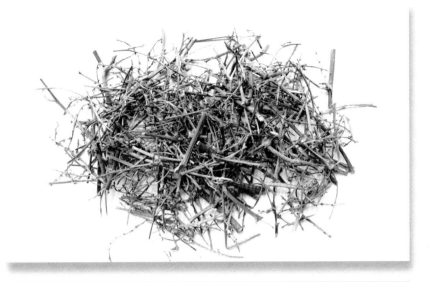

性味归经	甘、苦，凉。归肝、肺经。
功效主治	清热解毒，平肝，利水。
药理作用	珠草对金黄色葡萄球菌、福氏痢疾杆菌抑制作用较强，对溶血性链球菌、伤寒杆菌、绿脓杆菌均有抑制作用。本品对乙型病毒性肝炎有突出的治疗作用。另有研究认为，珍珠草对鸭乙肝病毒反转录酶及人肝癌细胞具有明显的抑制作用。
用量用法	15～30克，鲜品30～60克，煎汤或捣汁。外用：捣敷。
使用注意	阳虚体弱者慎用。

精选验方

①**小儿疳积**：可单用本品，水炖服。②**狂犬咬伤**：叶下珠全草4～6株（小儿量酌减），水煎服。另用叶下珠全草同冷饭粒捣敷受伤之处。③**急性肾炎**：叶下珠、白花蛇舌草各15克，紫珠草、石韦各25克。水煎服，每日1剂。④**肾盂肾炎**：叶下珠、白花蛇舌草各100克，广金钱草50克，水煎服，每日1剂。10～15日为1个疗程。⑤**肠炎、痢疾、膀胱炎**：叶下珠、金银花藤各50克。每日1剂，水煎分2～3次服。⑥**肠炎腹泻及细菌性痢疾**：叶下珠50克，水煎服；或叶下珠、老鹳草各50克，水煎服。⑦**夜盲症**：叶下珠50～100克，加鸭肝2～3个同炖汤，熟后，吃鸭肝，喝汤。

三颗针 San Ke Zhen

四、清热解毒药

别名 小檗、土黄连、刺黄连。

来源 本品为小檗科常绿灌木植物拟獴猪刺 *Berberis Soulieana* Schneid.、细叶小檗 *Berberis Poiretii* Schneid.、小黄连刺 *Berberis Wilsonae* Hemsl. 等的干燥根。

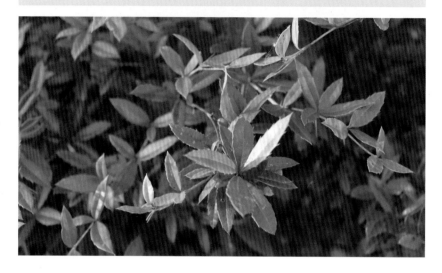

形态特征 常绿灌木，高1~3米，茎圆柱形，节间长3~6厘米，幼枝带红色，老枝黄灰色或棕褐色，有时具稀疏而明显的疣点。刺坚硬，3分叉，长1~3厘米。单叶互生或3片簇生；几乎无柄；叶革质；叶片长圆状椭圆形或长圆状披针形，长4~10厘米，宽1~3厘米，先端急尖，有小尖刺，基部楔形，上面暗绿色，下面淡绿色或黄色，边缘具15~25个刺状小锯齿，齿距2.5~4毫米，叶脉网状密集。花3~10朵簇生，花梗长1~2厘米；小苞片披针形；萼片6，长圆形或卵形；花淡黄色，直径约1厘米，花瓣6，先端微凹，基部有2枚蜜腺；雄蕊6，长约4.5毫米，与花瓣对生；子房圆柱形，内有2~3粒胚珠，柱头头状扁平。浆果卵形至球形，蓝黑色，长6~7毫米，直径4~6毫米，柱头宿存，无花柱，无粉或微有粉。花期4~5月，果期6~7月。

生境分布 生长于海拔1000~2000米的向阳山坡、荒地、路旁及山地灌木丛中。分布于湖北、四川、贵州、陕西、甘肃、宁夏、西藏等地。

采收加工 根皮全年可采。茎皮于春、秋两季采收，取茎枝刮去外皮，剥取深黄色的肉皮。晒干。

饮片特征

本品呈类圆柱形，稍扭曲，有少数分枝，直径1～3厘米。根头粗大，向下渐细。外皮灰棕色，有细皱纹，易剥落。质坚硬，不易折断，切面不平坦，鲜黄色，切面近圆形或长圆形，稍显放射状纹理，髓部棕黄色。气微，味苦。

性味归经	苦，寒。归肝、胃、大肠经。
功效主治	清热，利湿，散瘀。本品性寒可清热解毒，苦燥则利湿退黄，归肝经走血分，故可活血散瘀。
药理作用	有降压和广谱抗菌的作用。小檗胺尚有升高白细胞、抗血栓形成、抗心律失常以及抗肿瘤的作用。此外，尚有利胆、抗炎、镇静等作用。
用量用法	15～30克，鲜品60～120克，煎服，或研末、泡酒。外用：研末撒。
使用注意	脾胃虚寒者慎用。

精选验方

①**咽炎、大叶性肺炎、肺脓肿、支气管炎、皮肤感染**：三颗针、忍冬藤、芦竹根、蒲公英各50克，犁头草、紫花地丁各25克。水煎服，每日1剂。②**急性胃肠炎**：三颗针、佩兰、藿香、苍术、茯苓各15克。水煎服。③**眼结膜炎**：三颗针根、茎，磨水，点眼角。④**无名肿毒、湿疹、烫伤、跌打瘀肿**：三颗针根、茎适量，去粗皮，研细末，用水调敷。或用麻油、凡士林调成30%软膏，外敷患处。⑤**血痢**：三颗针、红糖各15克，水煎服。⑥**刀伤**：三颗针根研末，敷伤口。⑦**跌打损伤**：三颗针根30克，泡酒内服与外敷。

白 英 Bai Ying

四、清热解毒药

别名 白毛藤、蜀羊泉。

来源 本品为茄科多年生蔓性半灌木植物白英 *Solanum lyratum* Thunb. 的全草。

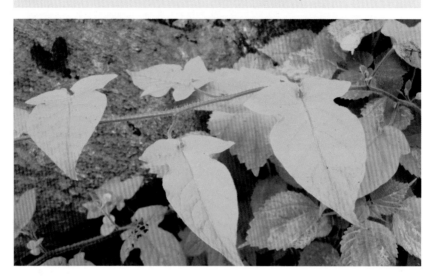

形态特征 草质藤本，长0.5～1米，茎及小枝均密被具节的长柔毛。叶互生，多数为琴形，长3.5～5.5厘米，宽2.5～4.8厘米，基部常3～5深裂，裂片全缘，侧裂片愈近基部的愈小，端钝，中裂片较大，通常卵形，先端渐尖，两面均被白色发亮的长柔毛，中脉明显，侧脉在下面较清晰，通常每边5～7条；少数在小枝上部的为心脏形，较小，长1～2厘米；叶柄长1～3厘米，被有与茎枝相同的毛被。聚伞花序顶生或腋外生，疏花，总花梗长2～2.5厘米，被具节的长柔毛；花梗长0.8～1.5厘米，无毛，顶端稍膨大，基部具关节；萼环状，直径约3毫米，无毛，萼齿5枚，圆形，顶端具短尖头；花冠蓝紫色或白色，直径约1.1厘米，花冠筒隐于萼内，长约1毫米，冠檐长约6.5毫米，5深裂，裂片椭圆状披针形，长约4.5毫米，先端被微柔毛；花丝长约1毫米，花药长圆形，长约3毫米，顶孔略向上；子房卵形，直径不及1毫米，花柱丝状，长约6毫米，柱头小，头状。浆果球状，成熟时红黑色，直径约8毫米；种子近盘状，扁平，直径约1.5毫米。花期夏秋季，果熟期秋末。

生境分布 生长于山谷草地或路旁、田边。全国大部分地区均有分布。

采收加工 5～6月或9～11月间割取全草，洗净晒干。

饮片特征

本品为不规则形的根、茎、叶、果实混合长段。气微，味淡。

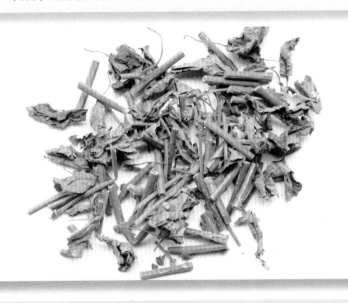

性味归经	甘、苦，寒。归肝、胆经。
功效主治	清热，利湿，祛风，解毒。
药理作用	抗肿瘤、抗真菌及增强机体非特异性免疫反应。
用量用法	15～24克，鲜者30～60克，煎汤或浸酒。外用：煎水洗，捣敷，或捣汁涂。
使用注意	体虚无湿热者忌用。

精选验方

①**黄疸性肝炎**：白英、天胡荽各30克，虎刺根15克，水煎服，每日1剂。
②**声带癌**：白英、龙葵各30克，蛇莓、石见穿、野荞麦根各15克，麦冬、石韦各12克，水煎2次分服。③**肺癌**：白英、垂盆草各30克，水煎服，每日1剂。④**热毒炽盛型肺癌**：白英、垂盆草各50克，蜂蜜20克。将白英、垂盆草洗净，切成段，入锅加水适量，煎煮2次，每次30分钟，合并滤汁，待药汁转温后调入蜂蜜，即成。上、下午分服。⑤**肝癌**：白英、龙葵、遍地香各50克，蛇莓25克，半枝莲15克，徐长卿10克。每日1剂，水煎服。

蛇 莓 She Mei

别名 三皮风、三匹风、蛇泡草。

来源 本品为蔷薇科多年生草本植物蛇莓 *Duchesnea indica*（Andr.）Focke 的全草。

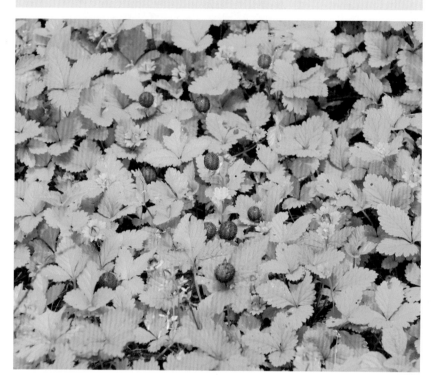

形态特征 多年生草本，全株有白色柔毛。茎细长，匍状，节节生根。三出复叶互生，小叶菱状卵形，长1.5~4厘米，宽1~3厘米，边缘具钝齿，两面均被疏柔毛，具托叶；叶柄与地片等长或长数倍，有向上伏生的白柔毛。花单生于叶腋，具长柄；副萼片5，有缺刻；萼片5，较副萼片小；花瓣5，黄色，倒卵形；雄蕊多数，着生于扁平花托上。聚合果成熟时花托膨大，海绵质，红色。瘦果小，多数，红色。花期4~5月，果期5~6月。

生境分布 生长于山坡、道旁及杂草间。分布于辽宁、河北、河南、江苏、安徽等地。

采收加工 夏、秋两季采收，洗净，晒干，切段。

饮片特征

本品呈不规则段状。具匍匐茎。叶互生；小叶多皱缩破碎，完整者展平后呈倒卵形。气微，味微涩。

性味归经	甘、苦、寒；有毒。归肺、肝、大肠经。
功效主治	清热，凉血，消肿，解毒。本品苦寒，可清热解毒消肿，归肝经走血分，故有凉血之功。
药理作用	有一定的抗菌及抗肿瘤作用。
用量用法	9~15克，鲜者30~60克，或捣汁用。外用：捣敷或研末撒。
使用注意	脾胃虚寒者慎服。

精选验方

①吐血咯血：鲜蛇莓草100~150克，捣烂绞汁一杯，冰糖少许炖服。
②咽喉肿痛：鲜蛇莓草炖汤内服及漱口。③小儿口疮：蛇莓草（研末）、枯矾末，混合，先用盐水加枯矾洗患处，再撒上药粉。④痢疾：鲜蛇莓全草50克，水煎服。⑤脓疱疮：蛇莓草适量炖肉吃，并捣烂外敷。⑥跌打损伤：鲜蛇莓捣烂，甜酒少许，共炒热外敷。⑦小面积烧伤：鲜蛇莓捣烂外敷。如创面有脓，加鲜犁头草；无脓，加冰片少许。
⑧喉癌：蛇莓、七叶一枝花、天荞麦根、灯笼草、半枝莲各10克，龙葵、蜀羊泉各30克，水煎取药汁。每日1剂，分2次服用。⑨白喉：鲜蛇莓（全草）用冷水洗净，捣烂成泥状，加两倍重量的冷开水浸泡4~6小时，过滤，即成50%浸剂，可加入白糖调味。每日4次，3岁以下，首次50毫升，以后20~30毫升；3~5岁，首次80毫升，以后40~50毫升；6~10岁，首次100毫升，以后60毫升；10岁以上，首次150毫升，以后100毫升。⑩急性细菌性痢疾：鲜蛇莓（全草）100~200克，水煎服。

凤尾草 Feng Wei Cao

别名 井口边草、凤尾蕨。
来源 本品为凤尾蕨科多年生草本植物凤尾草*Pteris multifida* Poir. 的全草。

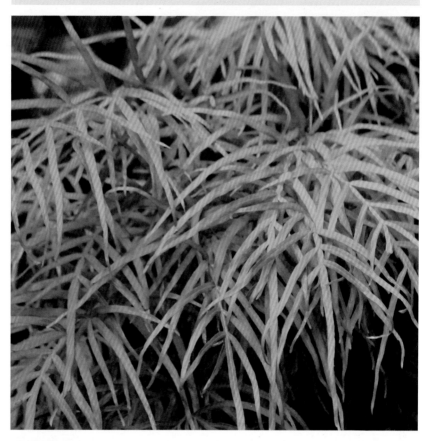

形态特征 陆生矮小蕨类植物，高35～45厘米，凤尾蕨的根很粗壮，但茎比较短，直立生长，并且有黑褐色鳞片。凤尾蕨的叶子一般簇生于根茎部，凤尾蕨的叶子形状像羽毛重叠生长在一起；叶柄较长，并且有棱，叶子呈灰绿色或褐色而有光泽，叶片卵圆形，叶片比较小，像直线一样散开，底部逐渐缩小与茎相连。花期10月下旬至11月。

生境分布 长江流域及南部各地较多见。

采收加工 全年可采。拣去杂质，切段，晒干。

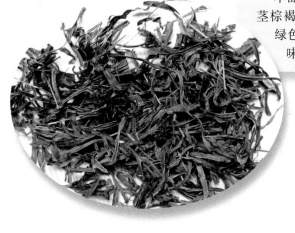

饮片特征

本品呈不规则段状。根茎棕褐色。叶片草质，黄绿色或灰绿色。气微，味淡。

性味归经	淡、苦，寒。归肾、胃、大肠、肝经。
功效主治	清热利湿，消肿解毒，凉血止血。本品苦寒淡渗，清热利湿，故有此功。
药理作用	本品煎剂在25％浓度时体外试验对弗氏及舒氏痢疾杆菌均无抑菌作用。
用量用法	9～18克，鲜品30～60克，煎服，研末或捣汁饮。外用：捣敷或煎水洗。
使用注意	虚寒证者忌服。

精选验方

①**湿热炎症、急性肝炎**：凤尾草、酢浆草、连钱草各30克，水煎服。
②**绒毛膜癌**：凤尾草、水杨梅根各60克，向日葵盘1枚，均用鲜品，水煎服，每日1剂。③**血热出血、血热尿血**：凤尾草30克，小蓟15克，水煎，2次分服。④**直肠癌**：凤尾草、黄药子各30克，水杨梅根、野葡萄根、蚤休、半枝莲、半边莲各15克，藤梨根60克，水煎，早、晚分服，每日1剂。⑤**喉癌**：凤尾草、败酱草各12克，射干、炒土鳖虫、胖大海、土贝母各9克，蝉蜕、凤凰衣、板蓝根各6克，地龙、桔梗各4.5克，水煎取药汁。每日1剂，分2次服用。

天葵子 Tian Kui Zi

别名 天葵根、紫背天葵子。
来源 本品为毛茛科植物天葵*Semiaquilegia adoxoides*（DC.）Makino的干燥块根。

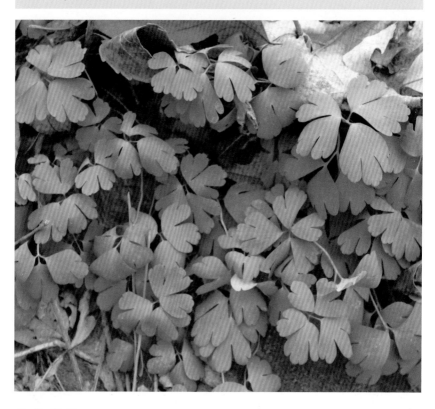

形态特征 多年生草本，高达40厘米。茎纤细，疏生短柔毛。基生叶有长柄，为三出复叶，小叶广楔形，3深裂，裂片疏生粗齿，下面带紫色；茎生叶较小，夏末茎叶枯萎。花小，单生于叶腋或茎顶，白色微带淡红，萼片5，花瓣状；花瓣5，匙形，基部囊状；雄蕊8~14；心皮3~5。种子黑色。花期3~4月，立夏前果实成熟。

生境分布 生长于丘陵或低山林下、草丛、沟边等阴湿处。分布于江苏、湖南、湖北等地。

采收加工 夏初采挖，洗净，干燥，除去须根。

饮片特征

本品呈不规则短柱状、纺锤状或块状，略弯曲。表面暗褐色至灰黑色，具不规则的皱纹及须根或须根痕。顶端常有茎叶残基，外被数层黄褐色鞘状鳞片。质较软，易折断，断面皮部类白色，木部黄白色或黄棕色，略呈放射状。气微，味甘、微苦辛。

性味归经	甘、苦，寒。归肝、胃经。
功效主治	清热解毒，消肿散结，利尿。
药理作用	本品100%煎剂用平板纸片法，对金黄色葡萄球菌有抑制作用。
用量用法	3~9克，煎服，或研末服，或浸酒饮。外用：捣敷或捣汁点眼。
使用注意	脾虚便溏者忌用。

精选验方

①**小儿惊风**：天葵子5克，研末，开水吞服。②**胃热气痛**：天葵子6克，捣烂，开水吞服。③**虚咳、化痰**：天葵子9克，炖肉吃。④**骨折**：天葵子、桑白皮、水冬瓜皮、玉枇杷各50克，捣绒，正骨后包患处；另取天葵子50克，泡酒500毫升，每次服药酒15毫升。⑤**热毒型急性子宫颈炎**：天葵子、蒲公英、野菊花、紫花地丁、白花蛇舌草各10克，金银花、败酱草各15克，水煎取药汁。口服，每日1剂。⑥**子宫颈癌**：蒲公英、紫背天葵子、海浮石、生卷柏各10.5克，煅花蕊石、煅紫石英各12克，石韦、萆薢、制乳香、制没药各9克。水煎取药汁。每日1剂，分2次服用。⑦**瘀毒内阻型乳腺癌**：天葵子、芸苔子、木馒头各30克，漏芦15克，八角莲、地鳖虫、白蔹、金雀花各9克，水煎取药汁。每日1剂，分2次服用。

猫爪草 Mao Zhua Cao

四、清热解毒药

别名 猫爪儿草、三散草。

来源 本品为毛茛科多年生草本植物小毛茛*Ranunculus ternatus* Thunb. 的干燥块根。

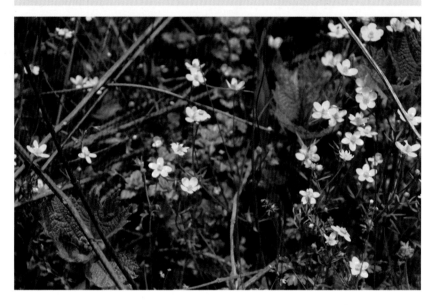

形态特征 小毛茛，多年生小草本。高5～20厘米。簇生多数肉质小块根，块根近纺锤形或卵球形，直径3～5毫米。茎铺散，多分枝，疏生短柔毛，后脱落无毛。基生叶丛生，有长柄；叶柄长6～10厘米；叶片形状多变，单叶3裂或三出复叶；叶片长0.5～1.7厘米，宽0.5～1.5厘米，小叶或一回裂片浅裂或细裂成条形裂片；茎生叶较小，细裂，多无柄。花序具少数花；花两性，单生茎顶和分枝顶端，直径1～1.5厘米；萼片5，椭圆形，长3～4毫米，外面疏生柔毛；花瓣5，倒卵形，长6～8毫米，亮黄色，基部有爪，长约0.8毫米，蜜槽菱形；雄蕊多数，花药长约1毫米；花托无毛；心皮多数，无毛，花柱短。瘦果卵球形，长约1.5毫米，无毛，边缘有纵肋，喙长约0.5毫米。花期3～5月，果期4～8月。

生境分布 生长于平原湿草地、田边荒地或山坡草丛中。主要分布于浙江、江苏等地。

采收加工 春、秋两季采挖，除去须根及泥沙，晒干。

饮片特征

干燥的块根呈纺锤形，常数个簇生一起，形似猫爪，全长约1厘米。表面黄褐色或灰褐色，有点状须根痕，有的尚有须根残留；上端有黄棕色残茎或茎痕，质坚实，断面黄白色或黄棕色，实心或空心。气无，味微甘。以色黄褐、质坚实饱满者为佳。

性味归经	甘、辛，温。归肝、肺经。
功效主治	消肿，截疟。主治瘰疬、肺结核、疟疾。
药理作用	本品抗结核菌及其他细菌；具抗肿瘤作用；体外抗白血病细胞；具抗急性炎症作用。
用量用法	15～30克，煎服。外用：适量，研末撒。

精选验方

①**瘰疬**：猫爪草、夏枯草各适量，水煮，过滤取汁，再熬成膏，贴患处。另有一方，猫爪草200克，加水煮沸后，改用小火煎半小时，过滤取汁，加黄酒或江米甜酒（忌用白酒）为引，分4次服，第2日，用上法将原药再煎，不加黄酒服，每日1剂，连服4剂，间隔3～5天再续服。②**肺结核**：猫爪草100克，水煎，分2次服。③**热毒炽盛型肺癌**：猫爪草、夏枯草各50克，蜂蜜30克。将猫爪草、夏枯草洗净，入锅，加水适量煎煮2次，每次30分钟，合并滤汁，待药汁转温后调入蜂蜜即成。上、下午分服。④**肝郁气滞、湿热蕴结导致的胆结石**：猫爪草9～24克，黄连、木香、黄柏、黄芩各6～12克，茵陈12～24克，金钱草30克，甘草6克，大黄5～20克，郁金、西党参、法半夏各12克。水煎取药汁。每日1剂，每日2次。⑤**甲状腺腺瘤**：猫爪草、蒲公英、紫花地丁、生山楂、莪术各15克，野菊花、七叶一枝花各20克，金银花、没药、山慈菇、黄药子各10克，水煎取药汁。每日1剂，分2次服用。

万年青 Wan Nian Qing

四、清热解毒药

别名 斩蛇剑、冬不调草、铁扁担、九节连。

来源 本品为百合科万年青属植物万年青*Rohdea japonica*（Thunb.）Roth.的根状茎或全草。

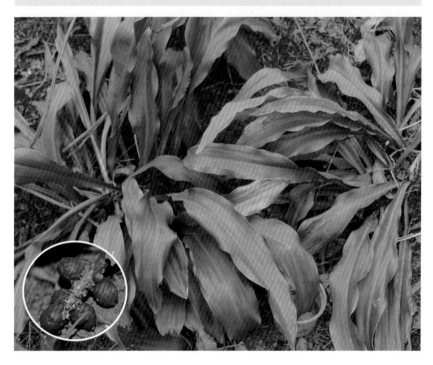

形态特征 多年生常绿草本。无地上茎。根状茎粗短，黄白色，有节，节上生多数细长须根。叶自根状茎丛生，质厚，披针形或带形，长10～25厘米，宽2.5～5.5厘米，边缘略向内褶，基部渐窄呈叶柄状，上面深绿色，下面浅绿色，直出平行脉多条，主脉较粗。春、夏从叶丛中生出花葶，长10～20厘米；花多数，丛生于顶端排列成短穗状花序；花被6片，淡绿白色，卵形至三角形，头尖，基部宽，下部愈合成盘状；雄蕊6，无柄，药长椭圆形；子房球形，花柱短，柱头3裂。浆果球形，橘红色；内含种子1粒。

生境分布 多为栽培或野生于山涧、林下湿地。分布于华东、华南、西南地区，以及湖北、河南等地。

采收加工 全草鲜用，四季可采。

饮片特征

本品为圆形或类圆形厚片，表面类白色或淡棕色，散有黄色维管束斑点；周边散有圆点状须根痕，质韧，气微，味甜微苦涩。贮干燥容器内，置通风干燥处。

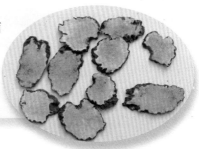

性味归经	苦、甘，寒。有小毒。
功效主治	清热解毒，强心利尿。内服主治白喉、白喉引起的心肌炎、咽喉肿痛、狂犬咬伤、细菌性痢疾、风湿性心脏病心力衰竭。外用治跌打损伤、毒蛇咬伤、烧烫伤、乳腺炎、痈疔肿毒。
药理作用	万年青甙增强心肌的收缩力，并能兴奋迷走神经和抑制心肌的传导，使心率减慢，并有利尿作用。其强心效力以万年青甙甲最大，乙次之，丙最小。对震颤心脏的不规则搏动亦有调整作用，其副作用是兴奋呕吐中枢，引起呕吐。
用量用法	内服：煎汤，3～9克；鲜品可用至30克；或浸酒；或捣汁。外用：适量，鲜品捣敷；或捣汁涂；或塞鼻；或煎水熏洗。
使用注意	孕妇禁服。

精选验方

①**白喉**：万年青根状茎15克，捣汁内服。用于治疗白喉引起的喉梗阻，取汁频频吞服，一次服完。凡重症患者同时配用抗毒素、抗生素和激素。②**心力衰竭**：万年青成人每日鲜草30～60克，水煎2次使成90毫升，分3次服，一疗程7～10日，控制心力衰竭达饱和量；小儿每千克体重2.5～25克为饱和量，按每日6小时服一次。每日维持量约为饱和量的1/15，如心衰未控制，则用4～7日维持量后，继续用第二疗程的饱和量，以此类推。对肺源性心脏病合并全心衰竭者效果较好。③**咽喉肿痛**：万年青叶（鲜）3～5片，捣汁，加醋50毫升，频频含咽。④**慢性气管炎**：万年青鲜叶，每日9～15克，水煎，分3次饭后服。⑤**跌打损伤**：万年青根6克，水煎，酒兑服。⑥**头风**：万年青根，削尖，蘸朱砂塞鼻孔内，左痛塞右鼻，右痛塞左鼻，两边痛者齐塞，取清水鼻涕下，连用7日。⑦**痔疮肿痛难行**：猪腿骨去两头，同万年青入砂锅内，水煮，趁热熏，温洗，每日3次。

黄 瓜 Huang Gua

四、清热解毒药

别名 胡瓜、王瓜、刺瓜。

来源 本品为葫芦科一年生攀缘状草本植物黄瓜*Cucumis sativus* L.的果实。

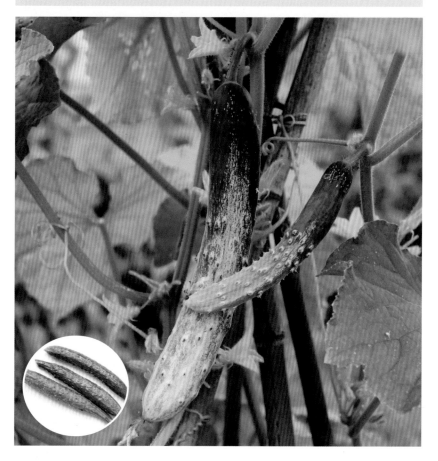

形态特征 一年生蔓生或攀缘草木。茎细长，具纵棱，被短刚毛，卷须不分枝。黄瓜根系分布浅，再生能力较弱。茎蔓性，长可达3米以上，有分枝。叶掌状，大而薄，叶缘有细锯齿。花通常为单性，雌雄同株。瓠果，狭长圆形或圆柱形。嫩时绿色，成熟后黄色。花、果期5～9月。

生境分布 全国各地均产。

采收加工 鲜用，四季可采。

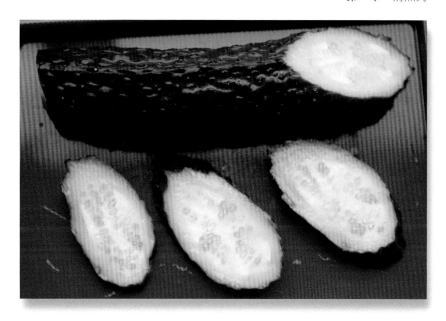

性味归经	甘，凉。归肺、脾、大肠经。
功效主治	清热解毒，利水消肿。
药理作用	葫芦素C在动物实验中有抗肿瘤作用，毒性较低。
用量用法	10～60克，煮食或生啖。外用：浸汁、制霜或研末调敷。
使用注意	黄瓜性凉，胃寒患者食之易致腹痛泄泻。

精选验方

①**小儿热痢**：嫩黄瓜同蜜食十余根。②**水病肚胀至四肢肿**：黄瓜一根，破作两片（不出子），以醋煮一片，水煮一片，俱烂，空心顿服，须臾下水。③**咽喉肿痛**：老黄瓜一根，去子，入芒硝填满，阴干为末，每以少许吹之。④**跌打疮瘀肿**：六月取黄瓜入瓷瓶中，水浸之，每以水扫于疮上。⑤**火眼赤痛**：五月取老黄瓜一根，上开小孔，去瓤，入芒硝令满，悬阴处，待芒硝透出刮下，留点眼。⑥**汤火伤灼**：五月掐黄瓜入瓶内，密封，挂檐下，取水刷之。

梓白皮 Zi Bai Pi

四、清热解毒药

别名 梓皮、梓白皮、梓树皮、梓根白皮。
来源 本品为紫葳科落叶乔木梓*Catalpa ovata* G. Don的根皮或树皮的韧皮部。

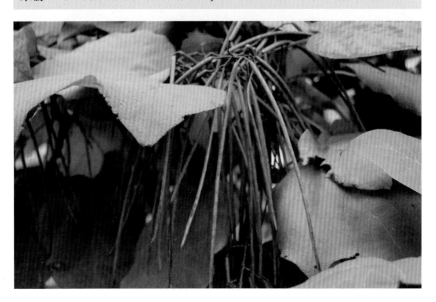

形态特征 落叶乔木，高10余米。树皮灰褐色，纵裂；幼枝常带紫色，光滑或少被柔毛。单叶对生或常3枚轮生，稀互生，具柄，阔卵形至近圆形，长14～24厘米，宽12～22厘米，稀更大，不分裂或掌状3浅裂，裂片先端渐尖，基部近心形，全缘，上面暗绿色，被短毛，下面淡绿色，沿叶脉疏生短柔毛，掌状脉5出，常带紫色，脉腋及叶片基部常具紫色斑点状的腺体，柄长9～17厘米，带暗紫色。圆锥花序顶生；花序轴及分枝被疏毛或无毛；花萼2裂，裂片阔卵形，绿色或紫色；花冠黄白色，具数行紫色斑点，2唇形，前唇2裂，后唇3裂，裂片边缘具极不规则波状皱曲；雄蕊5，仅2枚完全发育；子房上位，2室，花柱细长，柱头2裂。蒴果长圆柱形，长20～30厘米。熟时深褐色。种子扁平，长椭圆形，长约5毫米，两端簇生白色长软毛。花期5～6月，果期7～8月。

生境分布 生长于低山河谷，湿润土堆。分布于黑龙江、吉林、辽宁、河北、山东等地。

采收加工 根皮于春、夏两季采挖，洗去泥沙，将皮剥下，晒干。

饮片特征

根皮呈块片状、卷曲状，大小不等。外表面栓皮易脱落，棕褐色，皱缩，有小支根痕；内表面黄白色，平滑细致，具细网状纹理。折断面不平整，纤维性，撕之不易成薄片。气微，味淡。

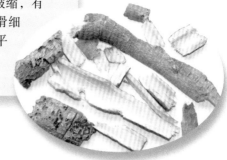

性味归经	苦，寒。归肝、胆、胃经。
功效主治	清热解毒，燥湿杀虫。
药理作用	梓实水溶性提取物及果皮、种子提取物，对小白鼠、家兔均有利尿作用，并使电解质的排出增加。从梓实中提出有利尿作用的甙。在大鼠利尿实验中，脱-对-羟基苯甲酰梓甙的作用强于梓甙，前者主要表现为钠利尿，后者为氯利尿。大白鼠尿酸性者，两种甙的利尿作用减弱，尿碱性者利尿作用增强，两种甙对双侧肾上腺切除的大鼠均表现钠利尿。对大鼠碳酸酐酶无抑制作用，对循环系统几乎无影响，毒性弱，其利尿作用是由对肾小管的影响所致。
用量用法	6~9克，煎服。外用：适量，研末调敷或煎水洗浴。
使用注意	脾胃虚寒者慎用或禁用。

精选验方

①**疼疔、疮，皮肤瘙痒**：梓白皮、垂柳根各等份，研末，用麻油调敷患处。②**肾炎浮肿**：梓根白皮、梓实、玉蜀黍须各等份，水煎服。③**神经性皮炎、血热风盛证**：梓白皮、榆白皮、白鲜皮、川槿皮、海桐皮、生地黄、熟地黄各15克，当归、赤芍、地肤子、蛇床子各9克，苦参、何首乌各10克，甘草5克，红花6克。加水煎2次，混合两煎所得药汁；药渣留用。每日1剂，分2次服用。药渣以适量水煎煮，于每晚睡前洗浴患处。④**肾脏炎浮肿**：梓根白皮、梓实、玉蜀黍须，水煎服。

木槿皮 Mu Jin Pi

别名 槿皮、川槿皮、白槿皮、芦树皮。

来源 本品为锦葵科落叶灌木或小乔木植物木槿 *Hibiscus syriacus* L. 的茎皮或根皮。

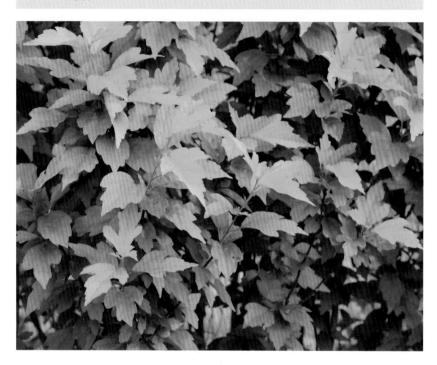

形态特征 落叶灌木或小乔木，高3～6米。树皮灰褐色，无毛，嫩枝上有绒毛。叶互生；菱状卵形或卵形，长4～7厘米，宽2.5～5厘米，具有深浅不同的3裂或不裂，叶基楔形，边缘具圆钝或尖锐的齿，主脉3条明显，两面均疏生星状毛，后变光滑；叶柄长1～2厘米，光滑，或被有绒毛或星状毛。花单生于叶腋；小苞片6～7，线形，长约为花萼之半；萼片5裂，卵状披针形，有星状毛和细短软毛；花瓣5，淡红色、白色或紫色；雄蕊多数，花丝联合成筒状；子房5室，花柱5裂，柱头头状。蒴果长椭圆形，先端具尖嘴，全体被绒毛。种子黑褐色，背部有长棕色毛。花期6～7月。

生境分布 全国各地均有栽培。分布于四川。

采收加工 4～5月，剥下茎皮或根皮，洗净晒干。

饮片特征

本品呈不规则段状。外皮粗糙，土灰色；内表面淡黄绿色，现明显的丝状纤维。体质坚韧，不易折断。气弱，味淡。

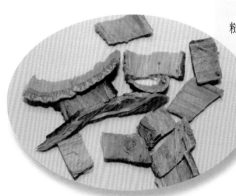

性味归经	甘、苦，寒。归大肠、肝、脾经。
功效主治	清热解毒，利湿止痒。
药理作用	从木槿皮中分得的单体化合物古柯三醇有抑制肿瘤细胞生长的作用。
用量用法	3~9克，煎服。外用：酒浸搽擦或煎水熏洗。
使用注意	无湿热者不宜服用。

精选验方

①慢性气管炎：鲜木槿条200克，洗净，切断，水煎2次，将滤液合并浓缩成100毫升，每日2次分服，连服10日为1个疗程。②**大肠癌**：木槿、金银花、白糖各30克，白头翁50克，加水，煎浓汁200毫升，加白糖调匀。每日1剂，分3次温服。③**白带**：木槿根皮50克，酢浆草25克，水煎服。每日1剂，连服数日。④**阴囊湿疹（绣球风）**：木槿根皮、蛇床子各100克，水煎，熏洗患处。⑤**癣疮**：木槿皮煎，入肥皂浸水，频频擦之。⑥**牛皮癣癫**：木槿皮500克，勿见火，晒燥磨末。以上好烧酒5000毫升，加榆面120克，浸7日为度，不时蘸酒擦之。⑦**黄疸、痢疾、肠风泻血、肺痈、赤白带下**：木槿皮3~9克，煎服。⑧**赤白带下**：木槿皮根60克，用白酒300毫升，煎200毫升，空腹服。⑨**大肠脱肛**：木槿皮适量，煎汤熏洗后，再同白矾、五倍子合研末敷之。⑩**头面神经性皮炎**：木槿皮（火煅存性）研末，加米醋适量调涂患处。

臭牡丹叶 Chou Mu Dan Ye 四、清热解毒药

别名 矮桐子、大红花、臭枫根、臭八宝、臭芙蓉、矮脚桐。

来源 马鞭草科赪桐属植物臭牡丹 *Clerodendrum bungei* Steud. 的叶。

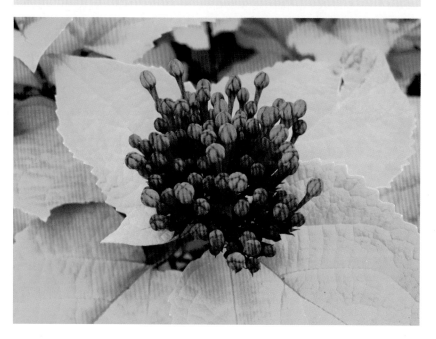

形态特征 落叶灌木，高1～2米。叶对生，广卵形，长10～20厘米，宽8～18厘米，先端尖，基部心形或近于截形，边缘有锯齿而稍带波状，上面深绿色而粗糙，具密集短毛，下面淡绿色而近于光滑，唯脉上有短柔毛，触之有臭气；叶柄长约8厘米。花蔷薇红色，有芳香，为顶生密集的头状聚伞花序，径约10厘米；花萼细小，漏斗形，先端5裂，裂片三角状卵形，先端尖，外面密布短毛及腺点；花冠径约1.5厘米，下部合生成细管状，先端5裂，裂片线形至长圆形；雄蕊4，花丝与花柱均伸出，花丝通常较花柱短；子房上位，卵圆形。核果，外围有宿存的花萼。花期7～8月，果期9～10月。

生境分布 生长于湿润的林边、山沟及屋旁；亦有栽培。分布于河北、河南、陕西、浙江、安徽、江西、湖北、湖南、四川、云南、贵州、广东等地。

采收加工 夏季采叶，鲜用或晒干备用。

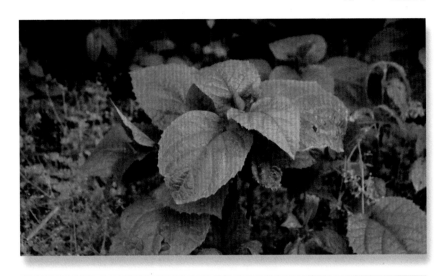

性味归经	苦、辛，平。归心、肝、脾经。
功效主治	祛风除湿，解毒散瘀。外用治痈疖疮疡、痔疮发炎、湿疹，还可作灭蛆用。
药理作用	本品水煎剂，对金黄色葡萄球菌有一定的抑菌作用。
用量用法	内服：煎汤，10～15克，鲜品30～60克；或捣汁；或入丸剂。外用：适量，煎水熏洗；或捣敷；或研末调敷。

精选验方

①**脱肛**：臭牡丹叶适量，煎汤熏洗。②**原发性支气管肺癌**：臭牡丹、七叶一枝花、白花蛇舌草各30克，百合、熟地黄、生地黄、玄参、当归、麦冬、白芍、黄芩各10克，南北沙参、桑白皮各15克，水煎取药汁。每日1剂，分2次服用。2个月为1个疗程。③**湿疹**：臭牡丹（全草）晒干研粉，夹单层纱布内，用温开水浸湿后敷患处，并经常用温开水湿透纱布，保持湿润，每日换1次。④**头痛**：臭牡丹叶15克，川芎10克，头花千金藤根5克，水煎服。⑤**关节炎**：臭牡丹鲜叶，绞汁，冲黄酒服，每日2次，每次1杯，连服20日，如有好转，再续服至痊愈。⑥**一切痈疽**：臭牡丹枝叶捣烂敷之。⑦**痈肿发背**：臭牡丹叶晒干，研极细末，蜂蜜调敷。未成脓者能内消，若溃后局部红热不退，疮口作痛者，用蜂蜜或麻油调敷，至红退痛止为度（阴疽忌用）。⑧**内外痔**：臭牡丹叶200克。煎水，加食盐少许，放桶内，趁热熏患处，至水凉为度，渣再煎再熏，每日2次。⑨**肺脓肿、多发性疖肿**：臭牡丹全草150克，鱼腥草50克，水煎服。

功劳木 Gong Lao Mu

四、清热解毒药

别名 土黄柏、黄天竹、鼠不爬、山黄柏、大叶黄连、十大功劳。

来源 本品为小檗科植物阔叶十大功劳*Mahonia bealei* (Fort.) Carr. 等的干燥茎。

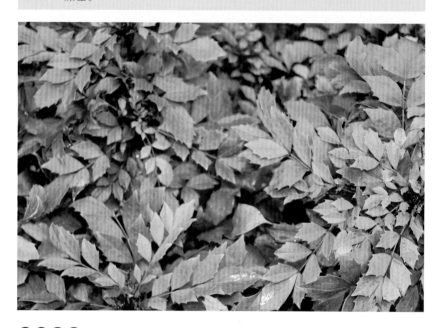

形态特征 常绿灌木，高1～4米。茎表面土黄色或褐色，粗糙，断面黄色。叶互生，厚革质，具柄，基部扩大抱茎；奇数羽状复叶，长25～40厘米，小叶7～15片，侧生小叶无柄，阔卵形，大小不等，长4～12厘米，宽2.5～4.5厘米，顶生小叶较大，有柄，先端渐尖，基部阔楔形或近圆形，边缘反卷，每边有2～8枚大的刺状锯齿，上面深绿色，有光泽，下面黄绿色。总状花序生长于茎顶，直立，长5～10厘米，6～9个簇生，小苞片1；萼片9，排成3；花黄褐色，花瓣6，长圆形，先端2浅裂，基部有2密腺；雄蕊6；雌蕊1。浆果卵圆形，直径约5毫米，成熟时蓝黑色，被白粉。花期8～10月，果期10～12月。

生境分布 生长于向阳山坡的灌木丛中，也有栽培。分布于广西、安徽、浙江、江西、福建、河南、湖北、湖南、四川等地。

采收加工 6月采果实，晒干，去净杂质，晒至足干为度。

饮片特征

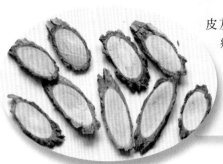

本品呈不规则的段状。外表皮灰褐色，有浅纵沟及突起的叶痕；嫩茎较平滑，皮部较薄，易剥离。质坚硬，折断面呈破裂状；横切面呈髓部淡黄色，木部黄色，外侧黄色较深，射线白色，极显著。

性味归经	苦，寒。归肝、胃、大肠经。
功效主治	清热燥湿，泻火解毒。主治湿热泻痢、黄疸尿赤、目赤肿痛、胃火牙痛、疮疖痈肿、湿疹、肺热咳嗽。
药理作用	阔叶十大功劳根的25%水煎剂在体外对金黄色葡萄球菌、大肠杆菌和绿脓杆菌有较轻度的抑制作用，抑菌菌直径（打洞法）均为10毫米。从细叶十大功劳中提出的3种生物碱的盐类（药根碱硫氰酸盐、四氢药根碱–N–甲基硫氰酸盐、掌叶防己碱硫氰酸盐）在低浓度（0.001%～0.002%）时能促进离体肠管的自发运动，高浓度（0.01%以上）时可导致张力上升、运动抑制。
用量用法	内服：9～15克，煎服。外用：适量，煎水洗；或研末调敷。
使用注意	体质虚寒者忌用。

精选验方

①**感冒发热口渴**：鲜十大功劳叶30克，黄荆叶15克，水煎服。②**咯血、失眠**：十大功劳叶12克，水煎服。③**慢性支气管炎**：十大功劳叶、虎杖根、枇杷叶各30克，水煎服。④**慢性胆囊炎**：十大功劳根、过路黄各30克，栀子15克，南五味子9克，水煎服。⑤**咳嗽**：十大功劳、百部、鱼腥草、枇杷叶各20克，石仙桃10克，七叶一枝花5克，水煎服。⑥**风湿痛**：十大功劳12克，羌活、独活各9克，水煎服。⑦**咽喉肿痛**：十大功劳根、枇杷叶各15克，桑叶9克，川贝母6克，水煎服。⑧**赤白带下**：十大功劳叶、白英、仙鹤草各30克，水煎服。⑨**盆腔炎**：阔叶十大功劳根9克，金银花10克，紫花地丁24克，水煎服。⑩**大叶性肺炎**：十大功劳25～50克，一点红、梅叶冬青各50克，水煎，分2次服，每日1剂。

甜地丁 Tian Di Ding

别名 紫花地丁、萝卜地丁、痒痒草、猫耳朵草。

来源 本品为豆科米口袋属植物米口袋*Gueldenstaedtia multiflora* Bunge. 的全草。

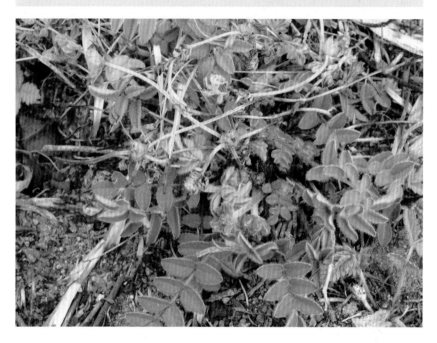

形态特征 多年生草本，高5～10厘米，全株被白色长柔毛。主根直下，径1厘米余。茎短，叶丛生，单数羽状复叶，有长柄，小叶11～21片，广椭圆形、卵形或长卵形，长1～2厘米，宽2～8毫米，先端钝，基部圆，全缘。花茎自叶丛中生出，花5～7朵，顶生，呈伞形花序；苞片披针形，小苞片2，线状披针形；花萼钟形，萼齿5，不等长，上部2片稍大，下部1片最小，混生白色和黑色柔毛；花冠蝶形，紫堇色，旗瓣广倒卵形，长约13毫米，顶端微缺，翼瓣长圆状楔形，长约10毫米，有短爪；龙骨瓣短，长约6毫米；雄蕊10，子房上位，长椭圆形，花柱短，无毛，柱头膨大。荚果圆筒状，长2.5～3厘米。种子肾形，黑色。花期4～5月，果期5～6月。

生境分布 野生于原野及山地。分布于东北南部、河北、山东、江苏、山西、陕西等地。

采收加工 秋季采挖，洗净晒干。

饮片特征

　　本品为不规则的根、茎、叶、花、果混合中段。表面黄绿色，叶片萎缩，微具茸毛。花黄棕色，花瓣5片。蒴果椭圆形或3裂，种子多数，淡棕色。气微，味微苦而稍黏。

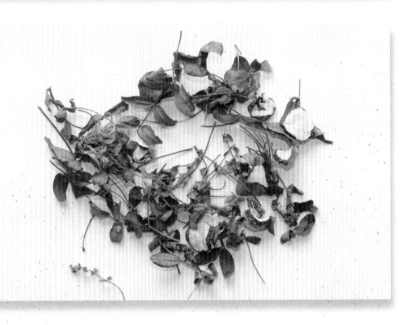

性味归经	苦、辛，寒。归胃、大肠经。
功效主治	清热解毒。主治疔疮痈肿、急性阑尾炎、一切化脓性炎症。
药理作用	甜地丁水煎液具有明显的免疫增强作用；水煎液和乙酸乙酯萃取部位均有明显的抗炎、镇痛作用；甜地丁、乙酸乙酯、正丁醇和甲醇部位有抑菌活性。
用量用法	外用：适量，鲜草捣烂敷患处；或水煎洗。
使用注意	体质虚寒者忌服。

精选验方

无名肿毒：甜地丁、叶上珠、马齿苋各1把，蜈蚣1条，共捣烂外敷，每日换药1次。

北豆根 Bei Dou Gen

四、清热解毒药

别名 黄条香、黄根、汉防己、防己藤、山地瓜秧。

来源 本品为防己科植物蝙蝠葛 *Menispermum dauricum* DC. 的干燥根茎。

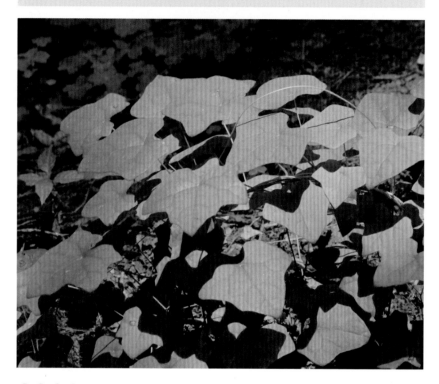

形态特征 多年生缠绕藤本，长达10米以上。根茎细长、横走，黄棕色或黑褐色，有分枝。小枝绿色，有细纵纹。叶互生，圆肾形或卵圆形，边缘3~7浅裂片近三角形，长、宽各5~15厘米，先端尖，基部心形或截形，上面绿色，下面苍白色，掌状脉5~7条；叶柄盾状着生。腋生短圆锥花序，总花梗长3~7厘米；花小，黄绿色，有小苞片；雄蕊10~20；雌花心皮3，分离。核果扁球形，熟时黑紫色，内果皮坚硬，肾状扁圆形，有环状突起的雕纹。花期5~6月，果期7~9月。

生境分布 生长于山坡林缘、灌木丛中、田边、路旁及石砾滩地，或攀缘于岩石上。分布于东北、华北、华东地区，以及陕西、宁夏、甘肃、山东等地。

采收加工 春、秋两季采挖，除去须根及泥沙，干燥。

饮片特征

本品为类圆形或椭圆形厚片。外皮黄棕色至暗棕色。切面灰白色或淡黄色，木部淡黄色，呈放射状排列，中心有髓。质韧。气微，味苦。

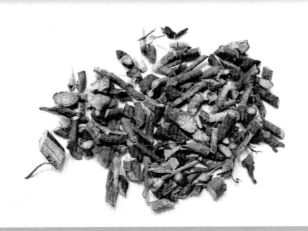

性味归经	苦，寒；有小毒。归肺、胃、大肠经。
功效主治	清热解毒，祛风止痛。主治咽喉肿痛、肠炎痢疾、风湿痹痛。
药理作用	北豆根有抗溃疡作用，能抑制胃液分泌，对于实验性溃疡（幽门结扎溃疡、应激性溃疡、醋酸溃疡）的大鼠，口服给药对溃疡组织有明显的修复作用。另外，北豆根对金黄色葡萄球菌、絮状表皮癣菌及白色念珠菌均有抑制作用。
用量用法	煎服，3~9克。治咽喉肿痛宜含于口中缓缓咽下。外用：适量，研末调敷或煎水泡洗。
使用注意	置干燥处保存。

精选验方

①牙痛：北豆根9克，玄参、地骨皮各6克，甘草3克，水煎服。②痢疾、肠炎：北豆根9克，白酒50毫升，浸7日，每日2次，每次饮1杯。③扁桃体炎：北豆根、桔梗各250克，马勃75克，共研细粉，每服3克，每日3次。④慢性气管炎、咽喉肿痛、关节炎：北豆根（总碱）注射液，肌肉注射，每次2毫升，每日2次。⑤牙痛：北豆根15克，玄参、地骨皮各10克，甘草5克，水煎服。

广豆根 Guang Dou Cen

别名 山豆根、小黄连。

来源 本品为豆科越南槐 *Sophora subprostrata* Chun et T.Chen的根。

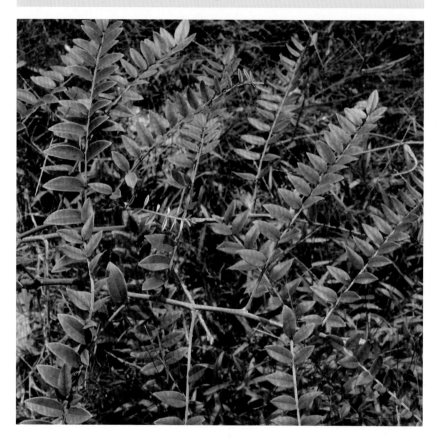

形态特征 灌木，高1～2米。羽状复叶互生，小叶11～17，卵形或长圆状卵形，长1～2.5厘米，宽0.5～1.5厘米，顶端一小叶较大，上面疏生短柔毛，下面密生灰棕色短柔毛；小叶柄短，被毛。总状花序顶生及腋生，有毛；花萼阔钟形；花冠蝶形，黄白色；雄蕊10；子房密生柔毛，花柱弯曲，柱头上簇生长柔毛。荚果呈连珠状。花期5～6月，果期7～8月。

生境分布 生长于石灰岩山地或岩石缝中。主产于广西。

采收加工 秋季挖根，除去地上茎叶，晒干。

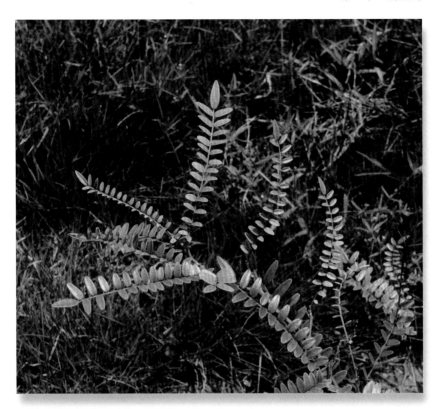

性味归经	寒，苦。归肺、胃经。
功效主治	清火解毒，消肿止痛。主治咽喉牙龈肿痛、肺热咳嗽烦渴、黄疸、热结便秘。
药理作用	具有抗肿瘤、增强免疫力的功效，还有抗溃疡、抑制高级中枢、兴奋低级中枢的作用。另外，还具有一定的毒性。
用量用法	内服：3~6克，煎服。
使用注意	脾胃虚寒者不宜用。

精选验方

①白血病：广豆根、山慈菇各15克，白花蛇舌草、龙葵各30克，水煎服。②咽喉肿痛：广豆根9克，金银花、射干、板蓝根各6克，水煎服。③扁桃体炎：广豆根6份，甘草1份，共研细粉，压片，每片含0.1克，每服3~6克，每日3~4次。

阴地蕨 Yin Di Jue

四、清热解毒药

别名 一朵云、花蕨、独立金鸡、独脚蒿、冬草。

来源 本品为阴地蕨科植物阴地蕨 *Botrychium ternatum* (Thunb.) Sw. 的带根全草。

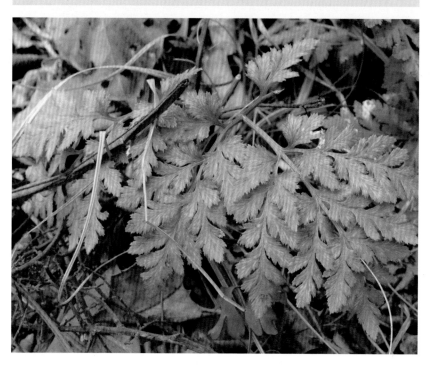

形态特征 多年生草本，高20厘米以上。根茎粗壮，肉质，有多数纤维状肉质根。营养叶的柄长3～8厘米，叶片三角形，长8～10厘米，宽10～12厘米，3回羽状分裂，最下羽片最大，有长柄，呈长三角形，其上各羽片渐次无柄，呈披针形，裂片长卵形至卵形，宽0.3～0.5厘米，有细锯齿，叶面无毛，质厚。孢子叶有长梗，长12～22厘米；孢子囊穗集成圆锥状，长5～10厘米，3～4回羽状分枝；孢子囊无柄，黄色，沿小穗内侧成两行排列，不陷入，横裂。

生境分布 生长于山区的草坡灌木丛阴湿处。分布于湖北、湖南、江西、安徽、浙江、台湾、福建、贵州、四川、广西等地。

采收加工 冬季或春季采收，连根挖取，洗净晒干。

饮片特征

　　干燥全草，根茎粗壮，肉质，呈灰褐色或棕褐色。叶柄樱红色，有纵纹，营养叶柄较孢子叶柄细而短。叶片三角形，3回羽状分裂。孢子囊穗集成圆锥状，孢子囊棕褐色。气微，味淡。

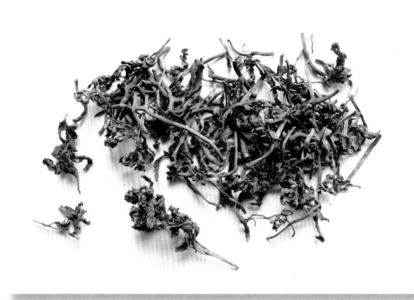

性味归经	苦，凉。归肺、肝经。
功效主治	平肝，清热，镇咳。主治头晕头痛、咯血、惊痫、火眼、目翳、疮疡肿毒。
药理作用	阴地厥具有利尿和抗菌作用。
用量用法	煎汤，6～12克，鲜品15～30克。外用：适量，捣烂敷。
使用注意	虚寒、体弱及腹泻者禁服。

精选验方

①小儿惊风：阴地厥9克，水煎，早晚分服。②羊痫风：阴地厥9～15克，代茶饮。③疮毒风毒：阴地蕨10～15克，水煎服。④肺热咯血：鲜阴地蕨、鲜凤尾草各50克，水煎，调冰糖服。

青 蒿 Qing Hao

五、清虚热药

别名	嫩青蒿、青蒿梗、香青蒿、鳖血拌青蒿。
来源	本品为菊科一年生草本植物黄花蒿*Artemisia annua* L. 的干燥地上部分。

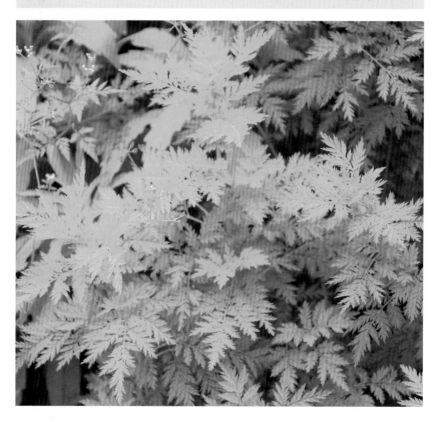

形态特征 一年生草本，茎直立，多分枝。叶对生，基生及茎下部的叶花期枯萎，上部叶逐渐变小，呈线形，叶片通常3回羽状深裂，上面无毛或微被稀疏细毛，下面被细柔毛及丁字毛，基部略扩大而抱茎。头状花序小，球形，极多，排列成大的圆锥花序，总苞球形，苞片2～3层，无毛，小花均为管状、黄色，边缘小花雌性，中央为两性花，瘦果椭圆形。花、果期6～9月。

生境分布 生长于林缘、山坡、荒地。分布于全国各地。

采收加工 夏、秋两季采收，阴干或晒干，切段生用，也可鲜用。

饮片特征

本品为茎叶混合切段。茎圆柱形，表面黄绿色或棕黄色，具纵棱线；质略硬，易折断。断面中部有髓。叶互生，暗绿色或棕绿色，卷缩易碎，完整者展平后为3回羽状深裂，裂片和小裂片矩圆形或长椭圆形，两面被短毛。有特异香气，味微苦，有清凉感。以色绿、叶多、香气浓者为佳。

性味归经	苦，寒。归肝、胆经。
功效主治	凉血退虚热，解暑，截疟。本品苦寒能清热，芳香而透散，长于清泻肝胆和血分之热，可使阴分伏热外透而出；其芳香疏达，又能清透解肌，故有祛暑截疟之效，从而具凉血退蒸、解暑截疟之能。
药理作用	有解热、发汗、抑制疟原虫发育，抑制某些皮肤真菌的作用。
用量用法	3～10克，煎服，或鲜用绞汁。
使用注意	不宜久煎。脾胃虚弱、肠滑泄泻者忌服。

精选验方

①**疥疮**：青蒿、苦参各50克，夜交藤100克，水煎外洗，每日2次。②**头痛**：青蒿、白萝卜叶各30克，山楂10克，水煎服，每日2～3次。③**低热不退、肺结核潮热**：青蒿、牡丹皮各10克，鳖甲、生地黄、知母各15克，水煎服。④**鼻出血**：鲜青蒿30克，捣汁饮，药渣纱布包塞鼻中。⑤**皮肤瘙痒**：青蒿120克，煎汤外洗。⑥**暑热烦渴**：青蒿15克，开水泡服；或鲜青蒿60克，捣汁，凉开水冲饮。⑦**小儿夏季热**：青蒿、荷叶各10克，金银花6克，水煎代茶饮。⑧**丝虫病**：青蒿20克，马鞭草30克，紫苏叶25克。加水150毫升，浓缩至80毫升。早、晚2次饭前服，小儿量酌减。7～10日为1个疗程。⑨**阴虚发热**：青蒿、胡黄连、知母、地骨皮、秦艽各15克，水煎服。

白 薇 Bai Wei

五、清虚热药

别名 嫩白薇、香白薇。

来源 本品为萝摩科多年生草本植物白薇 *Cynanchum atratum* Bge. 或蔓生白薇 *Cynanchum versicolor* Bge. 的干燥根及根茎。

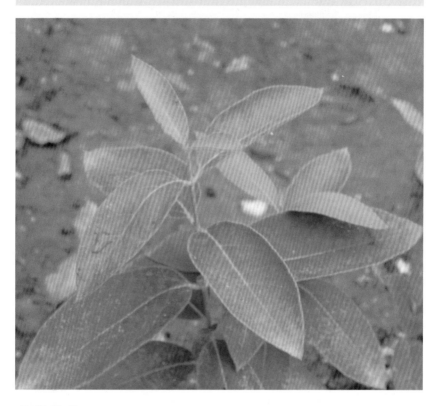

形态特征 多年生草本，高50厘米。茎直立，常单一，被短柔毛，有白色乳汁。叶对生，宽卵形或卵状长圆形，长5～10厘米，宽3～7厘米。两面被白色短柔毛。伞状聚伞花序，腋生，花深紫色，直径1～1.5厘米，花冠5深裂，副花冠裂片5，与蕊柱几乎等长。雄蕊5，花粉块每室1个，下垂。蓇葖果单生，先端尖，基部钝形。种子多数，有狭翼，有白色绢毛。

生境分布 生长于树林边缘或山坡。分布于山东、安徽、辽宁、四川、江苏、浙江、福建、甘肃、河北、陕西等地。

采收加工 春、秋两季采挖，除去地上部分，洗净，晒干，润透，切段生用。

饮片特征

本品为不规则形的小段，粗短有结节，表面棕黄色，质脆，易折断，带粉性，断面皮部黄白色，木部黄色，皮部发达，有小木心。气微，味微苦。

性味归经	苦、咸，寒。归胃、肝经。
功效主治	清热解毒，凉血退蒸，利尿通淋。本品苦寒以清热泻火解毒，咸寒以清热凉血退蒸，经配伍又有利尿通淋之能，故有此功。
药理作用	有强心甙样反应。
用量用法	3～12克，煎服。
使用注意	脾胃虚寒、食少便溏者不宜服用。

精选验方

①产后血虚发热：白薇9克，当归12克，人参5克，甘草6克，水煎服。②虚热盗汗：白薇、地骨皮各12克，鳖甲、银柴胡各9克，水煎服。③尿路感染：白薇9克，石韦12克，滑石15克，木通10克，生甘草5克，水煎服；或白薇25克，车前草50克，水煎服。④咽喉肿痛：白薇9克，甘草3克，桔梗6克，射干、金银花、山豆根各10克，水煎服。⑤肺实鼻塞：白薇、款冬花、贝母（去心）各50克，百部100克，上药为末，每次5克，米饮调下。⑥阴虚潮热：白薇、银柴胡、地骨皮各15克，生地黄25克，水煎服。⑦火眼：白薇30克，水煎服。⑧瘰疬：鲜白薇、鲜天冬各等份，捣绒敷患处。⑨失眠：鲜白薇30克，水煎服。⑩单纯性喉炎：白薇60克，焙黄研末。每服9克，温开水送服，每日2次。

地骨皮 Di Gu Pi

别名 净骨皮。

来源 本品为茄科落叶灌木植物枸杞*Lycium chinense* Mill. 或宁夏枸杞*Lycium barbarum* L.的干燥根皮。

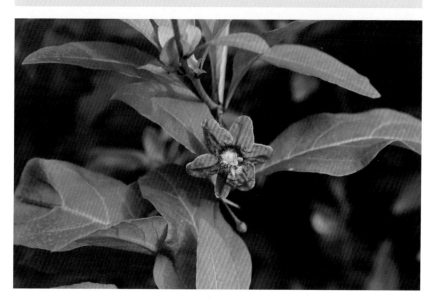

形态特征 枸杞：灌木，高1~2米。枝细长，常弯曲下垂，有棘刺。叶互生或簇生于短枝上，叶片长卵形或卵状披针形，长2~5厘米，宽0.5~1.7厘米，全缘，叶柄长2~10毫米。花1~4朵簇生于叶腋，花梗细；花萼钟状，3~5裂；花冠漏斗状，淡紫色，5裂，裂片与筒部几乎等长，裂片有缘毛；雄蕊5，子房2室。浆果卵形或椭圆状卵形，长0.5~1.5厘米，红色，内有多数种子，肾形，黄包。宁夏枸杞：灌木或小乔木，高达2.5米。叶长椭圆状披针形；花萼杯状，2~3裂，稀4~5裂；花冠粉红色或紫红色，筒部较裂片稍长，裂片无缘毛。浆果宽椭圆形，长1~2厘米。根皮呈筒状、槽状，少数为卷片状。长3~10厘米，直径0.5~1.5厘米，厚1~3毫米。外表面灰黄色或土棕黄色，粗糙，具不规则裂纹，易成鳞片状剥落。花、果期6~11月。

生境分布 生长于田野或山坡向阳干燥处；有栽培。分布于河北、河南、陕西、四川、江苏、浙江等地。

采收加工 春初或秋后采挖根部，剥取根皮，晒干切段。

饮片特征

本品呈筒状或槽状，长短不一。外表皮灰黄色至棕黄色。粗糙，有不规则纵裂纹，易成鳞片状剥落。内表面黄白色至灰黄色，较平坦，有细纵纹。体轻，质脆，易折断，断面不平坦，外层黄棕色，内层灰白色。气微，味微甘而后苦。以片状、皮厚、色黄、无木心者为佳。

性味归经	甘，寒。归肺、肾经。
功效主治	凉血退蒸，清泻肺火。本品性寒清热，甘寒则滋阴增液。入肺、肾二经，能上清肺火以止咳，下滋肾水以退蒸，故有此功。
药理作用	能降低血糖，并有中等度降压作用，对葡萄球菌有抑制作用，尚有解热作用。
用量用法	6～15克，煎服。
使用注意	外感风寒发热及脾虚便溏者不宜用。

精选验方

①**疟疾**：鲜地骨皮50克，茶叶5克，水煎后于发作前2～3小时顿服。②**鼻出血**：地骨皮、侧柏叶各15克，水煎服。③**肺热咳嗽、痰黄口干**：地骨皮、桑叶各12克，浙贝母8克，甘草3克，水煎服。④**血尿（非器质性疾病引起者）**：地骨皮9克，酒煎服；或新地骨皮加水捣汁，加少量酒，空腹温服。⑤**妇人外阴肿痒**：地骨皮30克，枯矾9克，煎水熏洗。⑥**荨麻疹及过敏性紫癜**：地骨皮30克，徐长卿15克，水煎服。⑦**吐血、便血**：地骨皮适量，水煎服。⑧**手癣**：地骨皮30克，甘草15克，水煎外洗，每日1剂。⑨**黄水疮**：地骨皮、松花粉、真青黛各15克。先将地骨皮烘脆碾成极细粉，再同松花粉、青黛共碾匀，瓶贮备用。取药粉适量撒敷患处，每日早晚各1次。通常撒敷后即可收水止痒，并逐渐平复。⑩**阴虚头痛**：地骨皮30克，水煎温服。⑪**毛囊炎**：地骨皮鲜品焙黄，研末，香油调敷。

胡黄连 Hu Huang Lian

别名 胡连。

来源 本品为玄参科多年生草本植物胡黄连*Picrorhiza scrophulariiflora* Pennell 的干燥根茎。

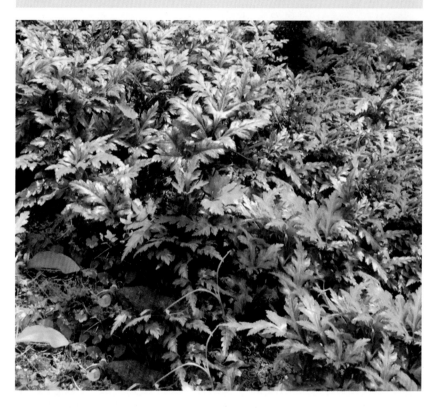

形态特征 多年生草本，高20～40厘米。主根圆柱形，根头部具多数疣状突起的茎部残基。茎直立，上部节略膨大。叶对生，无柄，叶片披针形，长5～30毫米，宽1.5～4毫米，全缘。二歧聚伞花序，花瓣5，白色，先端2裂。蒴果近球形，外被宿萼，成熟时顶端6齿裂。根类圆柱形，偶有分枝，长15～40厘米，直径1～2.5厘米。花期6月，果期7月。

生境分布 生长于干燥的草原、悬岩的石缝或碎石中。分布于宁夏、甘肃、陕西等地。

采收加工 秋季采挖，除去泥土及须根，晒干、切片，生用。

饮片特征

本品为不规则形的圆形薄片。外表皮灰棕色至暗棕色，皮较粗糙，有隆起的疙瘩及明显的纵皱纹或横环纹。切面灰黑色或棕黑色，皮部空隙较多，木部有4～10个类白色点状维管束排列成环，气微，味极苦。

性味归经	苦，寒。归心、肝、胃、大肠经。
功效主治	退虚热，除疳热，清湿热。本品味苦燥湿，寒能清热，入肝、胃、大肠经，既清泻阳明湿热，又可凉肝退虚热，除骨蒸，为治劳热骨蒸、小儿疳积、湿热积滞之良药。
药理作用	水浸剂对堇色毛癣菌等皮肤真菌有抑制作用；提取物有利胆、抗真菌作用。
用量用法	3～10克，煎服。
使用注意	外感风寒、血虚无热者忌用。

精选验方

①**湿热泻痢**：胡黄连、黄柏、甘草、黄芩、金银花各10克，白头翁15克，白芍12克，木香6克，水煎服。②**骨蒸劳热、四肢无力、夜卧虚汗**：胡黄连、银柴胡、鳖甲各等份，研粉过筛，每次3克，每日3次。③**痔疮肿痛不可忍**：胡黄连适量，研末过筛，以猪胆汁调涂患处。④**痢疾**：胡黄连、山楂各适量，炒研为末，每次5～10克，拌白糖少许，温开水调匀，空腹服用。⑤**小儿疳积**：胡黄连6克，研末装入胶囊，用米汤送服。⑥**阴虚发热**：胡黄连、秦艽、青蒿、知母、地骨皮各9克，水煎服。⑦**疳积、虫积**：胡黄连、芦荟、砂仁、大黄、六曲、槟榔、山楂、麦芽各100克，炒山楂、炙甘草各25克，使君子仁150克，共研细粉，水泛为丸，每服5分，每日2次。⑧**肝胆瘀热**：胡黄连、齿叶草、当药、栀子各30克，水煎服，每日3次。⑨**痔血**：胡黄连、乌梅肉、灶下土各等份，研为末，腊茶清调下，空腹温服。⑩**热痢腹痛**：胡黄连末，用水泛丸梧桐子大。每次用米汤送下30丸。

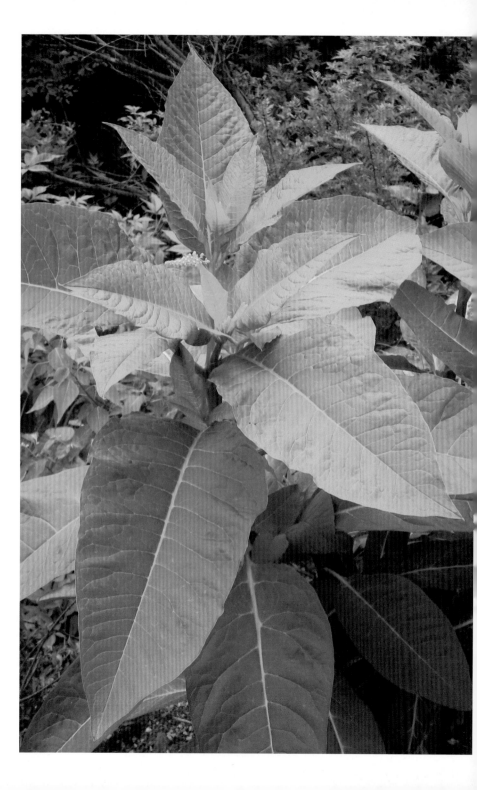

第三章　泻下药

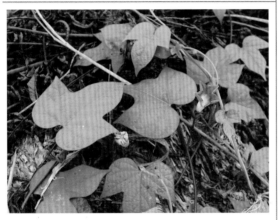

大 黄 Da Huang

别名 将军、川军、生大黄（生军）、大黄炭（军炭）、制大黄（熟军）、酒炒大黄（酒军）。

来源 本品为蓼科植物掌叶大黄*Rheum palmatum* L.、唐古特大黄*Rheum tanguticum* Maxim. ex Balf.或药用大黄*Rheum officinale* Baill.的干燥根及根茎。

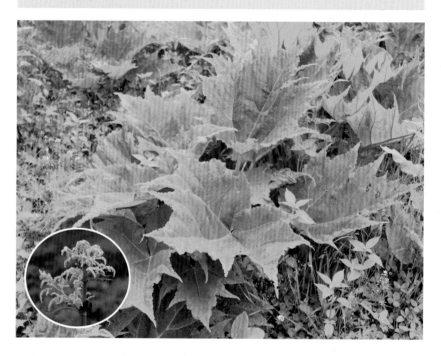

形态特征 掌叶大黄：多年生高大草本。叶多根生，具长柄，叶片广卵形，3～5深裂至叶片1/2处。茎生叶较小，互生。花小，紫红色，圆锥花序簇生。瘦果，三角形有翅。唐古特大黄：与上种相似，不同处：叶片分裂极深，裂片成细长羽状。花序分枝紧密。常向上贴于茎。药用大黄：叶片浅裂达1/4处。花较大，黄色。花期6～7月，果期7～8月。

生境分布 生长于山地林缘半阴湿的地方。分布于四川、甘肃、青海、西藏等地。

采收加工 秋末茎叶枯萎或次春发芽前采挖，除去细根，刮去外皮，切瓣或段，绳穿成串干燥或直接干燥。

饮片特征

本品呈不规则厚片或块状。除净外皮者，表面黄棕色至红棕色，有的可见类白色网状纹理及星点（异型维管束）散在，微显朱砂点，习称"锦纹"。断面淡红棕色或黄棕色，显颗粒性；根茎髓部宽广，有星点环列或散在；根木部发达，具放射状纹理，形成层环明显，无星点。

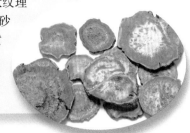

性味归经 苦，寒。归脾、胃、大肠、肝、心经。

功效主治 泻热通便，凉血解毒，逐瘀通经。本品苦寒沉降，性猛善走，素有"将军"之称，可荡涤肠胃积滞，为治疗热结便秘之要药。并能泻血分实热，有清热泻火、凉血解毒及活血祛瘀之效。

药理作用 大黄有利胆作用，能加强胆囊收缩，奥狄氏括约肌松弛，从而使胆汁排出增加。大黄有解热镇痛作用，能抑制Na^+、K^+-ATP酶活性，从而使ATP分解减少，产能下降。大黄有止血作用，能缩短凝血时间，降低毛细血管通透性，改善血管脆性。

用量用法 3～12克，煎服。外用：适量。生用泻下力强，制用泻下和缓。活血宜酒制，止血则应炒炭用。入汤剂应后下或开水泡服。

使用注意 本品攻下力量峻猛，易伤正气，非实证者不宜妄用。妇女胎前产后、经期、哺乳期均应慎用或忌用。

精选验方

①食积腹痛：大黄、砂仁各9克，莱菔子30克，水煎服，每日3次。②胆囊炎、胆石症：大黄、黄连各9克，枳壳、黄芩、木香各12克，水煎服，每日3次。③急性胰腺炎：大黄12克，柴胡、白芍各15克，胡黄连、延胡索、黄芩、木香、芒硝各9克，水煎服，每日3次。④脾胃湿热、胸闷腹痛、积滞泄泻：大黄10克，枳实、白术、黄芩、泽泻、六曲各15克，水煎服。⑤肺痈、鼻中生疮、肿痛：川大黄（生用）、黄连（去须）各0.3克，麝香（细研）6克。上药捣细罗为散，研入麝香令均匀，以生油旋调，涂入鼻中。⑥痈肿：大黄捣筛，以苦酒和，贴肿上，易燥，不过三，即瘥减，不复作，脓自清除。⑦冻疮皮肤破烂、痛不可忍：川大黄为末，新汲水调，搽冻破疮上。

芒硝 Mang Xiao

一、攻下药

别名 朴硝、皮硝。
来源 本品为含有硫酸钠的天然矿物芒硝*Mira bilite*经精制而成的结晶体。

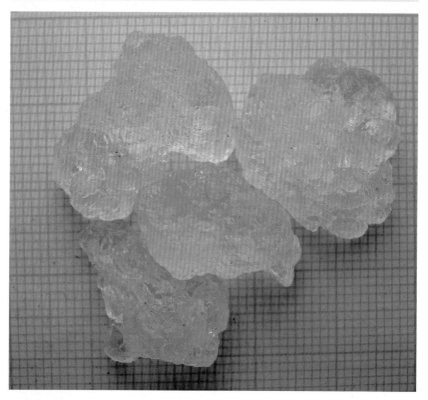

形态特征 芒硝是一种分布很广泛的硫酸盐矿物，经加工精制而成的结晶体。单斜晶系。晶体为短柱状，通常为致密粒状、被膜状。无色透明，但常带浊白、浅黄、淡绿等色。条痕为白色。玻璃样光泽。断口贝壳状，硬度1.5～2。比重1.5。性脆，形成于含钠离子和硫酸根离子饱和溶液的内陆盐湖中。

生境分布 分布于河北、河南、山东、山西、江苏及安徽等省的碱土地区。

采收加工 在秋冬之季，碱质地面出现白霜，扫集后用锅煮炼，溶解后过滤，除去泥沙及不溶性杂质，将滤液放冷析出结晶，通称"皮硝"。再取萝卜洗净切片，置锅内加水与皮硝共煮，取上层液，放冷析出结晶，即芒硝。

饮片特征

本品为棱柱状长方形，或不规则块状、粒状。类白色半透明或无色透明。质脆易碎，断面呈玻璃样光泽。气微，味咸。

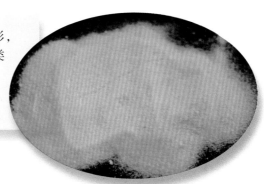

性味归经	咸、苦，寒。归胃、大肠经。
功效主治	泻热通便，润燥软坚，清热消肿。本品味咸苦而性寒，咸以软坚，苦以降泄，寒能清热，故能泻热通便、润燥软坚，为治实热积滞、大便燥结之要药。
药理作用	芒硝系含有杂质的硫酸钠，内服后其硫酸离子不易被肠黏膜吸收。存留肠内成为高渗溶液，使肠内水分增加，引起机械刺激，促进肠蠕动。实验性阑尾炎和阑尾穿孔的家兔，腹部外敷大黄、芒硝、大蒜加适量食醋的糊剂，对阑尾及脾脏的网状内皮系统有明显的刺激作用，使其增生现象与吞噬能力有所增强，阑尾炎症较对照组明显减轻。
用量用法	10～15克，冲入药汁或开水溶化后服。外用：适量。
使用注意	孕妇及哺乳期妇女忌用或慎用。不宜与三棱同用。

精选验方

①**急慢性肾炎水肿、少尿**：取芒硝60克，大蒜120克，共捣烂呈泥糊状，外敷于双侧肾区。每日敷药2～4小时，3日为1个疗程，连续敷药2～3个疗程。一般敷药12小时后，尿量即开始增多，7日后水肿消退。②**咽喉肿痛、口舌生疮**：以芒硝置西瓜中制成的西瓜霜外用。③**目赤肿痛**：可用芒硝置豆腐上化水或用玄明粉配制眼药水，外用滴眼。④**乳痈初起**：芒硝化水或用纱布包裹外敷。⑤**肠痈初起**：芒硝与大蒜、大黄同用，捣烂外敷。⑥**痔疮肿痛**：芒硝煎汤外洗。⑦**大小便不通、胀满欲死**：芒硝90克，纸裹三四层，炭火烧之，另放入200毫升汤中，服完，吐出后，再服之。⑧**湿疹、荨麻疹**：芒硝、白矾各30克，开水溶化，趁热洗疹块，洗时应谨避风寒，以免疹毒内闭。

番泻叶 Fan Xie Ye

别名 泻叶。

来源 本品为豆科草本状小灌木狭叶番泻*Cassia angustifolia* Vahl或尖叶番泻*Cassia acutifolia* Delile的干燥小叶。

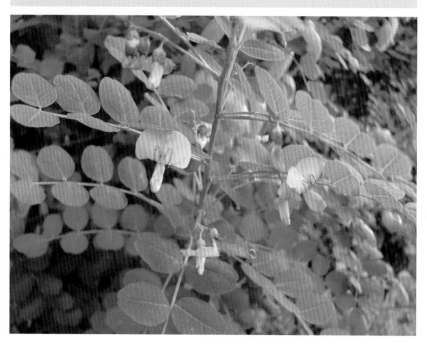

形态特征 狭叶番泻：矮小灌木，高约1米。叶互生，偶数羽状复叶，小叶4~8对。总状花序，花黄色。荚果扁平长方形，长4~6厘米，宽1~1.7厘米，含种子6~7枚。尖叶番泻：与上不同点为小叶基部不对称。荚果宽2~2.5厘米，含种子8枚。花期9~12月，果期翌年3月。

生境分布 野生或栽培，原分布于干热地带。适宜生长的气候条件为低于10℃的日数应有180~200日。土壤要求疏松、排水良好的沙质土或冲积土，土壤以微酸性或中性为宜。前者分布于印度、埃及和苏丹，后者分布于埃及，我国广东、广西及云南等地也有栽培。

采收加工 狭叶番泻在开花前摘取叶，阴干，按叶片大小和品质优劣分级。尖叶番泻在果实成熟时，剪下枝条，摘取叶片，晒干，按完整叶与破碎叶分别包装。

饮片特征

本品呈长卵形或卵状披针形，全缘，叶端急尖，叶基稍不对称。上表面黄绿色，下表面浅黄绿色。革质。气微弱而特异，味微苦，稍有黏性。

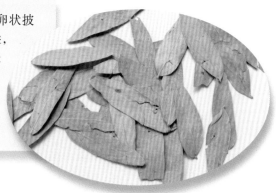

性味归经	甘、苦，寒。归大肠经。
功效主治	泻热行滞，通便利水。本品苦寒滑润，归大肠经而泻积热、润肠燥，并有行水消胀之功。
药理作用	（1）抗菌作用：番泻叶对多种细菌有抑制作用，对大肠杆菌、痢疾杆菌、变形杆菌、甲型链球菌和白色念珠菌有明显抑制作用。（2）止血作用：番泻叶粉口服后可增加血小板和纤维蛋白原，能缩短凝血时间、复钙时间、凝血活酶时间与血块收缩时间，有助于止血。（3）致泻作用：番泻叶浸剂可导致土拨鼠大肠推进性运动而致泻。番泻贰A、B是致泻的主要成分。（4）肌肉松弛与解痉作用：番泻叶有箭毒样作用，能在运动神经末梢和骨骼接头处阻断乙酰胆碱，从而使肌肉松弛。番泻叶中某些羟基蒽醌类成分具有一定的解痉作用。
用量用法	温开水泡服，1.5～3克；煎服，5～9克，宜后下。
使用注意	哺乳期、月经期妇女及孕妇忌用。

精选验方

①**便秘**：木香、厚朴、番泻叶各10克，用开水冲泡，当茶饮。②**腹水肿胀**：番泻叶适量，用开水冲泡，当茶饮。③**急性水肿型胰腺炎**：番泻叶5～10克，泡水300～500毫升。频服，首次大便后，改为每日2～3次，每次5克，保持大便每日3～5次。④**肥胖症**：番泻叶1.5克，决明子、泽泻各12克。水煎取药汁。每日1剂，分2次服用。⑤**胃弱、消化不良、便秘，腹膨胀、胸闷**：番泻叶、橘皮各5克，生大黄、丁香各3克，黄连2.5克。沸水温浸2小时，去渣滤液，每日3次分服。

芦 荟 Lu Hui

一、攻下药

别名 卢会、奴会、象胆、真芦荟。

来源 本品为百合科植物库拉索芦荟*Aloe barbadensis* Miller 或其他同属近缘植物叶的汁液浓缩干燥物。

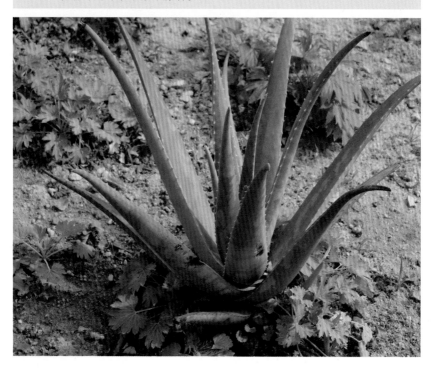

形态特征 多年生草本。茎极短。叶簇生于茎顶，直立或近于直立，肥厚多汁；呈狭披针形，长15～36厘米，宽2～6厘米，先端长渐尖，基部宽阔，粉绿色，边缘有刺状小齿。花茎单生或稍分枝，高60～90厘米；总状花序疏散；花点垂，长约2.5厘米，黄色或有赤色斑点；花被管状，6裂，裂片稍外弯；雄蕊6，花药"丁"字着生；雌蕊1，3室，每室有多数胚珠。蒴果，三角形，室背开裂。花期2～3月。

生境分布 生长于排水性能良好、不易板结的疏松土质中。福建、台湾、广东、广西、四川、云南等地有栽培。

采收加工 全年可采，割取植物的叶片，收集流出的液汁，置锅内熬成稠膏，倾入容器，冷却凝固后即得。

饮片特征

呈不规则块状，常破裂为多角形，大小不一。表面呈暗红褐色或深褐色，无光泽。体轻，质硬，不易破碎，断面粗糙或显麻纹，富吸湿性。有特殊臭气，味极苦。

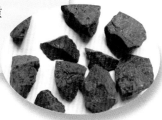

性味归经	苦，寒。归肝、胃、大肠经。
功效主治	泻下，清肝，杀虫。本品苦以降泄杀虫，寒以清热，入肝经而泻肝胆实火，行大肠以泻热通便、杀虫消疳，为泻火通便之峻剂，消疳杀虫之良药。
药理作用	（1）泻下作用：本品含较多的芦荟大黄素甙，具有泻下作用，可作为泻药。（2）对实验肝损伤的保护作用：对四氯化碳性肝损伤有保护作用，硫代乙酰胺、对氨基半乳糖引起的大鼠SGPT升高有降低作用。（3）抗肿瘤作用：芦荟醇提取物及从中分离的芦荟素A和Alomicin均有抗肿瘤作用。芦荟多糖具有免疫调节活性，芦荟素有抗胃损伤作用。
用量用法	每次1~2克，入丸、散服。外用：适量。
使用注意	脾胃虚弱、食少便溏者及孕妇忌用。

精选验方

①**便秘**：芦荟鲜叶5克，蜂蜜30克，每晚睡前开水冲服。②**咯血、吐血、尿血**：芦荟花6~10克，水浸泡去黏汁，水煎服。可加白糖适量。③**脚癣**：用白酒泡芦荟，待芦荟色泽由绿变黄，取酒滴于脚癣患处，每日数次。④**蚊虫叮咬**：新鲜芦荟叶片洗净，从中间分开，剪去边上的刺，直接涂在被叮咬处。⑤**疳积、虫积**：芦荟、砂仁、胡黄连、大黄、六曲、槟榔、山楂、麦芽各100克，炒山楂、炙甘草各15克，使君子仁150克，共研细粉，水泛为丸，每服1.5克，每日2次。⑥**烧烫伤**：鲜芦荟叶捣汁涂患处。⑦**原发性青光眼**：芦荟、丁香、黑丑各50克，磁石100克，共研细末，混匀，装入空心胶囊内，备用。根据病情，每日早晚各服3~5粒（重2~4克），饭后1小时服用。⑧**小儿脾疳**：芦荟、使君子均等份，研为细末，米汤调下3~6克。

火麻仁 Huo Ma Ren

二、润下药

别名 麻仁、麻子仁、大麻仁。
来源 本品为桑科一年生草本植物大麻*Cannabis sativa* L. 的干燥成熟种子。

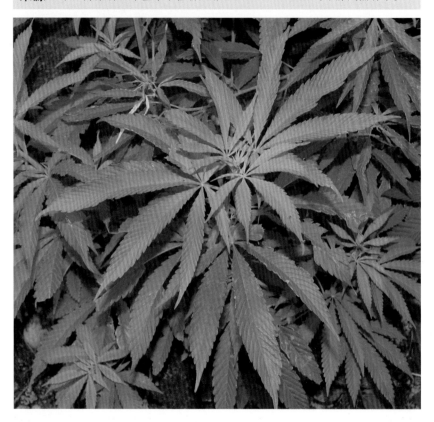

形态特征 一年生直立草本，高1～3米。掌状叶互生或下部对生，全裂，裂片3～11枚，披针形至条状披针形，下面密被灰白色毡毛。花单性，雌雄异株；雄花序为疏散的圆锥花序，黄绿色，花被片5；雌花簇生于叶腋，绿色，每朵花外面有一卵形苞片。瘦果卵圆形，质硬，灰褐色，有细网状纹，为宿存的黄褐色苞所包裹。花期5～6月，果期7～8月。

生境分布 生长于土层深厚、疏松肥沃、排水良好的沙质土壤或黏质土壤中。分布于东北、华北、华东、中南等地。

采收加工 秋、冬两季果实成熟时，割取全株，晒干，打下果实，除去杂质。

饮片特征

本品果实呈卵圆形，长4～5.5毫米，直径2.5～4毫米。外表光滑，灰绿色或灰黄色，有微细的白色或棕色网纹。内有白色种仁，富油性。气微，味淡。

性味归经	甘，平。归脾、胃、大肠经。
功效主治	润肠通便。本品甘、平，质润多脂，故能润肠通便，兼能滋养补虚。
药理作用	火麻仁有明显阻止大鼠血清胆固醇升高的作用。火麻仁乙醇提取物2克，按每千克体重用量10克分别给麻醉猫及正常兔灌胃，30分钟后均出现缓慢降压作用。火麻仁能刺激肠黏膜，使分泌物增加，蠕动加快，并可减少大肠吸收水分，故有泻下作用。
用量用法	10～15克，打碎入煎，或捣取汁煮粥。外用：适量。
使用注意	火麻仁大量食用，可引起中毒。

精选验方

①**大便不通**：火麻仁适量，研末，同米煮粥食用。②**烫伤**：火麻仁、黄柏、黄栀子各适量，共研末，调猪油涂。③**跌打损伤**：火麻仁200克，煅炭，对黄酒服。④**大便秘结**：火麻仁、大黄、枳实、白芍各50克，杏仁、厚朴各15克，共研细粉，炼蜜为丸，每服9克，每日1～2次。⑤**妇女产后头昏、多汗、大便秘结**：火麻仁15克，紫苏子10克，粳米适量，前两味加水研磨，取汁与粳米煮粥食，每日2次。⑥**白痢**：火麻仁汁，煮取绿豆，空腹食。

郁李仁 Yu Li Ren

别名 郁李仁肉、郁李仁霜。

来源 本品为蔷薇科植物欧李*Prunus humilis* Bge.、郁李*Prunus japonica* Thunb. 或长柄扁桃*Prunus pedunculata* Maxim. 的干燥成熟种子。

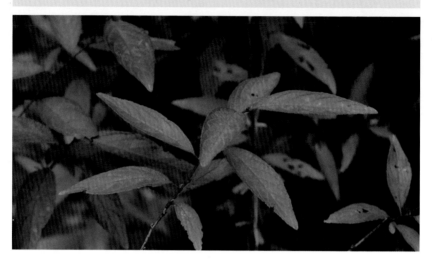

形态特征 欧李：落叶灌木，高1~1.5米，树皮灰褐色，多分枝，小枝被柔毛。叶互生，叶柄短；叶片长圆形或椭圆状披针形，长2.5~5厘米，宽2厘米，先端尖，基部楔形，边缘有浅细锯齿，下面沿主脉散生短柔毛；托叶线形，边缘有腺齿，早落。花与叶同时开放，单生或2朵并生，花梗有稀疏短柔毛，花萼钟状，萼片5，花后反折；花瓣5，白色或粉红色；倒卵形，长4~6毫米；雄蕊多数，花丝线形，雌蕊1，子房近球形，1室。核果近球形，直径约1.5厘米，熟时鲜红色，味酸甜。核近球形，顶端微尖，表面有1~3条沟。种子卵形稍扁。郁李：与上种相似，唯小枝纤细，无毛。叶卵形或宽卵形，先端长尾状，基部圆形，边缘有锐重锯齿。核果暗红色，直径约1厘米。长柄扁桃：本种与上种形态相似，但灌木较矮小，高仅1~2米；叶片先端常不分裂，边缘具不整齐粗锯齿；核宽卵形，先端具小突尖头，表面平滑或稍有皱纹。花期5月，果期7~8月。

生境分布 生长于荒山坡或沙丘边。分布于黑龙江、吉林、辽宁、内蒙古、河北、山东等地。

采收加工 秋季果实成熟时采摘，除去果肉，取核，再去壳，取出种仁。

饮片特征

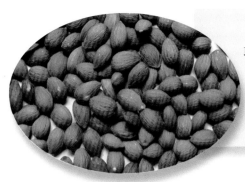

本品呈卵形。表面黄白色或浅棕色，一端尖，另一端钝圆。尖端一侧有线形种脐，圆端合点处向上具纵向脉纹。种皮薄，子叶2片，乳白色。富油性。气微，味微苦。

性味归经	辛、苦、甘，平。归大肠、小肠经。
功效主治	润肠通便，利水消肿。本品辛升苦降，质润多脂，故可治大肠气滞之便秘，导小肠之秘而利水。
药理作用	有抗炎、镇痛、降压作用，并能促进小鼠肠蠕动。
用量用法	3~9克，打碎入煎。
使用注意	孕妇慎用。

精选验方

①**风热气秘**：郁李仁、酒陈皮、京三棱各30克，共捣为散，每次6克，水煎空腹服。②**肺气虚弱**：郁李仁30粒，研末，生梨汁调和糊状，敷内关穴，胶布固定，每12小时更换一次。③**疣**：郁李仁、鸡子白各10克，研涂患处。④**大便秘结**：郁李仁、柏子仁、火麻仁各12克，桃仁9克，水煎服。⑤**痰饮心悸，症见心悸心慌，伴有失眠、头痛等**：半夏、风化硝（冲）、花槟榔各10克，猪苓、茯苓各31克，郁李仁16克。加水煎2次，混合两煎所得药汁，备用。每日1剂，分次服用。⑥**受惊导致的夜不能寐、惊悸、头晕、目眩等**：郁李仁、炒枣仁、陈皮、生甘草、麦冬、法半夏、远志肉、枳实各10克，龙牡粉、茯苓、丹参、猪胆皮（酒炒）各15克。水煎取药汁。分3次服药，5剂为1个疗程。⑦**习惯性便秘**：郁李仁、清半夏、藿香、厚朴、当归、炒枳壳、桔梗、杏仁泥、桃仁泥各10克，白蔻仁6克。水煎取汁。药汁分3次服，每日1剂。⑧**小儿巨结肠症所致的便秘**：郁李仁、枳实、玉竹各10克，木香、麦冬、酒制大黄各7.5克，皂角、玄参各5克，槟榔15克。水煎取药汁。口服，每日1剂。

黑芝麻 Hei Zhi Ma

二、润下药

别名 脂麻、胡麻、炒黑芝麻。
来源 本品为胡麻科植物芝麻 *Sesamum indicum* L. 的干燥成熟种子。

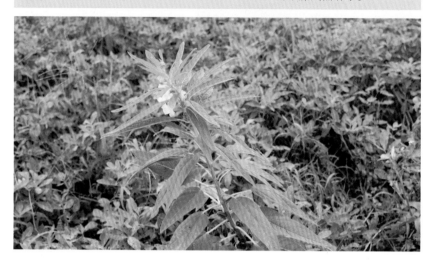

形态特征 一年生草本，高80～180厘米。茎直立，四棱形，棱角突出，基部稍木质化，不分枝，具短柔毛。叶对生，或上部者互生；叶柄长1～7厘米；叶片卵形、长圆形或披针形，长5～15厘米，宽1～8厘米，先端急尖或渐尖，基部楔形，全缘，有锯齿或下部叶3浅裂，表面绿色，背面淡绿色，两面无毛或稍被柔毛。花单生，或2～3朵生于叶腋，直径1～1.5厘米；花萼稍合生，绿色，5裂，裂片披针形，长5～10厘米，具柔毛；花冠筒状，唇形，长1.5～2.5厘米，白色，有紫色或黄色彩晕，裂片圆形，外侧被柔毛；雄蕊4，着生于花冠筒基部，花药黄色，呈矢形；雌蕊1，心皮2，子房圆锥形，初期呈假4室，成熟后为2室，花柱线形，柱头2裂。蒴果椭圆形，长2～2.5厘米，多4棱或6、8棱，纵裂，初期绿色，成熟后黑褐色，具短柔毛。种子多数，卵形，两侧扁平，黑色、白色或淡黄色。花期5～9月，果期7～9月。

生境分布 常栽培于夏季气温较高、气候干燥、排水良好的沙壤土或壤土地区。我国各地均有栽培。

采收加工 秋季果实成熟时采割全株，晒干，打下种子，除去杂质，再晒干。

饮片特征

本品呈扁卵圆形，一端钝圆，一端尖，长约3毫米，宽约2毫米。表面黑色，平滑或有网状皱纹，放大镜下可见细小疣状突起，尖端有棕色圆点状种脐。种皮薄，纸质，内有薄膜状胚乳。子叶2枚，白色，富油性。气微，味甘，有油香气，以粒饱满、色黑者为佳。

性味归经	甘，平。归肝、肾、大肠经。
功效主治	补肝肾，益精血，润肠燥。本品味甘性平，入肝、肾经而补肝肾，益精血。因其油润多脂，能养血润肠通便。
药理作用	黑芝麻水提物对离体豚鼠子宫有兴奋作用，种子提取物给大鼠灌服可降低血糖，增加肝脏及肌肉糖原含量，但大量使用反而降低糖原含量。还具有延缓衰老的作用。
用量用法	10～30克，煎汤，或入丸、散。内服宜炒熟用。外用：适量。
使用注意	大便溏泻者慎服。

精选验方

①**老年咳喘**：炒黑芝麻250克，生姜200克，捣汁去渣，再与芝麻同炒，加蜂蜜（蒸熟）、冰糖（捣碎蒸溶）各120克，混合后装瓶，每日早、晚各服1汤匙。②**头发枯脱、早年白发**：黑芝麻、何首乌各200克，共研细末，每日早、晚各服15克。③**便秘**：黑芝麻、核桃仁各30克，共捣烂，加蜂蜜20克，用开水搅匀，一次服下。④**催乳**：黑芝麻500克，炒熟，研成细末，每次取20克，用猪蹄汤冲服，每日早、晚各1次。⑤**干咳少痰**：黑芝麻250克，冰糖100克，共捣烂，每次以开水冲服20克，早晚各1次。⑥**阳痿并腰酸腿软**：黑芝麻、早稻粳米各250克，紫河车2具焙干，共研末，加蜂蜜炼成小蜜丸，每日早、晚各用15克。⑦**围产期痔疾**：黑木耳、黑芝麻各60克，1份炒熟，1份生用。每次取生熟混合物共15克，沸水冲泡15分钟。代茶频饮，每日1～2剂。⑧**肾阴虚型骨质疏松症**：黑芝麻、胡桃仁各250克，红糖50克。将黑芝麻入锅，炒出香味，趁热与胡桃仁共研为细末，加入红糖，充分拌和均匀，瓶装备用。温开水调服，每日2次，每次25克。

甘 遂 Gan Sui

三、峻下逐水药

别名 制甘遂、煨甘遂。

来源 本品为大戟科植物甘遂 *Euphorbia kansui* T.N.Liou ex T.P.Wang 的干燥块根。

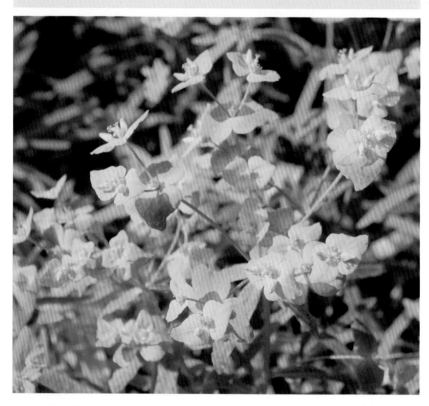

形态特征 多年生草本，高25～40厘米，全株含白色乳汁。茎直立，下部稍木质化，淡红紫色，下部绿色，叶互生，线状披针形或披针形，先端钝，基部宽楔形或近圆形，下部叶淡红紫色。杯状聚伞花序，顶生，稀腋生；总苞钟状，先端4裂，腺体4；花单性，无花被；雄花雄蕊1枚，雌花花柱3，每个柱头2裂。蒴果近球形。花期4～6月，果期6～8月。

生境分布 生长于低山坡、沙地、荒坡、田边和路旁等。分布于陕西、河南、山西等地。

采收加工 春季开花前或秋末茎叶枯萎后采挖，撞去外皮，晒干。

饮片特征

本品呈椭圆形或不规则的长纺锤形。表面类白色或黄白色，有棕色斑纹，有不规则凹凸，凹陷处有棕色外皮残留。质脆，易折断，断面粉性，白色，木部微显放射状纹理；长圆柱状纤维性较强。气微，味微甘而辣，有刺激性，久尝舌麻。

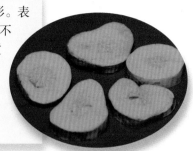

性味归经	苦，寒；有毒。归肺、肾、大肠经。
功效主治	泻水逐饮，消肿散结。主治水肿胀满、胸腹积水、痰饮聚积、气逆咳喘、二便不利、风痰癫痫、疖肿疮毒。
药理作用	有抗小白鼠早孕、中止中期妊娠的作用。并能刺激肠管，增加肠蠕动，产生泻下作用。甘遂萜醇A、B有镇痛作用。
用量用法	0.5～1克，研末服；或入丸剂。生用毒性强，醋制或用面裹煨后可减低毒性。外用：适量。
使用注意	虚弱者及孕妇忌用。甘遂对消化道有较强的刺激性，服后易出现恶心呕吐、腹痛等副作用，故宜用枣汤送服或研末装胶囊吞服。反甘草。

精选验方

①**渗出性胸膜炎、肝硬化腹水、血吸虫病腹水、慢性肾炎水肿、二便不通**：甘遂、大戟、芫花各等份，大枣10枚，前三味混合研末，每次1～3克，大枣煎汤于清晨空腹送服。②**癫痫**：甘遂、朱砂各3克，将甘遂入鲜猪心中，煨熟，取出药，与朱砂研粉和匀，分作4丸，每次1丸，用猪心煎汤送下。③**小儿睾丸鞘膜积液**：甘遂、赤芍、枳壳、昆布各10克，甘草5克，水煎服，连用3～7日。④**胸腔积液、腹水**：甘遂、大戟、芫花各等份，共研细粉，每服2.5～5克，大枣10枚煎汤送服。⑤**小儿支气管炎**：甘遂、细辛各6克，白芥子20克，延胡索12克，樟脑3克，鸡蛋1个。将前5味共研细末，再与鸡蛋清调匀。敷于肺俞穴和中府穴。⑥**哮喘**：甘遂12克，白芥子、元胡各21克，细辛15克。研成细末，用姜汁调成糊状，备用。将药膏少许敷于肺俞、定喘、膻中、尺泽、足三里这几个穴位上，胶布固定，持续敷30～60分钟，擦掉药膏。每10日治疗1次。

京大戟 Jing Da Ji

三、峻下逐水药

别名 大戟、醋京大戟。
来源 本品为大戟科多年生草本植物大戟*Euphorbia pekinensis* Rupr. 的干燥根。

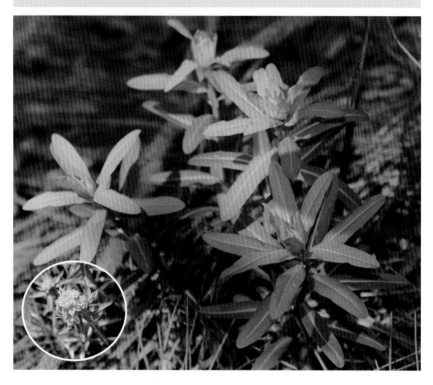

形态特征 多年生草本，全株含乳汁。茎直立，被白色短柔毛，上部分枝。叶互生，长圆状披针形至披针形，长3～8厘米，宽5～13毫米，全缘。伞形聚伞花序顶生，通常有5伞梗，伞梗顶生1杯状聚伞花序，其基部轮生卵形或卵状披针形苞片5，杯状聚伞花序总苞坛形，顶端4裂，腺体椭圆形；雄花多数，雄蕊1；雌花1，子房球形，3室，花柱3，顶端2浅裂。蒴果三棱状球形，表面有疣状突起。花期4～5月，果期6～7月。

生境分布 生长于山坡、路旁、荒地、草丛、林缘及疏林下。分布于江苏、四川、江西、广西等地。

采收加工 秋、冬两季采挖，除去残茎及须根，洗净，晒干。

饮片特征

本品为不规则短段，呈圆柱形或圆锥形。表面棕褐色或灰棕色，粗糙，有纵皱纹。质坚，不容易折断。断面淡黄色或类白色。气微，味微苦。

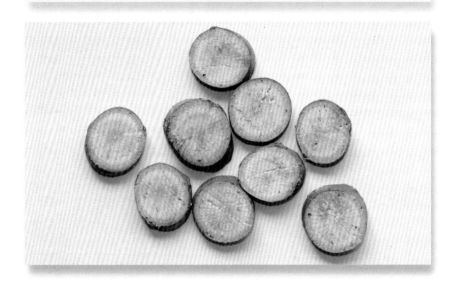

性味归经	苦、辛，寒。归肺、肾、大肠经。
功效主治	泻水逐饮，消肿散结。本品苦辛寒，性善走泻下行，故能通利二便，为泻水逐饮之峻剂。
药理作用	对离体回肠有兴奋作用，肠蠕动增加，肠平滑肌张力提高，并能扩张末梢血管，抑制肾上腺素的升压作用。
用量用法	1.5～3克，煎服；入丸、散服，每次1克。外用：适量，生用。
使用注意	虚弱者及孕妇忌用。不宜与甘草同用。

精选验方

①**腹胀如石、阴囊肿大**：京大戟、芫花、甘遂、海藻各等份，研末，醋调服，或用白酒调药敷于肚下。②**热毒痈肿疮毒**：鲜京大戟捣烂外敷。③**痰火凝聚的瘰疬痰核**：用京大戟与鸡蛋同煮，食鸡蛋。④**黄疸小水不通**：京大戟50克，茵陈100克。水浸，空腹服。⑤**扁桃体炎**：京大戟2.5克至5克，含服。⑥**牙齿摇痛**：将京大戟咬于痛处。

芫花 Yuan Hua

别名 陈芫花、醋芫花。

来源 本品为瑞香科落叶灌木植物芫花*Daphne genkwa* Sieb. et Zucc. 的干燥花蕾。

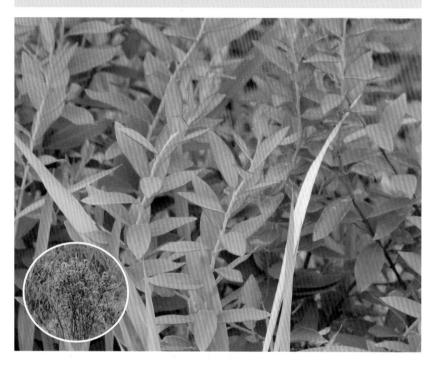

形态特征 本品为落叶灌木，幼枝密被淡黄色绢毛，柔韧。单叶对生，稀互生，具短柄或近无柄。叶片长椭圆形或卵状披针形，长2.5～5厘米，宽0.5～2厘米，先端急尖，基部楔形，幼叶下面密被淡黄色绢状毛。花先叶开放，淡紫色或淡紫红色，3～7朵排成聚伞花丛，顶生及腋生，通常集于枝顶；花被筒状，长1.5厘米，外被绢毛，裂片4，卵形，约为花全长的1/3；雄蕊8枚，2轮，分别着生于花被筒中部及上部；子房密被淡黄色柔毛。核果长圆形，白色。花期3～5月，果期6～7月。

生境分布 生长于路旁及山坡林间。分布于长江流域以南及山东、河南、陕西等地。

采收加工 春季花未开放前采摘，晒干或烘干。

饮片特征

本品单朵呈棒槌状，上端稍膨大，多弯曲，长1～1.7厘米，直径约1.5毫米，花心较硬，花被筒表面淡紫色或灰绿色，密被短绒毛，先端4裂，裂片淡紫色或黄棕色。质软。气微，味甘、微辛。

性味归经	辛、苦，温；有毒。归肺、肾、大肠经。
功效主治	泻水逐饮，解毒杀虫。本品峻泻逐水之功与大戟、甘遂相同，故常同用，治疗胸胁水饮痰癖等。唯本品味辛体轻，功偏于上。外用又有杀虫作用。
药理作用	有利尿、镇咳、祛痰、抗生育、抗菌、抗白血病的作用。并能促进肠蠕动，抑制黄嘌呤氧化酶的活性。
用量用法	1.5～3克，煎服；醋芫花研末吞服，每次0.6～0.9克，每日1次。外用：适量。
使用注意	虚弱者及孕妇忌用。反甘草。

精选验方

①**皮肤病**：芫花研末，或配雄黄用猪油调敷。②**猝得咳嗽**：芫花50克，水3升，煮汁1升，加入14枚枣，煮至汁干，每日食枣5枚。③**水肿**：芫花1.5～3克，水煎服。④**急性乳腺炎**：鲜芫花根白皮（二层皮），切碎捣烂，视鼻孔大小，搓成小团，塞鼻孔内，约20分钟即有热辣感，再等5分钟取出。孕妇忌用。⑤**酒疸尿黄**：芫花、椒目各等份，烧末，水服1.5克，每日2次。⑥**痈**：芫花为末，胶和如粥敷之。⑦**白秃头疮**：芫花末，猪油调和涂之。⑧**一切菌毒**：芫花生研，新汲水服3克，以利为度。⑨**腹水**：芫花适量，水煎服；或研末0.15～0.45克，吞服。

商 陆 Shang Lu

三、峻下逐水药

别名 商陆根、醋商陆。

来源 本品为商陆科植物商陆*Phytolacca acinosa* Roxb. 或垂序商陆*Phytolacca americana* L. 的干燥根。

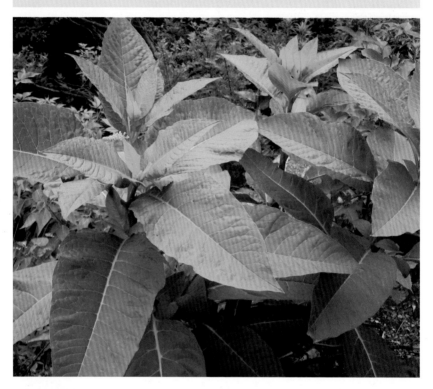

形态特征 多年生草本，全株光滑无毛。根粗壮，圆锥形，肉质，外皮淡黄色，有横长皮孔，侧根甚多。茎绿色或紫红色，多分枝。单叶互生，具柄，柄的基部稍扁宽；叶片卵状椭圆形或椭圆形，先端急尖或渐尖，基部渐狭，全缘。总状花序生于枝端或侧生于茎上，花序直立；花初为白色后渐变为淡红色。浆果，扁圆状，有宿萼，熟时呈深红紫色或黑色。种子肾形，黑色。花期6～8月，果期8～10月。

生境分布 生长于路旁疏林下或栽培于庭园。分布于全国大部分地区。

采收加工 秋季至次春采挖，除去须根及泥沙，切成块或片，晒干或阴干。

饮片特征

本品为横切或纵切的不规则块片，厚薄不一。外皮灰黄色或灰棕色。纵切片弯曲或卷曲，木部呈平行条状突起，均带粉性。质坚，不易折断。气微，味稍甜，久嚼麻舌。

性味归经	苦，寒；有毒。归肺、肾、大肠经。
功效主治	泻下利水，消肿散结。本品苦寒性降，泻下逐水作用颇猛，故可治周身水肿、二便不利之证。外用又能消肿散结。
药理作用	有利尿、抗菌、祛痰、镇咳及平喘作用。并具有体外诱生免疫干扰素的作用。
用量用法	5～10克，煎服。外用：适量，鲜品捣烂或干品研末涂敷。
使用注意	孕妇忌用。

精选验方

①**足癣**：商陆、苦参各100克，川椒20克，赤芍50克，煎汤，每日1～2次浸泡患足，每次15～30分钟，保留药液加热重复使用。②**腹中如有石、痛如刀刺者**：商陆根适量，捣烂蒸之，布裹熨痛处，冷更换。③**淋巴结结核**：商陆9克，加红糖适量，水煎服。④**腹水**：商陆6克，赤小豆、冬瓜皮各50克，泽泻12克，茯苓皮24克，水煎服。⑤**痈疮肿毒**：商陆2.5克，蒲公英100克，水煎洗患处。⑥**宫颈糜烂、白带多、功能性子宫出血**：鲜商陆200克（干者减半），同母鸡或猪瘦肉煮极烂，放盐少许，分2～3次吃。⑦**肿毒**：商陆根和盐少许，捣敷，次日再换。⑧**跌打**：商陆研末，调热酒擦患处，可外贴膏药。⑨**血小板减少紫癜**：商陆加水煎半小时，浓缩成100%的煎剂。首次服30毫升，以后每次服10毫升，每日3次。成人以12～24克，小儿以9～12克为每日用量。

牵牛子 Qian Niu Zi

三、峻下逐水药

别名 黑丑、白丑、二丑。

来源 本品为旋花科一年生攀缘草本植物裂叶牵牛*Pharbitis nil*（L.）Choisy或圆叶牵牛*Pharbitis purpurea*（L.）Voigt的干燥成熟种子。

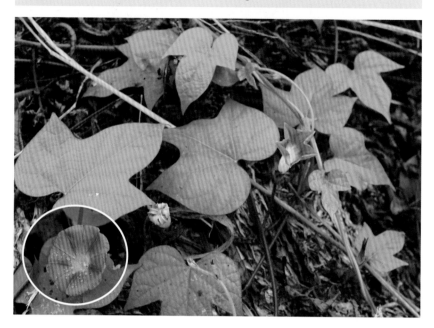

形态特征 裂叶牵牛：一年生缠绕性草质藤本。全株密被粗硬毛。叶互生，近卵状心形，叶片3裂，具长柄。花序有花1～3朵，总花梗稍短于叶柄，腋生；萼片5，狭披针形，中上部细长而尖，基部扩大，被硬毛；花冠漏斗状，白色、蓝紫色或紫红色，顶端5浅裂。蒴果球形，3室，每室含2枚种子。圆叶牵牛：与上种区别为茎叶被密毛；叶阔心形，常不裂，总花梗比叶柄长。萼片卵状披针形，先端钝尖。种子呈三棱状卵形，似橘瓣状，长4～8毫米，表面黑灰色（黑丑）或淡黄白色（白丑），背面正中有纵直凹沟，两侧凸起部凹凸不平，腹面棱线下端有类圆形浅色的种脐。花期6～9月，果期7～10月。

生境分布 生长于山野灌木丛中、村边、路旁；多栽培。全国各地均有分布。

采收加工 秋末果实成熟、果壳未开裂时采割植株，晒干，打下种子，除去杂质。

饮片特征

本品呈三棱形，形似橘瓣状。表面灰白色或灰黑色。背面有一条浅沟，腹面棱线的下端有一点状种脐，微凹。质硬。横切面可见淡黄色或黄绿色皱缩折叠的小叶，微显油性。无臭，味辛、苦，有麻舌感。

性味归经	苦，寒；有毒。归肺、肾、大肠经。
功效主治	泻水通便，消痰涤饮，杀虫攻积。本品苦寒性降，攻逐力强，少则致泻，多则泻下如水，故治水肿胀满、二便不利之证。
药理作用	有泻下、驱虫作用。其所含树脂在0.2%浓度对家兔离体肠管及子宫均有兴奋作用。
用量用法	3～9克，煎服；入丸、散服，每次1.5～3克。
使用注意	孕妇禁用。不宜与巴豆同用。

精选验方

①**水肿**：牵牛子适量，研为末，每次2克，每日1次，以小便利为度。②**肠道寄生虫**：牵牛子100克（炒，研为末），槟榔50克，使君子肉50个（微炒），均研为末，每次10克，砂糖调下，小儿减半。③**水气积块**：牵牛子500克，炒研细，黄酒冲服，每次3克，每日3次。④**气滞腹痛、食积腹痛**：炒牵牛子60克，研细末，红糖水冲服，每次2克，每日3次。⑤**燥热实秘**：牵牛子15克，大黄30克，共研为细末，蜂蜜水送服10克。⑥**慢性咽炎**：牵牛子、陈皮、杏仁各9克，麦冬、玄参各30克，桔梗、前胡各12克，甘草3克，川贝母10克。水煎取药汁。每日1剂，分2次服用。⑦**肥胖症**：黑、白牵牛子10～30克，泽泻、白术、炒决明子各10克，山楂、制何首乌各20克。研成细末，炼蜜为丸，如梧桐子大，备用。口服，早、晚各服20～30粒。

巴 豆 Ba Dou

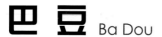

别名 巴豆霜、焦巴豆。
来源 本品为大戟科常绿乔木植物巴豆*Croton tiglium* L. 的干燥成熟果实。

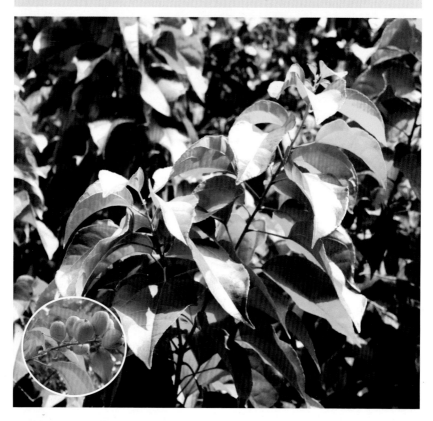

形态特征 常绿小乔木。叶互生，卵形至矩圆状卵形，顶端渐尖，两面被稀疏的星状毛，近叶柄处有2腺体。花小，成顶生的总状花序，雄花生上，雌花在下；蒴果类圆形，3室，每室内含1粒种子。果实呈卵圆形或类圆形，长1.5～2厘米，直径1.4～1.9厘米，表面黄白色，有6条凹陷的纵棱线。去掉果壳有3室，每室有1枚种子。花期3～5月，果期6～7月。

生境分布 多为栽培植物；野生于山谷、溪边、旷野，有时也见于密林中。分布于四川、广西、云南、贵州等地。

采收加工 秋季果实成熟时采收，堆置2～3日，摊开，干燥。

饮片特征

本品呈椭圆形，略扁。表面棕色或灰棕色，有隆起的种脊。外种皮薄而脆，内种皮呈白色薄膜，种仁黄白色，富油质。味辛辣。

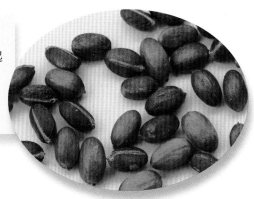

性味归经	辛，热；有大毒。归胃、大肠经。
功效主治	峻下冷积，逐水退肿，祛痰利咽，蚀疮祛腐。本品大辛大热，有大毒。归胃经与大肠经，可荡涤胃肠寒滞食积和腹水，是重要的温通峻下、逐水消胀药。外用可蚀疮祛腐。
药理作用	有抗肿瘤及促肿瘤发生作用，并具有镇痛、抗病原微生物、增加胆汁和胰液的分泌，能使大鼠皮肤局部释放组胺及引起肾上腺皮质激素分泌增加。
用量用法	0.1～0.3克，入丸、散服。大多制成巴豆霜用。外用：适量。
使用注意	孕妇及体弱者忌用。畏牵牛子。

精选验方

①**泻痢**：巴豆仁6克（炒焦研泥），蜂蜡等量熔化约制80丸，每丸重0.15克（内含巴豆0.075克），成人每次4丸，每日3次，空腹服用；8～15岁每服2丸；5～7岁每服1丸；1～4岁每服半丸；6个月以上每服1/3丸；6个月以下每服1/4丸，未满1个月忌服。②**急性梗阻性化脓性胆管炎**：巴豆仁切成米粒的1/3～1/2大小颗粒，不去油，备用，每次用温开水送服150～200毫克，可在12小时内给药3～4次，次日酌情用1～2次。③**胆绞痛**：巴豆仁切碎置胶囊内，每次服100毫克，小儿酌减，每3～4小时用药1次，至畅泻为度，每24小时不超过400毫克。以服巴豆通下后，胆绞痛减轻为有效。④**骨髓炎骨结核多发性脓肿**：巴豆仁60克（纱布包好），猪蹄1对，置大瓦钵内，加水3000毫升，炖至猪蹄熟烂，去巴豆仁和骨，不加盐，每日分2次空腹服。如未愈，每隔1周可再服1剂，可连服10～20剂。

千金子 Qian Jin Zi

三、峻下逐水药

别名 续随子、千金子霜、续随子霜。
来源 本品为大戟科两年生草本植物续随子 *Euphorbia lathyris* L. 的干燥成熟种子。

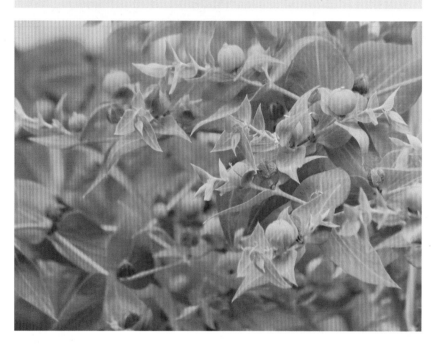

形态特征 两年生草本；高达1米，全株表面微被白粉，含白色乳汁；茎直立，粗壮，无毛，多分枝。单叶对生，茎下部叶较密而狭小，线状披针形，无柄；往上逐渐增大，茎上部叶具短柄，叶片广披针形，长5～15厘米，基部略呈心形，全缘。花单性，成圆球形杯状聚伞花序；各小聚伞花序有卵状披针形苞片2枚，总苞杯状，4～5裂；裂片三角状披针形，腺体4，黄绿色，肉质，略成新月形；雄花多数，无花被，每花有雄蕊1枚，略长于总苞，药黄白色；雌花1朵，子房三角形，3室，每室具一胚珠，花柱3裂。蒴果近球形。花期4～7月，果期7～8月。

生境分布 生长于向阳山坡，各地也有野生。分布于河南、浙江、河北、四川、辽宁、吉林等地。

采收加工 夏、秋两季果实成熟时采收，除去杂质，干燥。

饮片特征

本品呈椭圆形或卵圆形。表面黄褐色或灰褐色，有网状皱纹及褐色斑点。种皮薄而脆，内表面灰白色，有光泽，种仁黄白色，富油性。气微，味辛。

性味归经	辛，温；有毒。归肝、肾、大肠经。
功效主治	泻下逐水，破血消癥。本品味辛性温，峻烈有毒，泻下逐水力猛，且能利尿消肿。归肝经，走血分，又能破血消癥。
药理作用	有抗菌、抗炎、镇痛和致泻作用，并且能促进大鼠及兔尿酸排泄。
用量用法	0.5～1克，内服制霜入丸、散。外用：适量，捣烂敷患处。
使用注意	孕妇及体虚便溏者忌服。

精选验方

①**血瘀经闭**：千金子3克，丹参、制香附各9克，水煎服。②**疣赘**：千金子适量，熟时破开，涂患处。③**晚期血吸虫病腹水**：取新鲜千金子去壳捣泥装入胶囊，根据腹围大小决定用量。腹围较大者，每次6～9克，早晨空腹服用，每日1次。④**毒蛇咬伤**：千金子20～30粒（小儿酌减）捣烂，用米泔水调服，一般需用1～3次。⑤**腹水、水肿、大小便不利、闭经**：千金子1.5～3克，捣烂去油，水煎服。⑥**食物中毒**：千金子（去油）3～6克，水煎服。⑦**肾性水肿**：千金子去壳取仁，捣如泥状装入胶囊，每日4～5克，空腹开水吞服。

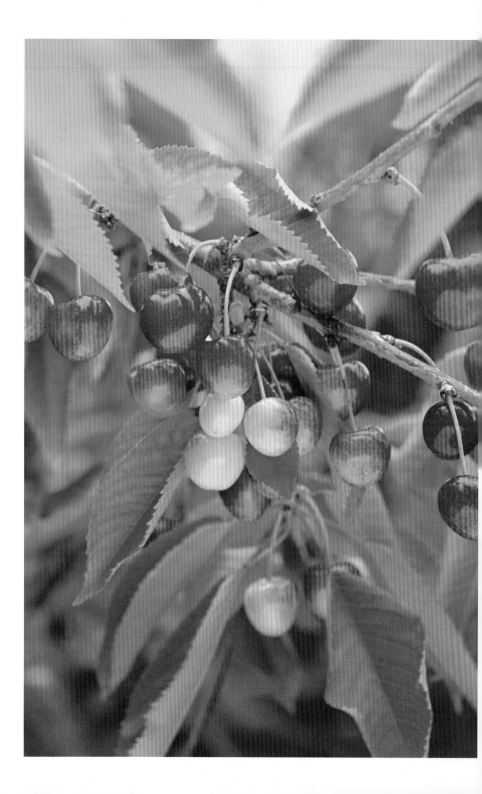

第四章 祛风湿药

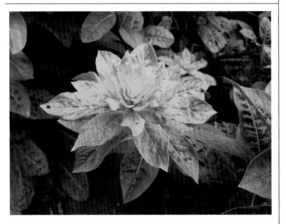

独活 Du Huo

一、祛风湿散寒药

别名 大活、川独活、山独活、香独活、西独活。
来源 本品为伞形科多年生草本植物重齿毛当归*Angelica pubescens* Maxim. f. biserrata Shan et Yuan的干燥根。

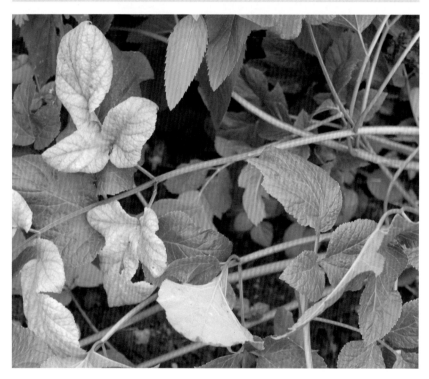

形态特征 多年生草本，高60～100厘米，根粗大。茎直立，带紫色。基生叶和茎下部叶的叶柄细长，基部成鞘状；叶为2～3回3出羽状复叶，小叶片3裂，最终裂片长圆形，两面均被短柔毛，边缘有不整齐重锯齿；茎上部叶退化成膨大的叶鞘。复伞形花序顶生或侧生，密被黄色短柔毛，伞幅10～25，极少达45，不等长；小伞形花序具花15～30朵；小总苞片5～8；花瓣5，白色，雄蕊5；子房下位。双悬果背部扁平，长圆形，侧棱翅状，分果槽棱间有油管1～4个，合生面有4～5个。花期7～9月，果期9～10月。

生境分布 生长于山谷沟边或草丛中，有栽培。分布于湖北、四川等地。

采收加工 秋末或春初采挖，洗净泥土，切片晒干，生用。

饮片特征

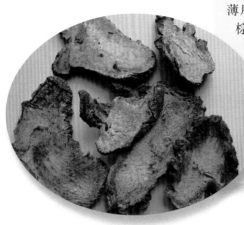

本品为类圆形或不规则形的薄片，直径1.5～3厘米。外表皮棕褐色或暗褐色，具纵皱纹，有的可见横纹。切面灰黄色至黄棕色，有棕色环纹，散有众多棕色油点，有裂隙，皮部近环纹处色略深。皮木比约2∶3。质稍硬。有特异香气，味苦、辛，微麻舌。

性味归经	辛、苦，微温。归肝、膀胱经。
功效主治	祛风湿，止痹痛，解表邪。本品辛能散风、苦能燥湿，归肝经走筋脉，故能祛关节筋脉之风湿而有止痹痛之效。温能胜寒，入膀胱经走太阳经主一身之表，故能解肌表风寒之邪。
药理作用	本品有抗关节炎、镇痛、镇静及催眠作用，并能直接扩张血管，降低血压，有兴奋呼吸中枢而使呼吸加快加强的作用，又有抑制血小板聚集而抗血栓形成的作用。
用量用法	5～15克，煎服。
使用注意	本品辛温燥散，凡非风寒湿邪而属气血不足之痹症者忌用。

精选验方

①慢性气管炎：独活15克，红糖25克，加水煎成100毫升，分3～4次服。②青光眼：独活、羌活、五味子各6克，白芍12克，水煎服。③面神经炎：独活、薄荷、白芷各30克，共研为细末，炼蜜为丸，每丸3克，每日3丸，口含服。④风湿腰痛：独活50克，杜仲、续断各15克，米酒一杯为引，水煎服。⑤阴寒头痛：独活10克，细辛3克，川芎12克，水煎服。⑥腰腿疼痛：独活、牛膝各15克，祖师麻10克，水煎服。⑦产后中风、虚人不可服他药者：独活90克，用水600毫升，煎取200毫升，分服。⑧风牙肿痛：独活煮酒，热漱。

威灵仙 Wei Ling Xian

一、祛风湿散寒药

别名 灵仙。

来源 本品为毛茛科攀缘灌木植物威灵仙Clematis chinensis Osbeck、棉团铁线莲Clematis hexapetala Pall. 或东北铁线莲Clematis manshurica Rupr.的干燥根及根茎。

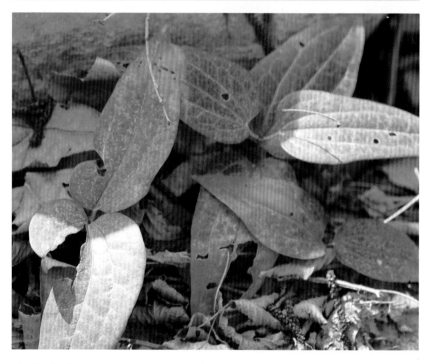

形态特征 藤本，干时地上部分变黑。根茎丛生多数细根。叶对生，羽状复叶，小叶通常5片，稀为3片，狭卵形或三角状卵形，长1.2～6厘米，宽1.3～3.2厘米，全缘，主脉3条。圆锥花序顶生或腋生；萼片4（有时5），花瓣状，白色，倒披针形，外被白色柔毛；雄蕊多数；心皮多数，离生，被毛。瘦果，扁卵形，花柱宿存，延长成羽毛状。根茎呈圆柱状，表面淡棕黄色，上端残留茎基，下侧着生多数细根。花期6～8月，果期9～10月。

生境分布 生长于山谷、山坡或灌木丛中。分布于江苏、浙江、江西、安徽、四川、贵州、福建、广东、广西等地。

采收加工 秋季采挖，除去泥沙，晒干。

饮片特征

本品为细圆柱形短段或不规则厚片。外皮黑褐色或棕褐色。切面皮部较光滑，灰黄色，木部淡黄色，略呈方形，皮部与木部间常有裂隙。质脆。气微，味淡。

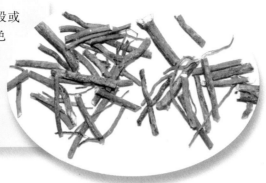

性味归经	辛、咸，温。归膀胱经。
功效主治	祛风湿，通经络，消骨鲠。本品辛散风邪、温胜寒湿，风湿祛、经络通而痹痛止。咸则软坚而消骨鲠。
药理作用	本品具有镇痛、抗利尿作用。醋浸液对鱼骨刺有一定软化作用，并使局部肌肉松弛，促使骨刺脱落。其煎剂对革兰氏阳性及阴性菌、霉菌均有较强的抑制作用。
用量用法	5～15克，水煎服。治骨鲠可用30～50克。
使用注意	本品走散力强，能耗散气血，故气血虚弱、胃溃疡者慎用。

精选验方

①诸骨哽喉：威灵仙30克，浓煎含咽。②胆石症：威灵仙60克，水煎服。③腰脚疼痛：威灵仙150克，捣为散，饭前温酒调服，每次3克。④尿路结石：威灵仙60～90克，金钱草50～60克，水煎服。⑤疟疾：威灵仙15克，酒煎温服。⑥呃逆：威灵仙、蜂蜜各30克，黑芝麻20克，加水750毫升，水煎30分钟，每日1剂。⑦痔疮出血：威灵仙60克，芒硝30克，煎水熏洗、坐浴患处，每日1～2次。⑧头痛（属于偏头痛者）：威灵仙、白芍各15克，川芎、白芥子、白芷、蜈蚣各10克，水煎服。⑨布氏杆菌病：威灵仙、黄柏、丹参各25克，黄芩50克。水煎浓缩至300毫升，每服100毫升，每日3次，15日为1个疗程，一般治疗1～2个疗程。⑩身痛、关节痛：威灵仙20克，广防己、蚕沙各15克，鸡血藤25克，水煎服。

川 乌 Chuan Wu

一、祛风湿散寒药

别名 川乌头、制川乌。

来源 本品为毛茛科多年生草本植物乌头*Aconitum carmichaelii* Debx.的干燥母根。

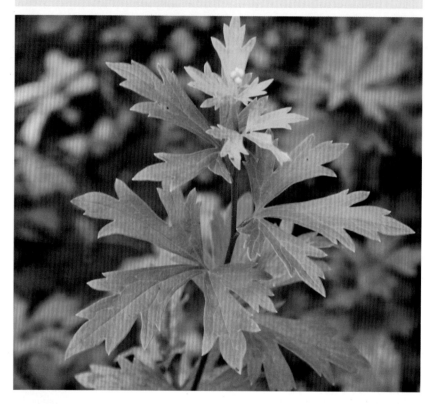

形态特征 多年生草本，高60～150厘米。主根纺锤形或倒卵形，中央的为母根，周围数个根（附子）。叶片五角形，3全裂，中央裂片菱形，两侧裂片再2深裂。总状圆锥花序狭长，密生反曲的微柔毛；片5，蓝紫色（花瓣状），上裂片高盔形，侧萼片近圆形；花瓣退化，其中两枚变成蜜叶，紧贴盔片下有长爪，距部扭曲；雄蕊多数分离，心皮3～5，通常有微柔毛。蓇葖果；种子有膜质翅。花期6～7月，果期7～8月。

生境分布 生长于山地草坡或灌木丛中。分布于四川、陕西等地。

采收加工 夏、秋两季采挖，晒干生用或炮制后用。

饮片特征

本品呈不规则的圆锥形，稍弯曲，顶端常有残茎，中部多向一侧膨大。表面棕褐色或灰褐色，皱缩，有小瘤状侧根及子根脱离后的痕迹。质坚实，不易折断，断面类白色或浅灰黄色，粉质，形成层环纹呈多角形。以饱满、质坚实、断面色白有粉性者为佳。

性味归经	辛、苦，热；有大毒。归心、脾、肝、肾经。
功效主治	祛风除湿，散寒止痛。本品辛散苦燥、热能胜寒，风寒湿祛、经脉畅通、气血行则疼痛止，故有此功。
药理作用	乌头有镇痛、镇静、抗炎、局部麻醉等作用。小剂量乌头碱使心跳减慢，大剂量则引起心律不齐、传导阻滞，甚至心室颤动。对动物试验性"关节炎"有消炎作用。次乌头碱和乌头原碱对于因注射菌苗而引起发热家兔有解热作用，但对正常体温无影响。乌头碱毒性很强，其小鼠皮下注射的LD50为0.295毫克／千克，但加热可使毒性降低。
用量用法	3～9克，煎服。若作散剂或酒剂，应减为1～2克，入汤剂应先煎0.5～1小时。外用：适量。一般炮制后用，生品内服宜慎。
使用注意	孕妇忌用。反半夏、瓜蒌、贝母、白及、白蔹。不宜久服，生品只供外用（三生饮除外）。

精选验方

①**风湿关节痛**：制川乌6克，麻黄8克，白芍、黄芪各12克，水煎服。②**颈椎病**：制川乌、制草乌各100克，丹参250克，川芎、白芷各50克，威灵仙500克，研碎调匀，装入布袋作枕用。③**腰脚痹痛**：生川乌1克，捣为散，醋调涂布上敷痛处。④**肩周炎**：制川乌、樟脑、草乌各90克，白芷50克，共研粉。使用时，根据疼痛部位大小取适量药粉，用食醋与蜂蜜调成糊状，外敷于肩周炎疼痛点，并用胶布固定，用热水袋外敷30分钟，每日1次，连用15日。⑤**大骨节病**：制川乌、川牛膝、制草乌各250克，红花500克，混合制成散剂。每服3分，每日3次，40日为1个疗程。

草乌 Cao Wu

一、祛风湿散寒药

别名 乌头、鸡毒、药羊蒿、草乌头、鸡头草、百步草。
来源 本品为毛茛科植物北乌头*Aconitum kusnezoffii* Reichb.的干燥块根。

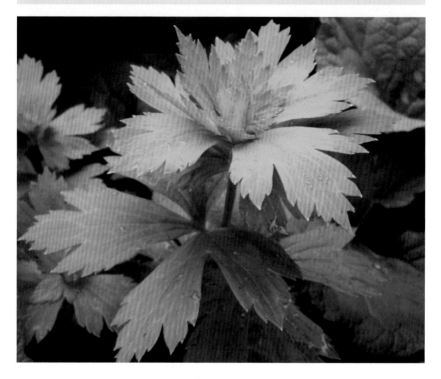

形态特征 多年生草本，高70～150厘米。块根常2～5块连生，倒圆锥形，长2.5～5厘米，外皮黑褐色。茎直立，光滑。叶互生，有柄；叶片近于革质，全形为卵圆形，长6～14厘米，宽8～9厘米，3全裂，裂片菱形，再作深浅不等的羽状缺刻状分裂，最终裂片线状披针形或披针形，先端尖，两面均光滑，或有时微被毛。总状花序，或有时为紧缩的圆锥花序；花萼5，紫蓝色，上萼片盔形，长1.5～2厘米，侧萼片长1.4～1.7厘米；花瓣2，无毛，有长爪，距长1～4毫米；雄蕊多数，无毛；子房5个，稀有3～4个，无毛，花柱与子房等长。蓇葖果长1～2厘米。种子有膜质翅。花期7～8月，果期8～9月。

生境分布 生长于山坡草地或疏林中。主产于山西、河北、内蒙古等地。

采收加工 秋季茎叶枯萎时采挖，除去须根及泥沙，干燥。

饮片特征

本品呈不规则长圆锥形，略弯曲。顶端常有残茎和少数不定根残基，有的顶端一侧有一枯萎的芽，一侧有一圆形或扁圆形不定根残基。表面灰褐色或黑棕褐色，皱缩，有纵皱纹、点状须根痕和数个瘤状侧根。质硬，难折断，断面灰白色或暗灰色，有裂隙，形成层环纹多角形或类圆形，髓部较大或中空。粉性，气微，味辛辣、麻舌。以个大、质坚实、断面色白、有粉性、残茎及须根少者为佳。

性味归经	辛、苦，热；有大毒。归心、肝、肾、脾经。
功效主治	祛风除湿，温经止痛。用于治疗风寒湿痹、关节疼痛、心腹冷痛、寒疝作痛等症。还可用于麻醉止痛。一般炮制后用。
药理作用	草乌有镇痛作用。
用量用法	1.5～6克，煎汤；或入丸、散。外用：生用，研末调敷或醋、酒调涂。
使用注意	生品内服宜慎。不宜与贝母、半夏、白及、白蔹、天花粉、瓜蒌同用。

精选验方

①**风寒关节炎**：草乌、松节、川乌各30克，生半夏、生天南星各30克，研粗末酒浸，擦敷患处。②**十二指肠溃疡**：草乌、川乌各9克，白及、白芷各12克，研末和面少许，调合成饼，外敷于剑突下胃脘部，一昼夜后除去。③**气滞血瘀心痛**：草乌15克，土木香10克，马钱子9克，肉豆蔻、广木香各20克，沉香6克，共研粗末，每次水煎服3～6克，每日3次。④**淋巴结炎、淋巴结结核**：草乌1个，用烧酒适量磨汁，外搽局部，每日1次。⑤**表面麻醉**：生草乌、生南星、生半夏、土细辛各10克，蟾酥、花椒各4克。共研细粉，浸于70%酒精100毫升内2日。用时，在少量浸液内加适量樟脑及薄荷脑，用小棉球蘸浸液贴于手术部位。⑥**牙痛**：生草乌15克，一枝蒿、冰片各10克，小木通50克，共研粗粉，置500毫升白酒中浸泡2日。用药棉蘸药水塞入患牙处，或外搽红肿疼痛处，每日1次。

蕲 蛇 Qi She

一、祛风湿散寒药

别名 白花蛇、蕲蛇肉、大白花蛇。
来源 本品为蝰科动物尖吻蝮蛇（五步蛇）*Agkistrodon acutus* (Güenther) 除去内脏的干燥全体。

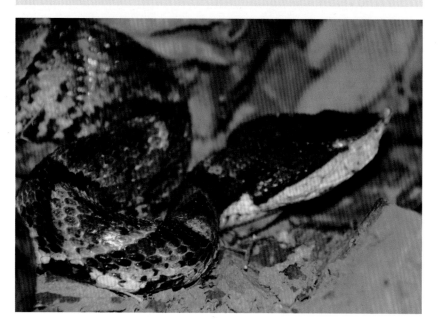

形态特征 头大扁平，呈三角形，吻端翘起，背面棕黑色，头侧土黄色，二色截然分明，背上具灰白色菱方形块17～19个，尾部3～5个。此斑由左右两侧大三角斑在背正中合拢形成，偶尔也有交错排列的，斑边缘色深，腹面乳白色；咽喉部有排列不规则的小黑点；腹中央和两侧有大黑圆斑。尾末端有一尖突。具长管牙，吻端由鼻间鳞与吻鳞尖出形成一上翘的突起，鼻孔与眼之间有一椭圆形颊窝，它是热测位器。体鳞23～21～17行，具强棱。腹鳞157～171片。尾下鳞40～60片，其前端约20枚为单行，个别成对，后段为双行。末端鳞片角质化形成一尖突物。

生境分布 生长于山地森林中，常盘居落叶下或岩洞内。分布于湖北、湖南、江西、浙江、四川等地；产于湖北蕲州者质佳，故名蕲蛇。

采收加工 夏、秋两季捕捉，剖开腹部，除去内脏，干燥，以黄酒润透去皮骨，切段用。

饮片特征

本品为段状。表面有黑褐色与浅棕色组成的斑纹。尾部骤细，末端有三角形角质鳞片。气腥，味微咸。

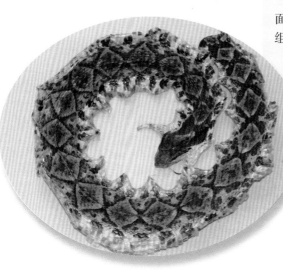

性味归经	甘、咸，温；有毒。归肝经。
功效主治	祛风通络，定痉止痛。本品性温有毒，归肝善走，能祛肝经之内风，内风熄则痉抽止，经络通则疼痛愈，故有此功效。
药理作用	本品提取物有镇静、镇痛作用，并能直接扩张血管而降血压。还有抗炎作用。
用量用法	5～15克，煎服；每次1～3克，研末服用。
使用注意	本品性温有毒，如属阴亏血虚或内热生风之症，则应忌用。

精选验方

①**风湿麻痹**：蕲蛇125克，羌活、天麻、秦艽、五加皮各60克，防风30克，放入2500毫升白酒中浸泡7日，每次服15毫升，每日2次。②**破伤风**：蕲蛇、乌梢蛇各30克，蜈蚣1条，研为细末，温酒送服，每次服用6克。③**风湿关节痛、半身不遂**：蕲蛇40克，当归、羌活、防风、天麻、秦艽、五加皮各25克。用白酒1500毫升，加热后浸泡7日，每服10～15毫升，每日2次。④**类风湿性关节炎**：蕲蛇、地龙各50克，共研细末，每服15克，每日2次。⑤**坐骨神经痛**：蕲蛇、全蝎、蜈蚣各15克，焙干研末，分8次服。第1日上、下午各服1次，之后每日上午服1次，7日为1个疗程。

乌梢蛇 Wu Shao She

一、祛风湿散寒药

别名 乌蛇。

来源 本品为游蛇科动物乌梢蛇 *Zaocys dhumnades* (Cantor) 除去内脏的全体。

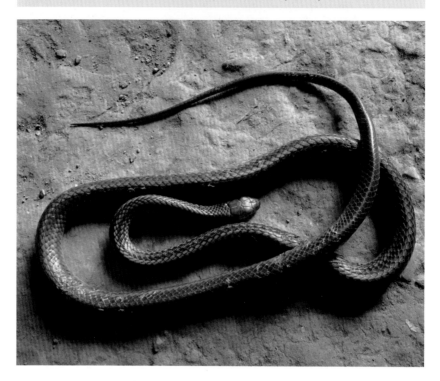

形态特征 体长可达2米，鼻孔大，椭圆形。眼大。体背呈青灰褐色，各鳞片的边缘黑褐色。背中央的2行鳞片黄色或黄褐色，其外侧的2行鳞片呈黑色纵线。上唇及喉部淡黄色；腹鳞灰白色，其后半部则呈青灰色。鼻间鳞宽大于长，眼上鳞大，长与其额鳞前缘至吻端的距离相等，有一较小的眼前下鳞；眼后鳞2片；上唇鳞8片，第4、5片入眼；下唇鳞9~11片，第6片最大。体鳞16~16~14行，少数17~14~14行。从颈的后部起，背中央有2~4行鳞片起棱。腹鳞186、205片，肛鳞2裂。尾下鳞101~128对。

生境分布 分布于我国东部、中部、东南部和西南部海拔1600米以下的中低山平原地带、丘陵地带或低山地区。全国大部分地区有分布。

采收加工 夏、秋两季捕取。用酒闷透，晒干切段入药。

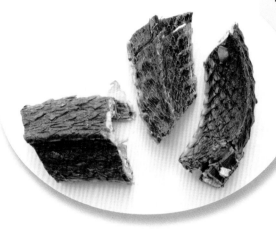

饮片特征

本品为段状。表面黑褐色或绿黑色，脊部高耸成屋脊状。断面黄白色或淡棕色。质坚韧。气腥，味淡。

性味归经	甘，平。归肝经。
功效主治	祛风通络，定惊止痉。蛇类药特点：性善走散，归肝经以散肝经之内风，内风熄、经络通，则惊风、痉挛抽搐自止，故有定惊止痉之效。
药理作用	乌梢蛇水煎液和醇提取液有抗炎、镇静、镇痛作用。其血清有对抗五步蛇毒作用。
用量用法	5～10克，煎服；散剂，每次2～3克。
使用注意	乌梢蛇虽甘、平、无毒，但如属阴亏血虚或内热生风者，仍应慎用。

精选验方

①**破伤风**：乌梢蛇、蕲蛇各30克，蜈蚣1条，研为细末，温酒送服，每次服用6克。②**风痹，手足缓弱、不能伸举**：乌蛇肉90克，天南星、干蝎、白附子、羌活、白僵蚕、肉桂各30克，麻黄60克，防风1克，研为细粉，炼蜜为丸，每服6克。③**肾炎**：乌梢蛇、蝉蜕、浮萍、西河柳各30克，白鲜皮、地肤子、蛇床子各12克，麻黄6克，晚蚕沙30克，水煎服。④**脉管炎**：乌梢蛇、附子各20克，赤芍15克，浸于500毫升白酒中，2日后饮酒，每日2次、每次100毫升。

金钱白花蛇 Jin Qian Bai Hua She

一、祛风湿散寒药

别名 过基峡、白节黑、银甲带、银包铁。

来源 本品为眼镜蛇科动物银环蛇*Bungarus multicinctus* Blyth的幼蛇干燥体。

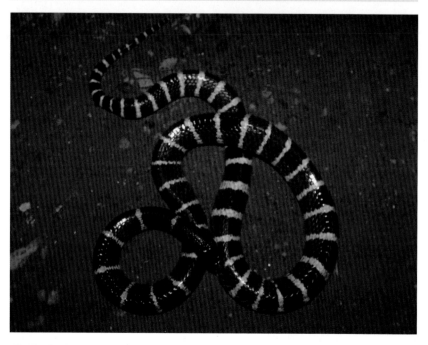

形态特征 银环蛇头呈椭圆形，身长0.6～1.2米，背部有黑白相间的横纹，腹面、上唇、颈部均呈乳白色，尾梢细长。银环蛇腹面白色。背鳞通身15行，正中1行鳞片（脊鳞）扩大呈六角形。生活在平原、山地或近水沟的丘陵地带，常出现于住宅附近。昼伏夜出，喜横在湿润的路上或水边石缝间捕食黄鳝、泥鳅、蛙类或其他蛇。卵生，产卵4～18个。银环蛇是神经性毒的毒蛇，毒腺小，但毒性剧烈。上颌骨前端有1对较长的沟牙（前沟牙）。性情温顺，动作迟缓，若不过重触碰它，一般不会咬人。幼蛇3年后性成熟。

生境分布 栖息于平原、丘陵的多水地带或山坡、田野、路旁。分布于安徽、浙江、福建、台湾、湖北、湖南、广东、广西、海南、贵州、云南等地。

采收加工 夏、秋两季捕捉，剖开腹部，除去内脏，擦净血迹，用乙醇浸泡处理后，盘成圆形，用竹签固定，干燥。

饮片特征

本品呈圆盘状。头盘在中间，尾细，常纳口内。背部灰黑色或黑色，有白色环纹45～58个，黑白相间。气微腥，味微咸。

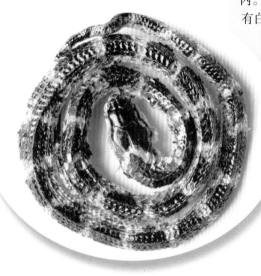

性味归经	甘、咸，温；有毒。归肝经。
功效主治	祛风，通络，止痉。用于风湿顽痹、麻木拘挛、中风口眼㖞斜、半身不遂、抽搐痉挛、破伤风、麻风、疥癣。
药理作用	神经肌肉阻断作用：一般认为银环蛇毒液有外周箭毒样作用。毒液中所含 α–环蛇毒素或乙酸 α–环蛇毒素1×10^{-5}g，在体外对大鼠离体隔神经膈肌有完全阻断作用。α–环蛇毒素也能有效地阻断蛙腹直肌对乙酸胆碱（Ach）的反应。α–环蛇毒素对大鼠隔神经膈肌、鸡颈二腹肌及蛙坐骨神经缝匠肌的神经肌肉阻断作用均为不可逆的。
用量用法	2～5克，煎服，或入丸、散剂。或研粉吞服，一次1～1.5克。
使用注意	因本品甘、温、有毒，有伤阴耗血之弊，故阴虚内热、生风者忌用。

精选验方

小儿麻痹症恢复期：金钱白花蛇研末，每次3克，每日2次，黄酒送服。

木 瓜 Mu Gua

一、祛风湿散寒药

别名 陈木瓜、宣木瓜、干木瓜、川木瓜、炒木瓜。
来源 本品为蔷薇科落叶灌木贴梗海棠*Chaenomeles speciosa* (Sweet) Nakai 的干燥近成熟果实。

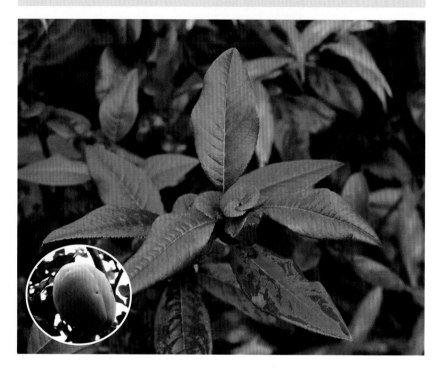

形态特征 落叶灌木，高达2米，小枝无毛，有刺。叶片卵形至椭圆形，边缘有尖锐重锯齿；托叶大，肾形或半圆形，有重锯齿。花3～5朵簇生于两年生枝上，先叶开放，绯红色，稀淡红色或白色；萼筒钟状，基部合生，无毛。梨果球形或长圆形，木质，黄色或黄绿色，干后果皮皱缩。花期4月，果期9～10月。

生境分布 生长于山坡地、田边地角、房前屋后。分布于山东、河南、陕西、安徽、江苏、湖北、四川、浙江、江西、广东、广西等地。

采收加工 夏、秋两季果实绿黄时采摘，置沸水中煮5～10分钟，捞出，晒至外皮起皱时纵剖为2块或4块，再晒至颜色变红为度。若日晒夜露经霜，则颜色更为鲜艳。

饮片特征

本品呈类月牙形薄片。外表紫红色或棕红色，有不规则的深皱纹。切面棕红色。质坚实，气微清香，味酸。以外皮抽皱、肉厚、内外紫红色、质坚实、味酸者为佳。

性味归经	酸，温。归肝、脾经。
功效主治	舒筋活络，除湿和胃。本品性温气香，归脾助阳而和胃化湿，脾和则肝旺，加之香则走窜（肝主筋脉），故又能舒筋活络。
药理作用	对动物实验性关节炎有明显消肿作用，有缓和胃肠肌痉挛和四肢肌肉痉挛的作用。
用量用法	10～15克，煎服，或入丸、散剂。外用：适量，煎水熏洗。
使用注意	本品味酸收敛，凡表证未解、痢疾初期，或胃酸过多者不宜用。

精选验方

①**消化不良**：木瓜10克，麦芽、谷芽各15克，木香3克，水煎服。②**产后体虚、乳汁不足**：鲜木瓜250克，切块，猪蹄500克，加水适量，炖熟，再将鲜木瓜放入汤中，炖至烂熟，食用即可。③**脚气**：干木瓜1个，明矾50克，水煎，趁热熏洗。④**荨麻疹**：木瓜18克，水煎，分2次服，每日1剂。⑤**银屑病**：木瓜片100克，蜂蜜300毫升，生姜2克，加水适量共煮沸，改小火再煮10分钟，吃瓜喝汤。⑥**风湿性关节炎**：木瓜、豨莶草、老鹳草各15克，水煎服。⑦**支气管肺炎**：木瓜、草豆蔻、百合、乌梅各6～9克，青黛3克，银杏4～6克。水煎取药汁。每日1剂，分2次服用，3～5日为1个疗程，一般需1～2个疗程。⑧**肩周炎、腰背劳损疼痛**：木瓜、桑寄生各30克，红花15克，放入盛有开水的保温瓶内，浸泡20分钟。取汁代茶饮用，每日1剂，分服，连服15～30日。

鹿衔草 Lu Xian Cao

一、祛风湿散寒药

别名 鹿蹄草、鹿含草。

来源 本品为鹿蹄草科多年生常绿草本植物鹿蹄草*Pyrola calliantha* H. Andres 或普通鹿蹄草*Pyrola decorata* H. Andres的干燥全草。

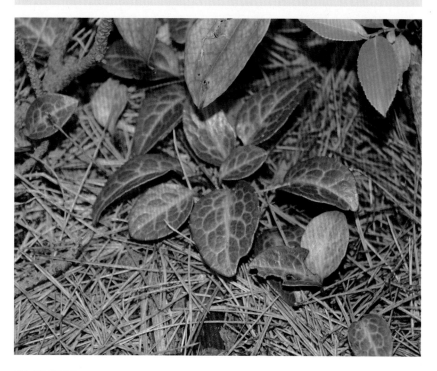

形态特征 茎圆柱形或具纵棱，长10～30厘米，紫褐色，并有皱纹，微有光泽，叶基生，叶柄长4～12厘米，扁平而中央凹下，两边呈膜质状，常弯曲。叶片皱缩，上面紫红色，少有呈紫绿色的，光滑，下面紫红色，叶脉微突；纸质，易碎。有时可见花茎，上有数朵小花；萼片5，舌形或卵状长圆形；花瓣5，早落；雄蕊10；花柱外露。有时能见扁球形棕色蒴果。气无，味淡，微苦。花期4～6月，果期7～10月。

生境分布 生长于庭院和岩石园中的潮湿地。分布于长江流域及陕西、河北、河南等地。

采收加工 全年可采，以夏季采收为多，洗净，晒至叶片较软时，堆置至叶片变紫褐色，晒干。切段，生用。

饮片特征

本品为不规则段状。茎呈圆柱形，具纵棱，紫褐色。叶片较厚，不易皱缩，呈近圆形或卵圆形，暗绿色或紫褐色。气微，味淡，微苦。

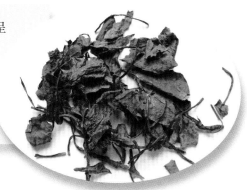

性味归经	甘、苦，温。归肝、肾经。
功效主治	祛风湿，补肝肾，健筋骨，止血。本品甘温补阳，归肝肾则补肝肾之阳，肝肾得补则筋骨强壮；至于止血，一则收敛止血，二则引血归于肝经。
药理作用	鹿蹄草素有广谱抗菌作用，对金黄色葡萄球菌、痢疾杆菌、绿脓杆菌、肺炎双球菌、大肠杆菌等均有较强的抑制作用。对衰弱蛙心有强心及调整心率作用，但对正常蛙心无明显作用，又能扩张血管和降低血压，并能明显增加小鼠心肌营养性血流量和组织（脑、肝、肾、脾）血流量，以及明显升高血浆cAMP含量。
用量用法	10～30克，煎服，或入丸、散。外用：适量。
使用注意	孕妇忌服。

精选验方

①**虚劳**：鹿衔草50克，猪蹄1对，炖食。②**肺结核咯血**：鹿衔草、白及各20克，水煎服。③**慢性风湿性关节炎、类风湿性关节炎**：鹿衔草、白术各20克，泽泻15克，水煎服。④**慢性肠炎、痢疾**：鹿衔草25克，水煎服。⑤**崩漏**：鹿衔草200克，猪肉500克，炖熟，加盐少许，两日内吃完。⑥**肾虚五淋白浊**：鹿衔草100克，水煎服。⑦**肺结核咳血**：鹿衔草、白及各12克，泽泻9克，水煎服。⑧**慢性气管炎**：鹿衔草、朱砂七各9克，人参叶3克，地龙（糖炙）、猪胆汁各2克，蜂蜜6克。水煎服，每日1剂，分2次服，连服30日。⑨**过敏性皮炎、疮痈肿毒、虫蛇咬伤**：鹿衔草煎水洗患处，每日2次。⑩**外伤出血**：鹿衔草捣敷。

两头尖 Liang Tou Jian

一、祛风湿散寒药

别名 草乌喙、竹节香附。

来源 本品为毛茛科植物多被银莲花*Anemone raddeana* Regel的干燥根茎。

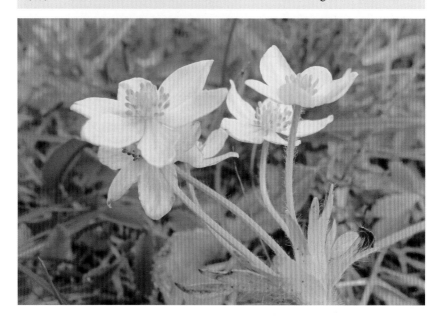

形态特征 多年生草本，高10～25厘米。根茎横走或斜生，细纺锤形，长1.5～3厘米，直径3～8毫米，暗褐色，顶端具数枚黄白色大形膜质鳞片。基生叶为三出复叶，通常1枚；叶柄长10～15厘米，无毛或疏被长柔毛；小叶具柄，柄长约1厘米；小叶片通常3深裂或近全裂，裂片倒卵形，3裂或缺刻状，先端钝，基部楔形，两面无毛或仅基部疏被长柔毛。花茎单一，直立，疏被长柔毛，较基生叶高，有叶状总苞片3枚，总苞片长圆形或狭倒卵形，具数个缺刻状圆齿，长1.5～3.5厘米，宽0.5～1.5厘米；花单朵，顶生，直径2.5～3.5厘米；萼片花瓣状，长圆形，10～15片，白色，外侧略带紫晕，两面无毛；雄蕊多数，花药黄色，椭圆形，花丝细长；雌蕊多数，子房被长柔毛，花柱稍弯，无毛。瘦果具细毛。花期4～5月，果期5～6月。

生境分布 生长于海拔800米左右的山地林中或草地阴湿处。分布于东北、河北、山东、山西等地。

采收加工 夏季采挖，去除须根、残茎，洗净，晒干。

饮片特征

本品为不规则片状。表面棕褐色至棕黑色，具微细纵皱纹。质硬而脆，易折断，断面略平坦，灰褐色或类白色，略角质样。无臭，味先淡，后微苦而麻辣。

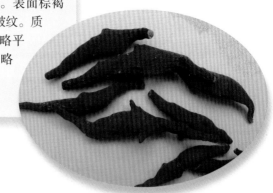

性味归经	辛、热；有毒。归脾、肺经。
功效主治	祛风湿，消痈肿，祛风化痰。本品辛热以散风燥湿，归脾除脾湿以消痈肿，归肺则宣肺化痰，故有祛风湿、消痈肿、祛风化痰之效。
药理作用	（1）护肝降酶作用：本品所含齐墩果酸动物试验有降转氨酶的作用，对四氯化碳引起的大鼠急性肝损伤有明显的保护作用，促进肝细胞再生，防止肝硬化。（2）抗炎作用：齐墩果酸对大鼠的角叉莱胶足踝肿和小鼠毛细血管渗透性有抑制作用。对实验性关节炎有明显的抑制作用。能抑制胶原合成和增生，改善和治疗结缔组织病。（3）其他作用：齐墩果酸有强心、利尿和抑制S108肿瘤的作用。竹节香附素A具有较强的抗癌活性，对腹水型肝癌细胞有显著的抑制作用；30微克/毫升的抑制率达81%。（4）毒性：齐墩果酸毒性低，亚急性毒性试验未见到明显损害。
用量用法	1~3克，煎服；或入丸、散。外用：适量，研末，撒膏药上贴敷。
使用注意	本品有毒，内服用量不宜过大。孕妇忌用。

精选验方

①**慢性关节疼痛**：两头尖0.4克，防风15克，牛膝、威灵仙各20克，松节10克，鸡血藤25克，水煎服。②**痈疽疮疡**：两头尖0.4克，金银花、紫花地丁各50克，水煎服。

蚕 沙 Can Sha

别名 蚕矢、原蚕沙、晚蚕沙、原蚕屎、晚蚕矢。

来源 本品为蚕蛾科昆虫家蚕蛾 *Bombyx mori* L. 幼虫的干燥粪便。

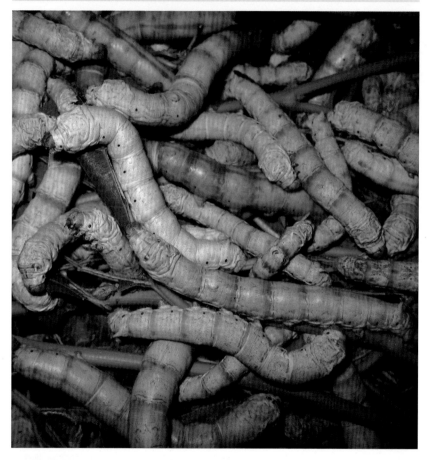

形态特征 干燥的蚕沙，呈短圆柱形小粒，长2～5毫米，直径1.5～3毫米。表面灰黑色，粗糙，有6条明显的纵棱及3～4条横向的浅纹。两端略平坦，呈六棱形。质坚而脆，遇潮湿后易散碎，微有青草气。

生境分布 育蚕地区皆产，江苏、浙江、四川、湖南等地盛产。

采收加工 6～8月收集，以二眠到三眠时的粪便为主，收集后晒干，除去轻粒及桑叶碎屑等杂质，生用。

饮片特征

本品为短圆柱形颗粒，长约3毫米。表面黑褐色，粗糙，凹凸不平，有6条纵向沟槽，顶面呈六棱形，两端较平坦。质坚脆，易碎，有微臭。

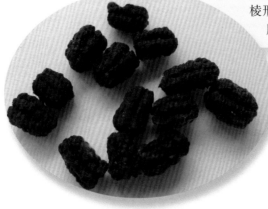

性味归经	甘、辛，温。归肝、脾、胃经。
功效主治	祛风降湿，和中化浊。本品辛能散风，温胜寒湿，入肝经走筋脉，故能祛筋络关节之风湿；入脾胃和中焦而化湿浊之邪，故有祛风降湿、和中化浊之效。
药理作用	本品脂溶性成分具有明显的抗血栓形成的作用。
用量用法	5～15克，煎服，宜布包入煎。外用：适量。
使用注意	瘫痪筋骨不遂者，由于血虚所致而无风湿之邪者，不宜用。

精选验方

①**血瘀经闭**：蚕沙120克，白酒约500毫升，浸入酒中，隔水加热1.5小时，取出静置待凉，数日后即可饮用。②**风湿关节痛**：蚕沙30克，用纱布包住，水煎，加黄酒50克，分3次服用。并用蚕沙90～120克，炒热或蒸热装入袋内，局部热敷。③**皮肤湿疹瘙痒**：蚕沙5～15克，煎汤洗浴。④**功能性子宫出血（对崩漏下血者）**：用蚕沙炒炭研细，每服6克，黄酒送下。⑤**湿热郁滞型发际疮，兼治其他阳证疮疡**：蚕沙、金银花藤各24克，苍术、连翘、大黄各10克，薏苡仁30克，黄柏、牛膝各12克，木通15克。水煎取药汁。每日1剂，口服。

松 节 Song Jie

一、祛风湿散寒药

别名 油松节。

来源 本品为松科常绿大乔木油松 *Pinus tabulaeformis* Carr.、马尾松 *Pinus massoniana* Lamb. 枝干的结节。

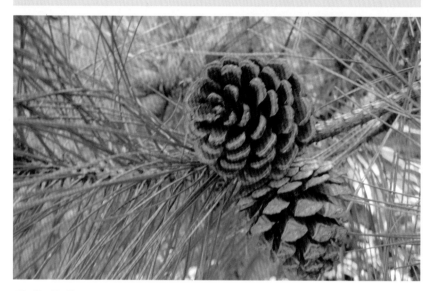

形态特征 乔木，高达45米，胸围1.5米。树皮红褐色，下部灰褐色，成不规则长块状裂。小枝常轮生，淡黄褐色，无白粉，无毛；冬芽卵状圆柱形，褐色，先端尖，芽鳞边缘丝状，先端尖或有长尖头。叶针形，2针一束，稀3针一束，长12~30厘米，细长而柔软，叶缘有细锯齿，树脂道4~8个，在背面边生，或腹面也有2个边生；叶鞘初呈褐色，后渐变成灰黑色，宿存。雄球花淡红褐色，圆柱形，弯垂，长1~1.5厘米，聚生于新枝下部苞腋，穗状；雌球花单生或2~4个聚生于新枝顶端，淡紫红色。球果卵圆形或圆锥状卵形，长4~7厘米，直径2.5~4厘米，有短梗，下垂，熟时栗褐色；中部种鳞近长圆状倒卵形，长约3厘米；鳞盾菱形，微隆起或平，鳞脐微凹，无刺。种子长卵圆形，长4~6毫米，连翅长2~2.7厘米。花期4~5月，果期翌年10~12月。

生境分布 生长于1000~2800米的山地林中。全国大部分地区有产。

采收加工 多于采伐松树时或木器厂加工时锯取，浸泡，切片，晒干，生用。

饮片特征

本品呈不规则的块、片状，表面黄棕色，显油性。

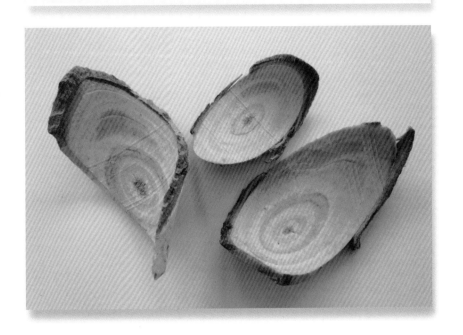

性味归经	苦，温。归肝、肾经。
功效主治	祛风燥湿，活络止痛。本品性偏温燥，能祛风散寒燥湿，风寒湿祛则经络通，经络通则疼痛止，故有祛风燥湿、活络止痛之效。
药理作用	松节有一定的镇痛、抗炎作用；提取的酸性多糖具有抗肿瘤作用；提取的多糖类物质、热水提取物、酸性提取物都具有免疫活性。
用量用法	10~15克，煎服，制酒剂者良。
使用注意	阴虚血燥者慎用。

精选验方

①**血痢**：松节、苍术、紫薇、黄柏、桃仁各30克，乳香3克，甘草15克，姜适量，水煎，每日1剂，分3次服。②**风湿性关节炎**：松节、桑枝、地苍各50克，宽筋藤25~50克，水煎服。

徐长卿 Xu Chang Qing

一、祛风湿散寒药

别名 寮刁竹、竹叶细辛。

来源 本品为萝藦科多年生草本植物徐长卿 *Cynanchum paniculatum* (Bge.) Kitag. 的干燥根及根茎。

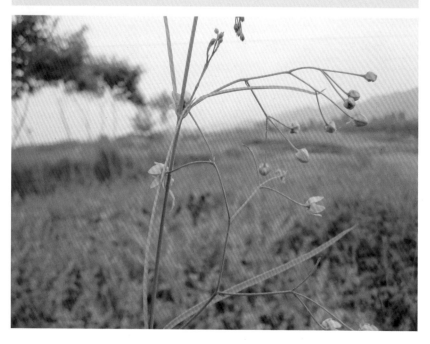

形态特征 多年生草本，高约65厘米。根茎短，须状根多数。茎细，刚直，节间长。叶对生，披针形至线形，长5～14厘米，宽2～8毫米，先端尖，全缘，边缘稍外反，有缘毛，基部渐狭，下面中脉隆起。圆锥花序顶生于叶腋，总花柄多分枝，花梗细柔，花多数；花萼5深裂，卵状披针形，花冠5深裂，广卵形，平展或下反，黄绿色；副花冠5枚，黄色，肉质，肾形，基部与雄蕊合生；雄蕊5，连成筒状，药2室；雌蕊1，子房上位，由2个离生心皮组成，花柱2，柱头合生。蓇葖果角状。种子顶端着生多数银白色绒毛。花期6～7月，果期9～10月。

生境分布 生长于向阳的山坡及草丛中。全国大部分地区均产，以江苏、安徽、河北、湖南等地较多。

采收加工 秋季采挖，除去杂质，阴干。切碎生用。

饮片特征

本品呈不规则片状。表面淡黄白色至淡棕黄色，或棕色。质脆易断，断面粉性，皮部黄白色或类白色，形成层环淡棕色，木部细小。

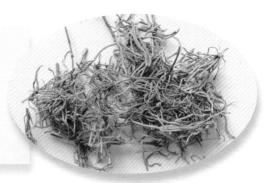

性味归经	辛、温，气香。归肺、胃、肝、肾经。
功效主治	祛风活络，消肿止痛，利水解毒。辛温宣散，气香能行，入肺走表，归胃走里，入肝走筋脉，故能祛风通经络，经络通则肿痛止，肿消则毒解水散，故有此功。
药理作用	牡丹酚有镇痛及镇静作用，镇痛作用除牡丹酚外，尚有其他成分。本品注射液及牡丹酚对肠管有解痉作用。还有增加冠脉流量、降压及降血脂作用。徐长卿全植物及牡丹酚对金黄色葡萄球菌、大肠杆菌等有一定的抑制作用。
用量用法	5～15克，煎服；1.5～3克，散剂。外用：适量。
使用注意	本品气味芳香，入汤剂不宜久煎。

精选验方

①**皮肤瘙痒**：徐长卿适量，煎水洗。②**跌打肿痛、接骨**：鲜徐长卿适量，捣烂敷患处。③**腰痛、胃寒气痛、肝硬化腹水**：徐长卿10～20克，水煎服。④**腹胀**：徐长卿15克，酌加水煎成半碗，温服。⑤**痢疾、肠炎**：徐长卿5～10克，水煎服，每日1剂。⑥**风湿痛**：徐长卿根40～50克，猪瘦肉200克，老酒100毫升，酌加水煎成半碗，饭前服，每日2次。⑦**精神分裂症（啼哭、悲伤、恍惚）**：徐长卿25克，泡水当茶饮。⑧**牙痛**：徐长卿25克，洗净，水煎服，服时先用药液漱口1～2分钟再服下。如服粉剂，每次2.5～5克，每日2次。⑨**毒蛇咬伤**：徐长卿、青木香各50克，山梗菜25克，金线莲2～3株。共捣烂取汁调蜜服。多用于五步蛇咬伤。⑩**神经性皮炎、荨麻疹、湿疹**：徐长卿500克，水煎，浓缩，加入0.3%尼泊金适量备用。每日2～4次，涂患处。⑪**跌打损伤**：徐长卿根15克，连钱草100克。水煎，兑黄酒服。另取鲜品捣烂敷患处。

伸筋草 Shen Jin Cao

一、祛风湿散寒药

别名 小伸筋、狮子草、舒筋草、筋骨草、毛伸筋、凤尾伸筋、金毛狮子草。
来源 本品为石松科多年生常绿草本蕨类植物石松 *Lycopodium japonicum* Thunb. 的干燥全草。

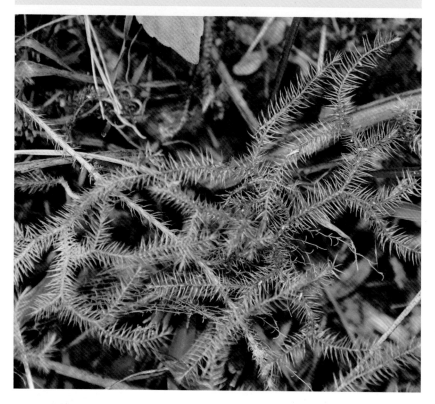

形态特征 多年生草本，高15～30厘米；匍匐茎蔓生，营养茎常为二歧分枝。叶密生，钻状线形，长3～5毫米，宽约1毫米，先端渐尖，具易落芒状长尾，全缘，中脉在叶背明显，无侧脉或小脉，孢子枝从第二、第三营养枝上长出，远高出营养枝，叶疏生。孢子囊穗长2～5厘米，单生或2～6个生于长柄上。孢子叶卵状三角形，先端急尖而具尖尾，有短柄，黄绿色，边缘膜质，具不规则锯齿，孢子囊肾形。花期6月，果期7～8月。

生境分布 生长于疏林下荫蔽处。分布于浙江、湖北、江苏等地。

采收加工 四季均可采收，去除泥土杂质，晒干，切段生用。

饮片特征

本品呈不规则的段，茎呈圆柱形，略弯曲。叶密生茎上，螺旋状排列，皱缩弯曲，线形或针形，黄绿色至淡黄棕色，先端芒状，全缘。切面皮部浅黄色，木部类白色。质柔韧，气微，味淡。

性味归经	辛、苦，温。归肝经。
功效主治	祛风除湿，舒筋活络。本品辛苦以散风燥湿，辛温宣通，入肝经走筋络，以舒筋活络。实为祛风湿，通经络，而止痹痛。
药理作用	对痢疾杆菌有抑制作用。石松碱有明显的解热作用。
用量用法	10～25克，煎服。外用：适量，鲜草捣敷。
使用注意	孕妇及出血过多者忌服。

精选验方

①**风湿性关节炎**：伸筋草配独活、白术各9克，薏苡仁15克，水煎服。②**腓肠肌痉挛**：伸筋草30克，煎汤熏洗；也可配木瓜、八角枫等水煎服。③**跌打损伤**：伸筋草可与连钱草、酸浆草等合用。④**带状疱疹**：伸筋草研末，麻油调涂。⑤**风湿疼痛**：伸筋草、牛膝、防己、威灵仙各20克，桑枝50克，水煎服。⑥**寒湿型肩周炎**：伸筋草20克，鸡血藤15克。研为粗末，放入保温杯中，冲入沸水，加盖焖30分钟。代茶饮用，每日1剂。⑦**中风所致的手足拘挛**：伸筋草、透骨草、红花各30克。加水2000毫升，大火烧沸，再沸煮10分钟，取药液浸泡手足。

寻骨风 Xun Gu Feng

一、祛风湿散寒药

别名 清骨风、白毛藤、白面风、猫耳朵草。

来源 本品为马兜铃科多年生攀缘草本植物绵毛马兜铃*Aristolochia mollissima* Hance的根茎或全草。

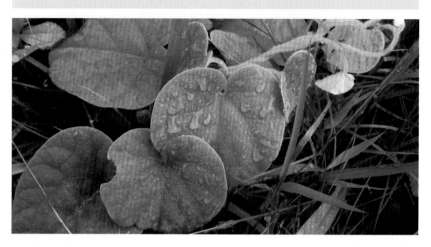

形态特征 多年生草质藤本。根细长，圆柱形。嫩枝密被灰白色长绵毛。叶互生；叶柄长2~5厘米，密被白色长绵毛。叶片卵形、卵状心形，长3.5~10厘米，宽2.5~8厘米，先端钝圆至短尖，基部心形，两侧裂片广展，弯缺深1~2厘米，边全缘，上面被糙伏毛，下面密被灰色或白色长绵毛，基出脉5~7条。花单生于叶腋；花梗长1.5~3厘米，直立或近顶端向下弯；小苞片卵形或长卵形，两面被毛；花被管中部急剧弯曲，弯曲处至檐部较下部而狭，外面密生白色长绵毛；檐部盘状，直径2~2.5厘米，内面无毛或稍微柔毛，浅黄色，并有紫色网纹，外面密生白色长绵毛，边缘浅3裂，裂片先端短尖或钝，喉部近圆形，稍呈岭状突起，紫色；花药成对贴生于合蕊柱近基部；子房圆柱形，密被白色长绵毛；合蕊柱裂片先端钝圆，边缘向下延伸，并具乳头状突起。蒴果长圆状或椭圆状倒卵形，具6条呈波状或扭曲的棱或翅，毛常脱落，成熟时自先端向下6瓣开裂。种子卵状三角形。花期4~6月，果期8~10月。

生境分布 生长于山坡草丛及路旁、田边。分布于河南、江苏、江西等地。

采收加工 夏、秋两季采收，除去泥沙，晒干，切段生用。

饮片特征

本品呈不规则片状。表面浅棕红色至黄赭色。断面纤维性，淡棕色或类白色。

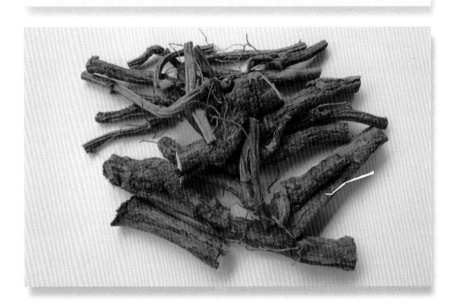

性味归经	辛、苦，平。归肝经。
功效主治	祛风除湿，通络止痛。本品辛苦则祛风燥湿，风湿祛，经络通，则疼痛可止，故有此功效。
药理作用	（1）消炎作用：煎剂对风湿性、类风湿性关节炎有较好的止痛、消肿、改善关节功能的作用。（2）抗肿瘤作用：全草的粉末混于饲料中喂食小鼠，对艾氏腹水癌和腹水总细胞数均有明显的抑制作用，对艾氏癌皮下型瘤也有明显效果，煎剂内服也有效。
用量用法	10~30克，煎服。外用：适量。
使用注意	阴虚内热者忌用。

精选验方

①风湿关节痛：寻骨风、地榆各15克，五加根30克，酒水各半，煎浓汁服用。②跌打损伤，瘀滞肿痛：寻骨风10~30克，煎服或捣敷。③胃病：寻骨风根15克，水煎服，或将药嚼烂吞服，每日1剂。

海风藤 Hai Feng Teng

一、祛风湿散寒药

别名 风藤。

来源 本品为胡椒科常绿攀缘藤本植物风藤*Piper kadsura* (Choisy) Ohwi 的干燥藤茎。

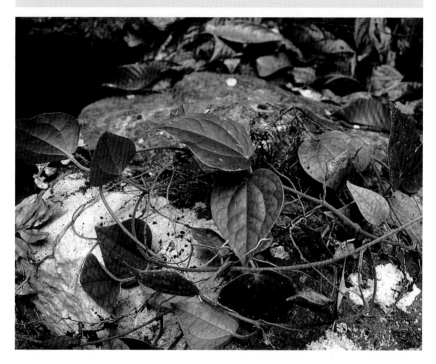

形态特征 为常绿木质藤本，全株有香气。茎枝长约3米，有条棱，具节，节上生不定根，幼枝疏被短柔毛。叶互生，卵形或卵状披针形，长5～8厘米，宽2～6厘米，先端渐尖，基部近圆形，上部叶有时基部近截形，全缘，质稍厚，无毛，上面暗绿色，下面淡绿色，有白色腺点，叶脉5～7条，叶柄长约1厘米。穗状花序与叶对生，花单性，无花被，雌雄异株，雄花序长3～5.5厘米，苞片盾状，雄蕊2枚；雌花序长1～2厘米；浆果近球形，褐黄色，直径3～4毫米。藤茎呈扁长圆柱形，微弯曲，长短不等。花期5～6月，果期8～9月。

生境分布 生长于深山的树林中或海岸。分布于广东、福建、台湾等地。

采收加工 夏、秋两季采割。切片，晒干，生用。

饮片特征

本品为不规则扁圆形的短段。表面有灰黄色与灰白色相间排列的放射状纹理，边缘可见小洞成环，髓部灰褐色。周边灰褐色或褐色，有纵向棱状纹理。体轻，质脆。气香，味微苦、辛。

性味归经	辛、苦，微温。归肝经。
功效主治	祛风除湿，通经活络。本品辛散风、苦燥湿、温宣通，风湿祛，经络通而痹痛止，故有此功。
药理作用	本品能增加冠状动脉血流量，提高心肌对缺氧的耐受力，以及增加心肌局部缺血的侧支循环血流量。
用量用法	5～15克，煎服；或浸酒。
使用注意	阴虚火旺者慎服。

精选验方

①**风湿性关节炎**：海风藤、桂枝、鸡血藤各9克，水煎服。②**痛风**：海风藤、络石藤、宽筋藤、当归、桑寄生、白芍各20克，鸡血藤、生地黄、川芎、党参、威灵仙各15克，独活10克，加清水5碗，慢火煎至1碗，饭后饮用，每周3次。③**支气管哮喘、支气管炎**：海风藤、追地风各60克，用白酒500毫升，浸泡1周。每日2次，每次10毫升，早晚空腹服。服时不可加温，否则失效。心脏病人及孕妇忌服，感冒及月经期者暂停服。④**小儿哮喘**：海风藤、追地风各6克，瓜蒌仁、橘红各3克。将药物研细末，调拌芝麻油，外贴敷背心、胸心处。

老鹳草 Lao Guan Cao 一、祛风湿散寒药

别名 老鹳嘴、鹳子嘴、鹭嘴草。

来源 本品为牻牛儿苗科一年生草本植物牻牛儿苗 *Erodium stephanianum* Willd. 或老鹳草 *Geranium wilfordii* Maxim. 或野老鹳草 *Geranium carolinianum* L. 的全草。

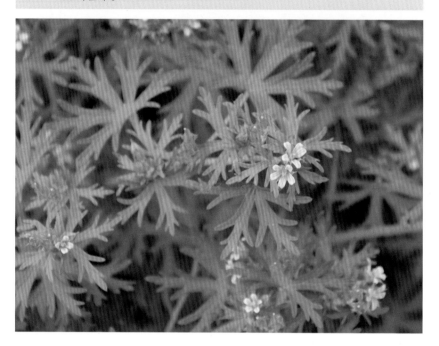

形态特征 多年生草本，高35～80厘米。茎伏卧或略倾斜，多分枝。叶对生，叶柄长1.5～4厘米，具平伏卷曲的柔毛，叶片 3～5深裂，近五角形，基部略呈心形，裂片近菱形，先端钝或突尖，边缘具整齐的锯齿，上面绿色，具伏毛，下面淡绿色，沿叶脉被柔毛。花小，径约1厘米，腋生，花梗细长；花萼5，卵形或卵状披针形，疏生长柔毛，先端有芒；花瓣5，倒卵形，白色或淡红色，具深红色纵脉；雄蕊10，全具花药；花柱 5裂，延长并与果柄连合成喙。蒴果先端长喙状，成熟时裂开，喙部由下而上卷曲。种子长圆形，黑褐色。花期5～6月，果期6～7月。

生境分布 生长于山坡、草地及路旁。全国大部分地区有产。

采收加工 夏、秋两季采收。晒干。切段生用。

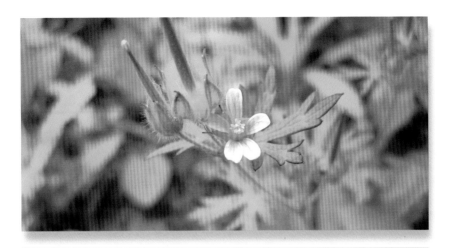

性味归经	辛、苦，平。归肝、大肠经。
功效主治	祛风湿，舒筋络，止泻痢。本品辛苦以祛风燥湿，入肝则舒筋活络，归大肠而止泻痢，故有此功效。
药理作用	煎剂对金黄色葡萄球菌、乙型链球菌、肺炎球菌、卡他球菌、福氏痢疾杆菌，及流感病毒均有较显著的抑制作用。在一定剂量下能抑制肠蠕动而有止泻作用。但大剂量能促进肠蠕动，可使泻下。
用量用法	10～30克，煎服。浸酒或熬膏。
使用注意	一般无禁忌证或副作用，大剂量可能引起腹泻，停药或减量可消失。

精选验方

①**慢性乙型肝炎**：老鹳草口服液，每次10毫升，每日2次，30日为1个疗程，用药2个疗程。②**急慢性菌痢、急慢性肠炎、阿米巴痢疾等**：可用野老鹳草制成100％煎剂，每次40毫升，口服2～3次；或用老鹳草60～90克，煎服，每日1剂。③**痢疾带菌者及慢性菌痢**：老鹳草30克，水煎2次，分3次服，4～6日为1个疗程。④**乳腺增生**：用干或鲜老鹳草每日30～60克，当茶冲服或煎服，每日2～3次，30～60日为1个疗程，月经期照常服药。⑤**风湿关节痛**：川续断、牛膝、防己、老鹳草各20克，水煎服。⑥**痢疾、肠炎**：老鹳草100～150克，水煎服。⑦**风湿性关节炎**：老鹳草25～50克，水煎服。⑧**疱疹性角膜炎**：老鹳草制成20％眼药水，每小时点眼一次。同时用1％阿托品散瞳。⑨**血尿**：鲜老鹳草60克，水煎服。⑩**婴儿尿布疹**：老鹳草5棵，将药焙干研末，调菜油外搽患处。

两面针 Liang Mian Zhen

一、祛风湿散寒药

别名 光叶花椒。

来源 本品为芸香科植物两面针 *Zanthoxylum nitidum* (Roxb.) DC. 的干燥根。

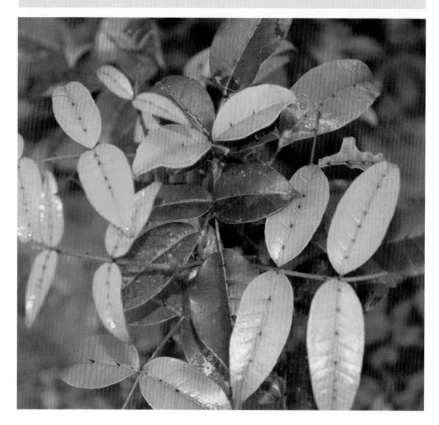

形态特征 木质藤本；茎、枝、叶轴下面和小叶中脉两面均着生钩状皮刺。单数羽状复叶，长7～15厘米；小叶3～11，对生，革质，卵形至卵状矩圆形，无毛，上面稍有光泽，伞房状圆锥花序，腋生；花数4；萼片宽卵形。蓇葖果成熟时紫红色，有粗大腺点，顶端正具短喙。花期3～5月，果期9～11月。

生境分布 生长于山野。分布于华南各省及台湾、云南各地。

采收加工 全年可采挖，除去泥土，洗净晒干，用时切片或切段。

饮片特征

本品为厚片或圆柱形短段，长2~20厘米，厚0.5~6（10）厘米。表面淡棕黄色或淡黄色，有鲜黄色或黄褐色类圆形皮孔。切断面较光滑，皮部淡棕色，木部淡黄色，可见同心性环纹及密集的小孔。质坚硬。气微香，味辛辣、麻舌而苦。

性味归经	辛、苦，平；有小毒。归肝、胃经。
功效主治	祛风通络，行气止痛，活血散瘀。本品辛散苦降，以祛风通络，入肝经以行血散瘀，入胃经以行气止痛，故有此功。
药理作用	具有抗炎、镇痛、抗肿瘤的作用，抗真菌，对钙调素的拮抗作用，还有强心、降血压等药理作用。
用量用法	6~15克，散剂酌减。外用：适量、研末调敷或煎水洗患处。
使用注意	服用本品应忌酸冷。过量服用能引起腹痛、眩晕、呕吐等中毒反应，用时宜慎。

精选验方

①**神经痛、头痛、风湿痛和胃肠绞痛**：用两面针注射液每次肌注2毫升，每日1~2次，一般用药5~10分钟即可止痛。②**急性扁桃体炎**：取两面针根茎30克，研粉，加入琥珀1.5克，调匀，喷于扁桃体表面和咽部，也可制成片剂含化。③**胆道蛔虫病、溃疡病、肠蛔虫病**：用两面针和七叶莲制成注射液，每次肌注2毫升。④**风湿性关节炎**：用两面针注射液肌肉注射，每次1毫升（含有效成分100毫克）。⑤**腰肌劳损及坐骨神经痛**：用20%两面针溶液经低频直流感应电治疗机离子导入，每日1次，每次20分钟，10次为1个疗程。⑥**感冒、咳嗽**：两面针、古羊藤、枇杷叶各15克，山芝麻25克，水煎，分2次服，每日1剂。⑦**胃痛**：两面针根10克，木棉根或树皮50克，水煎服。

青风藤 Qing Feng Teng

一、祛风湿散寒药

别名 青藤、清风藤。

来源 本品为防己科落叶缠绕藤本植物青藤Sinomenium acutum (Thunb.) Rehd. et Wils. 及毛青藤Sinomenium acutum (Thunb.) Rehd. et Wils. var. cinereum Rehd. et Wils. 的干燥藤茎。

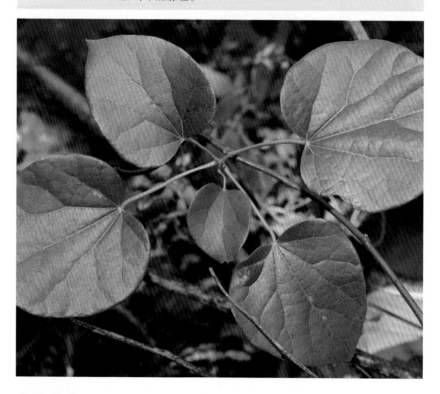

形态特征 多年生木质藤本，长可达20米，茎圆柱形，灰褐色，具细沟纹。叶互生，厚纸质或革质，卵圆形，先端渐尖或急尖，基部稍心形或近截形，全缘或3~7角状浅裂，上面绿色，下面灰绿色，近无毛。花单性异株，聚伞花序排成圆锥状，花淡黄色。核果扁球形，熟时暗红色，种子半月形。花期6~7月，果期8~9月。

生境分布 生长于沟边、山坡林缘及灌木丛中，攀缘于树上或岩石上。分布于长江流域及其以南各地。

采收加工 秋末冬初采割，晒干。用时润透切片，生用。

饮片特征

本品为长圆形或不规则形的厚片。片面灰黄色或浅灰棕色，木部有放射状纹理，习称"车轮纹"，其间具有多数小孔。髓部淡黄白色，周边绿褐色或棕褐色。体轻，质硬而脆。气微，味苦。

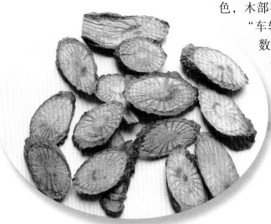

性味归经	辛、苦，温。归肝、脾经。
功效主治	祛风除湿，舒筋除痹。本品辛苦以祛风湿，辛温宣散，入肝走筋脉，入脾走肌肉，故能宣通筋脉、舒筋活络、解除痹痛。
药理作用	有显著的抗炎及镇痛作用。抗炎可能是通过下丘脑影响垂体—肾上腺系统所致。并有一定的抗过敏活性。镇痛作用强度为吗啡的 $1/10 \sim 1/2.5$，无成瘾性，耐受性的产生也比吗啡缓慢。青藤碱还有镇静及局部麻醉的作用。青藤碱有急性降压作用，但反复给药易于快速耐受，降压可能与其抗肾上腺素作用及抑制加压反射机制有关。青藤碱还对几种不同类型的心律失常模型有一定的拮抗作用，并对机体有强大的组织胺释放作用。实验初步表明，青风藤有明显使细胞免疫兴奋的作用。
用量用法	6~15克，煎服；入酒剂者良。
使用注意	脾胃虚寒者慎服。

精选验方

风湿性及类风湿性关节炎：青风藤6~15克，煎服。

透骨草 Tou Gu Cao

一、祛风湿散寒药

别名 珍珠透骨草。

来源 本品为大戟科多年生草本植物地构叶 *Speranskia tuberculata* (Bunge) Baill. 的全草。

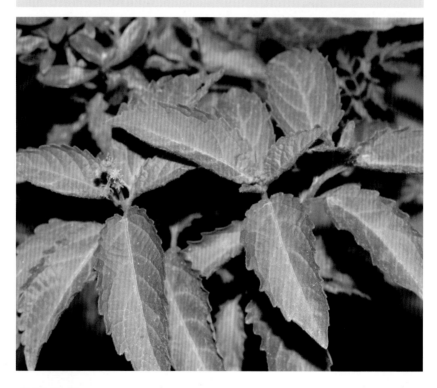

形态特征 多年生草本，高80～120厘米。根状茎横走，茎攀缘直立，具4棱，粗0.2～0.3厘米，多分枝。偶数羽状复叶，具小叶8～14枚，叶轴末端成分枝或单一的卷须；托叶大，半边箭头形；小叶椭圆形或长圆形，长15～30毫米，宽6～15毫米，前端圆或微凹，有细尖，基部圆形，全缘，上面绿色，下面灰绿色，两面疏生状柔毛或无毛。总状花序腋生，有花10～20朵；花萼钟状；花冠蝶形，紫色或蓝紫色。荚果长圆形，长20～25毫米，两端尖，棕褐色，无毛，内含种子2～4粒；种子球形，黑褐色，直径3.54毫米。

生境分布 生长于山坡及草地。分布于山东、河南、江苏等地。

采收加工 夏季采收，除去杂质，切段，晒干用。

饮片特征

　　本品为不规则段、茎、叶的混合体。茎圆柱形，有微棱，表面淡绿色至灰绿色，被灰白色柔毛，质坚硬。叶皱缩破碎，被白色柔毛，气微，味微苦。

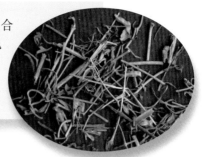

性味归经	辛，温。归肝、肾经。
功效主治	祛风胜湿，活血止痛。
药理作用	水煎剂的镇痛抗风湿作用与水杨酸类药物相似，服药后2～3小时发挥作用，其干燥全草每次剂量15～30克/日，分2～3次口服。水煎剂外用有抗炎、杀菌、收敛创面的作用，适用于一般疮癣肿毒。
用量用法	10～15克，煎服。外用：适量。
使用注意	孕妇忌服。

精选验方

①**无名肿毒**：透骨草适量，研细末，用蜡调敷。②**风湿痛**：透骨草、菖蒲适量，煎水熏洗。③**阴囊湿疹**：透骨草、花椒、艾叶各15克，煎水熏洗，每日1次。④**小儿麻痹后遗症**：透骨草、麻黄各5钱，木瓜、牛膝、当归、蜂房各3钱，红花、穿山甲各2钱。水煎后熏洗患肢，盖被出汗，每日洗2～3次。每剂药洗两天。⑤**各种足跟痛**：透骨草、大黄、黄柏、威灵仙、独活、牛膝各30克，芒硝5克，陈醋250克。前6味药物用纱布包好，加冷水3000毫升，沸煮半个小时，取出药包，把药液倒入盆内，加入芒硝、陈醋，搅匀即成。以药汁熏洗患处，每次洗1小时，药液温度下降后，可再上火加温。每日1～2次。⑥**脂溢性皮炎**：透骨草、侧柏叶各120克，皂角60克，明矾9克。加水2000毫升，沸煮10分钟，晾温后备用。以药汁温洗皮损处，洗浴15分钟。每周洗2次。⑦**跖疣**：透骨草12克，桃仁、红花、郁金、牛膝、穿山甲各9克，珍珠母、生牡蛎各30克。水煎取药汁。口服，每服1剂。⑧**中风所致的手足拘挛**：透骨草、伸筋草、红花各30克。加水2000毫升，大火烧沸，再沸煮10分钟，取药液浸泡手足。

樱 桃 Ying Tao

一、祛风湿散寒药

别名	朱樱、樱珠、朱果、家樱桃。
来源	本品为蔷薇科植物樱桃 *Prunus pseudocerasus* Lindl. 的果实。

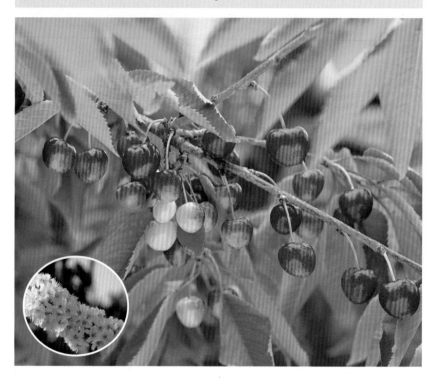

形态特征 落叶乔木。株高可达8米。嫩枝无毛或微被毛。叶卵圆形至卵状椭圆形，长7～16厘米，宽4～8厘米，先端渐尖，基部圆形，边缘具大小不等的重锯齿，锯齿上有腺体，上面无毛或微具毛，下面被稀疏柔毛；叶柄长0.8～1.5厘米，有短柔毛，近顶端有2腺体。花3～6朵成总状花序，花直径1.5～2.5厘米，先叶开放；花梗长约1.5厘米，被短柔毛。萼筒圆筒形，具短柔毛；萼片卵圆形或长圆状三角形，花后反折。花瓣白色。雄蕊多数；子房无毛。核果，近球形，无沟，红色，直径约1厘米。花期3～4月，果期5月。

生境分布 生长于山坡阳处或沟边。分布于河北、河南、山东、安徽、江苏、浙江、福建、湖北等地。

采收加工 夏初果实成熟时采收。

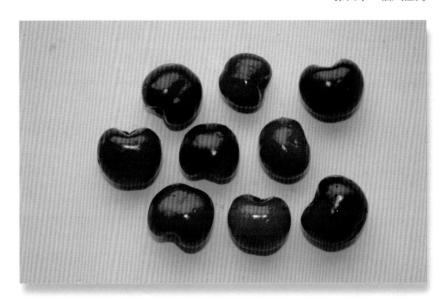

性味归经	甘，平。归脾、胃、肾经。
功效主治	祛风通络，活血祛瘀，益脾和胃，补血益肾。本品虽有此功，但力较薄，可做辅助药。
药理作用	樱桃核具有发汗透疹解毒的作用。樱桃可以治疗烧烫伤，起到收敛止痛，以及防止伤处起泡化脓的作用。
用量用法	250~500克，煎服，或浸酒。外用：浸酒涂擦或捣敷。
使用注意	樱桃性温热，热性病及虚热咳嗽者忌食；樱桃核仁含氰甙，水解后产生氢氰酸，药用时应小心中毒。有溃疡症状者、上火者慎食；糖尿病者忌食。

精选验方

①**喉症**：樱桃500克，熬水或泡酒服。②**疝气痛**：樱桃核60克，放入适量醋炒后研末，每次15克，开水送服。③**风湿症、关节疼痛麻木、腿脚不利**：可用樱桃1000克，浸在2000毫升米酒中，10日后每日饮用2次，每次30~40毫升。④**萎缩性胃炎**：樱桃的鲜叶煎汁服。⑤**蛇咬伤**：用樱桃鲜叶捣烂外敷并取汁饮服。⑥**雀斑**：樱桃枝、皂角、浮萍、白梅肉各适量，共为细末，备用。以水调药末，搽患处。⑦**腹泻、咳嗽**：樱桃叶及树枝，水煎服。⑧**阴道滴虫**：樱桃树叶500克，煎水坐浴，同时用棉球（用线扎好）蘸樱桃叶水塞阴道内，每日换1次，半月即愈。

南蛇藤 Nan She Teng

一、祛风湿散寒药

别名 金银柳、过山龙、香龙草、大南蛇老牛筋。
来源 本品为卫矛科植物南蛇藤 *Celastrus orbiculatus* Thunb. 的藤茎。

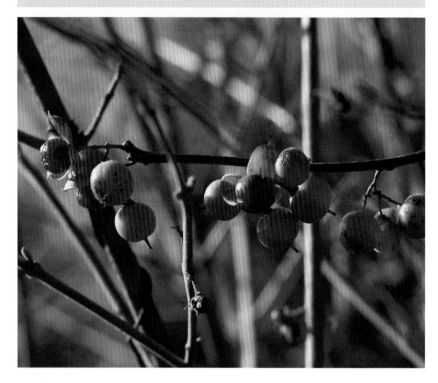

形态特征 落叶攀缘灌木，高达3～8米。小枝圆柱形，灰褐色或暗褐色，有多数皮孔。单叶互生；叶柄长1～2厘米；叶片近圆形、宽倒卵形或长椭圆状倒卵形，长5～10厘米，宽3～7厘米，先端渐尖或短尖，基部楔形，偶为截形，边缘具钝锯齿。腋生短聚伞花序，有花5～7朵，花淡黄绿色，雌雄异株；花萼裂片5，卵形；花瓣5，卵状长椭圆形，长4～5毫米；雌花具有5雄蕊；雌蕊1，子房上位，近球形，柱头3裂；雄花的雄蕊稍长，雌蕊退化。蒴果球形，直径7～8毫米。种子卵形至椭圆形，有红色肉质假种皮。花期4～5月，果期9～10月。

生境分布 生长于丘陵、山沟及山坡灌丛中。国内大部分地区均有分布。

采收加工 秋季采收，切片，晒干。

饮片特征

本品呈圆柱形段片或类圆形厚片，直径1~4厘米，外表皮灰褐色或灰黄色，粗糙，具不规则纵皱纹及横长的皮孔或裂纹，栓皮呈层片状，易剥落，剥落面呈橙黄色，质硬，切面皮部棕褐色，木部白色。射线颜色较深，呈放射状排列，气特异，味涩。以断面黄白色、栓皮厚者为佳。

性味归经	微辛，温。归肝、膀胱经。
功效主治	祛风湿，活血脉。本品辛散温通，辛温以散寒湿，故祛风湿。风湿祛，血脉通，而有活血脉之效。
药理作用	从滇南蛇藤种子中提出一种粗油，对大鼠有镇静及安定的作用，还有解痉作用，并使血管收缩，但无抗菌活性。种子中提出的苦味树脂有降压作用，小量使蛙心率减慢，大量使心脏停止于舒张期。
用量用法	9~15克，水煎服。
使用注意	孕妇慎服。

精选验方

①**痢疾**：南蛇藤25克，水煎服。②**风湿性关节炎**：南蛇藤根50克，猪蹄1个，水、酒各半，炖食。③**筋骨痛**：南蛇藤25~50克，水煎服。④**风湿骨痛**：南蛇藤根、凌霄藤各500克，石南藤250克，八角枫根150克，千年健100克，浸米烧酒5000毫升，两周后去渣，澄清，每次25~50克，每日2次。⑤**经闭**：南蛇藤、金樱子根各25克，当归50克，佩兰15克，水煎，每日2次分服。⑥**风湿性筋骨痛、腰痛、关节痛**：南蛇藤、凌霄花各200克，八角枫根100克，白酒250毫升，浸7日，每日临睡前服25克。⑦**溃疡性结肠炎**：南蛇藤15克，郁金、白芍、白术、陈皮、防风各9克，木香、甘草各6克，乌梅3克。加水3煎，混合3煎所得药汁。每日1剂，分3次温服。4周为1个疗程。

绵萆薢 Mian Bi Xie

一、祛风湿散寒药

别名 大草薢、草薢。

来源 本品为薯蓣科植物绵萆薢 *Dioscorea spongiosa* J. Q. Xi, M. Mizuno et W. L. zhao 或福州薯蓣 *Dioscorea futschauensis* Uline ex R. kunth 的干燥根茎。

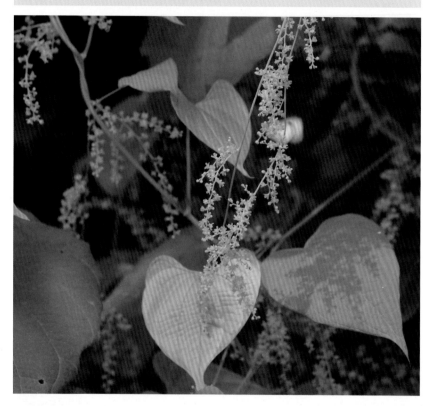

形态特征 多年生缠绕草质藤本。茎左旋，圆柱形。单叶互生，叶形变异较大，有时一株从基部至顶部全为三角状心形，全缘或微波状，上面被白色粗毛，有时基部为掌状心形，边缘5～9深裂，中裂或浅裂，至顶部为三角状心形，不裂，叶脉多数为9，叶干后不变黑。雄花序为圆锥花序，雌花序为下垂圆锥花序。蒴果宽倒卵形，翅长1.3～1.5厘米，宽2～2.5厘米，干后棕褐色。花期6～8月，果期7～10月。

生境分布 生长于山地疏林或灌木丛中。主产于浙江、福建、江西。

采收加工 秋、冬两季采挖，除去须根，洗净，切片，晒干。

饮片特征

本品为不规则形的薄片。外皮黄棕色至黄褐色。切面灰白色至浅黄白色，黄棕色点状维管束散在。质疏松，略呈海绵状。气微，味微苦。

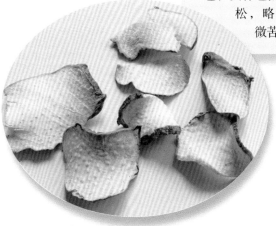

性味归经	苦，平。归肾、胃经。
功效主治	利湿去浊，祛风通痹。用于淋病白浊、白带过多、湿热疮毒、腰膝痹痛。
药理作用	绵萆薢总皂甙可降低血清胆固醇。以高胆固醇（1%）饲料饲养60天龄雄鹌鹑，60天后对照组和绵萆薢总皂甙组血清胆固醇浓度分别为1265±360mg%、1185±167mg%，主动脉粥样硬化斑块发生率分别为58.3%和8.3%，说明绵萆薢总皂甙在不影响血清胆固醇浓度的情况下具有显著降低动脉粥样硬化斑块发生率的作用。
用量用法	9～20克，煎汤；或浸酒；或入丸、散。外用：适量，鲜品捣敷。
使用注意	肾阴亏虚、遗精滑泄者慎用。

精选验方

慢性肾功能衰竭：绵萆薢、红景天、淫羊藿、炒白术、茯苓、山药、盐杜仲、续断各20克，党参、薏苡仁、生牡蛎、丹参、穿山龙、鸡血藤各30克，川牛膝、怀牛膝各15克，炒扁豆、陈皮、刺五加、紫苏叶、川芎各10克，淡竹叶、地龙各6克，水煎服。

蝮 蛇 FU She

别名 土锦、土虺蛇、灰地區、反鼻蛇、草上飞、地扁蛇、七寸子。

来源 本品为蝮蛇科动物蝮蛇*Agkistrodon halys*（Pallas）除去内脏的全体。

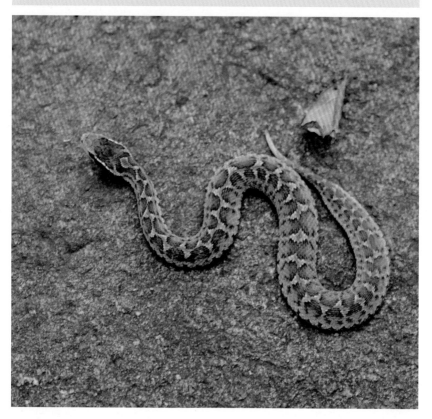

形态特征 蝮蛇全长60厘米左右。头略呈三角形，与颈区分明显，背面浅褐色至红褐色，正脊有两行深棕色圆斑，彼此交错排列略并列，背鳞外侧及腹鳞间有1行黑褐色不规则粗点，略呈星状；腹面灰白，密布棕褐色或黑褐色细点。

生境分布 多栖息于平原、丘陵地带、荒野、田边和路旁。我国北部、中部均有分布，以内蒙古、辽宁、吉林、黑龙江、山西、河北产量最高，浙江、江西也产。

采收加工 春、夏两季捕捉，剖腹除去内脏，鲜用或焙干用。

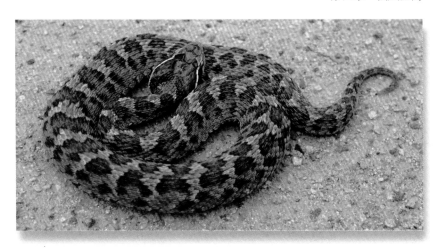

性味归经	甘、辛，温；有毒。归肝、脾经。
功效主治	祛风攻毒，息风定惊，活血止痛。本品辛能散风，入肝经以熄肝风而定惊止痉，走血分而活血止痛，况以毒攻毒，故有祛风攻毒、息风定惊、活血止痛之效。
药理作用	（1）抗炎作用：蝮蛇挥发油中的棕榈酸及月桂酸，对角叉菜引起的大鼠足肿胀有抑制作用；癸酸和月桂酸对小鼠网状内皮系统和吞噬功能有刺激作用。（2）溶栓作用：蝮蛇毒素之类纤维酶具有对家兔实验性肺栓塞的溶栓效应，对照组与给药组有显著差别（$P<0.05$）。
用量用法	干蛇粉1～2克，内服；或入丸、散，酒浸或烧存性研末。外用：浸油、酒渍或烧存性研末调敷。
使用注意	阴虚血亏者慎服，孕妇禁服。

精选验方

①**白癞**：大蝮蛇1条，切勿令伤，以酒渍之，大者1斗，小者5升，以糠火温，令下，寻取蛇1寸许，以腊月猪油和，敷疮。②**一般肿毒、创伤溃烂久远等症**：蝮蛇，去其首尾，刳腹除肠，锉，浸油中，50日后，微蒸取用，外涂。③**胃痉挛**：蝮蛇1条，香油500毫升。先将香油放入瓷罐内，后将蝮蛇放入浸泡，封口，埋地下，百日后取出，晒半干，捣成膏状物，敷患处。④**遗溺**：蝮蛇5克，鸡舌香1克，研为细末，临睡前用白汤送服。7～15岁，每次服2.5克；15岁以上，每次服1克。⑤**半身不遂**：蝮蛇500克，高粱酒1500毫升，浸泡10日，饭后服25～50克，每日2～3次。

野花椒叶 Ye Hua Jiao Ye 一、祛风湿散寒药

别名 花椒叶。

来源 本品为芸香科植物野花椒*Zanthoxylum simulans* Hance的叶。

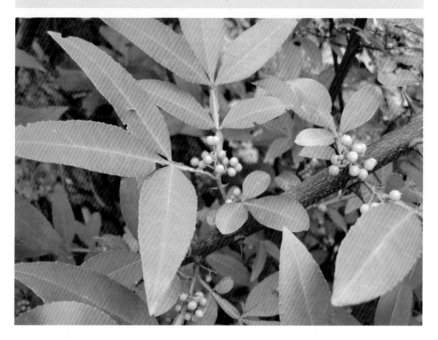

形态特征 灌木或小乔木，高达1～2米。茎干有时无刺，枝通常有皮刺及细小的皮孔。单数羽状复叶，互生；叶轴疏生短柔毛，具狭小的翼，并散生长短不等的皮刺；小叶5～9，对生，厚纸质，卵形至卵状长椭圆形，长2.5～6厘米，宽1.5～3.5厘米，先端急尖，基部楔形，两侧略不对称，边缘具细小圆齿，上面通常散生刚毛，下面中脉有刚毛状小刺，两面均有透明腺点；小叶柄极短或无柄。聚伞圆锥花序顶生，长1～5厘米；花单性，花轴具短柄；花被片5～8，绿色，长三角形；雄花具雄蕊5～7，花盘盘状。蓇葖果1～2瓣裂，稀为3瓣，红色或紫红色，基部有伸长的子房柄，外面有粗大、半透明的腺点。种子黑色，圆形，径3～4毫米。花期6～7月，果期9～10月。

生境分布 多生长于山坡灌木林中或路旁，亦有栽于庭园中。分布于福建、浙江、广东、湖北、江西、江苏、安徽、河南、河北等地。

采收加工 7～9月采收带有叶片的小枝，晒干。

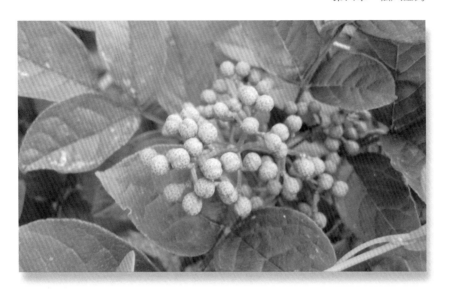

性味归经	辛，微温。归肝、胃经。
功效主治	祛风除湿，健胃驱虫，止血散瘀。
药理作用	野花椒水溶性生物碱1毫克/毫升，以2毫升/分钟给家兔静注，发现家兔垂头现象的平均用药量为10.86毫克/千克。这种作用可逆，并可被新斯的明对抗。9.4毫克/千克给狗注射，可见明显肌松作用。雏鸡肌注可先风痉挛性麻醉，2分钟后呈松弛性麻痹。15～20毫克/千克静注，可使家兔胫前神经−胫前肌收缩减弱，主要是神经脂肉接点被阻断，此作用亦可被新斯的明阻断。0.05～0.1毫克野花椒提取的"D水"部分对未孕大鼠离体子宫有一定兴奋作用。0.015～0.1毫克对家兔离体肠有张力增加并产生节律性收缩的作用。
用量用法	内服：6～30克，煎服，或泡酒、烧存性研末。外用：捣敷。

精选验方

①**咯血、吐血**：野花椒叶烧灰为末。每次5克，童便送服。②**妇女经闭**：野花椒叶干末泡酒服，每次10克。③**跌打损伤**：野花椒叶25～50克。煎汤，黄酒送服。④**腿头风湿痛**：鲜野花椒叶50克，鲜白芙蓉叶、鲜艾叶各25克，生姜50克，麻油200毫升。放锅内，炸至各药焦黑为度，去药取油，搽患处，以愈为度。⑤**阴股疽及附骨疽**：鲜野花椒叶，酒制3次，合糯米饭捣烂，调酒敷患处。

秦 艽 Qin Jiao

别名 大秦艽、西秦艽、左秦艽、川秦艽、炒秦艽、山秦艽。

来源 本品为龙胆科多年生草本植物秦艽*Gentiana macrophylla* Pall.、麻花秦艽*Gentiana straminea* Maxim.、粗茎秦艽*Gentiana crassicaulis* Duthie ex Burk.，或小秦艽*Gentiana dahurica* Fisch. 的干燥根。前三种按性状不同分别习称"秦艽"和"麻花艽"，后一种习称"小秦艽"。

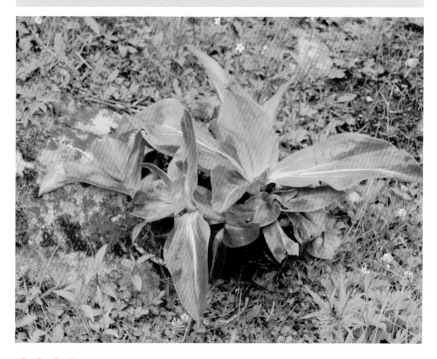

形态特征 草本植物，高30～60厘米，茎单一，圆形，节明显，斜升或直立，光滑无毛。基生叶较大，披针形，先端尖，全缘，平滑无毛，茎生叶较小，对生，叶基联合，叶片平滑无毛。聚伞花序由多数花簇生枝头或腋生作轮状，花冠蓝色或蓝紫色。蒴果长椭圆形。种子细小，矩圆形，棕色，表面细网状，有光泽。花、果期7～10月。

生境分布 生长于山地草甸、林缘、灌木丛与沟谷中。分布于陕西、甘肃等地。

采收加工 春、秋两季采挖，挖取后去除泥土、须根、茎叶，晒干，或堆晒至颜色成红黄色或灰黄色时，再摊开晒干，切片用。

饮片特征

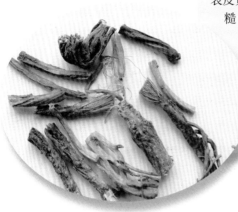

本品呈不规则的圆形厚片。外表皮黄棕色、灰黄色或棕褐色，粗糙，有扭曲纵纹或网状孔纹。切面皮部黄色或棕黄色，木部黄色，有的中心呈枯朽状。质坚脆，易折断，气特异，味苦、微涩。以质实、色棕黄、气味浓厚者为佳。

性味归经	苦、辛，微寒。归胃、肝、胆经。
功效主治	祛风湿，止痹痛，退虚热，清湿热。本品辛散风，苦燥湿，寒清热，故能祛风湿、清湿热。风湿热祛，经络畅通，则痹痛可止，况入肝经、走血分，故能凉血润燥以退虚热。
药理作用	用于实验性关节炎，可使症状减轻，消肿加快。其原理是：通过神经体液系统间接影响脑垂体，促使肾上腺皮质功能加强，皮质激素分泌增加所致。此外，还有镇静、镇痛、解热、升高血糖、抗过敏、降压、抗菌、利尿等作用。
用量用法	5～15克，煎服，大剂量可用至30克。
使用注意	久痛虚羸、溲多、便滑者忌服。

精选验方

①**肺结核**：秦艽、地骨皮各9克，青蒿、生甘草各6克，水煎服。②**风湿性关节肿痛**：秦艽、木瓜、防己各12克，水煎服。③**风湿性肩臂痛**：秦艽12克，防风、威灵仙、桂枝各9克，水煎服。④**肩周炎及风湿痹痛、关节拘挛等症**：秦艽10克，炙甘草3克。用水煎煮，取汁200毫升。代茶饮用，每日1剂。⑤**早期高血压病**：服用秦艽煎剂，2～3周内能使血压下降。⑥**急性黄疸型传染性肝炎**：秦艽18克，水煎服。⑦**中风**：秦艽60克，水煎服。

防 己 Fang Ji

二、祛风湿清热药

别名 粉防己（汉防己）、广防己（木防己）。

来源 本品为防己科多年生木质藤本植物粉防己（汉防己）*Stephania tetrandra* S. Moore 的干燥根。

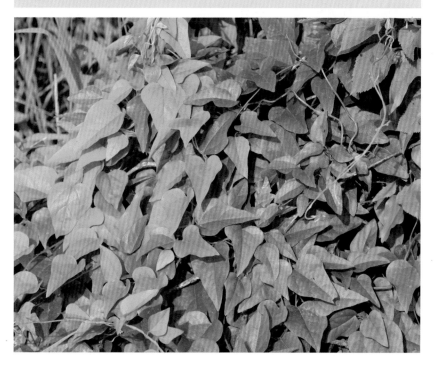

形态特征 木质藤本，主根为圆柱形。单叶互生，长椭圆形或卵状披针形，先端短尖，基部圆形，全缘，下面密被褐色短柔毛，总状花序，有花1～3朵，被毛，花被下部呈弯曲的筒状，长约5厘米，上部扩大，3浅裂，紫色带黄色斑纹，子房下位。蒴果长圆形，具6棱，种子多数。根呈圆柱形或半圆柱形，直径1.5～4.5厘米，略弯曲，弯曲处有横沟。表面粗糙，灰棕色或淡黄色，质坚硬，不易折断，断面粉性，可见放射状的木质部（俗称"车轮纹"）。花期5～6月，果期7～9月。

生境分布 生长于山野丘陵地、草丛或矮林边缘。分布于安徽、浙江、江西、福建等地。

采收加工 秋季采挖，洗净泥土，切片，晒干，生用。

饮片特征

本品为类圆形、半圆形或不规则形的薄片。外皮淡灰黄色。切面灰白色，富粉性，有排列较稀疏的放射状纹理。质坚实。气微，味苦。

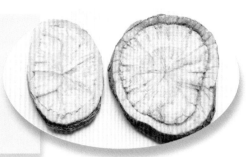

性味归经	苦、辛，寒。归膀胱、肾、脾经。
功效主治	祛风湿，止痹痛，利水消肿。本品辛散苦燥，故能祛风湿、通经络而止痹痛。况苦又能降泄，以降泄肾和膀胱之水湿从小便而出，且入脾以助运化水湿，故有利水消肿之效。
药理作用	汉防己有明显的镇痛、解热、消炎、抗过敏、利尿、降压、松弛肌肉等作用，并有抗心律失常及抗心肌缺血、扩张冠脉作用，还有抗肿瘤等作用。木防己有抗炎、降压、镇痛、镇静、解热、松弛肌肉、抗血小板聚集等作用。二者在体内均有抗阿米巴原虫作用。也有报道用汉防己治疗阿米巴痢疾。
用量用法	5～10克，煎服。祛风止痛宜用木防己，利水退肿宜用汉防己。
使用注意	本品大苦大寒，易伤胃气，体弱阴虚、胃纳不佳者慎用。

精选验方

①**中心性视网膜炎**：防己、泽泻各6克，茯苓、丹参、地龙各15克，甘草、赤小豆各30克，白术、当归、桂枝、仙灵脾各10克，黄芪12克，鸡血藤18克，水煎服，每日1剂。②**各种神经痛**：汉防己3克，苯海拉明25毫克，1次口服，每日2～3次。③**肝硬化水肿及腹水、肺源性心脏病水肿、肾炎水肿及小便不利（实证）**：粉防己、大黄、椒目、葶苈子各30克，研末，水泛为丸，如绿豆大，每次1～2丸，每日2～3次。④**冠心病心绞痛**：汉防己甲素120毫克／20毫升生理盐水静注，每日2次，2周为1个疗程。⑤**高血压**：汉防己6～12克，常与其他降压药配用。⑥**胃痛**：防己、白芍、白及各5克，紫金龙10克，细辛2克。共研细粉，每服5克，每日3次。⑦**风寒型荨麻疹**：汉防己、苍耳子、土茯苓、生甘草各13克。将苍耳子炒黄，与其他药一同水煎，取药汁300毫升。分2次口服，连服3日。如效果不佳，可再服用2～3剂，小儿剂量酌减。

桑 枝 Sang Zhi

二、祛风湿清热药

别名 嫩桑枝、干桑枝、童桑枝、炒桑枝。
来源 本品为桑科落叶乔木植物桑 *Morus alba* L.的干燥嫩枝。

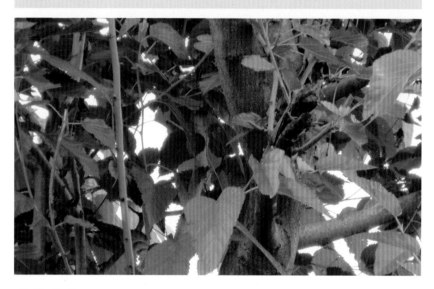

形态特征 为落叶灌木或小乔木，高3～15米。树皮灰白色，有条状浅裂；根皮黄棕色或红黄色，纤维性强。单叶互生；叶柄长1～2.5厘米；叶片卵形或宽卵形，长5～20厘米，宽4～10厘米，先端锐尖或渐尖，基部圆形或近心形，边缘有粗锯齿或圆齿，有时有不规则的分裂，上面无毛，有光泽，下面脉上有短毛，腋间有毛，基出脉3条与细脉交织成网状，背面较明显；托叶披针形，早落。花单性，雌雄异株；雌、雄花序均排列成穗状荑花序，腋生；雌花序长1～2厘米，被毛，总花梗长5～10毫米；雄花序长1～2.5厘米，下垂，略被细毛；雄花具花被片4，雄蕊4，中央有不育的雌蕊；雌花具花被片4，基部合生，柱头2裂。瘦果，多数密集成一卵圆形或长圆形的聚合果，长1～2.5厘米，初时绿色，成熟后变肉质，黑紫色或红色。种子小。花期4～5月，果期5～6月。

生境分布 生长于丘陵、山坡、村旁、田野等处，多为人工栽培。全国各地均产。

采收加工 春末夏初采收，去叶晒干，或趁鲜切片晒干。生用，个别炒微黄用。

饮片特征

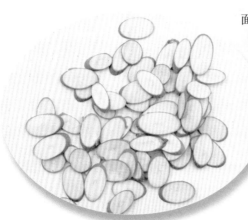

本品为长椭圆形片。表面黄白色，呈放射状纹理，髓部白色，周边灰黄色或黄褐色。质坚韧。气微，味淡。

性味归经	苦，平。归肝经。
功效主治	祛风通络，利关节。本品味苦性平，归肝经走筋脉，以祛风除湿、通经络、利关节而治风湿痹痛。
药理作用	桑枝皮有显著降压作用。桑枝浸出液对家兔及绵羊皆有显著的养毛效果。
用量用法	15～30克，煎服，或熬膏服。外用：适量，煎水熏洗。
使用注意	本品性寒，不宜用于风寒湿所致的关节冷痛、肌肉酸痛，也不宜用于肝肾亏损所致的虚劳骨痛、腰膝酸软乏力。

精选验方

①**风湿性关节炎**：桑枝500克，浓煎去渣，入蜜50克，温火煎成膏，每次20克，口服，每日2次。②**风湿性肌炎对肌体疼痛者**：桑枝30克，配秦艽、防己各9克，水煎服。③**风湿性肩臂痛者**：桑枝30克，姜黄、威灵仙各9克，水煎服；也可单用本品，水煎服或熬膏服。④**脉管炎**：桑枝30克，当归、威灵仙、独活各15克。用水沸煎10分钟，以药汁趁热熏洗患处，每日1次，1剂药可用2日。⑤**肩周炎**：桑枝15克，防己6克，黄芪12克，当归、茯苓、威灵仙、秦艽各9克，川芎4.5克，升麻3克。水煎取药汁。每日1剂，分次服用。⑥**风湿性肩周炎**：鲜嫩桑枝1米。研为粗末，放入茶壶中，用沸水冲泡。代茶饮用，每日1剂。

豨莶草 Xi Xian Cao

二、祛风湿清热药

别名 豨莶、粘糊菜、绿莶草、酒稀莶。

来源 本品为菊科一年生草本植物豨莶*Siegesbeckia orientalis* L.、腺梗豨莶*Siegesbeckia pubescens* Makino或毛梗豨莶*Siegesbeckia glabrescens* Makino的干燥地上部分。

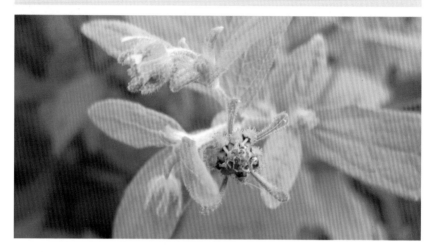

形态特征 豨莶：与腺梗豨莶极相似，主要区别为植株可高达1米，分枝常成复二歧状，花梗及枝上部密生短柔毛，叶片三角状卵形，叶边缘具不规则的浅齿或粗齿。腺梗豨莶：为一年生草本。茎高达1米以上，上部多叉状分枝，枝上部被紫褐色头状有柄腺毛及白色长柔毛。叶对生，阔三角状卵形至卵状披针形，长4~12厘米，宽1~9厘米，先端尖，基部近截形或楔形，下延成翅柄，边缘有钝齿，两面均被柔毛，下面有腺点，主脉3出，脉上毛显著。头状花序多数，排成圆锥状，花梗密被白色毛及腺毛，总苞片2层，背面被紫褐色头状有柄腺毛，有黏手感。花杂性，黄色，边花舌状，雌性；中央为管状花，两性。瘦果倒卵形。长约3毫米，有4棱，无冠毛。毛梗豨莶：与上两种的区别在于植株高约50厘米，总花梗及枝上部柔毛稀且平伏，无腺体；叶锯齿规则；花头与果实均较小，果长约2毫米。花、果期4~11月。

生境分布 生长于林缘、林下、荒野及路边。分布于湖南、福建、湖北、江苏等地。

采收加工 夏、秋两季花开前及花期均可采割，除去杂质，晒干。切碎生用，或加黄酒蒸制用。

饮片特征

本品为不规则的短段状。茎、叶、花混合。茎略显方柱形，中空，表面灰绿色、黄棕色或紫棕色，有纵沟，被柔毛，质脆，易折断。叶片皱缩卷曲，灰绿色。有时可见黄色头状花序。气微，味微苦。

性味归经	苦、辛，寒。归肝、肾经。
功效主治	祛风除湿，通经活络，清热解毒。本品味辛、苦，归肝经，以祛风除湿、通经活络；性寒则清热，热清火自灭，火灭毒自解，故又有清热解毒之效。
药理作用	豨莶草水煎剂或醇浸剂与臭梧桐合用，有明显的抗炎作用。其水浸液和30％乙醇浸出液有降压及扩张血管的作用。并对鼠疟原虫有抑制作用。还有免疫抑制的作用。
用量用法	15～20克，煎服。外用：适量。
使用注意	阴血不足者忌服。

精选验方

①**风湿性关节炎、类风湿性关节炎、慢性腰腿痛**：可用豨莶草水煎加红糖适量，熬膏，每次10毫升，每日2次。②**高血压**：每日用本品15克，代茶饮，或用豨莶草、槐花各9克，水煎服；也可服稀桐片，每次4片，每日3次。有虚热者，用豨莶草30克，配地骨皮10克，浓煎，分2～3次服。③**风疹、湿疹**：可与千里光、虎杖等药同用，煎水洗患处。④**黄褐斑**：豨莶草、谷精草10～15克，夏枯草6～15克，益母草10～30克，旱莲草15～30克，紫草6～12克，随症加减，每日1剂。

臭梧桐 Chou Wu Tong

二、祛风湿清热药

别名 八角梧桐、海州常山、楸叶常山。

来源 本品为马鞭草科落叶灌木或小乔木植物海州常山*Clerodendron trichotomum* Thunb. 的嫩枝及叶。

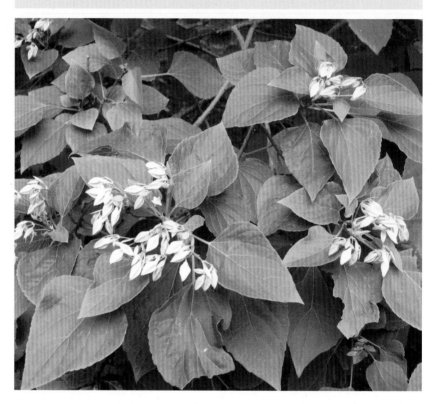

形态特征 落叶灌木或小乔木，嫩枝棕色短柔毛，单叶对生，叶卵圆形，长5～16厘米，先端渐尖，基部多截形，全缘或有波状齿，两面近无毛，叶柄2～8厘米，伞房状聚伞花序着生顶部或腋间，紫红色5裂至基部。花冠细长筒状，顶端5裂，白色或粉红色。核果球状，蓝紫色，整个花序可同时出现红色花萼、白色花冠和蓝紫色果实的丰富色彩。花、果期6～11月。

生境分布 生长于路边、山谷、山地、溪边。分布于江苏、安徽、浙江等地。

采收加工 夏、秋两季采收。晒干。生用。

饮片特征

本品呈不规则形的段状。干燥小枝棕褐色，具黄色点状皮孔，密被短柔毛。叶片多皱缩、卷曲，或破碎；叶柄密被短柔毛。枝叶质脆易折断，小枝断面黄白色，中央具白色的髓，髓中有淡黄色分隔。有特异臭气，味苦而涩。以花枝干燥，带有绿色的叶，无杂质者为佳。

性味归经	辛、苦、甘，寒。归肝经。
功效主治	祛风除湿，平肝降压。本品辛苦以祛风除湿，归肝经以甘缓筋脉，并借苦寒而降上亢之肝阳，故又有平肝降压之效。
药理作用	本品水煎剂和水浸剂有明显的降压作用，还有镇痛、镇静作用。针桐合剂（鬼针草、臭梧桐）及豨桐丸均有抗炎活性。
用量用法	5~15克，煎服；用于降压，不宜高温久煎。外用：适量。
使用注意	臭梧桐经高热煎煮后，降压作用减弱。

精选验方

①**风湿性关节炎（肢体麻木、疼痛）**：臭梧桐15克，水煎服；或研末吞服。复方中多与豨莶草同用，如稀桐丸。也可用臭梧桐、五加皮各9克，配豨莶草、老鹳草各12克，威灵仙15克，水煎服。②**慢性气管炎**：新鲜臭梧桐茎叶120克制煎剂，为每日量，分3次服。10日为1个疗程。③**湿疹**：臭梧桐干叶适量，研末涂患处。④**手皲裂性湿疹、手癣、水田皮炎**：臭梧桐5~15克，煎汤洗浴患处。⑤**高血压病**：臭梧桐叶3钱（鲜叶1两），水煎服，连服1个月。

穿山龙 Chuan Shan Long

别名 穿地龙、山常山、穿龙骨、穿山骨。

来源 本品为薯蓣科多年生缠绕性草本植物穿龙薯蓣*Dioscorea nipponica* Makino 的干燥根茎。

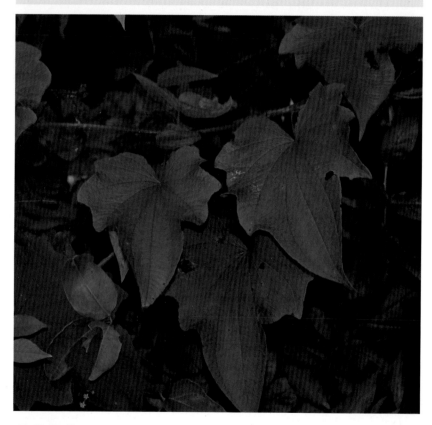

形态特征 多年生缠绕草质藤本，根茎横走，栓皮呈片状脱落，断面黄色。茎左旋无毛。叶互生，掌状心形，变化较大，全缘。花单性异株，穗状花序腋生；雄花无柄，花被6裂，雄蕊6；雌花常单生，花被6裂。蒴果倒卵状椭圆形，有3宽翅。种子每室2枚，生于每室的基部，四周有不等宽的薄膜状翅。花期6～8月，果期8～10月。

生境分布 生长于山坡林边、灌木丛中，或沟边。全国大部分地区有产。

采收加工 秋季采收，去掉外皮及须根，切段或切片，晒干。生用。

饮片特征

本品为类圆形或长圆形片状。外表面黄白色或棕黄色。切面白色或黄白色，散有淡棕色的点状维管束。质坚硬。气微，味微苦、涩。

性味归经	苦，微寒。归肝、肺经。
功效主治	祛风除湿，活血通络，清肺化痰。本品苦而微寒，归肝经走血脉，故能活血脉、通经络、祛风除湿。入肺经，清肺热而化痰饮。
药理作用	能增加小鼠心肌营养性血流量，耐缺氧，降低血压。并能降低血浆胆固醇，防止动脉粥样斑块形成。延长凝血时间和凝血酶原时间而有抗凝作用。动物实验表明，本品有一定的镇咳、祛痰、平喘作用。能抑制过敏介质释放。也有一定抗辐射作用。水煎剂能抑制小鼠细胞免疫和体液免疫，而对巨噬细胞吞噬功能则有增强作用。
用量用法	15～30克，煎服；或浸酒服。外用：鲜品捣敷。
使用注意	粉碎加工时，注意防护，以免发生过敏反应。

精选验方

①**风湿性腰腿痛、风湿性关节炎**：穿山龙30克，骨碎补、淫羊藿、土茯苓各9克，水煎服。②**大骨节病、腰腿疼痛**：穿山龙60克，白酒500毫升，浸泡7日，即可服用，每次30克，每日2次。③**劳损**：穿山龙15克，水煎冲红糖、黄酒，每日早、晚分服。④**风湿性关节炎**：穿山龙25克，刺南蛇藤50克，酒500毫升，浸泡7日，每服10毫升，每日3次。⑤**风湿热、风湿关节痛**：穿山龙15克，水煎服。⑥**骨折、跌打损伤**：穿山龙10克，珍珠梅茎皮或果穗5克，五加皮15克，鳖甲25克。共研细粉，每服2～3克，每日3次，黄酒送下。

丝瓜络 Si Gua Luo

别名 丝瓜筋、丝瓜瓤。

来源 本品为葫芦科一年生攀缘草本植物丝瓜*Luffa cylindrica* (L.) Roem. 的干燥成熟果实中的维管束。

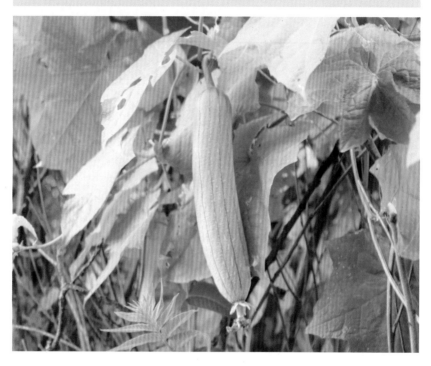

形态特征 一年生攀缘草本。茎有5棱，光滑或棱上有粗毛；卷须通常3裂。叶片掌状5裂，裂片三角形或披针形，先端渐尖，边缘有锯齿，两面均光滑无毛。雄花的总状花序有梗，长10～15厘米，花瓣分离，黄色或淡黄色，倒卵形，长约4厘米；雌花的花梗长2～10厘米；果实长圆柱形，长20～50厘米，直或稍弯，下垂，无棱角，表面绿色，成熟时黄绿色至褐色，果肉内有强韧的纤维如网状。种子椭圆形，扁平，黑色，边缘有膜质狭翅。花、果期8～10月。

生境分布 我国各地均有栽培。

采收加工 夏、秋两季果实成熟、果皮变黄、内部干枯时采摘，除去外皮及果肉，洗净，晒干，除去种子。

饮片特征

　　本品为筋络（维管束）交织而成的网状条状。表面黄白色。体轻，质韧，有弹性。气微，味淡。

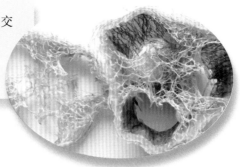

性味归经	甘，平。归肺、胃、肝经。
功效主治	祛风通络，解毒化痰。本品体轻善通，入肺则通肺络，入胃则通胃络，入肝则通脉络，性平偏凉而清热解毒，清肺化痰，故有祛风通络、解毒化痰之功。
药理作用	经动物实验证明，丝瓜藤煎剂有止咳、祛痰、平喘作用。丝瓜藤煎剂和酒浸剂对肺炎双球菌有较强的抑菌作用，对甲型链球菌和乙型链球菌均有抑制作用。丝瓜子有驱肠虫的作用。
用量用法	6～10克，煎服，大剂量可用至60克。
使用注意	寒嗽、寒痰者慎用。

精选验方

　　①**甲状腺腺瘤**：丝瓜络、夏枯草各30克，甘草10克，每日1剂，早晚分服。②**咳喘**：丝瓜络20克，桑皮30克，杏仁15克，鲜豆浆1碗，煎煮，沸后再加白开水1碗，1次顿服。③**小儿肠炎**：丝瓜络、葛根、扁豆花、木瓜各6～10克，炒乌梅、煨木香各3～6克，生山楂6～8克，每日1剂，浓煎至100～150毫升，分4～5次服，随证加减。④**肉芽肿性唇炎**：丝瓜络、白茯苓（先煎）各20克，炒白术、薏苡仁各6克，蒲公英40克，牡丹皮、赤芍、川贝母、金银花、车前草各10克，桑白皮、山豆根各5克，水煎服。⑤**肩周炎**：丝瓜络、黄芪、鸡血藤、老桑枝各30克，威灵仙、当归尾、川续断、伸筋草各12克，千年健、桂枝尖各9克，片姜黄10克，水煎服。⑥**皮肤结节性红斑**：丝瓜络、地骨皮、白薇、生地黄、蒲公英、秦艽、夏枯草、丹参、赤芍、忍冬藤、石斛、松节等各适量，随证加减，水煎服。

海桐皮 Hai Tong Pi

二、祛风湿清热药

别名 丁皮、刺桐皮、钉桐皮。

来源 本品为豆科常绿乔木植物刺桐*Erythrina variegata* L. var. orientalis (L.) Merr. 的树皮。

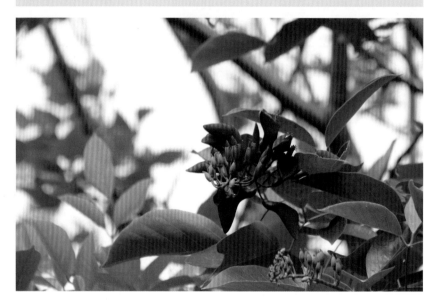

形态特征 大乔木，高可达20米。树皮灰棕色，枝淡黄色至土黄色，密被灰色绒毛，具黑色圆锥状刺，两三年后即脱落。叶互生或簇生于枝顶；托叶2，线形，长1~1.3厘米，早落；3出复叶；小叶阔卵形至斜方状卵形，长10~15厘米，顶端小叶宽大于长，先端渐尖而钝，基部近截形或阔菱形，两面叶脉均有稀疏毛茸。总状花序长约15厘米，被绒毛；总花梗长7~10厘米；花萼佛焰苞状，长2~3厘米，萼口斜裂，由背开裂至基部；花冠碟形，大红色，旗瓣长5~6厘米，翼瓣与龙骨瓣近相等，短于萼；雄蕊10，二体，花丝淡紫色，长3~3.5厘米，花药黄色；花柱1，淡绿色，柱头不分裂，密被紫色软毛。荚果串珠状，微弯曲。种子1~8颗，球形，暗红色。花期7~9月，果期9~12月。

生境分布 野生或栽培为行道树。分布于浙江、福建、台湾、湖北、湖南、广东、广西、四川、贵州、云南等地。

采收加工 春或初夏剥取树皮，晒干。生用。

饮片特征

本品为块、片、丝状。外表面淡棕色，有纵凹纹，有的带有钉刺，顶锐尖，内表面黄棕色，较平坦，有细密网纹，断面裂片状。气微香，味微苦。

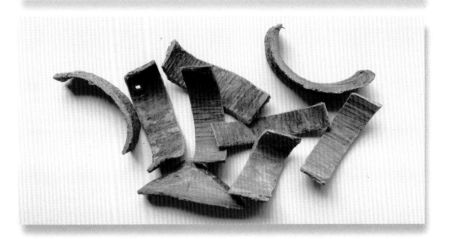

性味归经	苦、辛，平。归肝经。
功效主治	祛风除湿，通络止痛。本品辛苦则散风除湿，风湿祛，经络通，气血行，则疼痛可止，故有此功。
药理作用	其水浸剂对多种皮肤真菌有抑制作用。所含生物碱能麻痹和松弛横纹肌。对中枢神经系统有镇静作用，能抑制心肌和心脏的传导系统，大剂量可引起心律失常及低血压。
用量用法	5～15克，煎服。外用：适量。
使用注意	血虚者不宜服。

精选验方

①**风癣有虫**：海桐皮、蛇床子各等份，研为末，用腊猪油调搽。②**时行赤毒眼疾**：海桐皮30克，切碎，盐水洗，微炒，用滚汤泡，待温洗眼。③**风湿骨痛**：海桐皮12克，千斤拔15克，落马衣9克，水煎服。④**荨麻疹**：海桐皮、大藁、胡麻子、皂刺、刺蒺藜各9～15克，水煎服。⑤**肩周炎**：海桐皮30克，当归、木瓜各12克，白术、桂枝、赤芍、莪术各10克，羌活、沉香、甘草各6克，水煎取药汁。每日1剂，分2次服用。

络石藤 Luo Shi Teng

二、祛风湿清热药

别名 络石、爬山虎、爬墙虎。

来源 本品为夹竹桃科常绿攀缘木质藤本植物络石*Trachelospermum jasminoides* (Lindl.) Lem. 的干燥带叶藤茎。

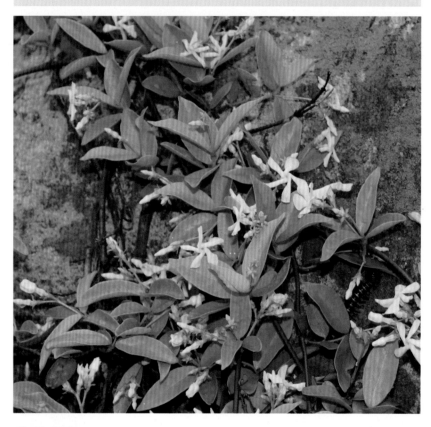

形态特征 常绿木质藤本，长达10米，茎圆柱形，有皮孔；嫩枝被黄色柔毛，老时渐无毛。叶对生，革质或近革质，椭圆形或卵状披针形；上面无毛，下面被疏短柔毛。聚伞花序顶生或腋生，2歧，花白色，花柱圆柱状，柱头卵圆形。花期4~5月，果期10月。

生境分布 生长于温暖、湿润、疏荫的沟渠旁、山坡林木丛中。分布于江苏、安徽、湖北、山东等地。

采收加工 冬季至次春采割，除去杂质，晒干。切碎生用。

饮片特征

本品为不规则形的段。茎圆柱形，弯曲，多分枝，长短不一。表面红褐色，有纵细纹，可见点状皮孔。切面黄白色，中空。叶对生，有短柄；展平后，叶片呈椭圆形或卵状披针形，全缘，略反卷，革质，微有光泽。质脆而硬，易折断，气微，味微苦。以叶多色绿者为佳。

性味归经	苦，微寒。归心、肝经。
功效主治	祛风通络，凉血消肿。本品味苦、性寒，入心肝，走血分，而凉血消肿，性善走散，故又能祛风通络。
药理作用	有强心、促进血液循环的作用。强心甙可引起血管扩张，血压下降。能抑制金黄色葡萄球菌、痢疾杆菌及伤寒杆菌的生长。
用量用法	6～12克，煎服。外用：鲜品适量，捣敷患处。
使用注意	阳虚畏寒、便溏者慎服。

精选验方

①**风湿性关节炎**：络石藤50～10克，水煎，以白糖、黄酒送服。②**外伤出血**：以络石藤鲜品，连同鲜叶，捣烂外敷患处。③**扁桃体炎、咽炎**：络石藤15克，射干、紫菀各10克，木通、桔梗各6克，赤茯苓12克，水煎服。④**小儿腹泻**：络石藤（干、鲜皆可）250～500克，加水2000毫升，煎30分钟，去渣即得。待药温降至40℃～50℃时，将患者双脚浸泡其中，用纱布蘸洗足三里以下的小腿部，持续30～40分钟，轻者1次痊愈，大多2次病愈。⑤**筋骨痛**：络石藤50～100克，浸酒服。⑥**吐血**：络石藤叶50克，荔枝草、乌韭各25克。水煎服。⑦**肺结核**：络石藤、地菍各50克，猪肺200克。同炖，服汤食肺，每日1剂。

菝葜 Ba Qia

二、祛风湿清热药

别名 金刚藤、金刚根、铁菱角。
来源 本品为百合科攀缘状灌木植物菝葜 *Smilax china* L. 的干燥根茎。

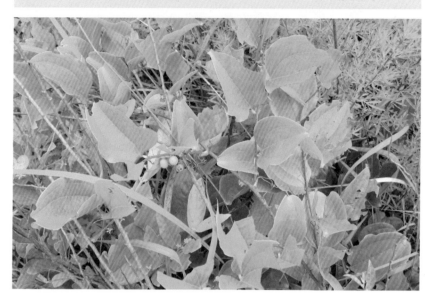

形态特征 菝葜，攀缘状灌木。高1~3米。疏生刺。根茎粗厚，坚硬，为不规则的块根，粗2~3厘米。叶互生；叶柄长5~15毫米，占全长的1/3~1/2，具宽0.5~1毫米的狭鞘，几乎都有卷须，少有例外，脱落点位于靠近卷须处；叶片薄革质或坚纸质，卵圆形或圆形、椭圆形，长3~10厘米，宽1.5~5厘米，基部宽楔形至心形，下面淡绿色，较少苍白色，有时具粉霜。花单性，雌雄异株；伞形花序生于叶尚幼嫩的小枝上，具十几朵或更多的花，常呈球形；总花梗长1~2厘米，花序托稍膨大，近球形，较少稍延长，具小苞片；花绿黄色，外轮花被片3，长圆形，长3.5~4.5毫米，宽1.5~2毫米，内轮花被片，稍狭。雄蕊长约为花被片的2/3，花药比花丝稍宽，常弯曲；雌花与雄花大小相似，有6枚退化雄蕊。浆果直径6~15毫米，熟时红色，有粉霜。花期2~5月，果期9~11月。

生境分布 生长于海拔2000米以下的林下灌木丛中、路旁、河谷或山坡上。主要分布于我国长江以南各地。

采收加工 2月或8月采挖根茎，除去泥土及须根，切片，晒干生用。

饮片特征

本品呈不规则片状。外表皮紫棕色或黄棕色，有圆锥状突起。质坚实，断面红棕色，具粗纤维，味微苦。

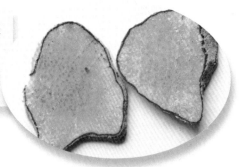

性味归经	甘，温。归肝、肾、膀胱经。
功效主治	祛风湿，利小便，消肿毒。本品甘温助阳，入肝则祛经络筋脉之风湿；入肾、膀胱则利小便。风湿祛，不再积热化毒，而肿痛可消、热毒可解。
药理作用	对金黄色葡萄球菌、绿脓杆菌、大肠杆菌有抑制作用。
用量用法	9～15克，大剂量30～90克，内服；浸酒或入丸、散。外用：煎水熏洗。
使用注意	服药期间忌茶、醋。

精选验方

①**风湿性关节炎**：取鲜菝葜根1000克，用乙醇提取法制成300毫升注射液，每安瓿2毫升，每次肌注2毫升，每日1次。②**牛皮癣**：取菝葜根20～40克，用温开水1500毫升浸泡10小时，煮沸40～80分钟，每日分2～3次饭后服。③**关节风湿痛**：菝葜、活血龙、山楂根各15～25克，煎服。④**筋骨麻木**：菝葜浸酒服。⑤**小便多、滑数不禁**：菝葜为末，以好酒调15克，服用。⑥**风湿关节痛**：菝葜、虎杖各50克，寻骨风25克，白酒750毫升。上药泡酒7日，每次服一酒盅（约25毫升），早晚各服1次。⑦**胃肠炎**：菝葜根状茎100～200克，水煎服。⑧**乳糜尿**：菝葜根状茎、楤木根各50克，水煎服。每日1剂。⑨**癌症**：菝葜根状茎50～750克，洗净切片，晒干，水浸1小时，文火浓煎3小时去渣，加猪肥肉50～100克，煮1小时，取药液500毫升，1日内分数次服完。⑩**烧烫伤**：新鲜菝葜叶烤干（不要烤焦），碾成80～100克粉末。用时，加麻油调成糊状，每日涂患处1～2次。

白茄根 Bai Qie Gen

二、祛风湿清热药

别名 茄根。

来源 本品为茄科植物茄（又称"白茄"）*Solanum melongena* Linnaeus的干燥根和茎基。

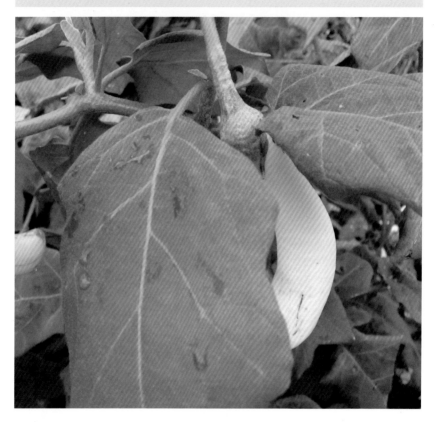

形态特征 白茄为杂交一代品种，植株生长势强，株高约96厘米，开展度（85.7～93.2）厘米×（91.9～95.7）厘米。早熟，播种至始收，春季105日，秋季86日，延续采收期46～68日，全生育期151～154日。果实长棒形，头尾均匀，尾部尖。果皮白色，光泽度好，果面着色均匀，果上萼片呈绿色；果肉白色、紧实。果长25.7～26.1厘米，横径4.11～4.30厘米。

生境分布 全国各地均产。

采收加工 秋季植物枯萎时连根拔起，除去干叶，洗净泥土，晒干。

饮片特征

本品呈段状。主根通常不明显，有的略呈短圆锥形，具侧根及多数错综弯曲须根，表面浅灰黄色。质坚实，不易折断，断面黄白色。茎近圆柱形，有分枝，表面黄白色至浅灰黄色，有细密纵皱纹和点状皮孔；叶痕半月形，并有枝条残基或枝痕。体轻，质坚硬，断面不平坦，纤维性，共同白色，中央有淡灰绿色髓部或呈空洞状。气微，味微咸。

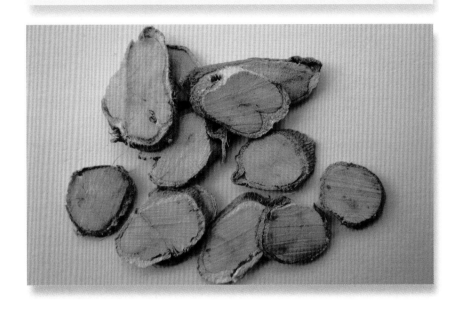

性味归经	辛、甘，寒。归肝、肾经。
功效主治	祛风除湿，消肿止血。本品辛能散风，甘者能补，入肝肾则补肝血益肾气，肝肾得补则湿邪自除；寒又能清热，热清则肿散，且有收敛止血的功效，故有祛风除湿、消肿止血的作用。
药理作用	白茄根的提取物有抗菌作用。
用量用法	15~30克，煎服。外用：适量。

精选验方

拔牙（局麻止痛）：白茄根30克，川乌、草乌、天南星、半夏（四味均生用）、白胡椒各15克，95%乙醇250毫升，含服。

羊角拗 Yang Jiao Ao

二、祛风湿清热药

别名 羊角纽、断肠草、羊角藤、羊角藕、羊角扭、羊角柳。

来源 本品为夹竹桃科植物羊角拗*Strophanthus divaricatus* (Lour.) Hook.et Arn. 的根或茎叶。

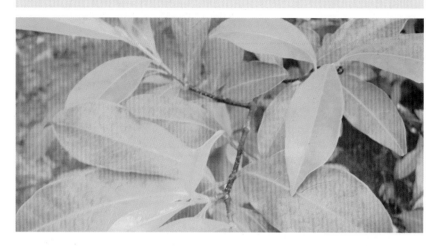

形态特征 灌木或藤本，直立，高达2米。秃净，多徊枝，折之有乳汁流出。小枝通常棕褐色。密被灰白色皮孔。叶对生，具短柄；叶片厚纸质，椭圆形或长圆形，长4～10厘米，宽2～4厘米，先端短渐头或急尖，基部楔形，全缘；侧脉每边通常有6条，斜扭上升，叶缘前网结。花大形，黄白色，顶生或3花合生呈聚伞花序；花梗纤细，长约1厘米；苞片和小苞片线状披针形；花萼萼片5，披针形，先端长渐尖，绿色或黄绿色，内面基部有腺体；花冠黄色，漏斗形，花冠筒淡黄色，长约1.2厘米，上部5裂，裂片基部卵状披针形，先端线形长尾状，长达10厘米，裂片内面具由10枚舌状鳞片组成的副花冠，白黄色，鳞片每2枚基部合；雄蕊5，内藏，花药箭形，基部具耳，各药相连于柱头，花丝纺锤形，被柔毛；子房由2枚离生心皮组成，半下位，花柱圆柱状，柱头棍棒状，先端浅裂。蓇葖果木质，双出扩展，长披针形，长10～15厘米，极厚，干时黑色，具纵条纹；种子纺锤形而扁，上部渐狭而延长成喙，喙长达2厘米，轮生白色丝状种毛，具光泽，长2.5～3厘米。花期3～7月，果期6月至翌年2月。

生境分布 生长于山坡或丛林中。分布于福建、广东、广西、贵州等地。

采收加工 全年可采，晒干。

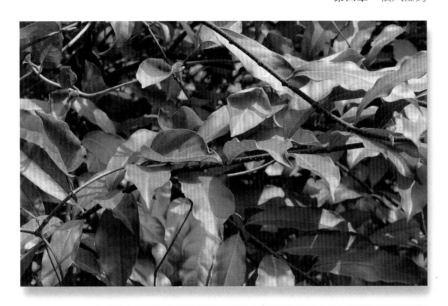

性味归经	苦、辛，寒；有毒。归心、肝、脾经。
功效主治	祛风除湿，通经活络，解毒疗疮，杀虫止痒。本品辛苦以祛风除湿，风湿祛，经络通，则疼痛止，况苦寒清热，以绝化毒之源，而疮疡可愈，以毒杀虫，虫去则痒止，故有祛风除湿、通经活络、解毒疗疮、杀虫止痒之效。
药理作用	（1）对心脏的作用：羊角拗甙具有与毒毛旋花子甙K类似的强心作用，可加强心肌收缩力，减慢心率，减慢传导等。（2）对平滑肌的影响：在家兔离体、在体子宫及子宫瘘管的实验中证明，羊角拗甙具有兴奋作用，对离体肠管可增加张力和蠕动，这些作用与毒毛旋花子甙K相类似。羊角拗甙还有利尿和镇静的作用。
用量用法	外用：适量，以茎、叶煎汤温洗；或用粉末适量，酒、水调敷患处。本品毒性较大，一般不内服。
使用注意	本品有大毒，一般多外用。广东民间有将全株入药的。

精选验方

①风湿肿痛、小儿麻痹后遗症、疥癣：羊角拗叶适量，煎汤温洗。②**多发性脓肿、腱鞘炎、毒蛇咬伤、跌打骨折**：羊角拗叶粉末适量，用酒水调和，温敷患处。③**乳痈初期**：羊角拗鲜叶、红糖适量，同捣烂，烤热外敷。

扶芳藤 Fu Fang Teng

二、祛风湿清热药

别名 岩青藤、千斤藤、拾络藤、换骨筋、爬墙虎、爬行卫矛
来源 本品为卫矛科植物扶芳藤 *Euonymus fortunei* (Turcz.) Hand.-Mazz. 的茎叶。

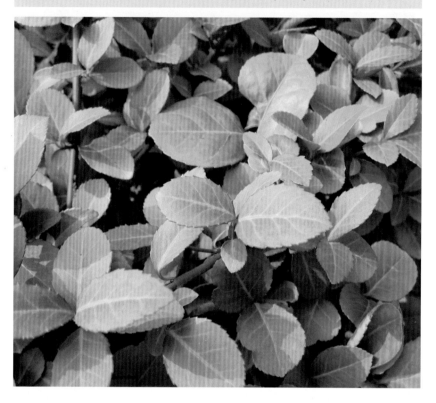

形态特征 常绿或半常绿灌木，匍匐或攀缘，高约1.5米。枝上通常生长细根并具小瘤状突起。叶对生，广椭圆形或椭圆状卵形以至长椭圆状倒卵形，长2.5～8厘米，宽1.5～4厘米，先端尖或短锐尖，基部阔楔形，边缘具细锯齿，质厚或稍带革质，上面叶脉稍突起，下面叶脉甚明显；叶柄短。聚伞花序腋生；萼片4；花瓣4，绿白色，近圆形，径约2毫米；雄蕊4，着生于花盘边缘；子房上位，与花盘连生。蒴果球形。种子外被橘红色假种皮。花期6～7月，果期9～10月。

生境分布 分布于我国华北、华东、华中、西南各地。庭院中也有栽培。

采收加工 全年可采，晒干。

饮片特征

本品为不规则短茎。茎枝外表皮灰绿色。质脆，容易折断。断面黄白色，中空。叶呈椭圆形，先端尖或短锐尖。气微，味辛。

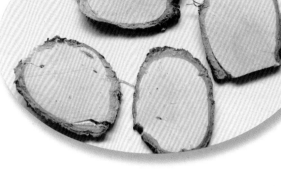

性味归经	辛，平。归肝、脾、肾经。
功效主治	舒筋活络，止血消瘀。本品辛能散行，入肝经走筋脉，故能舒筋活络，消瘀散血，止血而不留瘀。
药理作用	30～60克，煎汤或浸酒，内服。外用：捣敷或干粉外撒。
用量用法	9～15克，大剂量30～90克，内服；浸酒或入丸、散。外用：煎水熏洗。
使用注意	孕妇忌服。

精选验方

①跌打损伤：扶芳藤茎100克，泡酒服。②癞头：扶芳藤嫩叶尖50克，捣烂，调煎鸡蛋1～2个，摊纸上做成帽样，戴头上；3日后，又将扶芳藤嫩叶尖混合核桃肉捣烂包于头上，每日换1次。③腰肌劳损、关节酸痛：扶芳藤50克，大血藤、梵天花根各25克，水煎，冲红糖、黄酒服。④创伤出血：扶芳藤茎皮研粉撒敷。⑤咯血：扶芳藤30克，水煎服。⑥风湿疼痛：扶芳藤泡酒，每日2次。⑦骨折（复位后小夹板固定）：扶芳藤鲜叶捣敷患处，1～2日换药1次。⑧风湿疼痛：扶芳藤泡酒，每日2次。

角蒿 Jiao Hao

二、祛风湿清热药

别名 羊角草、羊角蒿、羊羝角棵。

来源 本品为紫葳科植物角蒿 *Incarvillea sinensis* Lam. 的全草。

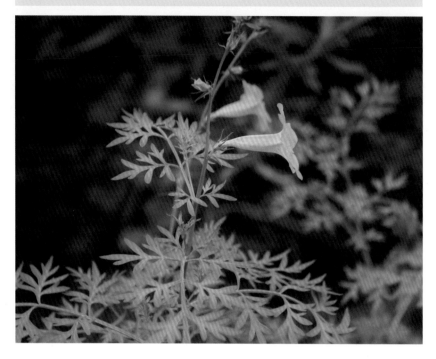

形态特征 一年生至多年生草本，具分枝的茎，高达80厘米。根近木质而分枝。叶互生；叶柄长1～3厘米；叶片二至三回羽状细裂，小叶不规则细裂，末回裂片线状披针形，具细齿或全缘。顶生总状花序，疏散，长达20厘米；花梗长1～5毫米；小苞片绿色，线形，长3～5毫米；花萼钟状，绿色带紫红色，长、宽均约5毫米，萼齿间皱褶2浅裂；花冠淡玫瑰色或粉红色，有时带紫色，钟状漏斗形，先端5裂，裂片圆形；雄蕊4，2强，花药成对靠合；子房上位，2室，柱头2裂。蒴果淡绿色，细圆柱形，先端尾状渐尖，长3.5～5.5厘米，粗约5毫米。种子扁圆形，细小，直径约2毫米，四周具透明的膜质翅，先端具缺刻。花期5～9月，果期10～11月。

生境分布 生长于山坡、田野。分布于东北、华北、西南等地。

采收加工 7～8月，割取全草，晒干。

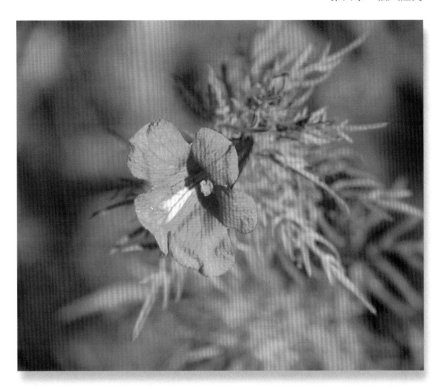

性味归经	辛、苦，平；有小毒。归肝、脾、胃、肾经。
功效主治	祛风燥湿，杀虫止痒。本品辛苦以祛风燥湿，湿除则虫难滋生，风祛则痒止，故有祛风燥湿、杀虫止痒之效。
用量用法	一般外用：适量，烧存性研末掺，或煎汤熏洗。

精选验方

①齿龈宣露：角蒿灰夜敷齿间使满，勿食油。②口中疮久不瘥、入胸中并生疮：角蒿灰敷之，有汁吐之，不得咽也。③小儿口疮：角蒿灰贴疮。④月蚀耳疮：角蒿灰贴疮上，即愈。⑤下肢小肿：角蒿、珍珠透骨草各60克，煎水洗两膝下部。⑥风湿痹痛：角蒿适量，煎汤熏洗。⑦口疮、齿龈腐烂、耳疮：角蒿适量烧灰研末敷。⑧跌打损伤、无名肿毒：角蒿60克，煎水熏洗患处。

五加皮 Wu Jia Pi

三、祛风湿强筋骨药

别名 南五加、南五加皮。

来源 本品为五加科落叶小灌木细柱五加Acanthopanax gracilistylus W.W.
Smith的干燥根皮。

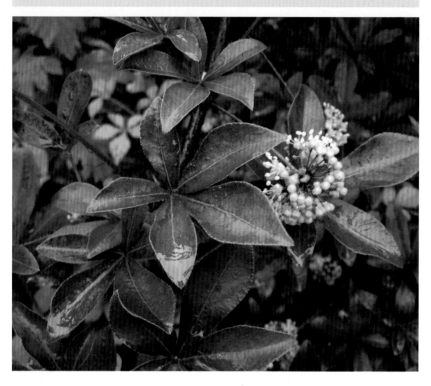

形态特征 落叶灌木，高2～3米，枝呈灰褐色，无刺或在叶柄部单生扁平刺。掌状复叶互生，在短枝上簇生，小叶5，稀3～4，中央一片最大，倒卵形或披针形，长3～8厘米，宽1～3.5厘米，边缘有钝细锯齿，上面无毛或沿脉被疏毛，下面腋脯有簇毛。伞形花序单生于叶腋或短枝上，总花梗长2～6厘米，花小，黄绿色，萼齿，花瓣及雄蕊均为5数。子房下位，2室，花柱2，丝状分离。浆果近球形，侧扁，熟时黑色。花期5～7月，果期7～10月。

生境分布 生长于路边、林缘或灌木丛中。分布于湖北、河南、辽宁、安徽等地。

采收加工 夏、秋两季采挖。剥取根皮，洗净切厚片，晒干生用。

饮片特征

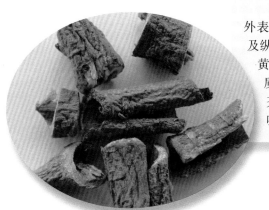

本品为不规则的丝状。外表面灰褐色，有横向皮孔及纵皱，内表面淡黄色或灰黄色，有细纵纹。体轻，质脆，易折断，断面不整齐，灰白色。气微香，味微辣而苦。

性味归经	辛、苦，温。归肝、肾经。
功效主治	祛风湿，强筋骨，利尿。本品辛苦性温，归肝肾而温补肝肾之阳，肝得补则筋健，肾得补则骨壮，故有祛风湿、强筋骨、利尿之功。
药理作用	有抗炎、免疫作用，并有抗疲劳、抗应激、抗高温、抗低温、抗缺氧、抗实验性高血糖的作用。
用量用法	5~15克，煎服；或入酒剂。外用：适量。
使用注意	阴虚火旺者慎用。

精选验方

①风湿性关节炎、肌炎：可单用南五加皮浸酒常服；或以本品配灵仙、独活、桑枝各9克，水煎服。②筋骨酸软：小叶买麻藤、五加皮各15克，千斤拔50克。水煎服。③冠心病：用刺五加全草注射液静滴，或口服刺五加片，每次1.5克，每日3次，可改善心电图及一般症状。④白细胞减少症：口服刺五加片。⑤老年慢性支气管炎：用本品片剂或酊剂，每日8~22克，分3次服。⑥肾炎：多与茯苓皮、大腹皮、生姜皮、地骨皮配伍，如五皮饮。⑦腰痛：五加皮、杜仲（炒）各等份，研为末，酒糊丸，如梧桐子大。每服30丸，温酒下。⑧目中息肉：五加皮捣末500克，和酒1000毫升，浸7日，每日2次，禁醋。2~7日遍身生疮，是毒出，不出，以生熟汤浴之，去疮愈。

月见草 Yue Jian Cao

三、祛风湿强筋骨药

别名 夜来香。
来源 本品为柳叶菜科植物月见草*Oenothera erythrosepala* Borb.的根。

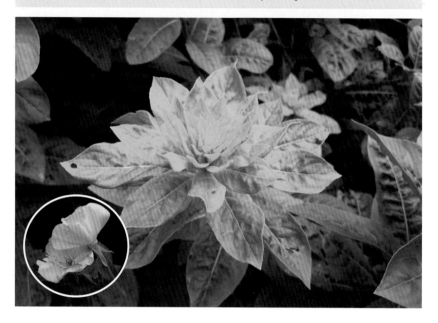

形态特征 两年生草本，高达1米。第1年进行营养生长。根粗壮，肉质。丛生莲座状叶，有长柄；叶片倒披针形，密生白色伏毛；第2年抽出花茎，圆柱形，粗壮，单一或上部稍分枝，疏生白色长度硬毛。下部茎生叶有柄，长0.5～2厘米，上部近无柄，叶片披针形或倒披针形，长5～10厘米，宽1～2.5厘米，先端渐尖，基部楔形，边缘有稀疏浅齿，两面生细毛。花单生茎上部叶腋；萼筒长2.5～3厘米，先端4裂，花期反折，顶端有长尖状附属物，疏生白色长毛及腺毛；花瓣4，黄色，倒卵状三角形，长约2厘米，先端微凹；雄蕊8，不超出花冠；子房下位，4室，柱头4裂。蒴果长圆形，略呈四棱形，成熟时4裂。种子有棱角，在果内呈水平状排列，紫褐色。花期6～7月，果期7～8月。

生境分布 生长于海拔1100米的向阳山坡、荒草地、沙质地及路旁河岸沙砾地等处。分布于贵州、云南、四川等地。多栽培于庭院中。

采收加工 秋季采挖，除去泥土，晒干。

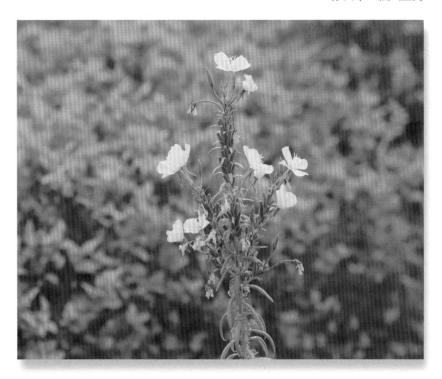

性味归经	甘，温。归肝、脾、肾经。
功效主治	强筋壮骨，祛风除湿。本品甘、温，入肝、脾、肾经以补其阳，补肝肾以强筋壮骨，补脾阳以祛风除湿，乃扶正祛邪兼有之。
药理作用	对实验性心律失常有保护作用。还有降血脂、抑制血小板聚集、抗脂质氧化、抗溃疡等作用。
用量用法	15～30克，内服，煎汤。

精选验方

①风湿病：月见草50克，铁筷子25克，泡酒服，每日2次，每次25克。②筋骨疼痛：月见草、散血草、透骨消、大马蹄、巴岩姜各15克，煨水服。③预防关节炎及关节僵硬：将月见草油与桦木、姜精油混合，按摩关节。④缓和经痛、经前的下腹肿胀及预防皮肤干燥：将月见草油与其他基底油混合，调和精油（玫瑰、天竺葵、茉莉等），按摩于下腹部及皮肤。⑤荨麻疹及异位性皮肤炎：月见草油与洋甘菊、广藿香混合使用。

千年健 Qian Nian Jian

三、祛风湿强筋骨药

别名 年健、千年见。

来源 本品为天南星科多年生草本植物千年健 *Homalomena occulta* (Lour.) Schott 的干燥根茎。

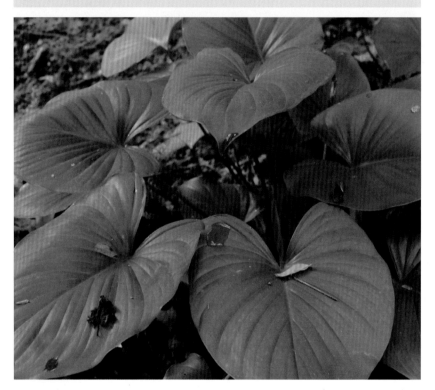

形态特征 多年生草本，根茎匍匐，细长，根肉质，密被淡褐色短绒毛，须根纤维状。鳃叶线状披针形，向上渐狭，锐尖，叶片膜质至纸质，箭状心形至心形。花序1～3，生鳞叶之腑，花序柄短于叶柄；佛焰苞绿白色，长圆形至椭圆形，盛花时上部略展开成短舟状。浆果，种子褐色，长圆形。花期3～4月，果期8～10月。

生境分布 生长于树木生长繁茂的阔叶林下、土质疏松肥沃的坡地、河谷或溪边阴湿地。分布于广西、云南等地。

采收加工 春、秋两季采挖，洗净泥土，除去茎叶及外皮，晒干。切片生用。

饮片特征

本品呈类圆形或不规则形的片。外表皮黄棕色至红棕色，粗糙，有的可见圆形根痕。切面红褐色，具有众多黄色纤维束，有的呈针刺状，可见深褐色具光泽的油点。质硬而脆，气香，味辛、微苦。

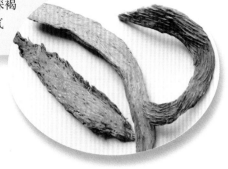

性味归经	苦、辛，温。归肝、肾经。
功效主治	祛风湿，健筋骨，止痹痛。本品辛散风，苦燥湿，故能祛风湿。风湿除，经络通，气血行，则痹痛止。性温助肝肾之阳，则又能健筋骨。
药理作用	（1）抗菌作用：用滤纸平板法试验证明，千年健挥发油有显著抑制布氏杆菌的作用。（2）消炎止痛作用：千年健甲醇提取物用carrageenin浮肿法筛选抗炎活性，结果其抗炎抑制率可达60％以上。醋酸扭体法，其镇痛率为30％～60％。
用量用法	5～10克，煎服；或浸酒，入丸、散用。
使用注意	因本品辛温，故对阴虚内热者，不宜用。

精选验方

①**中风关节肿痛**：千年健、伸筋草、当归尾、积雪草、木瓜各20克，忍冬藤、地鳖虫、红花各15克，丝瓜络12克，煎煮取汁，放入治疗巾中敷于患处，每次20～30分钟。②**骨折迟缓愈合**：千年健、熟地黄、当归、白芍、党参、黄芪、肉苁蓉、枸杞子各9克，白术、补骨脂、陈皮各5克，鹿角片12克，上肢加桑枝，下肢加牛膝。③**胃寒疼痛**：千年健研粉，每服3克左右，有较好的止痛作用。④**痈疽疮肿**：千年健研细粉，醋调外敷患处，每日2次。⑤**风寒筋骨疼痛、拘挛麻木**：千年健、地风各50克，老鹳草150克，共研细粉，每服5克。

桑寄生 Sang Ji Sheng

三、祛风湿强筋骨药

别名 桑寄、广寄生、真寄生、桑上寄生。

来源 本品为桑寄生科常绿小灌木植物桑寄生*Taxillus chinensis* (DC.) Danser 的干燥带叶茎枝。

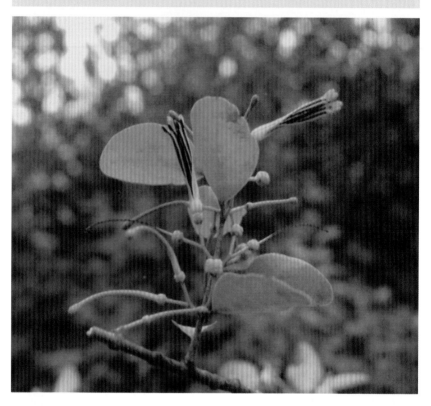

形态特征 常绿寄生小灌木。老枝无毛，有凸起灰黄色皮孔，小枝梢被暗灰色短毛。叶互生或近于对生，革质，卵圆形至长椭圆状卵形，先端钝圆，全缘，幼时被毛。花两性，紫红色花1~3个聚生于叶腋，具小苞片；总花梗、花梗、花萼和花冠均被红褐色星状短柔毛；花萼近球形，与子房合生；花冠狭管状，稍弯曲。浆果椭圆形，有瘤状突起。

生境分布 寄生于槐、榆、木棉等树上。分布于福建、台湾、广东、广西、云南等地。

采收加工 冬季至次春采割，除去粗茎，切段，干燥生用，或酒炒用。

饮片特征

本品为厚片或不规则形的短茎。外表皮红褐色或灰褐色，具细纵纹，并有多数细小突起的棕色皮孔，嫩枝有的可见棕褐色茸毛。切面皮部红棕色，木部色较浅。叶多卷曲或破碎，完整者展平后呈卵形或椭圆形，表面黄褐色，幼叶被细茸毛，先端钝圆，基部圆形或宽楔形，全缘；革质。气微，味涩。以枝细嫩、色红褐、叶多未脱落者为佳。

性味归经	苦、甘，平。归肝、肾经。
功效主治	祛风湿，补肝肾，强筋骨，安胎元。本品味甘则补，入肝则补肝血，以荣养筋脉而安胎元；入肾则补肾气，以健骨髓而祛风湿（况苦能燥湿），故有此功。
药理作用	具有降压、增加冠脉血流量、改善心肌收缩力的作用，还有利尿、抗病原微生物的作用，对乙肝病毒有一定的抑制作用。
用量用法	10～30克，煎服；也可入散剂，浸酒或捣汁服。

精选验方

①风湿性关节炎、风湿性坐骨神经痛（肝肾虚损者）：桑寄生、独活、秦艽、当归各9克，水煎服。②高血压病有头痛、头晕症状者：桑寄生、夏枯草、草决明各15克，水煎服；或桑寄生、臭梧桐、钩藤各9克，水煎服。③冠心病、心绞痛：用桑寄生冲剂，每次服1包（每包相当于生药40克），每日2次，连服4周以上。或桑寄生30克，水煎服。④心律失常：用桑寄生注射液2～4毫升肌注，每日2次；或静点20毫升，每日1次，14日为1个疗程。⑤冻伤：桑寄生适量，制成干浸膏，与植物油调敷患处。也可用桑寄生浸膏3克，甘油10克，氧化锌粉2克，凡士林适量，调匀制成桑寄生软膏外用。⑥精神分裂症：用桑寄生煎剂口服或用注射液肌注，也可与其他疗法配合，有较好的疗效。

石楠叶 Shi Nan Ye

三、祛风湿强筋骨药

别名 石南。

来源 本品为蔷薇科植物石楠*Photinia serrulata* Lindl. 的干燥叶。

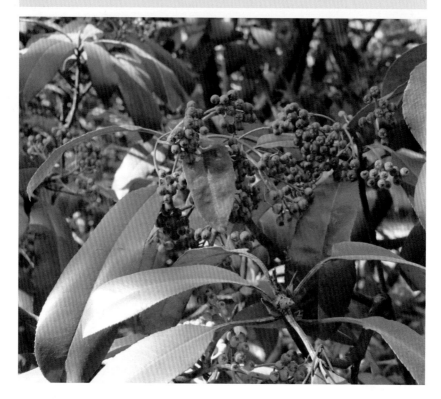

形态特征 常绿灌木或小乔木，高可达10米，枝光滑。叶片革质，长椭圆形、长倒卵形、倒卵状椭圆形，长8～22厘米，宽2.5～6.5厘米，基部宽楔形或圆形，边缘疏生有腺锯齿，近基部全缘，幼时自中脉至叶柄有绒毛，后脱落，两面无毛；叶柄长2～4厘米。复伞房花序多而密；花序梗和花柄无皮孔；花白色，直径6～8毫米；花瓣近圆形，内面近基部无毛；子房顶端有毛，花柱2～3裂。梨果近球形，直径约5毫米，红色，后变紫褐色。花期4～5月，果期10月。

生境分布 常栽植于庭院，野生或栽培。分布于江苏、浙江等地。

采收加工 全年可采，晒干。

<h1>饮片特征</h1>

本品呈长倒卵形或长椭圆形。先端短尖，基部近圆形或宽楔形，边缘具细密锯齿；上表面暗绿色至棕紫色，较光滑；下表面色较浅。革质而脆。气微，味微苦、涩。

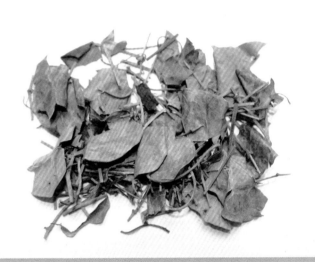

性味归经	辛、苦，平。归肝、肾经。
功效主治	祛风通络，益肾，止痒。本品辛散、苦降，入肝肾，故祛风通络止痒；风湿祛，经络通，而腰膝自健，故又有益肾之功。
药理作用	有强心、利尿、抑菌等作用。
用量用法	5～15克，煎服，或入丸、散。外用：煎水洗，研末撒或吹鼻。
使用注意	阴虚火旺者忌服。恶小蓟。

精选验方

①**神经性头痛**：石楠叶、川芎、白芷各10克，天麻、女贞子各6克，水煎服。②**风湿性关节炎**：石楠叶15克，牛膝、木瓜、防风、杜仲各10克，天麻6克，枸杞子15克，当归12克，五加皮、续断各9克，水煎服。③**乳石发动、烦热**：石楠叶末3克，新汲水服。④**鼠瘘**：石楠叶、牛地黄、茯苓、黄连、雌黄各60克，研为末，敷疮上。

接骨木 *Jie Gu Mu*

三、祛风湿强筋骨药

别名 续骨木、接骨草。

来源 本品为忍冬科灌木状草本植物接骨木*Sambucus williamsii* Hance的干燥茎枝。

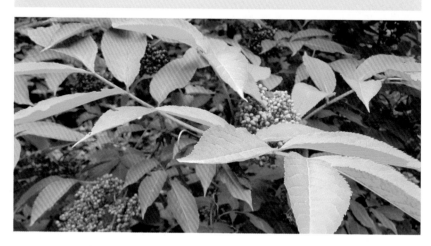

形态特征 落叶灌木或小乔木，高达6米。老枝有皮孔，皮淡黄棕色。奇数羽状复叶对生，小叶2～3对，有时仅1对或多达5对，托叶狭带形或退化成带蓝色的突起；侧生小叶片卵圆形、狭椭圆形至倒长圆状披针形，长5～15厘米，宽1.2～7厘米，先端尖，渐尖至尾尖，基部楔形或圆形，边缘具不整齐锯齿，基部或中部以下具1至数枚腺齿，最下一对小叶有时具长0.5厘米的柄，顶生小叶卵形或倒卵形，先端渐尖或尾尖，基部楔形，具长约2厘米的柄，揉碎后有臭气。花与叶同出，圆锥聚伞花序顶生，长5～11厘米，宽4～14厘米；具总花梗，花序分枝多成直角开展；花小而密；萼筒杯状，长约1毫米，萼齿三角状披针形，稍短于萼筒；花蕾时带粉红色，开后白色或淡黄色，花冠辐状，裂片5，长约2毫米；雄蕊与花冠裂片等长，花药黄色；子房3室，花柱短，柱头3裂。浆果状核果近球形，直径3～5毫米，黑紫色或红色；分核2～3颗，卵形至椭圆形，长2.5～3.5毫米，略有皱纹。花期4～5月，果期9～10月。

生境分布 生长于山坡或丛林中。分布于东北、华北、华中、华东，西至甘肃、四川、云南等地。

采收加工 秋末采收，晒干，切片生用。

饮片特征

本品多为长椭圆状薄片，皮部完整或剥落，表面绿褐色；木部黄白色，年轮呈环状，质地细致；髓部通常褐色，完整或枯心成空洞，海绵状，易开裂。质轻，气味均弱。

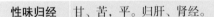

性味归经	甘、苦，平。归肝、肾经。
功效主治	祛风除湿，活血止痛。本品甘苦气平，为缓和之祛风湿、活血止痛药，归肝肾而有强壮筋骨之效。
药理作用	接骨煎剂灌胃对小鼠有镇痛作用。
用量用法	10～15克，煎服；或入丸、散。外用：适量，捣敷或煎水熏洗。
使用注意	孕妇忌服。

精选验方

①**打损接骨**：接骨木25克，好乳香0.25克，赤芍药、川当归、川芎、自然铜各50克，上为末，用黄蜡200克溶入前药末，搅匀，候温软，用手做丸如大龙眼。如打伤筋骨及闪挫疼痛不堪忍者，用药1丸，好无灰酒一盏浸药，候药渍溶开，趁热呷之，痛绝便止。②**肾炎水肿**：接骨木15～25克，煎服。③**创伤出血**：接骨木研粉，外敷。④**四肢闭合性骨折与关节损伤、急性腰扭伤**：接骨木750克，透骨草、茜草、穿山龙各500克，丁香250克，共熬成膏，涂敷患处（有骨折者应先整复）。每日或隔日换药1次。⑤**创伤出血**：接骨木研粉，高压消毒后，外敷伤处，用干纱布压迫2～5分钟。

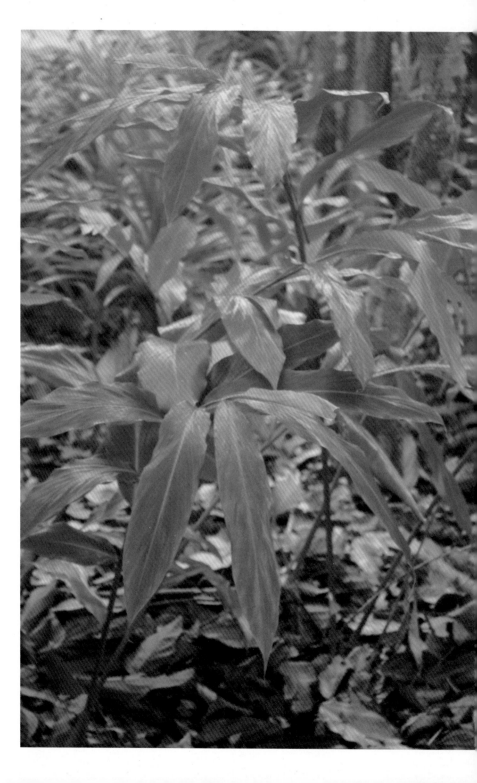

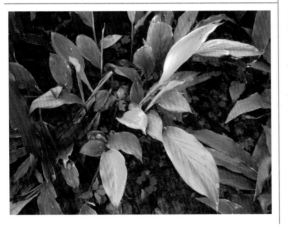

第五章　芳香化湿药

藿 香 Huo Xiang

别名 合香、山茄香。

来源 本品为唇形科多年生草本植物藿香*Agastache rugosa*（Fisch. et Mey.）O. Ktze. 的干燥地上部分。

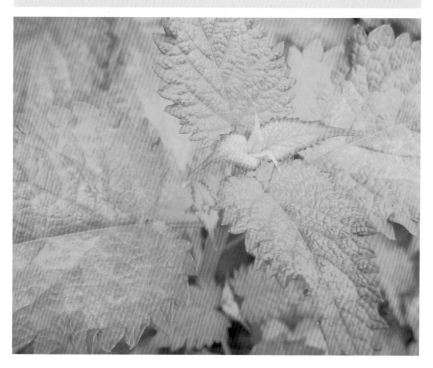

形态特征 多年生草本，高达1米，茎直立，上部多分枝，老枝粗壮，近圆形；幼枝方形，密被灰黄色柔毛。叶对生，圆形至宽卵形，长2～10厘米，宽2.5～7厘米，先端短尖或钝，基部楔形或心形，边缘有粗钝齿或有时分裂，两面均被毛，脉上尤多；叶柄长1～6厘米，有毛。轮伞花序密集成假穗状花序，密被短柔毛；花萼筒状，花冠紫色，前裂片向前伸。小坚果近球形，稍压扁。花期6～9月，果期9～11月。

生境分布 生长于向阳山坡。分布于广东、海南，有广东广藿香及海南广藿香之分。

采收加工 每年可采收2次，第一次在5～6月间枝叶茂盛时采收，第二次在9～10月间采收，日晒夜闷，反复至干。

饮片特征

本品常对折或切断扎成束。茎方柱形，多分枝，四角有棱脊，四面平坦或凹入成宽沟状；表面暗绿色，有纵皱纹，稀有毛茸；节明显，常有叶柄脱落的疤痕；老茎坚硬、质脆，易折断，断面白色，髓部中空。叶对生；叶片深绿色，多皱缩或破碎，完整者展平后呈卵形，先端尖或短渐尖，基部圆形或心形，边缘有钝锯齿，上表面深绿色，下表面浅绿色，两面微具茸毛。茎顶端有时有穗状轮伞花序，呈土棕色。气芳香，味淡而微凉。

性味归经	辛，微温。归脾、胃、肺经。
功效主治	化湿，解暑，止呕。本品辛散，芳香化湿解暑，温助脾胃之阳以健脾和胃而止呕吐，故有化湿、解暑、止呕之效。
药理作用	挥发油能促进胃液分泌，增加消化能力，对胃肠有解痉作用。此外，尚有收敛止泻、扩张微血管而略有发汗等作用。广藿香酮有广谱抗菌作用，如对常见致病性皮肤真菌、白色念珠菌、新型隐球菌及金黄色葡萄球菌、绿脓杆菌、大肠杆菌、痢疾杆菌、甲型溶血性链球菌、肺炎双球菌和鼻病毒等均有抑制作用，并有防腐作用。
用量用法	5～10克，煎服。鲜品加倍。
使用注意	本品性偏辛散，故暑热之症以及阴虚火旺、舌燥光滑、津液不布者，不宜应用。入煎剂宜后下，不宜久煎。

精选验方

①**急性胃肠炎**：藿香、厚朴、陈皮各6克，苍术、清半夏各9克，甘草3克，水煎服。②**寻常疣**：每日用鲜藿香叶2～3片，擦揉患处3～5分钟。③**婴幼儿腹泻**：将丁香、胡椒各等份研成细末，装瓶备用，每次用1～2克放入小杯内，再用藿香正气水调成稀糊状外敷于肚脐内，胶布固定，每日换药1次，连用2～3日即愈。④**口臭**：藿香5～10克，洗净后煎汤取汁，频频含漱，能香口去臭。

广藿香 Guang Huo Xiang

别名 藿香、海藿香。

来源 本品为唇形科植物广藿香*Pogostemon cablin* (Blanco) Benth. 的干燥地上部分。

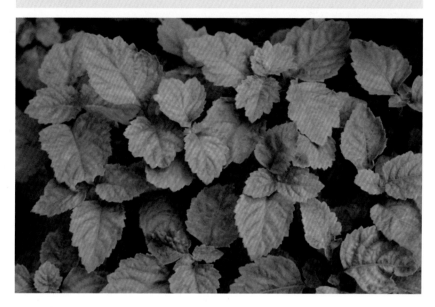

形态特征 一年生草本，高30～60厘米。直立，分枝，被毛，老茎外表木栓化。叶对生；叶柄长2～4厘米，揉之有清淡的特异香气；叶片卵圆形或长椭圆形，长5.7～10厘米，宽4.5～7.5厘米，先端短尖或钝圆，基部阔而钝或楔形而稍不对称，叶缘具不整齐的粗钝齿，两面皆被茸毛，下面较密，叶脉于下面凸起，下面稍凹下，有的呈紫红色；没有叶脉通走的叶肉部分则于上面稍隆起，故叶面不平坦。轮伞花序密集，基部有时间断，组成顶生和腋生的穗状花序式，长2～6厘米，直径1～1.5厘米，具总花梗；苞片长约13毫米；花萼筒状；花冠筒伸出萼外，冠檐近二唇形，上唇3裂，下唇全缘；雄蕊4，外伸，花丝被染色。花期4月。我国产者绝少开花。花期1～2月，但很少开花。

生境分布 生长于向阳山坡。主产于广东、海南、台湾、广西、云南等地。

采收加工 枝叶茂盛时采割，日晒夜闷，反复至干。

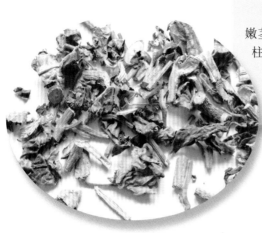

饮片特征

本品为不规则形的段。嫩茎略呈方柱形，老茎呈圆柱形，表面灰褐色、灰黄色、灰绿色或带红棕色，被柔毛。质脆，易折断，切面有白色髓。

性味归经	辛，微温。归脾、胃、肺经。
功效主治	芳香化浊，开胃止呕，发表解暑。用于湿浊中阻、脘痞呕吐、暑湿表证、发热倦怠、胸闷不舒、寒湿闭暑、腹痛吐泻、鼻渊头痛。
药理作用	广藿香酮体久对白色含珠菌、新型隐球菌、黑根霉等真菌有明显的抑制作用，对甲型溶血性链球菌等细菌也有一定的抑制作用。广藿香叶鲜汁对金黄色葡萄球菌、白色葡萄球菌及枯草杆菌的生长也有一定的抑制作用。其鲜汁滴耳（4滴/次，每日3次）能治疗金黄色葡萄球菌所致的急性实验性豚鼠外耳道炎。广藿香酮能抑制青霉菌等霉菌的生长，可用于口服液的防腐。
用量用法	3～10克，煎服。
使用注意	阴虚者禁服。

精选验方

①胎气不安：广藿香、香附、甘草各10克，研末，每次10克，入盐少许，沸汤服之。②口臭：广藿香洗净，煎汤，漱口。③冷露疮烂：广藿香叶、细茶各等份，烧灰，油调涂贴之。④过敏性鼻炎：广藿香、苍耳子、辛夷、连翘各10克，升麻6克，将药材浸泡于水中，约半小时，用大火煮开，每日1～2次。⑤预防感冒：广藿香、生甘草各6克，射干、桑叶各10克，板蓝根30克，金银花、贯众、桔梗各12克，连翘15克，水煎服。

佩 兰 Pei Lan

别名 兰草、醒头草。

来源 本品为菊科多年生草本植物佩兰（兰草）*Eupatorium fortunei* Turcz. 的干燥地上部分。

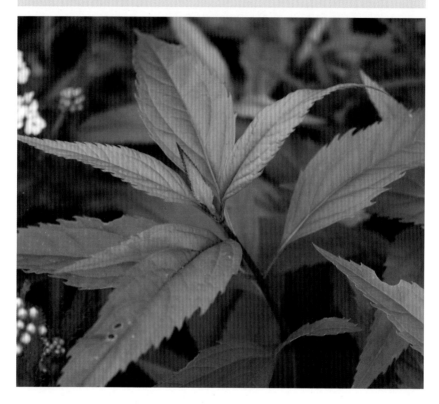

形态特征 多年生草本，高70～120厘米，根茎横走，茎直立，上部及花序枝上的毛较密，中下部少毛。叶对生，通常3深裂，中裂片较大，长圆形或长圆状披针形，边缘有锯齿，背面沿脉有疏毛，无腺点，揉之有香气。头状花序排列成聚伞状，苞片长圆形至倒披针形，常带紫红色；每个头状花序有花4～6朵；花两性，全为管状花，白色。瘦果圆柱形，熟时黑褐色。花、果期4～11月。

生境分布 生长于路边灌木丛或溪边。分布于江苏、河北、山东等地。

采收加工 夏、秋两季分两次采割，除去杂质，切段鲜用或晒干生用。

饮片特征

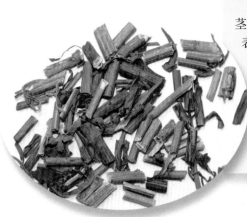

本品为不规则形的段。茎圆柱形扁压状，少分枝，表面黄棕色或黄绿色，有的带紫色，有明显的节和纵棱线。质脆易折断，切面髓部白色或中空。叶对生，叶片多皱缩、破碎，绿褐色。气芳香，味微苦。

性味归经	辛，平。归脾、胃、肺经。
功效主治	化湿，醒脾，解暑。本品气香，归脾胃，故能化湿、醒脾。味辛主散，入肺走表，故又能解暑。
药理作用	佩兰挥发油对流感病毒有直接的抑制作用。
用量用法	5～10克，煎服，不宜久煎。鲜品加倍。
使用注意	阴虚血燥、气虚者慎服。

精选验方

①**夏季急性胃肠炎**：佩兰、藿香、苍术、茯苓各9克，水煎服。②**消化不良、口中甜腻**：佩兰12克，淡竹叶、地豆草各10克，水煎服。③**流行性感冒**：佩兰10克，大青叶15克，水煎服，连服3～5日。④**产后瘀血性水肿**：佩兰10克，月季花15朵，丹参30克，水煎服。⑤**产后水肿**：佩兰30克，水煎服，每日3次。⑥**预防中暑**：佩兰6克，滑石9克，薄荷、生甘草各3克，开水泡服。⑦**夏季伤暑**：佩兰15克，鲜荷叶25克，滑石30克，甘草5克。水煎服。⑧**妇女脾虚淡湿导致的肥胖症**：佩兰20克，广木香、独活各10克，苍术、白芷、桂枝各15克，艾叶、花椒各5克。共煎煮，提取物烘干，研成极细粉，装入用薄布缝制的8厘米×8厘米的药袋，外用绸缎布制成肚兜。穿上药肚兜，使其紧贴肚脐处。15～20日更换1次药袋，3～6个药袋为1个疗程。⑨**口臭**：佩兰、川芎、藿香各9克，细辛、白芷各3克。水煎取药汁。每日1剂，以药汁分多次漱口，也可内服。

苍术 Cang Zhu

别名 茅苍术、北苍术、制苍术、炒苍术。

来源 本品为菊科多年生草本植物茅苍术 *Atractylodes lancea* (Thunb.) DC. 或北苍术 *Atractylodes chinensis* (DC.) Koidz. 的干燥根茎。

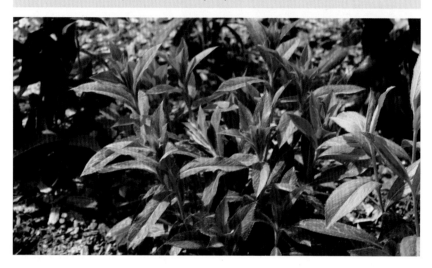

形态特征 茅苍术：为多年生草本，高达80厘米；根茎结节状圆柱形。叶互生，革质，上部叶一般不分裂，无柄，卵状披针形至椭圆形，长3～8厘米，宽1～3厘米，边缘有刺状锯齿，下部叶多为3～5深裂，顶端裂片较大，侧裂片1～2对，椭圆形。头状花序顶生，叶状苞片1列，羽状深裂，裂片刺状；总苞圆柱形，总苞片6～8层，卵形至披针形；花多数，两性，或单性多异株，全为管状花，白色或淡紫色；两性花有多数羽毛状长冠毛，单性花一般为雌花，具退化雄蕊5枚，瘦果有羽状冠毛。北苍术：北苍术与茅苍术大致相同，其主要区别为叶通常无柄，叶片较宽，卵形或窄卵形，一般羽状5深裂，茎上部叶3～5羽状浅裂或不裂；头状花序稍宽，总苞片多为5～6层，夏、秋间开花。花、果期6～10月。

生境分布 生长于山坡、林下及草地。茅苍术分布于江苏、湖北、河南等地，以分布于江苏茅山一带者质量最好。北苍术分布于河北、山西、陕西等地。

采收加工 春、秋两季均可采挖，以秋季采者为好，除去须根及泥沙，切片晒干用。

饮片特征

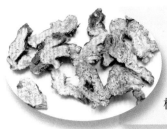

本品为不规则的类圆形或条形厚片。外表皮灰棕色至黄棕色，有皱纹、横曲纹，有时可见根痕。切面黄白色或灰白色，散有多数橙黄色或棕红色油点，有的可析出白色细针状结晶。

性味归经	辛、苦，温。归脾、胃经。
功效主治	燥湿健脾，祛风胜湿。本品辛能散风，苦则燥湿，温者助阳，入脾胃助中焦，以健脾胃胜寒湿，故有此功。
药理作用	本品挥发油，小剂量呈镇静作用，同时使脊髓反射亢进，大剂量则呈抑制作用。对大鼠应用四氯化碳和D－半乳糖胺诱发的肝细胞损害具有显著的保护作用。主要有效成分为苍术酮、β－桉叶醇和茅术醇。苍术挥发油、茅术醇和桉叶醇100毫克／千克在体外对食管癌细胞有抑制作用，其中以茅术醇的作用最强。苍术、艾叶烟熏消毒，对多种病毒（腮腺炎、流感和核型多角体病毒）、支原体（肺炎和口腔支原体）及乙型链球菌、金黄色葡萄球菌、黄曲霉菌与其他致病性真菌等，均有显著杀灭作用。
用量用法	3～9克，煎服。
使用注意	阴虚内热、津液亏虚、表虚多汗者禁服。

精选验方

①**小儿腹泻**：苍术、胡黄连粉各9～10克，以糯米酒糟捣泥，与药粉共捏成圆饼状，外敷于患儿脐部神阙穴，外用塑料薄膜覆盖，绷带固定，每日敷贴1～2次，每次4～6小时。②**烫伤**：苍术适量，研成细末，用时与白芝麻油调成稀糊状后，涂在烧、烫伤部位，每日1～2次，直至愈合为止。轻者3～4日结痂，7～10日结痂愈合，重者疗程稍长。不必包扎。③**细菌性痢疾**：炒苍术90克，炙大黄、炙草乌、炒杏仁、川羌活各30克，共为细末，每服1.5克，每日2次。④**腰痛伴不能弯腰**：苍术15克，白术30克，薏苡仁20克，水煎服。⑤**感冒**：苍术50克，细辛10克，侧柏叶15克，共研细末，每日4次，每次7.5克，开水冲服，葱白为引，生吃。⑥**风湿性关节炎**：威灵仙、苍术各15克，制草乌7.5克，水煎服。⑦**胸闷、倦怠、懒食**：山腊梅、桔梗各7.5克，陈皮10克，苍术15克，水煎服。⑧**胃热吐酸**：鲜黄连10克，苍术15克，甘草5克。水煎服。

厚 朴 Hou Pu

别名 川朴、紫油朴、姜厚朴、制厚朴。

来源 本品为木兰科落叶乔木植物厚朴 *Magnolia officinalis* Rehd. et Wils. 或凹叶厚朴 *Magnolia officinalis* Rehd. et Wils. var. *biloba* Rehd. et Wils. 的干燥干皮、根皮及枝皮。

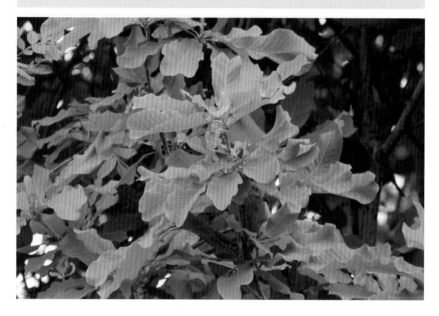

形态特征 落叶乔木，高7～15米；树皮紫褐色，冬芽由托叶包被，开放后托叶脱落。单叶互生，密集小枝顶端，叶片呈椭圆状倒卵形，革质，先端钝圆或具短尖，基部楔形或圆形，全缘或微波状，背面幼时被灰白色短绒毛，老时呈白粉状。花与叶同时开放，单生枝顶，白色，直径约15厘米，花梗粗壮，被棕色毛；雄蕊多数，雌蕊心皮多数，排列于延长的花托上。聚合果圆卵状椭圆形，木质。

生境分布 常混生于落叶阔叶林内或生长于常绿阔叶林缘。分布于四川、安徽、湖北、浙江、贵州等地。以湖北恩施地区所产紫油朴质量最佳，其次四川、浙江产者也佳。花期5～6月，果期8～10月。

采收加工 4～6月选生长15～20年以上植株剥取皮部，根皮及枝皮直接阴干；干皮置沸水中微煮后，堆置阴湿处，"发汗"至内表面变紫褐色或棕褐色时，蒸软取出，卷成筒状，干燥。

饮片特征

本品呈弯曲的丝条状或单、双卷筒状。外表面黄棕色，粗糙，具纵裂纹，有圆形皮孔。内表面深紫褐色，较平滑，具细纵纹。切面棕色至深棕色，外侧显颗粒性，内侧显纤维性，有的表面可见细小结晶。质坚硬。气香，味辛辣、微苦。

性味归经	苦、辛，温。归脾、胃、肺、大肠经。
功效主治	行气，燥湿，消积，平喘。本品辛散苦降，归肺走气分，以行气滞，并化痰平喘。归胃和大肠，以行肠胃气滞而消食化积，苦温又可燥湿，故有行气、燥湿、消积、平喘之功。
药理作用	能抑制胃液分泌。厚朴的乙醚浸膏及厚朴酚、异厚朴酚均有中枢抑制作用。厚朴碱及厚朴花均有降压作用。厚朴碱能使在位小肠张力下降；煎剂对离体肠管及支气管平滑肌起兴奋作用，大量则抑制。煎剂有广谱抗菌作用，如金黄色葡萄球菌、痢疾杆菌及常见致病真菌等。
用量用法	3～10克，煎服。
使用注意	本品辛苦温燥湿，易耗气伤津，故气虚津亏者及孕妇慎用。

精选验方

①**细菌性痢疾**：用厚朴粉4.5～9克，每日2～3次，或制成注射剂（每毫升含生药1克），每次肌注2毫升，每日2～3次。②**龋齿**：用厚朴酚凝胶（厚朴酚结晶、分子量为400的聚乙二醇、木糖醇，以羟乙基纤维素为基质，加适量调味剂）约0.4克，涂于两侧下颌乳磨牙面，做咀嚼动作，并任其自然吞下，半小时内不进水、不进食。③**肌强直**：厚朴9～15克，加水分煎2次，顿服。④**感冒咳嗽**：厚朴花6克，芫荽12克，前胡9克，紫苏叶4克，水煎服。⑤**过敏性哮喘**：厚朴5克，灵芝、紫苏叶各10克，半夏8克，茯苓、冰糖各15克。水煎取药汁。每日1剂，分2～3次服用。⑥**慢性浅表性胃炎**：厚朴、三棱、广木香、丹参、白芍各10克，生甘草6克。水煎取药汁。每日1剂，分2次服用。7日为1个疗程。

砂仁 Sha Ren

别名 缩砂仁、春砂仁、阳春砂。

来源 本品为姜科多年生草本植物阳春砂*Amomum villosum* Lour.或海南砂 *Amomum longiligulare* T. L. Wu或绿壳砂（缩砂）*Amomum villosum* Lour. var. xanthioides T. L. Wu et Senjen的干燥成熟果实。

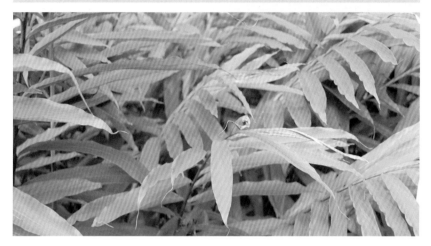

形态特征 阳春砂，多年生草本，株高1.2～2米。根茎圆柱形，匍匐于地面，节上具鞘状膜质鳞片。茎直立，圆柱形。叶无柄或近无柄；叶舌半圆形，长3～5毫米，棕红色或有时绿色；叶2列，叶片狭长椭圆形或披针形，长15～40厘米，宽2～5厘米，先端尾尖，基部渐狭或近圆形，全缘，两面无毛或有时下面有微毛。总花梗长3～10厘米，被细柔毛；鳞片膜质，先端钝圆，基部常连合成管状。穗状花序椭圆形，总苞片膜质，长椭圆形；花萼管状，白色，先端具3浅齿；花冠管细长；唇瓣圆匙形，中央部分稍加厚，呈现淡黄色或黄绿色，间有红色斑点，先端2浅裂，反卷；侧生退化雄蕊2，位于唇瓣的基部，呈乳头状突起；雄蕊1，药隔附属体3裂，花丝扁平，较花药略短，子房被白色柔毛。蒴果椭圆形，具不分枝的软刺，棕红色。种子多数，聚成一团，有浓郁的香气。花期3～5月，果期7～9月。

生境分布 生长于气候温暖、潮湿、富含腐殖质的山沟林下阴湿处。阳春砂分布于我国广东、广西等地。海南砂分布于海南、广东及湛江地区。缩砂分布于越南、泰国、印度尼西亚等地。以阳春砂质量为优。

采收加工 夏、秋两季果实成熟时采收，晒干或低温干燥。用时，打碎生用。

饮片特征

本品呈椭圆形或卵圆形或卵形，有不明显的三棱。表面红棕色或棕褐色，密生刺状突起，顶端有花被残基，基部常有果梗。果皮薄而软。种子集结成团，具三钝棱，中有白色隔膜，将种子团分成3瓣，每瓣有种子5～26粒。种子呈不规则多角形，表面棕红色或暗褐色，有细纵纹，外被淡棕色膜质假种皮；质硬，胚乳灰白色。气芳香而浓烈，味辛凉、微苦。

性味归经	辛，温。归脾、胃经。
功效主治	化湿行气，温中止泻，止呕安胎。本品辛散温通以行气，芳香而化湿，入脾胃温中焦而止泄泻，温胃则止呕吐。呕吐止，脾胃和，则胎气自安，故有化湿行气、温中止泻、止呕安胎之效。
药理作用	砂仁挥发油有芳香健胃作用，能促进胃液分泌，可排除消化道积气，故能行气消胀。
用量用法	5～10克，煎服，宜后下。
使用注意	阴虚内热者禁服。

精选验方

①**胎动不安**：砂仁5克，紫苏梗9克，莲子60克。先将莲子以净水浸泡半天，再入锅中加水炖煮至九成熟时，加入紫苏梗、砂仁，用小火煮至莲子熟透即可，吃莲子喝汤。每日1剂，连用5～7日。②**妊娠呕吐**：砂仁适量，研为细末，每次6克，姜汁少许，沸汤服。③**浮肿**：砂仁、蝼蛄各等份，焙燥研细末，每次3克，以温黄酒和水各半送服，每日2次。④**乳腺炎**：取砂仁末适量，与少许糯米饭拌匀，搓成花生米大小，外裹以消毒青布，塞鼻孔。右侧乳腺炎塞左鼻，左侧乳腺炎塞右鼻，或左右交替每隔12小时更换1次。一般用1周可愈。⑤**痛经**：砂仁、木香（后下）各10克，乌药、香附、生姜各15克，水煎服。

白豆蔻 Bai Dou Kou

别名 白蔻、紫蔻、白蔻仁、紫豆蔻、白豆蔻仁。

来源 本品为姜科多年生草本植物白豆蔻*Amomum kravanh* Pierre ex Gagnep. 的成熟果实。

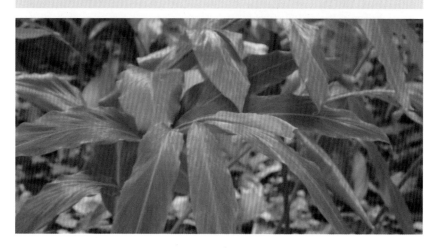

形态特征 多年生草本，株高1.5～3米，叶柄长1.5～2厘米；叶片狭椭圆形或线状披针形，长50～65厘米，宽6～9厘米，先端渐尖，基部渐狭，有缘毛，两面无毛或仅在下面被极疏的粗毛；叶舌卵形，长5～8毫米，外被粗毛。总状花序顶生，直立，长20～30厘米，花序轴密被粗毛，小花梗长约3厘米，小苞片乳白色，阔椭圆形，长约3.5厘米，先端钝圆，基部连合；花萼钟状，白色，长1.5～2.5厘米，先端有不规则3钝齿，1侧深裂，外被毛；花冠白色，花冠管长约8毫米，裂片3，长圆形，上方裂片较大，长约3.5厘米，宽约3.0厘米，先端2浅裂，边缘具缺刻，前部具红色或红黑色条纹，后部具淡紫红色斑点；侧生退化雄蕊披针形，长4毫米或有时不存；雄蕊1，长2.2～2.5厘米，花药椭圆形，药隔背面被腺毛，花丝扁平，长约1.5厘米；子房卵圆形，下位，密被淡黄色绢毛。蒴果近圆形，直径约3厘米，外被粗毛，熟时黄色。花期4～6月，果期6～8月。

生境分布 生长于山沟阴湿处，我国多栽培于树荫下。分布于泰国、柬埔寨、越南，我国云南、广东、广西等地也有栽培。按产地不同，分为原豆蔻和印尼白蔻。

采收加工 秋季采收，晒干生用，用时捣碎。

饮片特征

本品呈球形，直径约1.5厘米，白色或淡黄棕色，略具钝三棱，有7～9条槽及许多纵线，顶端及基部有黄色茸毛。果皮薄、木质，易开裂，易散碎。

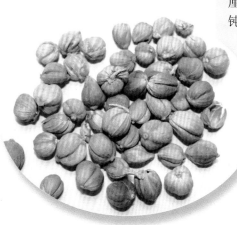

性味归经	辛，温。归肺、脾、胃经。
功效主治	化湿行气，温中止呕。本品辛温以化湿行气，归脾胃温中焦，中焦和胃气行而呕吐可止，故有化湿行气、温中止呕之功。
药理作用	本品能促进胃液分泌，增进胃肠蠕动，制止肠内异常发酵，祛除胃肠积气，故有良好的芳香健胃作用，并能止呕。果壳水煎剂对志贺氏痢疾杆菌有抑制作用。
用量用法	3～6克，煎服。
使用注意	本品以入散剂为宜。若入煎剂，宜后下。

精选验方

①消化不良、口臭：白豆蔻1克，分数次含于口中，缓缓咀嚼，既助消化，又除口臭。②胃腹胀满、呕吐：白豆蔻3克，藿香6克，半夏、陈皮各4.5克，生姜6克，水煎服。③食管癌：白豆蔻、砂仁各2克，荷叶半张。荷叶洗净，切碎，与洗净的白豆蔻、砂仁同放入砂锅中，加足量水，大火煮沸，改用小火煨煮20分钟，用洁净纱布过滤，取汁。代茶，每日分2次服用。服时，视需要可温服。④胃寒作吐及作痛者：白豆蔻仁9克。研为末，酒送下。⑤产后呃逆：白豆蔻、丁香各19克，研细，桃仁汤服3.7克，少顷再服。

草豆蔻 Cao Dou Kou

别名 草蔻、草蔻仁。

来源 本品为姜科多年生草本植物草豆蔻*Alpinia katsumadai* Hayata的干燥近成熟种子。

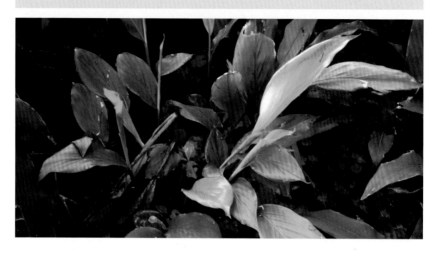

形态特征 多年生草本；高1～2米。叶2列；叶舌卵形，革质，长3～8厘米，密被粗柔毛；叶柄长不超过2厘米；叶片狭椭圆形至披针形，长30～55厘米，宽6～9厘米，先端渐尖；基部楔形，全缘；下面被绒毛。总状花序顶生，总花梗密被黄白色长硬毛；花疏生，花梗长约3毫米，被柔毛；小苞片阔而大，紧包着花芽，外被粗毛，花后苞片脱落；花萼筒状，白色，长1.5～2厘米，先端有不等3钝齿，外被疏长柔毛，宿存；花冠白色，先端3裂，裂片为长圆形或长椭圆形，上方裂片较大，长约3.5厘米，宽约1.5厘米；唇瓣阔卵形，先端3个浅圆裂片，白色，前部具红色或红黑色条纹，后部具淡紫色红色斑点；雄蕊1，花丝扁平，长约1.2厘米；子房下位，密被淡黄色绢状毛，上有二棒状附属体，花柱细长，柱头锥状。蒴果圆球形，不开裂，直径约3.5厘米，外被粗毛，花萼宿存，熟时黄色。种子团呈类圆球形或长圆形，略呈钝三棱状，长1.5～2.5厘米，直径1.5～2毫米。花期4～6月，果期6～8月。

生境分布 生长于林缘、灌木丛或山坡草丛中。分布于广东、广西等地。

采收加工 夏、秋两季采收。晒干，或用沸水略烫，晒至半干，除去果皮，取其种子团晒干，捣碎生用。

饮片特征

本品为圆球形的种子团。表面灰褐色，中有黄白色隔膜，种子为卵圆形面体。质硬，破开后可见灰白色种仁。气香，味辛，微苦。

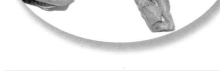

性味归经	辛，温。归脾、胃经。
功效主治	燥湿行气，温中止呕。本品辛散温燥以燥湿行气，归脾胃温中焦而行胃气，胃气行则呕吐止，故又有温中止呕之效。
药理作用	煎剂在试管内对金黄色葡萄球菌、痢疾杆菌及大肠杆菌有抑制作用。煎剂对豚鼠离体肠管低浓度兴奋，高浓度则为抑制作用。挥发油对离体肠管呈抑制作用。
用量用法	5～10克，煎服。宜后下。
使用注意	阴虚血少者禁服。

精选验方

①心腹胀满：草豆蔻50克，去皮为末，每次2克，以木瓜生姜汤调服。
②慢性胃炎：草豆蔻炒黄研末，每次3克，每日3次。③中暑受热、恶心呕吐、腹痛泄泻、胸中满闷、晕车晕船、水土不服：草豆蔻、砂仁、青果、肉桂、槟榔、橘皮、茯苓、小茴香各30克，甘草250克，木香45克，红花、丁香各15克，薄荷冰27克，冰片9克，麝香0.3克。糊丸，每次10粒，温开水送服；平时每次2～3粒，含化。④胸腹胀闷、食欲不振：草豆蔻、陈皮、香附各10克，石菖蒲15克，水煎服。⑤小儿泄泻不止：草豆蔻1枚，剥开皮，入乳香1块在内，复用白面裹，慢火烧令熟，去面及豆蔻皮不用。上为细末，以粟米饮和丸如麻子大，每服5～7丸，米汤饮下，不拘时服。

草果 Cao Guo

别名 草果仁、炒草果仁、姜炒草果。

来源 本品为姜科多年生草本植物草果*Amomum tsao-ko* Crevost et Lemaire的干燥成熟果实。

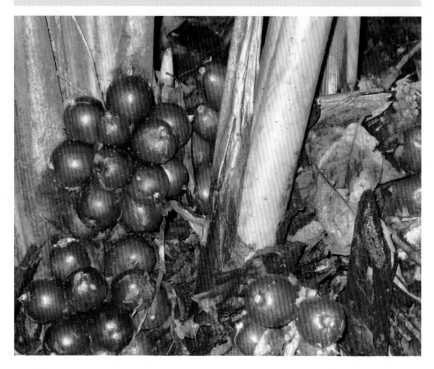

形态特征 多年生草本，<u>丛生</u>，高达2.5米。根茎横走，粗壮有节，茎圆柱状，直立或稍倾斜。叶2列，具短柄或无柄，叶片长椭圆形或狭长圆形，先端渐尖，基部渐狭，全缘，边缘干膜质，叶两面均光滑无毛，叶鞘开放，包茎。穗状花序从根茎生出。蒴果密集，长圆形或卵状椭圆形，顶端具宿存的花柱，呈短圆状突起，熟时红色，外表面呈不规则的纵皱纹。花期4~6月，果期9~12月。

生境分布 生长于山谷坡地、溪边或疏林下。分布于云南、广西、贵州等地。

采收加工 秋季果实成熟时采收，晒干或低温干燥。将原药炒至焦黄色并微鼓起，捣碎取仁用；或将净草果仁用姜汁微炒。

饮片特征

本品为不规则的多角形颗粒。表面红棕色，偶见附有淡黄色薄膜状的假种皮，质坚硬，具有特异香气，味辛辣、微苦。

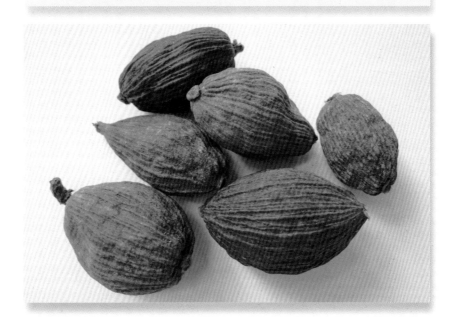

性味归经	辛，温。归脾、胃经。
功效主治	燥湿散寒，除痰截疟。
药理作用	煎剂对豚鼠离体肠管有兴奋作用。
用量用法	3～6克，煎服。去壳取仁捣碎用。
使用注意	体弱者慎用。

精选验方

①**乙型肝炎**：草果40克，人中黄50克，地骨皮60克，水煎服。②**斑秃**：药用草果15克，诃子、山奈、肉桂、樟脑各5克，共为细末，用香油125克调成油浸剂，每次用手蘸擦患处1～2分钟，早晚各1次。③**脾胃虚寒、反胃呕吐**：草果仁7.5克，熟附子、生姜各10克，枣肉20克，水煎服。④**食积、腹痛胀满**：草果10克，青皮、山楂、麦芽各15克，水煎服。

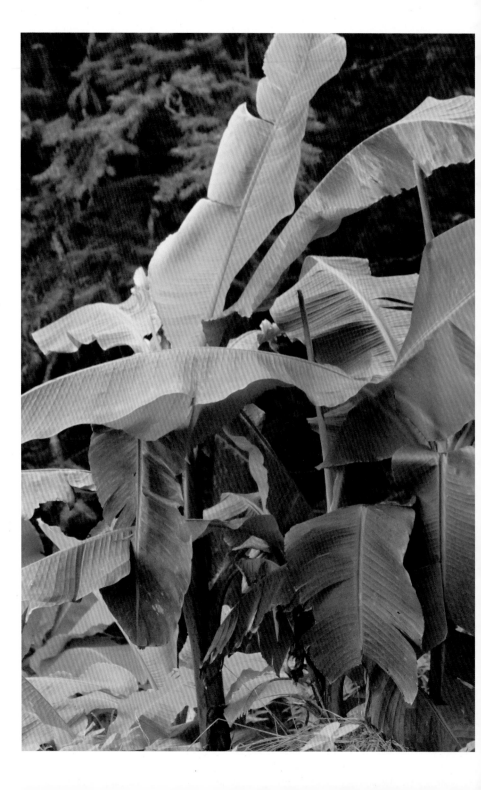

第六章

利水渗湿药

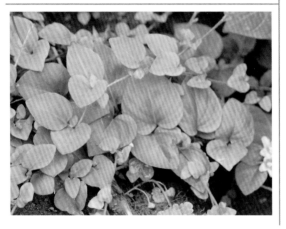

茯苓 Fu Ling

一、利水消肿药

别名 云苓、白茯苓、赤茯苓。

来源 本品为多孔菌科真菌茯苓*Poria cocos* (Schw.) Wolf的干燥菌核。多寄生于松科植物赤松或马尾松等的树根上。

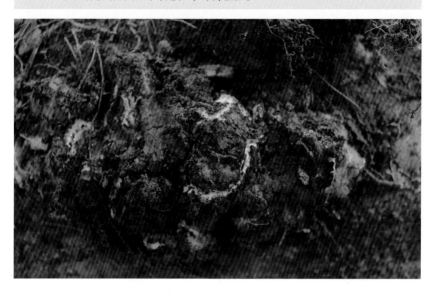

形态特征 寄生或腐寄生。菌核埋在土内，大小不一，表面淡灰棕色或黑褐色，断面近外皮处带粉红色，内部白色。子实体平伏，伞形，直径0.5～2毫米，生长于菌核表面成一薄层，幼时白色，老时变浅褐色。菌管单层，孔多为三角形，孔缘渐变齿状。

生境分布 生长于松科植物赤松或马尾松等树根上，深入地下20～30厘米。分布于湖北、安徽、河南、云南、贵州、四川等地。

采收加工 7～9月采挖。除去泥土，堆积，上覆草垫使"发汗"，析出水分。然后取出摊放于通风阴凉处，待其表面干燥后再行"发汗"。如此反复3～4次，至表面皱缩，皮色变为褐色，再置阴凉处晾至全干，即为"茯苓个"。切制：于"发汗"后趁湿切制，也可取干燥茯苓个以水浸润后切制。将茯苓菌核内部的白色部分切成薄片或小方块，即为白茯苓；削下来的黑色外皮部即为茯苓皮；茯苓皮层下的赤色部分，即为赤茯苓；带有松根的白色部分，切成正方形的薄片，即为茯神。切制后的各种成品，均需阴干，不可炕干，并宜放置阴凉处，不能过于干燥或通风，以免失去黏性或发生裂隙。

饮片特征

本品为不规则形的薄片，大小不一。表面白色，淡红色或淡棕色。体重，质坚实，切面颗粒状。无臭，味淡，嚼之粘牙。

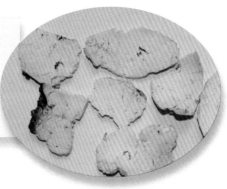

性味归经	甘、淡，平。归心、脾、肾经。
功效主治	利水渗湿，健脾安神。本品甘补淡渗，既能渗泄水湿，又能健脾补中。中气旺、气血充，心神得养则自安，故有利水渗湿、健脾安神之效。其性平力缓，无寒热之偏，故为临床所常用。
药理作用	有利尿、镇静、抗肿瘤等作用；能促进细胞免疫和体液免疫；还能抑制胃酸分泌。
用量用法	10～15克，煎服。
使用注意	虚寒精滑、气虚下陷者宜慎用。入药宜切制成薄片，以利药力溶出。

精选验方

①**喉癌、痰浊凝聚**：茯苓25克，山豆根15克，橘红12克，枳实、党参各10克，制胆南星、制半夏、菖蒲、僵蚕、莪术、甘草各9克，竹茹6克，水煎取药汁。每日1剂，分2次服用。②**急性毛细支气管炎**：茯苓、山药各13克，子芩、全虫（全蝎）、川贝母、地龙、白术各7克，胆南星、甘草各5克，水煎取药汁。每日1剂，分2次服用。③**小儿支气管炎**：茯苓9克，前胡5克，半夏、枳壳各4.5克，紫苏叶、薄荷、陈皮、甘草、白芷各3克。水煎取药汁。每日1剂，分2次服用。④**老年性慢性支气管炎、证属痰湿壅肺型者**：茯苓12克，川贝母9克，陈皮、半夏、枳实、知母各6克，紫苏子5克，炙甘草、生姜各3克，天南星1.5克，水煎取药汁。每日1剂，分2次服用，连服15剂为1个疗程。⑤**急性胃肠炎**：茯苓、佩兰、藿香、苍术、刺黄连各15克，水煎服。⑥**脾虚湿盛、小便不利**：茯苓、猪苓、泽泻、白术各20克，桂枝10克，水煎服。⑦**脾虚食少脘闷**：茯苓25克，白术、党参各15克，枳实、陈皮、生姜各10克，水煎服。

薏苡仁 Yi Yi Ren

一、利水消肿药

别名	苡仁、薏米、生苡仁、炒苡仁。
来源	本品为禾本科多年生草本植物薏苡 *Coix lacryma-jobi* L. var. *mayuen* (Roman.) Stapf的干燥成熟种仁。

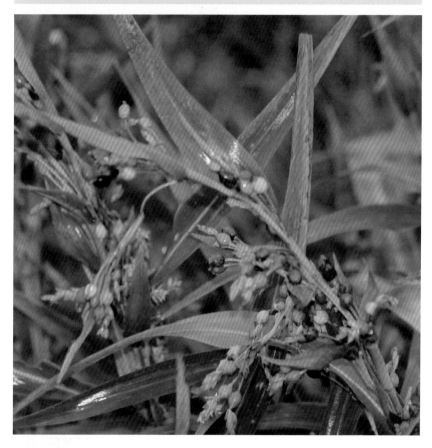

形态特征 多年生草本，高1~1.5米。叶互生，线形至披针形。花单性同株，成腋生的总状花序。颖果圆珠形。花期7~8月，果期9~10月。

生境分布 生长于河边、溪潭边或阴湿山谷中。我国各地均有栽培。长江以南各地有野生。

采收加工 秋季果实成熟后，割取全株，晒干，打下果实，除去外壳及黄褐色外皮，去净杂质，收集种仁，晒干。

饮片特征

本品呈宽卵形或长椭圆形。表面乳白色，光滑，偶有残存的淡棕色种皮。异端钝圆，另端较宽而微凹，有一淡棕色点状种脐。背面有一条较宽而深的纵沟。质坚实，断面白色，粉性。气微，味微甜。

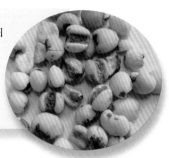

性味归经	甘、淡，微寒。归脾、胃、肺经。
功效主治	利水渗湿，健脾除痹，清热排脓。本品甘补、淡渗、性寒清热，能祛体内及肌肉筋骨间之水湿邪气，又能补中、清热，故有利水渗湿、健脾除痹、清热排脓之功。
药理作用	薏苡仁油有抑制肌肉收缩作用，对子宫有兴奋作用，对小肠则少量兴奋，大量先兴奋后抑制。其脂肪油能使血清钙、血糖量下降，并有解热、镇痛、镇静作用。薏苡仁酯、薏苡仁煎剂，有一定的抗癌作用。
用量用法	10～30克，煎服。药力缓和，用量须大，宜久煎。健脾止泻宜炒用，清热利湿宜生用。可煮粥食用，为食疗佳品。
使用注意	津液不足者慎用。

精选验方

①**扁平疣**：生薏苡仁末30克，白砂糖30克，拌匀，每次1匙，开水冲服，每日3次，7～10日为1个疗程。②**尿路结石**：薏苡仁茎、叶、根适量（鲜品约250克，干品减半），水煎去渣，每日2～3次。③**慢性结肠炎**：薏苡仁500克，山药100克，炒黄研粉，每次2匙，每日2次，温水、红糖水或蜂蜜水冲服。④**婴幼儿消化不良**：薏苡仁、山药各15克，共研细末，炒成微黄色，煮成稀糊状，再加白糖调味，每日1剂，分2次服，连服3～7日。⑤**胃癌、子宫颈癌**：薏苡仁、诃子、菱角各10克，每日1剂，水煎分3次服。⑥**慢性浅表性胃炎、胃黏膜息肉**：炒薏苡仁15～20克，炒陈皮5克，泡茶频服。⑦**阑尾炎**：薏苡仁50克，败酱草25克，制附子10克。水煎服。⑧**水肿**：薏苡仁、赤小豆、冬瓜皮各50克，黄芪、茯苓皮各25克。水煎服。⑨**肺脓肿**：薏苡仁、冬瓜子、芦根各50克，金银花25克，桔梗15克。水煎服。

猪 苓 Zhu Ling

一、利水消肿药

别名 粉猪苓。

来源 本品为多孔菌科真菌猪苓*Polyporus umbellatus* (Pers.) Fries 的干燥菌核。

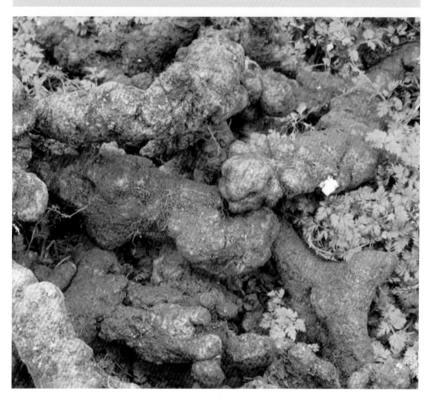

形态特征 菌核体呈长形块或不规则块状，表面凹凸不平，有皱纹及瘤状突起，棕黑色或黑褐色，断面呈白色或淡褐色。子实体自地下菌核内生出，常多数合生；菌柄基部相连或多分枝，形成一丛菌盖，伞形或伞半状半圆形，总直径达15厘米以上。每一菌盖为圆形，直径1～3厘米，中央凹陷呈脐状，表面浅褐色至茶褐色。菌肉薄，白色，菌管与菌肉同色；管口微小，呈多角形。

生境分布 生长于向阳山地、林下、富含腐殖质的土壤中。分布于陕西、云南等地；河南、甘肃、山西、吉林、四川等地也产。

采收加工 春、秋两季采挖，去泥沙，晒干。

饮片特征

本品为不规则形的厚片，大小不一。体轻，质硬，略呈颗粒状。外表皮黑色或棕黑色，凹凸不平，皱缩或有瘤状突起。质致密而体轻，能浮于水面，切面油腻，按之较软，类白色或黄白色，伴有散在的星点，略呈颗粒状。气微，味淡。

性味归经	甘、淡，平。归肾、膀胱经。
功效主治	利水渗湿。本品甘淡渗利，入肾与膀胱二经而利水道。
药理作用	水煎剂有较强利尿作用。其利尿作用机制主要是抑制肾小管对水及电解质，特别是钠、钾、氯的重吸收。猪苓多糖还有一定的抗肿瘤、防治肝炎的作用。猪苓的醇提取液对金黄色葡萄球菌、大肠杆菌有抑制作用。
用量用法	5~10克，煎服。
使用注意	利水渗湿力强，易于伤阴、无水湿者忌服。

精选验方

①**肾炎（对于水肿、小便不利、尿血者）**：猪苓15克，水煎服；也可用猪苓、茯苓皮、泽泻各9克，车前子、滑石粉各12克，水煎服。②**泌尿系感染（对尿急、尿频、尿痛者）**：猪苓、萹蓄、车前子各9克，木通6克，水煎服。③**乳糜尿**：猪苓、茯苓、泽泻、滑石各12克，阿胶9克，水煎服。④**水肿、小便不利**：猪苓、茯苓皮、泽泻各15克，车前子、滑石粉各20克，水煎服。⑤**腹泻**：猪苓、茯苓、白术、白扁豆各15克，水煎服。

泽 泻 Ze Xie

一、利水消肿药

别名 川泽泻、建泽泻、盐泽泻。

来源 本品为泽泻科植物泽泻 *Alisma orientalis* (Sam.) Juzep. 的干燥块茎。

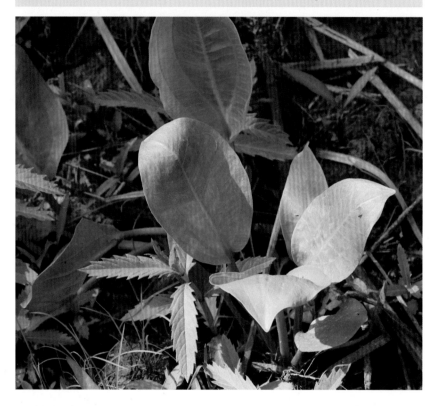

形态特征 多年生沼生植物，高50～100厘米。叶丛生，叶柄长达50厘米，基部扩延成中鞘状；叶片宽椭圆形至卵形，长2.5～18厘米，宽1～10厘米，基部广楔形、圆形或稍心形，全缘，两面光滑；叶脉5～7条。花茎由叶丛中抽出，花序通常为大型的轮生状圆锥花序；花两性。瘦果多数，扁平，倒卵形，背部有两浅沟，褐色，花柱宿存。花、果期5～10月。

生境分布 生长于沼泽边缘，幼苗喜荫蔽，成株喜阳光，怕寒冷，在海拔800米以下地区，一般都可栽培。分布于福建、四川、江西等地。

采收加工 冬季茎叶开始枯萎时采挖，除去茎叶及须根，洗净，用微火烘干，再撞去须根及粗皮。

饮片特征

本品为圆形或椭圆形厚片。外表皮黄白色或淡黄棕色，不光滑，有不规则的环纹，可见细小突起的须根痕。切面黄白色，粉性，有散在的星点，有多数细孔，质地坚实，不易折。气微，味微苦。

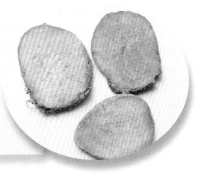

性味归经	甘、淡，寒。归肾、膀胱经。
功效主治	利水渗湿，泻热。本品甘淡渗利，性寒泻下焦湿热，故有利水渗湿、泻热之功。
药理作用	有显著的利尿作用，能增加尿量及钠和尿素的排泄，对肾炎患者利尿作用更为明显。有显著的降脂效果，并有抗脂肪肝作用；有一定的降压、降血糖作用。对金黄色葡萄球菌、肺炎双球菌、结核杆菌有抑制作用。
用量用法	5～10克，煎服。
使用注意	肾虚精滑者慎用。

精选验方

①**水肿，小便不利**：泽泻、白术各12克，车前子9克，茯苓皮15克，西瓜皮24克，水煎服。②**肠炎泄泻**：泽泻10克，黄连6克，马齿苋15克，水煎服。③**湿热黄疸、面目身黄**：泽泻、茵陈各50克，滑石15克，水煎服。④**耳源性眩晕**：泽泻、茯苓、白术各20克，化橘红、干姜、桂枝各15克，水煎服。⑤**妊娠水肿**：泽泻、桑白皮、槟榔、赤茯苓各1.5克，姜水煎服。⑥**尿路感染、小便不利**：泽泻、冬葵子各15克，茯苓皮25克，车前子20克，水煎服。⑦**美尼尔氏综合征**：泽泻30克，白术20克加味，每日1剂，早晚2次分服，3日为1个疗程。⑧**耳病性眩晕**：泽泻40克，白术、丹参各30克，天麻10克，水煎服。⑨**痰湿内阻型脂肪肝**：泽泻、虎杖各10克，大枣10枚，蜂蜜20克。将大枣用温水浸泡30分钟，去核后连浸泡水同放入大碗中，备用。将泽泻、虎杖洗净后入锅，煎煮2次，每次30分钟，合并2次滤汁，倒入砂锅，加入大枣及其浸泡液，用小火煨煮15分钟，调节煎液至300毫升，兑入蜂蜜，拌匀即成。代茶饮，可连续冲泡3～5次，当日饮完。

冬瓜皮 Dong Gua Pi

一、利水消肿药

别名 白瓜皮、白东瓜皮。

来源 本品为葫芦科植物冬瓜*Benincasa hispida* (Thunb.) Cogn. 的干燥外层果皮。

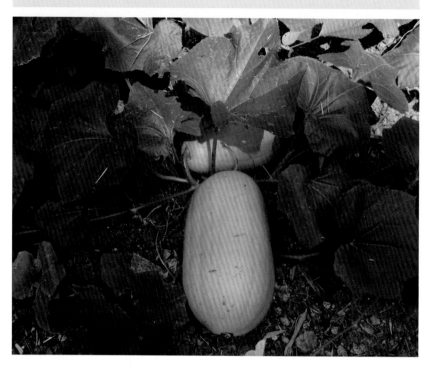

形态特征 一年生攀缘草本，多分枝，枝蔓粗壮，全体有白色刚毛；卷须2～3叉。叶片心状卵形，长、宽均10～25厘米，通常5～7浅裂，裂片三角形或卵形，先端短尖，边缘有波状齿或钝齿。雌、雄花均单生叶腋，黄色；花萼裂片三角状卵形，绿色，边缘有锯齿或波状裂，叶状，反折。果实长椭圆形，长25～60厘米，直径20～30厘米，幼时绿色，表面密被针状毛，成熟后有白色蜡质粉质，果肉肥厚纯白，疏松多汁，种子卵形，白色或黄白色，扁平有窄缘。花期6～9月，果期7～10月。

生境分布 全国大部分地区有产，均为栽培。

采收加工 夏末冬初果实成熟时采收。食用冬瓜时，收集削下的外层果皮，晒干。

饮片特征

本品呈不规则的片状，多向内卷曲。表面灰绿色或黄白色，内壁平坦，微有筋脉。质脆。无臭，味淡。

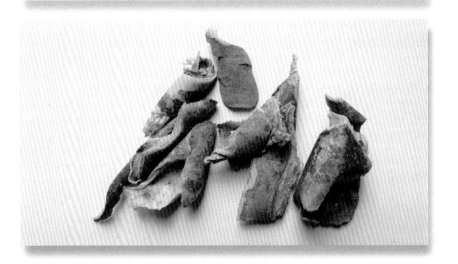

性味归经	甘，微寒。归肺、小肠经。
功效主治	利水消肿。本品能利小便，去水湿，消除水肿，故有利水消肿之效。
药理作用	本品含蜡质、树脂等，有明显的利尿作用。
用量用法	15～30克，煎服。
使用注意	因营养不良而致虚肿者慎服。

精选验方

①**妊娠高血压综合征**：新鲜冬瓜皮250克，洗净，水煎代茶饮，每日1剂，3～7日为1个疗程。②**非肾性水肿患者在恢复期内**：冬瓜皮煎剂60克，并饮水1000毫升，有一定的利尿作用。③**高热**：冬瓜皮500克，连皮煎汤1000毫升，分数次服。④**急性肾炎水肿**：冬瓜皮、鲜茅根各50～100克，水煎服。每日1剂，连服10～15剂。⑤**水肿胀满**：冬瓜皮50克，桑白皮、地骨皮、大腹皮各15克，茯苓皮20克。水煎服。⑥**腹水**：冬瓜皮、赤小豆各50克，商陆10克，泽泻20克，伏苓皮40克。水煎服。⑦**糖尿病**：冬瓜皮、西瓜翠衣各25克，天花粉20克，水煎服。

玉米须 Yu Mi Xu

一、利水消肿药

别名 玉麦须、五蜀黍蕊、棒子毛。
来源 本品为禾本科玉蜀黍属一年生草本植物玉米 *Zea mays* L. 的花柱及柱头。

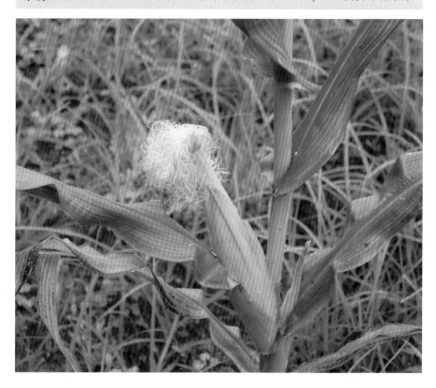

形态特征 高大的一年生栽培植物。秆粗壮，直立，高1~4米，通常不分枝，基部节处常有次生根。叶片宽大，线状披针形，边缘呈波状皱折，具强壮的中脉。在秆顶着生雄性开展的圆锥花序；雄花序的分枝三棱状，每节有2雄小穗，1无柄，1有短柄；每1雄小花含2小花；颖片膜质，先端尖；外稃及内稃均透明膜质；在叶腋内抽出圆柱状的雌花序，雌花序外包有多数鞘状苞片，雌小穗密集成纵行排列于粗壮的穗轴上，颖片宽阔，先端圆形或微凹，外稃膜质透明。花、果期7~9月。

生境分布 喜高温。全国各地均有栽培。

采收加工 玉米上浆时即可采收，但常在秋后剥取玉米时收集，除去杂质，晒干。

饮片特征

花柱由雌蕊发出，呈细丝状，长约30厘米，直径约0.05厘米。鲜时黄绿色、淡绿色至红褐色；干后黄白色或浅棕色。气清香，味淡。

性味归经	苦，平。归膀胱、肝、胆经。
功效主治	利水消肿，利湿退黄。本品渗利膀胱、肝、胆诸经水湿而具利水消肿和利湿退黄之功。
药理作用	有较强的利尿作用，可增加氯化物排出，抑制蛋白质的排泄。能促进胆汁分泌，可降低其黏稠性及胆红素含量。有增加血中凝血酶原和血小板数，以及加速血液凝固的作用。
用量用法	30～60克，煎服。
使用注意	煮食去苞须；不作药用时勿服。

精选验方

①肾炎水肿：玉米须60克，水煎服。②糖尿病：玉米须60克，水煎服。③慢性肾炎：取干燥玉米须50克，加温水600毫升，用小火煎煮20～30分钟，得药液300～400毫升，过滤后内服，每日1次或分次服完。④肾病综合征：每次用干玉米须60克，洗净煎服，每日早晚各服1次。同时服氯化钾1克，每日3次。⑤原发性高血压：玉米须、西瓜皮、香蕉各适量，水煎服。⑥泌尿系感染：玉米须40克，石韦、蒲公英、马齿苋各30克，柴胡、黄柏各10克，苦参6克，每日1剂，分2次服。⑦红斑性狼疮：玉米须适量，人参6克，白木耳3克，黄芪15～30克，秦艽、乌梢蛇各10克，鱼腥草、白茅根各30克，蚕壳4个，水煎服。⑧血脂过高症：玉米须、山楂根、茶树根、荠菜花各50克。水煎服，每日1剂。⑨慢性肝炎：玉米须、太子参各50克。水煎服，每日1剂，早晚分服。

葫芦 Hu Lu

一、利水消肿药

别名 陈葫芦、葫芦壳、陈壶卢瓢。

来源 本品为葫芦科一年生攀缘草本植物葫芦 *Lagenaria sicararia* (Molina) Standl. 的干燥果皮和种子。

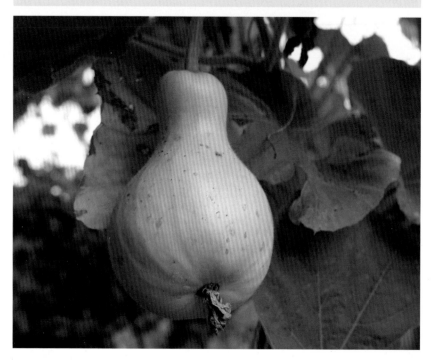

形态特征 一年生攀缘草本，有软毛；卷须2裂。叶片心状卵形至肾状卵形，长10～40厘米，宽与长近相等，稍有角裂或3浅裂，顶端尖锐，边缘有腺点，基部心形；叶柄长5～30厘米，顶端有2腺点。花生于叶腋，雄花的花梗较叶柄长，雌花的花梗与叶柄等长或稍短；花萼长2～3厘米，落齿锥形；花冠白色，裂片广卵形或倒卵形，长3～4厘米，宽2～3厘米，边缘皱曲，顶端稍凹陷或有细尖，有5脉；子房椭圆形，有绒毛。果实光滑，初绿色，后变白色或黄色，长数十厘米，中间缢细，下部大于上部；种子白色，倒卵状椭圆形，顶端平截或有2角。花期6～7月，果期7～8月。

生境分布 全国大部分地区均有栽培。

采收加工 秋末或冬初，采取老熟果实，打碎，除去果瓢及种子，晒干。

饮片特征

本品呈瓢状，多碎成块片。外表面黄棕色，较光滑。内表面黄白色或灰黄色，松软。体轻，质硬，断面黄白色。气微，味淡。

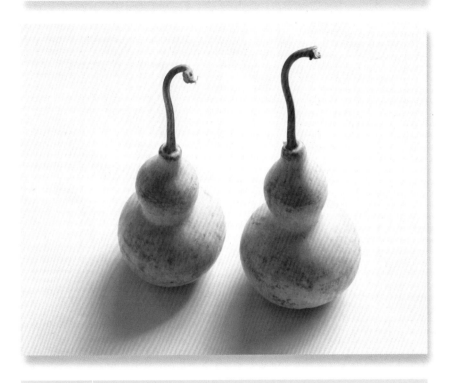

性味归经	甘，平。归肺、小肠经。
功效主治	利水消肿。
药理作用	其煎剂内服，有显著利尿作用。
用量用法	15～30克，煎服。
使用注意	中寒者忌服。

精选验方

肾炎及心脏病水肿、脚气水肿：葫芦15克，粳米100克，冰糖20克。将葫芦磨成细粉待用。将粳米、冰糖加水放入砂锅内，煮至米开时，加入葫芦粉，再煮片刻，至粥稠即可。

香加皮 Xiang Jia Pi

一、利水消肿药

别名 杠柳皮、香五加皮、北五加皮。

来源 本品为萝藦科植物杠柳*Periploca sepium* Bge. 的干燥根皮。

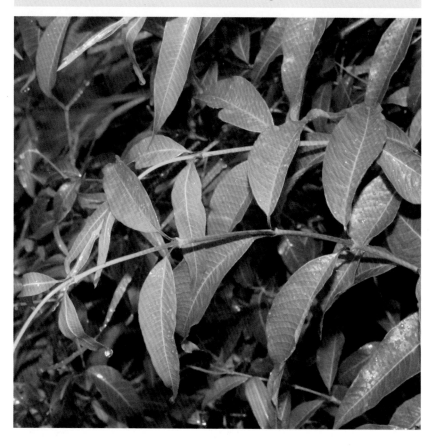

形态特征 蔓生灌木，叶对生，膜质，披针形，先端渐尖，基部楔形，全缘，侧脉多对。聚伞花序腋生，花冠紫红色。蓇葖果双生。种子顶端具白色绢毛。花期6~7月，果期7~9月。

生境分布 生长于河边、山野、沙质地。分布于吉林、辽宁、内蒙古、河北、山西、陕西、四川等地。

采收加工 春、秋两季采挖。趁鲜时以木棒敲打，使根皮和木质部分离，抽去木心，将根皮阴干或晒干。

饮片特征

本品为不规则的丝状。外表面灰棕色或黄棕色，粗糙，内表面淡黄色或淡黄棕色，较平滑，有细纵纹。切断面黄白色。有特异香气。味苦。

性味归经	苦、辛，微温；有毒。归肝、肾、心经。
功效主治	利水消肿，祛风湿，强筋骨。本品味苦降泄，味辛散邪，故能内行水湿，外祛风湿而利水消肿，祛风湿，强筋骨。
药理作用	具有强心利尿作用，挥发性成分有一定的兴奋中枢作用。杠柳皮有一定的杀虫作用。强心弐过量中毒可引起心律失常，甚至死亡。
用量用法	3～6克，煎服。浸酒或入丸、散，酌量。
使用注意	本品有毒，服用不宜过量。

精选验方

①**水肿：**香加皮7.5～15克，水煎服。②**水肿、小便不利：**香加皮、陈皮、茯苓皮、生姜皮、大腹皮各15克，水煎服。③**筋骨软弱、脚痿行迟：**香加皮、牛膝、木瓜各等份，为末，每次5克，每日3次。④**风湿性关节炎、关节拘挛疼痛：**香加皮、白鲜皮、穿山龙各25克，用白酒泡24小时，每日10毫升。⑤**风湿痹痛：**香加皮、松节、木瓜各等份，共为末。每次1.5克，每日2次，温酒送服。⑥**腰腿酸痛、风寒痹痛、心悸气短、下肢浮肿：**香加皮3～6克，水煎服。⑦**水肿：**香加皮4.5～9克，水煎服。

泽 漆 Ze Qi

一、利水消肿药

别名 猫儿眼睛草。

来源 本品为大戟科两年生草本植物泽漆 *Euphorbia helioscopia* L. 的干燥全草。

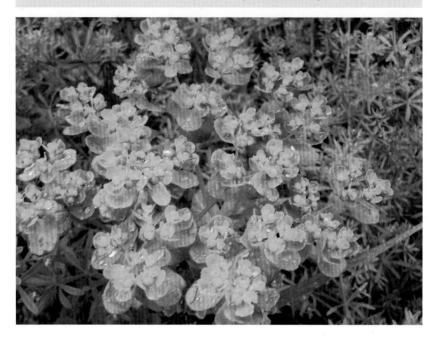

形态特征 两年生草本，高10～30厘米，全株含乳汁。茎无毛或仅小枝略具疏毛，基部紫红色，分枝多。单叶互生；倒卵形或匙形，长1～3厘米，宽5～18毫米，先端钝圆或微凹，基部阔楔形，边缘在中部以上有细锯齿；无柄或突狭而成短柄。杯状聚伞花序顶生，排列成复伞形；伞梗5枝，基部轮生叶状苞片5枚，形同茎叶而较大，每枝再作1～2回分枝，分枝处轮生倒卵形苞叶3枚；花单性，无花被；雄花多数和雌花1枚同生于萼状总苞内，总苞先端4裂，上有肾形腺体；雄花仅有雄蕊1；雌花在花序中央，子房有长柄，3室，柱头3裂。蒴果表面平滑。种子卵圆形，直径1.5毫米，表面有网纹，熟时褐色。花期4～5月，果期6～7月。

生境分布 生长于山沟、路边、荒野、湿地。我国大部分地区均有分布，多为野生。

采收加工 4～5月开花时采收，除去根及泥沙，晒干。

饮片特征

干燥全草都切成段状，有时具黄色的肉质主根。根顶部具紧密的环纹，外表具不规则的纵纹，断面白色，木质部成放射状；茎圆柱形，鲜黄色至黄褐色，表面光滑或具不明显的纵纹，有明显的互生、褐色的条形叶痕；叶暗绿色，常皱缩，破碎或脱落；茎顶端具多数小花及灰色的蒴果；总苞片绿色，常破碎。气酸而特异，味淡。以干燥、无根者为佳。

性味归经	辛、苦，微寒；有毒。归大肠、小肠、肺经。
功效主治	利水消肿，化痰止咳，散结。本品味苦降泄，以行肺、小肠水湿而利尿消肿、化痰止咳，味辛行散以消痰散结。
药理作用	泽漆对结核杆菌、金黄色葡萄球菌、绿脓杆菌及痢疾杆菌有抑制作用。
用量用法	5～10克，煎服。外用：适量。
使用注意	本品有毒，不宜过量或长期使用。其有毒成分主要在鲜品的白色乳浆中，故使用干品或入丸散可减少中毒反应。

精选验方

①**支气管哮喘**：泽漆、桂枝、党参、法半夏、炙紫菀各9克，炙麻黄、杏仁、炙甘草各6克，生姜3片，水煎服，每日1剂。②**支气管炎**：用泽漆新貮，每日4次，每次60毫升，5日为1个疗程。③**肝硬化腹水**：泽漆、青皮、神曲各10克，萹蓄、瞿麦、麦芽、马鞭草各20克，木香9克，甘草6克，水煎服。④**颈淋巴结核**：鲜泽漆500克（干品也可），水煎浓缩到80克，加蜂蜜80克，混匀，每次1.5克，每日3次。⑤**肝硬化腹水**：单用本品熬膏，温酒送服。⑥**癣疮**：用本品捣汁涂搽。⑦**疟疾**：成人每次取干品10～12克，加水浓煎，加红糖，顿服，每日疟连服2日；间日疟及3日疟连服3日。⑧**结核性肛瘘**：泽漆全草，水煎过滤，浓缩成流浸膏，直接涂于患处，盖上纱布，每日1次。⑨**淋巴结结核**：泽漆全草，水煎过滤，浓缩成流浸膏，外涂。

蝼 蛄 Lou Gu

一、利水消肿药

别名 非洲蝼蛄、小蝼蛄、拉拉蛄、地拉蛄、土狗崽、地狗子、水狗、都猴。

来源 本品为蝼蛄科昆虫蝼蛄*Gryllotalpa africana* Palisot et Beaurois 或大蝼蛄 G. unispina Saussure 的干燥虫体。

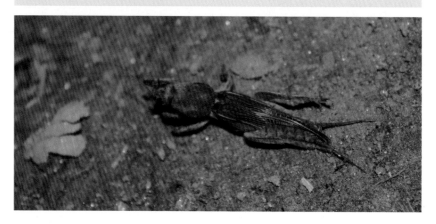

形态特征 蝼蛄体长圆形，淡黄褐色或暗褐色，全身密被短小软毛。雌虫体长3厘米余，雄虫略小。头圆锥形，前尖后钝，头的大部分被前胸板盖住。触角丝状，长度可达前胸的后缘，第1节膨大，第2节以下较细。复眼1对，卵形，黄褐色；复眼内侧的后方有较明显的单眼3个。口器发达，咀嚼式。前胸背板坚硬膨大，呈卵形，背中央有1条下陷的纵沟，长约5毫米。翅2对，前翅革质，较短，黄褐色，仅达腹部中央，略呈三角形；后翅大，膜质透明，淡黄色，翅脉网状，静止时蜷缩折叠如尾状，超出腹部。足3对，前足特别发达，基节大，圆形，腿节强大而略扁，胫节扁阔而坚硬，尖端有锐利的扁齿4枚，上面2个齿较大，且可活动，因而形成开掘足，适于挖掘洞穴隧道之用。后足腿节大，在胫节背侧内缘有3～4个能活动的刺，腹部纺锤形，背面棕褐色，腹面色较淡，呈黄褐色，末端2节的背面两侧有弯向内方的刚毛，最末节上生尾毛2根，伸出体外。生活于潮湿温暖的沙质土壤中，特别是在大量施过有机质肥料的地中更多。春、秋两季，最为活动，常在晚间出动开掘土面成纵横隧道，白天隐伏洞中。趋光性强，能飞翔。

生境分布 生长于潮湿温暖的沙质土壤中，特别是在大量施过有机质肥料的土壤中。分布于江苏、浙江、广东、福建等地。

采收加工 夏、秋两季捕捉。捕得后用沸水烫死，晒干或烘干。

饮片特征

干燥的虫体，多已碎断而少完整。完整者长约3厘米，头胸部呈茶棕色，杂有黑棕色；复眼黑色而有光泽；翅膜质，多碎落，足亦多折损不全，腹皱缩，浅黄色，有的呈黑棕色。疏生短绒毛，或无毛，质软，易碎。有特异的腥臭气。以身干、完整、无杂质及泥土者为佳。

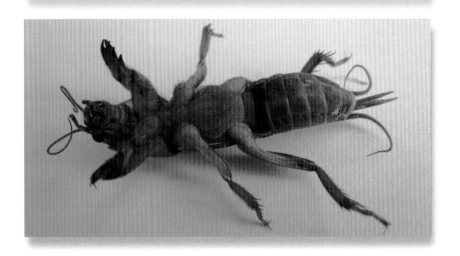

性味归经	咸，寒。归膀胱、大肠、小肠经。
功效主治	利水消肿。
药理作用	蝼蛄粉混悬液灌胃，对家兔不能证实其利尿作用。用蝼蛄粉末长期喂兔和小鼠，未见中毒现象。
用量用法	煎服，5～9克，研末服每次3～5克。外用：适量。
使用注意	气虚体弱者及孕妇忌服。

精选验方

①**水肿**：蝼蛄（去头、爪、翼），置锅内，小火焙焦，研为细末，每次2克，每日2次，开水或米汤送服，5～7日为1个疗程。②**小儿脐尿管未闭**：蝼蛄与甘草研末撒。③**疖肿、蜂窝组织炎**：用鲜蝼蛄与红糖捣烂，加少量防腐剂。外敷患处，每日换药1次，一般需连用3～5次。④**尿路结石**：蝼蛄2只焙黄，研末服，每日2次。⑤**膀胱炎**：蝼蛄4只，鲜荷叶2片。水煎取药汁。口服，每日1剂。

蟋 蟀 Xi Shuai

一、利水消肿药

别名 蛐蛐、蛔蛔。
来源 本品为蟋蟀科昆虫蟋蟀 *Gryllulus chinensis* Weber 的干燥全体。

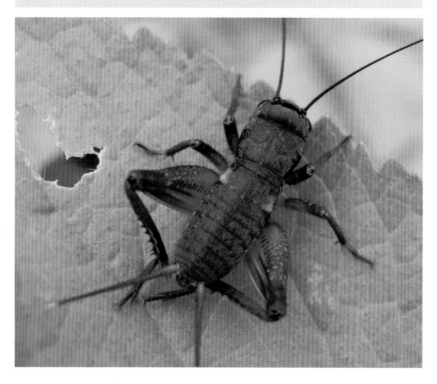

形态特征 蟋蟀多数中小型，少数大型。黄褐色至黑褐色。头圆，胸宽，丝状触角细长易断。咀嚼式口腔。有的大颚发达，强于咬斗。前足和中足相似并同长；后足发达，善跳跃；尾须较长。前足胫节上的听器，外侧大于内侧。雄性喜鸣、好斗，有互相残杀的现象。雄虫前翅上有发音器，由翅脉上的刮片、摩擦脉和发音镜组成。前翅举起，左右摩擦，从而震动发音镜，发出音调。雌性个体较大，针状或矛状的产卵管裸出，翅小。雄性蟋蟀相互格斗是为了争夺食物，巩固自己的领地和占有雌性。

生境分布 常栖息于地表、砖石下、土穴中、草丛间。分布于江苏、上海、浙江、河北等地。

采收加工 8~9月捕捉。捕得后，用沸水烫死，晒干或焙干。

饮片特征

全体呈长圆形，黑色。头略呈三角形；复眼1对，椭圆形，触角1对，多脱落。前胸背板略呈长方形，中后胸被翅所遮盖，后胸末端有尾毛1对。雌虫在尾毛之间有一产卵管。胸足3对，多脱落。气臭，味咸。

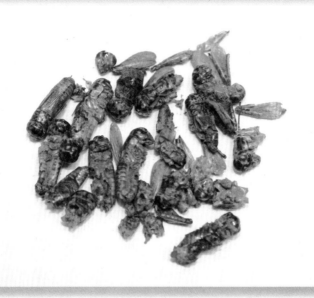

性味归经	辛、咸，温。归膀胱、大肠、小肠经。
功效主治	利尿消肿。
药理作用	有退热作用，并能扩张血管，降低血压。
用量用法	煎服，4~6只。或入散剂，每次1~2只。
使用注意	体虚者及孕妇忌服。

精选验方

①**小水不通、痛胀不止**：蟋蟀1只，阴阳瓦焙干，为末。白滚汤下，小儿减半。②**跌仆伤小肚、尿闭不出**：蟋蟀1只，煎服。③**老人尿闭**：蟋蟀、蝼蛄各4只，生甘草5克，水煎汤，分3次温服。④**小儿遗尿**：蟋蟀（焙，末）1只，滚水下，照岁（数）服，如11岁者，每次1只，服至11只为止。⑤**肾虚阳痿**：蟋蟀、蜻蜓、狗肾各适量，共为末，兑酒服。

荠菜 Ji Cai

一、利水消肿药

别名 白花菜、花荠菜、护生草、地菜、地米菜、菱闸菜、小鸡草。

来源 本品为十字花科植物荠菜*Capsella bursa-pastoris* (L.) Medic. 的带根全草。

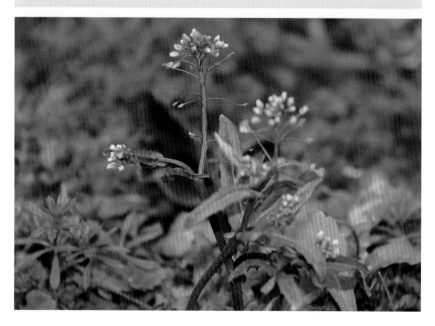

形态特征 一年生或两年生草本，高30～40厘米，主根瘦长，白色，直下，分枝。茎直立，分枝。根生叶丛生，羽状深裂，稀全缘，上部裂片三角形；茎生叶长圆形或线状披针形，顶部几乎成线形，基部成耳状抱茎，边缘有缺刻或锯齿，或近于全缘，叶两面生有单一或分枝的细柔毛，边缘疏生白色长睫毛。花多数，顶生或腋生成总状花序；萼4片，绿色，开展，卵形，基部平截，具白色边缘；花瓣倒卵形，有爪，4片，白色，十字形开放，径约2.5毫米；雄蕊6，4强，基部有绿色腺体；雌蕊1，子房三角状卵形，花柱极短。短角果呈倒三角形，无毛，扁平，先端微凹，长6～8毫米，宽5～6毫米，具残存的花柱。种子20～25粒，成2行排列，细小，倒卵形，长约0.8毫米。花、果期4～6月。

生境分布 生长于田野、路边及庭园。我国各地均有分布。

采收加工 3～5月采集，洗净，晒干。

饮片特征

干燥的全草，根作须状分枝，弯曲或部分折断，淡褐色或乳白色；根出叶羽状分裂，卷缩，质脆易碎，灰绿色或枯黄色；茎纤细，分枝，黄绿色，弯曲或部分折断，近顶端疏生三角形的果实，有细柄，淡黄绿色。气微，味淡。以干燥、茎近绿色、无杂草者为佳。

性味归经	甘，凉。归肝、胃经。
功效主治	清热利水，凉血止血。本品甘凉，既能利水，又能清气清血，故有清热利水、凉血止血之效。
药理作用	其煎剂及流浸膏有止血作用；有扩冠及降压作用。醇提取物对人工形成的大鼠胃溃疡有抑制作用，对小鼠有利尿作用。
用量用法	内服：15～30克，大量30～60克，煎汤；鲜品加倍。外用：适量。
使用注意	内服时干品、鲜品均可以，但以鲜品为佳。治疗目赤涩痛等症时，除内眼外，还可以鲜品绞汁点眼。

精选验方

①乳糜尿：荠菜（连根）200～500克，洗净煮汤（不加油盐），顿服或分3次服，连服1～3个月。②产后出血：鲜荠菜30克，水煎，分2次服，每日1剂。③月经过多：荠菜50克，仙鹤草60克，茶叶6克。水煎取药汁，代茶随饮。每日1剂。④高血压病：荠菜、夏枯草各50克，水煎服。⑤肾结核：荠菜50克，水3碗煎至1碗，打入鸡蛋1个，再煎至蛋熟，加食盐少许，喝汤吃蛋。

杠板归 Gang Ban Gui

一、利水消肿药

别名	河白草、贯叶蓼。
来源	本品为蓼科多年生蔓生草本植物杠板归*Polygonum perfoliatum* L. 的干燥地上部分。

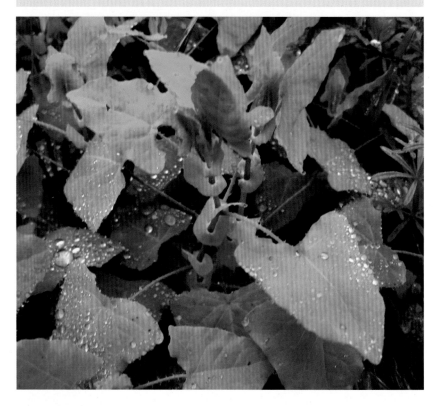

形态特征 多年生蔓生草本。茎有棱，红褐色，有倒生钩刺。叶互生，盾状着生；叶片近三角形，长4~6厘米，宽5~8厘米，先端尖，基部近心形或截形，下面沿脉疏生钩刺；托叶鞘近圆形，抱茎；叶柄长，疏生倒钩刺。花序短穗状；苞片圆形；花被5深裂，淡红色或白色，结果时增大，肉质，变为深蓝色；雄蕊8；花柱3裂。瘦果球形，包于蓝色多汁的花被内。花期6~8月，果期9~10月。

生境分布 生长于山谷、灌木丛中或水沟旁。全国各地均有分布。

采收加工 秋季采收，洗净，晒干。

饮片特征

　　本品为不规则的茎、叶、花、果混合中段。茎细长，略呈方形，有4棱，棱上有倒生钩刺，紫红色或紫棕色，节略膨大。叶多皱缩破碎，完整者近等边三角形，灰绿色至红棕色，叶背主脉及叶柄上疏生小钩刺。穗状花序顶生或腋生。有时可见球形瘦果。气微，味微酸。以叶多、色绿、干燥、无霉者为佳。

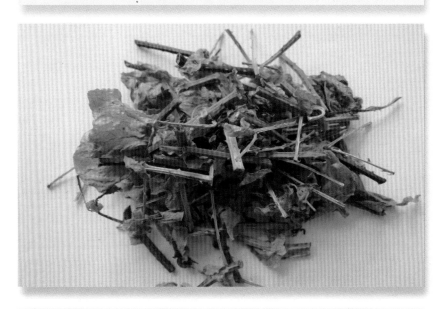

性味归经	酸、苦，寒。归胃、大肠、膀胱、肺、肝经。
功效主治	利水消肿，除湿退黄，清热解毒。本品苦泄寒清，能除湿热、解热毒，故有利水消肿、除湿退黄、清热解毒之功。
药理作用	有强心、抗菌作用。
用量用法	9～15克，煎服。外用：适量。
使用注意	体质虚弱者慎服。

精选验方

　　①**咳嗽**：杠板归30克，一枝黄花10克，水煎服。②**蛇串丹（带状疱疹）**：杠板归鲜品适量捣烂为糊，搽于患处。③**蛇咬伤**：杠板归鲜品适量，捣烂，敷于咬伤处。④**疔肿、毒蛇咬伤**：鲜品捣烂外敷。

三白草 San Bai Cao

一、利水消肿药

别名 三白草根。
来源 本品为三白草科植物三白草*Saururus chinensis* (Lour.) Baill. 的干燥地上部分。

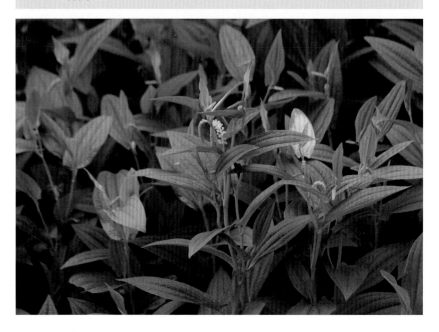

形态特征 多年生草本，高30～80厘米。根茎较粗，白色。茎直立，下部匍匐状。叶互生，纸质，叶柄长1～3厘米，基部与托叶合生为鞘状，略抱茎；叶片卵形或卵状披针形，长4～15厘米，宽3～6厘米，先端渐尖或短尖，基部心形或耳形，全缘，两面无毛，基出脉5。总状花序1～2枝顶生，花序具2～3片乳白色叶状总苞；花小，无花被，生于苞片腋内；雄蕊6，花丝与花药等长；雌蕊1，由4个合生的心皮组成，子房上位，圆形，柱头4。果实分裂为4个果瓣，分果近球形，表面具多疣状突起，不开裂。种子球形。花期4～8月，果期8～9月。

生境分布 生长于沟旁、沼泽等低湿处。分布于江苏、浙江、安徽、广西、四川等地。

采收加工 根茎7～9月采挖，去净泥土，置热水中浸泡数分钟，取出晒干。全草全年均可采挖，洗净、晒干。

饮片特征

本品茎圆柱形，有4条纵沟，1条较宽；断面黄色，纤维性，中空。叶多皱缩互生，展平后叶片卵形或卵形披针状；先端尖，基部心形，全缘，基出脉5条；叶柄较长，有纵皱纹。有时可见总状花序或果序，棕褐色。蒴果近球形。气微，味淡。以叶多、灰绿色或棕绿色者为佳。

性味归经	甘、辛，寒。归肺、膀胱经。
功效主治	利水消肿，清热解毒。本品既利又清，故能利水消肿、清热解毒。
药理作用	所含槲皮式类成分有利尿作用，挥发油有镇咳消炎作用。
用量用法	15～30克，煎服。外用：鲜品适量捣敷患处。
使用注意	阴虚无湿热者当慎用。

精选验方

①**乳汁不足**：鲜三白草根50克，猪前脚1节，水煎，服汤食肉，每日1剂。②**妇女白带**：鲜三白草根100克，猪瘦肉200克，水煎，服汤食肉，每日1剂。③**风湿痹痛**：三白草根、牛膝根、白茅根、毛竹根各9～15克，水煎服，红糖、米酒为引。④**月经不调、白带过多**：三白草根、杜鹃花根各15克，猪肉汤适量，水煎煮沸后，留汁去渣，兑猪肉汤服。⑤**腹肌脓肿**：鲜三白草根150～200克，水煎服，药渣捣烂外敷。⑥**肝癌**：三白草根、大蓟根各150～200克，分别煎水，去渣后加白糖适量饮服，上午服三白草根，下午服大蓟根。

榆白皮 Yu Bai Pi

一、利水消肿药

别名 榆皮。
来源 本品为榆科植物榆树*Ulmus pumila* L. 的树皮或根皮的韧皮部。

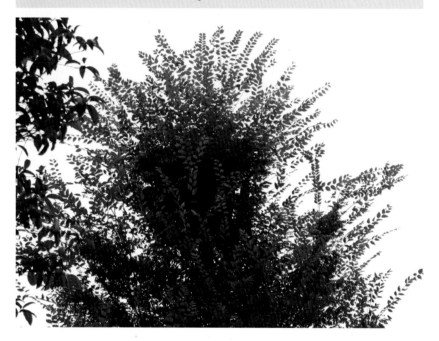

形态特征 落叶乔木，树干端直，高达20米。树皮暗灰褐色，粗糙，有纵沟裂；小枝柔软，有毛，浅灰黄色。叶互生，纸质；叶柄长2～10米，有毛；托叶早落；叶片倒卵形、椭圆状卵形或椭圆状披针形，长2～8厘米，宽1.2～2.5厘米，先端锐尖或渐尖，基部圆形或楔形，上面暗绿色，无毛，下面幼时有短毛，老时仅脉腋有毛，边缘具单锯齿；侧脉明显，9～18对。花先叶开放，簇生成聚伞花序，生于去年枝的叶腋；花被针形，4～5裂；雄蕊与花被同数，花药紫色；子房扁平，1室，花柱2。翅果近圆形或倒卵形，长1～1.5厘米，宽0.8～1.2厘米，光滑，先端有缺口，种子位于翅果中央，与缺口相接；果柄长约2毫米。花期3～4月，果期4～6月。

生境分布 生长于河堤、田埂和路边；山麓、沙地上也有生长。全国大部分地区均有栽培。

采收加工 8～9月间取老枝条，立即剥取内皮晒干，切段。

饮片特征

本品呈板片状或浅槽状，长短不一，厚3~7毫米。外表面浅黄白色或灰白色，较平坦，皮孔横生，嫩皮较明显，有不规则的纵向浅裂纹，偶有残存的灰褐色粗灰；内表面黄棕色，具细密的纵棱纹。质柔韧，纤维性。气微，味稍淡，有黏性。

性味归经	甘，平。归胃、大肠、小肠经。
功效主治	利水，通淋，消肿。本品甘淡性平，利尿通淋。
药理作用	榆白皮制成的药粉50毫克/毫升对甲、乙型链球菌有抑菌作用，100毫克/毫升对白色葡萄球菌、绿脓杆菌、伤寒杆菌有抑菌作用，200毫克/毫升对大肠杆菌、结核杆菌有抑菌作用。
用量用法	4.5~9克，煎服。外用：煎洗，研末调敷。
使用注意	脾胃虚寒者慎用。

精选验方

①**外伤性出血**：榆树韧皮，放在75度的酒精中浸泡7日，取出阴干，研细末外用。②**火灼烂疮**：榆白皮熟捣涂封。③**烧、烫伤**：榆树皮、大黄、酸枣树皮各10克，用75度酒精浸泡48小时过滤，取滤液。用时清洁创面，用喷雾法向患部喷洒。④**小儿白秃疮**：榆白皮适量捣末，醋和涂敷。⑤**病愈后失眠**：榆白皮、酸枣仁各20克。水煎取药汁。每日1剂，温服。

金针菜 *Jin Zhen Cai*

、利水消肿药

别名 萱草花、川草花、宜男花、黄花菜、鹿葱花。

来源 本品为百合科植物萱草 *Hemerocallis fulva* L.、黄花菜 *H. fluva* L. 或小萱草 *H. minor* Mill. 的花蕾。

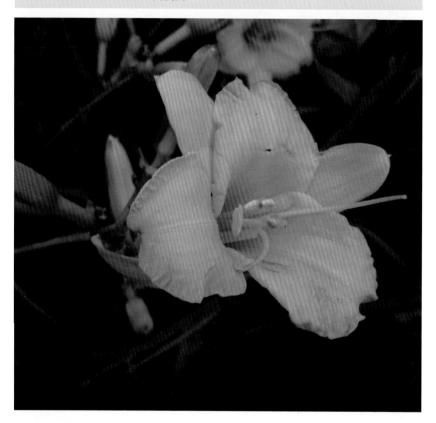

形态特征 多年生草本，高30～65厘米。根簇生，肉质，根端膨大成纺锤形。叶基生，狭长带状，下端重叠，向上渐平展，长40～60厘米，宽2～4厘米，全缘，中脉于叶下面突出。花茎自叶腋抽出，茎顶分枝开花，有花数朵，橙黄色，漏斗形，花被6裂。蒴果，革质，椭圆形。种子黑色光亮。花期夏季。

生境分布 生长于山坡、草地，也有庭院栽培。全国大部分地区均有分布。

采收加工 5～8月花将要开放时采收，蒸后晒干。

饮片特征

本品呈细长棒形，长6～15厘米，直径3～5厘米，上半部略膨大，下半部细柱状，外面淡黄褐色至黄褐色，顶端钝尖，基部着生短梗，花被下部3～5厘米合生成花被筒，上部花被片2轮，每轮3片，但均未开放或略呈隙状开放；雄蕊、雌蕊均被包埋于花被子片内，未伸出花被片。质柔软。气微香，味淡。

性味归经	甘，凉。归心、肝、小肠经。
功效主治	清热利湿，除烦安神。治疗肝炎、黄疸、风湿性关节炎、牙周炎、通乳、痢疾、痔疮、习惯性便秘、小便不通、吐血、鼻出血、肺结核、高脂血症、神经衰弱、老年痴呆症等。
药理作用	花浸膏及提取物给小鼠灌胃，可使其自发活动显著减少，提示金针花有明显的镇静作用。
用量用法	15～30克，煎服。
使用注意	痰多，尤其是哮喘患者，不宜食用，浸泡清洗后食用为佳。

精选验方

①腰痛、耳鸣、奶少：金针菜根蒸肉饼或煮猪腰吃。②小便不利、水肿、黄疸、淋病、衄血、吐血：黄花菜9～15克，水煎服。③围产期痔疾：金针菜100克，红糖适量。加水煎汤，去渣取汁。每日早晨代茶饮，连用数日。④内痔出血：金针菜50克，水煎。加红糖适量，早饭前一小时服，连续3～4日。

芭蕉根 Ba Jiao Gen

别名 芭蕉头。

来源 本品为芭蕉科多年生草本植物芭蕉*Musa basjoo* Sieb.Et Zucc. 的根茎。

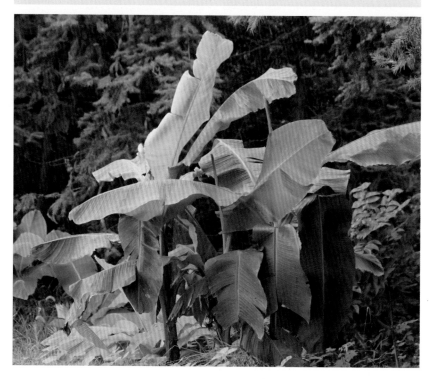

形态特征 多年生草本。茎短，通常为叶鞘包围而形成高大的假茎，高约4米。叶长2～3米，宽25～30厘米，基部圆形或不对称，先端钝，表面鲜绿色，有光泽，中脉明显粗大，侧脉平行；叶柄粗壮，长达30厘米。穗状花序顶生，下垂；苞片佛焰苞状，红褐色或紫色，每苞片有多数小花，除苞片最下面具3～4不孕花外，其余皆发育。花单性，通常雄花生于花束上部，雌花在下部；花冠近唇形，上唇较长，先端5齿裂，下唇较短，基部为上唇所包；雄花具雄蕊5，离生，伸出花冠；药线形，2室；雌花子房下位3室，花柱1，柱头近头状，光滑。浆果三棱状长圆形，肉质。种子多数。

生境分布 多栽培于庭园及农舍附近。分布于长江流域以南的广大地区。

采收加工 全年可采。采集后，洗净晒干生用，或鲜用。

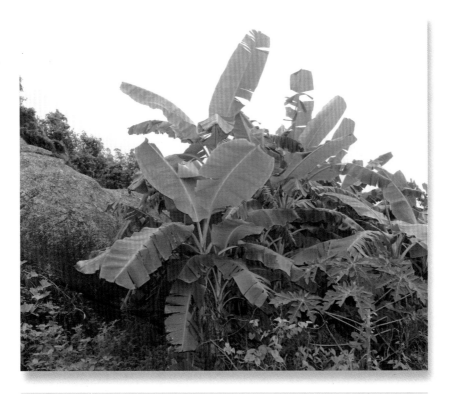

性味归经	甘，大寒。归脾、肝经。
功效主治	清热、利尿、止渴、解毒。本品甘寒清利，能使水去肿消，热解渴止毒清，故具清热、利尿、解毒、止渴之功。
药理作用	抑菌试验：对伤寒杆菌、斯密氏痢疾杆菌、福氏痢疾杆菌、志贺氏痢疾杆菌、金黄色葡萄球菌、八联球菌等均有抑制作用。
用量用法	煎服，15～30克，鲜品加倍。外用：适量，捣汁敷、涂。
使用注意	本品性寒，脾胃虚弱、阴证疮肿者忌用。

精选验方

①**血崩、白带**：芭蕉根250克，瘦猪肉200克，水炖服。②**黄疸病**：芭蕉根、龙胆草各9克，山慈菇6克，捣烂，冲水服。③**胎动不安**：芭蕉根10～15克，煮猪肉食。④**高血压**：芭蕉根茎煎汁，或同猪肉煮食。⑤**疮口不合**：芭蕉根取汁抹之。⑥**消渴、口舌干燥、骨节烦热**：生芭蕉根，捣绞取汁，不拘时饮一二合。⑦**发背欲死**：芭蕉捣根涂上。

营实 Ying Shi

一、利水消肿药

别名 蔷薇子、野蔷薇子。

来源 本品为蔷薇科多年生落叶小灌木植物多花蔷薇*Rosa multiflora* Thunb. 的果实。

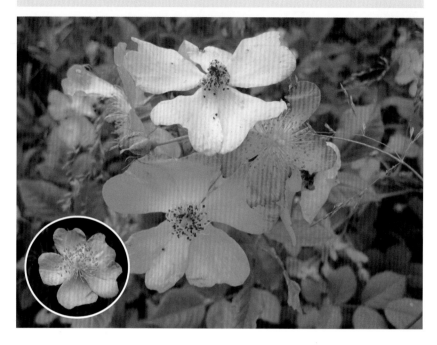

形态特征 攀缘灌木，小枝有短、粗稍弯曲皮刺。小叶5～9，近花序的小叶有时3，连叶柄长5～10厘米；托叶篦齿状，大部贴生于叶柄；小叶片倒卵形、长圆形或卵形，长1.5～5厘米，宽0.8～2.8厘米，先端急尖或圆钝，基部近圆形或楔形，边缘有锯齿，上面无毛，下面有柔毛，小叶柄和轴有散生腺毛。花两性；多朵簇排成圆锥状花序，花直径1.5～2厘米；萼片5，披针形，有时中部具2个线形裂片；花瓣5，白色，宽倒卵形，先端微凹，基部楔形；雄蕊多数；花柱结合成束。果实近球形，直径6～8毫米，红褐色或紫褐色，有光泽。花期5～6月，果期9～10月。

生境分布 生长于路旁、田边或丘陵地的灌木丛中。分布于浙江、江苏等地。

采收加工 8～9月采收，以半青半红未成熟的果实为佳，采得后阴干。

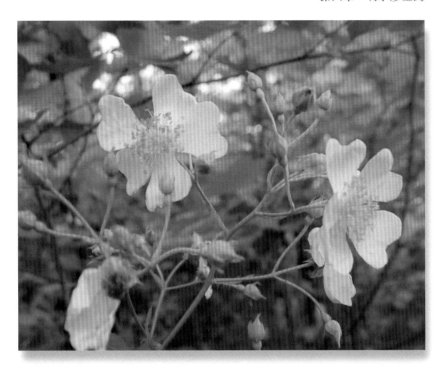

性味归经	酸，凉。归胃、大肠经。
功效主治	利水除热，活血解毒。
药理作用	营实的丁醇提取物对小鼠灌胃给药有泻下作用，测得其ED/50为5.6克/千克，已从营实的假果中分离得泻下成分野蔷薇甙A乙酸酯，后者的泻下ED/50为150毫克/千克。
用量用法	煎服，3～9克；或入丸、散。外用：适量，捣敷或煎水洗。

精选验方

①**月经不调、经期腹痛：**鲜营实15～20克，煎汁，冲红糖、黄酒服。②**眼热目暗：**营实、地肤子、枇杷子各50克，捣细罗为散。每服不计时候，以温酒调下6克。③**壮实体质之肾脏炎、脚气、浮肿：**营实（研碎）、甘草各5克，玉米须、接骨木花、薏苡仁各10克。煎服。④**血热痈肿及热疹暑毒、流连不已：**营实子（炒燥，研）100克，金银花150克。晒干，浸酒饮。

萱草 Xuan Cao

一、利水消肿药

别名	黄花菜、金针菜、鹿葱、川草花、忘郁、丹棘。
来源	本品是百合科萱草属植物萱草*Hemerocallis fulva* L.和黄花菜*H. flava* L.的全草。

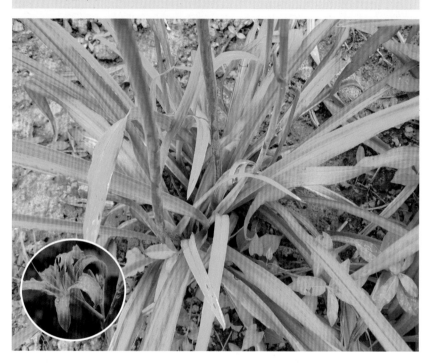

形态特征 多年生宿根草本。具短根状茎和粗壮的纺锤形肉质根。叶基生、宽线形、对排成两列，宽2～3厘米，长可达50厘米以上，背面有龙骨突起，嫩绿色。花葶细长坚挺，高60～100厘米，花6～10朵，呈顶生聚伞花序。初夏清晨开花，颜色以橘黄色为主，有时可见紫红色，花大，漏斗形，内部颜色较深，直径10厘米左右，花被裂片长圆形，下部合成花被筒，上部开展而反卷，边缘波状，橘红色。花期6月上旬至7月中旬，蒴果，背裂，内有亮黑色种子数粒。

生境分布 生长于海拔300～2500米地区。分布于欧洲南部，经亚洲北部直至日本。我国主产于秦岭以南的亚热带地区。

采收加工 夏、秋两季采挖，除去残茎、须根，洗净泥土，晒干。

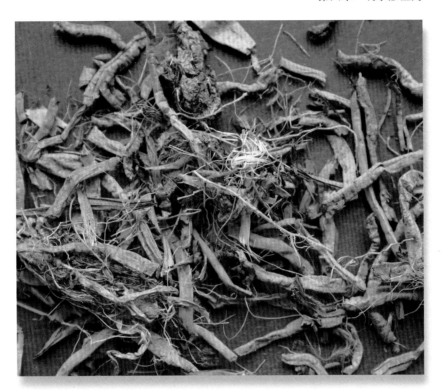

性味归经	甘，凉。
功效主治	清热利尿，凉血止血。用于腮腺炎、黄疸、膀胱炎、尿血、小便不利、乳汁缺乏、月经不调、衄血、便血的治疗。外用治乳腺炎。
药理作用	萱草对结核菌有抑制力，不仅试管实验有效，对豚鼠实验性结核也表现出疗效，在临床上也有一定效果。进一步分离萱草根的各种成分，萱草乙醚浸膏对豚鼠实验性结核病，以及萱Ⅲ对小白鼠实验性结核病减轻病变作用虽尚不够显著，但也未见到动物视神经萎缩等严重毒性反应。
用量用法	10～20克，煎服。外用：适量，捣烂敷患处。
使用注意	有些具有毒性，服过量可致瞳孔扩大，呼吸抑制，甚至失眠和死亡，因此必须加以谨慎，要在医师指导下使用，以免发生事故。

精选验方

流行性腮腺炎：萱草根2两，冰糖适量，炖服。

水红花子 Shui Hong Hua Zi

一、利水消肿药

别名	河蓼子、水荭子、川蓼子、荭草实、水红子。
来源	本品为蓼科植物红蓼 *Polygonum orientale* L.的干燥成熟果实。

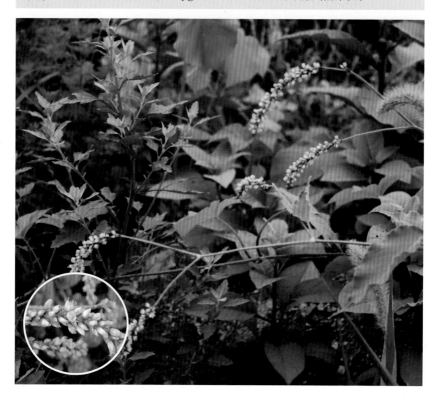

形态特征 一年生草本，高1～3米。茎直立，中空，多分枝，密生长毛。叶互生；叶柄长3～8厘米；托叶鞘筒状，下部膜质，褐色，上部草质，被长毛，上部常展开成环状翅；叶片卵形或宽卵形，长10～20厘米，宽6～12厘米，先端渐尖，基部近圆形，全缘，两面疏生软毛。总状花序由多数小花穗组成，顶生或腋生；苞片宽卵形；花淡红或白色；花被5深裂，裂片椭圆形；雄蕊通常7，长于花被；子房上位，花柱2。瘦果近圆形，扁平，黑色，有光泽。花期7～8月，果期8～10月。

生境分布 生长于路旁和水边湿地。除西藏自治区外，分布几乎遍及全国。

采收加工 8～10月间割取果穗，晒干，打落果实，除去杂质。

饮片特征

本品呈扁圆球形。表面棕黑色或红棕色，有光泽，两端微凹，中部略有纵向隆起，顶端有短突尖，基部有浅棕色略突起的痕。质硬。气微，味淡。

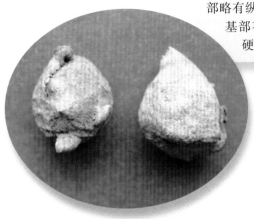

性味归经	咸，微寒。归肝、胃经。
功效主治	散血消癥，消积止痛，利水消肿。用于治疗癥瘕痞块、瘿瘤、食积不消、食少腹胀、胃脘胀痛、水肿腹水。
药理作用	水红花子水煎剂用打洞法对志贺氏痢疾杆菌及福氏痢疾杆菌均有抑制作用。还有明显的利尿作用。其利尿机理可能为给药后引起血液胶体渗透压的增加，使水分大量进入血循环，导致肾小球滤过量增加，同时抑制了远端肾小管对水的重吸收所致。
用量用法	内服：15～30克，煎服。外用：适量，熬膏敷患处。
使用注意	血分无瘀滞及脾胃虚寒者忌服。

精选验方

①慢性肝炎、肝硬化腹水：水红花子15克，大腹皮20克，黑丑9克，水煎服。②脾肿大、肚子胀：水红花子500克，水煎熬膏，每次1汤匙，每日2次，黄酒或开水送服。并用水红花子膏摊布上，外贴患部，每日换药1次。③腹中痞积：水红花或水红花子1碗，以水3碗，用文、武火熬成膏，量痞大小摊贴，仍以酒调膏服。忌荤腥油腻。④瘰疬（破者亦治）：水红花子不以多少，微炒一半，余一半生用，同为末，好酒调10克，每日3服，食后夜卧各1服。

车前子 Che Qian Zi

二、利尿通淋药

别名 炒车前子。

来源 本品为车前科多年生草本植物车前 *Plantago asiatica* L.或平车前 *Plantago depressa* Willd. 的干燥成熟种子。

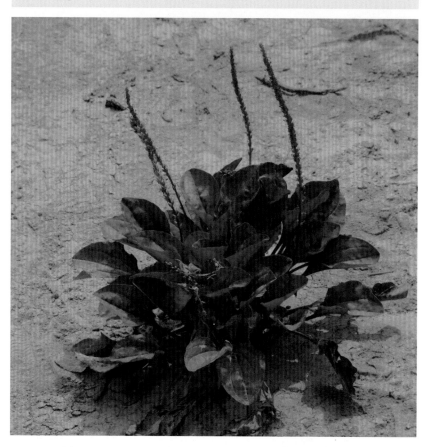

形态特征 一叶丛生，直立或展开，方卵形或宽卵形，长4～12厘米，宽4～9厘米，全缘或有不规则波状浅齿，弧形脉。花茎长20～45厘米，顶生穗状花序。蒴果卵状圆锥形，周裂。花期6～9月，果期7～10月。

生境分布 生长于山野、路旁、沟旁及河边。分布于全国各地。

采收加工 秋季果实成熟时，割取果穗，晒干后搓出种子，筛去果壳杂质。

饮片特征

本品为扁平椭圆形细小种子，表面黑褐色或黄棕色。质硬，断面白色。无臭，味淡，嚼之带黏液性。

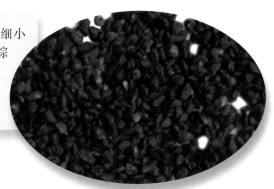

性味归经	甘，寒。归肾、肝、肺经。
功效主治	利尿通淋，渗湿止泻，清肝明目，清肺化痰。本品甘寒滑利，利湿清热，清利湿热而通淋、止泻；入肺清肺化痰止咳，入肝清肝明目，故能利尿通淋、止泻、明目、化痰。
药理作用	有显著利尿作用，又能促进呼吸道黏液分泌，稀释痰液，有祛痰作用。对各种杆菌和葡萄球菌均有抑制作用。车前子注射剂关节腔注射有增加关节囊紧张度的作用。
用量用法	15～30克，煎服，宜布包煎。
使用注意	本品性寒，脾胃虚弱、阴证疮肿者忌用。

精选验方

①**高血压**：车前子9～18克，水煎2次，每日当茶饮。②**上消化道出血**：车前子3克，大黄120克，煎为200毫升，4～6次服，每4～6小时服1次，首次量加倍。③**急慢性细菌性痢疾**：炒车前子2份，焦山楂1份。共研细末，每日3次，每次10克，用温开水送服，服药期间忌油腻及生冷食物。④**腹泻**：炒车前子、枯矾各10克，共研细末备用，每次1～2克，每日2次，饭前冲服，5日为1个疗程。⑤**小儿单纯性消化不良**：车前子炒焦研粉口服。4～12个月龄者每次0.5克，1～2岁小儿每次2克，每日3～4次。⑥**泌尿系感染**：车前子20克，红枣树皮60克（洗净），装入布袋内缝好，置砂锅（或铝锅）内。加水1500毫升，小火煮沸，将药液煮至500毫升，倒碗内加30克的白糖，口服，每日1次，儿童量酌减。⑦**青光眼**：车前子60克，加水300毫升，1次煮服，每日1剂。

车前草 Che Qian Cao

二、利尿通淋药

别名 车轮菜、车舌草、五根草、猪耳草。

来源 本品为车前科植物车前 *Plantago asiatica* L. 或平车前 *Plantago depressa* Willd. 的干燥全草。

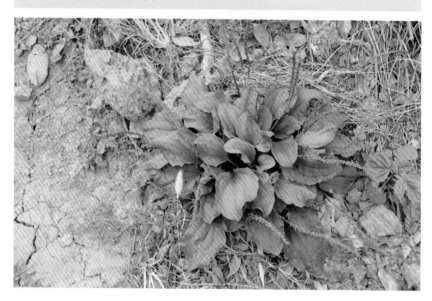

形态特征 多年生草本，连花茎高达50厘米，具须根。叶根生，具长柄，几乎与叶片等长或长于叶片，基部扩大；叶片卵形或椭圆形，长4~12厘米，宽2~7厘米，先端尖或钝，基部狭窄成长柄，全缘或呈不规则波状浅齿，通常有5~7条弧形脉。花茎数个，高12~50厘米，具棱角，有疏毛；穗状花序为花茎的2/5~1/2；花淡绿色，每花有宿存苞片1枚，三角形；花萼4，基部稍合生，椭圆形或卵圆形，宿存；花冠小，胶质，花冠管卵形，先端4裂，裂片三角形，向外反卷；雄蕊4，着生在花冠筒近基部处，与花冠裂片互生；花药长圆形，2室，先端有三角形突出物，花丝线形；雌蕊1，子房上位，卵圆形，2室（假4室），花柱1，线形，有毛。蒴果卵状圆锥形，成熟后约在下方2/5处周裂，下方2/5宿存。种子4~8枚或9枚，近椭圆形，黑褐色。花期6~9月，果期7~10月。

生境分布 生长于山野、路旁、沟旁及河边。分布于全国各地。

采收加工 夏季采挖，除去泥沙，晒干。

饮片特征

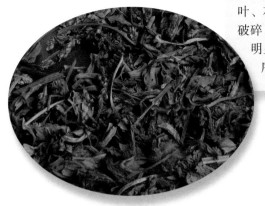

本品为不规则小段，根、叶、花混合。叶片皱缩卷曲或破碎，呈灰绿色或污绿色，具明显纵脉。常见长条穗状花序。气微香，味微苦。

性味归经	甘，寒。归肝、肾、肺、小肠经。
功效主治	清热利尿通淋，祛痰，凉血，解毒。用于水肿尿少、热淋涩痛、暑湿泄泻、痰热咳嗽、吐血衄血、痈肿疮毒等症的治疗。
药理作用	有利尿作用。
用量用法	内服：9～30克；鲜品30～60克，煎服或捣汁服。外用鲜品适量，捣敷患处。
使用注意	内伤劳倦、阳气下陷、肾虚精滑及内无湿热者，慎服。

精选验方

①**小便不通**：车前草500克，水3000毫升，煎取1500毫升，分3次服。②**尿血（热性病引起者）**：鲜车前草捣汁500毫升，空腹服。③**热痢不止**：车前草叶捣汁，入蜜100毫升，煎温服。④**水肿、结肠炎、湿泻**：鲜车前草150克，煎汤服，每日1剂。⑤**百日咳、急慢性气管炎**：车前草60克，水煎服。⑥**外伤出血**：车前草适量，捣烂敷患处。⑦**高血压**：车前草、鱼腥草各50克，水煎服。⑧**小儿痫病**：车前草250克，绞汁，加冬蜜25克，开水冲服。⑨**上呼吸道感染**：车前草、古山龙、裸花紫珠、黑面叶各25克，水煎，浓缩成30毫升，分3次服。⑩**咳嗽、支气管炎**：车前草、东风橘叶、布渣叶、华泽兰根各25克，水煎服。⑪**黄疸、肝炎**：车前草、红旱莲各25克，栀子20克，决明子10克，香附15克，水煎服。

滑 石 Hua Shi

二、利尿通淋药

别名 滑石粉、飞滑石。

来源 本品为硅酸盐类矿物滑石族滑石Talcum，主含含水硅酸镁$Mg_3(Si_4O_{10})(OH)_2$。

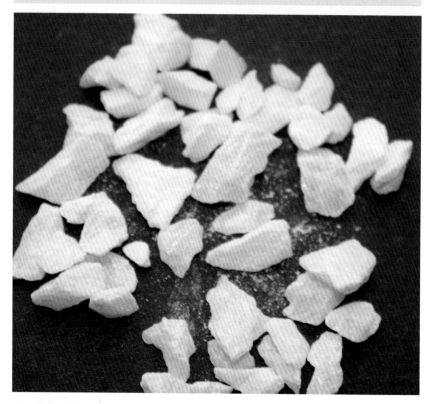

形态特征 为硅酸盐类矿物滑石族滑石的块状体。本品为不规则的扁平块状或不规则形，大小不一。全体白色、灰白色或淡黄色，层间或隙缝处常夹有灰褐色泥岩。每层由纤维状的结晶聚合体纵向集合而成。单层的块附有青灰色或黄色片状泥岩。有的半透明。质较松软，硬度1.5～2，比重2.3，条痕白色，易纵向断裂，手捻能碎，纵断面纤维状，显丝绢光泽。气味皆无。

生境分布 多分布于变质岩、石灰岩、白云岩、菱镁矿及页岩中。分布于山东、江西、山西、辽宁等地。

采收加工 采得后，除去泥沙或杂石。

饮片特征

本品呈不规则的碎块状。白色或黄白色，有蜡样光泽。体较重，质软细腻，置水中不崩散。无臭，无味。

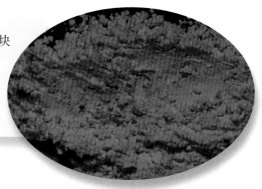

性味归经	甘、淡、寒。归胃、膀胱经。
功效主治	利水通淋，清解暑热，祛湿敛疮。本品甘淡渗利，寒能清热，滑能利窍，故有利水通淋、清解暑热之功。
药理作用	所含硅酸镁有吸附和收敛作用。外用能保护发炎或破损的表面，吸收分泌物，促进结痂；内服能保护发炎的胃肠黏膜而止吐、止泄；并能阻止毒物在胃肠道中吸收。
用量用法	煎服，10～15克；宜布包。外用：适量。
使用注意	脾虚、热病伤津者及孕妇忌用。有报道称滑石性燥，在腹腔、直肠、阴道等处可引起肉芽肿。

精选验方

①**反流性食管炎**：滑石、黄连、甘草、枳壳、陈皮按6：1：1：2：2的比例，共研细末，每服3克，大枣10枚煎汤送下。每日3次，4周为1个疗程。睡前2小时不进食，睡时将床头抬高15～20厘米，避免弯腰，举重物。②**慢性浅表性胃炎及十二指肠炎**：水飞滑石、醋制元胡、炒白芍、甘草各等份，研末过筛，装胶囊，每丸0.6～0.7克，每次5丸，每日3次，饭前服。③**婴幼儿秋冬腹泻**：滑石、车前子、黄芩各10克，橘红7克，黄连、杏仁、通草、半夏、川朴各5克。每日1剂，水煎3次，混合浓缩为40毫升，1岁以内小儿每次服5毫升，每6小时服1次。④**前列腺炎**：滑石、生山栀、玄参、紫苏叶、马鞭草、生大黄、川牛膝、六神曲各12克，生山楂18克，萹蓄10克，青皮6克。煎服，每日1剂。⑤**慢性牙周炎**：滑石18克，甘草粉6克，朱砂面3克，雄黄、冰片各1.5克，共研为细末，早晚刷牙后撒患处；或以25克药粉兑60克生蜜，调和后早晚涂患处。

关木通 Guan Mu Tong

二、利尿通淋药

别名 苦木通、马木通。
来源 本品为马兜铃科藤本植物东北马兜铃*Aristolochia manshuriensis* Kom. 的
干燥藤茎。

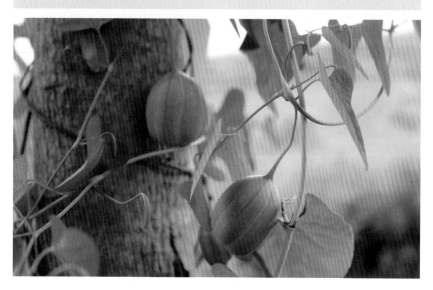

形态特征 缠绕性木质大藤本，长达6～14米；外皮呈灰色，有纵皱纹，嫩枝绿色，生白色短柔毛。叶互生；叶柄长6～13厘米，叶片心形；先端钝尖，基部心形，全缘；嫩叶两面密被白色柔毛，老叶仅叶脉疏生白毛。花多单生；花被筒状，弯曲，先端3裂，黄绿色，具紫色条纹；雄蕊6枚，成对贴附于柱头外面；子房下位。蒴果圆柱形或棱状椭圆形，黄褐色，有6条纵脊。种子多数。茎呈长圆柱形，稍扭曲，长1～2米，直径1～6厘米，表面灰黄色或棕黄色，有浅纵沟及棕褐色残余粗皮的斑点。节部略粗稍膨大，体轻，质坚实，不易折断，断面皮部黄白色，质松软，皮部薄，木部黄色，宽广，质硬，满布细小导管的孔洞，呈整齐的轮状排列，近中心则排列紧密且颜色较深，射线多，呈类白色放射状，髓部不明显。摩擦残余粗皮，有樟脑样臭。气微，味苦。花期5月，果期8～9月。

生境分布 分布于吉林、辽宁、黑龙江等地。

采收加工 秋、冬两季采收，割取茎部，切段，去掉外面糙皮，晒干或烤干，理直，扎捆。

饮片特征

本品为圆形薄片。表面黄色或黄白色，木部宽广，有多层排列成环状的小孔及放射状纹理，髓部不明显，皮部薄。周边灰黄色或淡棕黄色，粗糙。体轻，质硬。气微，味苦。

性味归经	苦，寒。归心、小肠、膀胱经。
功效主治	利尿通淋，通经下乳。本品苦寒，能清心、小肠之热，清利膀胱湿热，故能利尿通淋，兼能通利血脉以通经下乳。
药理作用	有利尿作用，并能强心。对痢疾杆菌、伤寒杆菌及某些皮肤真菌有抑制作用。马兜铃酸有抑制肿瘤细胞生长的作用。
用量用法	3~9克，煎服。
使用注意	用量不宜过大。

精选验方

①**乳少、乳汁不通**：关木通3~9克，水煎服；或关木通、漏芦、王不留行各9克，黄芪15克，水煎服。或与猪蹄炖服。②**周期性麻痹**：关木通50~75克，加水煎至50~100毫升，每日2~3次服，每日1剂，连用1~4剂。③**尿痛、口舌生疮**：关木通15克，生地黄25克，甘草、竹叶各5克。水煎服。④**心力衰竭水肿**：关木通注射液，肌肉注射，每次2毫升，有明显的利尿消肿作用。⑤**肝硬化腹水及心性、肾性水肿**：复方关木通注射液，每日肌肉注射1~2次，每次2毫升。

川木通 Chuan Mu Tong

二、利尿通淋药

别名 油木通、淮木通、白木通。

来源 本品为毛茛科植物小木通*Clematis armandii* Franch. 或绣球藤 *Clematis montana* Buch.-Ham.等的干燥藤茎。

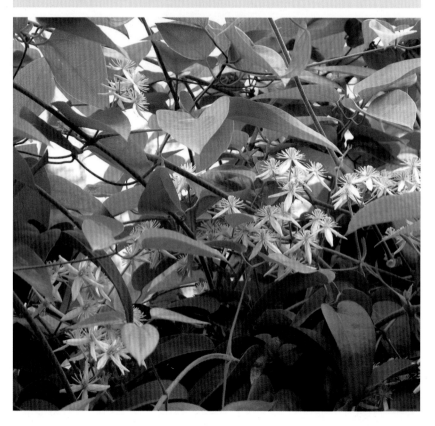

形态特征 攀缘灌木。茎褐色或紫色，有条纹。三出复叶对生，小叶卵形，先端急尖或渐尖，3浅裂，边缘有锯齿，两面疏生短柔毛；叶柄长。花2～5朵簇生，花梗细长，疏生短柔毛；萼片4，白色，外面疏生短柔毛。瘦果扁卵形，无毛。花期5～7月，果期7～9月。

生境分布 生长于林边及半阴处。主产于四川、湖南、陕西、贵州、湖北等地。

采收加工 春、秋两季采收，除去粗皮，晒干，或趁鲜切薄片，晒干。

饮片特征

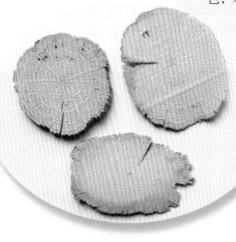

本品为类圆形或圆柱形厚片，切面边缘不整齐，残存皮部黄棕色，木部浅黄棕色或浅黄色，断面纤维状，有黄白色放射状纹理及裂隙，其间密布细孔状导管，髓部较小，类白色、黄绿色或黄棕色，偶有空腔。气微，味淡。

性味归经	苦，寒。归心、小肠、膀胱经。
功效主治	利尿通淋，清心除烦，通经下乳。用于治疗淋证、水肿、心烦尿赤、口舌生疮、湿热痹痛、经闭乳少。
药理作用	川木通有显著利尿作用，利尿效果与双氢克尿噻相似，但彼此之间利尿作用无显著性差异。
用量用法	内服：3~6克，煎服。
使用注意	精滑遗尿、小便过多者及孕妇禁服。

精选验方

①**小儿心热（小肠有火、便亦淋痛、面赤狂躁、口糜舌疮、咬牙口渴）**：川木通、生地黄、甘草（生）各等份，上研为末，每次15克，入竹叶，水煎服。②**尿血（热性病引起者）**：川木通、生地黄、牛膝、黄柏、天冬、五味子、麦冬、甘草各适量，同煎服。③**水气、小便涩、身体虚肿**：川木通（锉）、槟榔各50克，乌桕皮100克，捣细为散，以粥饮服，每次10克。④**尿路感染**：川木通、车前子、生蒲黄、萹蓄各15克，水煎服。

木 通 Mu Tong

别名 通草、王翁、丁翁、万年、附支、丁父、万年藤。

来源 本品为木通科植物木通 *Akebia quinata* (Thunb.) Decne.、三叶木通 *Akebia trifoliata* (Thunb.) Koidz. 或白木通 *Akebia trifoliata* (Thunb.) Koidz. var. australis (Diels) Rehd. 的干燥茎藤。

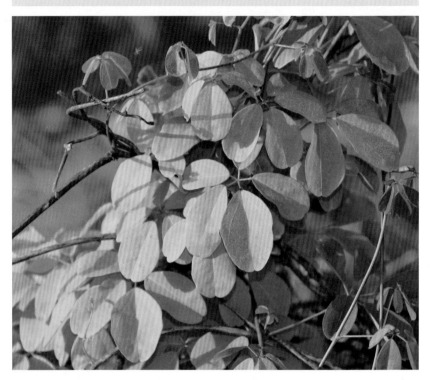

形态特征 落叶或半常绿藤本。掌状复叶互生，小叶5，倒卵形或长倒卵形，长3~6厘米，先端圆、微凹或有短尖，全缘。花单性同株，总状花序腋生；雄花生长于花序上部，花被片3，淡紫色，雄蕊6；雌花生长于花序下部，花被3，退化雄蕊6，雌蕊6。果实肉质，长椭圆形，两端圆形，成熟时沿腹缝线开裂。花期4~5月，果期8月。

生境分布 生长于山林灌木丛中。分布于江苏、湖南、湖北、四川、浙江、安徽等地。

采收加工 夏、秋两季采收茎藤，晒干。

饮片特征

本品为不规则片状，大小不一。

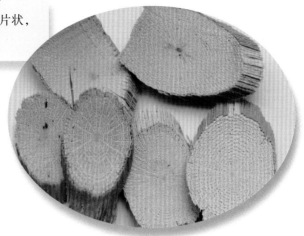

性味归经	苦，寒。归心、小肠、膀胱经。
功效主治	利尿通淋，清心除烦，通经下乳。用于治疗淋证、水肿、小便赤涩、胸中烦热、喉痹咽痛、口舌生疮、妇女经闭、乳汁不通、湿热痹痛。
药理作用	木通有利尿作用。此外，据初步体外试验结果显示，木通水浸剂或煎剂对多种致病真菌有不同程度的抑制作用。
用量用法	内服：3~6克，煎服；或入丸、散。
使用注意	肾气虚、心气弱、汗不彻、口舌燥者，皆禁用。

精选验方

①**妇人经闭及月经不调**：木通、牛膝、延胡索、生地黄各等份，水煎服。②**小儿心热**：木通、生地黄、甘草（生）各等份，共研为末，每服15克，水1盏，入竹叶同煎至五分，饭后温服。③**尿血**：木通、黄柏、牛膝、甘草、生地黄、麦门冬、天门冬、五味子各等份，水煎服。④**水气、小便涩、身体虚肿**：木通、槟榔各50克，乌臼皮100克，捣细罗为散，每服不计时候，以粥饮下10克。⑤**产后乳汁不下**：木通、甘草、钟乳、栝楼根各50克，漏芦（去芦头）100克，上五味，捣锉如麻豆大，每服15克，水一盏半，黍米一撮同煎，候米熟去滓，温服，不拘时。

通草 Tong Cao

别名 白通草、丝通草、方通草、朱通草。

来源 本品为五加科灌木植物通脱木*Tetrapanax papyrifer* (Hook.) K. Koch 的干燥茎髓。

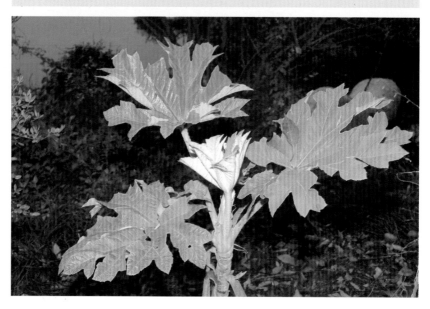

形态特征 灌木，高可达6米。茎木质而不坚，中有白色的髓，幼时呈片状，老则渐次充实，幼枝密被星状毛，或稍具脱落性灰黄色绒毛。叶大，通常聚生于茎的上部，掌状分裂，长可达1米，基部心脏形，叶片5～7裂，裂片达于中部或仅为边裂，头锐尖，边缘有细锯齿，上面无毛，下面有白色星状绒毛；叶柄粗壮，长30～50厘米；托叶2，大形，膜质，披针状凿形，基部鞘状抱茎。花小，有柄，多数球状伞形花序排列成大圆锥花丛；苞片披针形；萼不明显；花瓣4，白色，卵形，头锐尖；雄蕊4；花盘微凸；子房下位，2室，花柱2，离生，柱头头状。核果状浆果近球形而扁，外果皮肉质，硬而脆。花期8月，果期9月。

生境分布 生长于向阳肥厚的土壤中，或栽培于庭园中。分布于贵州、云南、四川、台湾、广西等地。

采收加工 秋季采收，选择生长2～3年的植株，割取地上部分，截成段，趁鲜时取出茎髓，理直，晒干。

饮片特征

本品为圆形的长条。表面显银白色光泽，有浅纵沟纹。体轻，质松软，稍有弹性。无臭，无味。

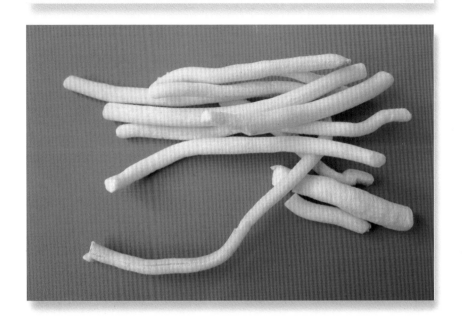

性味归经	甘、淡，微寒。归肺、胃经。
功效主治	清热利湿，通气下乳。本品气味俱薄、淡渗清降，能引热下行而利尿，通气上达而行乳汁，故有清热利湿、通气下乳之功。
药理作用	通草主含糖醛酸、脂肪、蛋白质及多糖等，有利尿及促进乳汁分泌的作用。
用量用法	5～10克，煎服。
使用注意	气阴两虚、内无湿热者及孕妇慎用。

精选验方

①**急性肾炎**：通草、猪苓各等份，再入地龙、麝香少许，研细末，每服1～3克，米饮调下。②**乳汁不下或乳少**：通草10克，炮穿山甲、炒王不留行各6克，与猪蹄一对同煎服。③**尿路感染**：通草15克，滑石20克，冬葵子、石韦各10克，水煎服，每日1剂。

瞿 麦 Qu Mai

二、利尿通淋药

别名 瞿麦穗。
来源 本品为石竹科多年生草本植物瞿麦*Dianthus superbus* L. 或石竹*Dianthus chinensis* L. 的干燥地上部分。

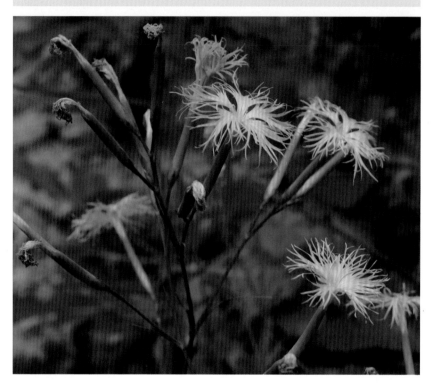

形态特征 多年生草本，高达1米。茎丛生，直立，无毛，上部2歧分枝，节明显。叶互生，线形或线状披针形，先端渐尖，基部成短鞘状抱茎，全缘，两面均无毛。花单生或数朵集成稀疏歧式分枝的圆锥花序；花梗长达4厘米，花瓣淡红色、白色或淡紫红色，先端深裂成细线条，基部有须毛。蒴果长圆形，与宿萼近等长。

生境分布 生长于山坡、田野、林下。分布于河北、四川、湖北、湖南、浙江、江苏等地。

采收加工 夏、秋两季花果期均可采收。一般在花未开放前采收。割取全株，除去杂草、泥土，晒干。

饮片特征

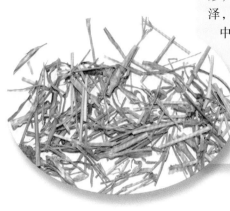

本品呈不规则段状。茎圆柱形，表面淡绿色或黄绿色，略有光泽，无毛，节明显，略膨大。切面中空。叶多皱缩，破碎，对生，黄绿色，展平后叶片长条披针形，叶尖稍反卷，基部短鞘状抱茎。花萼筒状，苞片4～6。蒴果长筒形，与宿萼等长。种子细小，多数。气微，味淡。

性味归经	苦，寒。归心、小肠、膀胱经。
功效主治	利尿通淋，活血通经。本品苦寒清热泄降，能清心、小肠之火，导热下行而利小便，能泄血分之积而活血，故能利尿通淋、活血通经。
药理作用	其煎剂口服有显著利尿作用。利尿的同时，氯化钠的排出量增加，还有兴奋肠管、抑制心脏、降压、影响肾血溶积等作用。对杆菌和葡萄球菌均有抑制作用。
用量用法	10～15克，煎服。
使用注意	孕妇忌服。

精选验方

①尿血、尿急、尿痛（热性病引起者）：瞿麦、白茅根、小蓟各15克，赤芍、生地黄各12克，水煎服。②湿疹、阴痒：鲜瞿麦60克，捣汁外涂或煎汤外洗。③闭经、痛经：瞿麦、丹参各15克，赤芍、桃仁各8克，水煎服。④卵巢囊肿：瞿麦50克，加水1升，开锅后文火煎20分钟，取汁当茶饮，连续用30～60日。⑤泌尿系感染：瞿麦、萹蓄各20克，蒲公英50克，黄柏15克，灯心草5克。水煎服。⑥食管癌、直肠癌：瞿麦根晒干，研末，撒于直肠癌肿瘤创面。⑦前列腺癌：瞿麦60～120克，加水煎汤。代茶饮，每日1剂。

萹 蓄 Bian Xu

二、利尿通淋药

别名 萹蓄草。

来源 本品为蓼科一年生草本植物萹蓄*Polygonum aviculare* L. 的干燥地上部分。

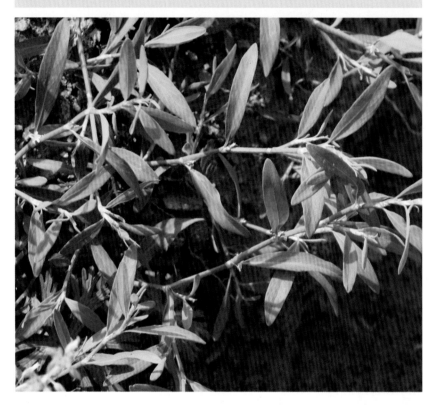

形态特征 一年生草本，高达50厘米，茎平卧或上升，自基部分枝，有棱角。叶有极短柄或近无柄；叶片狭椭圆形或披针形，顶端钝或急尖，基部楔形，全缘；托叶鞘膜质，下部褐色，上部白色透明，有不明显脉纹。花腋生，1～5朵簇生叶腋，遍布于全植株；花梗细而短，顶部有关节。瘦果卵形，有3棱，黑色或褐色，生不明显小点。

生境分布 生长于路旁、田野。全国大部分地区均产，主要分布于河南、四川、浙江、山东、吉林、河北等地。野生或栽培。

采收加工 夏季叶茂盛时采收。割取地上部分，晒干。

饮片特征

本品为不规则的段。茎呈圆柱形而略扁，有分枝，表面灰绿色或棕红色，有细密微突起的纵纹；节部稍膨大，有浅棕色膜质的托叶鞘，节间长短不一；质硬，易折断。

性味归经	苦，微寒。归膀胱经。
功效主治	利尿通淋，杀虫止痒。本品苦微寒，降泄清热，能清利膀胱湿热而通淋，祛皮肤湿热而止痒，并能杀虫。
药理作用	有显著利尿作用，能增加钠的排出，连续给药不会产生耐药性，以药量稍大效佳。有驱蛔虫、蛲虫及缓下作用。对葡萄球菌、福氏痢疾杆菌、绿脓杆菌及须疮癣菌、羊毛状小芽孢菌、皮肤霉菌等均有抑制作用。有利胆作用，能促进胆汁分泌和胆盐排泄。
用量用法	煎服，10～30克，鲜品加倍。外用：适量。
使用注意	脾虚者慎用。

精选验方

①**牙痛**：萹蓄50～100克，水煎2次，混合后分2次服，每日1剂。②**热淋涩痛**：萹蓄煎汤频饮。③**尿热尿黄**：萹蓄适量，取汁顿服。④**肛门湿痒或痔疮初起**：萹蓄100～150克，煎汤，趁热先熏后洗。⑤**湿性脚癣**：萹蓄、大黄各10克，蛇床子15克，水煎汤泡脚，每日1次，另外加用癣药水外搽患部，早、晚各1次。⑥**小便赤涩、血尿（热性病引起者）**：萹蓄、瞿麦、车前子、山栀子仁、滑石、甘草（炙）、木通、大黄各500克，研为散，每次6克，用灯心草煎水送服。⑦**泌尿系感染、尿频、尿急**：萹蓄、瞿麦各25克，滑石50克，大黄20克，车前子、木通、山栀子、甘草梢各15克，灯心草5克，水煎服。孕妇忌服。⑧**细菌性痢疾**：萹蓄糖浆（100％），每次50毫升，每日2～3次。⑨**疥癣湿痒、妇女外阴部瘙痒**：萹蓄适量，煎汤外洗患处。

地肤子 Di Fu Zi

二、利尿通淋药

别名 扫帚苗、地葵、地麦。

来源 本品为藜科一年生草本植物地肤*Kochia scoparia* (L.) Schrad. 的干燥成熟果实。

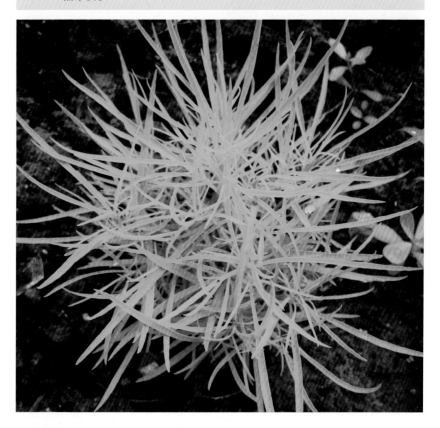

形态特征 一年生草本，茎直立，秋后常变为红色。叶互生，线形或披针形，长2～5厘米，宽0.3～0.7厘米，无毛或被短柔毛，全缘，边缘常具少数白色长毛。花两性或雌性，单生或2朵生于叶腋，集成稀疏的穗状花序。种子横生，扁平。花期7～9月，果期8～10月。

生境分布 生长于山野荒地、田野、路旁，栽培于庭园。全国大部分地区有产。

采收加工 秋季果实成熟时割取全草，晒干，打下果实，除去杂质。

饮片特征

本品略呈扁球状五角形。表面灰绿色或浅棕色。周围具膜质小翅5枚，背面有微突起的点状的梗痕及放射状脉纹，果皮膜质，半透明。种子扁卵形，黑色。气微，味微苦。

性味归经	苦，寒。归膀胱经。
功效主治	清热利湿，止痒。
药理作用	水浸剂（1：3）对许兰氏黄癣菌、奥杜盎氏小芽孢癣菌、铁锈色小芽孢癣菌、羊毛状小芽孢癣菌、星形奴卡氏菌等皮肤真菌，均有不同程度的抑制作用。
用量用法	10～15克，煎服。外用：适量。
使用注意	恶螵蛸。

精选验方

①**顽固性阴痒**：地肤子、黄柏各20克，紫花地丁、白鲜皮各30克，白矾10克，清水浸泡10分钟，再煎沸25分钟，药温后擦洗患处，每日早晚各1次。②**急性肾炎**：地肤子15克，荆芥、紫苏叶、桑白皮、瞿麦、黄柏、车前子各9克，蝉蜕10只，水煎服。若病情较急，地肤子可增至30克，血尿较重者，可重用瞿麦；尿蛋白较多者，可重用紫苏叶、蝉蜕；尿中白细胞较多者，可加连翘，重用黄柏；管型较多者，可加石韦。每日1剂，水煎服，一般3～4日症状消失，可用至痊愈。③**荨麻疹**：地肤子30克，加水500毫升，煎至250毫升，冲红糖30克，趁热服下，盖被使出汗。④**皮肤湿疮**：地肤子、白矾各适量煎汤洗。⑤**痔疮**：地肤子适量，新瓦上焙干，捣罗为散，每次服9克，每日3次，用陈粟米饮调下。

海金沙 Hai Jin Sha

二、利尿通淋药

别名 金沙藤、左转藤、竹园荽。
来源 本品为海金沙科多年生攀缘蕨类植物海金沙*Lygodium japonicum* (Thunb.) Sw. 的干燥成熟孢子。

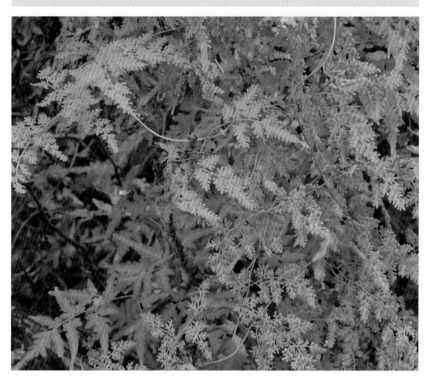

形态特征 多年生攀缘草本。根茎细长，横走，黑褐色或栗褐色，密生有节的毛。茎无限生长；海金沙叶多数生于短枝两侧，短枝长3～8毫米，顶端有被毛茸的休眠小芽。叶2型，纸质，营养叶尖三角形，2回羽状，小羽片宽3～8毫米，边缘有浅钝齿；孢子叶卵状三角形，羽片边缘有流苏状孢子囊穗。孢子囊梨形，环带位于小头。孢子期5～11月。

生境分布 生长于阴湿山坡灌木丛中或路边林缘。分布于广东、浙江等地。

采收加工 立秋前后孢子成熟时采收，过早过迟均易脱落。选晴天清晨露水未干时，割下茎叶，放在衬有纸或布的筐内，于避风处晒干。然后用手搓揉、抖动，使叶背之孢子脱落，再用细筛筛去茎叶即可。

饮片特征

本品呈浅棕黄色或棕黄色粉末状。体轻，用手捻之有光滑感，置手中容易从指缝滑落。气微，味淡。

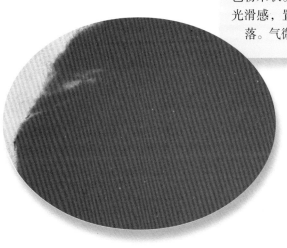

性味归经	甘，寒。归膀胱、小肠经。
功效主治	利水通淋。
药理作用	海金沙含脂肪油。其煎剂对金黄色葡萄球菌、绿脓杆菌、福氏痢疾杆菌、伤寒杆菌等均有抑制作用。
用量用法	6～12克，煎服；宜布包。
使用注意	气阴两虚、内无湿热者及孕妇慎用。

精选验方

①**胆石症**：海金沙、金钱草各30克，柴胡、枳实、法半夏、陈皮各10克，鸡内金、郁金、姜黄、莪术各15克，水煎服。晨起空腹服300毫升，午饭后服300毫升。②**沙石淋**：海金沙10克，琥珀40克，芒硝100克，硼砂20克，共研细末，每次服5～10克，每日3次。③**肾盂肾炎**：海金沙、穿心莲各15克，车前草、马兰根、蒲公英、金钱草、萹蓄各6克，生甘草3克，水煎服。④**泌尿系感染**：海金沙、车前草、金银花各5钱，广金钱草8钱，水煎服。每日1剂。⑤**麻疹并发肺炎**：海金沙、大青木叶、地锦草（或金银花）、野菊花各5钱，水煎服，每日1剂。⑥**尿路结石**：海金沙、天胡荽、石韦、半边莲各50克，水煎服。

石 韦 Shi Wei

二、利尿通淋药

别名 石苇、石尾、石皮、石兰。

来源 本品为水龙骨科多年生常绿草本植物庐山石韦*Pyrrosia sheareri* (Bak.) Ching和石韦*Pyrrosia lingua* (Thunb.) Farwell或有柄石韦*Pyrrosia petiolosa* (Christ) Ching的干燥叶片。

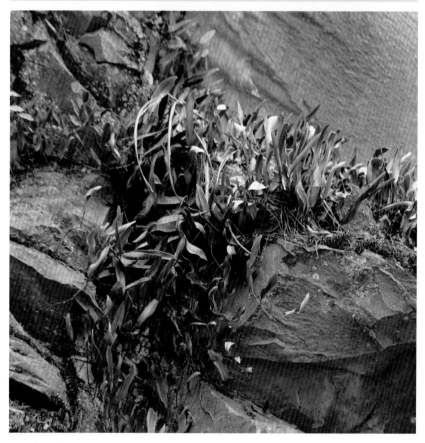

形态特征 株高10～30厘米，根茎如粗铁丝，横走，密生鳞片。叶近两型，不育叶和能育叶同形，叶片披针形或长圆披针形，基部楔形，对称。孢子囊群在侧脉间紧密而整齐排列，初为星状毛包被，成熟时露出，无盖。

生境分布 生长于山野的岩石上或树上。分布于长江以南各地。

采收加工 全年均可采收，除去根茎及根，晒干或阴干。

饮片特征

本品呈丝条状或段状。上表面黄绿色或灰褐色，下表面密生红棕色星状毛。茎叶并存，叶片尖大，背面有短毛，孢子囊群着生侧脉间或下表面布满孢子囊群。叶片草质，卷曲，全缘。叶片革质，质脆易折。气微，味微涩苦。

性味归经	苦、甘，微寒。归肺、膀胱经。
功效主治	利水通淋，清肺止咳。本品苦甘微寒，上清肺经，下渗膀胱经，故有利水通淋、清肺止咳之功。
药理作用	煎剂有镇咳、祛痰、平喘作用，对金黄色葡萄球菌、变形杆菌、大肠杆菌等均有不同程度的抑制作用。
用量用法	煎服，5～10克，大剂量30～60克。
使用注意	阴虚及无湿热者忌服。

精选验方

①**支气管哮喘**：4～9岁每日用石韦全草15克，10～15岁用30克，16岁以上用45克。每30克加水1000毫升，煎成300毫升，趁热加入冰糖30克，分3次服，3日为1个疗程。②**急、慢性肾炎及肾盂肾炎**：有柄石韦叶2～3克，加水500～1000毫升，每日1剂，分2次服，也可用开水浸泡，当茶饮。③**慢性支气管炎**：石韦、冰糖各100克。水煎服。重症为每日量，轻症为2日量。④**放射治疗和化学治疗引起的白细胞下降**：石韦50克，红枣25克，甘草5克，水煎服。⑤**泌尿系结石**：石韦、车前草各50～100克，栀子50克，甘草15～25克。水煎当茶饮。

冬葵子 Dong Kui Zi

二、利尿通淋药

别名 葵子、葵菜子。

来源 本品为锦葵科一年生草本植物冬葵*Malva verticillata* L.的干燥成熟种子。

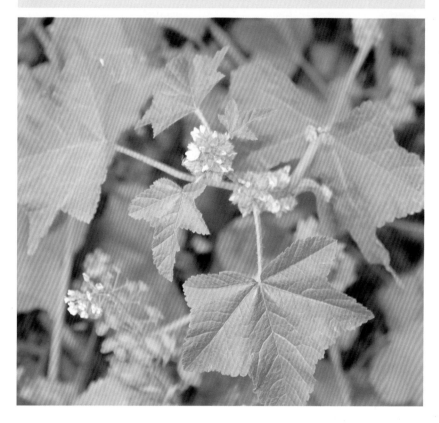

形态特征 一年生草本，高30～90厘米。茎直立，被疏毛或几乎无毛。叶互生；掌状5～7浅裂，圆肾形或近圆形，基部心形，边缘具钝锯齿，掌状5～7脉，有长柄。花小，丛生于叶腋，淡红色，小苞片3，广线形；萼5裂，裂片广三角形；花冠5瓣，倒卵形，先端凹入；雄蕊多数，花丝合生；子房10～12室，每室有一个胚珠。果实扁圆形，由10～12心皮组成，果熟时各心皮彼此分离，且与中轴脱离，心皮无毛，淡棕色。花期6～9月。

生境分布 生长于平原、山野等处，多为栽培。全国各地均有产。

采收加工 夏、秋两季种子成熟时采收。除去杂质，阴干。

饮片特征

本品呈肾形。中央凹陷，两端凸起。表面灰褐色。质坚。破开外壳，内有黄白色种仁，富有油性。气微，味涩。

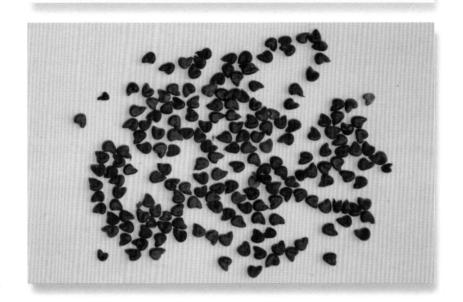

性味归经	甘，寒。归大肠、小肠、膀胱经。
功效主治	利水通淋，下乳润肠。本品甘寒滑利，能通利膀胱、润滑肠道、疏通乳络，故有利水通淋、下乳润肠之功。
药理作用	有降血糖和抗补体活性作用。
用量用法	10～15克，煎服。
使用注意	脾虚肠滑者忌用。孕妇慎用。

精选验方

①**泌尿系结石**：冬葵子、当归、王不留行、陈皮、石韦、滑石各15克，水煎服。②**乳腺炎、乳少（乳腺炎初期、乳汁稀少或排乳困难、乳房肿痛）**：冬葵子30克，水、酒各半煎服；或以本品配砂仁各等量，为末，热酒冲服。③**便秘**：冬葵子15克，薏苡仁100克。冬葵子洗净切碎，煮沸10～15分钟后，再放入薏苡仁共煮，熬成粥，空腹服用。④**尿路感染、小便不利**：冬葵子、泽泻各15克，茯苓皮25克，车前子20克。水煎服。

灯心草 Deng Xin Cao

二、利尿通淋药

别名 灯草、灯心、朱灯心、灯心草、灯心炭。
来源 本品为灯心草科多年生草本植物灯心草 *Juncus effusus* L. 的干燥茎髓。

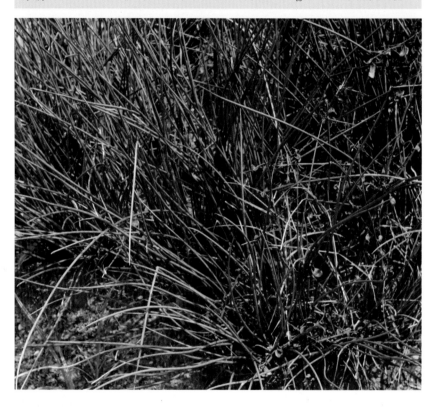

形态特征 多年生草本，高40～100厘米。根茎横走，密生须根，茎簇生，直立，细柱形。叶鞘红褐色或淡黄色，叶片退化呈刺芒状。花序假侧生，聚伞状，多花，密集或疏散，花淡绿色，具短柄。蒴果长圆状，先端钝或微凹，长约与花被等长或稍长，内有3个完整的隔膜。花期6～7月，果期7～10月。

生境分布 生长于池旁、河边、稻田旁、水沟边、草地上或沼泽湿处。分布于江苏、四川、云南等地。

采收加工 夏末至秋季采收。割取茎部，晒干。去皮取出茎髓，理直，扎成小把。

饮片特征

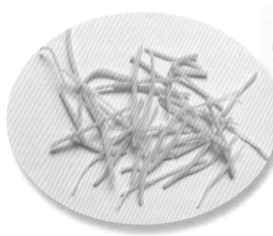

本品呈细圆柱形的段或细长条状。表面棕黄色、棕褐色或黑色。体轻，似棉花，质松脆，易碎。气微，味微涩。

性味归经	甘、淡，微寒。归心、肺、小肠经。
功效主治	利尿通淋，清心除烦。本品甘淡渗利，微寒能清，能清利下焦以通淋，导心热下行从小便排出以清心除烦。
药理作用	本品有利尿、止血作用。
用量用法	煎服，1.5～2.5克；或入丸、散。治心烦惊痫，朱砂拌用。外用：煅炭。
使用注意	气虚、小便不禁者忌服。

精选验方

①**胃肠型感冒**：选胸背反应点，常规消毒，用针柄压上，使之凹陷并将灯心草浸油点燃，迅速点血脉上，随即离开，点处有粟米状伤痕。②**流行性出血热急性肾衰**：除常规用药外，用灯心草茎髓15克，煮沸后冷却至温热取出，用纱布包裹敷于膀胱区，6～7小时换药1次。③**慢性肾小球肾炎**：新鲜灯心草60克，豆腐300克，水煎连汤带豆腐同服，每日1剂，连服30剂为1个疗程。重症患者可于第1个疗程结束后间隔1周时间，再行第2个疗程。④**口疮**：灯心草干品放入生铁小平锅内，放在火上烧，直至锅内药物黄焦或黑未燃着为止，取出研末，涂抹于患处即可。⑤**小儿夜啼**：灯心草，新生儿3克，1～6个月龄者6克，半岁至1岁小儿9克，鲜品加倍。每日1剂，水煎，去渣取汁代茶饮，每日3次，服时酌加少许白糖或冰糖，不宜用红糖。3剂为1个疗程。

连钱草 Lian Qian Cao

二、利尿通淋药

别名 地蜈蚣、铜钱草、蜈蚣草、野花生、仙人对坐草、神仙对坐草。

来源 本品为唇形科植物活血丹*Glechoma longituba* (Nakai) Kupr.的干燥地上部分。

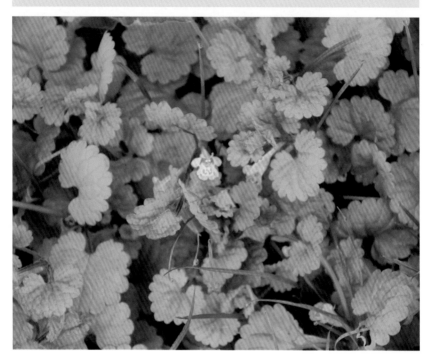

形态特征 多年生草本。茎细，方形，被细柔毛，下部匍匐，上部直立。叶对生，肾形至圆心形，长1.5～3厘米，宽1.5～5.5厘米，边缘有圆锯齿，两面有毛或近无毛，下面有腺点；叶柄长为叶片的1～2倍。轮伞花序腋生，每轮2～6花；苞片刺芒状；花萼钟状，长7～10毫米，萼齿狭三角状披针形，顶端芒状，外面有毛和腺点；花冠2唇形，淡蓝色至紫色，长1.7～2.2厘米，下唇具深色斑点，中裂片肾形；雄蕊4，药室叉开。小坚果长圆形，褐色。花期3～4月，果期4～6月。

生境分布 生长于田野、林缘、路边、林间草地、溪边河畔或村旁阴湿草丛中。除西北、内蒙古外，全国各地均产。

采收加工 春至秋季采收，除去杂质，晒干。

饮片特征

本品呈不规则段状。茎呈方形，细而扭曲，表面黄绿色或紫红色，质脆，断面常中空。叶片多皱缩，灰绿色或绿褐色。气芳香，味微苦。

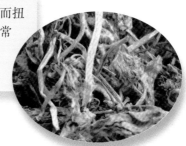

性味归经	辛、微苦，微寒。归肝、肾、膀胱经。
功效主治	利湿通淋，清热解毒，散瘀消肿。用于治热淋、石淋、湿热黄疸、疮痈肿痛、跌打损伤。
药理作用	连钱草能促进胆细胞的胆汁分泌，肝胆管内胆汁增加，内压增高，胆道括张肌松弛，而使胆汁排出。连钱草煎剂有显著利尿作用，连续应用则利尿作用逐渐降低。连钱草溶解结石作用，能使小便变为酸性，而使存在于碱性条件下的结石溶解。对金黄色葡萄球菌极度敏感，大肠杆菌、绿脓杆菌、伤寒杆菌均不敏感。
用量用法	内服：15～30克，煎服。外用：适量，煎汤洗。
使用注意	单服连钱草后引起药物性皮炎，皮疹明显增多并向四肢扩展。

精选验方

①黄疸、臌胀：连钱草21～24克，白茅根、车前草各12～15克，荷包草15克，水煎服。②膀胱结石：连钱草、龙须草、车前草各15克，水煎服。③疟疾：连钱草45～90克，水煎，分2次服，每日1剂，连服3日。④伤风咳嗽：鲜连钱草15～24克（干品9～15克）（洗净），冰糖25克，酌加开水，炖1小时，每日2次。⑤白带：连钱草15克，杜仲9克，木通4.5克，煎水加白糖服。⑥月经不调、小腹作胀：连钱草、对叶莲各9克，大叶艾6克，泡酒吃。⑦小儿疳积：连钱草9克，加动物肝脏适量，炖汁服。⑧疮疖、腮腺炎、皮肤撞伤青肿：鲜连钱草适量，捣烂外敷。⑨蛇咬伤：连钱草生药鲜吃，并捣烂敷伤口。⑩跌打损伤：鲜连钱草100克，捣汁调白糖内服。另取鲜全草适量，捣烂敷患处。

赤小豆 Chi Xiao Dou

二、利尿通淋药

别名 赤豆、红小豆。

来源 本品为豆科一年生草本植物赤小豆*Phaseolus calcaratus* Roxb. 或赤豆 *Phaseolus angularis* Wight的干燥成熟种子。

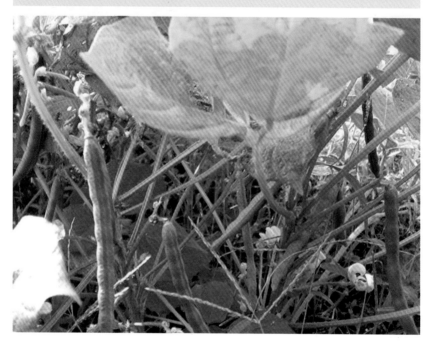

形态特征 两种豆科植物的种子。赤小豆种子呈圆柱形而稍扁，两端较平截或钝圆，长5~8毫米，直径2~4毫米；表面紫红色或暗红紫色，少棕黄色，平滑，无光泽或微有光泽，种脐白色，线形突起，偏向一端，约为全长的2/3，中间凹陷成纵沟。背面有一条不明显的棱脊。质坚硬，不易破碎。破开后可见乳白色肥厚的子叶两枚，胚根细长，弯曲一端。气微、味微甘，嚼之有豆腥味。赤豆种子矩圆形，两端圆钝或平截，长5~8毫米，直径4~6毫米。种皮赤褐色或稍淡，平滑有光泽，种脐位于侧缘上端，白色，不明显突出，不凹陷；其他性状与赤小豆相似。花期5~8月，果期8~9月。

生境分布 分布于广东、广西、江西等地。

采收加工 秋季果实成熟而未开裂时拔取全株，晒干，打下种子，除去杂质，再晒干。

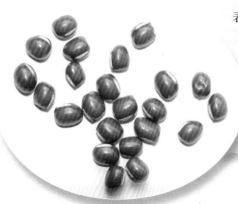

饮片特征

本品呈长圆形，稍扁。表面紫红色，无光泽或微有光泽，一侧上端有白色突起的脐点，中间凹陷成纵沟，背面有一条不明显的棱脊。种仁两瓣，乳白色。气微，味微甘，嚼之有豆腥气。

性味归经	甘、酸，平。归心、小肠经。
功效主治	利水消肿，解毒排脓。本品性善下行，内能通利水道以利水消肿；外可清血分热毒而解毒消肿。
药理作用	20%煎剂对金黄色葡萄球菌、福氏痢疾杆菌及伤寒杆菌等有抑制作用。
用量用法	10～30克，煎服。外用：适量。
使用注意	久食瘦人。

精选验方

①**食物中毒**：赤小豆5克，甜瓜蒂1～1.5克，研末，每服5克，催吐。②**四肢浮肿**：鸭跖草25克，赤小豆100克，水煎，每日分3次服。③**急性肾炎**：赤小豆、茅根各25克，麻黄10克，生石膏50克（先煎），连翘、泽泻各20克，水煎服。④**腹水**：赤小豆、冬瓜皮各50克，商陆10克，泽泻24克，茯苓皮40克。水煎服。⑤**水肿**：薏苡仁、赤小豆、冬瓜皮各50克，黄芪、茯苓皮各25克。水煎服。⑥**慢性肾炎**：赤小豆、红皮花生仁各150克，红糖100克，红枣20枚（核打碎），共煮熟，每日吃1次，最好早餐前吃，连吃3～5个月。适应于尿化验经常有红细胞及管型的慢性肾炎，对尿蛋白多者亦可服，但疗效不及前者显著。⑦**顽固性呃逆**：赤小豆20粒，猪胆1只。将赤小豆放入猪胆内，然后将猪胆挂房檐下阴干，研成细末备用。每次1克，以白开水冲服。每日2次。

酢浆草 Cu Jiang Cao

二、利尿通淋药

别名 酸浆草、酸酸草、斑鸠酸、三叶酸。
来源 本品为酢浆草科多年生草本植物酢浆草*Oxalis corniculata* L. 的全草。

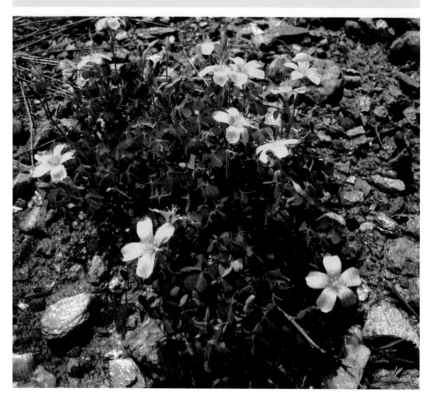

形态特征 多年生草本。茎匍匐或斜升，多分枝，长达50厘米，上被疏长毛，节节生根。叶互生，掌状复叶，叶柄长2.5～5厘米；托叶与叶柄连生，形小；小叶3枚，倒心脏形，长达5～10毫米，无柄。花1朵至数朵成腋生的伞形花序，花序柄与叶柄等长；苞片线形；萼片5，花瓣5，黄色，倒卵形；雄蕊10，花丝下部联合成筒；子房心皮5，5室，花柱5，离生，柱头头状。蒴果近圆柱形，长1～1.5厘米，有5棱，被柔毛，熟时裂开将种子弹出。种子小，扁卵形，褐色。花期5～7月，果期7～9月。

生境分布 生长于耕地、荒地或路旁。全国各地均有分布。

采收加工 全年均可采收，尤以夏、秋两季为宜，洗净，鲜用或晒干。

饮片特征

本品呈段片状。茎、枝被疏长毛。叶纸质，皱缩或破碎，棕绿色。花黄色，萼片、花瓣均5枚。蒴果近圆柱形，被柔毛，种子小，扁卵形，褐色。具酸气。味咸而酸涩。

性味归经	酸，寒。归大肠、小肠经。
功效主治	清热利湿，凉血散瘀，消肿解毒。
药理作用	对金黄色葡萄球菌有抑制作用。
用量用法	煎服6～12克，鲜品30～60克。外用：适量。
使用注意	孕妇忌用。

精选验方

①**水泻**：酢浆草9克，加红糖蒸服。②**痢疾**：酢浆草研末，每服15克，开水送服。③**湿热黄疸**：酢浆草50～75克，水煎2次，分服。④**血淋热淋**：酸浆草取汁，入蜜同服。⑤**尿结尿淋**：酸浆草100克，甜酒100毫升，共同煎水服，每日3次。⑥**二便不通**：酢浆草1大把，车前草1握，捣汁入砂糖5克，调服一盏；不通再服。⑦**鼻出血**：鲜酢浆草杵烂，揉作小丸，塞鼻腔内。⑧**喘咳**：鲜酢浆草50克，加米少许煮服，连服3剂。⑨**麻疹**：酢浆草每次10～15克，水煎服。⑩**小儿喘息性支气管炎**：酢浆草、一枝黄花各25～50克，十地龙、枇杷叶各10克。水煎服。⑪**扭挫伤**：酢浆草、三叶青、香附子各适量，捣烂加热外敷。

茵陈蒿 Yin Chen Hao

三、利湿退黄药

别名 茵陈、绵茵陈。

来源 本品为菊科多年生草本植物茵陈蒿 *Artemisia capillaris* Thunb. 或滨蒿 *Artemisia scoparia* Waldst. et Kit. 的干燥地上部分。

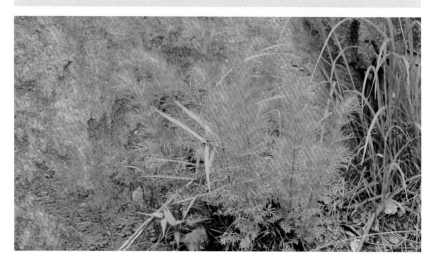

形态特征 茵陈：多年生草本，幼苗密被灰白色细柔毛，成长后全株光滑无毛。基生叶有柄，2～3回羽状全裂或掌状分裂，最终裂片线形；花枝的叶无柄，羽状全裂成丝状。头状花序圆锥状，花序直径1.5～2毫米；总苞球形，总苞片3～4层；花杂性，每一花托上着生两性花和雌花各约5朵，均为淡紫色管状花；雌花较两性花稍长，中央仅有一雌蕊，伸出花冠外，两性花聚药，柱头头状，不分裂。瘦果长圆形，无毛。

滨蒿：与茵陈不同点为，一年生或两年生草本，基生叶有长柄，较窄，叶片宽卵形，裂片稍卵形，疏离，茎生叶线形，头状花序直径约1毫米，外层雌花5～7朵，中部两性花约4朵。幼苗多收缩卷曲成团块，灰绿色，全株密被灰白色茸毛，绵软如绒。茎上或由基部着生多数具叶柄的叶，长0.5～2厘米，叶柔软，皱缩并卷曲，多为2～3回羽状深裂，裂片线形，全缘。茎短细，一般长3～8厘米，直径1.5～3毫米。花、果期7～10月。

生境分布 生长于路边或山坡。分布于陕西、山西、安徽等地。

采收加工 春季幼苗高6～10厘米时采收或秋季花蕾长成时采割，除去杂质及老茎，晒干。春季采收的习称"绵茵陈"，秋季采割的习称"茵陈蒿"。

饮片特征

本品多收缩卷曲成团状，灰白色或灰绿色，全体密被灰白色茸毛，绵软如绒。叶柔软，具柄，皱缩并卷曲；展平后叶片呈一至三回羽状分裂；小裂片卵形或稍呈倒披针形、条形，先端锐尖。气清香，味微苦。

性味归经	苦，微寒。归脾、胃、肝、胆经。
功效主治	清利湿热，利胆退黄。本品苦泄寒清，能清利肝胆湿热而利胆退黄。
药理作用	有显著的利胆作用，在增加胆汁分泌的同时，也增加胆汁中固体物、胆酸和胆红素的排泄量，并能保肝、解热、降压、降血脂、抗菌、抗病毒。
用量用法	10～30克，煎服。外用：适量。
使用注意	蓄血发黄及血虚萎黄者慎用。

精选验方

①**黄疸型传染性肝炎**：可用茵陈蒿汤，再配白茅根30克，水煎服。②**病毒性肝炎**：茵陈30克，丹参60克，水煎加红糖15克，浓缩为200毫升，分2次服。③**预防和治疗感冒、流感**：茵陈6～10克，水煎服，每日1次，连服3～5日，或用醇浸剂。④**慢性胆囊炎急性发作**：茵陈、蒲公英各50克，黄芩、山栀子、生大黄、枳壳、海金沙、泽泻各15克，郁金20克，玄明粉10克，水煎服。⑤**胆囊炎**：茵陈蒿、蒲公英、郁金各30克，姜黄12克，水煎服。⑥**胆道蛔虫症**：茵陈蒿煎服，配合针刺内关穴止痛，或再配合其他驱蛔措施。⑦**带状疱疹**：茵陈蒿、猪苓、鲜仙人掌各10克，败酱草、马齿苋各15克，金银花、紫草、大黄、木通各5克。加水煎2次，混合两煎所得药汁。每日1剂，分早、晚服。⑧**预防肝炎**：茵陈500克，加水煎煮3次，过滤，3次滤液合并，浓煎成500毫升，每服16毫升，每日2次，连服3日。

金钱草 Jin Qian Cao

三、利湿退黄药

别名 过路黄、大金钱草。

来源 本品为报春花科多年生草本植物过路黄*Lysimachia christinae* Hance的干燥全草。

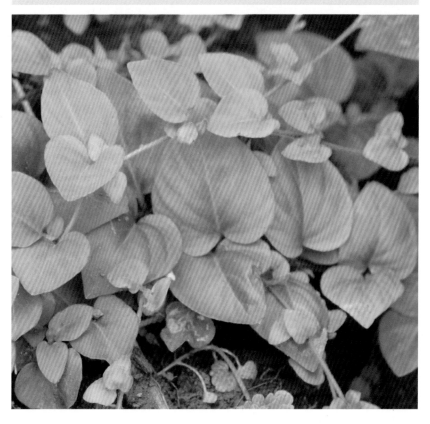

形态特征 多年生草本，无毛或微被毛；茎细长，绿色或带紫红色，匍匐地面生长。叶片、花萼、花冠及果实均具点状及条纹状的黑色腺体。单叶对生，叶片心脏形或卵形，全缘，仅主脉明显；单生于叶腋。花梗长达叶端，萼片线状披针形，花冠长约为萼片的两倍，黄色。蒴果球形，种子边缘稍具膜翅。花期5~7月，果期7~10月。

生境分布 生长于山坡路旁、沟边以及林缘阴湿处。江南各地均有分布。

采收加工 夏、秋两季采收，除去杂质，晒干。

饮片特征

　　本品为干燥皱缩的全草，横切为小段。茎红棕色至棕色，表面具纵纹及结节，扭曲，实心。叶对生，展平后呈宽卵形或心形，全缘，上表面灰绿色或棕褐色，下表面色较浅，主脉明显突出。用水浸后，对光透视可见黑色或褐色的条纹。有的叶腋具长梗的黄色花，质脆，易碎。

性味归经	甘、淡，微寒。归肝、胆、肾、膀胱经。
功效主治	除湿退黄，利尿通淋，解毒消肿。本品甘淡渗利，微寒清热，能清利肝胆及下焦湿热，故有除湿退黄、利尿通淋、解毒消肿之功。
药理作用	有利胆排石作用，能促进胆汁的分泌和排泄，使胆管泥沙样结石易于排出，胆管阻塞和疼痛减轻，黄疸消退。有明显的利尿作用。金钱草口服后能使尿液变为酸性，故能促使在碱性环境中才能存在的结石溶解。金钱草对乙二醇所致的大鼠泌尿系结石有预防及治疗效果，对肾结石效果优于膀胱结石。还有抗菌、抗炎作用。
用量用法	30～60克，煎服，鲜品加倍。外用：适量。
使用注意	凡阴疽诸毒、脾虚泄泻者，忌捣汁生服。

精选验方

　　①**黄疸型肝炎**：金钱草、茵陈、虎杖各9克，紫金牛15克，仙鹤草12克，水煎服，每日1剂；或用金钱草配蒲公英、板蓝根各30克，每日1剂。
②**泌尿系结石**：金钱草30克，海金沙6克，生鸡内金4.5克（研末），石韦、瞿麦各15克，冬葵子10克，煎服。③**尿道结石**：金钱草60克，煎汤代茶饮；金钱草配海金沙等煎服。④**肝胆管结石（泥沙型）**：金钱草5～10克，茵陈50克，苍术、厚朴、栀子、郁金各9克，陈皮、甘草各6克，水煎2次分服。⑤**传染性肝炎**：金钱草、茵陈、紫金片各15克，虎杖9克，仙鹤草12克，红枣10枚，煎服。⑥**胆囊炎、胆结石**：金钱草、麦芽各30克，茵陈15克，仙鹤草、虎杖、鸡内金、白芍各12克，黄芩、枳壳、郁金、三棱、莪术、穿山甲、丹参各10克，柴胡、甘草各6克，随症加减，水煎服。

虎 杖 Hu Zhang

二、利湿退黄药

别名 虎杖根、阴阳莲。

来源 本品为蓼科多年生草本植物虎杖*Polygonum cuspidatum* Sieb. et Zucc. 的根茎和根。

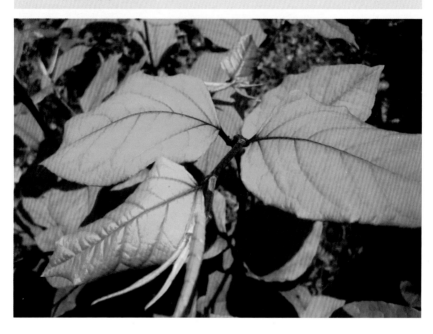

形态特征 多年生灌木状草本，高达1米以上。根茎横卧地下，木质，黄褐色，节明显。茎直立，圆柱形，表面无毛，散生着多数红色或带紫色斑点，中空。单叶互生，阔卵形至近圆形，长7~12厘米，宽5~9厘米，先端短尖，基部圆形或楔形；叶柄长1~2.5厘米；托鞘膜质，褐色，早落。花单性，雌雄异株，圆锥花序腋生；花梗较长，上部有翅；花小而密，白色，花被5片，外轮3片，背面有翅，结果时增大；雄花有雄蕊8枚；雌花子房上部有花柱3枚。瘦果卵形，具3棱，红褐色，光亮，包在翅状的花被中。花期7~9月，果期9~10月。

生境分布 生长于疏松肥沃的土壤中，喜温和湿润气候，耐寒、耐涝。分布于江苏、江西、山东、四川等地。

采收加工 春、秋两季采挖，除去须根，洗净，趁鲜切短段或厚片，晒干。

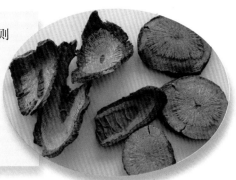

饮片特征

本品为圆柱形短段或不规则形的厚片。外皮棕褐色。切面皮部较薄，木部宽广，棕黄色，射线呈放射状，皮部与木部易分离，根茎髓中有隔或呈空洞状，质坚硬。气微，味微苦、涩。

性味归经	苦，寒。归肝、胆、肺经。
功效主治	利胆退黄，清热解毒，活血祛瘀，祛痰止咳。本品苦寒清泻，能祛肝、胆、肺诸经之热、湿、瘀等实邪，故有利胆退黄、清热解毒、活血祛瘀、祛痰止咳之功。
药理作用	本品有泻下、祛痰止咳、止血、镇痛、降血脂作用。25％煎剂对金黄色葡萄球菌、溶血性链球菌、伤寒杆菌、痢疾杆菌、变形杆菌均有抑制作用。10％水煎剂对流感病毒、疱疹病毒、腺病毒等均有抑制作用。
用量用法	10~30克，煎服。外用：适量。
使用注意	孕妇忌服。

精选验方

①**阴道炎**：虎杖根10克，加水1500毫升，煎取1000毫升，过滤、待温，坐浴10~15分钟，每日1次，7日为1个疗程。②**上消化道出血**：虎杖研粉口服，每次4克，每日2~3次。③**新生儿黄疸**：50％虎杖糖浆，每次5毫升，每日2次喂服。④**肺炎**：虎杖根洗净切片，鲜品1000克，或干品500克，加水5000毫升，煎至1000毫升，口服；每次50~100毫升，每日2~3次，体温降至正常，症状好转即酌情减量，至肺部炎症完全吸收时停药。⑤**关节炎**：虎杖根切片，按1：3的比例，把虎杖泡入白酒中，封缸，半月后启用，成人每次口服15毫升，每日2次，儿童减量。⑥**烧烫伤**：虎杖200克，蒸馏水适量，做成涂剂，含药浓度20％~100％均有抑菌作用。先将烧伤面用过氧化氢溶液或含庆大霉素的生理盐水冲洗后，将虎杖膏涂在创面，每日3~5次。

地耳草 Di Er Cao

二、利湿退黄药

别名 田基黄。
来源 本品为金丝桃科一年生草本植物地耳草*Hypericum japonicum* Thunb. 的干燥全草。

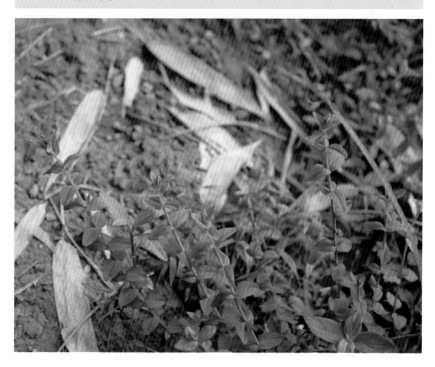

形态特征 一年生草本，高15～40厘米，无毛。根多须状。茎直立，或倾斜，细瘦，有4棱，节明显，基部近节处生细根。单叶，短小，对生，多抱茎，叶片卵形，长4～15毫米，全缘；先端钝，叶面有微细的透明点。聚伞花序顶生，成叉状而疏，花小，黄色；萼片5，披针形；花瓣5，长椭圆形，内曲，几与萼片等长；雄蕊10个以上，基部连合成3束；子房1室，花柱3枚。蒴果长圆形，长约4毫米，外面包围有等长的宿萼。花期5～6月，果期7～10月。

生境分布 生长于山野及较潮湿的地方。分布于广西、四川、广东、湖南等地。

采收加工 夏、秋两季采收，洗净，晒干。

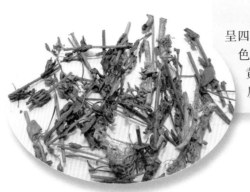

饮片特征

本品呈不规则的丝状。茎略呈四棱柱状，光滑，外表淡黄棕色或暗红棕色，易折断。叶片黄褐色或灰青色，皱缩，纸质，易碎。气微，味淡。

性味归经	苦，平。归肝、胆经。
功效主治	利湿退黄，清热解毒，活血消肿。本品苦泄偏凉，能利湿清热、活血，故有利湿退黄、清热解毒、活血消肿之功。
药理作用	所含田基黄甲素对牛型结核杆菌、肺炎双球菌、金黄色葡萄球菌、链球菌等有不同程度的抑制作用。
用量用法	15~30克，煎服，鲜品加倍。外用：适量。
使用注意	孕妇忌服。

精选验方

①**湿疹**：地耳草适量，煎水洗。②**跌打损伤**：地耳草25~40克，酌加黄酒、水各半，炖1小时，温服，每日1~2次。③**咽喉肿痛**：地耳草50克，用水煎服。④**黄疸**：鲜地耳草50~100克，水煎服。⑤**湿热毒气所致痈肿疮毒**：地耳草捣烂外敷，或煎水内服。⑥**急性单纯性阑尾炎**：地耳草、半边莲各25克，泽兰、青木香各15克，蒲公英50克。水煎服。⑦**急性结膜炎**：地耳草50~100克，煎水熏洗患眼，每日3次。⑧**预防感冒**：地耳草25克，水煎2次，混匀，早晚分2次服，连服6日。⑨**毒蛇咬伤**：鲜地耳草100克，捣烂取汁加醋15毫升，温开水调服；或水煎加酒少许温服。其渣加水、酒少许再捣烂外敷伤口周围。⑩**痈疖、伤口感染**：鲜地耳草1.5千克，加水10千克，煎煮去渣，浓缩至3千克，过滤，加入防腐剂高压消毒后备用。早期脓肿、痈、疖，可用天仙子适量捣烂调药液使成膏状，敷于患处，每日换药1次；脓肿切开排脓后，用药液浸纱布条填塞引流；伤口感染，用药液浸纱布湿敷创面，每日换药1次。

垂盆草 Chui Pen Cao

三、利湿退黄药

别名	狗牙半支、石指甲、半支莲、养鸡草、狗牙齿、瓜子草、葵景天。
来源	本品为景天科多年生肉质草本植物垂盆草*Sedum sarmentosum* Bunge的干燥全草。

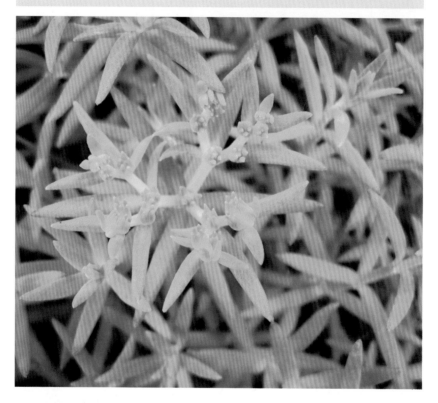

形态特征 多年生肉质草本，不育枝匍匐生根，结实枝直立，长10～20厘米。叶3片轮生，倒披针形至长圆形，长15～25毫米，宽3～5毫米，顶端尖，基部渐狭，全缘。聚伞花序疏松，常3～5分枝；花淡黄色，无梗；萼片5，阔披针形至长圆形，长3.5～5毫米，顶端稍钝；花瓣5，披针形至长圆形，长5～8毫米，顶端外侧有长尖头；雄蕊10，较花瓣短；心皮5，稍开展。种子细小，卵圆形，无翅，表面有乳头突起。花期5～6月，果期7～8月。

生境分布 生长于山坡岩石上或栽培。全国各地均产。

采收加工 夏、秋两季采收。除去杂质，切段，晒干。

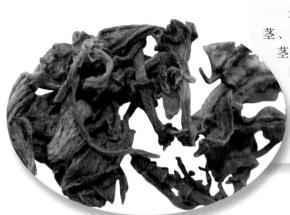

饮片特征

本品呈不规则段状，茎、叶混合。根细小，茎纤细，黄绿色。叶肉质，绿色，易脱落，呈倒披针形或矩圆形。干品呈绿褐色。气微，味微苦。

性味归经	甘、淡、微酸，凉。归心、肝、胆、小肠经。
功效主治	利湿退黄，清热解毒。本品甘淡渗利，微寒清热，清利肝胆湿热以利湿退黄，清热以解毒。
药理作用	对白色、金黄色葡萄球菌有抑制作用，对大肠杆菌、绿脓杆菌、链球菌、白色念珠菌、福氏痢疾杆菌等均有一定作用。还有保肝作用和降低血清谷丙转氨酶的作用。
用量用法	15～30克，煎服，鲜品加倍。外用：适量。
使用注意	脾胃虚寒者慎服。

精选验方

①黄疸型肝炎：鲜垂盆草100克，煎2次去渣存汁，粳米100克，煮粥2餐分服。②肺脓肿：垂盆草30～60克，薏苡仁、冬瓜仁、鱼腥草各15克，水煎服。③高脂血症：垂盆草300克，半边莲200克，燕麦500克，共研细末，加白糖500克共制成饼干，烘干瓶装，每餐50克。④尿血（非器质性疾病引起者）：垂盆草60克，白茅根30克，玄参15克，水煎服。⑤黄疸型肝炎、面目身黄：垂盆草20克，茵陈蒿、生栀子各15克，水煎服。⑥无名肿毒、创伤感染：鲜垂盆草、鲜青蒿、鲜大黄各等份，共捣烂敷患处。⑦咽喉肿痛、口腔溃疡：鲜垂盆草捣烂绞汁1杯，含漱5～10分钟，每日3-4次。⑧肝炎：垂盆草50克，当归15克，红枣10个。水煎服，每日1剂。

鸡骨草 Ji Gu Cao

三、利湿退黄药

别名 大黄草、石门坎、黄食草、红母鸡草、细叶龙鳞草。
来源 本品为豆科植物广州相思子*Abrus cantoniensis* Hance的干燥全株。

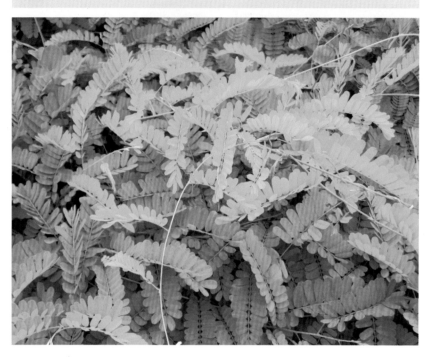

形态特征 木质藤本，长达1米，常披散地上或缠绕其他植物上。主根粗壮，长达60厘米。茎细，深红紫色，幼嫩部分密被黄褐色毛。双数羽状复叶，小叶7~12对，倒卵状矩圆形或矩形，长5~12毫米，宽3~5毫米，膜质，几乎无柄，先端截形而有小锐尖，基部浅心形，上面疏生粗毛，下面被紧贴的粗毛，叶脉向两面突起；托叶成对着生，线状披针形；小托叶呈锥尖状。总状花序腋生，花长约6毫米；萼钟状；花冠突出，淡紫红色；雄蕊9，合生成管状，与旗瓣贴连，上部分离；子房近于无柄，花柱短。荚果矩圆形，扁平，疏生淡黄色毛，先端有尾状凸尖；种子4~5粒，矩圆形，扁平，光滑，成熟时黑褐色或淡黄色。花期8月，果期9~10月。

生境分布 生长于山地或旷野灌木林边。分布于广东、广西等地。

采收加工 全年均可采挖，除去泥沙，干燥。

饮片特征

本品呈不规则段状。根呈圆锥状，表面灰棕色，具细纵纹，质硬。茎丛生，灰棕色至紫褐色，小枝纤细，疏被短柔毛。气微香，味微苦。

性味归经	甘、微苦，凉。归肝、胃经。
功效主治	利湿退黄，清热解毒，疏肝止痛。用于治湿热黄疸、胁肋不舒、胃脘胀痛、乳痈肿痛。
药理作用	对于正常离体家兔回肠，鸡骨草根煎剂可显著增强其收缩幅度，麻醉兔灌胃或肌注煎剂也能使在位肠管张力提高，蠕动略增强。在离体豚鼠回肠试验中，高浓度煎剂对乙酰胆碱所致的收缩有明显的抑制作用，但对组胺所致仅有轻度抑制，对氯化钡所致者无影响。鸡骨草根煎剂5g/kg灌服，可显著增强小鼠游泳耐力。鸡骨草粗皂甙对四氯化碳（CCl_4）所致肝损伤有显著的保护效果。
用量用法	内服：15～30克，煎服。
使用注意	本品种子有毒，不能入药，用时必须把豆荚全部摘除。

精选验方

①**外感风热**：鸡骨草60克，水煎服，每日2次。②**丹毒**：鸡骨草10克，白芍12克，牡丹皮9克，银柴胡、地骨皮各6克，水煎服。③**小儿疳积**：鸡骨草10克，独脚金6克，配猪肝少许煎服。④**湿热黄疸**：鸡骨草60克，水煎服，每日2次。⑤**肝硬化腹水、胃痛、风湿骨痛**：鸡骨草30～60克，水煎服。⑥**急性黄疸性肝炎**：鸡骨草、溪黄草、马蹄金、车前草各50克，水煎服。

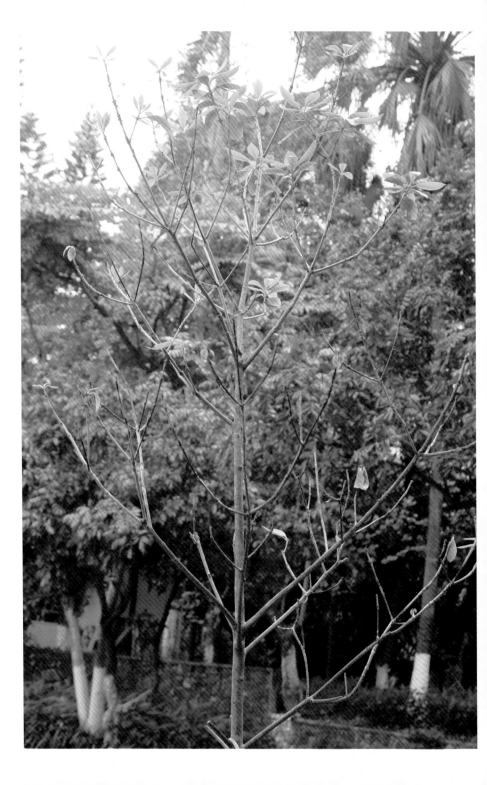

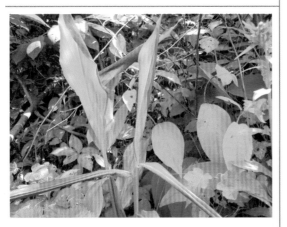

第七章 温里药

附 子 Fu Zi

别名 生附子、制附子、熟附子、淡附子、黑附片、白附片、炮附子。
来源 本品为毛茛科植物乌头*Aconitum carmichaelii* Debx. 的子根的加工品。

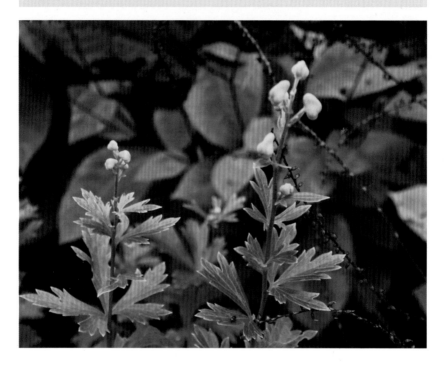

形态特征 为多年生草本，高60～150厘米。主根纺锤形至倒卵形，中央的为母根，周围数个子根（附子）。叶片五角形，3全裂，中央裂片菱形，两侧裂片再2深裂。总状圆锥花序狭长，密生反曲的微柔毛；萼片5，蓝紫色（花瓣状），上裂片高盔形，侧萼片近圆形；花瓣退化，其中两枚变成蜜叶，紧贴盔片下有长爪，距部扭曲；雄蕊多数分离，心皮3～5，通常有微柔毛。蓇葖果，种子有膜质翅。根呈瘦长圆锥形，中部多向一侧膨大，顶端有残存的茎基，长2～7.5厘米，直径1.5～4厘米。外表棕褐色，皱缩不平，有瘤状侧根及除去子根后的痕迹。花期9～10月，果期10～11月。

生境分布 生长于山地草坡或灌木丛中。分布于四川、湖北、湖南等地。

采收加工 6月下旬至8月上旬采挖，除去母根、须根及泥沙，可分为泥附子、盐附子、黑附片、白附片几种。

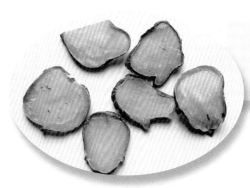

饮片特征

本品为不规则薄片。表面灰白色或灰褐色。味淡，口尝无麻舌感。

性味归经	辛、甘，大热；有毒。归心、肾、脾经。
功效主治	回阳救逆，补火助阳，散寒止痛。本品辛散甘补、性热燥烈，能上助心阳，中温脾阳，下补肾阳益火，又能散在里之寒邪而止痛，尤为回阳救逆之要药。
药理作用	有强心，增加心肌耐缺血耐缺氧力，以及抗心律失常、抗休克、促凝血、抗炎、镇痛、抗过敏、抗过氧化作用，还有局部麻醉的作用。
用量用法	3~15克，煎服，宜先煎0.5~1小时，至口尝无麻辣感为度。
使用注意	本品辛热燥烈，阴虚阳亢者及孕妇忌用。反半夏、瓜蒌、贝母、白蔹、白及。因有毒，内服须经炮制。若内服过量，或煮煎方法不当，会引起中毒。

精选验方

①**血栓闭塞性脉管炎**：附子、大黄、丹参、细辛、赤芍、黄芪、肉桂、甘草、当归、海马、桃仁、金银花各适量，水煎服，并外敷莘芨膏。
②**胃下垂**：淡附片9~30克（先煎30分钟），炒白术9~15克，焦艾叶12~30克，水煎服，每日1剂，连服50日。③**呕逆翻胃**：大附子1个，生姜1个（细锉）。煮研如面糊，米饮下。④**头痛**：附子（炮）、石膏（煅）各等份，为末，入麝少许，茶酒下1.5克。⑤**鹅口疮（虚火上浮）**：附子、吴茱萸各10克。共研细末，用米醋调成稠糊，做成饼状，敷贴于两足心涌泉穴，每日换药1次，可连用3~5日。⑥**顽固性头痛**：制附子60克，盐30克（为1剂量），分别研末，各分成6包，每次服1包，每日2次，饭后冲服。阳虚头痛者，服1剂后头痛仍未缓解者，间隔3~5日，可持上方再服1剂，但不宜连续久服。

干姜 Gan Jiang

别名	淡干姜、白干姜。
来源	本品为姜科植物姜Zingiber officinale Rosc. 的干燥根茎。

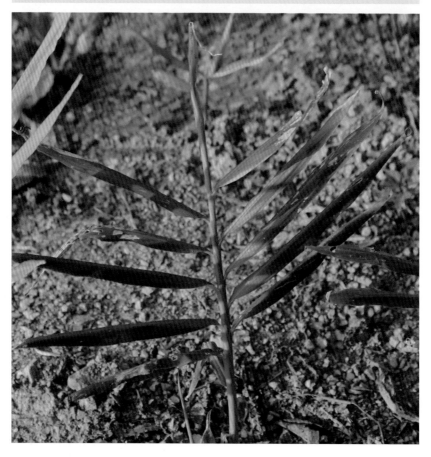

形态特征 本品呈扁平块状，长3~6厘米。表皮皱缩，灰黄色或灰棕色。质硬，断面粉性和颗粒性，白色或淡黄色，有黄色油点散在。气香，味辣。去皮干姜表面平坦，淡黄白色。花期6~8月，果期12月至翌年1月。

生境分布 生长于阳光充足、排水良好的沙质地。分布于四川、广东、广西、湖北、贵州、福建等地。

采收加工 冬季采挖，除去须根及泥沙，晒干或低温干燥。

饮片特征

本品为不规则的厚片或段片。表面灰棕色或浅黄棕色，粗糙；切面黄白色或灰白色，内皮层环明显，具筋脉点。质坚脆。香气特异，味辛辣。

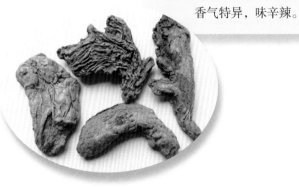

性味归经	辛，热。归脾、胃、心、肺经。
功效主治	温中散寒，回阳通脉，温肺化饮。本品辛热燥烈，为温中散寒之主药。
药理作用	有镇呕、镇静、镇痛、祛风健胃、止咳等作用。姜的乙醇提取液能直接兴奋心脏，对血管运动中枢有兴奋作用。
用量用法	3～10克，煎服。
使用注意	阴虚内热、血热妄行者忌用。孕妇慎用。

精选验方

①**中寒水泻**：干姜（炮）研末，饮服10克。②**崩漏、月经过多**：干姜（炮）10克，艾叶15克，红糖适量，水煎服。③**脾寒疟疾**：干姜、高良姜等量，研末，每次6克，水冲服。④**赤痢**：干姜烧黑存性，候冷为末，每次3克，用米汤送饮。⑤**痛经**：干姜、红糖、大枣各30克，将大枣去核洗净，干姜洗净切片，加红糖同煎汤服，每日2次，温热服。⑥**小儿腹泻**：干姜、艾叶、小茴香各20克，川椒15克，共为细末，然后以鲜姜30克捣烂拌匀，敷于脐部并以热水袋保持温度，昼夜持续，5日为1个疗程。⑦**妊娠呕吐**：干姜、人参各50克，半夏100克，研细末，以生姜糊为丸，如梧桐子大，每次10丸，每日3次。⑧**胃寒痛**：小茴香、干姜、木香各15克，甘草10克，水煎服。

肉 桂 Rou Gui

别名 桂心、桂皮、油桂、官桂。
来源 本品为樟科植物肉桂*Cinnamomum cassia* Presl的干燥树皮。

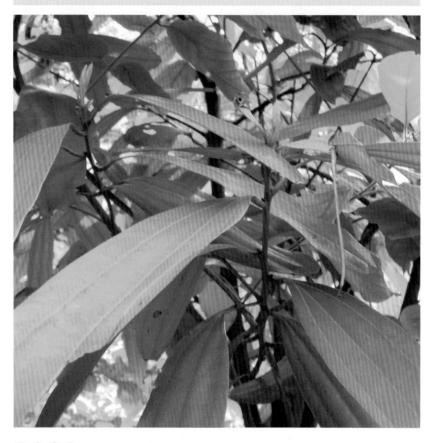

形态特征 常绿乔木，树皮灰褐色，幼枝多有4棱。叶互生，叶片革质，长椭圆形或近披针形，先端尖，基部钝，全缘，3出脉于背面明显隆起。圆锥花序腋生或近顶生，花小白色，花被6片，能育雄蕊9，子房上位，胚珠1枚。浆果椭圆形，长1厘米，黑紫色，基部有浅杯状宿存花被。花期6~8月，果期10~12月。

生境分布 多为栽培。分布于广东、海南、云南等地。

采收加工 多于秋季剥取，刮去栓皮，阴干。

饮片特征

本品为不规则的碎块。外表面棕色至红棕色或带灰褐色，粗糙，有细皱纹，可见横向突起的皮孔，有的可见灰白色的斑纹；内表面红棕色，具细纵皱纹，划之显油痕。质硬而脆，易折断，断面不平坦，外层棕色而较粗糙，内层红棕色而油润，两层间可见1条黄棕色的线纹。

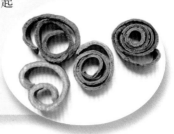

性味归经	辛、甘，热。归脾、肝、肾、心经。
功效主治	补火助阳，散寒止痛，温经通脉。本品辛散甘补，大热温通，能补命门之火，引火归元而益阳消阴，又温助脾阳、散寒邪、通经脉，故有此效。
药理作用	有调节免疫功能、抗酯质过氧化、扩张血管、降血压、增加消化液分泌、利胆、解热、镇痛、镇静、抗菌、抗病毒等作用。
用量用法	2～5克，煎服，宜后下；研末冲服，每次1～2克。
使用注意	阴虚火旺、里有实热、血热妄行者及孕妇忌用。畏赤石脂。

精选验方

①**面赤口烂、腰痛足冷**：肉桂、细辛各3克，玄参、熟地黄、知母各15克，水煎服。②**支气管哮喘**：肉桂粉1克，加入无水酒精10毫升，静置10小时后取上清液0.15～0.3毫升，加2%普鲁卡因至2毫升混匀，注入两侧肺俞穴，每穴0.1毫升。此法对心脏机能代偿不全及高衰竭患者忌用。③**老年性支气管肺炎（阳虚型患者）**：可单用肉桂9克（捣冲），分3次服，症状减轻后改为6克，服3剂。再每日用肾气丸18克，调理1周可愈。④**肾阳虚腰痛**：肉桂粉每次5克，每日2次，3周为1个疗程。⑤**小儿流涎**：肉桂10克（1次量），研成细末，醋调至糊饼状，每晚临睡前贴敷于双侧涌泉穴，胶布固定，次日晨取下。⑥**神经性皮炎**：肉桂200克，研细末，装瓶备用。用时根据病损大小，取药粉适量用好醋调成糊状，涂敷病损处，2小时后糊干即除掉。若未愈，隔1周后如法再涂1次。⑦**绿脓杆菌感染**：将0.5%的肉桂油置于消毒容器内，消毒纱布浸药液敷创面或塞入创口及瘘管内，每日1次，也可用喷雾器喷洒创面，每日3次。⑧**胃腹冷痛、虚寒泄泻**：肉桂2.5～5克，研末，温开水送服。

高良姜 Gao Liang Jiang

别名 良姜。
来源 本品为姜科植物高良姜*Alpinia officinarum* Hance的干燥根茎。

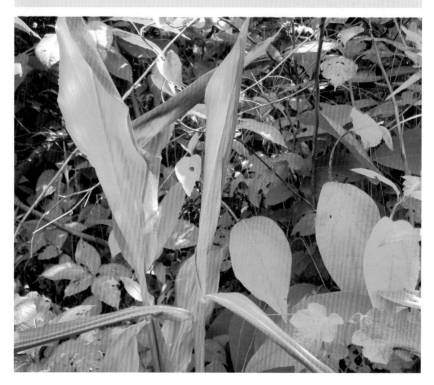

形态特征 多年生草本，高30～110厘米，根茎棕红色或紫红色。叶互生，叶片线状披针形，先端渐尖或尾尖，基部渐窄，全缘或具不明显的疏钝齿，两面颓净；叶鞘开放抱茎，叶舌膜质，长达3厘米，棕色。总状花序顶生，花序轴被绒毛，小苞片极小，花萼先端不规则3浅圆裂，外被短毛；花冠管漏斗状。蒴果球形，不开裂，被绒毛，熟时橙红色。花期4～9月，果期5～11月。

生境分布 生长于山坡、旷野的草地或灌木丛中。分布于广东、广西、台湾等地。

采收加工 夏末秋初采挖生长4～6年的根茎，除去地上茎、须根及残留鳞片，洗净，切段，晒干。

饮片特征

本品为类圆形或不规则形的薄片。外皮棕红色至暗褐色。切面灰棕色或红棕色，纤维性，中柱约占三分之一。质坚韧。气香，味辛辣。

性味归经	辛，热。归脾、胃经。
功效主治	散寒止痛，温中止呕。本品辛热散寒，专祛脾胃之寒邪，故有温中散寒、止呕、止痛之效。
药理作用	有促进胃酸分泌和小肠收缩，抑制前列腺素合成，抑制炭疽杆菌、白喉杆菌、溶血性链球菌、枯草杆菌、肺炎双球菌、金黄色葡萄球菌、人型结核杆菌等作用。
用量用法	3～10克，煎服；研末服，每次3克。
使用注意	阴虚有热者忌服。

精选验方

①**花斑癣**：高良姜50克，75%的酒精250毫升，混合浸泡7天备用。用时涂擦患处，每日2次，涂擦后有隐刺痛，几分钟后自行消失。②**霍乱吐泻腹痛**：将高良姜火炙焦香。用250克加酒1升，煮沸，顿服。③**胃痛**：高良姜、制香附、元胡、乌贼骨各30克，姜半夏10克，上药研末，每次3克，每日3次，饭前温开水送服。④**胃寒病、吐清水**：高良姜、延胡索各15克。水煎服。⑤**胃寒气滞作痛**：高良姜、制香附各100克。共研细粉，水泛为丸。每次5克，每日3次。⑥**胸胁胀痛**：高良姜、厚朴、当归各15克，桂心5克，生姜10克。水煎服。

花椒 Hua Jiao

别名 川椒、蜀椒。

来源 本品为芸香科植物花椒*Zanthoxylum bungeanum* Maxim. 或青椒*Zanthoxylum schinifolium* Sieb. et Zucc. 的干燥成熟果皮。

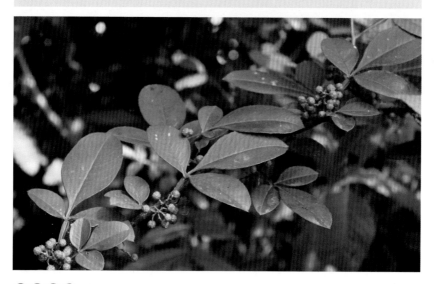

形态特征 灌木或小乔木，高3～6米。茎枝疏生略向上斜的皮刺，基部侧扁；嫩枝被短柔毛。叶互生；单数羽状复叶，长8～14厘米，叶轴具狭窄的翼，小叶通常5～9片，对生，几乎无柄，叶片卵形、椭圆形至广卵形，长2～5厘米，宽1.5～3厘米，先端急尖；通常微凹，基部为不等的楔形，边缘钝锯齿状，齿间具腺点，下面在中脉基部有丛生的长柔毛。伞房状圆锥花序，顶生或顶生于侧枝上，花单性，雌雄异株，花轴被短柔毛；花被片4～8，三角状披针形；雄花具雄蕊5～7，花药矩圆形，药隔近顶端具腺点，花丝线形，退化心皮2，先端2叉裂；雌花心皮通常3～4，子房背脊上部有突出的腺点，花柱略外弯，柱头头状，子房无柄。成熟心皮通常2～3。果实红色至紫红色，密生疣状突起的腺点。种子1枚，黑色，有光泽。花期3～5月，果期7～10月。

生境分布 生长于温暖湿润、土层深厚肥沃的壤土、沙壤土中。我国大部分地区有分布，但以四川产者为佳。

采收加工 秋季采收成熟果实，晒干，除去种子及杂质。

饮片特征

本品呈卵圆形或类球形。表面黑色有光泽。种皮质坚硬，剥离后，可见乳白色的胚乳及子叶。气香，味辣。

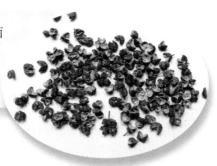

性味归经	辛，温。归脾、胃、肾经。
功效主治	温中止痛，杀虫，止痒。本品辛温燥散，能温中散寒止痛，兼能燥湿杀虫止痒，故有此效。
药理作用	牻牛儿醇小剂量能增强肠蠕动，大剂量能抑制蠕动；对多种致病菌及某些皮肤真菌有抑制作用，对猪蛔虫有杀灭作用。对局部有麻醉止痛作用。还有降血压、降血脂的作用。
用量用法	3～10克，煎服。外用：适量。
使用注意	阴虚火旺者与孕妇忌用。

精选验方

①**止痛**：花椒果皮制成50%的注射液，痛时肌肉注射或穴位注射，每次2毫升。②**拔牙麻醉**：花椒挥发油（提取挥发油配以苯甲醇及60%乙醇），涂于患牙四周3～5分钟，待痛感消失，即可行拔牙术。③**回乳**：花椒6～15克，加水400～500毫升，浸泡后煎煮浓缩成250毫升，然后加入红糖（白糖效果不佳）30～60克，于断奶当日趁热1次服下，每日1次，1～3次即可回乳。④**血吸虫病**：花椒炒研成粉装胶囊，成人每日5克，分3次服，20～25日为1个疗程。⑤**蛔虫性肠梗阻**：麻油125毫升加热后，将花椒9～30克（去椒目）倒入油锅煎至焦黄色，再将花椒滤去，待麻椒油微温时1次顿服或2～3小时内服下。⑥**蛲虫病**：花椒30克，加水1000毫升，煮沸40～50分钟，过滤。取微温滤液25～30毫升，行保留灌肠，每日1次，连续3～4次。⑦**皮肤瘙痒**：花椒15克，艾叶50克，地肤子、白鲜皮各25克。水煎熏洗。⑧**胆道蛔虫病**：花椒20粒，食醋10克，糖少许，煎煮后去花椒，1次服用。⑨**风湿性关节炎**：花椒50克，辣椒20个，先将花椒煎水，数沸后放入辣椒煮软，取出撕开，贴患处，再用水热敷。

胡 椒 Hu Jiao

别名 黑胡椒、白胡椒。

来源 本品为胡椒科植物胡椒*Piper nigrum* L. 的干燥近成熟果实或成熟果实。

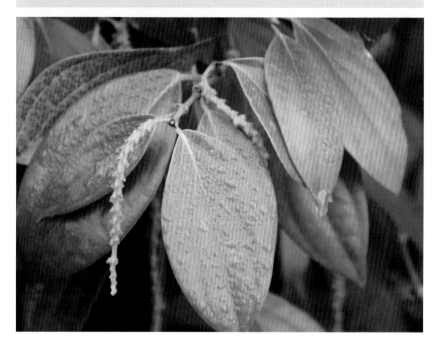

形态特征 常绿藤本。茎长达5米多，多节，节处略膨大，幼枝略带肉质。叶互生，叶柄长1.5~3厘米，上面有浅槽；叶革质，阔卵形或卵状长椭圆形，长8~16厘米，宽4~7厘米，先端尖，基部近圆形，全缘，上面深绿色，下面苍绿色，基出脉5~7条，在下面隆起。花单性，雌雄异株，成为杂性，成穗状花序，侧生茎节上；总花梗与叶柄等长，花穗长约10厘米；每花有一盾状或杯状苞片，陷入花轴内，通常具侧生的小苞片；无花被；雄蕊2，花丝短，花药2室；雌蕊子房圆形，1室，无花柱，柱头3~5枚，有毛。浆果球形，直径4~5毫米，稠密排列，果穗圆柱状，幼时绿色，熟时红黄色。种子小。花期4~10月，果期10月至次年4月。

生境分布 生长于荫蔽的树林中。分布于海南、广东、广西、云南等地。

采收加工 秋末至次春果实呈暗绿色时采收，晒干，为黑胡椒；果实变红时采收，水浸，擦去果肉，晒干，为白胡椒。

饮片特征

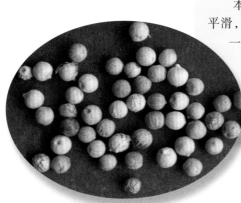

本品呈圆球形。表面灰白色，平滑，一端有一小突起，另一端有一微凹陷的圆脐，表面有浅色脉纹。质硬而脆。破开面微有粉性，黄白色，外皮薄，中间有细小空心。气芳香，味辛辣。

性味归经	辛，热。归胃、大肠经。
功效主治	温中止痛，下气消痰。本品辛热，温中散寒以止痛，中焦无寒则升降有序而气下痰消，故有此功。
药理作用	有祛风健胃、抗惊厥、镇静，使皮肤血管扩张产生温热感等作用。
用量用法	2～4克，煎服；0.5～1克，研末服。外用：适量。
使用注意	胃热或胃阴虚者忌用。

精选验方

①**婴幼儿腹泻**：吴茱萸6克，苍术7克，白胡椒2克，肉桂、枯矾各3克，共为细末，分3等份，每次取1份，以醋适量调匀，置于神阙穴（脐孔），外用麝香止痛膏或胶布固定，每日换药1次。②**子宫脱垂**：白胡椒、附片、肉桂、白芍、党参各20克，研末加红糖60克，和匀分30包，每日早晚各服1包（服药前先饮少量酒），15日为1个疗程。③**小儿消化不良性腹泻**：白胡椒1克，研粉，加葡萄糖粉1克，混匀，1岁以下每次服0.3～0.5克；3岁以上每次服0.5～1.5克，一般不超过2克，每日3次。连服1～3日为1个疗程。④**慢性气管炎**：将白胡椒放入75%酒精中泡30分钟，取出切成2瓣或4瓣，用于穴位埋藏。⑤**感冒咳嗽**：胡椒8粒，暖脐膏1张，将胡椒研碎，放在暖脐膏中央，贴于第2和第3胸椎之间。贴后局部发痒，为药物反应，不要剥去。

小茴香 Xiao Hui Xiang

别名　茴香、谷茴香。

来源　本品为伞形科植物茴香*Foeniculum vulgare* Mill. 的干燥成熟果实。

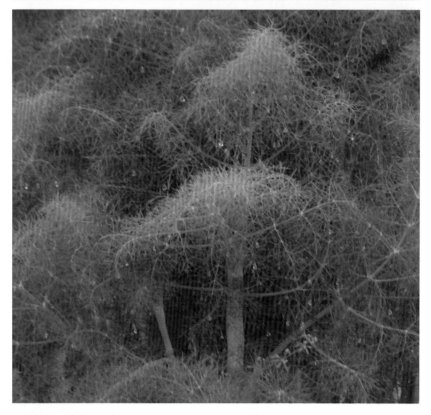

形态特征　多年生草本，高1～2米，全株有香气。茎直立，有纵棱。叶互生，3～4回羽状全裂，裂片丝状线形；叶柄基部鞘状抱茎。复伞形态序顶生；花小、黄色。双悬果，每分果有5纵棱。本品呈小圆柱形，两端稍尖，长3～5毫米，径2毫米左右，基部有时带细长的小果柄，顶端有黄褐色柱头残基，新品黄绿色至棕色，陈品为棕黄色。分果容易分离，背面有5条略相等的果棱，腹面稍平；横切面略呈五角形。花期7～9月，果期9月以后。

生境分布　全国各地均有栽培。我国南北各地均有栽培。

采收加工　秋季果实初熟时采割植株，晒干，打下果实，除去杂质。

饮片特征

本品为稻谷状小粒。表面黄绿色或淡黄色。背面隆起，有纵棱5条。果实易分离成瓣，每瓣呈椭圆形。断面灰白色，有油性。气芳香，味辛而后甘。

性味归经	辛，温。归肝、肾、脾、胃经。
功效主治	有增强胃肠运动的作用。在胀气时，促进气体排出，减轻疼痛。
药理作用	3～6克，煎服。外用：适量。
用量用法	2～4克，煎服；0.5～1克，研末服。外用：适量。
使用注意	阴虚火旺者慎服。

精选验方

①**闪挫腰痛**：小茴香，为末，酒服3～5克。②**嵌闭性小肠疝**：小茴香，成人10～15克（小儿量酌减），开水冲汤，趁热顿服，如15～30分钟后不见效，同量再服1次；或成人3～6克（小儿量酌减），开水冲汤服，间隔10分钟后，同量再服1次，服后仰卧40分钟，下肢并拢，膝关节半弯曲。③**鞘膜积液、阴囊象皮肿**：小茴香15克，盐4.5克，同炒焦，研细末，打入青壳鸭蛋1～2个，同煎为饼，临睡前用温米酒送服，4日为1个疗程，间隔2～5日，再服第2个疗程。④**肠绞痛、睾丸和附睾肿痛**：小茴香、木香各3克，川楝子、白芍各12克，黄柏9克，槟榔6克，生薏苡仁25克，水煎服，也可用于睾丸鞘膜积液。⑤**阳痿**：小茴香、炮姜各5克，研末，加盐少许，用少许人乳汁调和（也可用蜂蜜或鸡血代替）敷于肚脐，外加胶布贴紧，一般5～7日后可去除敷料。⑥**肾绞痛**：小茴香、干姜、官桂、沉香粉（冲服）各5克，玄胡、五灵脂、没药、川芎、当归、蒲黄、赤芍、乌药各10克。每日1剂，水煎服。⑦**慢性痢疾**：小茴香9克，石榴皮15克，水煎服。

八角茴香 Ba Jiao Hui Xiang

别名 八角、大茴香、八月珠、五香八角。
来源 本品为木兰科植物八角茴香*Illicium verum* Hook.f.的干燥成熟果实。

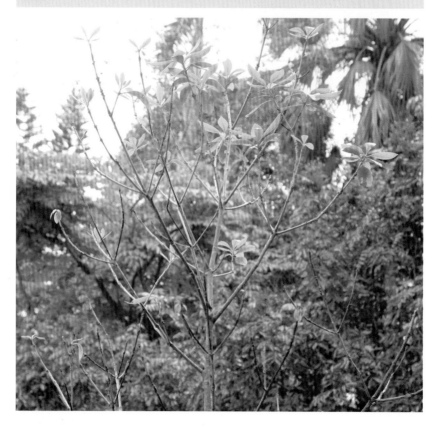

形态特征 常绿乔木，高达20米。树皮灰色至红褐色。叶互生或螺旋状排列，革质，椭圆形或椭圆状披针形，长6～12厘米，宽2～5厘米，上面深绿色，光亮无毛，有透明油点，下面淡绿色，被疏毛。花单生长于叶腋，有花梗；萼片3，黄绿色；花瓣6～9，淡红色至深红色；雄蕊15～19；心皮8～9；胚珠倒生。聚合果星芒状。花期春、秋两季，果期秋季至翌年春季。

生境分布 生长于阴湿、土壤疏松的山地。分布于广东、广西等地。

采收加工 秋、冬两季果实由绿变黄时采摘，置沸水中略烫后干燥或直接干燥。

饮片特征

本品为聚合果，多由8蓇葖果组成，放射状排列于中轴上。蓇葖果外表面红棕色，有不规则形的皱纹，顶端呈鸟喙状，上侧多开裂；内表面淡棕色，平滑，有光泽；质硬而脆。每个蓇葖果含种子1粒，红棕色或黄棕色，光亮，尖端有种脐；胚乳白色，富油性。气芳香，味辛、甜。

性味归经	辛，温。归肝、肾、脾、胃经。
功效主治	温阳散寒，理气止痛。用于治寒疝腹痛、肾虚腰痛、胃寒呕吐、脘腹冷痛。
药理作用	具有抑菌作用，刺激作用，升白细胞作用，有雌激素活性。
用量用法	内服：3～6克，煎服；或入丸、散。外用：适量，研末调敷。
使用注意	阴虚火旺者慎服。

精选验方

①腰重刺胀：八角茴香10克，炒后研为末，饭前酒调服。②小肠气坠：八角茴香50克，花椒25克，炒后研为末，每次5克，酒下。③大小便闭、鼓胀气促：八角茴香7个，火麻仁25克，为末，生葱白7根，同研煎汤，调五苓散服之，每日1剂。④风火牙痛：八角茴香适量，烧灰，乌头10克，熬水一茶杯送下。⑤腰痛如刺：八角茴香（炒研）每次10克，食前盐汤下。同时，取糯米1～2千克，炒热，袋盛，拴于痛处。

丁 香 Ding Xiang

别名 公丁香、丁子香、母丁香。

来源 本品为桃金娘科植物丁香*Eugenia caryophyllata* Thunb.的干燥花蕾。

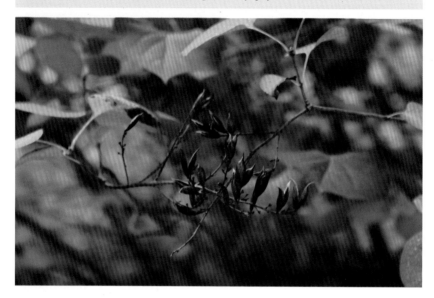

形态特征 常绿乔木，高达12米。单叶对生，革质，卵状长椭圆形至披针形，长5～12厘米，宽2.5～5厘米，先端尖，全缘，基部狭窄，侧脉平行状，具多数透明小油点。花顶生，复聚伞花序；萼筒先端4裂，齿状，肉质。花瓣紫红色，短管状，具4裂片，雄蕊多数，成4束与萼片互生，花丝丝状；雌蕊1枚，子房下位，2室，具多数胚珠，花柱锥状，细长。浆果椭圆形，长2.5厘米，红棕色。顶端有宿萼。稍似鼓槌状，长1～2厘米，上端蕾近似球形，下端萼部类圆柱形而略扁，向下渐狭。表面呈红棕色或暗棕色，有颗粒状突起，用指甲刻划时有油渗出。萼片4，三角形，肥厚，外入，花瓣4，膜质，黄棕色，覆瓦状抱合成球形，花瓣内有多数向内弯曲的雄蕊。质坚而重，入水则萼管垂直下沉。香气浓郁，味辛辣，后有微麻舌感。花期3～6月，果期6～9月。

生境分布 生长于路边、草坪或向阳坡地或与其他花木搭配栽植在林缘。主要分布于坦桑尼亚、马来西亚、印度尼西亚，我国海南省也有栽培。

采收加工 9月至次年3月，花蕾由绿转红时采收，晒干。

饮片特征

本品略呈研棒状。花冠近圆球形，花瓣棕褐色或褐黄色。萼筒类圆柱状而略扁，有的稍弯曲，向下渐狭，微具棱，红棕色或棕褐色，表面有颗粒状突起，用指甲刻划时有油渗出。质坚实，富油性。

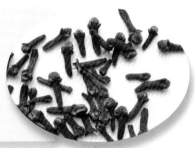

性味归经	辛，温。归脾、胃、肾经。
功效主治	温中降逆，散寒止痛，温肾助阳。本品辛散温通，入脾胃，温中焦降胃气，寒凝散而疼痛止；入肾经，温下焦而助肾阳，故有此效。
药理作用	本品内服能促进胃液分泌，增强消化力，减轻恶心呕吐，缓解腹部气胀，为芳香健胃剂。丁香油酚有局部麻醉止痛作用。其水或醇提取液对猪蛔虫有麻醉和杀灭作用。其煎剂对葡萄球菌、链球菌及白喉、大肠、痢疾、伤寒等杆菌均有抑制作用。丁香油及丁香油酚对致病性真菌有抑制作用。在体外，丁香对流感病毒PR6株有抑制作用。
用量用法	1.5～6克，煎服，或入丸、散。
使用注意	畏郁金。

精选验方

①**慢性胃炎呕吐**：丁香、柿蒂各3克，党参12克，生姜6克，水煎服。
②**头痛**：公丁香3粒，细辛0.9克，瓜蒂7个，赤小豆7粒，冰片0.2克，麝香0.1克，共为细末，取黄豆大药末放入患侧鼻腔。③**牙痛**：丁香、厚朴各4克，薄荷2克，用开水浸泡15分钟，滤去药渣后含漱。④**幼儿腹泻**：丁香30克，荜茇10克，胡椒、肉桂、吴茱萸各5克，车前子（炒）20克，诸药共研极细末。用时取药末100～300毫克，置入脐窝内，脐突者以食指轻按使之陷下后再放药，并以胶布固定，1～2日换药1次，患脐炎或皮肤过敏者忌用。⑤**足癣**：丁香15克，苦参、大黄、明矾、地肤子各30克，黄柏、地榆各20克，煎水外洗，每日1剂，每剂煎2次，每剂可洗5～6次，每次洗15分钟。⑥**口腔溃疡**：丁香9～15克，打碎，放入杯或小瓶中，用冷开水浸过药面，约经4小时后，使成棕色药液，用此药液涂于口腔溃疡表面，每日6～8次。

荜 芨 Bi Bo

别名 荜拨。
来源 本品为胡椒科植物荜芨*Piper longum* L.的干燥近成熟或成熟果穗。

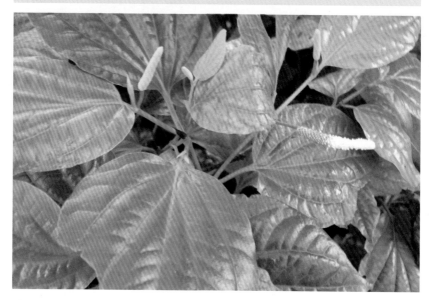

形态特征 多年生攀缘藤本，茎下部匍匐，枝有粗纵棱，幼时密被粉状短柔毛。单叶互生，叶柄长短不等，下部叶柄最长，顶端近无柄，中部长1～2厘米，密被毛；叶片卵圆形或卵状长圆形，长5～10厘米，基部心形，全缘，脉5～7条，两面脉上被短柔毛，下面密而显著。花单性异株，穗状花序与叶对生，无花被；雄花序长约5厘米，直径3毫米，花小，苞片1，雄蕊2；雌花序长约2厘米，于果期延长，花的直径不及1毫米，子房上位，下部与花序轴合生，无花柱，柱头3。浆果卵形，基部嵌于花序轴并与之结合，顶端有脐状突起。果穗圆柱状，有的略弯曲，长2～4.5厘米，直径5～8毫米。果穗柄长1～1.5厘米，多已脱落。果穗表面黄褐色，由多数细小浆果紧密交错排列聚集而成。小果部分陷于花序轴并与之结合，上端钝圆，顶部残存柱头呈脐状突起，小果略呈球形，被苞片，直径1～2毫米。质坚硬，破开后胚乳白色，有胡椒样香气，味辛辣。花期7～10月，果期7～10月。

生境分布 生长于海拔约600米的疏林中。分布于海南、云南、广东等地。

采收加工 9～10月间果穗由绿变黑时采收，除去杂质，晒干。

饮片特征

本品呈圆柱状，稍弯曲，有多数小浆果集合而成。表面黑褐色或棕褐色，基部有果穗柄脱落的痕迹。质硬而脆，易折断。有特异香气，味辛辣。

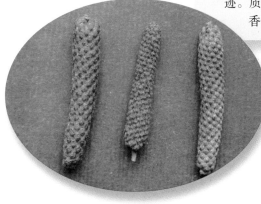

性味归经	辛，热。归胃、大肠经。
功效主治	温中散寒。本品辛热，专温散胃肠寒邪，故有温中散寒之效。
药理作用	本品所含胡椒碱有抗惊厥作用。以本品提取的精油，对白色及金黄色葡萄球菌和枯草杆菌、痢疾杆菌有抑制作用。荜茇能引起皮肤血管扩张，故服药后可出现全身温热感。
用量用法	3～6克，煎汤。外用：适量。
使用注意	阴虚火旺者忌内服。

精选验方

①**头痛、鼻渊、流清涕**：荜茇研细末吹鼻。②**三叉神经痛**：荜茇配伍川芎治疗三叉神经痛有增效协同作用。③**牙痛**：荜茇10克，细辛6克，每日1剂，水煎漱口，每日漱3～5次，每次漱口10～20分钟，不宜内服。④**妇人血气不和、疼痛不止及下血无时、月经不调**：荜茇（盐炒）、蒲黄（炒）各等份，共为末，炼蜜为丸，如梧桐子大，每次30丸，空心温酒吞下，如不能饮，米汤下。⑤**痰饮恶心**：荜茇，捣细罗为散。每次2克，食前清粥饮下。⑥**偏头痛**：荜茇为末，令患者口中含温水，左边痛令左鼻吸0.4克，右边痛令右鼻吸0.4克。⑦**牙痛**：荜茇，研为细末，外搽痛牙处，每日数次。

山奈 Shan Nai

别名 三奈、山奈根。

来源 本品为姜科植物山奈*Kaempferia galanga* L. 的干燥根茎。

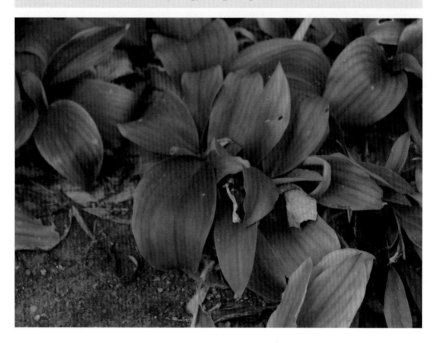

形态特征 多年生宿根草本。块状根茎，单生或数枚连接，淡绿色或绿白色，芳香；根粗壮。无地上茎。叶2枚，几乎无柄，平卧地面上；圆形或阔卵形，长8～15厘米，宽5～12厘米，先端急尖或近钝形，基部阔楔形或圆形，质薄，绿色，有时叶缘及尖端有紫色渲染；叶脉10～12条；叶柄下延成鞘，长1～5厘米。穗状花序自叶鞘中出生，具花4～12朵，芳香；苞片披针形，绿色，长约2.5厘米，花萼与苞片等长；花冠管细长，长2.5～3厘米；花冠裂片狭披针形，白色，长1.2～1.5厘米；唇瓣阔大，径约2.5厘米，中部深裂，2裂瓣顶端各微凹白色，喉部紫红色；侧生的退化雄蕊花瓣状，倒卵形，白色，长约1.2厘米；药隔宽，顶部与方形冠筒连生；子房下位，3室，花柱细长，基部具2细长棒状附属物，柱头盘状，具缘毛。果实为蒴果。花期8～9月。

生境分布 分布于我国台湾、广东、广西、云南等地。

采收加工 冬季采挖，洗净，除去须根，切片，晒干。

饮片特征

本品呈圆形或近圆形块状。外皮浅褐色或黄褐色，皱缩，有的有根痕或残存须根。切面类白色，粉性，常鼓凸，质脆。气香特异，味辛辣。

性味归经	辛，温。归胃经。
功效主治	温中行气，健胃止痛。本品辛行温通，专入胃经，故有温中行气、健胃止痛之效。
药理作用	煎剂在试管内对许兰氏毛癣菌及蒙古变种、共心性毛癣菌、堇色毛癣菌等10种常见致病真菌均有不同程度的抑制作用。山柰酚对动物有消炎作用及维生素P活性。
用量用法	3~6克，煎汤。外用：适量。
使用注意	阴虚血亏、胃有郁火者忌用。

精选验方

①**心腹冷痛**：山柰、丁香、当归、甘草各等份，共为末，醋糊丸，如梧桐子大，每服30丸，酒下。②**感冒食滞、胸腹胀满、腹痛泄泻**：山柰15克，山苍子根6克，南五味子根9克，乌药4.5克，陈茶叶3克，研末，每次15克，开水泡或水煎数沸后取汁服。③**一切牙痛**：山柰6克（用面裹煨熟），麝香1.5克，研为细末，每次1克，口含温水，搽于牙痛处，漱口吐去。④**风虫牙痛**：肥皂荚1个，去心，内入山柰、甘松各3克，花椒、盐不限量，以塞肥皂荚满为度，用面粉包裹，烧红，研为末，每日擦牙。⑤**面上雀斑**：山柰子、鹰粪、蜜陀僧、蓖麻子各等份，研匀，以乳汁调之，夜涂旦洗去。

吴茱萸 Wu Zhu Yu

别名 吴萸、川吴萸、吴萸子、炙吴萸、常吴萸、杜吴萸、淡吴萸。

来源 本品为芸香科植物吴茱萸 *Euodia rutaecarpa* (Juss.) Benth.、石虎 *Euodia rutaecarpa* (Juss.) Benth. var. officinalis (Dode) Huang 或疏毛吴茱萸 *Euodia rutaecarpa* (Juss.) Benth. var. bodinieri (Dode) Huang 的干燥近成熟果实。

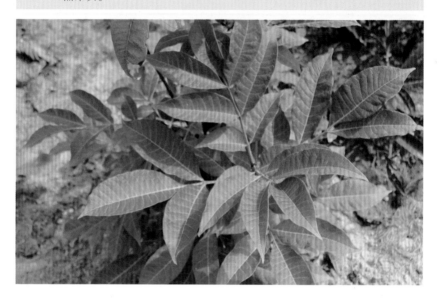

形态特征 灌木或小乔木，全株具臭气，幼枝、叶轴及花序轴均被锈色长柔毛。叶对生，单数羽状复叶，小叶5～9，椭圆形至卵形，全缘或有微小钝锯齿，两面均密被长柔毛，有粗大腺点。花单性，雌雄异株；聚伞状圆锥花序顶生，花白色，5数。蓇葖果，成熟时紫红色，表面有粗大的腺点；每心皮具种子1枚。果实略呈扁球形，直径2～5毫米。表面绿黑色或暗黄绿色，粗糙，有多数凹下细小油点，顶平，中间有凹窝及5条小裂缝，有的裂成5瓣。基部有花萼及短果柄，果柄蜜生茸毛。花期6～8月，果期9～10月。

生境分布 生长于温暖地带路旁、山地或疏林下。多为栽培。分布于贵州、广西、湖南、云南、四川、陕西南部及浙江等地。贵州、广西产量较大，湖南常德产者质量佳。

采收加工 7～10月果实将近成熟呈茶绿色时采收，如过早则质嫩，过迟则果实开裂，均不适宜。将果实采摘后，摊开晒干或晾干，簸去枝梗、杂质即可。

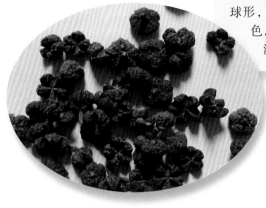

饮片特征

本品呈球形或略呈五角状扁球形，顶端中凹。外表暗黄绿色，或绿黑色，粗糙。气香浓烈，味辛辣、微苦。

性味归经	辛、苦，热；有小毒。归肝、脾、胃、肾经。
功效主治	温中止痛，解郁止呕，燥湿。本品辛散苦降，性热燥烈，为厥阴肝经之主药。并上可温脾胃，下可暖肾，故有温中止痛、疏肝下气、燥湿降逆之效。
药理作用	有兴奋子宫、镇痛、杀灭猪蛔虫，抑制金黄色葡萄球菌、人结核杆菌、绿脓杆菌的作用，对多种皮肤真菌也有不同程度的抑制作用。
用量用法	1.5～6克，煎服。外用：适量。
使用注意	辛热燥烈之品，易损气动火，不宜多用久服，阴虚有热者忌用。

精选验方

①子宫无力和出血：吴茱萸，每日剂量2～5克，水煎或制成散剂，分3次服。②黄水疮、湿疹及神经性皮炎：吴茱萸、硫黄各等份，同置一碗中，加酒精适量，点燃，不时搅拌，待烧至焦黑再研为细末，用凡士林调成1：10软膏，外搽患处。③蛲虫病：吴茱萸10克，水煎2次，先服头煎，次每日2煎，连服3～5剂。④湿疹：吴茱萸研粉调成软膏涂患部，也可用吴茱萸（炒）配乌贼骨、硫黄，共研细末，外用。⑤口腔溃疡：吴茱萸研末醋调，敷两足心涌泉穴。⑥鹅口疮：吴茱萸、附子各10克，共研细末，用米醋调成稀糊状，涂敷患儿涌泉穴，以塑料布裹之，连续2次即效。⑦高血压：吴茱萸适量，研末，每晚用醋调敷两脚心，次晨去掉。

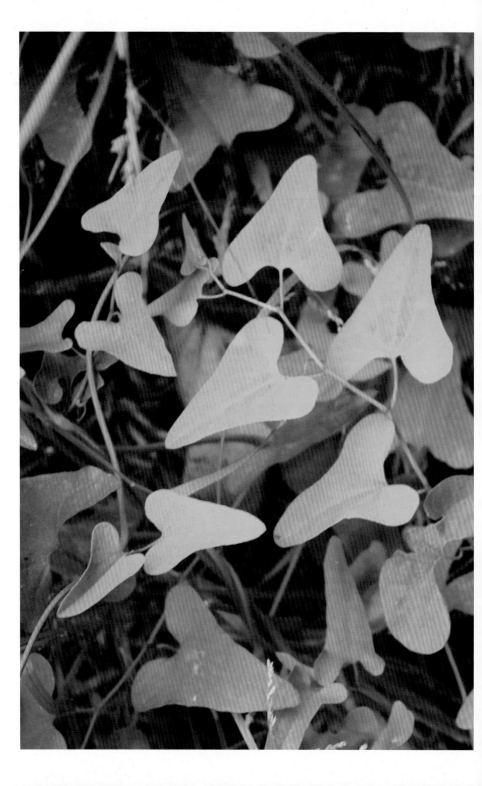

第八章 理气药

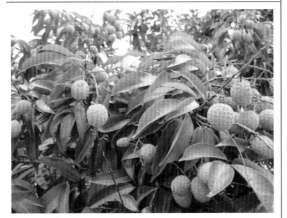

橘 皮 Ju Pi

别名 陈皮、广陈皮、新会皮。
来源 本品为芸香科植物橘*Citrus reticulata* Blanco及其栽培变种的干燥成熟
果皮。

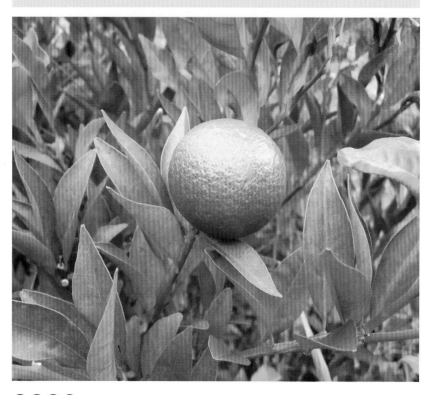

形态特征 为有刺小乔木。叶互生，革质，卵状披针形，常为单身复叶，
叶翼往往较小或不明显。花两性，黄白色，辐射对称；单生或簇生于叶腋，
花萼5裂；花瓣5；雄蕊15或更多，花丝常相互连合；子房8～15室。果实为
柑果，成熟时橙红色。花期3～4月，果期10～12月。

生境分布 生长于丘陵、低山地带、江河湖泊沿岸或平原。分布于广东、
福建、四川、浙江、江西等地。以陈久者为佳，故称陈皮，产广东新会者称
新会皮、广陈皮。

采收加工 秋末冬初果实成熟后，剥取果皮，晒干或低温干燥。按产地加
工不同，商品以广东产者为广陈皮，其他地区产者为陈皮。

饮片特征

本品呈不规则的条状或弧丝状，长4～8厘米，宽2～3毫米，厚1～1.5毫米。切面类白色或淡黄白色，外表面橙红色或红棕色，久贮色较深，有细皱纹和凹下的点状油室。内表面浅黄白色，粗糙，附黄白色或黄棕色筋络状维管束。质稍硬而脆。气香，味辛、苦。

性味归经	苦、辛，温。归肺、脾经。
功效主治	理气健脾，燥湿化痰。本品辛行温通，味苦燥湿，入脾、肺二经，故有理气健脾、燥湿化痰之效。
药理作用	挥发油对胃肠道有温和的刺激作用，能促进消化液分泌和排除肠内积气，助消化；能刺激呼吸道黏膜，使分泌增多，痰液稀释，有利排出；略有升高血压、兴奋心肌的作用，但大剂量对心脏起抑制作用；能降低毛细血管的脆性，以防止微血管出血，且有降胆固醇的作用。
用量用法	3～10克，煎服。
使用注意	气虚及阴虚燥咳患者不宜服用，吐血症者慎服。

精选验方

①**慢性浅表性胃炎**：陈皮、黄芪、党参、白芍、生甘草、山药、生香附、乌药、糖各适量，水煎服。②**顽固性呃逆**：陈皮12克，代赭石、磁石、生龙骨、牡蛎各30克，人参、木香各10克，水煎服。③**新生儿幽门痉挛**：陈皮6克，蝉蜕9克，木香、砂仁、枳壳各4.5克，半夏、甘草各3克，水煎服。④**肠道易激综合征**：陈皮、防风、炙甘草各10克，党参、白术、茯苓、白芍各15克，水煎服。⑤**肾病综合征**：陈皮、白术各6～9克，太子参、茯苓各9～12克，鸡内金6克，随证加减，水煎服。⑥**发作性嗜睡病**：陈皮、半夏、茯苓、郁金、石菖蒲各15克，甘草10克，每日1剂，水煎服。⑦**小儿喘息性支气管炎**：陈皮12克，制白附子、制南星、制半夏、地龙、白僵蚕各10克，水煎服。⑧**水肿**：姜皮、陈皮、茯苓皮、大腹皮、冬瓜皮各15克，水煎服。

青皮 Qing Pi

别名　小青皮、花青皮。
来源　本品为芸香科植物橘 *Citrus reticulata* Blanco 及其变种的干燥幼果或未成熟果实的果皮。

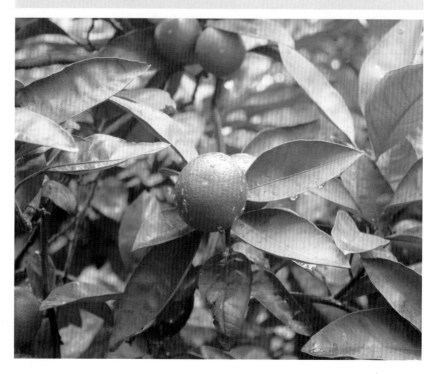

形态特征　常绿小乔木或灌木，高约3米；枝柔弱，通常有刺。叶互生，革质，披针形至卵状披针形，长5.5～8厘米，宽2.9～4厘米，顶端渐尖，基部楔形，全缘或具细钝齿；叶柄细长，翅不明显。花小，黄白色，单生或簇生于叶腋；萼片5；花瓣5；雄蕊18～24，花丝常3～5枚合生；子房9～15室。柑果扁球形，直径5～7厘米，橙黄色或淡红黄色，果皮疏松，肉瓣极易分离。花期3～4月，果期10～12月。

生境分布　栽培于丘陵、低山地带、江河湖泊沿岸或平原。分布于广东、福建、四川、浙江、江西等地。

采收加工　5～6月收集幼果，晒干，习称"个青皮"；7～8月采收未成熟的果实，在果皮上纵剖成四瓣至基部，除尽瓤瓣，晒干，习称"四花青皮"。

饮片特征

本品呈类圆形。外表皮灰绿色或墨绿色，切面果皮黄白色或淡黄棕色，外缘有油点1～2列。质硬。气清香，味酸、苦、辛。

性味归经	苦、辛，温。归肝、胆、胃经。
功效主治	疏肝理气，消积化滞。本品辛散温通，苦泄下行。既能疏理肝气，又能和降胃气，故有此效。
药理作用	所含挥发油对胃肠道有温和的刺激作用，能促进消化液的分泌和排除肠内胀气。其煎剂能抑制肠管平滑肌，起到解痉作用，此作用强于陈皮。本品对胆囊平滑肌有舒张作用，有利胆作用。其挥发油有祛痰、平喘作用。其注射液静注有显著的升压作用，对心肌的兴奋性、收缩性、传导性和自律性均有明显的促进作用。
用量用法	3～10克，煎服。醋炙疏肝止痛力强。
使用注意	本品性峻烈，易耗损正气，故气虚者慎用。

精选验方

①**急性乳腺炎**：青皮15克，牛蒡子30克，每日1剂，水煎服。②**疟疾寒热**：青皮（烧存性）30克，研末，发前温酒服3克，发时再服。③**非胆总管胆石症**：青皮、茵陈、大黄、郁金、香附等各适量，水煎服。④**伤寒呃逆**：四花青皮（全者），研末，每次6克，白汤下。⑤**唇紧燥裂生疮**：青皮烧灰，猪油调敷。⑥**妇人产后逆气**：青皮为末，以葱白、童子小便煎汤调敷之。

枳实 Zhi Shi

别名	江枳实、炒枳实。
来源	本品为芸香科植物酸橙*Citrus aurantium* L. 及其栽培变种或甜橙*Citrus sinensis* Osbeck的幼果。

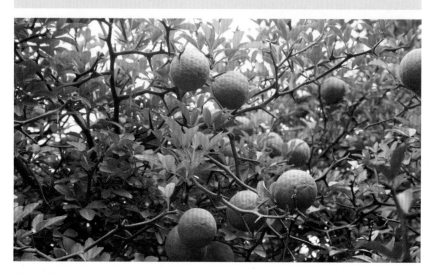

形态特征 枸橘幼果称绿衣枳实，呈圆球形，直径2～3厘米，多横切成半球形。果实表面绿黄色，散有众多小油点及微隆起的皱纹，被有细柔毛。横断面皮厚3～6毫米，外缘外侧散有1～2列棕黄色油点，瓤囊6～8瓣；近成熟的果实内每瓣内有种子数粒，呈长椭圆形；中心柱坚实，宽4～6毫米，约占断面直径的1/6。气香，汁液味微酸苦。酸橙为酸橙的幼果，完整者呈圆球形，直径0.3～3厘米。外表灰绿色或黑绿色，密被多数油点及微隆起的皱纹，并散有少数不规则的黄白色小斑点。顶端微突出，基部有环状果柄的痕迹。横切面中果皮光滑，淡黄棕色，厚3～7毫米，外果皮下方散有1～2列点状油室，果皮不易剥离；中央褐色，有7～12瓣囊，每瓣内含种子约10粒；中心柱径宽2～3毫米。有强烈的香气，味苦而后微酸。花期4～5月，果期9～12月。

生境分布 生长于丘陵、低山地带和江河湖泊的沿岸。分布于四川、福建、江苏、江西等地。

采收加工 5～6月收集自落的果实，除去杂质，自中部横切为两半，晒干或低温干燥，较小者直接晒干或低温干燥。

饮片特征

本品呈类圆形。表面黄白色或黄褐色，外表皮灰绿色、黑绿色或暗棕绿色。气清香，味苦，微酸。

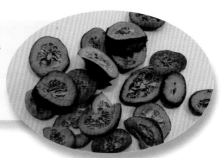

性味归经	苦、辛，微寒。归脾、胃、大肠经。
功效主治	破气除痞，化痰消积。本品辛行苦降而燥，性微寒，为脾胃之主药。行气力强，并能行大肠气滞，故有破气除痞、化痰消积之效。
药理作用	能缓解乙酰胆碱或氯化钡所致的小肠痉挛。对有胃瘘、肠瘘的犬灌肠煎液，可使肠胃收缩节律增强。枳实对已孕、未孕小白鼠离体子宫有抑制作用，对已孕、未孕家兔离体、在位子宫呈兴奋作用。枳实煎剂或酊剂静脉注射对动物离体心脏有强心作用。枳实注射液静脉注射能增加冠脉、脑、肾血流量，降低脑、肾血管阻力。煎剂及乙醇提取液给麻醉犬、兔静脉注射有明显的升压作用。能使胆囊收缩，奥狄氏括约肌张力增加，有较强的抗过敏活性。有抑制血栓形成的作用。
用量用法	3～10克，大量可用至30克，煎服。炒后，性较平和。
使用注意	孕妇慎用。

精选验方

①**心源性水肿**：枳实60克，白术40克，辨证加减，水煎服。②**便秘**：枳实15克，生白芍30克，生甘草20克，水煎服，每日1剂。③**子宫脱垂**：枳实、乌梅各10克，研为细末，每日2次，每次5～8克。④**心绞痛**：枳实适量，捣末服。或配伍瓜蒌、薤白、桂枝，如枳实薤白桂枝汤。⑤**胃黏膜异型增生**：枳实、柴胡、赤芍、白芍、半夏各10克，陈皮6克，炙甘草5克，随证加减，每日1剂，连用3～6个月。⑥**慢性胃窦炎**：枳实、荜澄茄各50克，党参10克，研末，炼蜜为丸，每日3次，每次6克，饭前温开水送服。⑦**胆汁反流性胃炎**：枳实、茯苓、两面针各15克，代赭石、蒲公英各20克，白术、山楂、党参各12克，随证加减，每日1剂，早晚煎服2次，40日为1个疗程。

木香 Mu Xiang

别名 广木香、川木香、云木香、煨木香。

来源 本品为菊科植物木香 *Aucklandia lappa* Decne. 的干燥根。

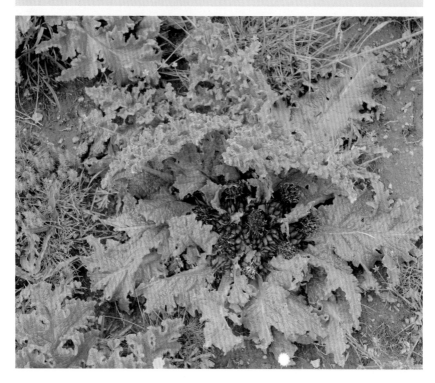

形态特征 多年生草本，高1~2米。主根粗壮，圆柱形。基生叶大型，具长柄，叶片三角状卵形或长三角形，基部心形，边缘具不规则的浅裂或呈波状，疏生短刺；基部下延成不规则分裂的翼，叶面被短柔毛；茎生叶较小呈广椭圆形。头状花序2~3个丛生于茎顶，叶生者单一，总苞由10余层线状披针形的薄片组成，先端刺状；花全为管状花。瘦果线形，有棱，上端着生一轮黄色直立的羽状冠毛。花期夏、秋两季，果期9~10月。

生境分布 生长于高山草地和灌木丛中。木香分布于云南、广西者，称为云木香；分布于印度、缅甸者，称为广木香。川木香分布于四川、西藏等地。

采收加工 秋、冬两季采挖，除去泥土及须根，切段，大的再纵剖成瓣，干燥后撞去粗皮。

饮片特征

本品为类圆形或不规则形的厚片。外表皮黄棕色至灰褐色，有明显的皱纹、纵沟及侧根痕。质坚，不易折断。切面棕黄色至暗褐色，中部有明显菊花心状的放射纹理，形成层环棕色，褐色油点（油室）散在。气香特异，味微苦。

性味归经	辛、苦，温。归脾、胃、大肠、胆、三焦经。
功效主治	行气止痛。本品辛行苦降温通，芳香气烈而味厚，为脾胃大肠经之主药。又能通行三焦气分，故有行气止痛之效。
药理作用	木香对胃肠道有兴奋或抑制的双向作用。有促进消化液分泌、松弛气管平滑肌的作用，还有抑制伤寒杆菌、痢疾杆菌、大肠杆菌及多种真菌的作用。利尿及促进纤维蛋白溶解等作用。
用量用法	3～10克，煎服。生用行气力强，煨用行气力缓而多用于止泻。
使用注意	阴虚、津液不足者慎用。

精选验方

①**一切气不和**：木香适量，温水磨浓，热酒调下。②**肝炎**：木香研末，每日9～18克，分3～4次服用。③**痢疾腹痛**：木香6克，黄连12克，水煎服。④**糖尿病**：木香10克，川芎、当归各15克，黄芪、葛根、山药、丹参、益母草各30克，苍术、赤芍各12克，水煎服。⑤**便秘**：木香、厚朴、番泻叶各10克，用开水冲泡，当茶饮。⑥**胃气痛**：木香0.9克，荔枝核（煅炭）2.1克，共研末，烧酒调下。⑦**脾虚气滞久泻**：木香9克，大枣10枚，先将大枣数沸，入木香再煎片刻，去渣温服。⑧**胆绞痛**：木香10克，生大黄10～20克，加开水300毫升浸泡10分钟，频频饮服。

香 附 Xiang Fu

别名	制香附、香附子、香附炭、生香附、醋香附。
来源	本品为莎草科植物莎草*Cyperus rotundus* L. 的干燥根茎。

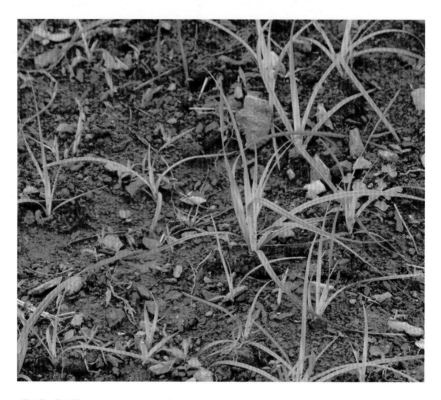

形态特征 为多年生草本，根茎匍匐，块茎椭圆形，茎三棱形，光滑。叶丛生，叶鞘闭合抱茎。叶片长线形。复穗状花序，顶生，3～10个排成伞状，花深茶褐色，有叶状苞片2～3枚，鳞片2列，排列紧密，每鳞片着生一花，雄蕊3枚，柱头3裂，呈丝状。小坚果长圆倒卵形，具3棱。花期6～8月，果期7～11月。

生境分布 生长于路边、荒地、沟边或田间向阳处。分布于广东、河南、四川、浙江、山东等地。

采收加工 秋季采挖，燎去毛须，置沸水中略煮或蒸透后晒干，或燎后直接晒干。

饮片特征

本品为不规则的根茎。外皮棕褐色或黑褐色。质硬。

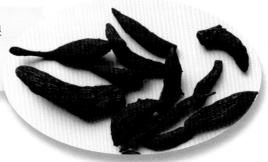

性味归经	辛、微苦、微甘，平。归肝、脾、三焦经。
功效主治	疏肝理气，调经止痛。本品味辛行散、苦主降泄、甘能缓急，为肝经之主药，肝无郁滞则经调痛止，故有疏肝理气、调经止痛之效。
药理作用	5%香附浸膏对实验动物离体子宫有抑制作用，能降低其收缩力和张力。其挥发油有轻度雌激素样作用。其水煎剂有降低肠管紧张性和拮抗乙酰胆碱的作用。香附油对金黄色葡萄球菌有抑制作用。其提取物对某些真菌有抑制作用。
用量用法	6~12克，煎服。醋炙止痛力增强。
使用注意	血虚气弱者不宜单用，阴虚血热者慎服。

精选验方

①**妊娠呕吐**：香附10克，黄连6克，竹茹、紫苏叶、半夏各6~10克，生姜3克，煎2次，混合煎液，先以小量频服，后分2次于饭前服用，服用1~5剂。②**偏正头痛**：香附子（炒）12克，川芎60克，为末，以茶调服。③**尿血**：香附子、新地榆各等份，分别水煎，先服香附汤，后服地榆汤。④**痛经**：香附12克，艾叶4克，水煎服。⑤**胃、十二指肠溃疡**：炒香附、煅牡蛎各60克，炒五灵脂30克，共研末，早晚各服5克，服完后隔5日再服第2剂，2个月为1个疗程。⑥**丹毒**：香附30克，研末，黄酒送服，微醉为度，不饮酒者，以温开水送服。⑦**扁平疣**：香附150克，木贼、生薏苡仁各10克，水煎外洗，并同鸦胆子去壳捣烂摩擦局部。⑧**乳腺增生**：香附、柴胡、郁金、穿山甲、浙贝母、瓜蒌、夏枯草各等量，水煎服。⑨**链霉素中毒之眩晕**：香附、柴胡各30克，川芎15克，研末，装入胶囊，成人每次2丸，每日3次，饭后温开水送服，老人与儿童量酌减，连用2剂。

川楝子 Chuan Lian Zi

别名 金铃子、炒川楝。
来源 本品为楝科植物川楝*Melia toosendan* Sieb. et Zucc. 的成熟果实。

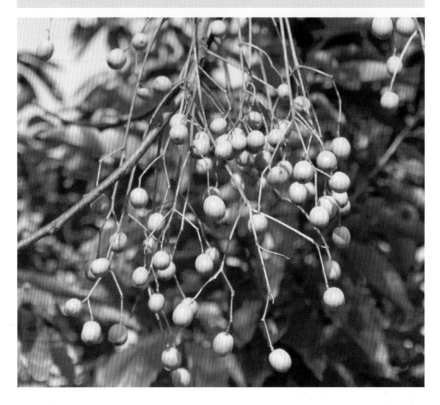

形态特征 核果呈类球形或椭圆形，长1.9～3厘米，直径1.8～3.2厘米。表面棕黄色或棕色，有光泽，具深棕色小点，微有凹陷和皱缩，顶端有点状花柱残痕，基部凹陷处有果柄痕。外果皮革质，与果肉间常成空隙，果肉松软，淡黄色，遇水润湿显黏性。果核类圆形或卵圆形，木质坚硬，两端平截，有6～8条纵棱，内分6～8室，每室含黑棕色长圆形的种子1粒。气特异，味酸、苦。花期3～4月，果期10～11月。

生境分布 生长于丘陵、田边；有栽培。我国南方各地均产，以四川产者为佳。

采收加工 冬季果实成熟时采收，除去杂质，干燥。

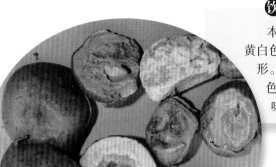

饮片特征

本品呈类圆形。表面黄白色，果核球形或卵圆形。质坚硬。外皮金黄色，革质。气特异，味酸、苦。

性味归经	苦，寒；有小毒。归肝、胃、小肠、膀胱经。
功效主治	行气止痛，杀虫疗癣。本品苦寒降泄，主入肝经以清肝火、泄郁热，又燥胃肠湿热，故有行气止痛、杀虫疗癣之效。
药理作用	所含川楝素对猪蛔虫、蚯蚓、水蛭等有明显的杀灭作用；能兴奋肠管平滑肌，使其张力和收缩力增加。川楝子对金黄色葡萄球菌有抑制作用。
用量用法	3～10克，煎服。外用：适量。炒用寒性减低。
使用注意	本品有毒，不宜过量或持续服用。脾胃虚寒者慎用。

精选验方

①胃病、肝区痛：川楝子、延胡索各等份，研细粉，每服5～15克，每日2～3次，黄酒为引；亦可水煎服。②胆石症（气滞型）：川楝子、木香、枳壳、黄芩各15克，金钱草50克，生大黄10克，水煎服。有梗阻与感染的肝胆管结石不在此例。③胆道蛔虫症：川楝子、乌梅各40克，川椒、黄连各20克，生大黄10克，烘干混合为末，装入胶囊，每粒0.5克，每日3次，每次10～20粒。④鞘膜积液：川楝子、陈皮各20克，橘核、车前子、草薢、猪苓、泽泻、通草各15克，水煎服。每日1剂，6～9剂为1个疗程。服药前进行一次抽液。⑤睾丸肿痛：川楝子、橘核、海藻各15克，桃仁、木通各10克，木香20克。水煎服。

乌药 Wu Yao

別名 台乌药、乌药片。
来源 本品为樟科植物乌药Lindera aggregata (Sims) Kosterm. 的干燥块根。

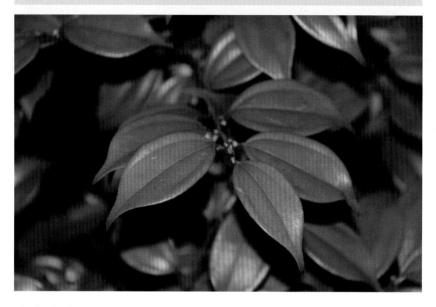

形态特征 常绿灌木或小乔木，高达4~5米。根木质，膨大粗壮，略呈念珠状。树皮灰绿色。小枝幼时密被锈色短柔毛，老时平滑无毛；茎枝坚韧，不易断。叶互生，革质，椭圆形至广倒卵形，长3~8厘米，宽1.5~5厘米，先端渐尖或尾状渐尖，基部圆形或广楔形，全缘，上面绿色，有光泽，除中脉外，均光滑无毛，下面灰白色，被淡褐色长柔毛，后变光滑；叶脉3条，基出，极明显；叶柄短，有短柔毛。伞形花序腋生，几乎无总梗；小花梗长1.5~3毫米，被毛，簇生多数小花；花单性，雌雄异株，黄绿色；花被6片，大小几乎相等，广椭圆形，雄花有雄蕊9枚，排成3轮，最内一轮的基部有腺体，花药2室；雌花有退化雄蕊多枚，子房上位，球形，1室，胚珠1枚。核果近球形，初绿色，成熟后变黑色。花期3~4月，果期10~11月。

生境分布 生长于向阳山谷、坡地或疏林灌木丛中。分布于浙江、安徽、江西、陕西等地。以浙江天台产者质量最佳。

采收加工 全年均可采挖，除去细根，洗净，趁鲜切片晒干，或直接晒干。

饮片特征

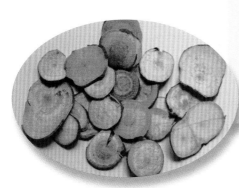

本品为类圆形或椭圆形薄片。外皮黄棕色或黄褐色。切面黄白色或淡棕色而微红,有放射状纹理及环纹,中心颜色较深。质脆。气香,味微苦、辛,有清凉感。

性味归经	辛,温。归肺、脾、肾、膀胱经。
功效主治	行气止痛,温肾散寒。本品辛温行散温通,上可宣通肺气,中可温行脾气,下可温散肾、膀胱寒滞,故有行气止痛、温肾散寒之效。
药理作用	乌药对胃肠道平滑肌有兴奋和抑制的双向调节作用,能促进消化液的分泌。其挥发油内服能兴奋大脑皮质、促进呼吸、兴奋心肌、加速血液循环、升高血压及发汗,外涂能使局部血管扩张、血液循环加速、缓和肌肉痉挛疼痛。
用量用法	生用。内服:煎汤,3~10克;或入丸、散。
使用注意	气血虚而有内热者不宜服用。

精选验方

①**小儿夜啼**:乌药、僵蚕各10克,雄黄、蝉衣各5克,琥珀3克,青木香6克,研细末,取药末10克,用热米汤调成糊状,涂在敷料上敷脐,每晚换1次,7日为1个疗程。②**原发性脾曲综合征**:乌药、木香、延胡索、香附、陈皮、制厚朴各10克,砂仁6克,郁金、甘草各5克,每日1剂,水煎服,15日为1个疗程。③**流行性出血热多尿期**:乌药10克,熟地黄、山药各30克,桑螵蛸、益智仁各15克,每日1剂,水煎服。④**小儿遗尿**:乌药、益智仁、山药各适量,加桑螵蛸,随证加减,水煎服。⑤**胃肠炎、胃痛**:乌药、青木香各等量,研末,水泛为丸。每服5~12.5钱,每日2次。⑥**外伤出血**:乌药树皮晒干研末,敷患处。⑦**痛经**:乌药、香附、生姜各15克,砂仁、木香(后下)各10克,水煎服。

沉 香 Chen Xiang

别名 沉香屑、海南沉香。

来源 本品为瑞香科植物白木香*Aquilaria sinensis* (Lour.) Gilg含有树脂的木材。

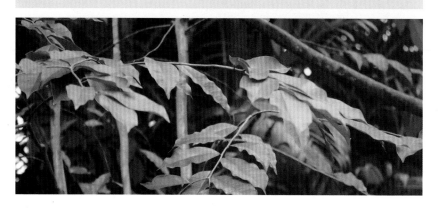

形态特征 常绿乔木，高达30米。幼枝被绢状毛。叶互生，稍带革质；具短柄，长约3毫米；叶片椭圆状披针形、披针形或倒披针形，长5.5~9厘米，先端渐尖，全缘，下面叶脉有时被绢状毛。伞形花序，无梗，或有短的总花梗，被绢状毛；花白色，与小花梗等长或较短；花被钟形，5裂，裂片卵形，长0.7~1厘米，喉部密被白色绒毛的鳞片10枚，外被绢状毛，内密被长柔毛，花冠管与花被裂片略等长；雄蕊10，着生于花被管上，其中有5枚较长；子房上位，长卵形，密被柔毛，2室，花杜极短，杜头扁球形。 白木香：常绿乔木，植株高达15米。树皮灰褐色；小枝叶柄及花序均被柔毛或夹白色绒毛。叶互生；叶柄长约5毫米；叶片革质，长卵形、倒卵形或椭圆形，长6~12厘米，宽2~4.5厘米，先端渐尖，基部楔形，全缘，两面被疏毛，后渐脱落，光滑而亮。伞形花序顶生和腋生；小花梗长0.5~1.2厘米；花黄绿色，被绒毛；花被钟形，5裂，矩圆形，长约7毫米，宽约4毫米，先端钝圆，花被管喉部有鳞片10枚，密被白色绒毛，长约5毫米，基部连合成一环；雄蕊10，花丝粗壮；子房卵形，密被绒毛。花期3~4月，果期5~6月。

生境分布 生长于中海拔山地、丘陵地。沉香分布于东南亚、印度等地；白木香分布于海南、广东、云南、台湾等地。

采收加工 全年均可采收，割取含树脂的木材，除去不含树脂的部分，阴干。

饮片特征

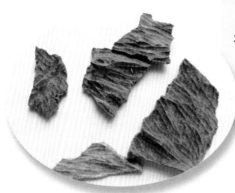

本品外形极不规则，呈棒状、片状或盔帽状。外表皮褐色，常有黄色与黑色相互交错的纹理。质坚实，难以折断，断面呈灰褐色。

性味归经	辛、苦，温。归脾、胃、肾经。
功效主治	行气止痛、温中止呕、纳气平喘。本品芳香辛散、苦降温通，既温脾胃、散寒邪、行中焦气滞，又温肾纳气以平喘，故有行气止痛、温中止呕、纳气平喘之功效。
药理作用	本品对家兔离体小肠运动有抑制作用。挥发油有促进消化液分泌及胆汁分泌等作用。
用量用法	1～3克，煎服，宜后下；或磨汁冲服；或入丸、散剂，每次0.5～1克。
使用注意	阴虚火旺、气虚下陷者慎用。

精选验方

①**腹胀气喘、坐卧不安**：沉香、枳壳、木香各25克，莱菔子（炒）50克，每次25克，姜3片，水煎服。②**哮喘**：沉香100克，莱菔子（淘净，蒸熟，晒干）250克，研为细末，调生姜汁为细丸，每次3克，开水送下。③**支气管哮喘**：沉香1.5克，侧柏叶3克，共研细末，在临睡前顿服，可根据病情加减用量。对于实证，也可配葶苈子、杏仁、半夏等；对于肾虚喘促者，可配附子、熟地黄、五味子。④**产后尿潴留**：沉香1～2克，琥珀1.5～4克，肉桂1～2克，研末冲服，如有热可减量或不用肉桂，另以车前子20克，泽泻15克，水煎，取药液调服上末。⑤**子宫内膜异位症**：沉香、当归、乳香、三七、土鳖虫各等份，研细末，用黄酒调成糊状，放于棉签上贴于阴道内穹窿结节处，隔日1次，经期停用，1个月为1个疗程。

檀 香 Tan Xiang

别名 白檀香。

来源 本品为檀香科植物檀香*Santalum album* L. 树干的干燥心材。

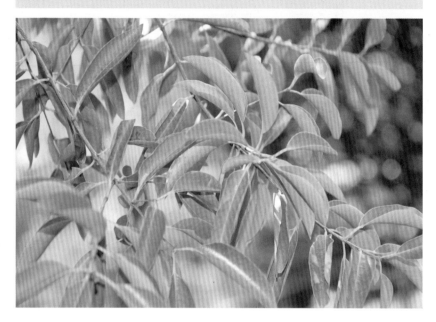

形态特征 常绿小乔木，高6~9米。具寄生根。树皮褐色，粗糙或有纵裂；多分枝，幼枝光滑无毛。叶对生，革质；叶片椭圆状卵形或卵状披针形，长3.5~5厘米，宽2~2.5厘米，先端急尖或近急尖，基部楔形，全缘，上面绿色，下面苍白色，无毛；叶柄长0.7~1厘米，光滑无毛。花腋生和顶生，为三歧式的聚伞状圆锥花序；花梗对生，长约与花被管相等；花多数，小形，最初为淡黄色，后变为深锈紫色；花被钟形，先端4裂，裂片卵圆形，无毛；蜜腺4枚，略呈圆形，着生在花被管的中部，与花被片互生；雄蕊4，与蜜腺互生，略与雌蕊等长，花药2室，纵裂，花丝线形；子房半下位，花柱柱状，柱头3裂。核果球形，大小似樱桃核，成熟时黑色，肉质多汁，内果皮坚硬，具3短棱。种子圆形，光滑无毛。花期5~6月，果期7~9月。

生境分布 野生或栽培。分布于广东、云南、台湾。国外分布于印度、印度尼西亚。

采收加工 四季可采，夏季采为好。取出心材，切成小段。

饮片特征

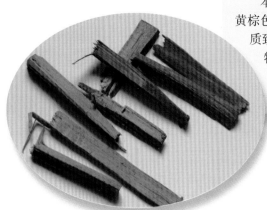

本品为不规则的薄片。淡黄棕色，片面纹理纵直整齐，质致密而韧，光滑细致，具特异香气，燃烧时更为浓烈。味淡，嚼之微有辛辣感。

性味归经	辛，温。归脾、胃、肺经。
功效主治	行气止痛，散寒调中。本品辛散温通香窜，善理脾胃之气，兼调肺气，故有行气止痛、散寒调中之效。
药理作用	檀香液给离体蛙心灌流，呈负性肌力作用，对四逆汤、五加皮中毒所致之心律不齐，有拮抗作用。
用量用法	生用。入汤剂宜后下。内服：煎汤，2～5克；研末，1.5～3克，或磨汁冲服，也入丸、散。
使用注意	阴虚火旺、气热吐衄者慎服。

精选验方

①**胃痛**：檀香、丹参、砂仁、白芍、炙甘草、玄胡、佛手、玫瑰花、熟大黄等各适量，水煎服，每日1剂。②**心绞痛**：檀香、高良姜各1.6克，细辛0.55克，荜茇3.2克（5粒量），提取挥发油，加冰片0.85克，制成滴丸。对照组为硝酸甘油滴丸。③**痛经**：白檀香6克，生蒲黄（包煎）、丹参各10克，砂仁3克（后下），随证加减，水煎服，每日1剂。每月行经前3～5日开始服药，服到经净为止，为1个疗程。④**乳腺增生**：檀香、玫瑰花、全蝎、地龙等各适量，将药碾成细末，装入布袋内，制成小药包，放入特制的乳罩内，使其贴在双侧肝俞穴、乳根穴、阿是穴上。每包药可使用1个月左右。⑤**心腹冷痛**：檀香（为极细末）9克，干姜15克，泡汤调下。⑥**冠心病胸中闷痛**：檀香1.5～3克，煎服。多入丸、散服用。

薤 白 Xie Bai

别名 薤白头。

来源 本品为百合科植物小根蒜*Allium macrostemon* Bge. 或薤*Allium chinense* G.Don 的干燥鳞茎。

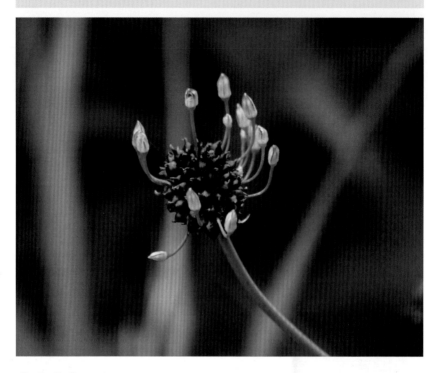

形态特征 多年生草本，高达70厘米。鳞茎近球形，外被白色膜质鳞皮。叶基生；叶片线形，长20～40厘米，宽3～4毫米，先端渐尖，基部鞘状，抱茎。花茎由叶丛中抽出，单一，直立，平滑无毛；伞形花序密而多花，近球形，顶生；花梗细，长约2厘米；花被6，长圆状披针形，淡紫粉红色或淡紫色；雄蕊6，长于花被，花丝细长；雌蕊1，子房上位，3室，有2棱，花柱线形，细长。果为蒴果。花期6～8月，果期7～9月。

生境分布 生长于耕地杂草中及山地较干燥处、山地阴湿处。全国各地均有分布。主要分布于江苏、浙江等地。

采收加工 夏、秋两季采挖，洗净，除去须根，蒸透或置沸水中烫透，晒干。

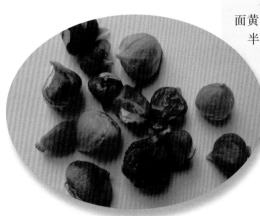

饮片特征

本品呈不规则卵圆形。表面黄白色或淡黄棕色，皱缩，半透明，有类白色膜质鳞片包被，底部有突起的鳞茎盘。质硬，角质样。断面黄白色。有蒜臭，味微辣。

性味归经	辛、苦，温。归肺、胃、大肠经。
功效主治	通阳散结，行气导滞。本品味辛行散、味苦降泄，性温质润温通滑利，既通胸阳以散壅结，又行胃肠气滞，故有通阳散结、行气导滞之效。
药理作用	薤白能促进纤维蛋白溶解，降低动脉脂质斑块、血脂、血清过氧化脂质，抑制血小板聚集和释放反应，抑制动脉平滑肌细胞增生。其水浸液对多种瘤细胞有抑制作用，延长荷瘤实验动物的生存期；抑制痢疾杆菌、大肠杆菌、肺炎杆菌、葡萄球菌等致病菌。
用量用法	5~10克，煎服。
使用注意	气虚者慎服。

精选验方

①**痢疾**：薤白、苦参、山楂各15克，当归、木香、甘草各10克，白芍30克，随证加减，水煎服。②**室性早搏**：薤白12克，丹参30克，苦参20克，红参5克，桂枝9克，随证加减，水煎服。③**慢性支气管炎**：薤白12克，全瓜蒌15克，半夏、杏仁、射干、紫菀各10克，菖蒲6克，水煎服。④**原发性高脂血症**：可用薤白胶丸1~2丸，每日3次，4周为1个疗程。⑤**胸膈满闷作痛**：薤白、半夏各15克，瓜蒌25克，白酒适量，水煎服。

香橼 Xiang Yuan

别名	香圆。
来源	本品为芸香科植物枸橼 *Citrus medica* L. 或香橼 *Citrus wilsonii* Tanaka 的干燥成熟果实。

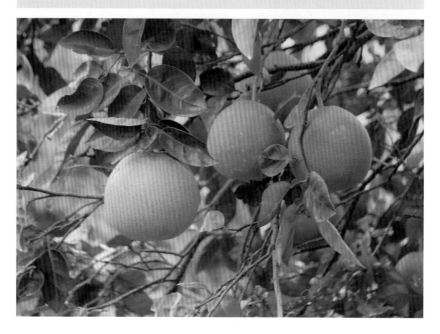

形态特征 常绿乔木，高4～6米。茎枝光滑无毛，无短刺。叶互生，单质，具腺点，叶片长椭圆形，长6～12厘米，宽2～4.5厘米，两端渐尖，全缘或有波状锯齿，上面深绿色，下面淡绿色；叶柄具阔翼，长0.8～2.5厘米，宽0.5～1.5厘米。花单生或簇生，有时成总状花序，芳香；花萼盆状，5裂，裂片三角形；花瓣5，白色，矩圆状倒卵形，表面有明显的脉纹；雄蕊在25以上，着生于花盘的四周，花丝结合；子房上位，扁圆形，10～12室，每室有胚珠数枚，花柱圆柱形，柱头头状。柑果圆形，成熟时橙黄色，表面特别粗糙，果汁无色，味酸苦。花期4～5月，果期10～11月。

生境分布 生长于沙壤土，喜比较湿润的环境。分布于浙江、江苏、广东、广西等地。

采收加工 秋季果实成熟时采收，趁鲜切片，晒干或低温干燥。香橼也可整个或对剖两瓣后，晒干或低温干燥。

饮片特征

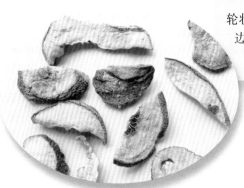

本品呈片状。横切面如车轮状。表面白色或黄白色，周边墨绿色或黄色。气香，味酸而苦。

性味归经	辛、微苦、酸，温。归肝、脾、胃、肺经。
功效主治	疏肝解郁，理气宽中，燥湿化痰。本品辛行苦燥而泄温通，既能疏理肝郁，又能行脾胃气滞，还能燥化肺中痰湿，故有疏肝解郁、理气宽中、燥湿化痰之效。
药理作用	香橼具有抗炎作用；能降低马血细胞之凝集；有抗病毒作用；有促进胃肠蠕动，健胃及祛痰作用。
用量用法	3～10克，煎服。
使用注意	阴虚血燥及孕妇气虚者慎服。

精选验方

①**抑郁症**：香橼、远志、香附、柴胡、郁金、炙甘草各10克，小麦30克，大枣5枚，酸枣仁15克。水煎服，每日1剂。②**慢性支气管炎**：鲜香橼1～2个，洗净切碎，放入有盖的器皿中，加入适量饴糖或麦芽糖，隔水蒸数小时至香橼烂熟，每日食用1汤匙，早晚各1次。③**鼓胀**：陈香橼1枚（连瓤），大核桃肉2枚（连皮），缩砂仁15克（去膜）。各煅存性为散，砂糖拌调。空心顿服。④**胃痛胸闷、消化不良**：陈香橼30克（焙干），花椒、小茴香各12克，共研细末，每次服3克，每日2次，温开水送服。⑤**胃痛、腹痛、气痛、食滞胃胀痛等症**：香橼切片，于通风处晾干，用适量食盐腌渍放入玻璃瓶或瓷罐中备用。每用10～20克，用开水冲至咸淡适宜为度时服用。⑥**肝痛、胃气痛**：鲜香橼12～15克（干品6克），开水冲泡代茶饮。

佛 手 Fo Shou

别名 佛手柑、佛手片。
来源 本品为芸香科植物佛手*Citrus medica* L. var. *sarcodactylis* Swingle的果实。

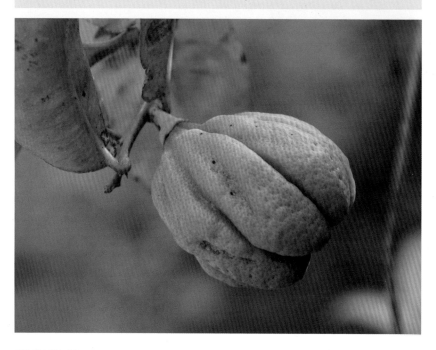

形态特征 鲜佛手下部圆形，近柄处略窄，有残留果柄或柄痕。上部分枝，为圆柱形，似手指状，屈伸不一，长短参差，一般长12~16厘米，顶端稍尖或扭曲。外皮绿褐色或橙黄色，有纵横不整的深皱及稀疏的疣状突起，较平坦的地方可见到细密的窝点，皮厚1~4毫米，内面果肉类白色或黄白色，中心有两条纵行筋络状条纹，直达顶端，质较软而韧，气芳香，味酸苦。佛手片商品多将果皮纵切成薄片，形状大小不一，有的呈指状分枝，常皱缩或卷曲。外表面橙黄色、黄绿色或棕绿色，密布凹陷的窝点，有时可见细皱纹。内表面类白色，散有黄色点状或纵横交错的维管束。质柔软。气芳香，果皮外部味辛微辣，内部味甘后苦。花期4~5月，果期10~11月。

生境分布 生长于果园或庭院中。分布于广东、福建、云南、四川等地。

采收加工 秋季果实尚未变黄或变黄时采收，纵切成薄片，晒干或低温干燥。

饮片特征

本品为类椭圆形或卵圆形的薄片，大小不一。顶端稍宽，带有 3～5 个手指状的裂瓣，外皮绿色或橙黄色，有皱纹及油点。果肉白色，有凹凸不平的筋脉点或线纹。质硬而脆，易折断。气香，味微甜后苦。

性味归经	辛、苦，温。归肝、脾、胃、肺经。
功效主治	疏肝解郁，理气和中，燥湿化痰。本品辛行苦燥而泄温通，既疏理肝气，又行脾胃之气滞，还燥化肺经湿痰，故有疏肝解郁、理气和中、燥湿化痰之效。
药理作用	佛手醇提取物对肠道平滑肌有明显的抑制作用，对乙酰胆碱引起的十二指肠痉挛有显著的解痉作用，有扩张冠状血管、增加冠脉血流量的作用，高浓度时抑制心肌收缩力、减缓心率、降低血压、延长小鼠存活时间、保护实验性心肌缺血。佛手有一定的祛痰作用，其煎剂能对抗组织胺引起的豚鼠离体气管收缩。
用量用法	3～10克，煎服。
使用注意	阴虚有火、无气滞症状者慎服。

精选验方

①**消化不良（脘腹胀满不舒、食欲不振、嗳气、胃痛者）**：佛手6～9克，配山楂、神曲、麦芽等，并配合适当的理气药。②**消化不良（属急性胃炎患者）**：佛手50克，分2次泡汤频饮，连用3日。③**慢性支气管炎、肺气肿**：佛手30克，加蜜糖适量泡汤代茶饮；或配半夏、茯苓等煎服，连服2个月。④**胆绞痛**：佛手酒浸剂，适量内服，对胆石症引起胆绞痛经常发作者，可起到长期缓解作用。⑤**食欲不振**：佛手、枳壳、生姜各5克，黄连1.5克，水煎服。每日1剂。⑥**肝胃气痛（包括慢性胃炎、胃神经痛等）**：鲜佛手20～25克（干品10克），开水冲泡，代茶饮。或佛手、延胡索各10克，水煎服，治胃气痛有效。⑦**湿痰咳嗽（包括慢性气管炎）**：佛手、姜半夏各10克，砂糖等份，水煎服。

荔枝核 Li Zhi He

别名 荔仁、大荔核。

来源 本品为无患子科植物荔枝*Litchi chinensis* Sonn. 的干燥成熟种子。

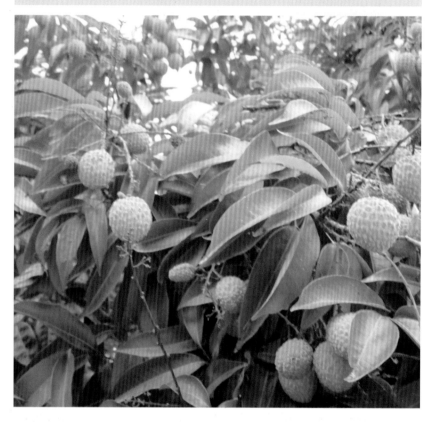

形态特征 常绿乔木，高达10米；树冠广阔，枝多拗曲。羽状复叶，互生；小叶2～4对，革质而亮绿，矩圆形或矩圆状披针形，先端渐尖，基部楔形而稍斜，全缘，新叶橙红色。圆锥花序顶生，花小，杂性，青白色或淡黄色。核果球形或卵形，直径约3厘米，外果皮革质，有瘤状突起，熟时赤色。种子矩圆形，褐色而明亮，假种皮肉质，白色，半透明，与种子极易分离。花期2～3月，果期6～7月。

生境分布 多栽培于果园。分布于福建、广东、广西等地。

采收加工 夏季采摘成熟果实，除去果皮及肉质假种皮，洗净，晒干。

饮片特征

本品呈长圆形或卵圆形。表面棕红色或紫棕色，平滑，有光泽。质坚硬。气微，味微甘、苦、涩。

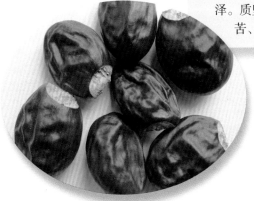

性味归经	辛、微苦，温。归肝、胃经。
功效主治	行气散结，散寒止痛。本品味辛行散，味苦疏泄，性温胜寒，故有行气散结、散寒止痛之效。
药理作用	所含 α–甘氨酸可使血糖下降、肝糖原降低。
用量用法	生用。内服：煎汤，5～10克；研末服，1.5～3克；或入丸、散。
使用注意	无寒湿气滞者慎服。

精选验方

①心腹胃脘久痛：荔枝核5克，木香3克，共研为末，每次5克，清汤调服。②血气刺痛：荔枝核（烧存性）25克，香附子50克，上为末。每次10克，盐酒送下。③肾肿大：荔枝核、八角茴香、青皮（全者）各等份，锉散，炒，出火毒，为末，每次10克，酒下，每日3次。④疝心痛及小肠气：荔枝核1枚，煅存性，酒调服。⑤糖尿病（中老年非胰岛素依赖型无并发症糖尿病）：荔枝核烘干研末，每次服用3克，每日2次。⑥脾虚久泻：荔枝果（干果）7枚，大枣5枚，水煎服。⑦哮喘：干荔枝肉200克，炖服。⑧象皮腿、鞘膜积液：干荔枝果15克，浸入盐水一夜，取出炒干研末；小茴香25克，食盐7.5克，共炒焦，研末。以上两种药末混匀，每用15克，可逐渐增至40克，和青皮鸭蛋两个，油炒，晚间用黄酒送服。

预知子 Yu Zhi Zi

别名 八月札、八月扎、八月炸、玉支子。

来源 本品为木通科植物木通*Akebia quinata* (Thunb.) Decne. 、三叶木通*Akebia trifoliata* (Thunb.) Koidz. 或白木通*Akebia trifoliata* (Thunb.) Koidz. var.australis (Diels) Rehd. 的干燥近成熟果实。

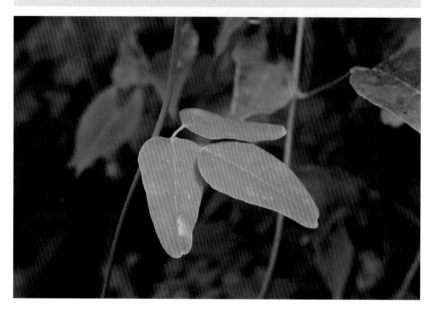

形态特征 豆科，蔓生植物。叶三角形，色绿，面深背淡，七八月结实作房，生青，熟深红，每房有子五六枚，如皂角子，色斑褐而光润。相传取子两枚或双仁者，缀衣领上，遇有蛊毒，则闻其发音，故名"预知子"。落叶或半常绿藤木。掌状复叶互生，小叶5，倒卵形或长倒卵形，长3～6厘米，先端圆、微凹或有短尖，全缘。花单性同株，总状花序腋生；雌花生于花序上部，花被片3，淡紫色，雄蕊6，雌花生于花序下部，花被3，退化雄蕊6，雌蕊6。果实肉质，长椭圆形，两端圆形，成熟时沿腹缝线开裂。花期4～5月，果期8月。

生境分布 生长于山林灌木丛。分布于河南、浙江、陕西、山东、江苏、安徽、广东、湖北等地。

采收加工 夏、秋两季果实将变黄时采摘，晒干，或置于沸水中略烫后晒干。

饮片特征

本品为类圆形、新月形或不规则形的薄片，弯曲或卷曲，直径1.5~3.5厘米。表面黄棕色至黑褐色，具不规则的深皱纹。切面果皮薄，有的稍角质样。气微香，味苦。

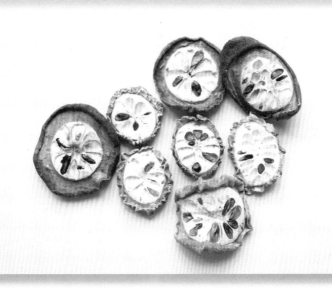

性味归经	苦，寒。归肝、胆、胃、膀胱经。
功效主治	疏肝理气，活血止痛，利尿。本品苦寒清泻兼能燥湿，肝经湿热清则气滞血瘀除而痛止，膀胱无湿热而尿利，故有疏肝理气、活血止痛、利尿之效。
药理作用	预知子乙醇提取物有抗抑郁的作用。
用量用法	15~30克，煎服；或浸酒。
使用注意	凡病人脾虚作泄泻者勿服。

精选验方

①**淋巴结结核**：预知子、金樱子、海金沙根各120克，天葵子240克，煎服。②**睾丸肿痛**：预知子1个，金樱子30克，猪小肠120克，炖服。③**输尿管结石**：预知子、薏苡仁各60克，水煎服。④**子宫脱垂**：预知子、益母草、棕树根各30克，升麻9克，水煎服。

甘 松 Gan Song

别名 甘松香。
来源 本品为败酱科植物甘松*Nardostachys jatamansi* DC. 的干燥根及根茎。

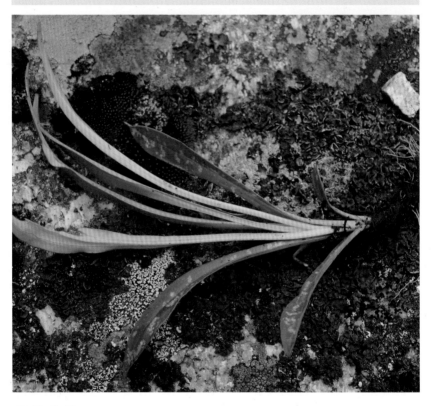

形态特征 多年生草本，高20～35厘米。基生叶较少而疏生，通常每丛6～9片，叶片窄线状倒披针形或倒长披针形，先端钝圆，中以下渐窄略成叶柄状，基部稍扩展成鞘，全缘，上面绿色，下面淡绿色；主脉三出。聚伞花序呈紧密圆头状，花萼5裂，齿极小，花粉红色，花冠筒状，花柱细长，伸出花冠外，柱头漏斗状。瘦果倒卵形，长约3毫米，萼突破存。花期6～8月。

生境分布 生长于高山草原地带。分布于四川、甘肃、青海等地。

采收加工 春、秋两季采挖，以秋季采为佳。除去泥沙杂质，晒干或阴干。

饮片特征

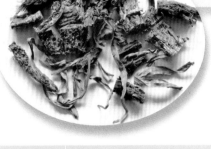

本品为类圆柱形大片。外表面黑棕色或棕褐色。切面皮部深棕色，常呈裂片状，木部黄白色。质松脆。气特异，味苦而辛，有清凉感。

性味归经	辛、甘，温。归脾、胃经。
功效主治	行气止痛，开郁醒脾。本品辛温行散温通兼甘缓香窜，为脾胃经之药，故有行气止痛、开郁醒脾之效。
药理作用	甘松有镇静、安定作用。所含缬草酮有抗心律不齐作用。匙叶甘松能使支气管扩张，其醇提取物对实验动物的离体大肠、小肠、子宫、支气管有抗组织胺、5－羟色胺及乙酰胆碱的作用，也可拮抗氯化钡引起的平滑肌痉挛。
用量用法	3～6克，煎服。外用：适量。
使用注意	气虚血热者忌用。

精选验方

①**神经性胃痛**：甘松香、香附、沉香各适量，水煎服。②**神经衰弱、癔病、胃肠痉挛等**：甘松18克，广皮4.5克，水500毫升，浸于沸水中3小时（每半小时煮沸1次），分12次服，每日6次。③**胃及十二指肠球部溃疡**：甘松、白及、鹿角胶（冲）、元胡各12～15克，黄芪、海螵蛸各20～30克，白芍15～18克，甘草6～9克，每日1剂，水煎服，或研细末，炼蜜为丸（每丸重9克），每次1丸，每日2～3次。④**病毒性心肌炎**：甘松6～9克，生地黄、炙甘草、党参、丹参各15～30克，麦冬、桂枝各6～9克，苦参9～12克，紫石英30克，板蓝根12～15克，水煎服。⑤**胃腹胀痛、食欲不振**：甘松、香附、乌药、陈皮各15克，肉桂5克，麦芽25克，水煎服。

刀 豆 Dao Dou

别名	刀豆子。
来源	本品为豆科植物刀豆*Canavalia gladiata* (Jacq.) DC. 的干燥成熟种子。

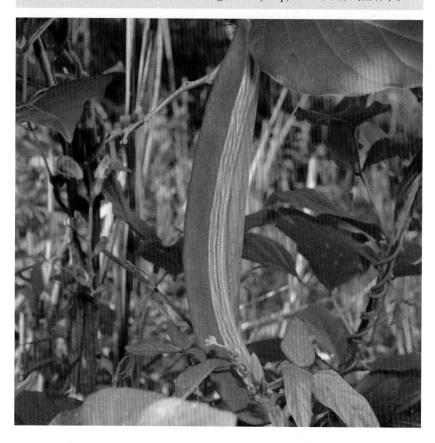

形态特征 一年生半直立缠绕草本，高60～100厘米。三出复叶互生，小叶阔卵形或卵状长椭圆形。总状花序腋生，花萼唇形，花冠蝶形，淡红紫色，旗瓣圆形，翼瓣狭窄而分离，龙骨瓣弯曲。荚果带形而扁，略弯曲，长可达30厘米，边缘有隆脊。种子椭圆形，红色或褐色。花期6月，果期8月。

生境分布 生长于排水良好、肥沃疏松的土壤中。分布于江苏、安徽、湖北、四川等地。

采收加工 秋季种子成熟时采收果实，剥取种子，晒干。

饮片特征

本品为不规则形的碎块，表面淡红色至红紫色，碎断面呈黄白色，油润。气微，味淡，嚼之有豆腥味。

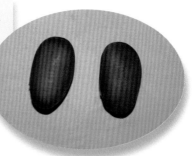

性味归经	甘，温。归胃、肾经。
功效主治	降气止呃，温肾助阳。本品甘温助阳，入胃则温中和胃除虚寒以降气止呃，入肾则温肾助阳，故有降气止呃、温肾助阳之效。
药理作用	对免疫功能的影响：刀豆素A能诱导脾抑制性白细胞生成。有报道研究了刀豆素A在体外诱导小鼠脾脏抑制性细胞的最适剂量，发现约0.78毫升或50毫克／毫升的浓度对大多数小鼠能诱导出以抑制性功能为主的白细胞，这些细胞能抑制正常淋巴细胞对促有丝分裂原的增生反应。从刀豆中提取一种有毒蛋白（CNTX），给大鼠腹腔注射，显示其可能诱导中性及单核细胞的游走，作用强度呈剂量依赖关系。进一步研究发现，CNTX能诱导中性白细胞进入胸膜腔和咽鼓管囊腔。此作用可被地塞米松所抑制，但不被Arachidonic酸代谢产物和PAF所拮抗。
用量用法	10～15克，煎服；或烧存性研末服。
使用注意	胃热盛者慎服。

精选验方

①**遗尿、尿频**：新鲜猪肾1对，洗净去膜，每肾塞入1颗刀豆，微火炖熟，放盐少许，早晚空腹连汤各服1只。轻者服2～4日，重者4～8日。②**落枕**：刀豆壳15克，羌活、防风各9克，每日1剂，水煎服。③**气滞呃逆、膈闷不舒**：刀豆（取老而绽者），每服6～9克，开水下。④**百日咳**：刀豆子10粒（打碎），甘草5克，加冰糖适量，水一杯半，煎至一杯，去渣，频服。⑤**肾虚腰痛**：刀豆子2粒，包于猪腰子内，外裹叶，烧熟食。⑥**鼻渊**：老刀豆，文火焙干为末，酒服15克。⑦**小儿疝气**：刀豆子研粉，每次7.5克，开水冲服。

柿 蒂 Shi Di

别名 柿钱、柿丁、柿子把。
来源 本品为柿树科植物柿*Diospyros kaki* Thunb. 的干燥宿存花萼。

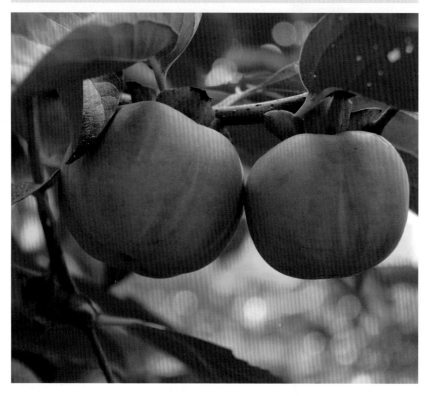

形态特征 落叶大乔木，高达14米。树皮深灰色至灰黑色，长方块状开裂；枝开展，有深棕色皮孔，嫩枝有柔毛。单叶互生，叶片卵状椭圆形至倒卵形或近圆形，先端渐尖或钝，基部阔楔形，全缘，上面深绿色，主脉生柔毛，下面淡绿色，有短柔毛，沿脉密被褐色绒毛。花杂性，雄花成聚伞花序，雌花单生叶腋，花冠黄白色，钟形。浆果形状有多种，多为卵圆球形，橙黄色或鲜黄色，基部有宿存萼片。种子褐色，椭圆形。花期5月，果期9～10月。

生境分布 多为栽培。分布于四川、广东、广西、福建等地。

采收加工 秋、冬两季果实成熟时采或食用时收集，洗净，晒干。

饮片特征

本品呈扁圆形。背面黄褐色或红棕色，中部隆起，中心有果柄脱落的痕迹。腹面黄棕色，密被细绒毛，果实脱落处突起。质硬而脆。无臭，味涩。

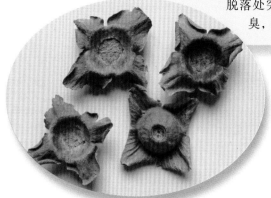

性味归经	苦、涩，平。归胃经。
功效主治	降气止呃。本品味苦而降泄，专降胃气而止呃逆，故有降气止呃之效。
药理作用	抗生育作用：在家兔抗生育筛选中，初步证实柿蒂有一定的抗生育作用，柿蒂"柄"优于柿蒂"蒂"，柿蒂柄的抗生育率为79.6%。
用量用法	6～10克，煎服。
使用注意	食柿后忌饮白酒、热汤。糖尿病人、脾胃泄泻、便溏、体弱多病、产后、外感风寒者忌食。患有胃动力功能低下、胃大部切除术者不宜食柿子。

精选验方

①**顽固性呃逆**：柿蒂20枚，煎水成100毫升，分2次口服，1次50毫升。也可酌情加韭菜籽同煎。②**胃肠神经官能症**：柿蒂15克，丁香、桑寄生各10克，人参、干姜各6克，水煎服，每日1剂。③**胃寒呕逆**：丁香5克，柿蒂10克。水煎服。④**呃逆不止**：柿蒂3～5个，刀豆子25～30克，水煎服。⑤**打嗝**：柿蒂、丁香、高良姜、甘草各10克，研成细末，装瓶备用。用时，取1克用沸水冲服，每日2～3克。

九香虫 Jiu Xiang Chong

别名 黑兜虫、瓜黑蝽、屁板虫、屁巴虫。
来源 本品为蝽科昆虫九香虫*Aspongopus chinensis* Dallas的干燥体。

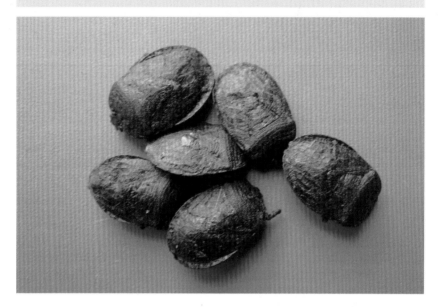

形态特征 全体椭圆形，长1.7～2.2厘米，宽1～1.2厘米，体一般紫黑色，带铜色光泽，头部、前胸背板及小盾片较黑。头小，略呈三角形；复眼突出，呈卵圆形，位于近基部两侧；单眼1对，橙黄色；喙较短，触角6节，第1节较粗，圆筒形，其余4节较细长而扁，第2节长于第3节。前胸背板前狭后阔，九香虫前缘凹进，后缘略拱出，中部横直，侧角显著；表面密布细刻点，并杂有黑皱纹，前方两侧各有一相当大的眉形区，色泽幽暗，仅中部具刻点。小盾片大。翅2对，前翅为半鞘翅，棕红色，翅末1/3为膜质，纵脉很密。足3对，后足最长，跗节3节。腹面密布细刻及皱纹，后胸腹板近前缘区有2个臭孔，位于后足基前外侧，能由此放出臭气。雄虫第9节为生殖节，其端缘弧形，中央尤为弓凸。

生境分布 此虫以成虫越冬，隐藏于石隙间。分布于云南、贵州、四川、广西等地。

采收加工 11月至次年3月前捕捉，置适宜容器内，用酒少许将其闷死，取出阴干；或置沸水中烫死，取出，干燥。

饮片特征

炒九香虫：足多脱落，质脆，折断腹内有浅棕色油质样的内含物。有特异的腥臭气，味微咸。

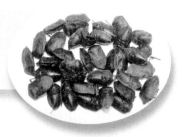

性味归经	咸，温。归肝、脾、肾经。
功效主治	理气止痛，温肾助阳。本品以温为用，可温通肝脾气滞，又能温肾，故有理气止痛、温肾助阳之效。
药理作用	九香虫对金黄色葡萄球菌、伤寒杆菌、甲型副伤寒杆菌、福氏痢疾杆菌都有较强的抗菌作用。此外，九香虫还有促进机体新陈代谢的作用。
用量用法	3～10克，煎服。
使用注意	阴虚内热者禁服。

精选验方

①**血管瘤**：九香虫若干只，盛于纸盒或瓶中备用。用时取镊子2把，一把夹住虫体前半部，另一把夹破虫体尾部，挤出其腹腔内容物，涂在血管瘤上，视其大小而定，涂布均匀为度。每日3～4次，连用数日。②**喘息型慢性气管炎**：九香虫用火焙焦，研成面与鸡蛋搅匀，再用芝麻油或棉油煎鸡蛋。每日1次，每次用鸡蛋、九香虫各1个，每日服用。服药期间，忌食油过量和吸烟。③**脾肾阳虚的腰膝酸软乏力、阳痿、尿频、遗尿、食少便溏**：九香虫炙熟，每次3克，每日2次，嚼服。④**小儿惊吓**：九香虫数个，置锅内，加麦麸炒至麸焦，趁热取出九香虫，研成细粉备用。口服，每次1个，每日2次，蜜水送服。⑤**胃痛、胀气、打呃**：九香虫、茴香虫各3个，研末，开水吞服，分3次服。⑥**腰肌劳损**：九香虫、陈皮各7克，共研为细末，每日2次分服，用开水或酒送服，连服7剂。⑦**胸腔胁痛**：九香虫90克，炙全蝎60克，研末，蜜丸，每丸3克重。每次半丸，每日2次。⑧**胃癌**：九香虫10克，败酱草30克，芦荟12克，排风藤3克，核桃枝30克。将药物煎后，调拌蜂蜜冲服。每日2次。⑨**子宫癌**：九香虫、桑寄生、土鳖虫各12克，穿山甲6克，紫河车30克。泡白酒服，每日1次，酒量适度。

青木香 Qing Mu Xiang

别名 土青木香、青藤香。

来源 本品为马兜铃科植物马兜铃 *Aristolochia debilis* Sieb. et Zucc. 的干燥根。

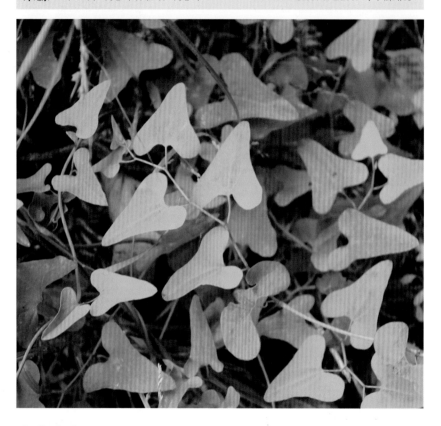

形态特征 多年生缠绕草本，基部木质化，全株无毛。根细长，在土下延伸，到处生苗。叶三角状椭圆形至卵状披针形或卵形，顶端短尖或钝，基部两侧有圆形的耳片。花单生于叶腋；花柄长约1厘米，花被管状或喇叭状，略弯斜，基部膨大成球形，中部收缩成管状，缘部卵状披针形，上部暗紫色，下部绿色。花期7~8月，果期9~10月。

生境分布 生长于山谷、沟边阴湿处或山坡灌木丛中。分布于江苏、浙江、安徽等地。

采收加工 春、秋两季采挖，除去须根及泥沙，晒干，切片。

饮片特征

本品呈不规则片状。外表皮灰棕色或黄褐色。质脆易断。皮部淡黄色。气香，味苦。

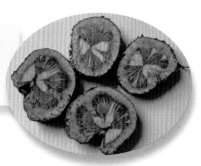

性味归经	辛、苦，寒。归肝、胃经。
功效主治	行气止痛，解毒，辟秽，消肿。本品辛行苦泄而燥，性寒清热，能行肝、胃气滞以止痛；清热去湿以解毒、消肿、辟秽，故有行气止痛、解毒、辟秽、消肿之效。
药理作用	青木香煎剂对多种原因引起的高血压有明显的降低血压作用。其所含木兰花碱对肾性高血压的降压作用明显。青木香总碱对金黄色葡萄球菌及绿脓、大肠、变形等杆菌有不同程度的抑制作用，并能增强腹腔巨噬细胞的吞噬活性。
用量用法	3～10克，煎服；散剂每次1.5～2克，开水送服。外用：适量。
使用注意	阴虚内热者禁服。

精选验方

①**高血压**：青木香根（鲜）60克，水煎服，红糖为引。或用青木香精制浸膏片，每日3～4次，每次4～12片口服，对Ⅰ、Ⅱ期高血压疗效较好。②**胃炎、胃溃疡、胃痉挛及其他原因引起的胃痛**：青木香酊剂或散剂，每日2～3次，服药1次药效可维持6～8小时。③**软组织损伤**：青木香40克，青天葵子30克，共为细末，浸入酒精500毫升内，半月后即可使用，涂于损伤部位，连涂3～5次。④**胃肠炎、胃痛**：青木香、乌药各等量，研末水泛为丸，每服5～12.5克，每日2次。⑤**腋臭**：青木香60克，附子、白灰各30克，矾石15克，研为细末。将药末搽腋下。⑥**中暑腹痛**：青木香根（鲜）9～15克，捣汁，温开水送服；亦可用青木香根3～6克，研末，温开水送服。⑦**皮肤湿烂疮**：青木香，研成细末，用麻油调搽。⑧**毒蛇咬伤**：青木香30克，香白芷60克，共研末，每次服9克，甜酒或温开水送服；另用不拘量，调敷伤口处。⑨**牙痛**：青木香鲜品1块，放牙痛处咬之。

大腹皮 Da Fu Pi

别名 大腹毛、槟榔皮。
来源 本品为棕榈科植物槟榔*Areca catechu* L. 的干燥果皮。

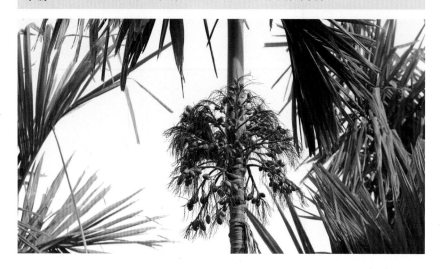

形态特征 大腹皮：为瓢状椭圆形、长椭圆形或长卵形，外凸内凹，长4~7厘米，少数为3厘米，最宽处达2~3.5厘米，厚0.2~0.5厘米。外界皮为深棕色至近黑色，稍嫩的有不规则的皱纹及横纹隆起，其他为近光滑或微带纵皱纹，稍显光泽；顶端有柱基痕，另一端是果柄及残存萼片。中果皮为黄白色至灰黄色的疏松纤维，纤维略呈纵向排列。内果皮凹陷，呈黄褐色或深褐色。表面略光滑呈硬壳状。体轻，质硬，可纵向撕裂。气微，味淡微涩。以身干、深褐色、长椭圆形、皱皮结实、有光泽者为佳。大腹毛（纤维性果肉）：为疏松纤维，略呈纵向排列或松散，长4~7厘米，厚0.3~0.6厘米。黄白色或淡棕色，间有黏附外界皮及硬壳状的内果皮碎片。体轻松，质柔韧，易纵向撕开，外层松散成缕，内层纤维较粗，呈棕毛状。气无，味淡。每年开花2次，花期3~8月，冬花不结果，果期12月至翌年6月。

生境分布 生长于无低温地区且潮湿疏松肥沃的土壤、高环山梯田。分布于海南、广西、云南等地。

采收加工 冬季至次春采收未成熟的果实，煮后干燥，纵剖两瓣，剥取果皮，习称"大腹皮"；春末至秋初采收成熟果实，煮后干燥，剥取果皮，打松，晒干，习称"大腹毛"。

饮片特征

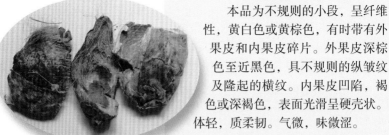

本品为不规则的小段，呈纤维性、黄白色或黄棕色，有时带有外果皮和内果皮碎片。外果皮深棕色至近黑色，具不规则的纵皱纹及隆起的横纹。内果皮凹陷，褐色或深褐色，表面光滑呈硬壳状。体轻，质柔韧。气微，味微涩。

性味归经	辛，微温。归脾、胃、大肠、小肠经。
功效主治	行气导滞，利水消肿。本品辛行温通，质轻宣发，善行胃肠气滞，又宣发水之上源以利水消肿，故有行气导滞、利水消肿之功。
药理作用	有兴奋胃肠道、促进纤维蛋白溶解等作用。
用量用法	5～10克，煎服。
使用注意	本品辛散耗气，故气虚者慎用。

精选验方

①**脚气肿满、二便秘涩**：大腹皮、槟榔、郁李仁（汤浸去皮炒）各30克，木通、桑白皮、牵牛子（炒）各60克，木香15克，为散。每服12克，入姜、葱白，水煎服。②**头面四肢肿满、心腹膨胀、上气喘气**：大腹皮、桑白皮、陈皮、小姜皮、茯苓皮各等份，为散。每服10克，水煎服。③**肝硬化腹水消胀**：大腹皮30克，香橼、莱菔子、神曲各20克，川朴、鸡内金各15克，砂仁10克，干蟾蜍10个（焙），益母草100克，水煎300毫升，每日1剂，分2次服，15日为1个疗程。④**全身浮肿**：大腹皮20克，陈皮、姜皮各7.5克，茯苓皮25克，桑白皮15克，水煎服。⑤**妊娠合并高血压综合征**：大腹皮、桑白皮、生姜皮各15克，茯苓、白糖各20克，陈皮6克。将桑白皮、生姜皮、大腹皮、茯苓皮洗净，放入砂锅，加清水3碗半，小火煮至1碗半。然后加入陈皮、白糖，再煮沸3分钟即可。分2次服用。⑥**胃下垂**：大腹皮、木香、厚朴、槟榔片、枳壳、莱菔子各30克，乌药25克，水煎取药汁。每日1剂，分2次服用。24日为1个疗程。⑦**小儿便秘**：大腹皮、厚朴、茯苓、陈皮、人参各1克，水煎取药汁。每日1剂，分2次服用。

玫瑰花 Mei Gui Hua

别名 徘徊花、刺客、穿心玫瑰。

来源 本品为蔷薇科植物玫瑰*Rosa rugosa* Thunb. 的干燥花蕾。

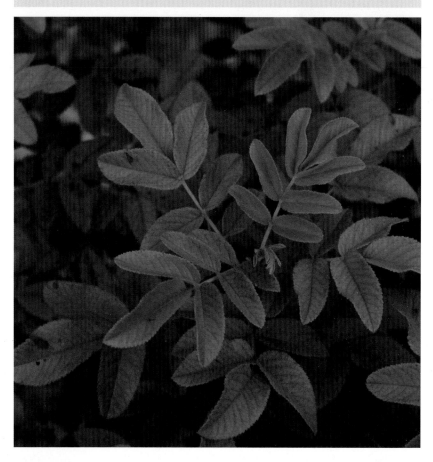

形态特征 直立灌木，茎丛生，有茎刺。单数羽状复叶互生，椭圆形或椭圆形状倒卵形，先端急尖或圆钝，叶柄和叶轴有绒毛，疏生小茎刺和刺毛。花单生于叶腋或数朵聚生，苞片卵形，边缘有腺毛，花冠鲜艳，紫红色，芳香。花期5~6月，果期8~9月。

生境分布 均为栽培。分布于江苏、浙江、福建、山东、四川等地。

采收加工 春末夏初花将要开放时分批采摘，及时低温干燥。

饮片特征

本品略呈半球形或不规则形的团状，直径1～2.5厘米。花托半球形，与花萼基部合生；萼片5，披针形，黄绿色或棕绿色；花瓣多皱缩，展平后宽卵形，紫红色，有的为黄棕色。体轻，质脆。气芳香浓郁，味微苦涩。

性味归经	甘、微苦，温。归肝、脾经。
功效主治	行气解郁，活血止痛。本品甘缓苦泄温通，芳香走散，能疏解肝郁，缓和肝气，醒脾和胃，活血散瘀以止痛，故有行气解郁、活血止痛之功。
药理作用	玫瑰油对大鼠有促进胆汁分泌的作用。
用量用法	3～6克，煎服。
使用注意	阴虚火旺者慎服。

精选验方

①**功能性子宫出血**：玫瑰花蕊（初开放者）300朵，去心蒂，新汲水砂锅内煎取浓汁，滤去渣，再煎，白冰糖500克收膏。早晚开水冲服。②**乳腺炎**：玫瑰花（初开放者）30朵，阴干，去蒂，陈酒煎，饭后服。③**慢性胃炎**：玫瑰花适量，阴干，冲汤代茶服。④**慢性肠炎**：玫瑰花（干花）6克，大黄3克，每日1剂，水煎分3次服。⑤**胃癌**：玫瑰花瓣10克，茉莉花、绞股蓝、绿茶各5克。合置一大杯中，沸水冲泡即成。每日频饮。⑥**肥胖症**：玫瑰花、茉莉花、荷叶、川芎各5克。用沸水冲泡15分钟。代茶饮，晚上服用。⑦**气滞血瘀型急性子宫颈炎**：玫瑰花、佛手各10克，败酱草40克。洗净后一起放入药煲中，加水300毫升，水煎取汁。代茶饮，每日2次。⑧**气滞血瘀型子宫肌瘤**：干玫瑰花瓣、干茉莉花各5克，绿茶9克。用冷水500毫升，煮沸后把绿茶、玫瑰花、茉莉花放在大茶壶内，将开水徐徐冲入，等茶叶沉底后，先把茶汁倒出冷却，再续泡2次，待冷后一并装入玻璃瓶，放入冰箱冷冻，成为冰茶。经常饮用。

路路通 Lu Lu Tong

别名 枫果、九孔子。

来源 本品为金缕梅科植物枫香树 *Liquidambar formosana* Hance 的干燥成熟果序。

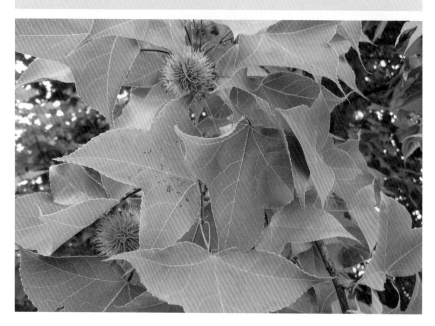

形态特征 落叶乔木，高20～40米。树皮灰褐色，方块状剥落。叶互生；叶柄长3～7厘米；托叶线形，早落；叶片心形，常3裂，幼时及萌发枝上的叶多为掌状5裂，长6～12厘米，宽8～15厘米，裂片卵状三角形或卵形，先端尾状渐尖，基部心形，边缘有细锯齿，齿尖有腺状突。花单性，雌雄同株，无花被；雄花淡黄绿色，生于枝顶；雄蕊多数，花丝不等长；雌花排成圆球形的头状花序；萼齿5，钻形；子房半下位，2室，花柱2，柱头弯曲。头状果序圆球形，直径2.5～4.5厘米，表面有刺，蒴果有宿存花萼和花柱，两瓣裂开，每瓣2浅裂。种子多数，细小，扁平。花期3～4月，果期9～10月。

生境分布 生长于湿润及土壤肥沃的地方。分布于江苏、浙江、福建、江西、广东等地。

采收加工 冬季果实成熟后采收，除去杂质，干燥。

饮片特征

本品呈圆球形。灰棕色或棕褐色。上有针刺，除去后显多数蜂窝状小孔。蒴果细小，种子2枚，淡褐色，有光泽。气微，味淡。

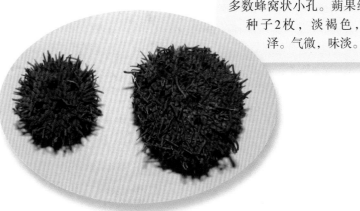

性味归经	苦，平。归肝、胃、肾经。
功效主治	行气宽中，通络，通经，利水。本品味苦通泄，既行中焦气滞以宽中，又通利血脉经络、通利水道，故有行气宽中、通络、通经、利水之效。
药理作用	本品的枫香酒精溶剂（60%）外用，能防止钩蚴入小鼠皮肤，其防护效力与溶剂浓度成正比。
用量用法	4.5～9克，煎服。外用：适量，可煅存性研末调敷。
使用注意	孕妇忌服。

精选验方

①**风湿性关节炎**：路路通24克，每日1剂水煎，饭前服。②**缺乳**：路路通、穿山甲、通草各15克，王不留行25克，漏芦20克，麦冬、木通各10克，随证加减，每日1剂。③**急性胃肠炎对胃痛腹胀者**：用本品制成100%煎剂，每服50～100毫升，每日2～3次；小儿每服10～20毫升，每日3～4次。④**脏毒**：路路通1个，煅存性，研末酒煎服。⑤**癣**：路路通（烧存性）10个，白矾0.15克，共研末，香油搽。⑥**荨麻疹**：路路通500克，煎浓汁，每日3次，每次18克，空腹服。⑦**耳内流黄水**：路路通15克，煎服。

降香 *Jiang Xiang*

别名 紫降香、降香片、降香屑。
来源 本品为豆科植物降香檀*Dalbergia odorifera* T. Chen树干和根的干燥心材。

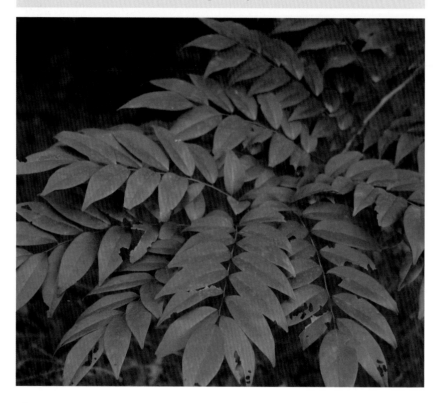

形态特征 高大乔木，树皮褐色，小枝具密集的白色小皮孔。叶互生，近革质，单数羽状复叶，小叶9～13片，叶片卵圆形或椭圆形，长4～7厘米，宽2～3厘米，小叶柄长4～5厘米。圆锥花序腋生，花小，长约5毫米，萼钟状，5齿裂，花冠淡黄色或乳白色，雄蕊9枚一组，子房狭椭圆形，花柱短。荚果舌状椭圆形，长4.5～8厘米，宽1.5～2厘米，种子1枚，稀2枚。花期3～4月，果期10～11月。

生境分布 生长于中海拔地区的山坡疏林中、林边或村旁。分布于广东、广西、云南等地。

采收加工 全年均可采收，除去边材，阴干。

饮片特征

本品为不规则的小碎块。表面紫红色或红褐色，有致密的纹理。质硬。有油性。气香，味微苦。

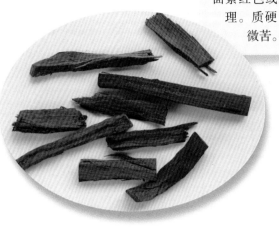

性味归经	辛，温。归肝、脾经。
功效主治	理气止痛，化瘀止血。本品辛行温通，既能行气，又能行血，气血无滞瘀则痛止，瘀血化而出血止，故有理气止痛、化瘀止血之效。
药理作用	黄檀素有微弱的抗凝作用，还能增加冠脉流量、减慢心率，轻度增加心跳振幅，引起心律不齐。去甲黄檀素作用相似。
用量用法	3～6克，煎服，宜后下。研末服每次1～2克。外用：适量。
使用注意	血热妄行、色紫浓厚、脉实便秘者禁用。

精选验方

①跌打损伤所致的体内处出血、瘀滞疼痛：降香檀末、五倍子末、铜末各等份或随间加减用之，上拌匀敷。②刀伤出血：降香、五味子、铜绿各适量，为末敷患处。③心脑血管病：降香、川芎、赤芍、丹参、红花各等份，水煎服。④外伤性吐血：降香、花蕊石各3克，没药、乳香各1.5克，共研极细末，每服0.3克，黄酒1杯送服。⑤食管癌吞咽困难：降香24克，乌梅、夏枯草各15克，陈皮、粉防己、旋覆花、半夏各10克，佩兰12克，炮穿山甲6克，山慈菇20克，半枝莲30克。水煎取药汁。每日1剂，分2次服用。

白屈菜 Bai Qu Cai

别名 山黄连、土黄连、牛金花、八步紧、断肠草。
来源 本品为罂粟科植物白屈菜*Chelidonium majus* L. 的干燥全草。

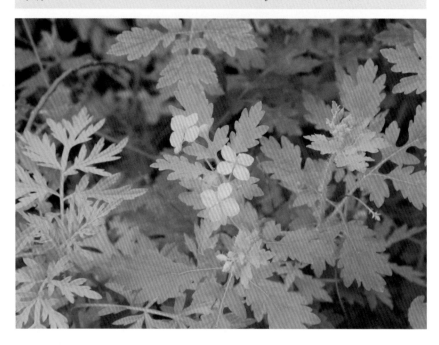

形态特征 多年生草本。主根圆锥状，土黄色。茎直立，高30～100厘米，多分枝，有白粉，疏生白色细长柔毛，断之有黄色乳汁。叶互生，1～2回单数羽状全裂；基生叶长10～15厘米，全裂片2～5对，不规则深裂，深裂片边缘具不规则缺刻，顶端裂片广倒卵形，基部楔形而下延，上面近无毛，下面疏生短柔毛，有白粉；茎生叶与基生叶形相同。花数朵，近伞状排列，苞片小，卵形，长约1.5毫米，花柄丝状，有短柔毛；萼片2，早落，椭圆形，外面疏生柔毛；花瓣4，黄色，卵圆形，长约9毫米；雄蕊多数，花丝黄色；雌蕊1，无毛，花柱短。蒴果条状圆柱形，长达3.5厘米。种子多数，卵形，细小，黑褐色。有光泽及网纹。花期5～7月，果期6～8月。

生境分布 生长于山坡或山谷林边草地。分布于东北、内蒙古、河北、河南、山东、山西、江苏、江西、浙江等地。

采收加工 5～7月开花时采收地上部分，置通风处干燥。

饮片特征

本品呈干燥段状，气微，味微苦。

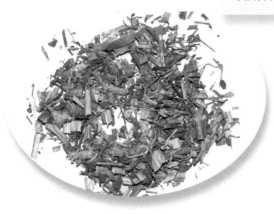

性味归经	苦、辛，寒；有毒。归脾、胃、肺经。
功效主治	理气止痛，止咳，利水消肿，解疮毒。本品苦辛行寒清热，行脾胃气滞而止痛，理肺气而止咳，脾肺气畅则水肿消，湿热除则疮毒解，故有理气止痛、止咳、利水消肿、解疮毒之效。
药理作用	白屈菜碱能抑制各种平滑肌，有解痉作用，有镇痛、催眠作用，有抗肿瘤作用，还有降血压、利胆的作用。
用量用法	3～6克，煎服。外用：捣汁涂。
使用注意	本品内服对胃肠道有很强的刺激性，应注意掌握剂量。

精选验方

①**青年扁平疣**：取新鲜全草榨汁，以棉球蘸汁擦患处，每日3次，每次5～15分钟，痊愈为止。②**肠胃疼痛**：白屈菜、丁香、乌贼骨、浙贝母、胆南星、冬瓜仁各适量，水煎服。③**顽癣**：鲜白屈菜用50%的酒精浸泡，擦患处。④**疮肿**：鲜白屈菜捣烂敷患处。⑤**百日咳**：取白屈菜全草制成100%糖浆，小儿6个月以内每次5～8毫升，6个月至1岁8～10毫升，1～3岁10～15毫升，3～6岁15～29毫升，6岁以上20～30毫升，每日3次，饭前服。单纯型连服8日，混合型连服12日。⑥**稻田皮炎、毒虫咬伤、疥癣**：白屈菜捣烂外敷或制成浸膏涂患处。⑦**肠炎、痢疾**：白屈菜15～25克，水煎服。

贯叶连翘 Guan Ye Lian Qiao

别名 小对叶草、小过路黄、赶山鞭。

来源 本品为藤黄科金丝桃属植物贯叶连翘*Hypericum perforatum* L.的全草。

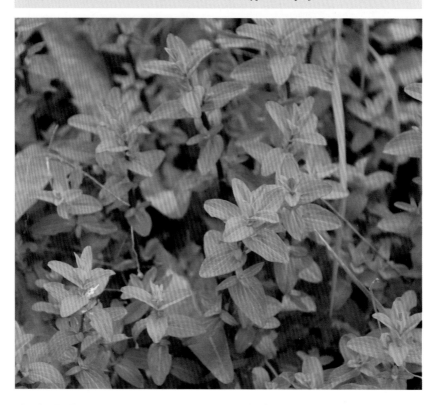

形态特征 多年生草本。茎直立，多分枝，枝皆腋生。叶较密，对生，椭圆形至线形，长1～2厘米，宽3～9毫米，先端钝，全缘，基部抱茎，散布透明腺点，叶缘有黑色腺点。花着生茎顶或枝端，成聚伞花序，萼片5，披针形，边缘有黑色的腺点；花瓣5，较萼片为长，黄色；花瓣和花药都有黑色腺点；雄蕊多数，组成3束；子房1室，花柱3裂。蒴果长圆形，开裂。种子为圆筒形。花期6～7月，果期10月。

生境分布 生长于山坡草丛、田埂路边。分布于河北、陕西、山东、江苏、江西、四川和贵州等地。

采收加工 7～10月采收全草，洗净，晒干。

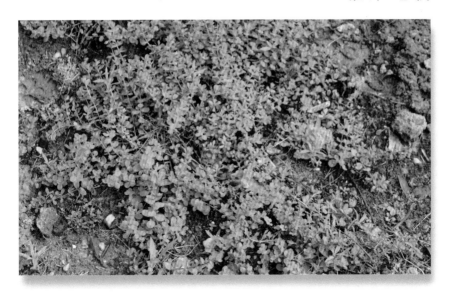

性味归经	苦、辛、平。归肝经。
功效主治	清热解毒，调经止血。主治吐血、咯血、月经不调。外用治创伤出血、痈疖肿毒、烧烫伤。
药理作用	抑菌试验：本品的96％或40％醇提取物对于抗革兰氏阳性菌如金黄色葡萄球菌有抑制作用。荚（果皮）的丙酮提取物在1：20000时对葡萄球菌有杀菌作用，而1：200000时有抑菌作用。贯叶连翘浸剂和提取物对复孔绦虫病、膜壳绦虫病极有效，对狗蛔虫病部分有效。贯叶连翘煎剂驱蛲虫的效果很好。从贯叶连翘的全草中提出黄酮类，给小白鼠口服，可拮抗皮下注射可卡因引起的兴奋。
用量用法	0.9～1.5克；外用适量，鲜品捣烂或干品研末敷患处。

精选验方

①吐血：贯叶连翘25～50克，仙鹤草、六月雪各适量，水煎服。②**痨伤腰痛**：贯叶连翘花、叶各适量，矮陀陀适量，炖猪筒子骨服。③**口鼻生疮**：贯叶连翘叶适量搓绒，塞鼻。④**乳疖**：贯叶连翘嫩叶尖数片，揉塞鼻孔（左乳痛塞右鼻孔，右乳痛塞左鼻孔），干时换药；并用此药捣绒敷痛处；又用此药1～2两水煎当茶饮。乳疖已溃烂者不能用。⑤**乳少**：贯叶连翘鲜草50克，炖肉吃。⑥**黄疸肝炎**：贯叶连翘鲜草100克，水煎服。⑦**汤火灼伤**：贯叶连翘研末，调麻油搽。

九里香 *Jiu Li Xiang*

别名 千里香、满山香、过山香。
来源 本品为芸香科植物九里香*Murraya exotica* L.的枝叶。

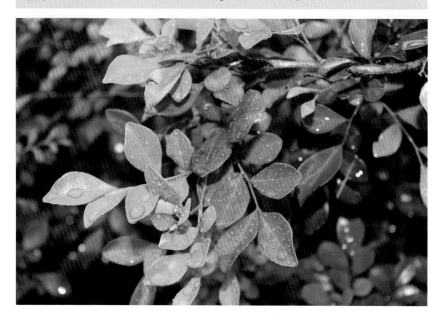

形态特征 九里香有时可长成小乔木样。株姿优美，枝叶秀丽，花香浓郁。嫩枝呈圆柱形，直径1～5毫米，表面灰褐色，具纵皱纹。质坚韧，不易折断，断面不平坦。羽状复叶有小叶3～9片，多已脱落；小叶片呈倒卵形或近菱形，最宽处在中部以上，长约3厘米，宽约1.5厘米；先端钝，急尖或凹入，基部略偏斜，全缘；黄绿色，薄革质，上表面有透明腺点，小叶柄短或近无柄，下部有时被柔毛。盆栽株高1～2米，多分枝，直立向上生长。干皮灰色或淡褐色，常有纵裂。奇数羽状复叶互生，小叶3～9枚，互生，卵形、匙状倒卵形或近菱形，全缘，浓绿色有光泽。聚伞花序，花白色，径约4厘米，花期7～10月。浆果近球形，肉质红色，果期10月至翌年2月。果实气香，味苦、辛，有麻舌感。

生境分布 性喜温暖、湿润气候，生长于阳光充足、土层深厚、肥沃及排水良好的土壤，不耐寒。分布于广东、广西、福建等地。

采收加工 全年可采，晒干，切段。

饮片特征

干燥茎细圆形，一般截成长3～6厘米的段，直径最大不超过7毫米；外表灰黄色，有细纵纹，栓皮剥落，露出肉色木质部；横切面中心颜色较淡，质坚硬。干燥叶带革质，卵形或椭圆形，长2～7厘米，宽1～3厘米，呈黄绿色，基部楔形，全缘，主脉在背面明显突出。叶柄极短。气香。

性味归经	辛、苦，温。归心、肝、肺、胃经。
功效主治	行气活血，祛风除湿，止痛。本品辛行散苦燥泄温通胜寒而香窜，故有行气活血、祛风除湿、止痛之效。
药理作用	用石油醚提取所得的结晶性成分，能松弛大鼠的离体小肠平滑肌，对组织胺引起的收缩有拮抗作用。
用量用法	10～15克，煎服；或浸酒服。外用：适量捣敷或水煎洗涂。
使用注意	阴虚火亢者忌用。

精选验方

①跌打肿痛：鲜九里香叶、鲜地耳草、鲜水茴香、鲜山栀叶各等量，共捣烂，酒炒敷患处。②风湿骨病：九里香、五色梅根、龙须藤根各25克，炖猪骨或浸酒服。③胃痛：九里香叶粉、两面针粉各2份，鸡骨香粉、松花粉各1份，和匀，加黏合剂制成水丸如黄豆大。每次服10～15丸，每日3次。④流行性乙型脑炎：鲜九里香叶25～50克，鲜刺针草50～150克，水煎，分2～3次服（或用鼻饲）。如高热，加大青叶50克同上药煎服；抽搐频繁痰多者，另取鲜九里香叶25～50克，捣烂用冷开水冲服。

米皮糠 Mi Pi Kang

别名　米糠、谷白皮、杵头糠。
来源　本品为禾本科植物稻*Oryza sativa* L. 的种皮。

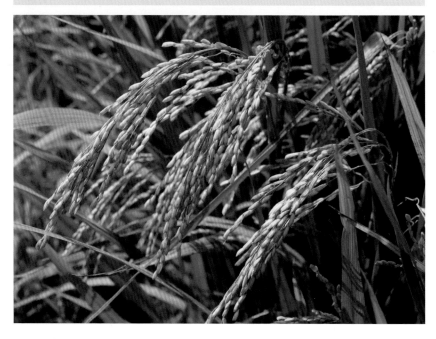

形态特征　一年生栽培植物。秆直立，丛生，高1米左右。叶鞘无毛，下部者长于节间；叶舌膜质而较硬，披针形，基部两侧下延与叶鞘边缘相结合，长5~25毫米，幼时具明显的叶耳；叶片扁平，披针形至条状披针形，长30~60厘米，宽6~15厘米。圆锥花序疏松，成熟时向下弯曲，分枝具角棱，常粗糙；小穗长圆形，两侧压扁，长6~8毫米，含3小花，下方两小花退化仅存极小的外稃而位于一两性小花之下；颖极退化，在小穗柄之顶端呈半月形的痕迹；退化外稃长3~4毫米，两性小花外稃，有5脉，常具细毛，有芒或无芒，内稃3脉，也被细毛；鳞被2，卵圆形，长1毫米；雄蕊6；花药长2毫米；花柱2枚，筒短，柱头帚刷状，自小花两侧伸出。颖果平滑。花、果期6~10月。

生境分布　全国各地均产。

采收加工　全年可采，将稻谷加工取糠皮即可。

饮片特征

　　本品呈破块状，大小不一，完整者呈长椭圆形或披针形。表面黄色或灰黄色，具纵向细棱数条；内面色较淡，光滑，顶端狭，有小的突起；基部有突起的点状种脐。偶夹有白色半透明的种仁和未破的谷粒。质稍硬。气微，味淡。

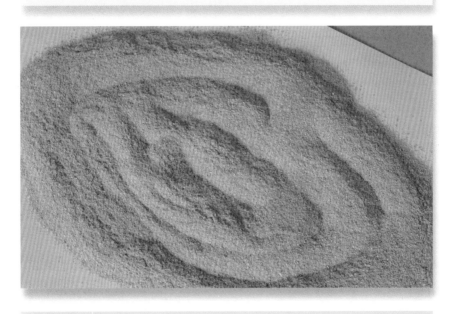

性味归经	甘、辛，平。归大肠、胃经。
功效主治	行气开胃。本品辛行甘补，故有行气开胃之效。
药理作用	所含谷维醇能作用于下视丘、大脑边缘系统，可改善自主神经的功能障碍；能促进大鼠生长、增加肝脏中糖原的含量；还有抗癌作用。
用量用法	煎服；或入丸、散。
使用注意	脾胃虚弱者慎用。

精选验方

①膈气、咽喉噎塞、饮食不下：碓嘴上细糠，蜜丸如弹子大，不计时候，含1丸，细细咽津。②咽喉妨碍如有物，吞吐不下：米皮糠、人参、炒石莲肉各5克，水煎服，每日3次。

茉莉花 Mo Li Hua

别名 茉莉。

来源 本品为木樨科植物茉莉 *Jasminum sambac* (L.) Ait. 的花。

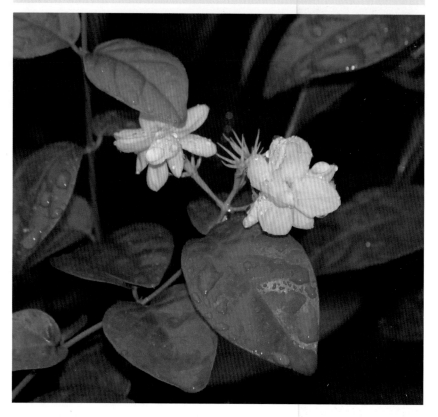

形态特征 常绿小灌木或藤本状灌木，高可达1米。枝条细长，小枝有棱角，有时有毛，略呈藤本状。单叶对生，光亮，宽卵形或椭圆形，叶脉明显，叶面微皱，叶柄短而向上弯曲，有短柔毛。初夏由叶腋抽出新梢，顶生聚伞花序，顶生或腋生，有花3~9朵，通常3~4朵，花冠白色，极芳香。大多数品种的花期为6~10月，由初夏至晚秋开花不绝，落叶型的冬天开花，花期11月到第二年3月，果期7~9月。

生境分布 分布于江苏、四川、广东等地。

采收加工 7月前后花初开时，择晴天采收，晒干。

饮片特征

本品多呈扁缩团状。花萼管状。花瓣展平后呈椭圆形，黄棕色至棕褐色，表面光滑无毛，基部连合成管状；质脆。气芳香，味涩。以朵大、色黄白、气香浓者为佳。

性味归经	辛、甘，温。归脾、胃经。
功效主治	理气开郁，和中，辟秽。本品辛行甘和，芳香醒脾辟秽，故有理气开郁、和中、辟秽之效。
药理作用	茉莉的叶、花、根可作中草药，它的叶可镇痛；花清热解表，可治感冒发烧、腹痛、疮毒、目赤肿疼；根能止疼，治跌打损伤，磨水服，可治失眠。
用量用法	1.5～3克，煎服或泡茶。外用：适量。

精选验方

①夏季感冒暑湿、发热头胀、脘闷少食、小便短少：茉莉花、青花各3克，藿香6克，荷叶10克（切丝）。以沸水浸泡，时时饮服。②感冒发烧、腹胀腹泻：茉莉花、青茶各5克，土草果10克，水煎服。③目赤肿痛、迎风流泪：茉莉花适量，煎水熏洗；或配金银花15克，菊花10克，水煎服。④失眠：茉莉根1.5～2.5克，磨水服。

蘑 菇 Mo Gu

别名 肉蕈、蘑菇蕈。

来源 本品为伞菌科植物蘑菇*Agaricus bisporus* (Lange) Sing 的子实体。

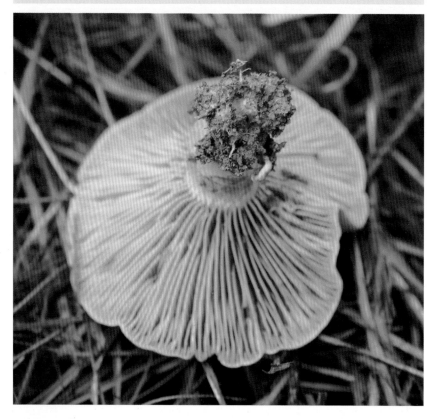

形态特征 菌盖宽4～13厘米，扁半球形至平展，不黏，光滑，有时后期有毛状鳞片，白色或近白色；菌肉厚，白色；柄与菌盖色同，近圆柱形，内部松软，充实，长2.5～9厘米，粗8～15毫米，菌环以下部分有丝状纤毛或毛状鳞片，后变光滑；菌环生柄之中部，白色，膜质；菌褶离生，稍密至稠密，中部宽，近白色，后变为粉红色，最后变为黑褐色；孢子椭圆形，光滑，深紫褐色。

生境分布 生长于山坡草丛或旷野草丛中。全国各地均有栽培。

采收加工 多在秋、冬、春季栽培，成长后采集，除净杂质，晒干或烘干。

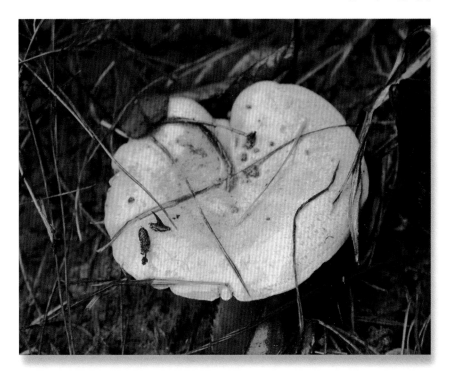

性味归经	甘，凉。归肠、胃、肺经。
功效主治	理气，开胃，化痰。本品甘凉益阴，胃、肺之阴得补则胃气和降燥痰除，故有理气、开胃、化痰之功。
药理作用	本品培养液能抑制金黄色葡萄球菌、伤寒杆菌及大肠杆菌，提取物有降低血糖的作用。
用量用法	6～10克，煎服。
使用注意	食用蘑菇或香菇之类，应注意与毒蕈鉴别，以免误食中毒。

精选验方

①脾虚气弱、食欲不振、身体倦怠或妇女哺乳期间乳汁分泌减少：鲜蘑菇100克，菌盖撕成小块，菌柄切斜片；猪瘦肉200克，切片，用油、盐炒至肉色变白，加水适量煮熟食。②高血压：鲜蘑菇500克，每日分2次食用。

娑罗子 Suo Luo Zi

别名	梭罗子。
来源	本品为七叶树科植物七叶树*Aesculus chinensis* Bge. 或天师栗*Aesculus wilsonii* Rehd.的干燥成熟种子。

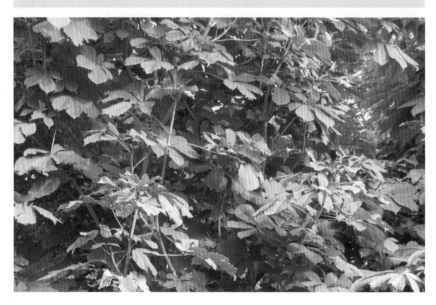

形态特征 天师栗：落叶乔木，高达25米。掌状复叶对生；叶柄长6～15厘米，被短柔毛；小叶片5～7，倒卵状长椭圆形或卵状披针形，长10～20厘米，宽3～8.5厘米，先端窄尖，基部宽楔形或近圆形，边缘有细锯齿，上面主脉上疏生细柔毛，下面密生细柔毛，小叶柄有短柔毛。圆锥花序顶生，长达35厘米；总花梗长达10厘米，花梗被有细柔毛；雄花和两性花同株而疏生；花白色，长1～1.5厘米；花萼筒形，不整齐的5浅裂，裂片近圆形，外面密生细柔毛；花瓣4，椭圆形，上2瓣较窄长，外面和边缘密生细柔毛；雄蕊6～8；两性花的子房上位，卵形。蒴果卵形或倒卵形，顶端突起而尖，外表密生黄褐色斑点。种子1～2枚，圆球状，种脐约为底部的1/3。花期5～7月，果期7～9月。

生境分布 野生或栽培。七叶树分布于甘肃、河北、河南、山西、江苏、浙江等地。天师栗分布于湖北、湖南、四川、贵州、陕西等地。

采收加工 秋季果实成熟时采收，除去果皮，晒干或低温干燥。

饮片特征

本品呈扁球形或类球形，似板栗。表面棕色或棕褐色，多抽皱，凹凸不平，略具光泽。

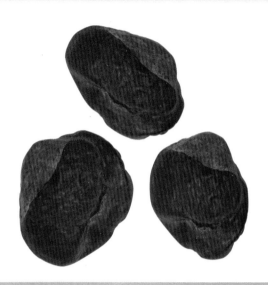

性味归经	甘，温。归肝、胃经。
功效主治	理气宽中，和胃止痛。主治胸腹胀闷、胃脘疼痛。
药理作用	七叶皂甙粉末对致炎物质如鹿角菜、葡聚糖、醋酸、卵蛋白等引起的脚掌浮肿，紫外线照射引起的红斑，醋酸引起的腹腔内色素漏出，羧甲基纤维素引起的炎症囊肿所致的蛋白渗出和白细胞游走，以及福尔马林滤纸法引起的肉芽肿均有明显的抑制作用。七叶皂甙对三乙基锡硫酸盐引起的脑水肿有保护作用。
用量用法	内服：煎汤，5～10克；或烧灰冲酒。
使用注意	气虚及阴虚者忌用。

精选验方

①**胃痛**：娑罗子1枚去壳，捣碎煎服，能令虫从大便出，每日3次。②**九种心痛**：娑罗子烧灰，冲酒服。

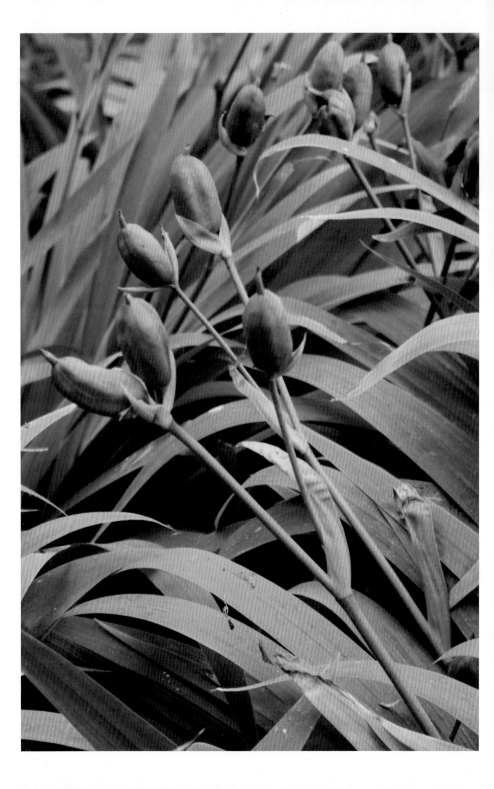

第九章 消食药

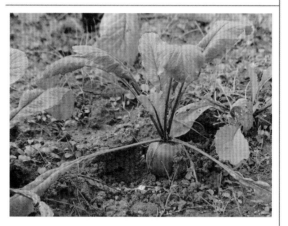

山楂 Shan Zha

别名 焦楂、山楂肉、炒山楂、山楂炭。

来源 本品为蔷薇科落叶小乔木山里红*Crataegus pinnatifida* Bge.var.major N.E.Br.或山楂*Crataegus pinnatifida* Bge. 的干燥成熟果实。

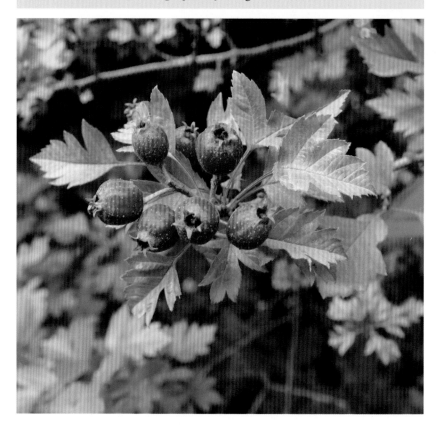

形态特征 落叶乔木，高达7米。小枝紫褐色，老枝灰褐色，枝有刺。单叶互生或多数簇生于短枝先端；叶片宽卵形或三角状卵形，叶片小，分裂较深。叶柄无毛。伞房花序，花白色，萼筒扩钟状。梨果近球形，深红色。花期5～6月，果期9～10月。

生境分布 生长于山谷或山地灌木丛中。全国大部分地区均产。

采收加工 秋末冬初果实成熟后采收。北山楂采摘后横切成厚1.5～3毫米的薄片，立即晒干。南山楂采得后晒干即可，或压成饼状后再晒干。

饮片特征

本品为圆形横切片，或完整的果实或剖成两瓣的果实，皱缩不平，多卷边。外皮红色，具细皱纹和灰白色小斑点。果肉深黄色或浅棕色。中部横切片具5粒浅黄色果核，但核多脱落而中空。气微清香，味酸、微甜。

性味归经	酸、甘，微温。归脾、胃、肝经。
功效主治	消食化积，活血化瘀。本品酸甘微温，归脾、胃经，能健脾开胃、消食化积，擅消油腻肉食之积滞，为消食积之要药。入肝经血分能活血化瘀、行气止痛，治疗妇科经、产瘀滞不行引起的疼痛。
药理作用	能增加胃中消化酶的分泌，促进消化。还能促进脂肪分解；提高蛋白酶的活性，使肉食易被消化。山楂有收缩子宫、强心、抗心律失常、增加冠脉血流量、降压、降血脂等作用，对痢疾杆菌及大肠杆菌有较强的抑制作用。
用量用法	10～15克，大剂量30克，煎服（生用消食散瘀；炒山楂收敛止泻）或入丸、散。
使用注意	胃酸过多、胃溃疡患者慎用；脾胃虚弱无积滞者慎用。

精选验方

①**冠心病心绞痛**：山楂酮（由山楂叶提取之总黄酮）每日3次，每次4片（每片含25毫克），4周为1个疗程。②**高血脂**：用冠心宁片，每日3次，每次5片。③**高血压**：用山楂糖浆（每毫升相当于原生药0.65克）每日3次，每次20毫升，30日为1个疗程。④**消化不良**：山楂含有脂肪酶，可促进脂肪分解，另含有山楂酸等多种有机酸，可提高蛋白分解酶活性，促使肉食消化。⑤**小儿厌食症**：复方山楂口服液或丸（含山楂、麦芽、神曲），山楂液每次1支（10毫升），每日2次；或用山楂丸每次1丸（9克），每日2次。⑥**呃逆（膈肌痉挛）**：口服生山楂汁，成人每次15毫升，每日3次。

神 曲 Shen Qu

别名 六曲、六神曲、炒神曲、焦神曲。

来源 本品为辣蓼、青蒿、赤小豆、苦杏仁、鲜苍耳、面粉、麸皮混合拌匀后发酵而成的曲剂。各地均能生产，而制法规格稍有不同。

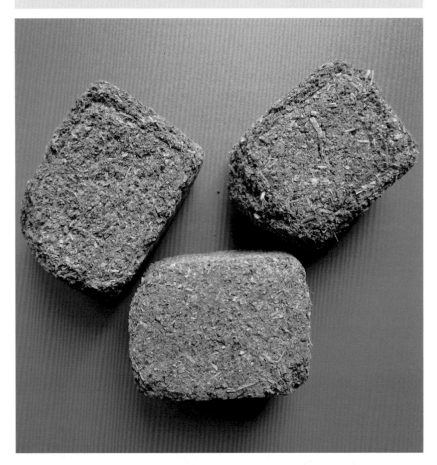

形态特征 呈方形或长方形块状，直径约3厘米，厚1厘米。外表粗糙，土黄色，质脆易断。断面不平坦，类白色，可见未被粉碎的残渣及发酵后的空隙。

生境分布 全国各地均有生产。

采收加工 全年均可采集。

饮片特征

本品为不规则的碎块，土黄色。具清香气，味淡微苦。

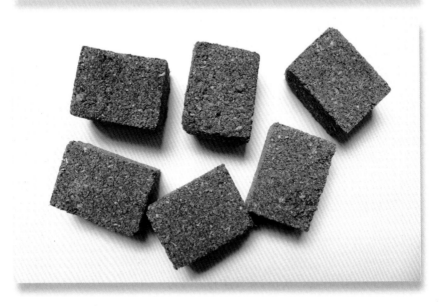

性味归经	甘、辛，温。归脾、胃经。
功效主治	消食和胃、健脾。本品辛温行散、消导力较强，长于消谷物积滞，且可发表散寒。甘、温能和中健脾开胃。
药理作用	能促进消化液分泌，可抑制肠内过度发酵而消腹胀。
用量用法	10~15克，水煎服；或入丸、散。生用，健脾养胃发表；炒用，行气消积止泻。
使用注意	脾阴虚、胃火盛者忌用。

精选验方

①婴幼儿腹泻：取焦神曲12克，炒鸡内金6克，炒山药30克，共研细末。每日用量为：6个月以内1.5克；6个月至1岁3克；1岁以上每岁增服3克，服时加糖适量，用热开水调成糊状，分3次口服，5日为1个疗程。②小儿消化不良：用神曲加水制成50％煎剂，每6毫升含量为3克，每日用量为：1~2岁5~10毫升，2~3岁10~20毫升，3岁以上酌加，多分2次服用。同时与服西药组（乳酸钙、酵母片、胃蛋白酶合剂、磺胺脒）对照。

谷芽 Gu Ya

别名 粟芽、糵米、谷糵。

来源 本品为禾本科一年生草本植物粟*Setaria italica* (L.) Beauv. 的成熟果实经发芽晒干而成。

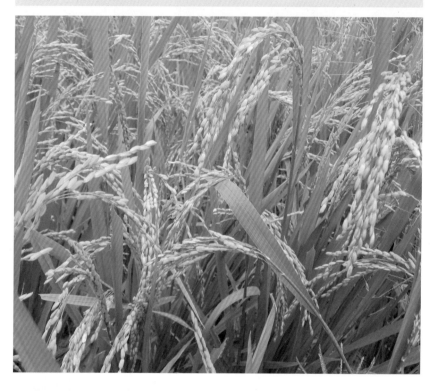

形态特征 干燥的谷芽，呈长椭圆形而扁，两端略尖，长7~9毫米，宽3~4毫米，外稃包围果实，表面黄色，坚硬，具短细毛，有脉5条。基部有白色线形的浆片（指禾本科植物的花，包于外稃与内稃之间）2枚，其中由一个浆片的内侧伸出1~3条淡黄色弯曲的须根（初生根）。剥去外稃，内含白米1粒，质坚，断面白色，有粉性。气无，味微甘。华北地区习惯以禾本科植物粟的颖果，发芽后作谷芽用。花、果期6~10月。

生境分布 栽培于水田中。我国各地均产。

采收加工 将成熟稻谷用水浸泡后，捞起篓装或布包，经常洒水至发短芽，晒干。生用或炒用。

饮片特征

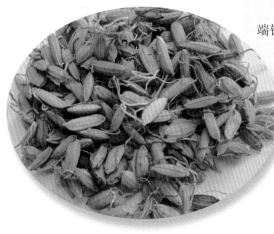

本品呈类圆球形。顶端钝圆，基部略尖。外壳为淡黄色的稃片，革质，具点状皱纹，下端有初生的细须根。无臭，味微甘。

性味归经	甘，平。归脾、胃经。
功效主治	健脾开胃，消食和中。谷芽甘平，功效和麦芽相似，善消谷物面食之积，但无回乳作用，消食之力较弱，与麦芽配伍应用治疗食滞不消之证。
药理作用	有促进消化、增强食欲的作用。其酶含量较麦芽低，消化淀粉之力不及麦芽。
用量用法	9～15克，大剂量30克，水煎服。生用长于和中，炒用长于消食。
使用注意	胃下垂者忌用。

精选验方

①**食滞胀满、食欲不振**：谷芽适量，水煎服。②**小儿外感风滞有呕吐、发热**：谷芽、紫苏梗各15克，藿香6克，蝉蜕4.5克，防风0.5克，茯苓7克，薄荷3克（后下），黄连2.1克，水煎服。③**食积气滞**：炒谷芽、炒山楂、炒六曲、炒麦芽、莱菔子各15克。水煎服。④**急性胃炎之食滞胃肠证**：谷芽、麦芽各30克，山楂20克，神曲、茯苓、连翘、枳实、莱菔子各15克，鸡内金、半夏各10克。水煎取药汁。每日1剂，分2次服用。⑤**婴儿湿疹**：炒谷芽、炒麦芽、炒神曲各10克，薏苡仁、山药、土茯苓、苍术、防风各5克。水煎取药汁。每日1剂，分2次服用。

麦芽 Mai Ya

别名 生麦芽、炒麦芽、焦麦芽。

来源 本品为禾本科一年生草本植物大麦*Hordeum vulgare* L.的成熟果实经发芽干燥的炮制加工品。

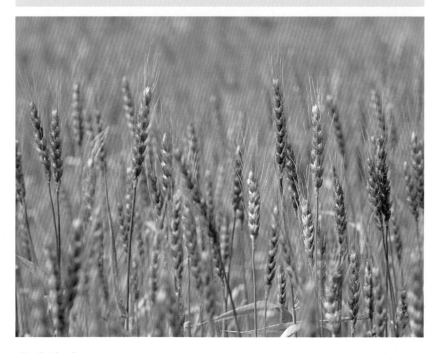

形态特征 越年生草本。秆粗壮，光滑无毛，直立，高50～100厘米。叶鞘松弛抱茎；两侧有较大的叶耳；叶大麦作物舌膜质，长1～2毫米；叶片扁平，长9～20厘米，宽6～20毫米。穗状花序长3～8厘米（除芒外），径约1.5厘米小穗稠密，每节着生3枚发育的小穗，小穗通常无柄，长1～1.5厘米（除芒外）；颖线状披针形，微具短柔毛，先端延伸成8～14毫米的芒；外稃背部无毛，有5脉，顶端延伸成芒，芒长8～15厘米，边棱具细刺，内稃与外稃等长。颖果腹面有纵沟或内陷，先端有短柔毛，成熟时与外稃粘着，不易分离，但某些栽培品种容易分离。花期3～4月，果期4～5月。

生境分布 我国各地普遍栽培。全国各地均产。

采收加工 将麦粒用水浸泡后，保持适宜温、湿度，待幼芽长至0.5厘米时，干燥。生用或炒用。

饮片特征

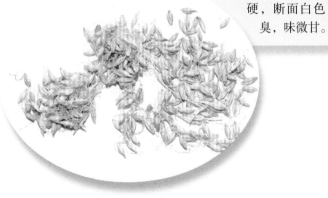

本品呈梭形，长0.8～1.2厘米，直径0.3～0.4厘米。表面黄色或淡黄色，一端有幼芽，长披针形条状，黄棕色，皱缩或脱落，下端有纤细而弯曲的须根。破开内有黄白色大麦米一粒。质硬，断面白色，粉性。无臭，味微甘。

性味归经	甘，平。归脾、胃、肝经。
功效主治	消食和中，回乳。本品甘平，入脾、胃经，可消食和中。入肝经，可疏肝行气，活血散结。肝脉通于乳，故又可治疗乳房疾患。
药理作用	因含消化酶及维生素B，有助消化作用。经研究，麦芽细根中含一种P－羟－13－苯乙基三甲铵盐基，属一种快速去极化型肌肉松弛剂，能降低肌肉对乙酰胆碱的敏感性，并能降血糖。
用量用法	10～15克，大剂量30～120克。炒麦芽长于健脾消食，生麦芽偏于回乳消胀。
使用注意	哺乳期慎用。

精选验方

①**消化不良**：麦芽适量，用温开水浸出其浓液冲服，或研末冲服。②**急慢性肝炎（对于肝区疼痛、厌食等）**：可研末制成糖浆服用。③**乳腺增生**：麦芽50克，山楂、五味子各15克，每日1剂，水煎分2次服，10剂为1个疗程，连用2～8个疗程。④**伤食腹胀、消化不良**：炒麦芽、炒山楂、炒莱菔子、陈皮各3钱，水煎服。

莱菔子 Lai Fu Zi

别名 萝卜子、炒莱菔子。
来源 本品为十字花科植物萝卜*Raphanus sativus* L. 的干燥成熟种子。

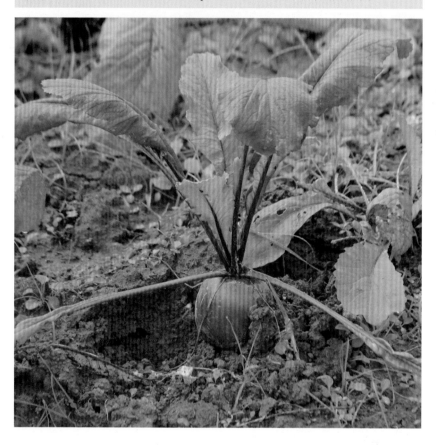

形态特征 根肉质。茎高1米，多分枝，稍有白粉。基生叶大头状羽裂，侧生裂片4～6对，向基部渐缩小，有粗糙毛；茎生叶长圆形至披针形，边缘有锯齿或缺刻，很少全缘。总状花序顶生，花淡紫红色或白色，直径15～20毫米。长角果肉质，圆柱形。花期3～6月，果期5～8月。

生境分布 以栽培为主。全国各地均产。

采收加工 夏季果实成熟时采割植株，晒干，搓出种子，除去杂质晒干。生用或炒用。

饮片特征

本品呈类卵形或椭圆形，稍扁。表面黄棕色、红棕色和灰棕色，一端有深棕色圆形种脐，一侧有数条纵沟。种皮薄而脆，破开后可见黄白色折叠的子叶，有油性。

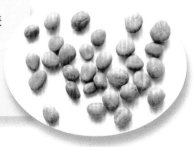

性味归经	辛、甘，平。归脾、胃、肺经。
功效主治	消食除胀，降气化痰。本品归脾、胃经，辛能行散，可行滞消食、化积除胀。归肺经，辛散质重，长于降气，质润而滑，善于化痰，故能降气定喘、化痰止咳。
药理作用	本品生用或炒用均能增强兔离体回肠的节律收缩，抑制小白鼠的胃排空作用，提高幽门部环行肌紧张和降低胃底纵行肌紧张性，炒用作用大于生用。炒莱菔子能明显对抗肾上腺素对兔离体回肠节律收缩的抑制。本品水提物对链球菌、痢疾杆菌、肺炎球菌、大肠杆菌有一定的抑制作用，对多种皮肤真菌有不同程度的抑制作用。
用量用法	5～9克，水煎服。生用治风痰，炒用消食下气化痰。
使用注意	本品辛散耗气，气虚及无积滞者忌用。不宜与人参同用。

精选验方

①**食积嗅、脘腹饱胀**：炒莱菔子、炒神曲、焦山楂各9克，陈皮6克，水煎服。②**肺热咳嗽**：萝卜汁冲10克，加冰糖15克（溶化），每日1剂，分2次服。③**慢性气管炎（咳嗽痰多者）**：炒莱菔子、紫苏子各9克，白芥子4.5克，水煎服。或炒莱菔子、苦杏仁、牛蒡子各9克，煎服。④**百日咳**：莱菔子、紫苏子、罂粟壳、百部根、茯苓、南沙参、浙贝母、杏仁各10克，葶苈子3～5克，法半夏5～10克，陈皮5克，生姜3片，大枣5枚，水煎服，每日1剂。⑤**支气管哮喘**：莱菔子、紫苏子、白芥子各9克，水煎服，每日3次。⑥**崩漏症**：莱菔子120～150克，水煎，分3次服，每日1剂，连服1～2剂，血止后改归脾丸巩固疗效。⑦**肠梗阻**：炒莱菔子12克，大黄、木香各9克，加水300毫升，莱菔子先煎15分钟，再放入木香、大黄煎10分钟，取药液150毫升，分2次服（或从胃管注入），两次间隔6～8小时，每日1剂，重者每日2剂，轻者1剂即愈，一般需服3～5剂。

鸡内金 Ji Nei Jin

别名	内金、生鸡金、炒鸡金、制鸡金。
来源	本品为雉科动物家鸡*Gallus gallus domesticus* Brisson的干燥砂囊内壁。

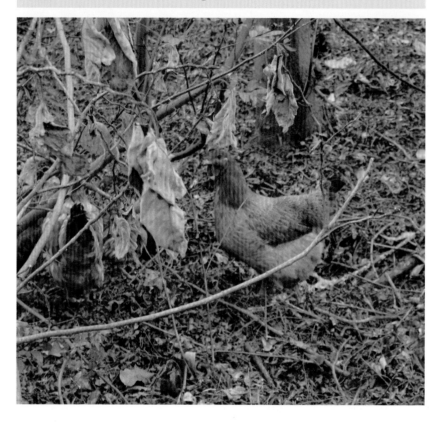

形态特征 家鸡，家禽。嘴短而坚，略呈圆锥状，上嘴稍弯曲。鼻孔裂状，被有鳞状瓣。眼有瞬膜。头上有肉冠，喉部两侧有肉垂，通常呈褐红色；肉冠以雄者为高大，雌者低小；肉垂也以雄者为大。翼短；羽色雌、雄不同，雄者羽色较美，有长而鲜丽的尾羽；雌者尾羽甚短。足健壮，跗、距及趾均被有鳞板；趾4，前3趾，后1趾，后趾短小，位略高，雄者跗跖部后方有距。

生境分布 各地均产。

采收加工 将鸡杀死后，立即剥下鸡肫内壁，洗净，干燥即可。

饮片特征

本品为不规则卷片状，厚约2毫米。呈焦黄色或暗黄褐色。质脆易碎。略具醋气，味酸、苦。

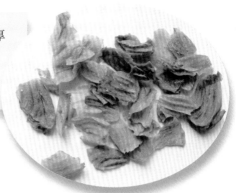

性味归经	甘，平。归脾、胃、小肠、膀胱经。
功效主治	健脾消食，固精止遗，通淋化石。本品味甘性平，归脾、胃经，故可健脾和胃消食。入膀胱经，能化石通淋，固精止遗。
药理作用	口服鸡内金后，胃液分泌量、酸度、消化力均见增高，胃运动机能明显增强。此外，还有抗癌作用。其酸提取液或煎剂能加速从尿中排除放射性锶。
用量用法	3～10克，水煎服。研末1.5～3克，研末冲服比煎剂效果好。
使用注意	脾虚无积滞者慎用。

精选验方

①**消化不良（对于腹胀、嗳气、反胃、吐酸）**：将焦鸡内金研末，每服1.5～3克，每日2～3次，开水送服，可减轻肠内异常发酵、腹胀、口臭及大便不成形等症状；又常配用麦芽、山楂、白术及陈皮等。②**口腔炎、齿龈炎**：鸡内金适量，焙焦研末，外敷。③**扁平疣**：生鸡内金20克，加水200毫升，浸泡2～3日，外擦患处，每日5～6次。④**胃石症**：鸡内金粉10克，以温水于饭前1小时冲服，每日3次。⑤**泌尿系结石**：鸡内金烤干，研成粉末，装瓶备用。使用时，将鸡内金粉15克倒入杯中，冲300毫升开水，15分钟后即可服用。早晨空腹服，一次服完，然后慢跑步，以助结石排出，用于治疗多发性肾结石。⑥**遗尿、尿频**：鸡内金、桑螵蛸（炙）各9克，龙骨（煅）、牡蛎（煅）各12克，浮小麦15克，炙甘草6克，水煎服。⑦**体虚遗精**：焙鸡内金粉每次3克，每日2次，连服3日，于清晨及睡前开水冲服。尤以对肺结核患者之遗精有较好效果。也可与芡实、莲肉、菟丝子等配用。

鸡矢藤 Ji Shi Teng

别名 鸡屎藤。

来源 本品为茜草科植物鸡矢藤*Paederia scandens* (Lour.) Merr. 或毛鸡矢藤*Paederia scandens* (Lour.) Merr. var. tomentosa (Blume) Hand.-Mazz.的全草及根。

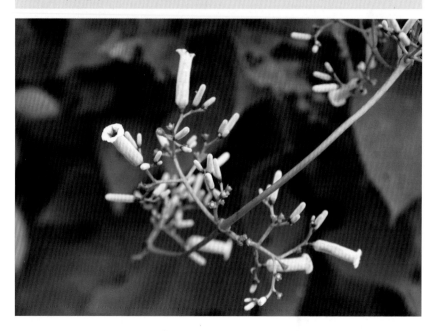

形态特征 蔓生草本，基部木质，高2～3米，秃净或稍被微毛。叶对生，有柄；叶片近膜质，卵形、椭圆形、矩圆形至披针形，先端短尖或渐尖，基部浑圆或楔尖，两面均秃净或近秃净；叶间托叶三角形，长2～5毫米，脱落。圆锥花序腋生及顶生，扩展，分枝为蝎尾状的聚伞花序；花白紫色，无柄；萼狭钟状，长约3毫米；花冠钟状，花筒长7～10毫米，上端5裂，镊合状排列，内面红紫色，被粉状柔毛；雄蕊5，花丝极短，着生于花冠筒内；子房下位，2室，花柱丝状，2枚，基部愈合。浆果球形，直径5～7毫米，成熟时光亮，草黄色。花期7～8月，果期9～10月。

生境分布 生长于溪边、河边、林中，常攀缘于其他植物或岩石上。分布于安徽、江苏、江西、广东等地。

采收加工 9～10月份采收，晒干。

饮片特征

本品呈厚片状，茎呈扁圆柱形，两面有槽。老茎外皮为灰棕色，直径3～12毫米，有纵皱纹，有时可见对生的叶柄断痕，栓皮常脱落，切面皮部黑褐色，木部灰黄色，略呈蝴蝶状，具放射状纹理和多数细孔，质坚脆；嫩茎黑褐色，直径1～3毫米，切面灰白色或浅绿色，质韧，不易折断，断面纤维性。叶片多已切碎或皱缩。花序聚伞状。气特异，味淡。

性味归经	甘、酸，平。归心、肝、脾、肾经。
功效主治	健脾消食、祛风活血、除湿消肿、解毒止痛。本品味甘，性平，入脾经，可健脾消食、除湿消肿。入肝经血分，能祛风活血、解毒止痛。
药理作用	鸡矢藤生物碱能抑制离体肠肌收缩，并可拮抗乙酰胆碱所致的肠肌痉挛；鸡矢藤注射液能拮抗组织胺所致的肠肌收缩，并有镇痛镇静的作用。本品有止痛作用，适用于胃肠疼痛，胆、肾绞痛，各种外伤骨折，手术后疼痛，并可降低炎性反应。
用量用法	9～30克。鸡血藤膏，宜烊化冲服。
使用注意	有实验表明，鸡血藤有促进微循环障碍发展的作用。

精选验方

①再生障碍性贫血（对于再生障碍性贫血伴头痛、头晕、手足麻木者）：鸡矢藤60～120克，水煎服，每日1剂，长期服用；也可用鸡矢藤5千克，配冰糖2.5千克，制成鸡矢藤膏，每服20克。②白细胞减少症（针对于放射性白细胞减少症）：可用鸡矢藤配制成糖浆口服，有良好疗效。也可用本品配虎杖、黄精各30克，水煎服。③神经痛（用于坐骨神经痛、多发性神经炎、麻风后神经痛等）：鸡矢藤45克，宽筋藤15克，谷芽30克，水煎服。④血小板减少症：鸡矢藤、土大黄、仙鹤草各30克，气虚加人参、黄芪；血虚加当归、阿胶；食欲不振加焦三仙，水煎服。

阿 魏 A Wei

别名 臭阿魏、五彩魏。

来源 本品为伞形科植物新疆阿魏*Ferula sinkiangensis* K. M. Shen或阜康阿魏 *Ferula fukanensis* K. M. Shen的树脂。

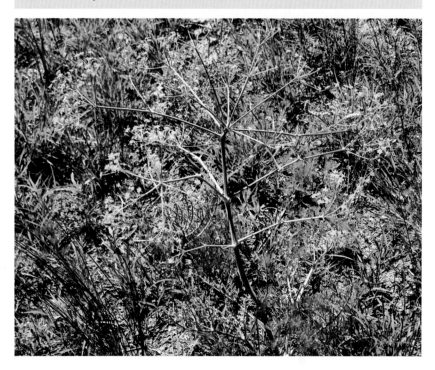

形态特征 多年生草本，初生时只有根生叶，至第5年始抽花茎；花茎粗壮，高达2米，具纵纹。叶近于肉质，早落，近基部叶为3~4回羽状复叶，长达50厘米，叶柄基部略膨大；最终裂片长方披针形或椭圆披针形，灰绿色，下面常有毛。花单性或两性，复伞形花序，中央花序有伞梗20~30枝，每枝又有小伞梗多枝；两性花与单性花各成单独花序或两性花序中央着生1个雌花序，两性花黄色。双悬果背扁，卵形、长卵形或近方形，背面有毛，棕色。花期4~5月，果期5~6月。

生境分布 生长于多沙地带。分布于我国新疆维吾尔自治区。

采收加工 春末夏初盛花期至初果期，分次由茎上部往下斜割，收集渗出的乳状树脂，阴干。

饮片特征

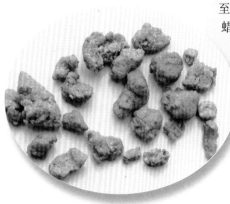

本品呈不规则的块状和脂膏状。颜色深浅不一，表面蜡黄色至棕黄色。块状者体轻、质地似蜡，断面稍有孔隙；新鲜切面颜色较浅，放置后色渐深。脂膏状者黏稠，灰白色。具强烈而持久的蒜样特异臭气，味辛辣，嚼之有灼烧感。

性味归经	苦、辛，温。归脾、胃、肝经。
功效主治	消积开胃，祛痰除湿，杀虫。本品味苦、辛，性温，辛能行滞，苦能燥湿，温可散寒。归脾、胃经，能行脾、胃之食物积滞，温胃散寒，健脾开胃，温燥寒湿以祛痰湿之邪。
药理作用	阿魏煎剂在体外对人型结核杆菌有抑制作用。国外有用其胶质作抗惊厥用或治疗某些精神病，也有用作驱虫剂。其挥发油自肺排出，故支气管炎、百日咳或哮喘患者可用作刺激性祛痰剂。
用量用法	9～15克，内服，入丸、散。外用：适量。
使用注意	脾胃虚弱者及孕妇忌服。

精选验方

①**疟疾**：阿魏、干姜各3克，细辛2.5克，肉桂1.5克，白芥子6克，共为细末，用风湿膏2张将药粉分放在两张膏药上，再用斑蝥2只，去头足及壳，压碎，每张膏药放1只，病发前6小时贴神阙、命门两穴，贴24小时取下。②**血管瘤**：阿魏、柴胡、甘草各15克，当归尾、赤芍各6克，桔梗3克，水煎服，每日1剂，须连续服15～30剂。③**肠炎腹痛泄泻或消化不良、便溏**：取阿魏一粒如黄豆大，切碎，置脐上，以腹脐膏1张贴之。④**预防麻疹**：阿魏0.2～0.4克，置于如铜币大的小膏药中心，中心要对准易感儿的脐眼。紧密贴上，注意保护，不使脱落。

荞麦 Qiao Mai

别名 甜荞、乌麦、三角麦、花荞、荞子。

来源 本品为蓼科植物荞麦*Fagopyrum esculentum* Moench. 的种子。

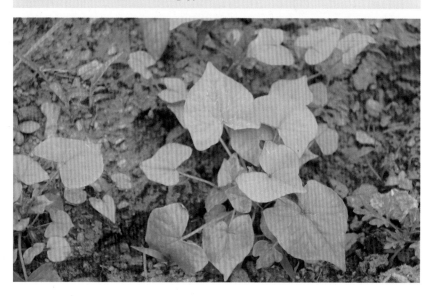

形态特征 一种双子叶植物，大部分种类的茎直立，有些多年生野生种的基部分枝呈匍匐状。茎光滑，无毛或具细绒毛，圆形，稍有棱角，幼嫩时实心，成熟时呈空腔。茎粗一般0.4～0.6厘米，茎高60～150厘米，最高可达300厘米。有膨大的节，节数因种或品种而不同，为10～30个不等。茎色有绿色、紫红色或红色。多年生种有肥大的球块状或根茎状的茎。叶包括叶片和叶柄。叶片呈圆肾形，基部微凹，具掌状网脉；叶柄细长。真叶分叶片、叶柄和托叶鞘三个部分。单叶，互生，三角形、卵状三角形、戟形或线形，稍有角裂，全缘，掌状网脉。混生花序，顶生和腋生。簇状的螺状聚伞花序，呈总状、圆锥状或伞房状，着生于花序轴或分枝的花序轴上。多为两性花。果实的棱间纵沟有或无，果皮光滑或粗糙，颜色的变化，翅或刺的有无，是鉴别种和品种的主要特征。瘦果中有种子1枚，胚藏于胚乳内，具对生子叶。花期5～9月，果期6～10月。

生境分布 生长于荒地或路旁。全国各地均产。

采收加工 霜降前后，种子成熟后收割，打下种子，晒干。

饮片特征

本品呈三角状卵形或三角形，先端渐尖，具3棱，棕褐色，光滑。

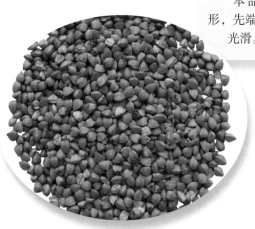

性味归经	甘、酸，寒。归脾、胃、大肠经。
功效主治	开胃宽肠消积，清热利湿解毒。本品酸、甘，归脾、胃经，能健脾开胃宽肠，消食化积行滞。其性寒凉能清利湿热，治疗湿热之邪蕴积而致的各种病证。
药理作用	荞麦粉剂对鼠离体肠管有直接松弛作用，并有降低胃酸作用。
用量用法	9～15克，内服。外用：研末调敷。
使用注意	脾胃虚寒者禁用，不宜多食。

精选验方

①**饮食积滞、脾胃运化无力、腹胀腹痛**：荞麦15克，隔山撬30克，莱菔子10克，共研为细末，每次10克，温开水送服。②**脾虚而湿热下注、小便浑浊色白，或轻度的腹泻、妇女白带病**：荞麦适量，炒至微焦，研细末，水泛为丸，每次6克，温开水送服，或以荠菜煎汤送服。③**夏季肠胃不和、腹痛腹泻**：荞麦研细末（荞麦面）10克，炒香，加水煮成稀糊服食。④**高血压、眼底出血、毛细血管脆性出血、紫癜**：鲜荞麦叶50～100克，藕节3～4个，水煎服。⑤**疮毒、疖毒、丹毒、无名肿毒**：荞麦面炒黄，用米醋调如糊状，涂于患部，早晚更换，有消炎、消肿作用。⑥**出黄汗**：荞麦子500克，磨粉后筛去壳，加红糖烙饼或煮食。⑦**偏正头痛**：荞麦子、蔓荆子等份，研末，以烧酒调敷患部。

鸢尾 Yuan Wei

别名 土知母、鸢尾根、扁竹根。
来源 本品为多年生草本鸢尾科植物鸢尾*Iris tectorum* Maxim. 的根状茎。

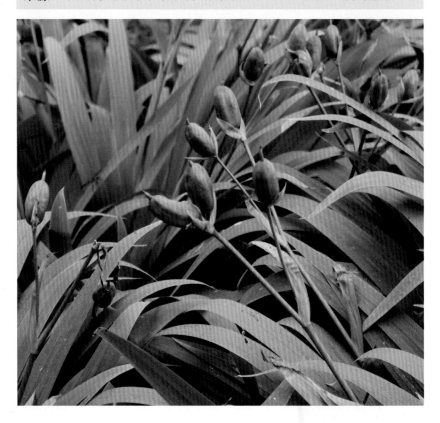

形态特征 多年生宿根性直立草本，高30～50厘米。根状茎匍匐多节，粗而节间短，浅黄色。叶为渐尖状剑形，宽2～4厘米，长30～45厘米，质薄，淡绿色，呈二纵列交互排列，基部互相包叠。春至初夏开花，总状花序1～2枝，每枝有花2～3朵；花蝶形，花冠蓝紫色或紫白色，径约10厘米，外3枚较大，圆形下垂；内3枚较小，倒圆形；外列花被有深紫斑点，中央面有一行鸡冠状白色带紫纹突起，花期4～6月，果期6～8月。

生境分布 生长于沼泽土壤或浅水层中。全国各地均产。

采收加工 全年可采，挖出根状茎，除去茎及须根，洗净晒干。

饮片特征

本品呈段状。根茎表面灰棕色，有节。上常有分歧，节间部分一端缩小，另一端膨大，膨大部分密生同心环纹，愈靠近顶端愈密集。

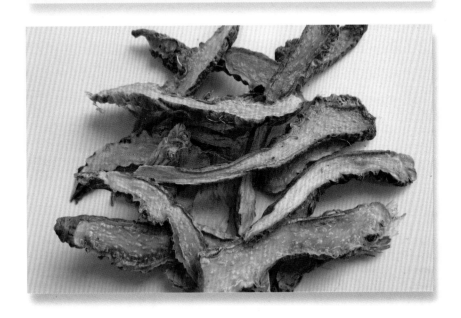

性味归经	辛、苦，寒；有毒。归肺、肝、脾经。
功效主治	消食化积，活血化瘀，行水消肿，清热解毒。本品辛、苦，性寒，辛能行散，入脾经能消积行滞，行水消肿，归肝经血分能活血化瘀。其苦寒之性可清热解毒泻火。
药理作用	有促进胃液分泌作用。有消炎作用，对腹水有抑制作用。
用量用法	0.9～3克，水煎内服。
使用注意	体虚者慎服。

精选验方

①**食积饱胀**：鸢尾3克，研细，用白开水或兑酒吞服。②**喉症、食积、血积**：鸢尾根3～10克，煎服。③**水道不通**：鸢尾研自然汁10毫升服，通即止药。④**跌打损伤**：鸢尾根3～10克，研末或磨汁，冷水送服。⑤**痈疖肿毒、外伤出血**：鲜鸢尾根状茎适量，捣烂外敷；或干品研末，敷患处。

甜瓜子 Tian Gua Zi

别名 甘瓜子、甜瓜仁、甜瓜瓣。
来源 本品为葫芦科甜瓜属植物甜瓜*Cucumis melo* L.的干燥成熟种子。

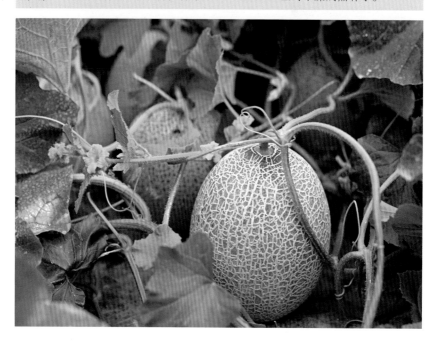

形态特征 一年匍匐或攀缘草本。茎、枝黄褐色或白色的糙毛和突起。卷须单一，被微柔毛。叶互生；叶柄长8～12厘米，具槽沟及短刚柔毛；叶片厚纸质，近圆形或肾形，长缘不分裂或3～7浅裂，裂片先端圆钝，有锯齿。花单性，雌雄同株；雄花数朵，簇生于叶腋；花梗纤细，长0.5～2厘米，被柔毛；花萼筒狭钟形，密被白色长柔毛，裂片近钻形，花冠黄色，长约2厘米，裂片卵状长圆形，急尖；雄蕊3，花丝极短，药室折曲，药隔顶端引长；雌花单生，花梗被柔毛；子房长椭圆形，密被长柔毛和硬毛，花柱长1～2毫米，柱头靠合。果实形状、颜色变异较大，一般为球形或长椭圆形，果皮平滑，有纵沟或斑纹，果肉白色、黄色或绿色。种子污白色或黄白色，卵形或长圆形。花、果期夏季。

生境分布 主产于山东、河北、陕西、河南、江苏等地。

采收加工 夏季果实成熟，收集种子，洗净晒干。

饮片特征

干燥的种子，长卵形，扁平。顶端稍尖，有一极不明显的种脐，基部钝圆。外表皮黄白色或淡棕红色，平滑而微有光泽。富油性。气无，味淡。

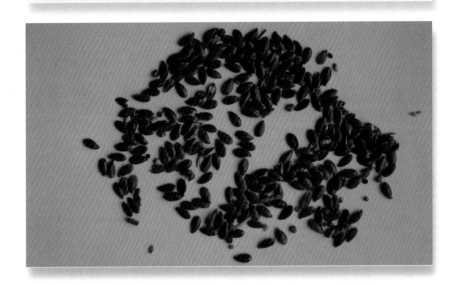

性味归经	甘，寒。归肺、胃、大肠经。
功效主治	清肺，润肠，散结，消瘀。主治肺热、咳嗽、口渴、大便燥结、肠痈。
药理作用	甜瓜子全种子及去皮种子的水、乙醇或乙醚提取液和种子脂肪油均有驱虫作用。提取物可抑制霉菌。
用量用法	内服：煎汤，10～15克；或研末，3～6克。
使用注意	脾胃虚寒、腹泻者忌服。

精选验方

①肠痈已成、小腹肿痛、小便似淋或大便艰涩、下脓：甜瓜子150克，当归（炒）50克，蛇蜕皮一条。研粗末，每服4钱，水一盏半，煎一盏，食前服，利下恶物为妙。②口臭：甜瓜子作末，和蜜，每日空腹洗漱后，含一丸如枣核大，亦敷齿。③腰腿疼痛：甜瓜子150克，酒浸10日，为末。每服3钱，空腹酒下，每日3次。

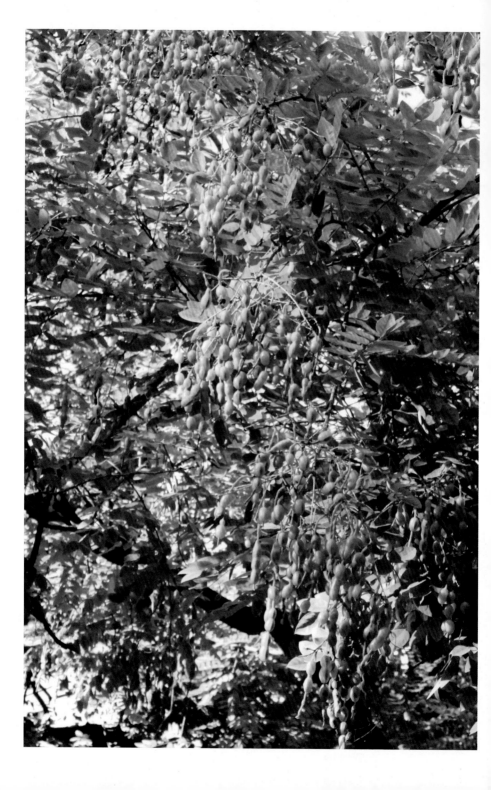

第十章

止血药

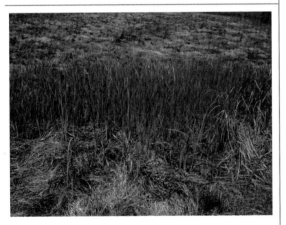

大 蓟 Da Ji

一、凉血止血药

别名 大蓟草、大蓟根、大蓟炭。

来源 本品为菊科植物蓟 *Cirsium japonicum* Fisch.ex DC. 的干燥地上部分。

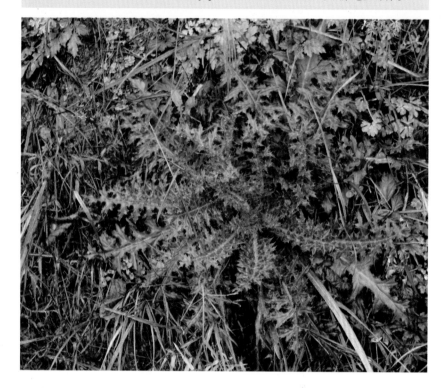

形态特征 多年生草本，高50～100厘米。根长圆锥形，丛生，肉质，鲜时折断可见橙红色油滴渗出茎直立，基部被白色丝状毛。基生叶有柄，倒卵状披针形或披针状长椭圆形，长10～30厘米，宽5～8厘米，羽状深裂，边缘不整齐，浅裂，齿端具针刺，上面疏生丝状毛。背面脉上有毛；茎生叶无柄，基部抱茎。头状花序，顶生或腋生；总苞钟状，有蛛丝状毛，总苞片多层，条状披针形。外层顶端有刺；花两性，全部为管状花，花冠紫红色。瘦果椭圆形，略扁，冠毛暗灰色，羽毛状，顶端扩展。花期5～8月，果期6～8月。

生境分布 生长于山野、路旁、荒地。全国大部分地区均产。

采收加工 夏、秋两季花开时割取地上部分，或秋末挖根，除去杂质，晒干。

饮片特征

本品为不规则形的段，茎、叶、花混合。茎短圆柱形，表面绿褐色或棕褐色，有数条纵棱，被丝状毛；切面灰白色，髓部疏松或中空。叶皱缩，多破碎，边缘具不等长的针刺；两面均具灰白色丝状毛。头状花序多破碎。气微，味淡。

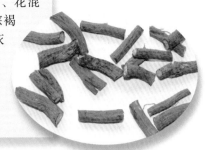

性味归经	苦、甘，凉。归心、肝经。
功效主治	凉血止血，散瘀解毒消痈。本品苦凉清泻，入心肝走血分，故有凉血止血、散热瘀、解热毒、消疮痈之效。
药理作用	有抗纤维蛋白溶解作用，故有助止血；炒炭能缩短出血时间。有降压作用，其根水煎液和根碱液降压作用更显著。对人型结核杆菌有抑制作用。还有利胆、利尿作用。
用量用法	10～15克，煎服；鲜品可用30～60克。外用：适量，捣敷患处。
使用注意	虚寒性出血者不宜用。

精选验方

①**尿血、鼻出血、咯血和功能性子宫出血等**：大蓟30克，每日1剂，水煎分3次服。鲜品可单味捣汁服或加生地汁及少许姜汁同用。②**外伤出血**：大蓟捣烂外敷。③**体表脓肿未溃**：鲜大蓟适量，捣烂敷患处，每日3次。④**阑尾炎**：大蓟捣烂外敷或煎服。⑤**副鼻窦炎**：大蓟适量，捣烂外敷或煎服。⑥**肺结核**：大蓟根100克，水煎分2次服，每日1剂，连服3个月。如与瘦肉或猪肺同煎更好。⑦**高血压病（对Ⅰ、Ⅱ期高血压有较好的降压作用）**：可服用大蓟根或叶制成的浸膏片。⑧**肝癌**：大蓟根、三白草根各9～120克，分别水煎，去渣后加适量白糖，上午服三白草根水煎液，下午服大蓟根水煎液。⑨**高血压**：取新鲜大蓟干根加水浸泡约半小时，煎煮3次，每次煮沸半小时，滤液合并浓缩成100毫升相当于生药15克的煎剂；早晚各服1次，每次100毫升。也可用新鲜干根或叶制成浸膏片。根制片每日3次，每次4片，日量相当于干根30克；叶制片每日3次，每次3片，日量相当于干叶15克左右。⑩**烫伤**：取鲜大蓟根捣细绞汁搽敷患处，药干后另换，每日4～5次，2～3日后肿退痛止，结痂，1周内痊愈。

小 蓟 Xiao Ji

一、凉血止血药

别名	刺蓟、小蓟草、小蓟炭。
来源	本品为菊科植物刺儿菜*Cirsium setosum* (Willd.) MB. 的干燥地上部分。

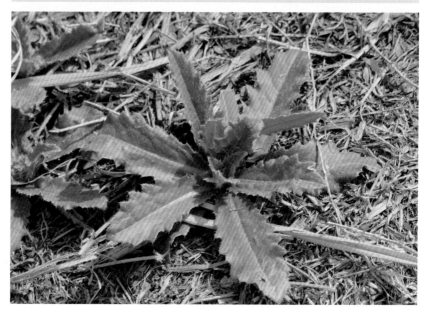

形态特征 多年生草本，具长匍匐根。茎直立，高约50厘米，稍被蛛丝状绵毛。基生叶花期枯萎；茎生叶互生，长椭圆形或长圆状披针形，长5～10厘米，宽1～2.5厘米，两面均被蛛丝状绵毛，全缘或有波状疏锯齿，齿端钝而有刺，边缘具黄褐色伏生倒刺状牙齿，先端尖或钝，基部狭窄或钝圆，无柄。雌雄异株，头状花序单生于茎顶或枝端；总苞钟状，苞片5裂，疏被绵毛，外列苞片极短，卵圆形或长圆状披针形，顶端有刺，内列的呈披针状线形，较长，先端稍宽大，干膜质；花冠紫红色；雄花冠细管状，长达2.5厘米，5裂，花冠管部较上部管檐长约2倍，雄蕊5，聚药，雌蕊不育，花柱不伸出花冠外；雌花花冠细管状，长达2.8厘米，花冠管部较上部管檐长约4倍，子房下位，花柱细长，伸出花冠管之外。瘦果长椭圆形，无毛，冠毛羽毛状，淡褐色，在果熟时稍较花冠长或与之等长。花期5～7月，果期8～9月。

生境分布 生长于山坡、河旁或荒地、田间。全国大部分地区均产。

采收加工 夏、秋两季花开时采割，除去杂质，晒干。

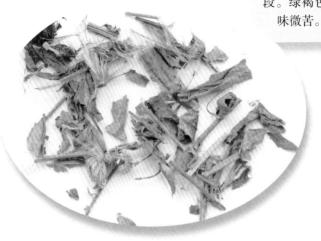

饮片特征

本品为茎叶混合小段。绿褐色或带紫色，味微苦。

性味归经	苦、甘，凉。归心、肝经。
功效主治	凉血止血，散瘀解毒消痈。本品味苦性凉，入心肝，走血分，善清泻血热，故有凉血止血之效，兼能散瘀解毒消痈。
药理作用	小量可使出血时间明显缩短，止血成分为绿原酸和咖啡酸；能降低血胆固醇并有利胆作用；有利尿、强心、抗炎、兴奋子宫作用；对溶血性链球菌、肺炎双球菌、白喉杆菌及结核杆菌均有一定的抑制作用。
用量用法	10～15克，煎服；鲜品可用30～60克。外用：适量，捣敷患处。
使用注意	脾胃虚寒而无瘀滞者忌服。

精选验方

①**传染性肝炎**：鲜小蓟根状茎60克，水煎服。②**吐血、衄血、尿血**：鲜小蓟60克，捣烂绞汁，冲蜜或冰糖炖服。③**高血压**：鲜小蓟60克，榨汁，冰糖炖服。④**肠炎、腹泻**：小蓟、番石榴叶各12克，水煎服。⑤**吐血、便血**：小蓟20克，生地黄、赭石各25克，白茅根50克。水煎服。⑥**肺结核**：小蓟、地蚕各50克，水煎服，3日服1剂。⑦**传染性肝炎**：鲜小蓟根状茎100克，水煎服。⑧**功能性子宫出血**：鲜小蓟100克，水煎，分2次服。

地榆 Di Yu

别名 地榆根、生地榆、地榆炭。

来源 本品为蔷薇科植物地榆*Sanguisorba officinalis* L. 或长叶地榆*Sanguisorba officinalis* L.var.longifolia (Bert.) Yü et Li的干燥根。

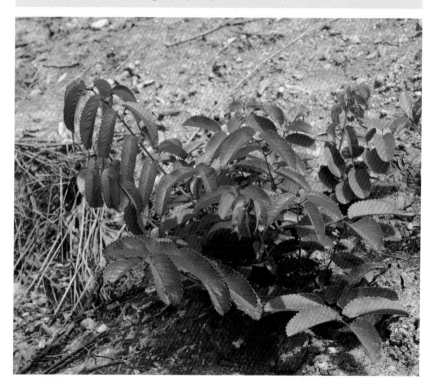

形态特征 为多年生草本，高50～100厘米。茎直立，有细棱。奇数羽状复叶，基生叶丛生，具长柄，小叶通常4～9对，小叶片卵圆形或长卵圆形，边缘具尖锐的粗锯齿，小叶柄基部常有小托叶；茎生叶有短柄，托叶抱茎，镰刀状，有齿。花小暗紫红色，密集成长椭圆形穗状花序。瘦果暗棕色，被细毛。花、果期7～10月。

生境分布 生长于山地的灌木丛、山坡、草原或田岸边。全国均产，以浙江、江苏、山东、安徽、河北等地产量多。

采收加工 春季将发芽时或秋季植株枯萎后采挖，除去须根，洗净，干燥或趁鲜切片，干燥。

饮片特征

本品呈不规则的类圆形片或斜切片。外表皮灰褐色至深褐色。切面较平坦，呈粉红色、淡黄色或黄棕色，木部略呈放射状排列；或皮部有多数黄棕色绵状纤维。气微，味微苦涩。

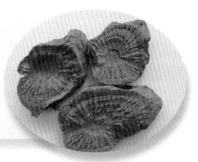

性味归经	苦、酸，微寒。归肝、胃、大肠经。
功效主治	凉血止血，解毒敛疮。本品苦寒酸涩，寒能清热，入血分，故有凉血止血、解毒敛疮之功。
药理作用	可缩短出血凝血时间，并能收缩血管，故有止血作用；对实验性烫伤有治疗作用；体外抑菌试验对金黄色葡萄球菌、绿脓杆菌、志贺氏痢疾杆菌、伤寒杆菌、副伤寒杆菌、人型结核杆菌及某些致病真菌均有作用；能抑制炎性肿胀，降低毛细血管通透性，促进皮肤伤口愈合，减少烧伤创面渗出和感染等。
用量用法	10～15克，煎服。外用：适量。
使用注意	本品酸涩性凉，虚寒性出血及出血夹瘀者慎服。大面积烧、烫伤，不宜大量以地榆外涂，以免引起药物性肝炎。

精选验方

①**溃疡性结肠炎**：白头翁、黄柏、地榆、儿茶（另包）各16克。加水500毫升，煎取药汁150毫升。每日1剂，药温保持在35摄氏度，灌肠。病重者早、晚各灌1次，病轻者每晚1次，15日为1个疗程。②**功能性子宫出血、月经过多**：地榆45克，醋水各半煎服，每日1剂。或用本品配大、小蓟各15克，荆芥炭9克，或用地榆配白头翁各等量，水煎服。③**结核性脓疡及慢性骨髓炎**：用地榆制成注射液，每2毫升含生药2克，每日1次，每次4毫升，肌肉注射；或用地榆15克浓煎口服，每日1剂，小儿酌减。也可肌肉注射与口服交替进行。一般1个月为1疗程。④**胃及十二指肠球部溃疡出血**：地榆75克，制成煎剂200毫升，每次10毫升，每日3次。或用本品配黄连须、侧柏叶、海螵蛸，浓煎冷服，如复方黄连汤。⑤**肺结核咯血**：干地榆1500克，加水煎煮2次，过滤，浓缩至1200毫升，成人每次30毫升，每日4次，或制成浸膏片，每片含地榆生药1.5克，成人每次服5片，每日4次，一般连服4～5日。

槐 花 Huai Hua

一、凉血止血药

别名	槐米、槐花炭、槐米炭、炒槐花、炒槐米。
来源	本品为豆科植物槐*Sophora japonica* L.的干燥花或花蕾。

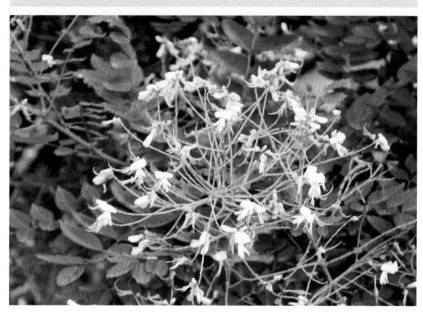

形态特征 落叶乔木,高8~20米。树皮灰棕色,具不规则纵裂,内皮鲜黄色,具臭味;嫩枝暗绿褐色,近光滑或有短细毛,皮孔明显。奇数羽状复叶,互生,长15~25厘米,叶轴有毛,基部膨大;小叶7~15片,柄长约2毫米,密生白色短柔毛;托叶镰刀状,早落;小叶片卵状长圆形,长2.5~7.5厘米,宽1.5~3厘米,先端渐尖具细突尖,基部宽楔形,全缘,上面绿色,微亮,背面簇生白色短毛。圆锥花序顶生,长15~30厘米;萼钟状,5浅裂;花冠蝶形,乳白色,旗瓣阔心形,有短爪,脉微紫,翼瓣和龙骨瓣均为长方形;雄蕊10,分离,不等长;子房筒状,有细长毛,花柱弯曲。荚果肉质,串珠状,长2.5~5厘米,黄绿色,无毛,不开裂,种子间极细缩。种子1~6颗,肾形,深棕色。花期7~8月,果期10~11月。

生境分布 生长于向阳、疏松、肥沃、排水良好的地方。全国大部分地区均产。

采收加工 夏季花将开放时采收,及时干燥,除去枝、梗及杂质。

饮片特征

干燥花朵，皱缩而卷曲，花瓣多散落。完整者花萼钟状，黄绿色，先端5浅裂；花瓣5，黄色或黄白色，1片较大，近圆形，先端微凹，其余4片长圆形。雄蕊10，其中9个基部连合，花丝细长。雌蕊圆柱形，弯曲。质轻。气微，味微苦。

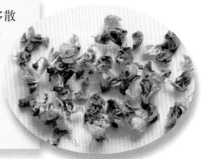

性味归经	苦，微寒。归肝、大肠经。
功效主治	凉血止血，清肝火。主治吐血、痔疮出血、风热目赤、颈淋巴结核、血管硬化、糖尿病等。
药理作用	能减少毛细血管的通透性及脆性，缩短出血时间；增强毛细血管的抵抗力；降血压，防治动脉硬化；扩张冠状动脉血管，改善心肌循环，有降血脂、抗炎、解痉等作用。
用量用法	10～15克，煎服。止血炒炭用，清热泻火生用。
使用注意	脾胃虚寒者慎用。

精选验方

①**大肠癌患者引起的便血**：生大黄4克，槐花30克，蜂蜜15克，绿茶2克。将生大黄拣杂，洗净，晾干或晒干，切成片，放入砂锅，加水适量，煎煮5分钟，去渣，留汁，待用。锅中加槐花、茶叶，加清水适量，煮沸，倒入生大黄煎汁，离火，稍凉，趁温热时，调拌入蜂蜜即成。早晚2次分服。②**通经**：槐花、仙鹤草、六月雪各9～12克，牡丹皮6～9克，水煎，冲黄酒、红糖，经行时早、晚空腹服。③**初、中期内痔出血，大便难**：槐花、地榆、浙贝母、白芷、桔梗各9克，金银花、茵陈各12克，土茯苓15克，甘草4.5克，水煎服。④**泌尿系感染**：用槐花草薢浸膏12克溶温水中服用，每日2～3次。⑤**头癣**：将槐花花蕾炒后研末，用食用油调成膏状，涂于患处，每日1次，至痊愈为止。⑥**咯血、吐血、衄血**：将槐花烧存性，研末，每服6～9克；或用本品15克，水煎服。⑦**尿血、功能性子宫出血**：可单用本品，或与有关药物配伍。⑧**高血压引起的脑血管破裂出血**：槐花适量水煎代茶饮；或配伍夏枯草、豨莶草等，以提高疗效。

槐 角 Huai Jiao

一、凉血止血药

别名 槐实、槐子、槐荚、槐豆、槐连灯、九连灯、天豆、槐连豆。
来源 本品为豆科植物槐*Sophora japonica* L. 的干燥成熟果实。

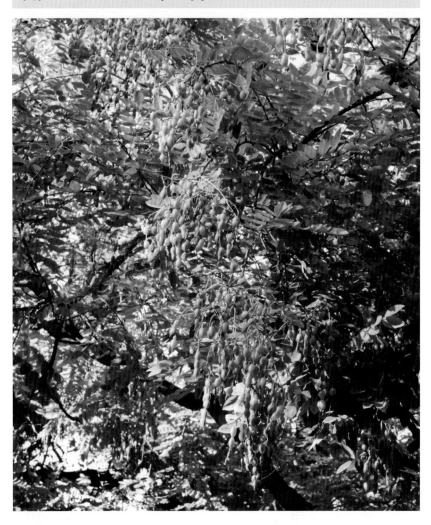

形态特征 同槐花。

生境分布 同槐花。

采收加工 冬季采收，除去杂质，干燥。

饮片特征

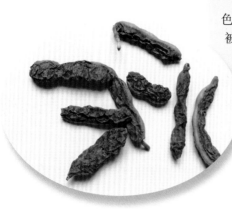

本品呈连珠状豆荚形。黄绿色或黄褐色。表面皱缩而粗糙，被缝线一侧呈黄色。种子肾形或扁椭圆形，表面光滑，棕黑色，种仁黄褐色。有豆腥气，味苦。

性味归经	苦，寒。归肝、大肠经。
功效主治	清热泻火，凉血止血。主治肠热便血，痔肿出血，肝热头痛，眩晕目赤。
药理作用	槐角浸膏有升高血糖的作用。槐角含有杀菌物质，能对抗葡萄球菌及大肠杆菌。
用量用法	内服：煎汤，5～15克；或入丸、散；或嫩角捣汁。外用：适量，水煎洗；研末掺或油调敷。
使用注意	脾胃虚寒及孕妇忌服。

精选验方

①**肠风便血、痔疮肿痛**：槐角（炒）200克，地榆（炭）、黄芩、枳壳（炒）、当归、防风各100克，粉碎成细粉，过筛，混匀。每100克粉末用炼蜜45～55克加适量的水泛丸，干燥，制成水蜜丸；或加炼蜜130～150克制成小蜜丸或大蜜丸，即得。口服，水蜜丸每次6克，小蜜丸每次9克，大蜜丸每次1丸，每日2次。②**便秘**：500克鲜生槐角，洗净后上笼蒸，蒸1次晒1次，一共蒸9次，晒9次。然后用适量蜂蜜放入锅内加热，待蜂蜜融化后将晒好的槐角倒入锅内，搅拌均匀做成小丸，待凉后装入容器。每日取3～5粒泡水饮用。连续10日。③**烫伤**：槐角（烧存性）用麻油调敷患处。④**血热所致的痔血、便血、血痢、崩漏等症**：槐角5～10克。水煎服。

侧柏叶 Ce Bai Ye

一、凉血止血药

别名 扁柏、侧柏炭。
来源 本品为柏科植物侧柏*Platycladus orientalis* (L.) Franco的干燥嫩枝叶。

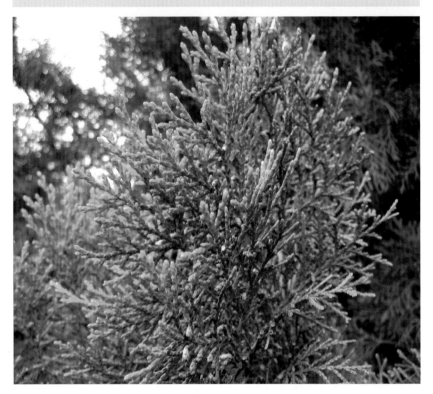

形态特征 常绿小乔木，树皮薄，淡红褐色，常易条状剥落。树枝向上伸展，小枝扁平，排成一平面，直展。叶鳞形、质厚，紧贴在小枝上交互对生，正面的一对通常扁平。花单性，雌雄同株；雄花球长圆形，黄色，生于上年的枝顶上；雌花球长椭圆形，单生于短枝顶端，由6～8枚鳞片组成。球果卵状椭圆形，嫩时蓝绿色，肉质，被白粉；熟后深褐色，木质。花期3～4月，球果9～11月成熟。

生境分布 生长于山地阳面、半阳坡，以及轻盐碱地和沙地。全国各地均有产。

采收加工 多在夏、秋两季采收，阴干，切段。

饮片特征

本品为不规则多节枝叶片，小枝扁平。叶细小鳞片状，交互对生，贴伏于枝上，深绿色或黄绿色。质脆，易折断。气清香，味苦涩、微辛。

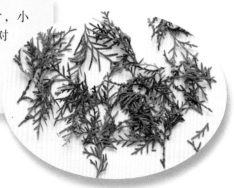

性味归经	苦、涩，微寒。归肝、肺、大肠经。
功效主治	凉血止血，化痰止咳。本品苦寒清泻兼涩敛，既清泻血热而兼收敛，又清泻肺热。故有凉血止血、化痰止咳之效。
药理作用	能明显缩短出凝血时间；有镇咳、祛痰、平喘作用；有抗菌和抗结核作用；有一定的镇静及轻度降压作用。
用量用法	生用清热凉血为好，治血热妄行之出血；炭药止血力强，用于各种出血。内服：煎汤，6～15克；或入丸、散。外用：适量，煎水洗或捣敷。
使用注意	本品多服有胃部不适及食欲减退等副作用，长期使用宜佐以健运脾胃药物。

精选验方

①哮喘气逆：侧柏叶3克，沉香1.5克，共研为粉末，临睡前顿服。②烧伤：鲜侧柏叶300～500克，捣烂如泥，加75％酒精少许调成糊状。以生理盐水冲洗创面，以膏外敷，3日换药1次。③腮腺炎：鲜侧柏叶200～300克，捣烂，鸡蛋清调敷患处，每日换药7～9次。④脱发：鲜侧柏叶25～35克，切碎，浸泡于75％酒精100毫升水中，7日后滤出备用。将药液涂于脱发部位，每日3～4次。⑤痔疮出血：炒侧柏叶30克，大黄炭20克，黑荆芥15克，研末，200毫升温开水搅匀，保留灌汤，每日1次。⑥功能性子宫出血：侧柏叶（炒黄）25克，蒲黄炭15克，熟地黄20克，水煎服。⑦肺结核咯血：侧柏叶25克，鲜仙鹤草50克，鲜旱莲草20克，水煎服。⑧便血：侧柏叶炭20克，荷叶、生地黄、百草霜各15克。水煎服。

白茅根 Bai Mao Gen

一、凉血止血药

别名 茅根、鲜茅根、茅根炭。

来源 本品为禾本科植物白茅*Imperata cylindrica* Beauv. var. major (Nees) C. E. Hubb. 的干燥根茎。

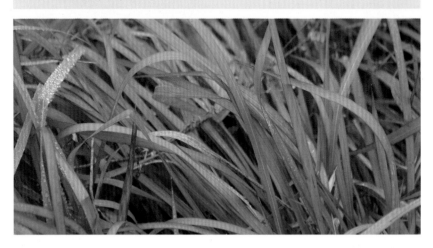

形态特征 多年生草本。根茎密生鳞片。秆丛生，直立，高30～90厘米，具2～3节，节上有长4～10毫米的柔毛。叶多丛集基部；叶鞘无毛，或上部及边缘和鞘口具纤毛，老时基部或破碎呈纤维状；叶舌干膜质，钝头，长约1毫米；叶片线形或线状披针形，先端渐尖，基部渐狭，根生叶较长，几与植株相等，茎生叶较短。圆锥花序柱状，长5～20厘米，宽1.5～3厘米，分枝短缩密集；小穗披针形或长圆形，长3～4毫米，基部密生长10～15毫米之丝状柔毛，具长短不等的小穗柄；两颖相等或第一颖稍短，除背面下部略呈草质外，余均膜质，边缘具纤毛，背面疏生丝状柔毛，第一颖较狭，具3～4脉，第二颖较宽，具4～6脉；第一外稃卵状长圆形，长约1.5毫米，先端钝，内稃缺如；第二外稃披针形，长1.2毫米，先端尖，两侧略呈细齿状；内稃长约1.2毫米，宽约1.5毫米，先端截平。雄蕊2，花药黄色，长约3毫米；柱头2枚，深紫色。颖果。花期夏、秋两季。

生境分布 生长于低山带沙质草甸、平原河岸草地、荒漠与海滨。全国大部分地区均产。

采收加工 春、秋两季采挖，洗净，晒干，除去须根及膜质叶鞘，捆成小把。

饮片特征

本品呈圆柱形短段。外表皮黄白色或淡黄色，微有光泽，具纵皱纹，节明显，稍隆起，节间长短不等。体轻，质略脆，切面皮部白色，多有裂隙，放射状排列，中柱淡黄色或中空，易与皮部脱落。气微，味微甜。

性味归经	甘，寒。归肺、胃、膀胱经。
功效主治	凉血止血，清热利尿。本品性寒清热，能清肺胃膀胱之热，故有凉血止血，清热利尿之功。
药理作用	煎剂有利尿作用，并有促凝血作用。煎液对宋内氏痢疾杆菌、弗氏痢疾杆菌有轻度抑制作用，并有解热作用。
用量用法	15～30克，煎服，鲜品加倍，以鲜品为佳，可捣汁服。多生用，止血也可炒炭用。
使用注意	脾胃虚寒、溲多不渴者忌服。

精选验方

①**急性肾炎**：干白茅根250～500克，水煎早晚分2次服。②**小儿急性肾炎**：白茅根30克，石韦12～20克，生地黄12～24克，通草、淡竹叶、甘草各6克，车前子、泽泻各10～20克，黄芩9克，每日1剂，煎煮2次共取汁200毫升，早晚各服100毫升，连用3～10日。③**无症状慢性肾炎蛋白尿**：白茅根、益母草各30克，黄芪30～60克，当归15～20克，茯苓100～120克，益智仁10克，每日1剂水煎服，1～2月为1个疗程。④**慢性肾炎**：白茅根、黄芪各50克，茯苓40克，山茱萸30克，阿胶20克，三七10克，每日1剂煎服。⑤**支气管扩张**：新鲜白茅根2000克，麦冬10克，牡丹皮、桔梗各30克，水煎2次。将头汁、二汁和蜂蜜2000克倒入大瓷盆内，加盖，旺火隔水蒸2小时。每日3次，每次1匙，温开水冲服。3个月为1个疗程。⑥**乳糜尿**：鲜茅根250克，加水至2000毫升，煎成1200毫升，加糖适量，代茶饮，5～10日为1个疗程。⑦**鼻衄、咯血、尿血、月经过多、上消化道出血**：白茅根20克左右，或加藕节、荷叶、仙鹤草等煎服。

苎麻根 Zhu Ma Gen

一、凉血止血药

别名 苎根、苎麻头、纻、川绵葱、银苎、天名精、园麻、线麻、山麻等。

来源 本品为荨麻科植物苎麻*Boehmeria nivea* (L.) Gaud. 的根。

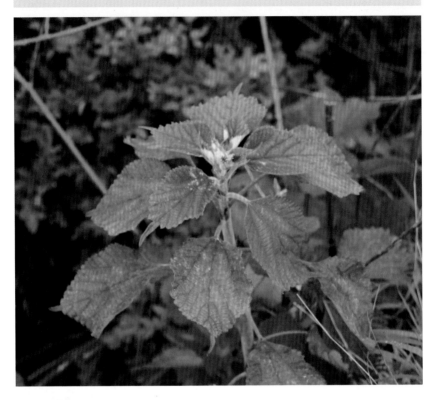

形态特征 多年生草本或亚灌木，高1～2米。根呈不规则圆柱形，略弯曲。茎直立，分枝，绿色，有短或长毛。叶互生，阔卵形或近圆形，长5～16厘米，宽3.5～14厘米，先端尾尖，基部宽楔形或圆形，边缘具粗齿，上面粗糙，下面密生白色绵毛。花单性同株，花序圆锥形；雄花序在雌花序下，雄花花被4片，雄蕊4，有退化雌蕊；雌花序簇生或球形，花被管状，4齿裂，子房1室，内含1胚珠。瘦果椭圆形，有毛，外被宿存花被，顶有宿存柱头，丝状。花期5～8月，果期8～10月。

生境分布 生长于荒地、山坡或栽培。分布于江苏、山东、陕西等地。

采收加工 冬、春两季采挖，洗净，晒干。

饮片特征

本品呈不规则片状。外表皮灰棕色。切面皮部棕色，极易剥落。木部黄白色。质硬，断面粉性。

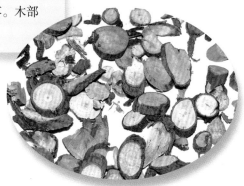

性味归经	甘，寒。归心、肝经。
功效主治	凉血止血，安胎，解毒。本品性寒清热，入血分，故有凉血止血、清热安胎、清解热毒之效。
药理作用	有止血作用，可使出血时间及凝血时间缩短。
用量用法	10~30克，煎服。外用：适量。
使用注意	胃弱泄泻者勿服；诸病不由血热者，也不宜用。

精选验方

①**血热崩漏**：苎麻干根50克，水煎服。②**咯血**：苎麻根、白茅根各30克，水煎服。③**习惯性流产或早产**：鲜苎麻根、干莲子（去心）、糯米各30克，用清水煮成粥。去苎麻根，每日3次，至足月。④**五色丹毒（包括小儿赤游丹、腮腺炎、大小颜面丹毒、足丹毒等）**：苎麻嫩茎叶，捣烂榨汁，涂敷患处。⑤**水泻不止，或赤白痢疾**：苎麻叶焙干研细，以凉开水调下（勿用热水服），每服5克（小儿减半），每日2~3次。⑥**孕妇腹痛、胎动不安或怀孕期漏红**：苎麻根50克（鲜根100~150克），水煎浓汁，去渣，每日2~3次分服。⑦**肺结核咯血**：苎麻根、白及各等量，制成浸膏后，压成0.5克/片，每服4~6片，每日3次，连服7~10日。⑧**尿血、血淋或妇女赤白黄色带下**：苎麻根50~100克，水煎去渣，每日分2次服。⑨**脱肛不收、妇女子宫脱垂**：鲜苎麻根一握，切碎捣烂，煎水熏洗，每日2~3次。⑩**痈疽发背、乳痈、无名肿毒**：鲜苎麻根或嫩茎、叶，捣烂敷于患部，干则更换，肿消为度。

红旱莲 Hong Han Lian

一、凉血止血药

别名 红旱莲。
来源 本品为藤黄科植物黄海棠*Hypericum ascyron* L. 的全草。

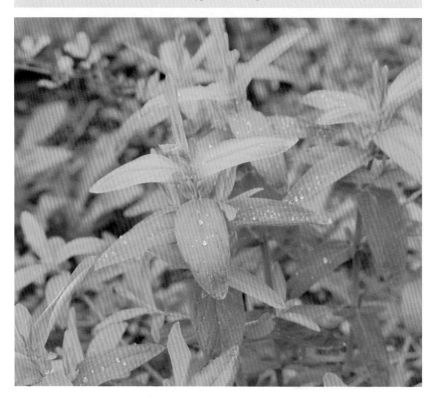

形态特征 多年生草本，高达1米，全体无毛。茎直立，具4棱。叶对生，长圆形至卵状披针形，长约8厘米，宽约2厘米，先端渐尖，全缘，基部抱茎；质薄，有疏散透明小点。花数朵成顶生的聚伞花序；萼片5，不等长；花瓣5，金黄色，狭倒卵形，稍偏斜而旋转；雄蕊多数。基部合成5束；子房上位，花柱5条。蒴果圆锥形，长12～18毫米，5室，熟时5瓣裂，内有多数细小种子。花期6～7月，果期7～8月。

生境分布 生长于荒坡、山野、路边。我国东北地区及黄河、长江、珠江流域均有。主要分布于江苏。

采收加工 7～8月果实成熟时，割取地上部分，用热水泡过，晒干。

饮片特征

干燥全草，叶通常脱落，茎红棕色，中空，节处有叶痕，顶端具果实3~5个。果实圆锥形，长约1.5厘米，径约0.8厘米，外表红棕色，顶端5瓣裂，裂片先端细尖，坚硬，内面灰白色，中轴处着生多数种子。种子红棕色，圆柱形，细小。果实微香。以去根，有叶、茎红棕色，种粒饱满者为佳。

性味归经	微苦，寒。归肝、心经。
功效主治	凉血止血，清热解毒。本品性寒清热，味苦降泄，故有凉血止血、清热解毒之效。
药理作用	平喘作用：红旱莲煎剂4克/千克腹腔注射，对豚鼠组胺-乙酰胆碱引喘有抑制作用，对猫、豚鼠支气管张力试验表明有对抗乙酰胆碱的收缩作用。祛痰作用：红旱莲煎剂2.5克/千克或5克/千克灌胃，对家兔酚红排泌法表明有祛痰作用。镇咳作用：红旱莲煎剂4克/千克腹腔注射，对刺激猫喉上神经节引喘法有镇咳作用。抗菌作用：红旱莲煎剂试管稀释法对金黄色葡萄球菌、白色葡萄球菌、肺炎杆菌、肺炎双球菌有抑菌作用，其最低抑菌浓度分别为$1:256$、$1:512$、$1:64$、$1:8$。
用量用法	5~10克，煎服；或浸酒。外用：适量。

精选验方

①疟疾寒热：红旱莲嫩头7个，煎汤服。②喘息型支气管炎：红旱莲适量，制成糖衣片，每片含生药1.4克，每日3次，每次服6片，10日为1个疗程。③肝火头痛、吐血、咯血、衄血、子宫出血：红旱莲4.5~9克，水煎服。④跌打损伤、疮疖：红旱莲适量，捣敷或取汁涂。⑤黄疸、肝炎：红旱莲、车前草各25克，栀子20克，决明子10克，香附15克。水煎服。⑥湿疹、黄水疮：红旱莲适量，研成细粉，加菜油调成糊状，微火烤热，用棉签蘸药涂患处。

万年青根 Wan Nian Qing Gen 一、凉血止血药

别名 白河车。
来源 本品为百合科植物万年青*Rohdea japonica* Roth的根及根茎。

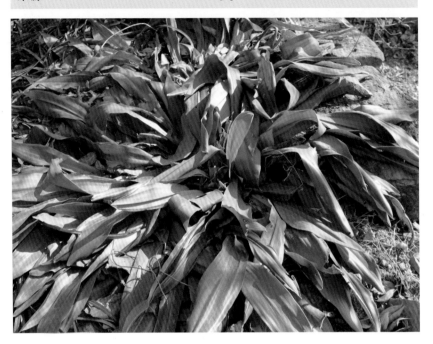

形态特征 多年生常绿草本。根茎倾斜，肥厚而短，须根细长，密被白色毛茸。叶丛生，披针形或带状，长10～30厘米，宽2.5～7.5厘米，先端尖，基部渐狭而近叶柄状，全缘，革质而光滑，叶面深绿色，下面淡绿色，具平行脉，中脉在叶背面隆起。花多数，成椭圆形穗状花序，长约3厘米；花茎长7.5～20厘米；花被淡绿色，裂片6，下部愈合成盘状；雄蕊6，无柄，着生花被筒上，药长椭圆形，内向，纵裂；子房球形，花柱甚短，柱头3裂，外展。浆果球形，肉质，热时橘红色或黄色，内含种子1枚。花期6～7月，果期8～10月。

生境分布 栽培于庭园，或野生长于阴湿的林下、山谷。分布于浙江、江苏、四川等地。

采收加工 全年可采。挖取根及根茎，除去茎叶及须根后，洗净，晒干或烘干。

饮片特征

本品呈片状。外表皮新鲜时黄白色，有明显的节，节处红棕色，呈圆环状或三角状；干燥后表面灰褐色，具有环状的皱纹。质脆，折断面近于白色或浅棕色，带海绵性，有无数黄色维管束斑点。味苦、辛。

性味归经	苦、微甘，寒；有小毒。归肺、肝、心经。
功效主治	凉血止血，清热解毒，利尿。本品味苦降泄，性寒清热，故有凉血止血、清热解毒、利尿之功。
药理作用	有强心作用；在较低浓度时，使肠血管收缩，冠状、肾、脑及四肢血管等扩张，高浓度时可使各血管收缩；有利尿作用；对胃肠及子宫平滑肌有兴奋作用。
用量用法	3～10克，鲜品30～60克，煎服。外用：适量。
使用注意	本品有小毒，不宜大量久服。

精选验方

①**咽喉肿痛**：万年青根（鲜）3～9克，加冷开水半碗，捣汁，频频含咽。②**跌打损伤**：万年青根6～10克，水煎，酒兑服。③**流行性腮腺炎**：新鲜万年青根20～30克，切碎捣烂，敷患处，早晚各换药1次。④**心律失常**：将万年青根注射液2～4毫升（每毫升含生药0.5克）稀释于25%葡萄糖250～500毫升中，静脉滴注，滴注速度控制在每分钟30～40滴。⑤**急性细菌性痢疾**：用20%的万年青醋浸液口服，首次剂量5毫升，以后每次3～4毫升，每日3～4次，5～7日为1个疗程。⑥**白喉**：新鲜万年青根茎40克，加入100毫升醋内，浸泡48小时至10日，去渣过滤，再加冷开水至20毫升，使成20%的浸液。每日用量：1岁以下1毫升，1～2岁2毫升，3～4岁3毫升，5～6岁4毫升，7～9岁5毫升，10～12岁6毫升，13～15岁7.5毫升，16岁以上10～15毫升，分6次服。首次量加倍。

山茶花 Shan Cha Hua

一、凉血止血药

别名 红茶花。
来源 本品为山茶科植物山茶*Camellia japonica* L.的花。

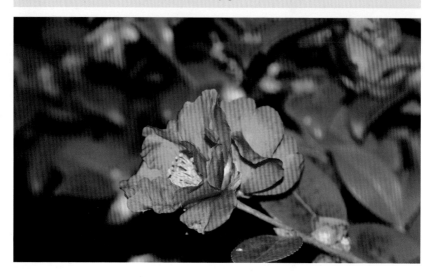

形态特征 山茶是常绿阔叶灌木或小乔木。枝条黄褐色，小枝呈绿色或绿紫色至紫褐色。叶片革质，互生，椭圆形、长椭圆形、卵形至倒卵形，长4～10厘米，先端渐尖或急尖，基部楔形至近半圆形，边缘有锯齿，叶片正面为深绿色，多数有光泽，背面较淡，叶片光滑无毛，叶柄粗短，有柔毛或无毛。花两性，常单生或2～3朵着生于枝梢顶端或叶腋间。花梗极短或不明显，苞萼9～10片，覆瓦状排列，被茸毛。花单瓣，花瓣5～7片，呈1～2轮覆瓦状排列，花朵直径5～6厘米，色大红，花瓣先端有凹或缺口，基部连生成一体而呈筒状；雄蕊发达，多达100余枚，花丝白色或有红晕，基部连生成筒状，集聚花心，花药金黄色；雌蕊发育正常，子房光滑无毛，3～4室，花柱单一，柱头3～5裂，结实率高。果圆形，外壳木质化，成熟果能自然从背缝开裂，散出种子。种子淡褐色或黑褐色，近球形或相互挤压成多边形，有平面和棱角，种皮角质坚硬，种子富含油质，子叶肥厚。花期12月至翌年2～3月，果期9～10月。

生境分布 分布于江苏、浙江、云南、四川等地。

采收加工 春分至谷雨为采收期。一般在含苞待放时采摘，晒干或烘干。

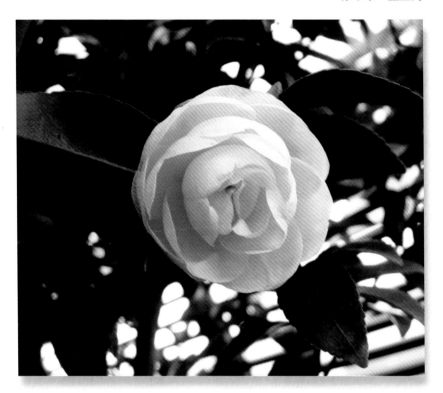

性味归经	甘、苦、辛，凉。归心、肝经。
功效主治	凉血止血，散瘀消肿。本品性凉清热，味苦降泄，味辛行散，归心肝走血分，故能凉血止血，又有散瘀消肿之效。
药理作用	山茶贰予大鼠或小鼠口服1～3个月，可抑制移植性软组织肿瘤的生长，并抑制9,10-二甲基-1,2-苯并蒽引起的成横纹肌细胞瘤的形成。
用量用法	5～10克，煎服。外用：适量。

精选验方

①**吐血咳嗽**：山茶花，瓦上焙黑，调红砂糖，每日不拘多少。②**赤痢**：大红宝珠山茶花，阴干为末，加白糖拌匀，饭锅上蒸3～4次服。③**痔疮出血**：山茶花适量，研末冲服。④**乳头开花欲坠、疼痛异常**：山茶花，焙研为末，用麻油调搽。

吉祥草 Ji Xiang Cao

一、凉血止血药

别名 小青胆、小叶万年青、玉带草、观音草。

来源 本品为百合科植物吉祥草*Reineckea carnea* (Andr.) Kunth的带根全草。

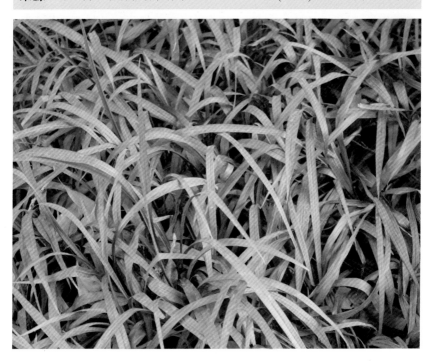

形态特征 多年生草本。茎匍匐于地上，似根茎，绿色，多节，节上生须根。叶簇生于茎顶或茎节，每簇3~8枚；叶片条形至披针形，长10~38厘米，宽0.5~3.5厘米，先端渐尖，向下渐狭成柄。花葶长5~15厘米；穗状花序长2~6.5厘米，上部花有时仅具雄蕊；苞片卵状三角形，膜质，淡褐色或带紫色；花被片合生成短管状，上部6裂，裂片长圆形，长5~7毫米，稍肉质，开花时反卷，粉红色，花芳香；雄蕊6，短于花柱，花丝丝状，花药近长圆形，两端微凹，子房瓶状，3室，花柱丝状，柱头头状，3裂。浆果球形，直径6~10毫米，熟时鲜红色。花、果期7~11月。

生境分布 生长于阴湿山坡、山谷或密林下，或栽培。分布于云南、贵州、广东、广西、四川、福建等地。

采收加工 全年可采，晒干。

饮片特征

干燥全草呈黄褐色，根茎细长，节明显，节上有残留的膜质鳞叶，并有少数弯曲卷缩的须状根，叶皱缩。

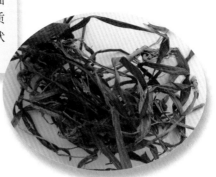

性味归经	甘，凉。归肺、肝经。
功效主治	凉血止血，清肺止咳，解毒。本品性凉能清热，入肝走血分以凉血止血，解热毒疗疮；入肺以清肺热止咳嗽，故有凉血止血、清肺止咳、解毒之效。
用量用法	6～10克（鲜者15～30克），煎服；或捣汁、浸酒。外用：适量。

精选验方

①**虚弱干呛咳嗽**：吉祥草、土羌活，煎水去渣，炖猪心、猪肺服。②**喘咳**：吉祥草30克，炖猪肺或肉吃。③**吐血、咯血**：吉祥草30克，煨水服。④**黄疸**：吉祥草30克，蒸淘米水吃。⑤**妇女干病**：吉祥草、天冬、白及、三白草根、百合各适量，加酒少许炖猪心、猪肺服。⑥**急惊**：吉祥草根捣汁，加冰片少许，灌下三匙。⑦**目翳、疳积**：吉祥草根9克，猪肝150克，同煎汤服。⑧**跌打损伤或骨折**：吉祥草、水冬瓜根皮、凤仙花秆各适量。捣绒，加酒炒热，包伤处。⑨**小儿疳积**：吉祥草9克，研粉入面中，做馍吃，3日吃完。⑩**目翳、疳积**：吉祥草根9克，猪肝90克。同煎汤服。⑪**咳嗽**：吉祥草45克，冰糖30克。每日1剂，水煎，分2次服。

黑木耳 Hei Mu Er

别名 树鸡、木机、木耳。

来源 本品为木耳科植物木耳*Auricularia auricula* (L. ex Hook.) Underw. 的子实体。

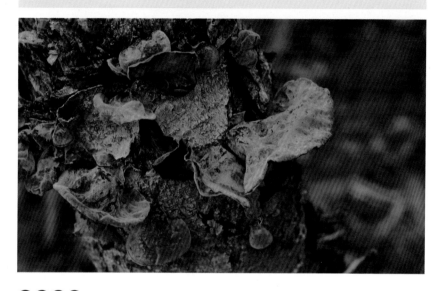

形态特征 木耳属的食用菌，是子实体胶质，成圆盘形，不规则形，直径3~12厘米。黑木耳子实体丛生，常覆瓦状叠生，耳状、叶状，边缘波状、薄，宽2~6厘米，最大者可达12厘米，厚2毫米左右，以侧生的短柄或狭细的基部固着于基质上。初期为柔软的胶质，黏而富弹性，以后稍带软骨质，干后强烈收缩，变为黑色硬而脆的角质至近革质。背面呈弧形，紫褐色至暗青灰色，疏生短绒毛。绒毛基部褐色，向上渐尖，尖端几无色，（115~135）微米×（5~6）微米。里面凹入，平滑或稍有脉状皱纹，黑褐色至褐色。菌肉由有锁状联合的菌丝组成，粗2~3.5微米。子实层生于里面，由担子、担孢子及侧丝组成。担子长60~70微米，粗约6微米，横隔明显。孢子肾形，无色，（9~15）微米×（4~7）微米；分生孢子近球形至卵形，（11~15）微米×（4~7）微米，无色，常生于子实层表面。

生境分布 生长于栎、杨、榕、槐等120多种阔叶树的腐木上，单生或群生。分布于四川、福建、江苏等地。

采收加工 夏、秋两季采收，晒干。

饮片特征

子实体呈不规则块片，多皱缩，大小不等，表面黑褐色或紫褐色，疏生极短绒毛，子实层面色较淡。用水浸泡后则膨胀，形似耳状，厚约2毫米，棕褐色，柔润，微透明，有滑润的黏液。气微香，味淡。

性味归经	甘，平。归胃、肝、大肠经。
功效主治	凉血止血、润燥。本品味甘性平偏凉质黏，入肝走血分能凉血止血，入胃、大肠能润燥利肠，故有凉血止血、润燥之功。
药理作用	本品可降低血液中的胆固醇含量，抑制血小板聚积，有助于防治动脉粥样硬化；可提高小鼠巨噬细胞的吞噬指数和百分率，对抗治疗肿瘤的化学药物引起的白细胞下降；可提高钴60照射动物的存活率，已证实有抗放射作用；还能促进小鼠血清中蛋白的生物合成。
用量用法	6～30克，煎服；或研末服。外用：适量。
使用注意	大便不实者忌用。

精选验方

①**吐血、便血、痔疮出血，或妇女崩漏失血**：木耳15～30克，湿水浸泡，洗净，以水煮烂后，加白糖适量服。②**妇女崩中漏下，或有瘀血者**：木耳60克，炒至见烟为度，加血余炭10克，共研细末。每次服6～10克，温开水或淡醋送下。③**高血压眼底出血**：黑木耳30克，红枣20只，大米100克，冰糖150克，共煮粥。④**妇女贫血体弱**：黑木耳25克，龙眼15克，红枣15只，冰糖适量。用小火焖烂服用。⑤**安神、降压、减少血小板凝聚、防血栓形成**：水发黑木耳250克，水发海带100克，蒜头1瓣，佐料适量。⑥**减少血凝、防血栓、抗老防癌**：猪前蹄1只（约500克），水发木耳25克，佐料适量。

白 及 Bai Ji

二、收敛止血药

别名 白及。

来源 本品为兰科植物白及*Bletilla striata* (Thunb.) Reichb. f. 的干燥块茎。

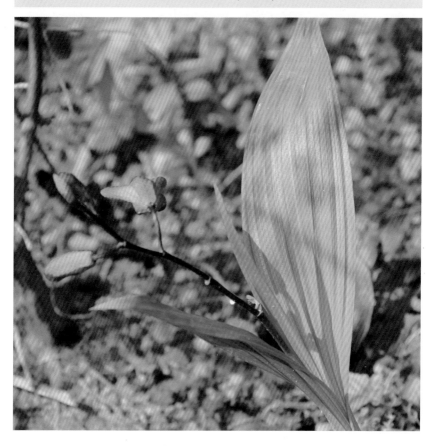

形态特征 多年生草本，高15～70厘米。根茎肥厚，常数个连生。叶3～5片，宽披叶形，长8～30厘米，宽1.5～4厘米。基部下延成长鞘状。总状花序，花紫色或淡红色。蒴果圆柱形，具6纵肋。花期4～5月，果期7～9月。

生境分布 生长于林下阴湿处或山坡草丛中。分布于四川、贵州、湖南、湖北、浙江等地。

采收加工 夏、秋两季采挖，除去残茎及须根，洗净，置沸水中煮至无白心，除去外皮，晒干。

饮片特征

本品为不规则的薄片。表面类白色，角质样。质硬而脆。无臭，味苦，嚼之有黏性。

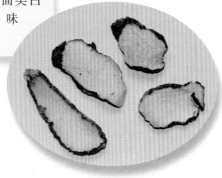

性味归经	苦、甘、涩、寒。归肺、胃、肝经。
功效主治	收敛止血，消肿生肌。本品涩而质黏，又苦泄散结，性寒清热，故有收敛止血、消痈肿生肌敛疮之效。
药理作用	有良好的止血作用，有缩短凝血时间及抑制纤溶作用，能形成人工血栓而止血；体外试验对结核杆菌、葡萄球菌、链球菌有抑制作用。白及粉内服对实验性胃、十二指肠穿孔有较好的堵塞作用。
用量用法	3～10克，煎服；每次2～5克，散剂。外用：适量。
使用注意	外感咯血、肺痈初起及肺部有实热者忌服。

精选验方

①**黄褐斑**：白及、浙贝母、白附子为主药，制成三白退斑膏，每日早晚各擦1次。②**支气管扩张**：成人每次服白及粉2～4克，每日3次，3个月为1个疗程。③**上消化道出血**：白及粉5克，每日3次，冷开水冲服，并给予一般支持治疗。④**结核性瘘管**：白及粉局部外用，每日敷1次或隔日1次，分泌物减少后改为每周1～2次。通常用药15次左右渐趋愈合。⑤**胸内食管胃吻合口瘘**：白及粉碎过筛，每次3～10克，加开水调糊，搅拌至黏稠，饭前小口频服，每日3～4次。⑥**鼻衄**：白及粉撒在凡士林纱条或纱球表面后再行填塞，每次4～5克。⑦**口腔黏膜病**：用白及粉40%、白糖60%混合搽涂患处。⑧**肛裂**：白及末、凡士林调成40%～50%的软膏，每日1次涂患处。⑨**乳糜尿**：白及30克，研末，早晚分2次配糯米煮粥服用，10日为1个疗程。

仙鹤草 Xian He Cao

二、收敛止血药

别名 龙牙草、狼牙草、脱力草。

来源 本品为蔷薇科植物龙牙草*Agrimonia pilosa* Ledeb. 的干燥地上部分。

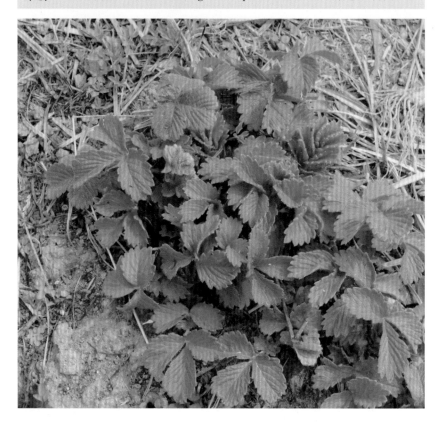

形态特征 多年生草本，高30~90厘米，全株具白色长毛。根茎横走，圆柱形，秋末自先端生一圆锥形向上弯曲的白色冬芽。茎直立。单数羽状复叶互生，小叶大小不等，间隔排列，卵圆形至倒卵形，托叶卵形，叶缘齿裂，可制取黄色染料。穗状花序顶生或腋生，花小，黄色，萼筒外面有槽并有毛，顶端生一圈钩状刺毛。刺瘦果倒圆锥形，萼裂片宿存。花、果期5~12月。

生境分布 生长于路旁、山坡或水边，也有栽培。全国大部分地区均有。

采收加工 夏、秋两季茎叶茂盛时采割，除去杂质，干燥。

饮片特征

本品为不规则的段，茎多数圆柱形，木质化，淡棕褐色，上部茎方形，四边略凹陷，绿褐色，有纵沟和棱线，茎节明显。体轻，质硬，易折断，切面中空。叶多破碎，暗绿色或灰绿色，边缘有锯齿，大小相间生于叶轴上；托叶抱茎。总状花序细长，有时可见花及果。

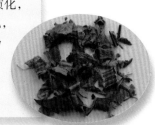

性味归经	苦、涩，平。归肺、肝、脾经。
功效主治	收敛止血，消积，止痢，杀虫。本品味涩收敛，味苦燥泄，故既能收敛止血止痢，又有消积、杀虫之功。
药理作用	仙鹤草粗制品可促进血液凝固，收缩周围血管，缩短出血时间，增加血小板，抑制纤溶酶等作用，但也有相反报告；有抗菌及抗阴道滴虫作用，对绦虫、蛔虫、血吸虫有杀灭作用，并有抗疟作用；对癌细胞有抑制作用；有调整心率、降低血糖等作用。
用量用法	10~15克，大剂量30~60克。
使用注意	仙鹤草可引起心悸、颜面充血与潮红等现象。

精选验方

①**呕血、咯血**：仙鹤草、藕节、侧柏炭各9克，水煎服。②**吐血、咯血、衄血**：仙鹤草、白茅根各30克，藕节15克，水煎服。③**滴虫性肠炎、胃肠炎、痢疾**：仙鹤草30克，水煎服；或以仙鹤草、槐花、地榆各9克，荆芥炭6克，水煎服。④**滴虫性阴道炎**：以仙鹤草嫩茎叶煎浓汁冲洗阴道，再用带线棉球浸入浓汁，3~4小时后取出，每日1次，一般连用1周；或用本品制成200%的浓缩液，外涂阴道，每日1次，1周为1个疗程。⑤**疮疖痈肿、乳腺炎**：仙鹤草熬膏调蜜外涂，每日1次。或同时内服，有消肿止痛作用。⑥**嗜盐菌感染性食物中毒**：仙鹤草30克，加水煎至100毫升，每日1次服（小儿酌减），并配合输液对症治疗。服药后呕吐者，可少量分次服。⑦**美尼尔氏综合征**：仙鹤草60克，水煎服，每日1剂，连用1~4日。⑧**劳伤脱力、体虚身乏**：仙鹤草、红枣各30克，水煎服。⑨**细菌性痢疾**：仙鹤草40克，地锦草30克，水煎，脓多加红糖，血多加白糖，分3次服。

紫 珠 Zi Zhu

二、收敛止血药

别名 紫珠草、紫珠叶。

来源 本品为马鞭草科植物紫珠属植物杜虹花*Callicarpa formosana* 及白棠子树*Callicarpa dichotoma* (Lour.) K. Koch. 等的叶。

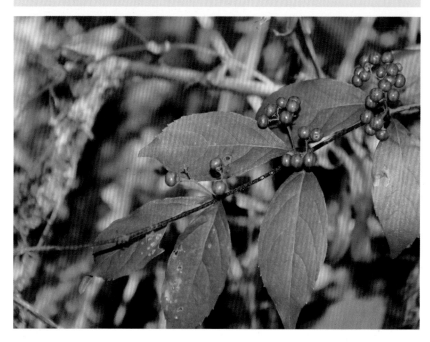

形态特征 落叶灌木，高达3米，小枝被黄褐色星毛。叶对生；卵状椭圆形或椭圆形，长7～15厘米，高3.5～8厘米，基部钝圆形或阔楔形，上面有细小粗毛，下面有黄褐色星毛，侧脉8～12对，边缘有齿牙及细锯齿；叶柄长8～15毫米，密被黄褐色星毛。复聚伞花序腋生，径3～4厘米，花序梗长1.5～2.5厘米；花柄长约1.5毫米；萼短钟形，4裂，裂片钝三角形，萼及柄均被星毛；花冠短筒状，4裂，紫色，长约2毫米，无毛；雄蕊4，长于花冠两倍；雌蕊1，子房4室，花柱细长，高于雄蕊，柱头单一。小核果，紫红色，径约2毫米。花期夏、秋间，果期8～11月。

生境分布 生长于山地、林间。前者分布于陕西及河南南部至长江以南各地；后者分布于东南沿海各地。

采收加工 夏、秋两季采集，晒干。

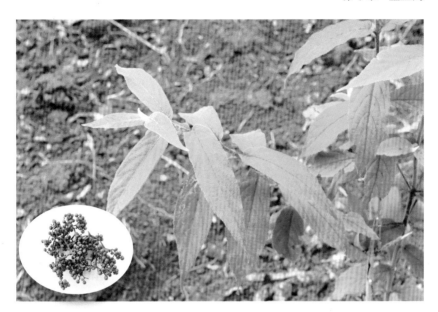

性味归经	苦、涩，凉。归肝、肺、胃经。
功效主治	收敛止血，清热解毒。本品苦凉清泻涩收，故有收敛止血，清热解疮毒之功。
药理作用	有良好的止血作用，可使血小板增加，出凝血时间及凝血酶原时间缩短，对纤溶系统具有显著的抑制作用，并能使蛙肠系膜血管收缩。对大肠杆菌、金黄色葡萄球菌、痢疾杆菌、链球菌等有抑制作用。
用量用法	10~15克，煎服；1.5~3克，研末服。外用：适量。
使用注意	本品味涩，表证初起者慎用。

精选验方

①**赤眼**：鲜紫珠草头30克，洗净切细，水2碗，煎1碗服。②**一切咽喉痛**：鲜紫珠叶30克，洗净，水200毫升，煎100毫升服，或代茶常服。③**跌打内伤出血**：鲜紫珠叶和果实60克，冰糖30克，开水炖，分2次服。④**拔牙后出血不止**：用消毒棉花蘸紫珠叶末塞之。⑤**胃肠出血**：干紫珠叶末1~2克，调冷开水，每4小时服1次；继用干紫珠叶末6克，水煎，代茶常饮。⑥**结膜炎、角膜炎、角膜溃疡、沙眼**：50%紫珠叶溶液100毫升，加生理盐水至500毫升，过滤滴眼。

棕榈炭 Zong Lü Tan

二、收敛止血药

别名 陈棕炭。
来源 本品为棕榈科植物棕榈*Trachycarpus fortunei* 的叶柄基部的棕毛经煅制成的炭剂。

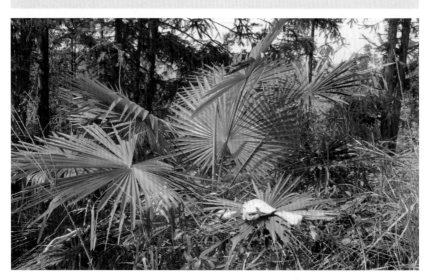

形态特征 常绿乔木，高达15米。杆圆柱形，不分枝。叶簇生于杆顶，圆扇形，革质，长约70厘米，开展时掌状，深裂至叶片的中部以上，裂片具主脉，先端2尖裂，两面均光滑无毛；叶柄长可达1米以上，质坚硬，上面平坦，下面凸起呈棱形，或有时两面凸起，两侧边缘具刺，柄基部有抱茎的叶鞘，分裂为棕褐色纤维状毛（即棕衣），叶鞘脱落后，在杆上留下呈环状痕迹的节。肉穗状花序短，自叶丛中抽出，下部有多数大形鞘状苞；花小，多数，淡黄色，单性，雌雄异株；花被6片，卵形，排列成2轮，外轮小于内轮，镊合状；雄蕊6，花药背着生，花丝极短；子房上位，雌蕊3，基部合生，1室，胚珠1。核果球形或近肾形，直径7～9毫米，具短柄，常有宿存的花被片。种子1，扁球形或肾形，暗灰色或淡黑色。花期4～5月，果期11～12月。

生境分布 栽培于村边、溪边、田边、丘陵地或山地。分布于华东、华南及西南各地。

采收加工 冬至前后采收，晒干，切成小片。

饮片特征

本品为黑褐色或黑色的块状，有光泽。质酥脆，味苦涩。

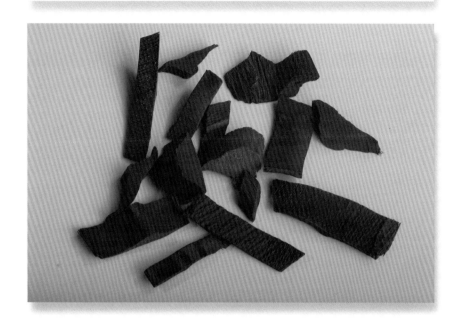

性味归经	苦、涩，平。归肝、肺、大肠经。
功效主治	收敛止血。本品味苦涩性平，收敛作用强，故有收敛止血之功。
药理作用	有一定的凝血作用。
用量用法	3～10克，煎服；1～1.5克，研末服。
使用注意	瘀滞之出血忌用。

精选验方

①**崩漏**：棕榈炭、地榆、生地各30克，黄芩、甘草、牡丹皮各9克，地骨皮、阿胶各15克（烊化兑入），先将药物用冷水适量浸泡1小时，浸透后煎煮。首煎大火，煮沸后小火，煎20～25分钟，二煎大火，煎沸后小火煎15～20分钟，煎好后两煎药液混匀，总量以250～300毫升为宜，每日1剂，每剂分2次服用，早饭前及晚饭后1小时温服各1次。每日1剂，连服5～10剂为1疗程，待下次月经来潮时，原方如法再服1个疗程。②**功能性子宫出血**：棕榈炭、血余炭各10克，荷叶50克，水煎服。

藕 节 Ou Jie

二、收敛止血药

别名 光藕节、藕节炭。
来源 本品为睡莲科植物莲 *Nelumbo nucifera* 的根茎节部。

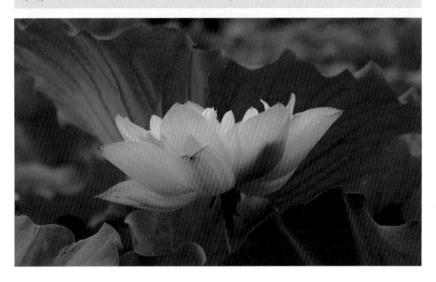

形态特征 多年生水生草本。根茎横走，肥厚，外皮黄白色，节部缢缩，生有鳞叶与不定根，节间膨大，内白色，中空而有许多条纵行的管。叶片圆盾形，高出水面，直径30～90厘米，全缘，稍呈波状，上面暗绿色，光滑，具白粉，下面淡绿色；叶柄着生于叶背中央，圆柱形，中空，高达1～2米，表面散生刺毛。花梗与叶柄等高或略高；花大，单一，顶生，直径12～23厘米，粉红色或白色，芳香；萼片4或5，绿色，小形，早落；花瓣多数，长圆状椭圆形至倒卵形，先端钝，由外向内逐渐变小；雄蕊多数，早落，花药线形，黄色，药隔先端成一棒状附属物，花丝细长，着生于花托下；心皮多数，埋藏于花托内，花托倒圆锥形，顶部平，有小孔20～30个，每个小孔内有1椭圆形子房，花柱很短，果期时花托逐渐增大，内部海绵状，俗称莲蓬。坚果椭圆形或卵形，长1.5～2.5厘米，果皮坚硬、革质；内有种子1枚，俗称莲子。花期7～8月，果期9～10月。

生境分布 自生或栽培于池塘内。全国大部分地区均有。分布于浙江、江苏、安徽、湖南、湖北等地。

采收加工 秋、冬两季采挖根茎，切取节部，洗净，晒干，除去须根。

饮片特征

本品为短圆柱形，中部稍膨大。外表面灰黄色至灰棕色，有残存的须根及须根痕，偶见暗红棕色的鳞叶残基。两端有残留的藕，表面皱缩有纵纹。断面有多数类圆形的孔。质硬。气微，味微甘、涩。

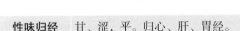

性味归经	甘、涩，平。归心、肝、胃经。
功效主治	收敛止血。本品味涩收敛，归心肝入血分，故有收敛止血之功。
药理作用	能缩短出血时间。
用量用法	10～15克，煎服。
使用注意	忌铁器。

精选验方

①**各种出血**：藕节常与白及、生地黄、阿胶、川贝母、杏仁等配伍用于肺热咯血、吐血、鼻衄、血淋、血痢、血崩等各种出血，一般用量为9～15克，水煎服，或以鲜品捣汁，调蜂蜜饮用，或以藕节煎汤代水，用于煎煮配伍用药。②**急性咽喉炎**：藕节去毛洗净，放入盐里贮存2周以上备用。用时取出，以开水冲洗后放入口中含服。每日2次，每次1枚。有良效。③**鼻息肉**：生藕节（连须）60克（新瓦上焙焦），乌梅肉（焙焦）30克，白矾15克，冰片3克，共研细末，贮瓶备用，勿令泄气。每取少许药末吹患侧鼻孔，每小时1次，5日为1个疗程，至愈为止。

三七 San Qi

三、化瘀止血药

| **别名** | 田七、出漆、参三七、三七粉。 |
| **来源** | 本品为五加科植物三七 *Panax notoginseng* (Burk.) F. H. Chen 的干燥根及根茎。 |

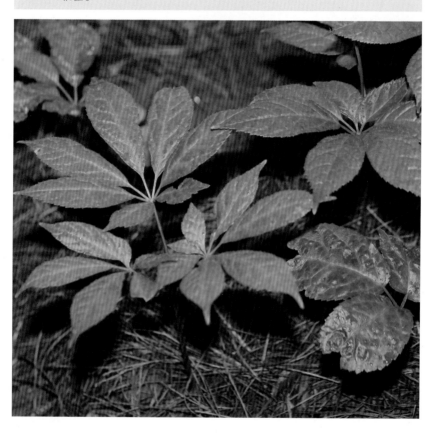

形态特征 多年生草本，高达60厘米。根茎短，茎直立，光滑无毛。掌状复叶，具长柄，3~4片轮生于茎顶；小叶3~7枚，椭圆形或长圆状倒卵形，边缘有细锯齿。伞形花序顶生，花序梗从茎顶中央抽出，花小，黄绿色。核果浆果状，近肾形，熟时红色。花期6~8月，果期8~10月。

生境分布 生长于山坡丛林下。分布于云南、广西。

采收加工 秋季开花前采挖，洗净，分开主根、支根及茎基，干燥。支根习称"筋条"，茎基习称"剪口"。

饮片特征

本品为类圆形或具多角状的薄片，直径1~4厘米。外表皮灰黄色至灰褐色，具纵皱纹，有的可见突出的支根或支根痕。切面灰黄色至灰褐色或灰绿色，粉性或呈角质状，可见一深色环纹和放射状纹理，环纹处常开裂而皮木分离。质硬。气微，味苦回甜。

性味归经	甘、微苦，温。归肝、胃经。
功效主治	化瘀止血，活血定痛。本品苦泄温通，归肝经走血分，故有化瘀止血，活血定痛之效。
药理作用	有止血作用，能缩短家兔凝血时间；有显著抗凝作用，能抑制血小板聚集，促进纤溶，使全血黏度下降；能增加麻醉动物冠脉流量，降低心肌耗氧量，促进冠脉梗死区侧支循环的形成，增加心输出量并有抗心律失常作用；有抗炎及镇痛、镇静作用。此外，还能增强肾上腺皮质功能、调节糖代谢、保肝、抗衰老及抗肿瘤作用等。
用量用法	每次1~1.5克，研末服；3~10克，煎服；外用：适量，研末外掺或调敷。
使用注意	孕妇慎用。

精选验方

①咯血：三七粉0.5~1克，每日2~3次。②外伤出血：三七研极细末外敷，加压包扎。③胃寒胃痛：三七10克，玄胡5克，干姜3克，水煎代茶饮。④慢性前列腺炎、阴部刺痛：三七粉3克，水煎服，每日2次。⑤肺、胃出血：三七3克，研细末。淡盐汤或温开水送服。⑥支气管扩张症、肺结核及肺脓肿等病引起的咯血：三七粉0.6~1克，每日2~3次。⑦大肠下血：三七研末，同淡白酒调3~6克服。⑧心绞痛：三七粉每次口服0.45克，每日3次，重症加倍。⑨赤痢血痢：三七9克，研末，米泔水调服。⑩跌打损伤：三七末9克，热黄酒90毫升。用温开水，热黄酒睡时吞服。重则每日2次，轻则1次。⑪无名肿毒、疼痛不止：三七磨米醋调涂。已破者，研末干涂。

茜 草 Qian Cao

三、化瘀止血药

别名	茜根、茜草根、茜草炭。
来源	本品为茜草科植物茜草*Rubia cordifolia* L. 的干燥根及根茎。

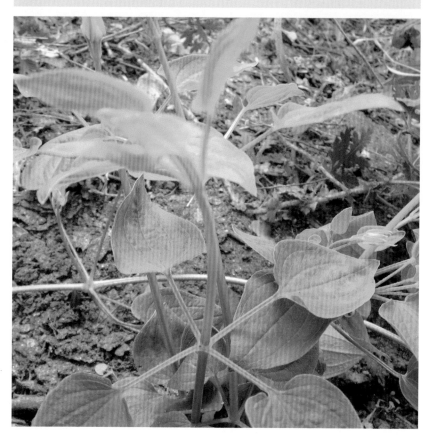

形态特征 多年生攀缘草本。根细长，丛生于根茎上；茎四棱形，棱及叶柄上有倒刺。叶4片轮生，叶片卵形或卵状披针形。聚伞花序顶生或腋生，排成圆锥状，花冠辐射状。浆果球形，熟时紫黑色。花期8～9月，果期10～11月。

生境分布 生长于山坡岩石旁或沟边草丛中。分布于安徽、江苏、山东、河南、陕西等地。

采收加工 春、秋两季采挖，除去茎叶，洗净，晒干。

饮片特征

本品为不规则的短段。外皮红棕色或暗棕色，外皮脱落处呈黄红色。切面皮部紫红色，木部粉红色，有多数散在的小孔。无臭，味微苦，久嚼刺舌。

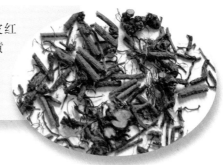

性味归经	苦，寒。归肝经。
功效主治	凉血化瘀，止血，通经。本品苦寒清泻，入肝经血分，故有凉血、化瘀、止血、通经之功。
药理作用	能缩短凝血时间，有一定的止血作用；茜草素同血液内钙离子结合，有轻度抗凝血效应。水提取物有兴奋子宫作用。茜草提取物及人工合成的茜草双酯，均有升白细胞作用。茜草中的环己肽有抗肿瘤作用。此外，对多种细菌及皮肤真菌有抑制作用，还有明显的止咳和祛痰作用。
用量用法	10～15克，煎服。止血炒炭用；活血通经生用或酒炒用。
使用注意	脾胃虚寒、无瘀滞者禁用。

精选验方

①**荨麻疹**：茜草25克，阴地蕨15克，水煎，加黄酒100克冲服。②**经痛、经期不准**：茜草15克，另配益母草和红枣各适量，水煎服。③**软组织损伤**：茜草200克，虎杖120克，用白布包煮20分钟，先浸洗，温后敷局部，冷后再加热使用，连续用药5～7日。④**外伤出血**：茜草适量，研细末，外敷伤处。⑤**跌打损伤**：茜草120克，白酒750毫升，将茜草置白酒中浸泡7日，每次服30毫升，每日2次。⑥**关节痛**：茜草60克，猪脚1只，水和黄酒各半，炖2小时，吃猪脚喝汤。⑦**阴虚之经期延长**：茜草、旱莲草各30克，大枣10枚。水煎取药汁。代茶饮。⑧**吐血**：茜根50克，捣成末，每服10克，水煎，冷服，用水调末10克服亦可。⑨**妇女经闭**：茜根50克，煎酒服。⑩**蛊毒（吐血、下血如猪肝）**：茜草根、蘘荷叶各1.5克，加水4升，煮成2升服。⑪**脱肛**：茜根、石榴皮各一把，加酒一碗，煎至七成，温服。

蒲 黄 Pu Huang

别名 生蒲黄、炒蒲黄、蒲黄炭。

来源 本品为香蒲科植物水烛香蒲 *Typha angustifolia* L.、东方香蒲 *Typha orientalis* Presl或同属植物的干燥花粉。

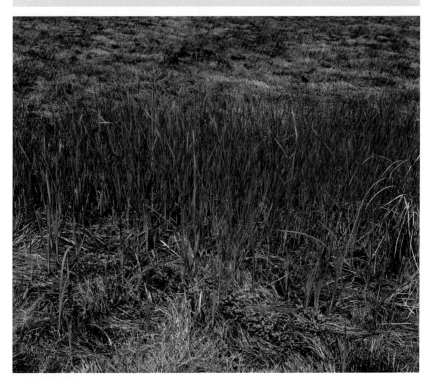

形态特征 水烛香蒲，多年沼泽生草本。根茎匍匐，有多数须根。叶扁平，线形，宽4～10毫米，质稍厚而柔，下部鞘状。穗状花序圆柱形，雌雄花序间有间隔1～15厘米；雄花序在上，长20～30厘米，雄花有早落的佛焰状苞片，花被鳞片状或茸毛状，雄蕊2～3。雌花序长10～30厘米，雌花小苞片较柱头短，匙形，花被茸毛状与小苞片等长，柱头线头圆柱形，小坚果无沟。花期6～7月，果期7～8月。

生境分布 生长于池、沼、浅水中。全国大部分地区有产。主要分布于江苏、浙江、安徽、山东等地。

采收加工 夏季采收蒲棒上部黄色雄花序，晒干碾轧、筛出花粉。

饮片特征

本品呈粉末状，鲜黄色。体轻，极易飞扬。扁圆形小颗粒，手捻有滑腻感，易附着于手指上。气微，味淡。

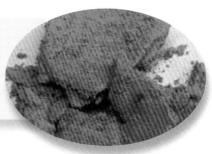

性味归经	甘，平。归肝、心经。
功效主治	化瘀止血，利尿。本品味甘性平，作用缓和，入肝、心二经血分，既能化瘀止血，又有利尿通淋之功。
药理作用	本品有促进血凝作用，能使家兔凝血时间明显缩短；有机酸粗品在酸性环境中，有抗凝血作用，能促纤溶和溶血，明显抑制黏附和聚集并抗凝血酶Ⅲ活力。生蒲黄有防止家兔食饵性动脉粥样硬化的作用，能抑制肠道吸收胆固醇，改变血脂成分；对离体及在体子宫有兴奋作用。注射液对豚鼠、小白鼠中期引产有明显作用。有降压、减慢心率的作用，对急性心肌损害有保护作用，有抗心肌梗死、提高耐低气压缺氧能力，改善心肌营养血流量，改善微循环；可增强肠蠕动，升高十二指肠紧张性，加强节律性收缩，具解痉作用。
用量用法	3～10克，煎服，布包。外用：适量。止血多炒炭用，散瘀多生用。
使用注意	孕妇忌服。

精选验方

①**产后胸闷昏厥、恶露不下**：蒲黄100克，红茶6克，用水煎，去渣用汁，每日1剂。②**婴儿湿疹**：蒲黄研末，鸡蛋黄油调敷。③**尿血（非器质性疾病引起的）**：炒蒲黄15克，旱莲草、白茅根各30克，水煎服。④**经期腰痛**：生蒲黄、桃仁、五灵脂、川赤芍、红花各9克，当归12克，炮姜炭1.5克，炙甘草3克，水煎服，每日1剂。⑤**功能性子宫出血，月经过多**：炒蒲黄、大蓟、小蓟、茜草各15克，女贞子、旱莲草各20克，水煎服。⑥**尿路感染**：生蒲黄、川木通、车前子、萹蓄各15克，水煎服。⑦**产后瘀血腹痛**：蒲黄、泽兰、赤芍、延胡索各15克，丹参20克，水煎服。⑧**血小板减少性紫癜（阳虚气弱）**：蒲黄、党参、黄芪、白术、白芍、当归、首乌、枣仁、茜草各15克，水煎服。

卷柏 Juan Bai

三、化瘀止血药

别名 生卷柏、卷柏炭。
来源 本品为卷柏科植物卷柏*Selaginella tamariscina* (Beauv.) Spring的全草。

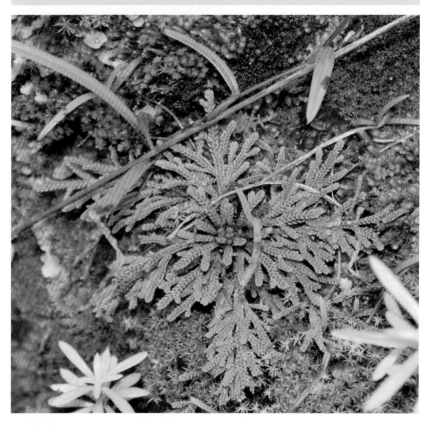

形态特征 卷柏科，卷柏属。多年生隐花植物，常绿不凋。茎高数寸至尺许，枝多，叶如鳞状，略如扁柏之叶。此物遇干燥，则枝卷如拳状，遇湿润则开展。本植物生活力甚耐久，拔取置日光下，晒至干萎后，移置阴湿处，洒以水即活，故有"九死还魂草"之名。

生境分布 生于山地岩壁上，分布于广东、广西、福建、江西、浙江、湖南、河北、辽宁等地。

采收加工 春、秋两季均可采收，但以春季采者为佳。采后剪去须根，酌留少许根茎，去净泥土，晒干。

饮片特征

本品卷缩似拳状。黄绿色或绿色，向内卷曲。枝丛生，形扁而有分支，枝上密生鳞片状小叶。叶片近卵形。无叶柄。全草基部丛生很多须根，浅黄棕色至棕黑色。质脆易折。无臭，味淡。

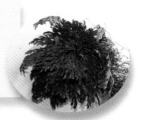

性味归经	辛，平。归肝、心经。
功效主治	化瘀止血。本品味辛行散，炒炭涩止，故生用偏于活血化瘀，炒炭后止血作用佳，有化瘀止血之效。
药理作用	降低血糖作用：给大鼠腹腔注射12.5克/千克体重的四氧嘧啶糖尿病大鼠，其3、6、9天的血糖值明显低于对照组（P<0.01）。止血作用：200%卷柏制剂给小鼠腹腔注射0.2毫升/10克，或卷柏炭喂饲小鼠8天，均可使凝血时间明显缩短。另有实验发现卷柏有缩短凝血时间和凝血酶原时间的作用。抑菌作用：100%卷柏煎剂体外对金黄色葡萄球菌、绿脓杆菌有抑制作用；卷柏烟熏法体外对感冒杆菌、奈氏菌有抑制作用，时间越长，效果越佳。
用量用法	3～10克，水煎服。外用：适量，捣敷或研末撒。
使用注意	孕妇忌服。

精选验方

①**消化性溃疡**：卷柏60克，猪肚1个。先将卷柏切碎，共炖猪肚，煮熟备用。1个猪肚分3次吃，每日1个，连用2～3日。②**慢性支气管炎**：卷柏合剂（1:2）口服。③**婴儿断脐止血**：卷柏叶洗净，烘干研末，高压消毒后，贮瓶固封。在血管钳的帮助下断脐，断端撒上药粉0.5～1.0克，1～3分钟后松开血管钳，即能达到止血的目的。④**宫缩无力、产后流血**：卷柏15克，开水浸泡后，去渣1次服。⑤**哮喘**：垫状卷柏、马鞭草各25克。水煎服，冰糖为引。⑥**癫痫**：垫状卷柏100克，淡竹叶卷心50克，冰糖100克。水煎服。⑦**吐血、便血、尿血**：垫状卷柏（炒焦）、仙鹤草各50克。水煎服。⑧**大肠下血**：卷柏、侧柏、棕榈等分。烧存性为末。每服15克，酒下；也可饭丸服。⑨**肠毒下血**：卷柏、嫩黄芪各等分。为末，米饮调。每服15克。⑩**血崩、白带**：卷柏25克。水煎服。⑪**汤火伤**：鲜卷柏捣烂敷。⑫**跌打损伤、局部疼痛**：鲜卷柏每次50克（干品25克），每日1次，煎服。

炮 姜 Pao Jiang

四、温经止血药

别名 姜皮、鲜姜、老姜、姜根。
来源 本品为姜科植物姜*Zingiber officinale* Rosc. 的干燥老根炮制品。

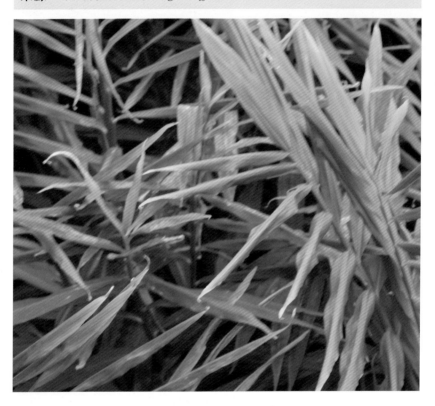

形态特征 多年生草本。根茎呈不整齐的结节状拳形团块，有明显结节状，节盘突出；茎下部的节明显膨大呈盘状。叶2~3回单数羽状复叶，小叶3~5对，边缘又作不等齐的羽状全裂或深裂，叶柄基部成鞘状抱茎。复伞形花序生于分枝顶端，伞幅细，有短柔毛；总苞和小总苞片线形；花白色。双悬果卵形，5棱。花期8月。

生境分布 生长于向阳山坡或半阳山的荒地或水地，以及土质肥沃、排水良好的沙壤土。我国各地均产。

采收加工 取干姜，照烫法（指药物与热砂同炒的一种炮制方法，称为砂烫，亦叫烫法）烫至鼓起，表面棕褐色。

饮片特征

本品呈不规则膨胀的块状。表面棕黑色或棕褐色，内部棕黄色。质轻。味微，辛辣。

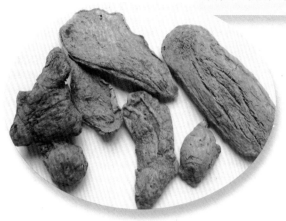

性味归经	苦、涩，温。归脾、肝经。
功效主治	温经止血，温中止痛。本品苦泄涩敛，温能胜寒，归肝入血分，归脾益脾阳，故有温经止血、温中止痛之效。
药理作用	能显著缩短出血和凝血时间，对应激性及幽门结扎型胃溃疡、醋酸诱发的胃溃疡均有抑制作用。
用量用法	3~6克，煎服。炮姜末成炭者偏于温中止痛；炮姜炭则专于温经止血。
使用注意	阴虚火旺、多汗、热盛及无瘀之出血者和孕妇均当慎用。

精选验方

①**产后腹痛**：炮姜、红花、川芎、炙甘草各10克，桃仁、蒲黄（包煎）各15克，五灵脂20克（包煎），水煎服。②**肠胃虚寒、心腹冷痛、泄泻不止**：炮姜、炮附子（去皮、脐）、肉豆蔻（面裹、煨）各等份，为细末，米糊为丸，如梧桐子大，每服50丸，空腹米饮下。③**脾胀善呃逆、肢体疲重、夜卧不安**：炮姜、木香各1.5克，当归、白术各6克，茯苓9克，半夏、厚朴、砂仁、陈皮各3克，炒薏苡仁24克，生、熟谷芽各12克，先煎谷芽，再取汤煎余药服。

艾 叶 Ai Ye

别名 蕲艾、陈艾叶、生艾叶、艾蒿。

来源 本品为菊科植物艾 *Artemisia argyi* Lévl. et Vant. 的干燥叶。

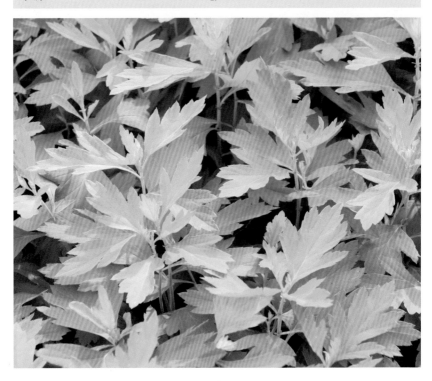

形态特征 多年生草本，高45～120厘米；茎具明显棱条，上部分枝，被白色短绵毛。单叶，互生，茎中部叶卵状三角形或椭圆形，有柄，羽状深裂，两侧2对裂片椭圆形至椭圆状披针形，中间又常3裂，裂片边缘均具锯齿，上面暗绿色，密布小腺点，稀被白色柔毛，下面灰绿色，密被白色绒毛；茎顶部叶全缘或3裂。头状花序排列成复总状，总苞卵形，密被灰白色丝状茸毛；筒状小花带红色，外层雌性花，内层两性花。瘦果长圆形、无冠毛。花期7～10月。

生境分布 生长于荒地、林缘，有栽培。全国大部分地区均产，以湖北蕲州产者为佳。

采收加工 夏季花未开时采摘，除去杂质，晒干。

饮片特征

本品多皱缩破碎，有短柄。完整者呈卵状椭圆形；上表面深黄绿色或灰绿色，有稀疏的腺点和茸毛；下表面密生灰白色绒毛。质柔软。气清香，味苦。

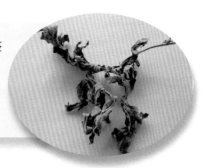

性味归经	苦、辛，温。归肝、脾、肾经。
功效主治	温经止血，散寒调经，安胎。本品辛散苦泄，性温祛寒，归肝经走血分，归脾经益脾阳，归肾经温肾固冲任，故有温经止血、散寒调经、安胎之效。
药理作用	有抗纤维蛋白溶解作用，能降低毛细血管通透性而止血。艾叶油吸入有与异丙肾上腺素相近的平喘作用，且有明显的镇咳及祛痰作用。艾叶油有抗过敏作用；煎剂对家兔离体子宫有兴奋作用。
用量用法	3～10克，煎服。外用：适量，温经止血宜炒炭用；余则生用。
使用注意	阴虚血热者慎用。

精选验方

①**脾胃冷痛**：艾叶10克，研为末，水煎服。②**鼻血不止**：艾叶适量，水煎服。③**风寒感冒咳嗽（轻症）**：艾叶、葱白、生姜各10克，水煎后温服。④**皮肤湿疹瘙痒**：艾叶30克，煎煮后用水洗患处。⑤**皮肤溃疡**：艾叶、茶叶、女贞子叶、皂角各15克，水煎外洗或湿敷患部，每日3次。⑥**荨麻疹**：生艾叶10克，白酒100毫升，共煎至50毫升左右，顿服，每日1次，连用3日。⑦**轻型慢性特异性溃疡性结肠炎**：复方白及煎灌肠，寒湿用桂枝、艾叶炭各15克；湿热用槐花、地榆各20克；均煎汤200毫升，与白及15克混合，待38℃左右时保留灌肠，尽量使药液在体内保留2小时以上，每日1次，3周为1疗程，疗程间隔1周。无副作用和不适反应。⑧**慢性肝炎**：艾叶注射液（每毫升相当于生药0.5克），每日肌注4毫升，总疗程1～2月。⑨**慢性支气管炎**：干艾叶500克或鲜艾叶1000克，洗净，切碎，放4000毫升水中浸泡4～6小时，煎煮过滤，约得滤液3000毫升，加适量调味剂及防腐剂。每日3次，每次30～60毫升。或制成注射液，每日2次，每次肌注2～4毫升。⑩**寻常疣**：用鲜艾叶局部擦拭，每日数次，连用3～10日。

灶心土 Zao Xin Tu

四、温经止血药

别名 伏龙肝。

来源 本品为久经柴草熏烧的灶底中心的土块。

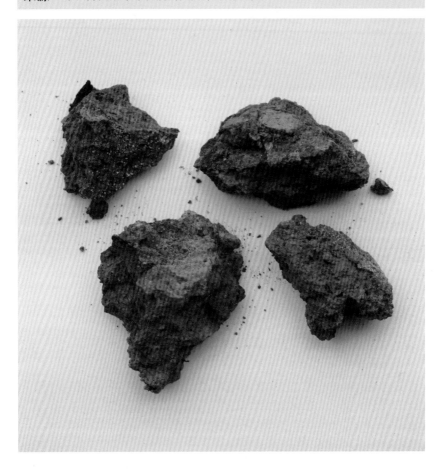

形态特征 久经柴草熏烧的灶心土。本品呈不规则块状，大小不一，表面红褐色。质坚硬，但较砖为松，指划易碎，并有粉末掉下。断面细腻或微有蜂窝小孔。有烟熏气，味淡，尝之有泥土感。

生境分布 全国农村均有。

采收加工 在拆修柴火灶（或烧柴的窑）时，将烧结的土块取下，用刀削去焦黑部分及杂质即得。

饮片特征

本品呈不规则碎块状，大小不一。全体红褐色、黑褐色或橙黄色。体轻，质较硬，易砸碎，断面呈颗粒状。有烟熏气，味淡，略吸舌。

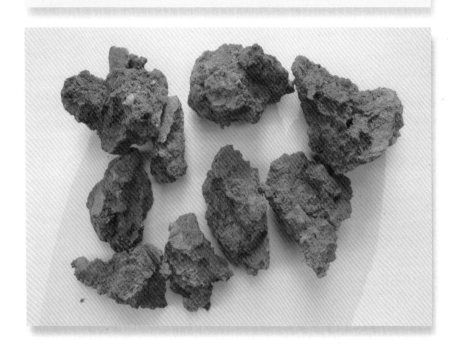

性味归经	辛，温。归脾、胃经。
功效主治	温中止血，止呕，止泻。本品辛温性燥质沉，专入脾胃经，故有温中散寒、止血、止呕、止泻之效。
药理作用	动物实验表明，本品能减轻洋地黄酊引起的呕吐，有止呕作用。
用量用法	15～30克，布包先煎，煎服；或用60～120克，煎汤代水。
使用注意	阴虚失血及热证呕吐反胃者忌服。

精选验方

①便血、吐血、衄血、功能性子宫出血：灶心土30克，甘草、干地黄、白术、附子（炮）、阿胶、黄芩各10克，煎服。②呕吐：灶心土，用十余年者，为细末，米饮调下9克。

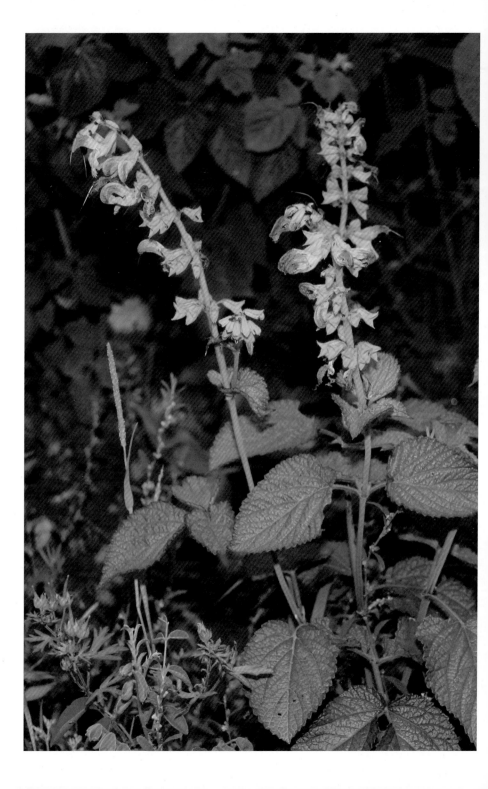

第十一章　活血化瘀药

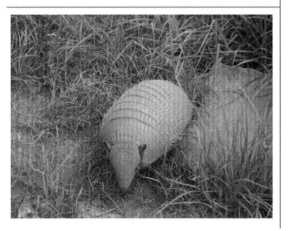

川芎 Chuan Xiong

一、活血止痛药

别名 抚芎、大芎、茶芎、炒川芎、生川芎、酒川芎。

来源 本品为伞形科多年生草本植物川芎*Ligusticum chuanxiong* Hort. 的干燥根茎。

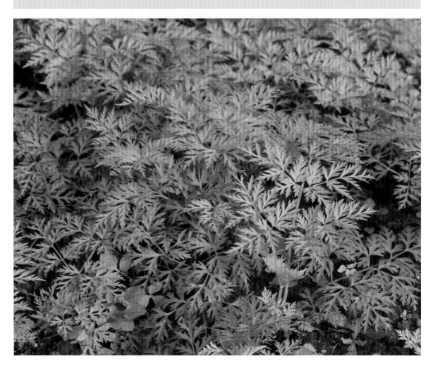

形态特征 多年生草本。根茎呈不整齐的结节状拳形团块，有明显结节状，节盘突出；茎下部的节明显膨大呈盘状。叶2～3回单数羽状复叶，小叶3～5对，边缘又作不等齐的羽状全裂或深裂，叶柄基部成鞘状抱茎。复伞形花序生于分枝顶端，伞幅细，有短柔毛；总苞和小总苞片线形；花白色。双悬果卵形，5棱。花期7～8月，果期9～10月。

生境分布 生长于向阳山坡或半阳山的荒地或水地，以及土质肥沃、排水良好的沙壤土。分布于四川省的灌县、崇庆、温江，栽培历史悠久，野生者较少，为道地药材。西南及北方大部地区也有栽培。

采收加工 5月下旬当茎上的节盘显著突出，并略带紫色时采挖根茎，除去泥沙及茎叶，晒干或烘干，再打去粗皮与须根。

饮片特征

本品为不规则蝴蝶形薄片，长2.5～5厘米，厚0.15～0.2厘米，外表黄褐色；切面黄白色或灰黄色，可见波状环纹或不规则纹理，并散有多数黄棕色小油点，切面光滑，周边粗糙不整齐。质坚而脆。香气浓而特异，味苦辛，稍有麻舌感，微甜。

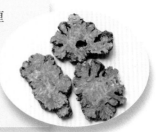

性味归经	辛，温。归肝、胆、心包经。
功效主治	活血行气，祛风止痛。本品味辛行散，香温宣通，"上行头目，下行血海"，能散风邪，行气血，开郁结，通血脉，故有活血行气、祛风止痛之功。
药理作用	川芎嗪能抑制血管平滑肌收缩，扩张冠状动脉，增加冠脉血流量，改善心肌缺氧状况及肠系膜微循环，并降低心肌耗氧量，增加脑及肢体血流量，降低外周血管阻力；降低血小板表面活性，抑制血小板聚集，预防血栓形成；使孕兔离体子宫收缩加强，大剂量转为抑制，可抑制小肠的收缩。
用量用法	3～10克，煎服；研末吞服，每次1～1.5克。
使用注意	性偏温燥，且有升散作用，阴虚火旺、舌红津少口干者不宜应用，月经过多者也应慎用。

精选验方

①**偏头痛**：川芎20～30克，牛膝30～45克，琥珀（冲服）、僵蚕各5～10克，蔓荆子10～15克，石决明10～50克。水煎服，每日1剂，重者日2剂。②**缺血性中风**：磷酸川芎嗪80～100毫克，加5%葡萄糖500毫升，静滴，10次为1个疗程。③**内伤头痛**：采用川芎茶调散加蜈蚣或全蝎、僵蚕等。水煎日1剂，分3次服。④**脑震荡**：川芎、当归、赤芍、石菖蒲各12克，朱茯苓、丹参各15克，钩藤、白芷各10克，薄荷6克，怀牛膝、生龙骨、生牡蛎各20克。水煎日1剂。⑤**三叉神经痛**：川芎30克，当归、丹参、白芍各12克，柴胡15克，黄芩、白芷、全虫、地龙各9克，水煎服。⑦**再生障碍性贫血**：川芎、丹参、当归、鸡血藤各15～30克，红花10克。随症加减。水煎服。⑧**脑外伤后综合征**：川芎嗪40～80毫克，加入5%葡萄糖300～500毫升中，每日静滴1次，10次为1个疗程，停药2日进行下1个疗程。

延胡索 Yan Hu Suo

一、活血止痛药

别名 元胡、玄胡、延胡、元胡索、玄胡索、炒元胡、醋元胡、酒元胡。
来源 本品为罂粟科多年生草本植物延胡索*Corydalis yanhusuo* W. T. Wang的干燥块茎。

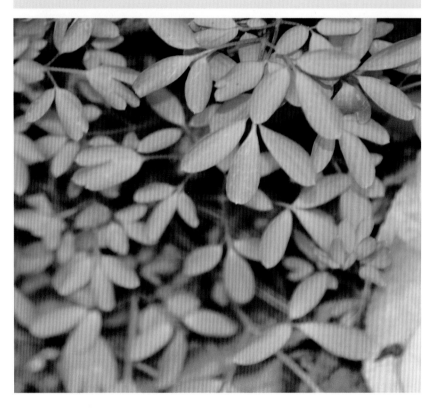

形态特征 多年生草本，茎纤弱，高约20厘米。叶互生，有长柄，小叶片长椭圆形至线形，全缘。总状花序顶生，花红紫色，横生于小花梗上，蒴果长圆形。花期3~4月，果期4~5月。

生境分布 生长于稀疏林、山地、树林边缘的草丛中。分布于浙江、江苏、湖北、湖南、安徽、江西等地大面积有栽培。本品为浙江特产，尤以金华地区产品最佳。

采收加工 夏初茎叶枯萎时采挖，除去须根，洗净，置沸水中煮至无白心时，取出晒干。

饮片特征

本品为圆形厚片或不规则的碎颗粒，直径0.5～1.5厘米。外表皮灰黄色至棕黄色，具不规则皱纹。切面金黄色，角质样，有蜡样光泽。质坚硬。气微，味苦。

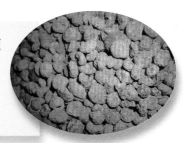

性味归经	辛、苦，温。归肝、脾、心经。
功效主治	活血，行气，止痛。本品辛散苦降温通，既走血分，又行气分；能行血中气滞，理气中血滞，止一身上下诸痛，作用强，应用颇广，疗效甚捷，故为活血行气止痛良药。
药理作用	本品有镇痛作用，以延胡索乙素和延胡索丑素作用最强，延胡索甲素次之，延胡索丙素也有明显的镇痛作用。延胡索乙素有明显的镇静、催眠与安定作用，尚有轻度中枢性镇呕及降低体温作用。醇提物特别是去氢延胡索甲素，有明显扩张动物冠状血管，增加冠脉血流量，对某些实验性心律失常有效，总碱水溶部分对室性早搏有效。去氢紫堇碱能保护大鼠实验性溃疡病，减少胃液分泌胃酸及胃蛋白酶的量。
用量用法	3～10克，煎汤，研末每次1～1.5克。醋制加强止痛之功。
使用注意	孕妇忌服。

精选验方

①**尿血（非器质性疾病引起的）：**延胡索50克，朴硝37.5克，共研为末，每次20克，水煎服。②**产后恶露下不尽、腹内痛：**延胡索末，以温酒调下5克。③**跌打损伤：**延胡索炒黄研细，每次5～10克，开水送服，也可加黄酒适量同服。④**疝气危急：**延胡索（盐炒）、全蝎（去毒，生用）各等份，为末，每次2.5克，空腹盐酒下。⑤**小儿支气管炎：**白芥子20克，延胡索12克，甘遂、细辛各6克，樟脑3克，鸡蛋1个。将前5味共研细末，再与鸡蛋清调匀。敷于肺俞和中府穴。⑥**胆汁返流性胃炎：**延胡索、五灵脂（包煎）、郁金各10克，大黄、甘草各6克，砂仁、厚朴各8克。水煎取药汁。每日1剂，分2次服用。7日为1个疗程。⑦**慢性萎缩性胃炎：**延胡索、五灵脂、草豆蔻、没药、白及、木蝴蝶各10克，人参15克。水煎取药汁。饭前半小时温服，每日1剂，分2次服用。3个月为1个疗程。

郁金 Yu Jin

一、活血止痛药

别名 玉金、川郁金、广郁金。

来源 本品为姜科多年生草本植物温郁金*Curcuma wenyujin* Y. H. Chen et C. Ling、姜黄*Curcuma longa* L.、广西莪术*Curcuma kwangsiensis* S. G. Lee et C. F. Liang 或蓬莪术*Curcuma phaeocaulis* Val. 的干燥块根。

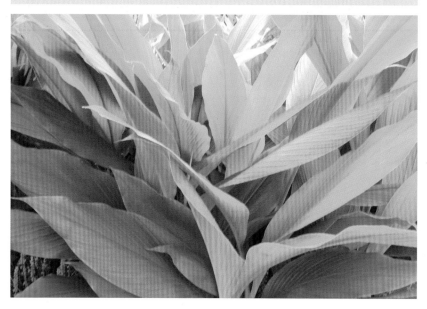

形态特征 多年生宿根草本。根粗壮，末端膨大呈长卵形块根。块茎卵圆状，侧生，根茎圆柱状，断面黄色。叶基生，叶柄长约5厘米，基部的叶柄短，或近于无柄，具叶耳；叶片长圆形，长15～37厘米，宽7～10厘米，先端尾尖，基部圆形或三角形。穗状花序，长约13厘米；总花梗长7～15厘米；具鞘状叶，基部苞片阔卵圆形，小花数朵，生于苞片内，顶端苞片较狭，腋内无花；花萼白色筒状，不规则3齿裂；花冠管呈漏斗状，裂片3，粉白色，上面1枚较大，两侧裂片长圆形；侧生退化雄蕊长圆形，药隔距形，花丝扁阔；子房被伏毛，花柱丝状，光滑或被疏毛，基部有2棒状附属物，柱头略呈2唇形，具缘毛。花期4～6月，极少秋季开花。

生境分布 生长于林下或栽培。分布于浙江、四川等地。

采收加工 冬季茎叶枯萎后采挖，摘取块根，除去细根，蒸或煮至透心，干燥。切片或打碎，生用，或矾水炒用。

饮片特征

本品呈椭圆形、卵圆形或长条形薄片。外表皮灰黄色、灰褐色至浅棕色，带白色丝状纹理。切面灰棕色、橙黄色至灰黑色，光滑，半透明，正中有一环纹，角质样。气微香，味微苦。

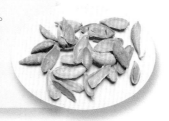

性味归经	辛、苦，寒。归肝、胆、心经。
功效主治	活血行气，解郁止痛，清心凉血，利胆退黄。本品味辛能散能行，既活血又行气解郁而止痛。性寒归肝胆、心经，能清热利胆退黄，顺气降火而凉血止血，解郁开窍而有清心之功。
药理作用	姜黄素能促进胆汁分泌与排泄，对肝脏损伤有保护作用；对实验动物的主动脉、冠状动脉及分支内膜斑块的形成有减轻作用。本品可抑制存在胆囊中的微生物，有镇痛、抗炎作用。
用量用法	5~12克，煎服；研末服，2~5克。
使用注意	畏丁香。

精选验方

①**冠心病心绞痛**：郁金、薤白、茯苓、白芍、元胡、甘草各15克，木香5克，枳实、桂枝、厚朴、川芎各12克，水煎3次，每日2次。②**低蛋白血症**：郁金、丹参、黄芪各20~60克，大枣、当归、五味子、连翘、木香各15克，三七10克，鳖甲15~45克，随症加减，水煎或制蜜丸每次10克。③**脑外伤综合征**：郁金、陈皮、当归、桃仁、牛膝各10克，赤芍、生地黄各15克，川芎、柴胡各7克，红花2克，随症加减，每日1剂，水煎服。④**中风**：郁金、菖蒲、远志各15克，丹参30克，鼻饲、灌肠、口服等多种途径给药。⑤**癫痫**：郁金21克，白矾9克，天竺黄、琥珀各6克，朱砂、薄荷各3克。研细末过100目筛，装胶囊，成人每服3克，小儿1.5~2克，每日3次，3周见效者继用，直至不发病，然后渐减药量再服1个月左右。⑥**自汗症**：广郁金30克，五倍子9克，共研细末，每次用10~15克，蜂蜜调成药饼2块，贴两乳头，纱布固定，每日换药1次。⑦**中耳炎**：用广郁金1枚，蘸麻油少许，磨取浓汁，再放冰片0.03克调匀，试净患耳内脓液后滴之，每日3次，一般用广郁金1枚即愈。⑧**脑血栓形成**：郁金、水蛭、川芎，按2：1.5：3的比例混合粉碎制片，每片重0.3克，每日6片分3次服，7日为1个疗程，连服8个疗程。

姜黄 Jiang Huang

别名 广姜黄、色姜黄、片子姜黄。

来源 本品为姜科多年生草本植物姜黄 *Curcuma longa* L. 的干燥根茎。

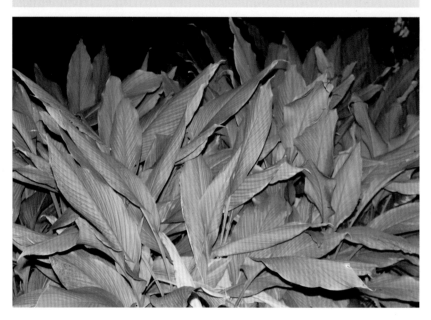

形态特征 多年生宿根草本。根粗壮，末端膨大呈长卵形或纺锤状块根，灰褐色。根茎卵形，内面黄色，侧根茎圆柱状，红黄色。叶根生；叶片椭圆形或较狭，长20～45厘米，宽6～15厘米，先端渐尖，基部渐狭；叶柄长约为叶片之半，有时几与叶片等长；叶鞘宽，约与叶柄等长。穗状花序稠密，长13～19厘米；总花梗长20～30厘米；苞片阔卵圆形，每苞片内含小花数朵，顶端苞片卵形或狭卵形，腋内无花；萼3钝齿；花冠管上部漏斗状，3裂；雄蕊药隔矩形，花丝扁阔，侧生退化，雄蕊长卵圆形；雌蕊1，子房下位，花柱丝状，基部具2棒状体，柱头2唇状。蒴果膜质，球形，3瓣裂。种子卵状长圆形，具假种皮。花期8月。

生境分布 生长于排水良好、土层深厚、疏松肥沃的砂质壤土。分布于四川、福建等地。

采收加工 冬季茎叶枯萎时采挖，煮或蒸至透心，晒干，除去须根，切厚片，生用。

饮片特征

本品为不规则或类圆形的厚片。外表皮深黄色，棕色纹理，粗糙，有时可见环节。切面棕黄色至金黄色，角质样，皮心易离，内皮层环纹明显，维管束呈点状散在。气香特异，味苦、辛。

性味归经	辛、苦，温。归肝、脾经。
功效主治	活血行气，通经止痛。姜黄辛苦而温，归肝、脾经，走气分又入血分，辛温相合可内行气血，苦温相合可活血通经，故有此功。
药理作用	姜黄能降血脂和抗心绞痛，并能抑制血小板聚集和增强纤溶活性，对大鼠和小鼠足肿有与可的松、保泰松相近似的抗炎作用；姜黄煎剂腹腔注射，对小鼠各期妊娠和兔早期妊娠有明显的终止作用。此外，还有兴奋子宫、利胆、抗病原微生物等作用。
用量用法	生用。内服：煎汤，3～10克；或入丸、散。外用：适量，研末调敷。
使用注意	孕妇慎服。

精选验方

①**心绞痛：**口服姜黄浸膏片或服姜黄散（与当归、木香和乌药配伍），可缓解心腹痛。②**高脂血症：**口服姜黄浸膏片（每片相当于生药3.5克）5片，每日3次。③**胆囊炎、肝胆结石、上腹痛：**姜黄、郁金各9克，茵陈15克，黄连、肉桂各3克，元胡6克，水煎服。④**跌打损伤及体表脓肿疼痛属阳证者：**姜黄、大黄、黄柏、陈皮、白芷、天南星、苍术、厚朴、花粉、甘草各适量，研末外敷。⑤**风湿肩臂关节肌肉疼痛及腰痛：**姜黄、羌活、白术、当归、赤芍、海桐皮、甘草各适量，水煎服。⑥**产后腹痛：**姜黄1～6克，研末或煎汤分服。⑦**闭经、痛经对于血瘀者：**姜黄、莪术、川芎、当归、白芍、玄胡素、牡丹皮、红花、肉桂各适量配用，如《证治准绳》姜黄散。

红 豆 Hong Dou

一、活血止痛药

别名 红豆、赤豆、红饭豆、米赤豆、孔雀豆、相思格。
来源 本品为豆科植物红豆树*Ormosia hosiei* Hemsl. et Wils. 的种子。

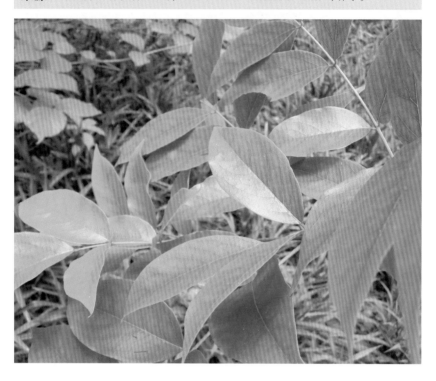

形态特征 常绿或落叶乔木，高20～30米，胸径可达1米；树皮灰绿色，平滑。小枝绿色；奇数羽状复叶，小叶多为2对，互生或对生，薄革质，卵形或卵状椭圆形，先端急尖或渐尖，基部圆形或阔楔形，侧脉8～10对。圆锥花序顶生或腋生，长15～20厘米，下垂；花疏，有香气；花冠白色或淡红色。荚果近圆形，扁平，先端有短喙，果瓣近革质，褐色，有种子1～2粒。种子近圆形或椭圆形，长1.5～1.8厘米，宽1.2～1.5厘米，厚约5毫米，种皮鲜红光亮。花期4～5月，果期10～11月。

生境分布 多生于河旁、山坡、山谷林内地带。分布于陕西、江苏、湖北、广西、四川等地。

采收加工 秋末冬初采种子，备用。

饮片特征

种子椭圆形或近圆形，外表皮暗红色或鲜红色，有光泽，侧面有条状种脐。种皮坚脆。子叶发达。气微。

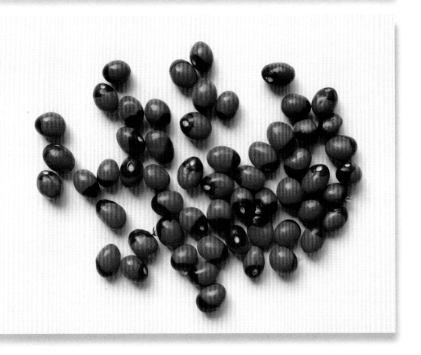

性味归经	苦，平；有小毒。归肝、脾经。
功效主治	活血通经，理气止痛。本品味苦，性偏温，入肝经走血分，通经活血，通则不痛，气血通畅则疼痛自除，故有活血通经、理气止痛之功。
用量用法	9~15克，煎服。

精选验方

①**身肿皮紧**：红豆、缩砂、白姜、桂枝、陈皮、青皮、桔梗、胡椒各5钱，丁香、木香各3钱，上为末，每服2钱，秋石汤调下。②**搐鼻**：红豆10个，麻黄根（炒）5钱，苦丁香5分，羌活（炒）、连翘（炒）各3分。上为细末。

乳 香 Ru Xiang

一、活血止痛药

别名 熏陆香、滴乳香、乳香珠、明乳香、制乳香、炒乳香、醋制乳香。

来源 本品为橄榄科小乔木卡氏乳香树*Boswellia carterii* Birdw. 及其同属植物 *Boswellia bhaw-dajiana* Birdw. 皮部渗出的树脂。

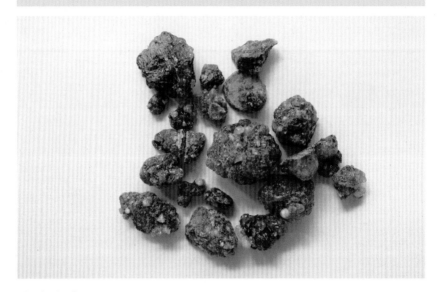

形态特征 矮小灌木，高4～5米，罕达6米。树干粗壮，树皮光滑，淡棕黄色，纸状，粗枝的树皮鳞片状，逐渐剥落。叶互生，密集或于上部疏生，单数羽状复叶，长15～25厘米，叶柄被白毛；小叶7～10对，对生，无柄，基部者最小，向上渐大，小叶片长卵形，长达3.5厘米，顶端者长达7.5厘米，宽1.5厘米，先端钝，基部圆形、近心形或截形，边缘有不规则的圆齿裂，或近全缘，两面均被白毛，或上面无毛。花小，排列成稀疏的总状花序；苞片卵形；花萼杯状，先端5裂，裂片三角状卵形；花瓣5片，淡黄色，卵形，长约为萼片的2倍，先端急尖；雄蕊10，着生于花盘外侧，花丝短；子房上位，3～4室，每室具2垂生胚珠，柱头头状，略3裂。桉果倒卵形，长约1厘米，有三棱，钝头，果皮肉质，肥厚，每室具种子1枚。

生境分布 生长于热带沿海山地。分布于非洲的索马里、埃塞俄比亚及阿拉伯半岛南部，土耳其、利比亚、苏丹、埃及也产。

采收加工 春、夏两季将树干的皮部由下而上用刀顺序切伤，使树脂由伤口渗出，数天后凝成硬块，收集即得。

饮片特征

本品呈球形或泪滴状颗粒，或不规则小块状，长0.5～2厘米；淡黄色，半透明。质坚脆，断面蜡样。气芳香，味微苦，嚼之软化成胶块。

性味归经	辛、苦，温。归心、肝、脾经。
功效主治	活血止痛，消肿生肌。本品辛散、苦泄、温通，归肝、脾经，走气、血分，故能宣通经络，活血行气散滞，瘀消血活则疼痛止、肿疡消、肌肉生长，故有活血止痛、消肿生肌之功。
药理作用	有镇痛作用。
用量用法	生用活血消肿力强，炒用祛瘀止痛作用为好。内服：煎汤，生用2～5克，炒用4～10克；或入丸、散。外用：适量，研末调敷。
使用注意	孕妇及血虚无瘀者禁服。本品味苦气浊，易致呕吐，故胃弱者不宜多服久服。

精选验方

①**冠心病、心绞痛**：乳香、没药各9克，降香15克，郁金、丹参、红花、瓜蒌各9克，水煎服。②**气滞胃痛、胃肠痉挛、胃肠积气胀痛、胃肠痉挛疼痛**：乳香、五灵脂、高良姜、香附各适量，水煎服。③**痛经、闭经**：乳香、当归、丹参、香附、元胡各适量，水煎服。④**宫颈糜烂**：乳香、儿茶、铜绿、没药各5钱，轻粉2钱，黄丹3钱，冰片1钱，共研细粉，用液状石蜡调成膏剂。用消毒干棉球拭净分泌物，将药膏用带线棉球涂塞患处，6小时后牵出，每日1次。

没 药 Mo Yao

一、活血止痛药

别名 末药、醋制没药。

来源 本品为橄榄科植物没药树*Commiphora myrrha* Engl. 或其他同属植物皮部渗出的油胶树脂。

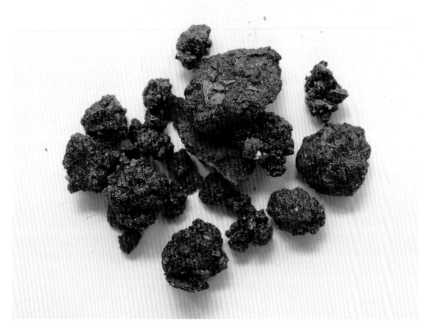

形态特征 本植物为灌木或矮乔木，高3米。树干粗，具多数不规则尖刺状粗枝；树皮薄，光滑，常有片状剥落。叶单生或丛生，多为3出复叶，小叶倒长卵形或倒披针形，中央1片较大；叶柄短。总状花序腋生或丛生于短枝上，花杂性，萼呈杯状，宿存；花冠4瓣，白色，雄蕊8；子房3室。核果卵形，棕色。种子1~3枚。本品呈不规则颗粒状或黏结成团块，状似红砂糖。大小不一，一般直径为2.5厘米。表面红棕色或黄棕色，凹凸不平，被有粉尘。花期夏季。

生境分布 生长于海拔500~1500米的山坡地。分布于非洲索马里、埃塞俄比亚以及印度等地。

采收加工 每年11月至翌年2月，采集由树皮裂缝处渗出于空气中变成红棕色坚块的油胶树脂，去净树皮及杂质，打碎后炒用。

饮片特征

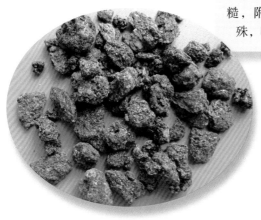

本品呈颗粒状或不规则块状。红棕色或黄棕色，表面粗糙，附有粉尘。质坚脆。气特殊，味苦而微辛。

性味归经	苦、辛，平。归心、肝、脾经。
功效主治	活血止痛，消肿生肌。本品味辛芳香，能走窜而善行，故能活血行气，血行气利则疼痛止，肿疡消，故有此功。
药理作用	能抑制多种致病性真菌局部刺激作用，并能降血脂。
用量用法	炒用。内服，煎汤，3～9克；或入丸、散。外用：适量，研末调敷。
使用注意	孕妇及血虚无瘀者禁服。本品气浊味苦，易致呕吐，胃弱者不宜多服。

精选验方

①**高脂血症**：以没药胶囊（每粒含没药浸膏0.1克），每次2～3次，每日3次，全日量相当于原生药2～3克，2个月为1个疗程。②**急性腰腿扭伤**：用乳没糊剂（乳香、没药等分为末，30%乙醇调糊）外敷，每日1～2次，连用3～5日。③**宫外孕（包块型）**：没药、赤芍、乳香、桃仁各10～15克，丹参15～25克，三棱、莪术各5～10克，水煎服。④**心绞痛**：（赤槐丸）没药1钱，赤芍、槐花各20克，丹参15克，桃仁10克。为每日量。制成水丸。每日20～30克。

毛冬青 Mao Dong Qing

一、活血止痛药

别名 乌尾丁、毛披树根、毛冬青根、山冬青根。

来源 本品为冬青科常绿灌木植物毛冬青 *Ilex pubescens* Hook. et Arn. 的干燥根。

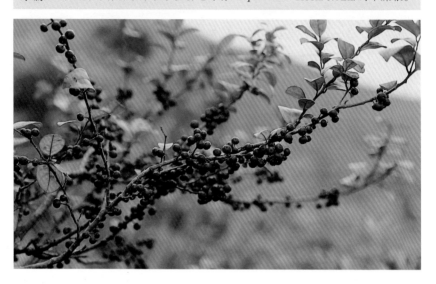

形态特征 毛冬青常绿灌木或小乔木，高3~4米。小枝灰褐色，有棱，密被粗绒毛。叶互生；叶柄长3~4毫米，密被短毛；叶片纸质或膜质，卵形或椭圆形，长2~6.5厘米，宽1~2.7厘米，先端短渐尖或急尖，基部宽楔形或圆钝，边缘有稀疏的小尖齿或近全缘，中脉上面凹下，创脉4~5对，两面有疏粗毛，沿脉有稠密短粗毛。花序簇生叶腋；雄花序每枝有1花，稀3花，花4或5数，花梗长1~2毫米，花萼直径约2毫米，裂片卵状三角形，被柔毛，花冠直径4~5毫米，花冠倒卵状长圆形，雄蕊比花冠短；雌花序每枝具1~3花，花6~8数，花萼直径约2.5毫米，裂片宽卵形，有硬毛，花瓣长椭圆形，长约2毫米，子房卵形，无毛，柱头头状。果实球形，直径3~4毫米，熟时红色，宿存花柱明显，分核常6颗，少为5颗或7颗，椭圆形，背部有单沟，两侧面平滑，内果皮近木质。花期4~5月，果期7~8月。

生境分布 生长于山野坡地、丘陵的灌木丛中。分布广东、广西、安徽、浙江、福建等地。

采收加工 秋、冬两季采挖地下树根，洗净泥土，除去须根，切片，晒干。

饮片特征

本品为不规则的厚片。表面灰褐色或棕褐色，散生点状皮孔。切面皮部狭窄，淡棕色，可见散在的黄白色点状石细胞群，木部黄白色，致密，年轮隐约可见。质坚硬。气微，味微苦、涩。

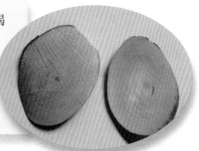

性味归经	辛、苦，寒。归心经。
功效主治	活血祛瘀，清热解毒，祛痰止咳。本品辛以行散，苦能降泄，寒能清热，又走血分，故有活血化瘀、清热解毒、祛痰止咳之功效。
药理作用	毛冬青或毛冬青黄酮类能扩张冠状动脉血管，增加心肌收缩力，改善甲皱微循环，对血小板凝聚有一定的作用。还能镇咳、祛痰、平喘，对多种细菌有抑制作用。
用量用法	10~30克，内服，入汤剂，单用60克。外用：适量。
使用注意	本品略有小毒，不宜大量久服。

精选验方

①**冠状动脉粥样硬化性心脏病**：毛冬青根90~150克，每日1剂，水煎分3次服；或用片剂、冲剂、糖浆剂等，剂量按每日生药90~120克计算，3次分服。②**感冒、扁桃体炎、痢疾**：毛冬青根25~50克，水煎服。③**血栓闭塞性脉管炎**：毛冬青根90克，煨猪脚1只服食，每日1次；另取毛冬青根150克，煎水浸泡伤口，每日1~2次，浸泡后外敷生肌膏。④**动脉粥样硬化症**：口服毛冬青糖浆（每100毫升含生药500克），每次20毫升，每日3次。⑤**烧伤**：毛冬青300~500克，水煎2次，滤液混合浓缩成50%煎液，制成油纱布备用。每日或隔日换药，以保持油纱布湿润为度。高烧时另给煎液内服，每次20~40毫升，每日2~3次。⑥**中心性视网膜炎**：用毛冬青针剂肌肉注射，每次2毫升（含黄酮40毫克），每日1~2次。⑦**葡萄膜炎**：采用毛冬青电离子透入法，每日1~2次，10日为1个疗程，合并毛冬青肌肉注射，每日1~2次，每次2毫升（相当于生药8克）；同时用1%阿托品点眼扩瞳。

金盏菊 Jin Zhan Ju

一、活血止痛药

别名 山金菊、大金盏菊。
来源 本品为菊科植物金盏菊 *Calendula officinalis* L. 的干燥花（根也可用）。

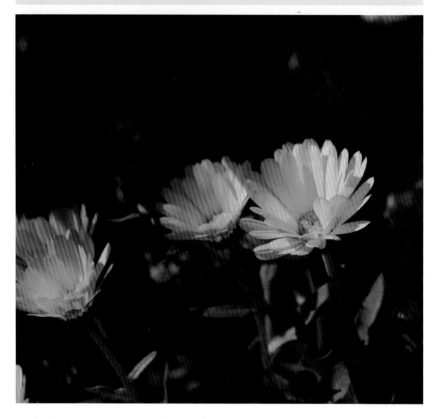

形态特征 金盏菊株高30～60厘米，为二年生草本植物，全株被白色茸毛。单叶互生，椭圆形或椭圆状倒卵形，全缘，基生叶有柄，上部叶基抱茎。头状花序单生茎顶，形大，4～6厘米，舌状花一轮，或多轮平展，金黄或橘黄色，筒状花，黄色或褐色。也有重瓣（实为舌状花多层）、卷瓣和绿心、深紫色花心等栽培品种。花期12～6月，盛花期3～6月。瘦果，呈船形、爪形，果期5～7月。

生境分布 四川、贵州、广西、广东、福建等地均有栽培。

采收加工 秋季或第二年春采花。

饮片特征

本品为头状花序，形大。橘黄色或金黄色，筒状花，褐色或黄色。

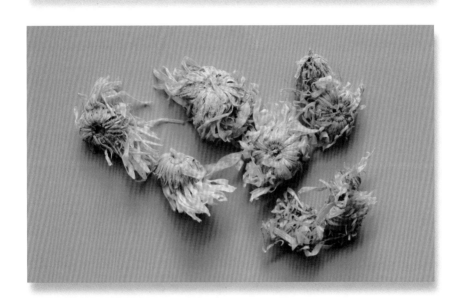

性味归经	淡，平。归肝、大肠经。
功效主治	行气活血，凉血止痢。本品甘平（偏凉），入肝经行气活血，入大肠经凉血止痢，故有此功。
药理作用	花、叶有抗菌消炎作用。花提取物对中枢神经有镇静作用，降低反射兴奋性；静脉注射可引起血压下降，增强心脏活动，增加心跳振幅，减慢心律，促进狗的胆汁分泌，加速创伤愈合。金盏花贰B对大鼠关节炎有明显的抗炎作用和抗溃疡作用。酊剂在试管中对病毒有杀灭作用。叶的水提取物有加速血凝的作用。
用量用法	内服：煎汤，根15～30克，鲜品加倍，花3～9克。

精选验方

①**胃寒痛**：金盏菊鲜根30～60克，水煎或酒、水煎服。②**疝气**：金盏菊鲜根60～120克，酒、水煎服。③**癥瘕**：金盏菊干根30～60克，酒、水煎服。④**肠风便血**：金盏菊鲜花10朵，酌加冰糖。水煎服。

丹 参 Dan Shen

二、活血调经药

别名 赤参、紫丹参、酒丹参。

来源 本品为唇形科多年生草本植物丹参*Salvia miltiorrhiza* Bge. 的干燥根及
根茎。

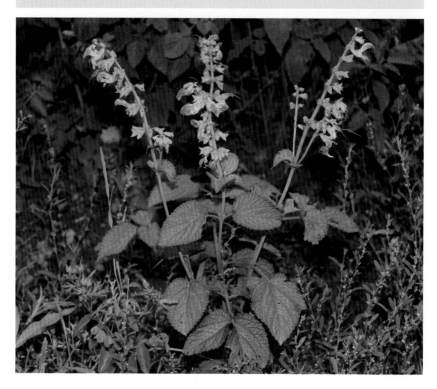

形态特征 多年生草本，高20~80厘米，全株密被柔毛及腺毛，根细长、
圆柱形，外皮砖红色。茎四棱形，多分枝。叶对生，有长柄，奇数羽状复
叶，小叶通常3~5片，卵形或长卵形，顶生的较大，边缘有浅钝锯齿，上面
稍皱缩，下面毛较密。总状轮伞花序顶生或腋生，花冠唇形，蓝紫色，上唇
稍长，盔状镰形。花期5~10月，果期6~11月。

生境分布 生长于气候温暖湿润、日照充足的地方。全国大部分地区均有
生产。分布于河北、安徽、江苏、四川等地。

采收加工 秋季采挖，除去茎叶，洗净泥土，润透后切片，晒干。生用或
酒炒用。

饮片特征

本品呈类圆形或椭圆形的厚片。外表皮棕红色或暗棕红色，粗糙，可见纵皱纹。切面红黄色或黄棕色，可见散在黄白色筋脉点，呈放射状排列，中心略黄，外表皮暗红棕色。气微，味微苦涩。

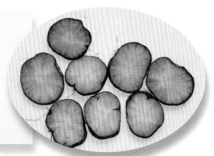

性味归经	苦，微寒。归心、心包、肝经。
功效主治	活血祛瘀，凉血消痈，安神。本品苦能降泄，微寒清热，入心、肝二经走血分，故有凉血、活血之功；瘀热去则痈肿消，故又有消痈之能。
药理作用	丹参对冠状动脉有扩张作用，并可改善心功能，缩小心肌梗死范围。可增强豚鼠离体心脏的收缩力，可显著延长或提高小鼠或大鼠在常压缺氧下的存活时间或存活率。
用量用法	5～15克，煎服。活血化瘀宜酒炙用。
使用注意	反藜芦。

精选验方

①**慢性肝炎、肝脾肿大：**常用本品与当归、郁金、香附、鸡内金等配伍，或用本品配板蓝根各15克，郁金12克，水煎服，也可用于晚期血吸虫病肝脾肿大，以改善肝功能，软缩肝脾。②**慢性胃炎、胃及十二指肠溃疡、胃神经官能症（对于气滞血瘀，上腹疼痛者）：**丹参30克，檀香、砂仁各5克，水煎服。③**盆腔炎：**丹参溶液15毫升，直流电导入，每日1次，15次为1个疗程。④**痈肿、乳房肿痛：**丹麦、金银花、连翘、知母、瓜蒌、乳香、没药、穿山甲配伍，如《医学衷中参西录》消乳汤。⑤**复发性口疮：**丹参30克，水煎服，每日1剂。每周前5天服药，停药2天，连续2周为1个疗程。⑥**血管性头痛：**丹参30克，钩藤、牛膝、僵蚕（可用当归代之）、川芎、白芷各9克，水煎服。⑦**癫痫（对于青少年初发癫痫，属气滞血瘀者）：**丹参、乌药各100克，每日1剂，水煎服，连服3～5日。⑧**坐骨神经痛：**丹参、乳香、没药、当归配伍，如《医学衷中参西录》活络效灵丹。⑨**月经不调、腹痛、腰背痛：**丹参研末，每服6克，每日2次。

红花 Hong Hua

别名 红蓝花、杜红花、川红花、草红花。
来源 本品为菊科植物红花*Carthamus tinctorius* L. 的干燥花。

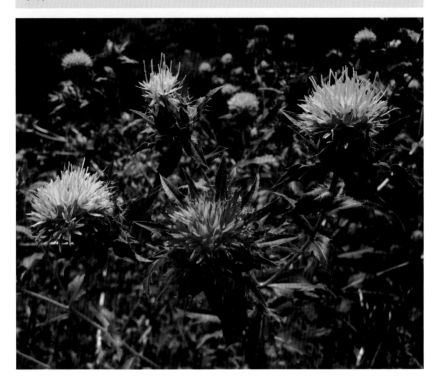

形态特征 一年生或二年生草本，高30～90厘米。叶互生，卵形或卵状披针形，长4～12厘米，宽1～3厘米，先端渐尖，边缘具不规则锯齿，齿端有锐刺；几无柄，微抱茎。头状花序顶生，直径3～4厘米，总苞片多层，最外2～3层叶状，边缘具不等长锐齿，内面数层卵形，上部边缘有短刺；全为管状花，两性，花冠初时黄色，渐变为橘红色。瘦果白色，倒卵形，长约5毫米，具四棱，无冠毛。花、果期5～8月。

生境分布 生长于向阳、土层深厚、中等肥力、排水良好的砂质壤土上。分布于河南、浙江、四川、江苏、新疆等地，全国各地多有栽培。

采收加工 夏季花色由黄变红时采摘。多在早晨太阳未出，露水干前采摘管状花，摊晾阴干或弱日光下晒干。

饮片特征

本品为干燥管状花，不带子房。表面鲜艳橙红色或橙黄色。花冠筒细长；雄蕊5枚，花药聚合成筒状，黄白色；柱头长圆柱形，顶端微分叉。质地柔软。香气特殊，味微苦。

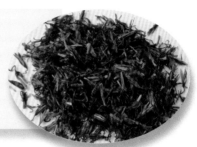

性味归经	辛，温。归心、肝经。
功效主治	活血通经，祛瘀止痛。本品辛散温通，入心肝经血分，行血散瘀，血行则经脉通，瘀祛则疼痛止，故能活血通经，祛瘀止痛。
药理作用	红花水提取物有轻度兴奋心脏、增加冠脉流量作用，红花对犬急性心肌缺血有减轻作用，并使心率减慢，心电图S－T段抬高的幅度显著下降。红花黄素对乌头碱所致心律失常有一定对抗作用；对麻醉动物有不同程度的降压作用；有抑制血小板聚集和增加纤溶作用。煎剂对各种动物，不论已孕及未孕子宫均有兴奋作用，甚至发生痉挛，对已孕子宫尤为明显。此外，红花油还有降低血脂作用。
用量用法	3～9克，煎服，外用：适量。
使用注意	孕妇忌服。

精选验方

①痛经：红花6克，鸡血藤24克，水煎，调黄酒适量服。②关节炎肿痛：红花炒后研末适量，加入等量的地瓜粉，盐水或烧酒调敷患处。③产后腹痛：红花、川芎、炙甘草、炮姜各10克，桃仁、蒲黄（包煎）各15克，五灵脂20克（包煎），水煎服。④喉痛、音哑：红花、枳壳、柴胡各5克，桃仁、桔梗、甘草、赤芍各10克，生地黄20克，当归、玄参各15克，水煎服。⑤冻疮：红花10克，川椒、苍术、侧柏叶各20克，泡酒，用药酒擦手足。⑥肝郁气滞型脂肪肝：青皮、红花各10克。将青皮、红花去杂质，洗净，青皮晾干后切成丝，与红花同入砂锅，加水浸泡30分钟，煎煮30分钟，用洁净纱布过滤，去渣取汁即成。代茶饮，可连续冲泡3～5次，当日饮完。

桃 仁 Tao Ren

二、活血调经药

别名 光桃仁、山桃仁、桃仁泥、炒桃仁。

来源 本品为蔷薇科植物桃 *Prunus persica* (L.) Batsch或山桃 *Prunus davidiana* (Carr.) Franch. 的干燥成熟种子。

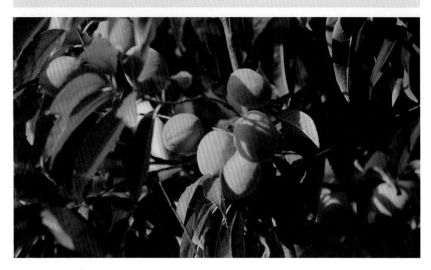

形态特征 桃为落叶乔木，高3～8米。树皮暗褐色，老时粗糙。叶互生，在短枝上呈簇生状，具线状托叶一对，宿存。叶柄长1～1.2厘米，具腺体；叶片椭圆状披针形或倒卵状披针形，长8～15厘米，先端渐尖，基部阔楔形，边缘具细锯齿。花单生，先叶开放；花梗极短；花萼基部合生成短筒状，萼片5，外面密被白色短柔毛；花瓣5，基部具短爪，粉红色或白色；雄蕊多数；子房1室，胚珠2个，通常只有一个发育。核果心状卵形或近球形，密被短毛，直径5～7厘米或更大。山桃：与上种相似，唯树皮光滑，暗紫红色。托叶早落；叶片卵状披针形，长4～10厘米，近基部最宽，鲜绿色。萼外面多无毛，果实直径约3厘米。桃核近球形，表面有孔纹和短沟纹。花期4月，果期5～9月。

生境分布 生长于海拔800～1200米的山坡、山谷沟底或荒野疏林及灌木丛内。全国大部分地区均产。分布于四川、陕西、河南、山东、河北等地。以山东产者质优。

采收加工 夏、秋两季果实成熟时采摘果实或收集果核，除去果肉和核壳，取出种子，晒干。以秋季采者质佳。

饮片特征

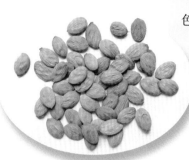

本品呈椭圆形，微扁。外皮棕黄色或棕红色，有纵皱，顶端尖，中间膨大，底部略小钝圆而偏斜，边缘薄。气微，味微苦。

性味归经	苦、甘，平；有小毒。归心、肝、大肠经。
功效主治	活血祛瘀，润肠通便。本品味苦降泄，入心、肝经走血分，故活血祛瘀，其味甘则和畅血脉，甘苦相合而导瘀通经；富含油脂，入大肠经而润燥滑肠。故有活血祛瘀、润肠通便之功。
药理作用	促进初产妇子宫收缩；有抗凝及较弱的溶血作用，对血流阻滞、血行障碍有改善作用；能增加脑血流量，扩张兔耳血管；对呼吸中枢呈镇静作用；脂肪油有润肠缓下作用。桃仁水提取物能抑制小鼠血清中的皮肤过敏抗体及豚鼠脾溶血性细胞的产生。
用量用法	5～10克，煎服，宜捣碎入煎。
使用注意	孕妇及血虚者忌用；便溏者慎用。本品有小毒，不可过量。

精选验方

①高血压、脑血栓形成有热象者：桃仁10克，决明子12克，蜂蜜适量。以适量水煎，加蜂蜜冲服。代茶频饮。②习惯性流产：桃仁15克，益母草60克。水煎取汁。代茶饮。③小儿百日咳恢复期：党参9克，胡桃仁15克。加水煎取药汁。每日1剂，分1～2次食用。④精神病：桃仁12克，大黄21克（后下），芒硝15克（冲），甘草6克，桂枝3克，水煎服。⑤子宫内膜炎、宫颈炎、附件炎：桃仁20克，繁缕100～150克，丹皮15克，水煎去渣，每日2次分服。⑥小儿支气管哮喘：桃仁60克，杏仁6克，栀子18克，胡椒3克，糯米4.5克，共为末，蛋清调匀，呈软面团状，分4份，用不透水的塑料薄膜包之，双侧涌泉穴及足背相对处各敷1份，12小时去药，隔12小时再用药，一般1～3次可缓解。⑦经闭、病经：桃仁、延胡索各15克，土鳖虫10克，丹参25克，赤芍、香附各20克，水煎服。

益母草 Yi Mu Cao

二、活血调经药

别名 坤草、茺蔚草。
来源 本品为唇形科植物益母草*Leonurus japonicus* Houtt. 的新鲜或干燥地上部分。

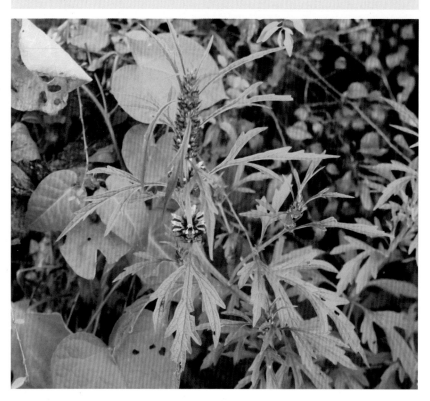

形态特征 一年或两年生草本，有倒向糙伏毛。根生叶近圆形，叶缘5～9浅裂，具长柄，中部叶掌状3深裂，裂片矩圆形。花序上的叶呈条形或条状披针形，全缘或具稀少牙齿；叶片两面被柔毛。轮伞花序腋生；花萼钟状5齿，前两尺靠合；花冠淡红色或紫红色，花冠筒内有毛环，上下唇几乎等长。小坚果熟时黑褐色，三棱形。花期6～9月，果期9～10月。

生境分布 生长于山野荒地、田埂、草地等。全国各地均产，野生或栽培。

采收加工 夏季茎叶茂盛，花未开或初开时采割，晒干或切段晒干。

饮片特征

本品呈不规则的段，茎叶花共存。茎方形，四面凹下成纵沟，灰绿色或黄绿色。切面中部有白髓，呈絮状。叶片灰绿色，较薄，多皱缩、破碎。花为穗状，花蕾带刺，黄棕色，花萼筒状，花冠二唇形。气微，味微苦。

性味归经	苦、辛，微寒。归肝、心、膀胱经。
功效主治	活血调经，利水消肿。本品苦泄辛散，入心、肝走血分，故可活血祛瘀调经；入膀胱走水道，故可利水消肿。
药理作用	益母草对子宫有直接兴奋作用，可使子宫收缩频率幅度及紧张度增加，益母草制剂对于垂体后叶素诱发的兔心肌缺血及冠状动脉结扎形成的犬心肌梗死，均有保护作用；并可增加离体豚鼠心脏冠脉流量，减慢心率，改善微循环障碍，抑制血小板凝聚，提高纤维蛋白酶活性，对实验性血栓有一定的促进溶解作用；益母草碱对呼吸中枢有兴奋作用，还能利尿及抑制皮肤真菌。
用量用法	煎服10～30克，或熬膏，入丸剂。外用：适量捣敷或煎水外洗。
使用注意	孕妇忌服，血虚无瘀者慎用。

精选验方

①**痛经**：益母草30克，香附9克，水煎，冲酒服。②**闭经**：益母草90克，橙子30克，红糖50克，水煎服。③**功能失调性子宫出血**：益母草50克，香附15克，鸡蛋2个，加水煮熟，再去壳煮10分钟，去药渣，吃蛋饮汤，每日1次。④**产后腹痛**：益母草50克，生姜30克，大枣20克，红糖15克，加水煎服。⑤**血瘀经闭、小腹胀病**：益母草、当归各5钱，五灵脂4钱，川芎、红花、桃仁各15克，水煎服。

牛 膝 Niu Xi

二、活血调经药

别名 怀膝、怀牛膝、淮牛膝、炒牛膝、酒牛膝。
来源 本品为苋科植物牛膝*Achyranthes bidentata* Bl. 的干燥根。

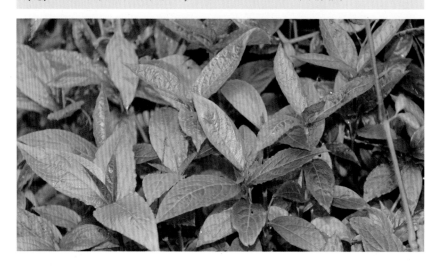

形态特征 多年生草本，高30～100厘米。根细长，直径0.6～1厘米，外皮土黄色。茎直立，四棱形，具条纹，疏被柔毛，节略膨大，节上对生分枝。叶对生，叶柄长5～20毫米；叶片椭圆形或椭圆状披针形，长2～10厘米，宽1～5厘米，先端长尖，基部楔形或广楔形，全缘，两面被柔毛。穗状花序腋生兼顶生，初时花序短，花紧密，其后伸长，连下部总梗在内长15～20厘米；花期后反折，贴近花梗；苞片1，膜质，宽卵形，上部突尖呈粗刺状，另有2枚小苞片针状，先端略向外曲，基部两侧各具，1卵状膜质小裂片；花被绿色，5片，直立，披针形，有光泽，长3～5毫米，具1脉，边缘膜质；雄蕊5，花丝细，基部合生，花药卵形，2室，退化雄蕊顶端平或呈波状缺刻；子房长圆形，花柱线状，柱头头状。胞果长圆形，光滑。种子1枚，黄褐色，花期7～9月，果期9～10月。

生境分布 栽培或野生于山野路旁。分布于河南，大量栽培于武陟、温县、博爱，有悠久历史，为道地药材。安徽、山东、河北、江苏等地也有栽培。

采收加工 冬季茎叶枯萎时采挖，除去须根及泥沙，捆成小把，晒干皱后，用硫黄熏2次，将顶端切齐，晒干。

饮片特征

本品为类圆形的厚片或圆柱形的短段，直径0.4～1厘米。外表皮灰黄色至淡棕色，具细纵皱纹及须根痕。切面皮部淡黄色至淡棕色，有众多筋脉小点，排列成数环，木部细小。质硬，易受潮变软。气微，味微甜而稍苦涩。

性味归经	苦、甘、酸，平。归肝、肾经。
功效主治	活血祛瘀，补肝肾，强筋骨，利水通淋，引火（血）下行。生用苦酸，则降泄导瘀，引血下行，活血通经，通淋涩，利关节；制后，味变甘，入厥阴补肝强筋，入少阴补肾壮骨，可补肝肾、强筋骨。
药理作用	牛膝醇浸剂对大鼠甲醛性关节炎有较明显的抑制作用。牛膝醇提取液对离体蛙心有抑制作用，能扩张血管，具降压作用；对未孕或已孕子宫能产生明显兴奋作用，还有利尿、降血糖、改善肝功能、降低血浆胆固醇、镇静等作用。
用量用法	10～15克，入汤剂。补肝肾、强筋骨，多用制牛膝；活血祛瘀、利尿通淋、引血下行多用生牛膝。
使用注意	孕妇及月经过多者忌用。

精选验方

①**血瘀闭经**：牛膝、红花、桃仁、香附、当归各9克，水煎服。②**尿道结石**：牛膝30克，乳香9克，水煎服，重症每6小时1剂，轻症每日1～2剂。③**功能性子宫出血**：牛膝30～45克，每日水煎顿服或分2次服。④**乳糜尿**：牛膝90～120克，芹菜种子45～60克，水煎2次混匀，分2～3次服。一般连用3～4剂。⑤**术后肠粘连**：牛膝、木瓜各50克，浸泡于500毫升白酒中，7日后饮用，每晚睡前饮用1次，以能耐受为度。⑥**腿痛**：牛膝4钱，续断、木瓜各3钱，水煎服。或制成2钱重蜜丸，每服1丸，每日2次。

川牛膝 Chuan Niu Xi

二、活血调经药

别名 酒川牛膝、制川牛膝。
来源 本品为苋科植物川牛膝*Cyathula officinalis* Kuan的干燥根。

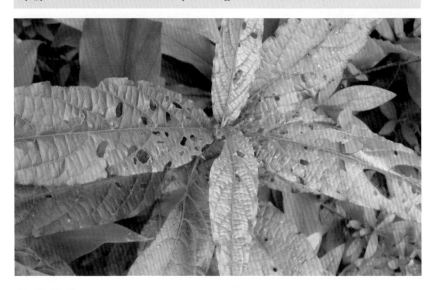

形态特征 多年生草本，高40～100厘米。主根圆柱形，直径0.8～1.5厘米，外皮棕色。茎下部近圆柱形，中部近四棱形，疏被糙毛，节略膨大，叶对生，椭圆形至狭椭圆形，长3～13厘米，宽1.5～5厘米，先端渐尖，基部楔形或宽楔形，全缘，上面密叠倒伏糙毛，下面密生长柔毛；叶柄长0.3～1.5厘米。花绿白色，头状花序数个于枝端排成穗状；苞片卵形，长3～5毫米，干膜质，先端具钩状芒刺；苞腋有花纹朵，能育花居中，不育花居两侧；不育花的花被退化为2～5枚钩状芒刺，能育花的花被5，2长3短；雄蕊5，花丝基部密被长柔毛；退化雄蕊5，长方形，狭细，长0.3～0.4毫米，宽0.1～0.2毫米。先端齿状浅裂；雄蕊基部外侧围绕子房丛生的长柔毛较退化雄蕊长；雌蕊子房上位，1室，花柱细。胞果长椭圆状倒卵形，长2～5毫米。种子卵形。花期6～7月，果期8～9月。

生境分布 野生于林缘、草丛中或栽培。分布于四川、贵州、云南等地。

采收加工 秋、冬两季采挖，栽培者以生长3年为宜，过早质量差，太晚有腐根。挖出后，除去芦头、支根及须根，去净泥土，晒至半干，堆放回润，再炕干或晒干，或趁鲜切片，晒干。

饮片特征

本品为圆形、类圆形或不规则形薄片，直径0.5～3厘米。外表皮黄棕色或灰褐色，具明显纵皱纹，有时可见横向突起的皮孔。切面黄棕色或黄色，可见众多筋脉小点排列成多轮同心环。质坚韧。气微，味甜。

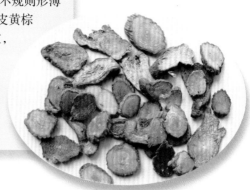

性味归经	苦、甘、酸，平。归肝、肾经。
功效主治	逐瘀通经，通利关节，利水通淋，引血下行。本品苦降，入肝经走血分，逐瘀通经，引血下行；入肝经走筋脉，则通利关节，入肾经，又利水通淋。故有此功。
药理作用	所含昆虫变态甾体激素具有强的蛋白质合成促进作用；乙酸乙酯、苯及醇提取物均有对小鼠抗生育和抗着床作用；杯苋甾酮具有激素活性，使子宫重量增加，但对卵巢影响不大。
用量用法	10～15克，入汤剂。
使用注意	孕妇及月经过多者忌用。

精选验方

①**高血压**：川牛膝20克，牡丹皮、桃仁、当归、川芎、生龙骨、生牡蛎各15克，车前子10克，煎汤服用。②**腰腿痛**：川牛膝、续断、杜仲各10克，水煎服，每日1剂。③**骨髓炎**：川牛膝、紫花地丁各20克，黄芪20～30克，土茯苓、丹参各30克，金银花、山药各25克，蒲公英45克，当归、骨碎补各12克，黄柏10克，水煎服，每日1剂，连服10～20剂。④**牙痛**：川牛膝、生石膏、生地黄、赭石各50克，甘草10克，水煎2次，混合后分上、下午服，每日1剂。⑤**肝硬化腹水**：苍术、白术、川牛膝、怀牛膝、防己、大腹皮各30克。先用冷水浸泡2小时，浸透后煎煮。煎时以水淹没全药为度，小火煎煮2次，首煎50分钟，煎成后两煎混匀，总量以250～300毫升为宜。每日1剂，分2次服用，饭后2小时服。

泽 兰 Ze Lan

二、活血调经药

别名 香泽兰、鲜泽兰、泽兰叶、草泽兰。
来源 本品为唇形科植物毛叶地瓜儿苗*Lycopus lucidus* Turcz. var. hirtus Regel 的干燥地上部分。

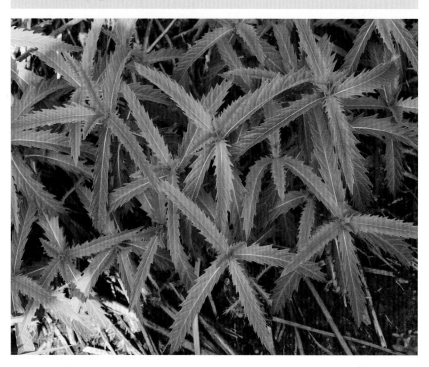

形态特征 为多年生草本，高60～170厘米。根茎横走，节上密生须根，先端肥大呈圆柱形茎，通常单一，少分支，无毛或在节上疏生小硬毛。叶交互相对，长圆状披针形，先端渐尖，基部渐狭，边缘具锐尖粗牙齿状锯齿，亮绿色，两面无毛，下面密生腺点；无叶柄或短柄。轮伞花序腋生，花小，具刺尖头；花冠白色，内面在喉部具白色短柔毛。小坚果倒卵圆状四边形，褐色。花期6～8月，果期8～10月。

生境分布 生长于沼泽地、水边；野生，有栽培。全国大部分地区均产。分布于黑龙江、辽宁、浙江、湖北等地。

采收加工 夏、秋两季当茎叶生长茂盛时采收，割取全草，去净泥杂，晒干。

饮片特征

本品呈不规则的段。茎方柱形，四面均有浅纵沟，表面黄褐色或微带紫色，节处紫色明显，有白色茸毛。质脆，易折断，切面黄白色，中央髓部大多呈中空洞状，占直径的1/2或更多。叶对生，暗绿色或微带黄色，多皱缩破碎，展平后呈披针形或长圆形，边缘有锯齿。花簇生于叶腋，大多脱落或仅有苞片与萼片。气微，味淡。

性味归经	苦、辛，微温。归肝、脾经。
功效主治	活血祛瘀，利水消肿。本品辛散温通苦降，入肝经血分则活血祛瘀，入脾经，又芳香舒脾，脾气舒则水湿下行，故又利水退肿。
药理作用	泽兰全草水浸膏，可使模拟航天飞行中失重引起血瘀的兔明显改善循环障碍，对兔异常的血液流变也有较好的改善作用；降低血液黏度、纤维蛋白原含量及红细胞聚集指数；具强心作用。
用量用法	10~15克，煎服。外用：适量。
使用注意	无瘀滞者慎服。

精选验方

①产后四肢浮肿：泽兰叶、防己各3克，共研为末，温酒调服。②**经期腰痛**：泽兰叶30~60克，水煎，加红糖适量，每日1剂，分2次煎服。③**闭经**：泽兰、熟地黄、益母草各30克，赤芍10克，当归、香附各9克，水煎服，每日2剂。④**产后瘀血腹痛**：泽兰30克，赤芍10克，当归、没药、乳香、桃仁各9克，红花6克，水煎服，每日1剂。⑤**产后子宫复旧不良**：泽兰0.5~1两，水煎服，砂糖为引，每日1剂。

鸡血藤 Ji Xue Teng

二、活血调经药

别名 血藤、血节藤、大血藤、山鸡血藤。
来源 本品为豆科植物密花豆*Spatholobus suberectus* Dunn的干燥藤茎。

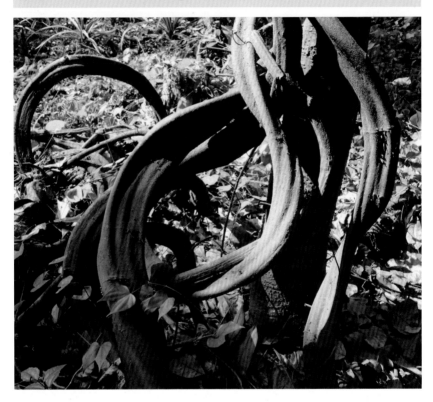

形态特征 木质大藤本，长达数十米，老茎扁圆柱形，稍扭转。三出复叶互生，有长柄，小叶宽卵形，先端短尾尖，基部圆形或浅心形，背脉腋间常有黄色簇毛，小托叶针状。大型圆锥花序生枝顶叶腋。花近无柄，单生或2～3朵簇生于序轴的节上成穗状，花萼肉质筒状，被白毛，蝶形花冠白色，肉质。荚果扁平，刀状，长8～10.5厘米，宽2.5～3厘米。花期5～6月，果期9月。

生境分布 生长于灌木丛中或山野间。分布于广西、广东、江西、福建、云南、四川等地。

采收加工 秋、冬两季采收，除去枝叶，切片，晒干。

饮片特征

本品为不规则形的厚片。外皮淡棕色至灰褐色，脱落处呈红棕色。切面木部具多数小孔和红棕色至黑棕色的树脂状分泌物，相间排列呈条带状或半环状，髓偏向一侧。折断面纤维性。

性味归经	苦、甘，温。归肝经。
功效主治	行血补血，舒筋活络。本品苦甘而性温，归肝经走血分，既能活血又能补血，还可舒筋活络以利经脉，故有此功。
药理作用	三叶鸡血藤酊剂给大白鼠灌胃，对甲醛性关节炎有显著疗效。给大白鼠腹腔注射，有镇静、催眠作用。昆明鸡血藤煎剂或酊剂对已孕或未孕实验动物子宫，均有兴奋作用，尤以煎剂作用较强。
用量用法	10～15克，煎服，大剂量可用至30克，或浸酒服，或熬成膏服。
使用注意	月经过多者慎用。

精选验方

①**手脚痛**：鸡血藤100克，水煎服。②**贫血**：鸡血藤、土党参各30克，水煎服。③**风湿性关节炎**：风湿关节痛：透骨草、防风、苍术、黄柏各3钱，鸡血藤5钱，牛膝4钱，水煎服。④**腰痛**：鸡血藤、伸筋草各9克，水煎服。⑤**贫血**：鸡血藤30克，水煎服，或熬膏服。⑥**白细胞减少症**：鸡血藤、黄芪各15克，大枣10枚，水煎服。⑦**血虚血瘀月经不调、痛经、闭经**：鸡血藤、当归、熟地黄各15克，川芎、香附各10克，水煎服。⑧**中风后遗症手足痿弱、偏瘫**：鸡血藤30克，黄芪15克，丹参、地龙干、赤芍各12克，水煎服。⑨**寒湿型肩周炎**：伸筋草20克，鸡血藤15克。研为粗末，放入保温杯中，冲入沸水，加盖焖30分钟。代茶饮用，每日1剂。

王不留行 Wang Bu Liu Xing 二、活血调经药

别名 王不留、留行子、炒王不留。
来源 本品为石竹科植物麦蓝菜*Vaccaria segetalis* (Neck.) Garcke的干燥成熟种子。

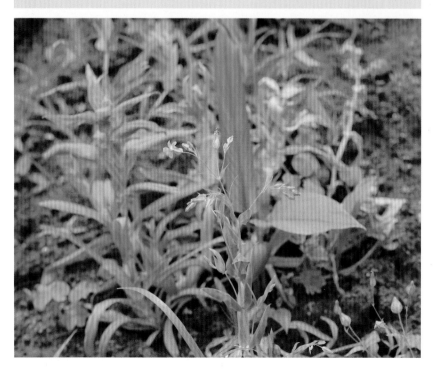

形态特征 一年或二年生草本，高30～70厘米，全株无毛。茎直立，节略膨大。叶对生，卵状椭圆形至卵状披针形，基部稍连合抱茎，无柄。聚伞花序顶生，下有鳞状苞片2枚；花瓣粉红色，倒卵形，先端具不整齐小齿，基部具长爪。蒴果卵形，包于宿萼内，成熟后，先端十字开裂。花期4～5月，果期5～6月。

生境分布 生长于山地、路旁及田间。全国各地均产，分布于江苏、河北、山东及东北等地。以河北产量为最大，习惯认为分布于河北邢台者质优。

采收加工 夏季果实成熟、果皮尚未开裂时采割植株，晒干，打下种子，除去杂质，再晒干。

饮片特征

本品呈小圆球形。表面乌黑色或红黑色，微有光泽，有一条半圆形的线沟和一小白点。质坚硬，种仁白色，粉性。无臭，味淡。

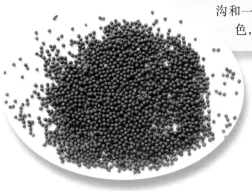

性味归经	苦，平。归肝、胃经。
功效主治	活血通经，下乳，利尿通淋。本品苦泄宣通，走血分，功专通利，上通乳汁，下通经闭，善利血脉，行而不止，走而不守，兼可利尿通淋。
药理作用	本品具有抗着床、抗早孕作用；除去钾盐的水煎剂对大鼠离体子宫有兴奋作用，醇浸液作用更强；对小鼠有镇痛作用；对艾氏腹水瘤、人体肺癌有抑制作用。
用量用法	6～10克，煎服。外用：研末调敷患处；按压耳穴。
使用注意	孕妇不宜用。

精选验方

①**急性乳腺炎：**王不留行25克，蒲公英50克，每日1剂，水煎分2次服。
②**血栓性脉管炎：**王不留行、茯苓、茜草、丹参各12克，黄柏、土鳖虫各6克，木瓜、清风藤、川牛膝各9克，薏苡仁20克，水煎服，每日1剂，每日2次。③**产后缺乳：**王不留行15克，猪蹄1只，穿山甲9克，通草10克，加水炖服。④**脂溢性皮炎：**王不留行、苍耳子各15克，苦参13克，明矾8克。加水1500毫升，煎沸后去渣取汁，备用。以药汁洗皮损处，每次15分钟。每日1剂，可洗2次，间隔3日再用1剂。⑤**乳腺癌：**王不留行、石见穿、莪术、黄芪、当归各15克，露蜂房、穿山甲各9克，三七粉3克（吞）。水煎取药汁。每日1剂，分2次服用。

月季花 Yue Ji Hua

二、活血调经药

别名 月月红。
来源 本品为蔷薇科植物月季*Rosa chinensis* Jacq. 的干燥花。

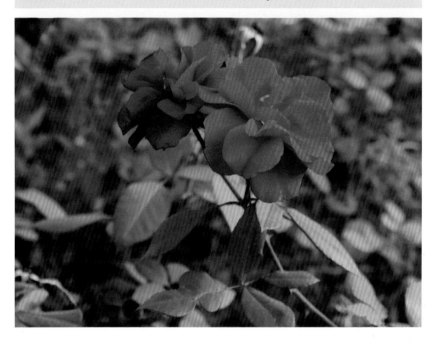

形态特征 常绿直立灌木。枝圆柱形，有三棱形钩状皮刺。单数羽状复叶互生；小叶3~5，稀为7枚；小叶有柄，柄上有腺毛及刺；小叶片阔卵形至卵状长椭圆形，长2~7厘米，宽1~4厘米，先端渐尖或急尖，基部阔楔形或圆形，边缘有尖锯齿；总叶柄基部有托叶，边缘具腺毛。花通常数朵簇生，稀单生，红色或玫瑰色，重瓣；总苞2，披针形，先端长尾状，表面有毛，边缘有腺毛；花萼5，向下反卷，有长尾状锐尖头，常羽状裂，外面光滑，内面密被白色绵毛；花瓣倒卵形，先端圆形，脉纹明显，呈覆瓦状排列；雄蕊多数，着生于花萼筒边缘的花盘上；雌蕊多数，包于壶状花托的底部，子房有毛。果实卵形或陀螺形。花期5~9月，果期6~11月。

生境分布 生长于山坡或路旁。全国各地大多有栽培。分布于江苏、山东、山西、湖北等地。

采收加工 全年均可采收，花微开时采摘，阴干或低温干燥入药。

饮片特征

本品呈类球形。花托长圆形，暗绿色，先端尾尖；花瓣呈覆瓦状排列，长圆形，紫红色或淡紫红色；雄蕊黄色。体轻质脆。气清香，味淡、微苦。

性味归经	甘，温。归肝经。
功效主治	活血调经，消肿止痛。本品性味甘温，气清香，入肝经血分，能温通行滞，调畅气血，疏肝经瘀滞，故有活血通经、消肿止痛之功。
药理作用	本品所含的没食子酸有很强的抗真菌作用。
用量用法	3～5克，煎服；也可泡服，或研末服。外用：适量。
使用注意	便溏腹泻、脾胃虚弱者及孕妇慎用。

精选验方

①**月经不调、痛经**：月季花、益母草各9克，水煎服。②**肺虚咳嗽咯血**：月季花同冰糖炖服。③**气滞血瘀型大便燥结**：月季花3克，当归、丹参各9克，水煎服。④**跌打瘀肿**：月季花适量，捣烂，外敷。⑤**赤白带下**：月季花根3～5钱，水煎服。⑥**痛经**：月季花3～5克，红茶1～1.5克，红糖25克。将红茶、月季花加水300毫升，煎沸5分钟后加入红糖即成。分3次饭后服，每日1剂。可于每次月经前5日起服，至月经量最多时止，连服3～4个月。孕妇忌服。

鬼箭羽 Gui Jian Yu

二、活血调经药

别名 卫矛、鬼箭、鬼见愁。

来源 本品为卫矛科多年生落叶灌木植物卫矛 *Euonymus alatus* (Thunb.) Sieb. 干燥枝条及其具翅状附属物。

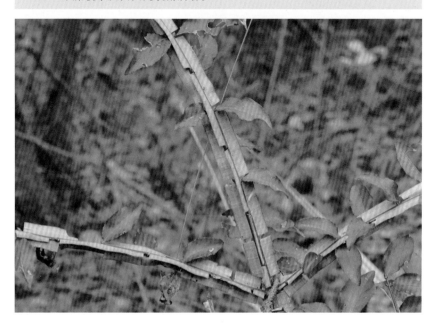

形态特征 落叶灌木，高可达3米，全体光滑无毛，多分枝。小枝常呈四棱形，带绿色，健壮的枝上常生有扁条状木栓翅，翅宽达1厘米，棕褐色。单叶对生，倒卵形至椭圆形或广披针形，稍膜质，长2～6厘米，宽1.5～3.5厘米，先端短尖或渐尖，边缘锯齿细锐而密，基部锐形或楔形；上面光泽，深绿色，下面淡绿色，秋时呈红色，主脉在叶的两面均稍隆起；叶柄长约2毫米。花小，两性，淡黄绿色，通常3朵着生呈聚伞花序；萼4浅裂；花瓣4，近圆状，边缘有时呈微波状；雄蕊4，花丝短，着生在花盘上；子房与花盘合生。蒴果，1～3室，分离，椭圆形，表面光滑，绿色或紫绿色。种子淡褐色，椭圆形或卵形，外被橘红色假种皮。花期5～6月，果期9～10月。

生境分布 生长于山野，或栽植于庭园。全国大部分地区均有出产。

采收加工 全年可采，割取带有翅状物的枝条，除去嫩枝及叶，晒干。或收集其翅状物，晒干。

饮片特征

枝坚硬而韧，断面淡黄白色，纤维性，气微，味微苦。翅质轻脆，断面平整，棕黄色，细颗粒性，气微，味微涩。

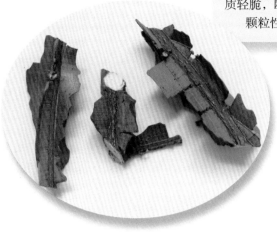

性味归经	苦，寒。归肝经。
功效主治	破血，通经，杀虫。本品苦寒，入厥阴肝经，专散恶血，有破血通经之功效，兼能杀虫。
药理作用	水溶性部分可提高小鼠耐缺氧能力，可抗心律失常，并有镇静、降压作用。
用量用法	3～10克，煎服。外用：适量。
使用注意	孕妇禁用。

精选验方

①**卵巢癌**：鬼箭羽、延胡索、三棱、水蛭、泽泻、木香、桃仁、槟榔各9克，附子、肉桂各3克，血竭、大黄各6克，紫石英12克，共研细末，炼蜜和丸，丸重6克，每服1丸，每日2次。②**脑膜瘤**：鬼箭羽、白英、野菊花各30克，七叶一枝花25克，三颗针、苦参、白头翁各15克，水煎服，每日1剂。③**胃癌**：鬼箭羽9克，七叶一枝花、白花蛇舌草各30克，水煎服，每日1剂。④**月经不调、产后瘀血腹痛**：鬼箭羽、当归各3钱，益母草4钱，水煎服。⑤**跌打损伤、瘀血肿痛**：鬼箭羽1两，赤芍5钱，红花、桃仁各3钱，大黄1钱，共研细粉，每服1钱，每日3次。

凌霄花 Ling Xiao Hua

二、活血调经药

别名 紫葳、紫葳花、藤萝花、堕胎花。

来源 本品为紫葳科植物凌霄 *Campsis grandiflora* (Thunb.) K. Schum. 或美洲凌霄 *Campsis radicans* (Linn.) Seem. 的干燥花。

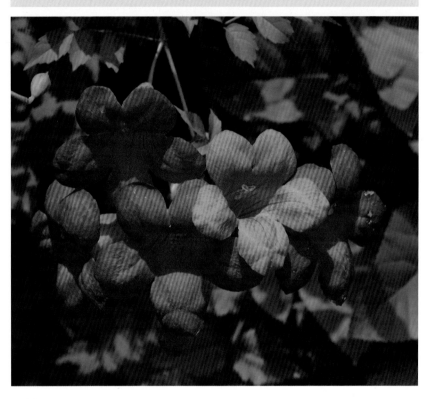

形态特征 薄叶木质藤本，借气根攀附于其附生物上，茎黄褐色具棱状网裂。叶对生，奇数羽状复叶，小叶卵形至卵状披针形，先端尾状渐尖，基部阔楔形，两侧不等大，边缘有粗锯齿，两面无毛，小叶柄着生处有淡黄褐色束毛。花序顶生，圆锥状，花大，花萼钟状，花冠漏斗状钟形。蒴果长如豆荚，具子房柄，种子多数，扁平，有透明的翅。花期5～8月，果期8～10月。

生境分布 生长于墙根、树旁、竹篱边。全国各地均有。分布于江苏、浙江等地。

采收加工 夏、秋两季花盛开时采摘，晒干或低温干燥入药。

饮片特征

本品多皱缩卷曲。黄褐色至棕褐色。萼筒钟状，萼筒基部至萼齿尖有5条纵棱。花冠先端五裂，裂片半圆形，下部联合呈漏斗状。气清香，味微苦、酸。

性味归经	辛，微寒。归肝、心包经。
功效主治	活血破瘀，凉血祛风。本品味辛能散能行，归肝、心包经，走血分，活血破瘀；又性寒泄热，辛寒相合而凉血祛风，故有此功。
药理作用	所含芹菜素对平滑肌有中度解痉作用、抗溃疡作用。β–谷甾醇有降血脂、止咳、抗癌、抗炎等作用。
用量用法	3～10克，煎服。外用：适量。
使用注意	为破血之品，孕妇及气血虚弱者忌用。

精选验方

①**皮肤湿癣**：凌霄花、白矾、雄黄各9克，黄连、天南星、羊蹄根各10克，研细末，用水调匀外擦患处，每日3次。②**瘀血阻滞、月经闭止、发热腹胀**：凌霄花、牡丹皮、桃仁各9克，赤芍15克，红花6克，当归10克，水煎服，每日1剂。③**血热风盛的周身痒症**：凌霄花9克，水煎服。④**闭经**：凌霄花为末，每次10克，食前温酒下。⑤**便血**：凌霄花适量，浸酒饮服。⑥**月经不调，瘀血闭经**：凌霄花、月季花各3钱，益母草、丹参各5钱，红花2钱，水煎服。⑦**急性胃肠炎**：凌霄花根1两，生姜3片，水煎服。每日1剂。

凤仙花 Feng Xian Hua

二、活血调经药

别名 指甲花。
来源 本品为凤仙花科植物凤仙花*Impatiens balsamina* L. 的干燥花。

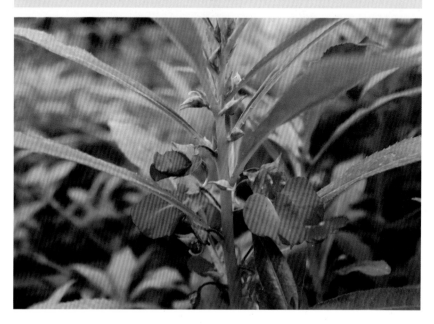

形态特征 凤仙花茎高40～100厘米，肉质，粗壮，直立。上部分枝，有柔毛或近于光滑。叶互生，阔或狭披针形，长达10厘米左右，顶端渐尖，边缘有锐齿，基部楔形；叶柄附近有几对腺体。其花形似蝴蝶，花色有粉红、大红、紫、白黄、洒金等，善变异。有的品种同一株上能开数种颜色的花朵。凤仙花多单瓣，重瓣的称凤球花。据古花谱载，凤仙花200多个品种，不少品种现已失传。因凤仙善变异，经人工栽培选择，已产生了一些好品种，如五色当头凤，花生茎之顶端，花大而色艳，还有十样锦等。根据花型不同，又可分为蔷薇型、山茶型、石竹型等。凤仙花的花期为6～8月，结蒴果，蒴果纺锤形，有白色茸毛，成熟时弹裂为5个旋卷的果瓣；种子多数，球形，黑色，状似桃形，成熟时外壳自行爆裂，将种子弹出。花期7～10月。

生境分布 各地均有栽培，以湖北、江苏、河北、江西、浙江较多。

采收加工 立秋后采下花朵，晒干。

饮片特征

本品呈不规则形，多皱缩，长约1厘米。淡黄棕色，有纤细花柄。花萼二片，长三角形，长约2毫米。花瓣多破碎，其中1瓣基部延长成弯曲的细管。质柔。气微，味微酸。

性味归经	甘、微苦，温。归肝、肺经。
功效主治	活血祛风，消肿止痛。本品苦温，入肝经，活血祛风，消肿止痛，味甘以缓和拘急疼痛，故有此功。
药理作用	对多种致病菌有抑制作用。如堇色毛癣菌、许兰氏黄癣菌、金黄色葡萄球菌、溶血性链球菌、绿脓杆菌、伤寒杆菌、痢疾杆菌等。
用量用法	1.5～3克，鲜品加倍，煎汤内服。研末或浸酒外用，捣敷或煎洗。
使用注意	孕妇忌服。

精选验方

①**妇女经闭腹痛**：凤仙花3～5朵，泡茶饮。②**水肿**：凤仙花根每次4～5个，炖猪肉吃。③**百日咳**：凤仙花10朵，冰糖少许，炖食。④**白带**：凤仙花15克（或根30克），墨鱼30克，煮汤食，每日1剂。⑤**腰胁疼痛**：凤仙花9克，晒干，研末，空腹服。⑥**骨折疼痛**：干凤仙花3克，鲜品9克，泡酒，内服。⑦**甲沟炎**：鲜凤仙花或叶，加红糖少许，捣烂敷患处。⑧**跌打损伤**：凤仙花根适量，晒干研末，每次9～15克，酒冲服，每日1剂。⑨**慢性阑尾炎**：凤仙花全草1000克。水煎取药汁。分数次服，每日1剂。

芸薹子 Yun Tai Zi

别名 油菜籽。
来源 本品为十字花科植物油菜*Brassica campestris* L. 的干燥成熟种子。

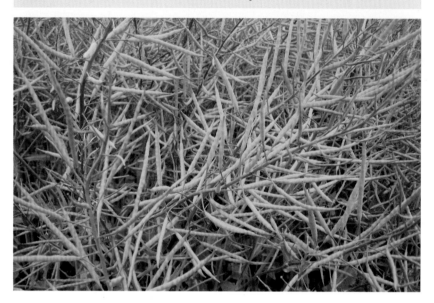

形态特征 二年生草本，高30～90厘米。无毛，微带粉霜。茎直立，粗壮，不分枝或分枝。基生叶长10～20厘米，大头羽状分裂，顶生裂片圆形或卵形，侧生裂片5对，卵形；下部茎生叶羽状半裂，基部扩展且抱茎，两面均有硬毛，有缘毛；上部茎生叶提琴形或长圆状披针形，基部心形，抱茎，两侧有垂耳，全缘或有波状细齿。总状花序生枝顶，花期伞房状；萼片4，黄带绿色；花瓣4，鲜黄色，倒卵形或圆形，长3～5毫米，基部具短爪；雄蕊6，4长2短，长雄蕊8～9毫米，短雄蕊6～7毫米，花丝细线形；子房圆柱形，长10～11毫米，上部渐细，花柱明显，柱头膨大呈头状。长角果条形，长3～8厘米，宽2～3毫米，先端有9～24毫米的喙；果梗长5～15毫米。种子球形，直径约1.5毫米，红褐或黑色，近球形。花期3～5月，果期4～6月。

生境分布 为栽培植物，喜肥沃、湿润的土地，分布于江苏、浙江、陕西、甘肃、四川。

采收加工 一般在60%～70%角果呈黄色时，于早晨带露水收割最好。割下植株，在晒席上脱粒即得。

饮片特征

　　种子近球状。表面棕黑色或红褐色，一端具黑色圆点状种脐。破开种皮，可见其内有子叶2片，肥厚，乳黄色，富油质，沿中脉相对折。气微，味淡。

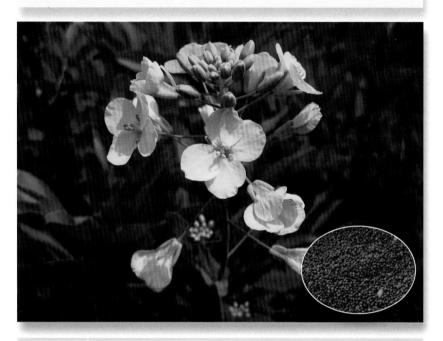

性味归经	辛，温。归肺、肝经。
功效主治	行血，破气，消肿散结。本品味辛行散，性温能通。而肺主气，肝主藏血，入肺则辛散破气，入肝经则活血行血，气散血行则肿结可消，故本品有破气行血、消肿散结之功。
药理作用	抗菌作用：对革兰氏阳性球菌有一定抑制作用。润肠：本品含植物油量多，润肠通便。
用量用法	4.5～9克，煎汤或入散。外用：适量，研末调涂或榨油涂。
使用注意	阴血虚，大便溏者禁服。

精选验方

　　①头痛：芸薹子、川大黄，捣散，取少许吹鼻中。②**大肠风毒、下血不止**：芸薹子、甘草各适量，捣散，水煎服。

莪 术 E Zhu

三、破血消癥药

别名 广茂、文术、蓬莪术、蓬莪茂、醋莪术。

来源 本品为姜科植物蓬莪术*Curcuma phaeocaulis* Val.、广西莪术*Curcuma kwangsiensis* S. G. Lee et C. F. Liang或温郁金*Curcuma wenyujin* Y.H. Chen et C. Ling的干燥根茎。后者习称"温莪术"。

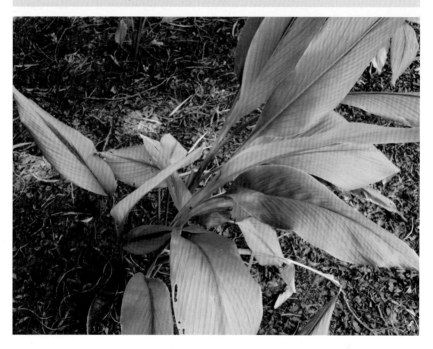

形态特征 多年生草本，全株光滑无毛。叶椭圆状长圆形至长圆状披针形，长25～60厘米，宽10～15厘米，中部常有紫斑；叶柄较叶片为长。花茎由根茎单独发出，常先叶而生；穗状花序长约15厘米；苞片多数，下部的绿色，缨部的紫色；花萼白色，顶端3裂；花冠黄色，裂片3，不等大；侧生退化雄蕊小；唇瓣黄色，顶端微缺；药隔基部具叉开的距。蒴果三角形。花期3～5月。

生境分布 野生于山谷、溪旁及林边等阴湿处。主要分布于四川、广西、浙江等地。

采收加工 秋、冬两季采挖其地下根茎，洗净泥土，除去须根。蒸熟或煮至透心，晒干。

饮片特征

本品为圆形、类圆形或不规则形的薄片，直径1.5～4厘米。外表皮灰黄色至灰褐色，具不规则皱纹，并有残留的须根及须根痕，有的可见环节。切面黄褐色至棕褐色，具灰黄色环及众多散在的筋脉小点。质坚硬。气微香，味微苦而辛。

性味归经	辛、苦，温。归肝、脾经。
功效主治	破血祛瘀，行气消积止痛。本品辛散苦泄温通，入肝脾二经，既走血分，以破血中瘀滞，又入气分，以行气消积止痛，故有此功。
药理作用	对消化道能起到兴奋胃肠平滑肌的作用。
用量用法	3～10克，煎服。醋制加强止痛之功。
使用注意	月经过多者及孕妇忌用。

精选验方

①肝硬化腹水：莪术、川朴、三棱各6克，鳖甲、小蓟、瞿麦各30克，车前子20克，茯苓、大腹皮各12克，泽泻18克，赤芍10克，桃仁9克，葫芦半个，水煎服，每日1剂。②门脉性肝硬化（合并脾功能亢进）：莪术、川芎、炒三棱、炒桃仁、土元各9克，丹参30克，当归15克，柴胡、陈皮各12克，水煎服，每日1剂。③腹胀、积块：莪术、三棱各10克，青皮15克，麦芽25克，水煎服。④慢性胆道感染：莪术、柴胡、白芍各12克，青皮10克，太子参30克，水煎服，每日1剂。⑤特发性浮肿：莪术、防风、三棱、制附片各10克，黄芪、车前子各15克，郁金12克，淮山药13克，甘草6克，云苓皮30克，水煎服，每日1剂。⑥闭经：莪术、牛膝各10～15克，急性子30～60克，红花、蒲黄各10克，香附12克，坤草30克，水煎服，每日1剂。⑦尿路结石：莪术、生薏苡仁、三棱各15克，川牛膝12克，穿山甲、皂刺、青皮、枳壳各9克，水煎服，每日1剂。

三棱 San Leng

三、破血消癥药

别名 黑三棱、光三棱、京三棱、荆三棱、醋三棱。

来源 本品为黑三棱科植物黑三棱*Sparganium stoloniferum* Buch.-Ham. 的干燥块茎。

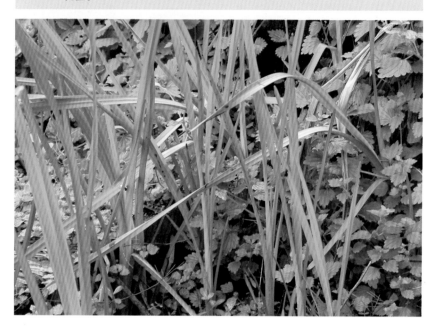

形态特征 多年生草本。根茎横走，下生粗而短的块茎。茎直立，圆柱形，光滑，高50～100厘米。叶丛生，2列；叶片线形，长60～95厘米，宽约2厘米，叶背具1条纵棱，先端钝尖，基部抱茎。花茎由叶丛抽出，单一，有时分枝；花单性，集成头状花序，有叶状苞片；雄花序位于雌花序的上部，直径约10毫米，通常2～10个；雌花序直径12毫米以上，通常1～3个；雄花花被片3～4，倒披针形；雄蕊3；雌花有雌蕊1，罕为2，子房纺锤形，柱头长3～4毫米，丝状。果呈核果状，倒卵状圆锥形，长6～10毫米，径4～8毫米，先端有锐尖头，花被宿存。花期6～7月，果期7～8月。

生境分布 生长于池沼或水沟等处。主要分布于河北、辽宁、江西、江苏等地。

采收加工 秋、冬两季采挖其根茎，洗净泥土，除去茎叶，削去外皮，晒干或烘干。

饮片特征

三棱：本品为类圆形薄片，直径2～4厘米。外表面棕黄色，切面黄白色，粗糙。味淡，嚼之微有麻辣感。

黑三棱：块茎近圆形，长2～3厘米，直径2～2.5厘米，表面黑褐色或黑棕色，削去外皮呈黄白色，体轻而坚硬，入水中多漂浮水面。气味淡薄。

性味归经	苦，平。归肝、脾经。
功效主治	破血祛瘀，行气消积止痛。本品辛散苦平泄降，入肝、脾经，破血行气之力较强，善消血气互结之癥瘕积聚，多与莪术同用，有"坚者削之"之功，兼能消除食积。
药理作用	通过减少血小板数，抑制血小板功能，抑制内外凝血功能、促进纤溶活性等，对体外血栓形成有抑制作用；煎剂对离体兔肠能加强收缩，紧张性升高。
用量用法	3～10克，煎服，醋制加强止痛作用。
使用注意	月经过多者及孕妇忌用。

精选验方

①**食积腹胀**：三棱、莱菔子各9克，水煎服。②**反胃恶心、药食不下**：三棱（炮）50克，生丁香1.5克，共研为末，每服5克，开水送下。③**慢性肝炎或迁延性肝炎**：三棱、莪术、青皮、当归各9克，赤芍12克，丹参24克，白茅根30克，水煎服。④**肝脾肿大**：莪术、三棱各2钱，鳖甲、丹参、白术各4钱，桃仁、红花各3钱，水煎服。

水 蛭 Shui Zhi

三、破血消癥药

别名 马蛭、蚂蟥、制水蛭、烫水蛭。

来源 本品为水蛭科动物蚂蟥 *Whitmania pigra* Whitman、水蛭 *Hirudo nipponica* Whitman 或柳叶蚂蟥 *Whitmania acranulata* Whitman 的干燥体。

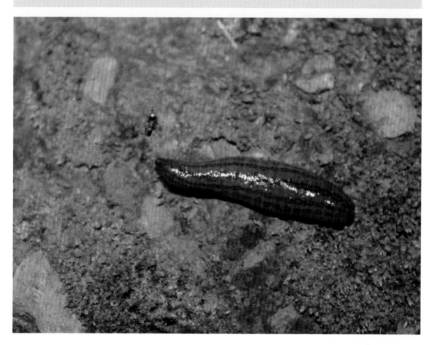

形态特征 体长稍扁，乍视之似圆柱形，体长 2~5 厘米，宽 2~3 毫米。背面绿中带黑，有 5 条黄色纵纹，腹面平坦，灰绿色，无杂色斑，整体环纹显著，体节由 5 环组成，每环宽度相似。眼 10 个，呈 "∩" 形排列，口内有 3 个半圆形的颚片围成 Y 形，当吸着动物体时，用此颚片向皮肤钻进，吸取血液，由咽经食道而贮存于整个消化道和盲囊中。身体各节均有排泄孔，开口于腹侧。雌雄生殖孔相距 4 环，各开口于环与环之间。前吸盘较易见，后吸盘更显著，吸附力也强。

生境分布 生长于稻田、沟渠、浅水污秽坑塘等处，全国大部分地区均有出产，多属野生。主要分布于我国南部地区。

采收加工 夏、秋两季捕捉后，洗净，用开水烫死或用石灰、草木灰、酒闷死，晒干或烘干。

饮片特征

本品呈不规则扁块状或扁圆柱形，略鼓起，有环纹。表面棕黄色至黑褐色，附有少量白色滑石粉。宽水蛭断面胶质状，有光泽；长条水蛭断面不平坦，无光泽。断面松泡，灰白色至焦黄色。气微腥，味辛咸。以体小、条整齐、黑褐色、无杂质者为佳。

性味归经	咸、苦，平；有小毒。归肝经。
功效主治	破血逐瘀。本品咸能软坚，苦以降泄，入肝经血分，导瘀下行，破血散结消癥之力甚强，为破血逐瘀之峻品。
药理作用	水蛭素阻止凝血酶对纤维蛋白原之作用，阻碍血液凝固。20毫克水蛭素可阻止100克人血的凝固；对细菌内毒素引起的大鼠血栓形成有预防作用，并减少大鼠的死亡率；肝素有抗凝血作用。
用量用法	3~6克，煎服；研末吞服，每次0.3~0.5克。
使用注意	孕妇忌服。

精选验方

①**骨折**：水蛭，新瓦上焙干，为细末，热酒调下5克。并及时固定骨折处。②**肝癌**：水蛭、虻虫、土鳖虫、壁虎、蟾皮等量，炼蜜为丸，每丸4.5克，每次9克，每日2次。③**慢性前列腺炎**：水蛭、黄柏、知母、穿山甲、沙苑子各10克，蒲公英、白茅根各30克，败酱草、王不留行各20克，水煎2次，分2次服，每日1剂。④**中风后遗症**：水蛭50克，郁金20克，川芎30克，共研粉，温水冲服，每次10克，每日3次。⑤**血瘀经闭腹痛**：水蛭1.5钱，丹参、赤芍各5钱，川芎2钱，香附4钱，红花3钱。水煎服。⑥**跌打损伤**：水蛭、朴硝各等分，研末调敷患处，或用焙水蛭末2钱，黄酒冲服。⑦**外伤有瘀血**：水蛭适量，焙干研粉，撒敷伤口处。

斑蝥 Ban Mao

三、破血消癥药

别名 斑毛、生斑蝥、炒斑蝥、米斑蝥。

来源 本品为芫青科昆虫南方大斑蝥*Mylabris phalerata* Pallas或黄黑小斑蝥*Mylabris cichorii* Linnaeus的干燥体。

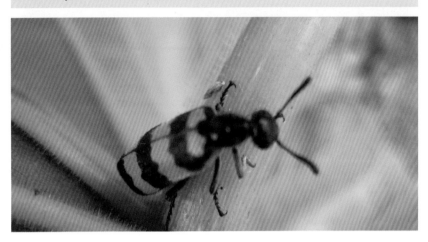

形态特征 南方大斑蝥，又名大斑蝥。体长15~30毫米，底色黑色，被黑绒毛。头部圆三角形，具粗密刻点，额中央有一条光滑纵纹。复眼大，略呈肾脏形。触角1对，线状，11节，末端数节膨大呈棒状，末节基部狭于前节。前胸长稍大于阔，前端狭于后端；前胸背板密被刻点，中央具一条光滑纵纹，后缘前面中央有一凹陷，后缘稍向上翻，波曲形。小楯片长形，末端圆钝。鞘翅端部阔于基部，底色黑色，每翅基部各有2个大黄斑，个别个体中斑点缩小；翅中央前后各有一黄色波纹状横带；翅面黑色部分刻点密集，密生绒毛，黄色部分刻点及绒毛较疏。鞘翅下为1对透明的膜质翅，带褐色。足3对，有黑色长绒毛，前足和中足跗节均为5节；后足的跗节则为4节，跗节先端有2爪；足关节处能分泌黄色毒液，接触皮肤，能起水泡。腹面也具黑色长绒毛。具复变态，幼虫共6龄，以假蛹越冬。成虫4~5月开始为害，7~9月为害最烈，多群集取食大豆之花、叶、花生、茄子叶片及棉花的芽、叶、花等。黄黑小斑蝥，又名黄斑芫青。外形与上种极相近，体小型，长10~15毫米。触角末节基部与前节等阔。

生境分布 主要分布于河南、广西、安徽、四川、江苏、湖南等地。

采收加工 夏、秋两季捕捉，闷死或烫死，晒干。

饮片特征

本品为去除头、足、翅的干燥躯体，略呈长圆形，背部有三条黄色或棕黄色的横纹，胸腹部乌黑色，有特殊臭气。

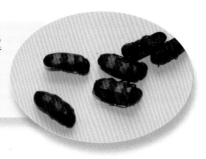

性味归经	辛，寒；有大毒。归肝、肾、胃经。
功效主治	破血散结，攻毒蚀疮。本品辛散入血分，内服破瘀血、消癥散结；外用能使皮肤发红起泡，有强烈的刺激作用，且有毒，以毒攻毒，而有攻毒蚀疮之效。
药理作用	斑蝥素对小鼠腹水型肝癌和网织细胞肉瘤ARS均有一定抑制作用。水浸液对皮肤真菌有不同程度的抑制作用；具有雌激素样作用，局部刺激作用，对甲醛兔实验性关节炎有明显抑制作用。
用量用法	0.03~0.06克，多入丸、散。外用：适量，研末敷贴，或酒、醋浸泡，或泡用。
使用注意	本品有大毒，内服宜慎，严格掌握剂量，体弱及孕妇忌服；外敷刺激皮肤，发红、起泡，甚至腐烂，不可敷之过久或大面积使用。内服过量，引起恶心、呕吐、腹泻、尿血及肾功能损害。

精选验方

①**疥癣**：斑蝥1个，甘遂5克，共研成细面，用醋调搽患处。②**白癜风**：斑蝥50克，用95%酒1000毫升浸泡2周，将药液搽于白斑处，每日2~3次，白斑起泡后即停止，每日后，放出液体，有溃破者外搽烧伤类软膏，愈合后视色素沉着情况，行第2、第3个疗程。③**斑秃**：斑蝥40个，闹洋花40朵，骨碎补40片，浸于500毫升95%的酒精内，5日后取澄清液搽擦患处，每日1次。擦药前，先用土大黄、一枝黄花煎液洗患处。④**神经性皮炎**：斑蝥15克，置于100毫升170%的酒精中，1周后取浸液搽患处。患处出现水泡后用针刺破，敷料包扎。⑤**牛皮癣**：斑蝥（烘干）15克，皂角刺250克，砒霜9克，将皂角刺捣碎，加适量醋，煎浓后去渣，再加入后两味药，稍煎一下，外搽患处，每日3~4次，此药有毒，忌内服。

穿山甲 Chuan Shan Jia

三、破血消癥药

别名 甲片、山甲片、炮山甲、鲮鲤甲、炙山甲、炮甲片、醋山甲、山甲珠。

来源 本品为鲮鲤科动物穿山甲*Manis pentadactyla* Linnaeus的鳞甲。

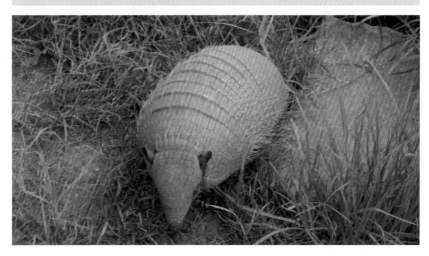

形态特征 体形狭长，全身有鳞甲，四肢粗短，尾扁平而长，背面略隆起。成体身长50~100厘米，尾长10~30厘米，体重1.5~3千克。不同个体的体重和身长差异极大。头呈圆锥状，眼小，吻尖。舌长，无齿。耳不发达。足具5趾，并有强爪；前足爪长，尤以中间第3爪特长，后足爪较短小。全身鳞甲如瓦状。自额顶部至背、四肢外侧、尾背腹面都有。鳞甲从背脊中央向两侧排列，呈纵列状。鳞片呈黑褐色。鳞有三种形状：背鳞呈阔的菱形，鳞基有纵纹，边缘光滑。纵纹条数不一，随鳞片大小而定。腹侧、前肢近腹部内侧和后肢鳞片成盾状，中央有龙骨状突起，鳞基也有纵纹。尾侧鳞成折合状。鳞片之间杂有硬毛。两颊、眼、耳以及颈腹部、四肢外侧、尾基都生有长的白色和棕黄色稀疏的硬毛。绒毛极少。成体两相邻鳞片基部毛相合，似成束状。雌体有乳头1对。

生境分布 栖息于丘陵山地的树林、灌木丛、草莽等各种环境中，但极少在石山秃岭地带。主要分布于广东、广西、云南、贵州、浙江、福建、湖南、安徽等地。

采收加工 全年均可捕捉，杀死后置沸水中略烫，取下鳞甲，洗净，晒干。

饮片特征

本品为扇面形、三角形或盾形，大小不一，中央较厚，边缘较薄。外表面青黑色，有纵纹多条，底部边缘有数条横线纹。内表面色浅较滑润，中部有一条弓形的横向棱线。角质，微透明，坚韧有弹性，不易折断。气微腥，味淡。

性味归经	咸，微寒。归肝、胃经。
功效主治	活血通经，下乳，消肿排脓。本品味咸软坚化结聚，性微寒而清热。入肝经血分，化瘀血，通经络，下乳汁；入胃腑气分，消散积聚、食积、癥块；入阳明主肌肉，则消肿溃痈排脓。故有活血通经、下乳、消肿排脓之功。
药理作用	本品有降低血液黏度、延长凝血时间、抗炎，及提高小鼠常压缺氧的耐受能力等作用。
用量用法	3～10克，煎服；研末吞服，每次1～1.5克。
使用注意	气血不足、痈肿已溃者及孕妇忌用。

精选验方

①**输卵管阻塞**：炮山甲、路路通各15克，蒲黄、五灵脂、桃仁、当归、赤芍、炙香附各10克，川芎6克，临症加减。②**化脓性中耳炎**：穿山甲烧存性，入麝香少许，吹入患耳。③**腮腺炎**：穿山甲、栀子、乳香、赤芍、没药、连翘、大青叶、生大黄、板蓝根各等量，五灵脂为各药量的5倍，共研细末，蜂蜜调成膏，冷却后摊在纱布上，即成，敷于腮腺部位，30～36小时换1次。高热者可配服：牛蒡子、赤芍、金银花、大青叶、重楼、板蓝根、夏枯草、生石膏，浓煎频服，每日1剂。④**射精不能症**：穿山甲配地龙、当归、白芍、甘草各等份，蜈蚣1/2份，共研细末，每日2次，每次5克，并配合针灸中极、涌泉等穴，每日1次。⑤**乳糜尿**：将穿山甲甲片或整穿山甲（去内脏）置瓦上焙焦干，研末，每次10～12克，每日3次，用黄酒冲服。⑥**肺结核空洞**：穿山甲、百部、白及、生牡蛎、紫菀各等量。研末，每服1钱，每日2次。

皂角刺 Zao Jiao Ci

三、破血消癥药

别名 皂刺、皂针、皂角针、角针片。
来源 本品为豆科植物皂荚*Gleditsia sinensis* Lam. 的干燥棘刺。

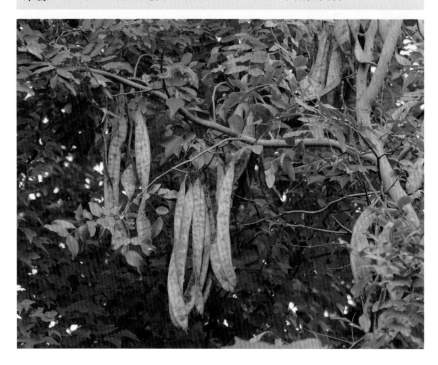

形态特征 落叶乔木，高15～30米。树干皮灰黑色，浅纵裂，干及枝条常具刺，刺圆锥状多分枝，粗而硬直，小枝灰绿色，皮孔显著，冬芽常叠生，一回偶数羽状复叶，有互生小叶3～7对，小叶长卵形，先端钝圆，基部圆形，稍偏斜，薄革质，缘有细齿，背面中脉两侧及叶柄被白色短柔毛，杂性花，腋生，总状花序，花梗密被绒毛，花萼钟状被绒毛，花黄白色，萼瓣均4数。荚果平直肥厚，长10～20厘米，不扭曲，熟时黑色，被霜粉，花期5～6月，果期9～10月。

生境分布 生长于路边、沟旁、住宅附近。分布于江苏、湖北、河北、河南、山西等地。

采收加工 全年可采，但以9月至翌年3月间为宜。采摘皂荚树上的角刺，趁鲜切斜片晒干。

饮片特征

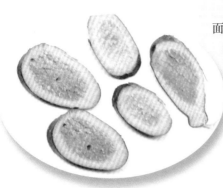

本品为不规则的厚片。表面木部黄白色，髓呈海面状淡红棕色，周边棕色或棕褐色。质脆，易折断。无臭，味淡。

性味归经	辛，温。归肺、大肠经。
功效主治	托毒排脓，活血消肿。本品辛散温通，其性锐利，能消散痈肿，溃坚透脓，为消肿托毒溃疮所常用。对痈疽肿毒、未成能消、已成可溃、在疮疡将溃未溃之际用之最宜。
药理作用	有抗癌作用。
用量用法	3~10克，煎汤或入丸、散。外用：适量，醋蒸涂患处。
使用注意	痈疽已溃者及孕妇忌服。

精选验方

①**小便淋闭**：皂角刺9克，金钱草、车前草各20克，草鞋根、雷公根、玉米须各15克，王不留行、桃仁各10克，水煎服，每日1剂，连服1~2周。②**泌尿系结石**：皂角刺9克，金钱草30克，海金沙20克，马蹄金、石苇、玉米须、车前草、滑石各15克，桃仁10克，水煎服，每日1剂，分3次服。③**肺痈**：皂角刺9克，芦根、广地丁、蒲公英、白及各15克，鱼腥草30克，桔梗、薏苡仁、古山龙、金银花、连翘各12克，水煎服，每日1剂，分3次服。④**输卵管阻塞性不孕**：皂角刺9克，当归、路路通、鸡血藤各15克，五指毛桃根、黄花倒水莲各20克，水煎服，每日1剂，分2次服。⑤**慢性盆腔炎**：皂角刺9克，鱼腥草、广地丁、夏枯草、败酱草、鸭跖草、蒲公英各20克，红藤、野菊花各15克，延胡索10克，水煎服，每日1剂，分3次服。⑥**乳腺增生**：皂角刺9克，丹参、王不留行、半边莲、半枝莲、夏枯草、千斤拔各15克，土鳖虫、地龙、橘叶各10克，水煎服，每日1剂，分3次服。

蜣 螂 Qiang Lang

别名 推丸、牛屎虫、独角牛、屎壳郎、独角蜣螂。
来源 本品为金龟子科昆虫屎壳郎 *Catharsius molossus* L. 的干虫体。

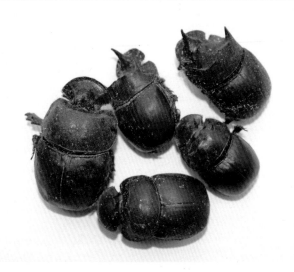

形态特征 全体黑色，稍带光泽。雄虫体长3.3～3.8厘米，雌虫略小。雄虫头部前方呈扇面状，表面有鱼鳞状皱纹，中央有一基部大而向上逐渐尖细并略呈方形的角突；其后方之两侧有复眼，复眼间有一光亮无皱纹的狭带。前胸背板密布匀称的小圆突，中部有横形隆脊，隆脊中段微向前曲成钝角状，两侧端各有齿状角突1枚，在齿突前下方有一浅凹，其底部光滑无小圆突，浅凹外侧有一较深的凹，底部小圆突十分模糊或缺如；小盾片不可见；前翅为鞘翅，黑褐色，满布致密皱形刻纹，各方有7条易辨的纵线；后翅膜质，黄色或黄棕色。口部、胸部下方，有很多褐红色或褐黄色纤毛，中后足跗节两侧有成列的褐红色毛刺。雌虫外形与雄虫很相似，唯头部中央不呈角状突而为后面平、前面扁圆形的隆起，顶端呈一横脊；前胸背板横形隆脊近似直线，两侧端不呈齿状突角，且只有外侧的深凹，明显可见。

生境分布 栖息于牛粪堆、人屎堆中，主要分布于江苏、浙江、河北、湖北等地。

采收加工 夏、秋两季晚上用灯光诱捕，或牛粪堆上捕取，捕得后，用开水烫死，晒干或烘干。

饮片特征

干燥虫体呈黑褐色，雄虫较雌虫稍大。雄虫头部前方呈扇面形，易脱落，中央具角突1支。前胸背板呈宽半月形，顶部有攒形隆脊，两侧各有角突1枚。后胸约占体长1/2，为翅覆盖。雌者头部中央及前胸背板横形隆脊的两侧无角状突。前翅革质，黑褐色，有7条纵向平行的纹理；后翅膜质，黄棕色或黄色。足3对。体质坚硬，有臭气。以体黑、干燥、完整者为佳。

性味归经	咸，寒；有小毒。归肝经。
功效主治	破瘀镇惊，泻下攻毒。本品味咸性寒，有小毒。咸以软坚散结润下，性寒清热泻火解毒，入肝经血分，清肝经热邪，破血消癥镇惊，故能破血镇惊，泻下攻毒。
药理作用	有抗癌作用。对实体瘤如W256及P388癌瘤有较高活性，对淋巴白血病具有边缘活性。
用量用法	1.5～3克，煎服；或入丸、散。外用研末，调敷或捣敷。
使用注意	孕妇忌服。

精选验方

①**小儿惊风，不拘急慢**：蜣螂1枚，杵烂，以水1小盏，于百沸汤中烫热，去滓饮用。②**小便血淋**：蜣螂研水服。③**小儿重舌**：烧蜣螂末，和唾敷舌上。④**大肠脱肛**：蜣螂烧存性，为末，入冰片研匀，掺肛上，托之即入。⑤**针灸疮血出不止**：死蜣螂末猪脂涂抹。⑥**膀胀、尿道结石**：蜣螂去头，置于新瓦上焙干，研成粉末。每次口服1.5～3克，每日2次。⑦**疮疡、痔漏**：蜣螂虫，焙焦研粉，加冰片少许，撒患处；或用香油调搽患处。

急性子 Ji Xing Zi

三、破血消癥药

别名 凤仙花子。
来源 本品为凤仙花科植物凤仙花*Impatiens balsamina* L. 的干燥成熟种子。

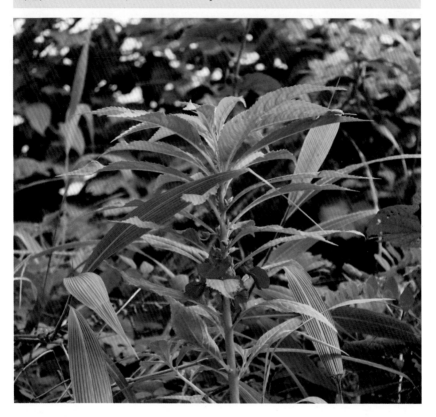

形态特征 一年生草本，高60～80厘米。茎粗壮，肉质，常带红色，节略膨大。叶互生，披针形，长6～15厘米，宽1.5～2.5厘米，先端长渐尖，基部楔形，边缘有锐锯齿；叶柄两侧有腺体。花不整齐，单一或数朵簇生于叶腋，密生短柔毛，粉红色、红色、紫红色或白色;萼片3，后面一片大，花瓣状，向后延伸成距；花瓣5，侧瓣合生，不等大；雄蕊5，花药黏合；子房上位，5室。蒴果密生茸毛。种子圆形，黄褐色。花期6～8月，果期9月。

生境分布 全国各地均有栽培。分布于江苏、浙江、河北、安徽等地。

采收加工 夏、秋两季果实成熟后采收，除去杂质果皮后晒干。

饮片特征

本品呈椭圆形、扁圆形或卵圆形，长2～3毫米，宽1.5～2.5毫米。表面棕褐色或灰褐色，粗糙，有稀疏的白色或浅黄棕色小点，种脐位于狭端，稍突出。质坚实，种皮薄，子叶灰白色，半透明，油质。无臭，味淡、微苦。

性味归经	苦、辛，温；有小毒。归心、肝经。
功效主治	破血散结，消肿软坚。本品味辛能散，苦降温通，入肝经走血分，有破血散结之功；入心经而兼有解毒消肿、软坚之功效。
药理作用	对子宫有明显兴奋作用，表现为节律收缩增快，紧张度增高甚至强直性收缩。有避孕作用。
用量用法	3～4.5克，水煎服，或入丸、散。外用：研末吹喉，或调敷或熬膏贴。
使用注意	内无瘀积者及孕妇忌用。

精选验方

①**月经困难**：凤仙子90克，研细蜜丸，每日3次，每次5克，当归15克，煎汤送服。②**产难催生**：凤仙子10克，研末，水服，勿近牙。外以蓖麻子，随年数捣涂足心。③**胎衣不下**：凤仙子炒黄为末，黄酒温服5克。④**骨哽**：金凤花子，嚼烂嚼化下。无子用根也可，口中骨自下，使用温水灌漱，免损齿。鸡骨尤效。一方擂碎，水化服。⑤**跌打损伤、阴囊入腹疼痛**：急性子、沉香各2.5克，研末冲开水送下。

石见穿 Shi Jian Chuan

三、破血消癥药

别名 紫参、石打穿、石大川、月下红。

来源 本品为唇形科植物紫参*Salvia chinensia* Benth. 的干燥全草。

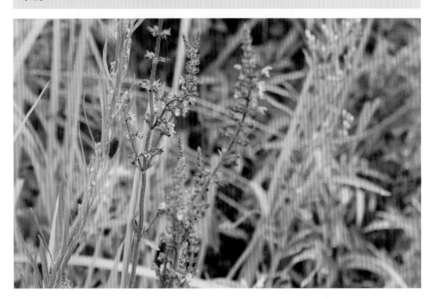

形态特征 一年生草本，高20～70厘米，全株被倒生的短柔毛或长柔毛。根多分枝，直根不明显，黄褐色。茎单一或分枝，直立或基部倾斜，四棱形。叶对生；下部叶为三出复叶，顶端小叶较大，两侧小叶较小，卵形或披针形，上部叶为单叶，卵形至披针形，长1.5～8厘米，宽0.8～4.5毫米，先端钝或急尖，基部近心形或楔形，边缘具圆锯或全缘，两面均被有短柔毛。轮伞花序，每轮有花6，组成总状花序或总状圆锥花序，顶生或腑生，花序长5～24厘米；苞片披针形，长于小花梗；花萼钟状，长4.5～6毫米。有11条脉纹，外面脉上和喉部均有长柔毛，花冠紫色或蓝紫色，冠筒长10毫米，冠檐二唇形，上唇倒心形，先端凹，下唇呈3裂，中裂片倒心形；雄蕊花丝较短，藏于花冠之内。小坚果椭圆状卵形，褐色，光滑，包被于宿萼之内。花期8～10月。

生境分布 生长于山坡、路旁及田野草丛中。分布于河南、湖北、四川、广西、广东、湖南等地。

采收加工 夏至到处暑间采收。除净泥杂，晒干。

饮片特征

本品为不规则段状。表面暗紫色或灰绿色，有白色长柔毛。质脆易断，折断面褐黄色或白色。叶多皱缩破碎。气微，味微苦涩。

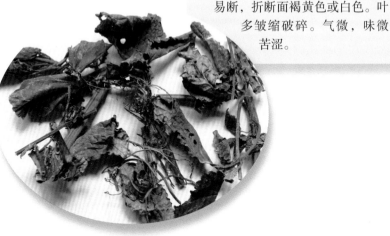

性味归经	苦、辛，平。归肝经。
功效主治	活血止痛，清热解毒。本品苦辛，性平而偏寒。归肝经走血分，辛散苦泄，则活血祛瘀，通则不痛。又性寒清热，热清则毒解，故有活血止痛、清热解毒之功。
药理作用	本品对肉瘤180有抑制作用。
用量用法	10～30克，内服：煎剂、煎服或捣汁和服。

精选验方

①**急、慢性肝炎**：石见穿、糯稻根各2两，红糖5钱，水煎服。每日1剂，煎2次分服。小儿酌减。②**各种癌症**：石见穿、半枝莲各1两。煎汤代茶，每日1剂，长期服用。③**宫颈癌**：鲜石见穿、鲜六月雪、鲜墓头回各30克，鲜香附15克，煎汤。每日1剂，分2次服。④**白带**：石见穿30克（鲜品60克），每日1剂，煎3次服，连服5～7日。⑤**痛经**：石见穿30克，生姜2片，红枣适量，每日1剂，水煎服。⑥**面神经麻痹、乳腺炎、疖肿**：鲜石见穿根50克，加适量米饭及红糖同捣烂，敷患处；另以石见穿、六月雪各15克，水煎服，每日1剂，连服数日。

油桐子 You Tong Zi

三、破血消癥药

别名 桐子、高桐子、油桐果、桐油树子。
来源 本品为大戟科植物油桐 *Aleurites fordii* Hemsl. 的种子。

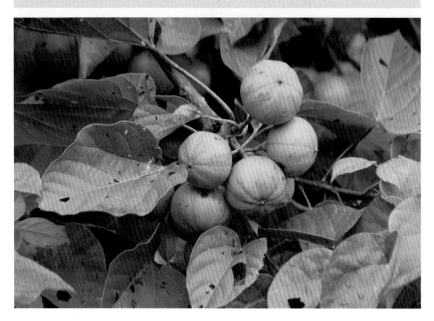

形态特征 油桐小乔木，高达9米。枝粗壮，无毛，皮孔灰色。单叶互生；叶柄长达12厘米，顶端有2红紫色腺体；叶片革质，卵状心形，长5~15厘米，宽3~14厘米，先端渐尖，基部心形或楔形，全缘，有时3浅裂，幼叶被诱色短柔毛，后近于无毛，绿色有光泽。花先叶开放，排列于枝端成短圆锥花序；单性，雌雄同株；萼不规则，2~3裂；花瓣5，白色，基部具橙红色的斑点与条纹；雄花具雄蕊8~20，排列成2轮，上端分离，且在花芽中弯曲；雌花子房3~5室，每室1胚珠，花柱2裂。核果近球形，直径3~6厘米。种子具厚壳状种皮。花期4~5月，果期10月。

生境分布 喜生于较低的山坡、山麓和沟旁。分布于四川、湖北、湖南、江苏、安徽、河南、陕西、甘肃、江西、浙江、广东、广西、福建、贵州、云南、台湾等地。

采收加工 秋季果实成熟时收集，将其堆积于潮湿处，泼水，覆以干草，经10日左右，外壳腐烂，除去外皮，收集种子晒干。

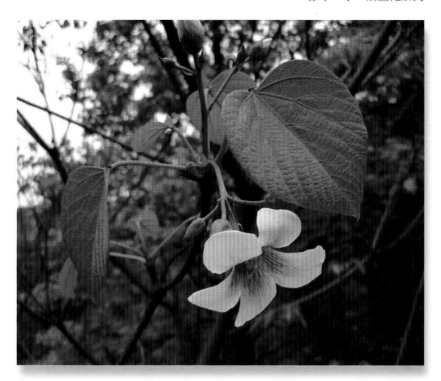

性味归经	甘，寒；有毒。归脾、肾经。
功效主治	解毒消肿，消积散结，祛风痰利咽，利二便。本品寒凉泄热，能解毒消肿，入肾经，故能利二便，甘缓入脾而能祛风痰，消积散结。
用量用法	研末吹喉，捣敷或磨水涂。内服：煎汤，1~2枚，磨水或捣烂冲水服。
使用注意	孕妇慎服。

精选验方

①**疥癣**：油桐子捣烂绞汁敷抹。②**烫伤**：油桐子捣烂绞汁，调冬蜜敷抹患处。③**锈铁钉刺伤脚底**：鲜油桐子和红糖捣烂敷贴。④**脓疱疮**：嫩油桐子切开，将果内流出的水涂患处。⑤**丹毒**：油桐壳焙焦，研细面，香油调涂患处。⑥**大小便不通**：油桐子1粒，磨水服，大约半粒磨水50毫升。

自然铜 Zi Ran Tong

四、活血疗伤药

别名 煅然铜、煅自然铜。

来源 本品为硫化物类矿物黄铁矿族黄铁矿，主含二硫化铁（FeS_2）。

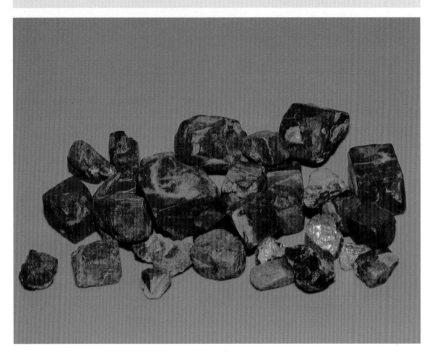

形态特征 黄铁矿的晶形多为立方体，或为八面体，五角十二面体以及它们的聚形，或为粒状集合体，多数为结核状及钟乳状体。药用主为立方体。多呈方块形，直径0.2～0.5厘米。表面亮铜黄色，有金属光泽，有的表面显棕褐色（系氧化成氧化铁所致），具棕黑色或墨绿色细条纹及砂眼。立方体相邻晶面上的条纹相互垂直，是其重要特征。均匀质重，硬脆，易砸碎，碎块形状一般不规则，也有显小方形者。硬度6～6.5，比重4.9～5.2，条痕色棕黑色或黑绿色，断口呈条差状，有时呈贝壳状。断面黄白色，有金属光泽，或棕褐色，可见银白色亮星。

生境分布 分布于四川、广东、湖南、云南、河北及辽宁等地。四川产者为优。

采收加工 四季可采。采挖后，除去杂质，砸碎，或以火煅，醋淬后用。

饮片特征

本品晶形多为立方体，集合体呈致密块状。表面亮淡黄色，有金属光泽；有的表面显黄棕色或棕褐色，无金属光泽。具条纹，条痕绿黑色或棕红色，相邻晶面上的条纹相互垂直。体重，质坚硬或稍脆，易砸碎，断面黄白色，有金属光泽；或断面棕褐色，可见银白色亮星。无臭，无味。

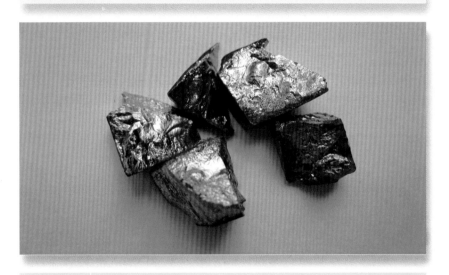

性味归经	辛，平。归肝经。
功效主治	散瘀止痛，接骨疗伤。本品味辛性平，入血行血，有散瘀止痛之功，凡折伤血瘀作痛，得辛能散血分瘀滞，破结聚之气，其痛可止伤可愈，故又具接骨疗伤之效。
药理作用	本品有促进骨质愈合作用，可使骨痂生长快，量多且较成熟。
用量用法	内服：入汤剂，10～15克；若入丸散，每次0.3克。外用适量。
使用注意	本品为行血散瘀之品，不宜久服，凡阴虚火旺、阴虚无瘀者，均应慎用。

精选验方

①闪腰岔气、腰痛：煅自然铜、土鳖虫各30克，研末，每服1.5克，开水送下，每日2次。②骨折复位后：用煅自然铜、乳香、没药、三七、土虫、制半夏、当归、羌活、血竭各等分，为散剂，每服6克，每日1次。

苏木 Su Mu

别名 苏方、红柴、苏方木、苏枋木。

来源 本品为豆科植物苏木*Caesalpinia sappan* L. 的干燥心材。

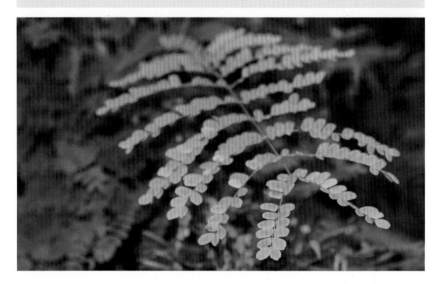

形态特征 常绿小乔木，高可达5～10米。树干有小刺，小枝灰绿色，具圆形凸出的皮孔，新枝被微柔毛，其后脱落。叶为2回双数羽状复叶，全长达30厘米或更长；羽片对生，9～13对，长6～15厘米，叶轴被柔毛；小叶9～16对，长圆形，长约14毫米，宽约6毫米，先端钝形微凹，全缘，上面绿色无毛，下面具细点，无柄；具锥刺状托叶。圆锥花序，顶生，宽大多花，与叶等长，被短柔毛；花黄色，径10～15毫米；萼基部合生，上部5裂，裂片略不整齐；花瓣5，其中4片圆形，等大，最下1片较小，上部长方倒卵形，基部约1/2处窄缩成爪状；雄蕊10，花丝下部被棉状毛；子房上位，1室。荚果长圆形，偏斜，扁平，厚革质，无刺，无刚毛，顶端一侧有尖喙，长约7.5厘米，直径约3.5厘米，成熟后暗红色，具短茸毛，不开裂，含种子4～5。花期5～6月，果期9～10月。

生境分布 生长于海拔200～1050米的山谷丛林中或栽培。分布台湾、广东、广西、云南等地。

采收加工 多于秋季采伐，除去白色边材，取其中间红棕色的心材，干燥。

饮片特征

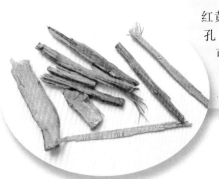

本品为不规则的薄片，表面红黄色或棕红色，有细小凹入的油孔，年轮的纵向纹理明显，有的可见暗棕色、质松、带亮星的髓部。质致密坚硬。无臭，味微涩。

性味归经	甘、咸、辛，平。归心、肝、脾经。
功效主治	活血疗伤，祛瘀通经。本品甘咸辛平，归心肝脾经，走血分。能消散瘀血，和血调经，为行血祛瘀之品，伤科之主药，并可用于妇科经产瘀血。
药理作用	苏木煎剂可使离体蛙心收缩力增强，并解除水合氯醛、奎宁、主果芸香碱等对离体蛙心的毒性；对血管有轻度收缩作用；有镇静、催眠作用，大量尚有麻痹作用；能显著缩短血浆钙化作用；对小鼠离体子宫有抑制作用；体外实验有抗菌作用。
用量用法	3～10克，煎服。外用：适量。
使用注意	孕妇忌用。

精选验方

①**产后气滞作喘**：苏木、人参、麦门冬各适量，水煎服。②**跌打损伤**：苏木（槌烂，研）100克，用酒2000毫升，煎取1000毫升，分3服，空心、午时、夜卧各1服。③**偏坠肿痛**：苏木100克，好酒一壶，煮熟频饮。④**血晕**：苏木15克，煎水，加童便一杯，顿服。⑤**月经过少**：黑豆100克，苏木10克，红糖适量。将黑豆、苏木加适量水炖至黑豆熟透，去苏木，加红糖深化后即成。每日2次，以汤代茶，黑豆亦可食。月经前每日1剂，连用5剂。⑥**跌打损伤**：羌活、桂枝、枳壳、川芎、当归各10克，苏木、泽兰各15克，防风、荆末、干姜各5克。加水煎2次，混合所煎得的药汁。每日1剂，口服。

骨碎补 Gu Sui Bu

四、活血疗伤药

别名 碎补、申姜、毛姜、猴姜、炒骨碎补、烫骨碎补。

来源 本品为水龙骨科植物槲蕨*Drynaria fortunei* (Kunze) J. Sm. 的干燥根茎。

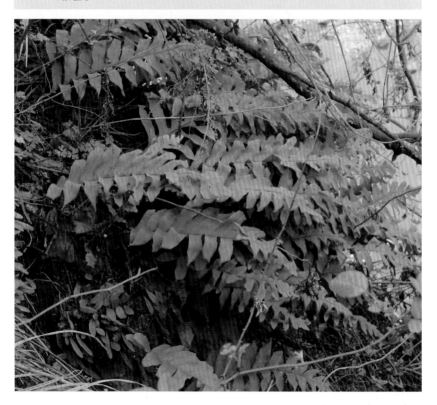

形态特征 附生草本，高20～40厘米，根状茎肉质粗壮，长而横走，密被棕黄色、线状凿形鳞片。叶二型，营养叶厚革质，红棕色或灰褐色，卵形，无柄，边缘羽状浅裂，很像槲树叶，孢子叶绿色，具短柄，柄有翅，叶片矩圆形或长椭圆形。孢子囊群圆形，黄褐色，在中脉两侧各排列成2～4行，每个长方形的叶脉网眼中着生1枚，无囊群盖。

生境分布 附生于树上、山林石壁上或墙上。分布于浙江、湖北、广东、广西、四川等地。

采收加工 全年均可采挖，除去泥沙，干燥，或再燎去茸毛（鳞片）。

饮片特征

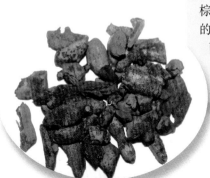

本品为不规则厚片。表面红棕色或淡灰棕色，常残留细小棕色的鳞片，有的可见圆形的叶痕。切面红棕色，有小黄点呈圆圈状排列，周边棕褐色或深棕色。气微，味淡、微涩。

性味归经	苦，温。归肝、肾经。
功效主治	活血续伤，补肾强骨。本品苦温，入肝肾经。性温宣行血脉，助火补阳，味苦潜降浮阳而纳于肾。血得行，无瘀闭留滞，肝得补，以续筋骨折伤，肾阳得补促使骨生。故有活血续伤，补肾强骨功效。
药理作用	能促进骨对钙的吸收，提高血钙和血磷的水平，有利于骨折的愈合；具有一定改善软骨细胞的功能，推迟细胞退行性变的作用；有镇痛、镇静作用；有较明显降低血脂，防止动脉粥样硬化斑块形成的作用；可减轻卡那霉素对豚鼠耳蜗的毒性作用，但不能控制停药后中毒性耳聋的发展。
用量用法	10～20克，煎服。外用：适量研末调敷，或鲜品捣敷，也可浸酒擦患处。
使用注意	阴虚内热及无瘀血者不宜服。

精选验方

①**链霉素毒性反应**：骨碎补30克，每日1剂，水煎分2次服，10日为1个疗程。②**鼻出血**：骨碎补、白头翁各15克，猪鼻甲（猪皮肉）100～200克，煎药与肉同时服，成人每日1剂，儿童分2次服，连服3剂。③**寻常疣**：骨碎补20克，捣碎，加入75%酒精80毫升，甘油20毫升，密封后振摇数十次，放置1周后即可外擦使用。

马钱子 Ma Qian Zi

四、活血疗伤药

别名	马前、番木鳖、大方八、马前子、制马钱子、油马钱子。
来源	本品为马钱科植物马钱 *Strychnos nux-vomica* L. 的干燥成熟种子。

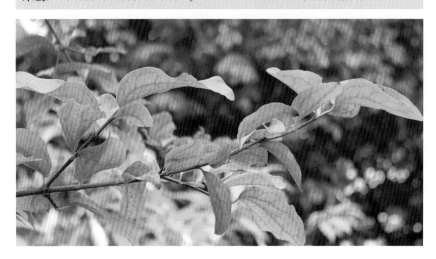

形态特征 乔木，高10～13米。树皮灰色，具皮孔，枝光滑。叶对生，叶柄长4～6毫米；叶片草质，广卵形或近于圆形，长6～15厘米，宽3～8.5厘米，先端急尖或微凹，基部广楔形或圆形，全缘，两面均光滑无毛，有光泽，主脉5条罕3条，在背面凸起，两侧者较短，不达叶端，细脉成不规则的网状，在叶的两面均明显；叶腋有短卷须。聚伞花序顶生枝端，长3～5厘米，直径2.5～5厘米，被短柔毛；总苞片及小苞片均小，三角形，先端尖，被短柔毛；花白色，几无梗，花萼绿色，先端5裂，被短柔毛；花冠筒状，长10～12毫米，先端5裂，裂片卵形，长2.5～4毫米，内面密生短毛；雄蕊5，花药黄色，椭圆形，无花丝；子房卵形，光滑无毛，花柱细长，柱头头状。浆果球形，直径6～13厘米，幼时绿色，成熟时橙色，表面光滑。种子3～5粒或更多，圆盘形，直径1.5～2.5厘米，表面灰黄色，密被银色茸毛，柄生于一面的中央，另一面略凹入，有丝光。花期春、夏两季，果期8月至翌年1月。

生境分布 生长于山地林中。前者主要分布于印度、越南、缅甸、泰国等地，后者分布于云南、广东、海南等地。

采收加工 冬季采取成熟果实，取出种子，晒干。

饮片特征

本品呈扁圆状，中间略鼓起，棕褐色或深棕色。质松脆。味苦。

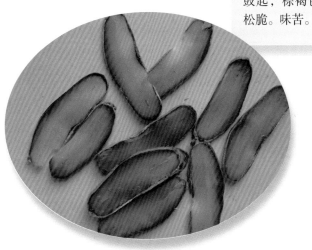

性味归经	苦，寒；有毒。归肝、脾经。
功效主治	消肿散结，通络止痛。本品味苦性寒，其毒强烈，开通经络，透达关节之力甚捷，兼可攻毒。故具有消肿散结，通络止痛之功。
药理作用	本品对中枢神经系统有兴奋作用，首先兴奋脊髓的反射机能，其次兴奋延髓的呼吸中枢及血管运动中枢，能提高大脑皮层的感觉中枢机能，大剂量引起惊厥；士的宁刺激味觉感受器反射性增加胃酸分泌；马钱子碱有明显的镇咳作用，对感觉神经末梢有麻痹作用；水煎剂对皮肤真菌有抑制作用。
用量用法	内服：0.3～0.6克，入丸、散。外用：适量，研末，吹喉或调涂。
使用注意	本品为行血散瘀之品，不宜久服，凡阴虚火旺、阴虚无瘀者，均应慎用。

精选验方

①**喉炎肿痛**：马钱子、青木香、山豆根各等份，为末，吹入喉中。②**面神经麻痹**：马钱子适量，湿润后切成薄片，6克可切18～24片，排列于橡皮膏上，贴敷于患侧面部（向左歪贴右，向右歪贴左），7～10日调换1张，至恢复正常为止。

血竭 Xue Jie

别名 麒麟竭、血竭粉、血竭块。

来源 本品为棕榈科植物麒麟竭*Daemonorops draco* Bl. 果实及树干的树脂。

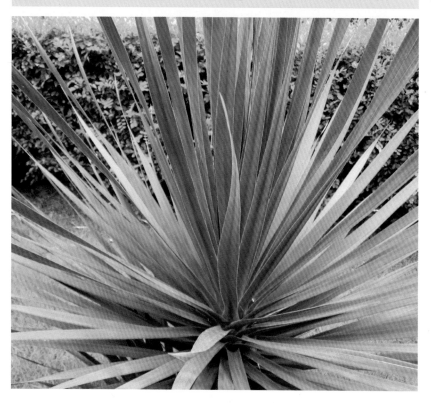

形态特征 云状复叶在枝梢互生，基部有时近于对生；叶柄和叶轴均被稀疏小刺，小叶片多数，互生，条形至披针形。花单性，雌雄异株，肉穗花序形大，具有圆锥状分枝；基部外被长形苞包，花黄色。果实核果状，阔卵形或近球形，果皮猩红色，表皮密被覆瓦状鳞片。

生境分布 多为栽培。分布于马来西亚、印度尼西亚、伊朗等地，我国广东、台湾等地也有栽培。

采收加工 采收成熟果实捣烂，置布袋中，榨取树脂，然后煎熬至胶状，冷却凝固成块状物；或取果实，置笼内蒸，使树脂渗出；也有将树干砍破或钻以若干个小孔，使树脂自然渗出，凝固而成。

饮片特征

本品呈四方形或不定形块状，大小不一。表面暗红色或铁黑色，有光泽，附有因摩擦而成的红粉。质硬而脆，断面有光泽或粗糙无光泽，黑红色，研粉为砖红色。用火点燃，冒烟呛鼻，有苯甲酸样香气。气微，味淡。在水中不溶，在热水中软化。

性味归经	甘、咸，平。归心、肝经。
功效主治	活血疗伤止痛，生肌敛疮止血。本品甘咸，入心、肝经血分。甘和血，咸软坚，血活瘀祛，经脉通畅，疼痛自止，外用则祛瘀致新，化腐生肌。故有活血疗伤止痛、生肌敛疮止血之功。
药理作用	能缩短甲兔血浆再钙化时间，显著抑制血小板聚积，防止血栓形成。对多种致病真菌有不同程度的抑制作用。
用量用法	1～1.5克，入丸、散。外用：适量，研末撒敷。
使用注意	无瘀血者不宜用。

精选验方

①**跌打损伤瘀滞疼痛或外伤出血**：血竭30克，麝香0.15克，冰片0.36克，乳香、红花、没药各4.5克，朱砂3.6克，儿茶7.2克，研为极细末，密贮，每服0.21克，冲酒服或开水送服，或用烧酒调敷患处。②**上消化道出血**：血竭粉1克，每日4次，大便潜血转阴后改服1克，每日2次，潜血转阴两日后停药，并适当配合补液，一般1～7日大便潜血转阴，血竭粉累积量12～30克。③**痈疽溃后久不收口**：血竭、没药、儿茶、象皮、乳香、赤石脂、龙骨各30克，冰片9克，研为细末，洗净患处后撒敷，或用温开水调敷。④**子宫内膜炎、慢性附件炎或盆腔炎、功能性子宫出血、子宫肌瘤**：血竭（或末3克吞服），制没药、生甘草各4.5克，荠菜、马齿苋、仙鹤草各30克，艾叶炭3克，赤白芍9克。经前1～2克水煎服，5剂为1个疗程，共1～2个疗程，连服2～3个月。

刘寄奴 Liu Ji Nu

四、活血疗伤药

别名 寄奴、奇蒿、六月霜、南寄奴、千粒米、化食丹。
来源 本品为菊科植物奇蒿*Artemisia anomala* S.Moore的全草。

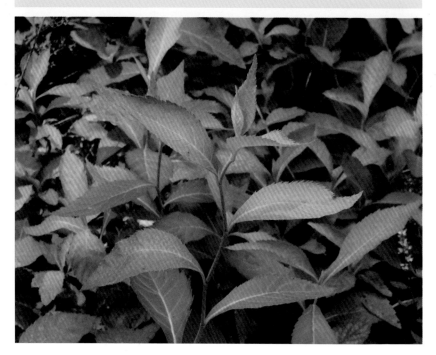

形态特征 年生直立草本，高60～100厘米。茎有明显纵肋，被细毛。叶互生；长椭圆形或披针形，长6～9厘米，宽2～4厘米，先端渐尖，基部狭窄成短柄，边缘具锐尖锯齿，上面绿色，下面灰绿色，有蛛丝毛，中脉显著；上部叶小，披针形，长约1.5厘米；下部叶花后凋落。头状花序，钟状，长约3毫米，密集成穗状圆锥花丛；总苞片4轮，淡黄色，无毛，覆瓦状排列；外层花雌性，管状，雌蕊1；中央花两性，管状，先端5裂，雄蕊5，聚药，花药先端有三角状附属物，基部有尾，雌蕊1，柱头2裂，呈画笔状。瘦果矩圆形。花期7～9月，果期8～10月。

生境分布 野生于山坡、树林下。分布于江苏、浙江、江西、湖南、湖北等地。

采收加工 8月开花时，连根拔起，当天晒干，除去根及泥土，打成捆。

饮片特征

本品为不规则段状。茎表面棕黄色或棕褐色，有纵条纹。质硬而脆，折断面黄白色，边缘有纤维，中央有白色疏松的髓。叶皱缩，暗绿或灰绿色，质脆易破碎。枝梢生黄色小花，密集成穗状花序。气微芳香，味淡。

性味归经	苦，温。归心、肝、脾经。
功效主治	破血通经，疗伤止痛，止血。本品苦泄温通，归心肝脾走血分，善于行散，温通血脉，故可破血通经止痛；其疗伤之功，功用近似苏木，但破血通经力更强。兼有消食化积之效。
药理作用	刘寄奴溶液能增加离体豚鼠冠脉灌流量，对小白鼠缺氧模型有较明显的抗缺氧作用。水煎液对宋内氏痢疾杆菌、福氏痢疾杆菌等有抑制作用。
用量用法	3～10克，煎服。外用：适量，研末撒或调敷。
使用注意	孕妇慎用。

精选验方

①产后瘀滞腹痛：刘寄奴、甘草各等份，研为末，水、酒调服。②创伤出血：鲜刘寄奴适量，捣烂外敷。③赤白下痢：刘寄奴、乌梅、白姜各等份。水煎服，赤加梅，白加姜。④霍乱成痢：刘寄奴草煎汁饮。⑤大小便血：刘寄奴为末，茶调，空腹服10克。

落得打 Luo De Da

别名 积雪草、马蹄草。

来源 本品为伞形科多年生草本植物积雪草*Centella asiatica* (L.) Urb. 的干燥地上部分或带根的全草。

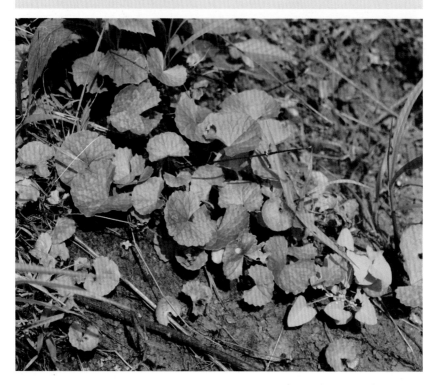

形态特征 多年生草本，茎葡萄，细长，节上生根，无毛或稍有毛。单叶互生；叶柄长2~15厘米，基部鞘状；叶片肾形或近圆形，长1~3厘米，宽1.5~5厘米，基部阔心形，边缘有钝锯齿，两面无毛或在背面脉上疏生柔毛；带状脉5~7。单伞形花序单生，或2~4个聚状；花瓣卵形，紫红色或乳白色。果实圆球形，基部心形或平截，长2~3米，宽2~3.5毫米，每侧有纵棱数条，棱间有明显的小横脉，网状，平滑或稍有毛。花、果期4~10月。

生境分布 生长于海拔200~1990米的阴湿草地、田边、沟边。分布于广东、四川、广西、江苏、浙江等地。

采收加工 夏、秋两季采收，除去杂质及泥沙，晒干。

饮片特征

干燥全草多皱缩成团，根圆柱形，淡黄色或灰黄色，有纵皱纹。茎细长、弯曲、淡黄色，在节处有明显的细根残迹或残留之细根。叶多皱缩，淡绿色，圆形或肾形，边缘有钝齿，下面有细毛。叶柄常扭曲，基部具膜质叶鞘。气特异，味微辛。

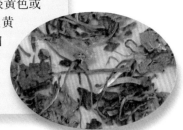

性味归经	苦、辛，寒。归肝、脾、肾经。
功效主治	活血消肿止痛，清热利湿，解毒。本品性味苦寒，能清热泻火解毒；辛能宣散行滞，入血分则能活血消肿止痛，入肾经则清热利湿。
药理作用	有镇静、抗菌作用，积雪草甙能治疗皮肤溃疡。
用量用法	10～30克，煎服，或捣汁服。外用：捣敷或捣汁涂。
使用注意	虚寒者不宜。

精选验方

①**湿热黄疸**：鲜落得打、冰糖各30克，水煎服。②**中暑腹泻**：落得打鲜叶搓成小团，嚼细开水吞服一二团。③**尿结石**：鲜落得打30克，第二次的淘米水煎服。④**尿血**：落得打草头、草益根各一把，捣烂绞汁和冰糖30克，一次炖服。⑤**小便不通**：鲜落得打30克，捣烂贴肚脐，小便通即去药。⑥**麻疹**：鲜落得打30～60克，水煎服。⑦**急性肾炎**：落得打、铁扫帚、乌药各30克，白马骨15克，水煎服，每日1剂。⑧**外感暑热鼻衄**：鲜积雪草、鲜旱莲草、鲜青蒿各适量，共捣烂取汁，用冷开水冲服。⑨**外感风热烦渴**：鲜积雪草60克，白颈蚯蚓4条，共捣烂，水煎半小时，1小时后取汁服。⑩**扁桃体炎**：积雪草、地耳草、白花蛇舌草各15克，水煎服。⑪**传染性肝炎**：积雪草、天胡荽、茅根各30克，鸡矢藤15克，香附子6克。水煎2次，合并浓缩成30毫升。分3次服。⑫**新旧外伤疼痛**：积雪草适量，晒干研末，每日3～3.5克，3次分服。⑬**痢疾**：积雪草适量，洗净，晒干研末，每服6克，每日4次，7日为一个疗程。⑭**跌打损伤**：鲜积雪草60克，捣汁或浸酒服；药渣敷患处。⑮**疔疮疖肿**：鲜积雪草适量，洗净，捣烂敷患处；同时用鲜积雪草15～30克，水煎服。⑯**皮肤湿疹瘙痒**：积雪草12克，野菊花30克，地肤子全草15克，水煎服。

接骨仙桃草 Jie Gu Xian Tao Cao

别名 仙桃草、夺命丹、蚊母草、八卦仙丹、接骨仙桃。

来源 本品为玄参科植物仙桃草 *Veronica peregrina* L. 的带虫瘿的干燥全草。

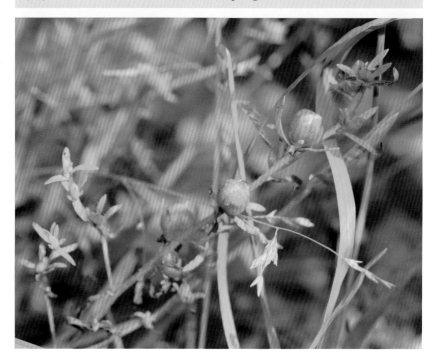

形态特征 一年或二年生草本，无毛或具腺毛，高12～18厘米。茎直立，有时基部作匍匐状，多分枝；呈丛生状。叶对生，倒披针形，长1.5～2厘米，宽2～4毫米，下部叶具柄，上部叶无柄，全缘或具细微稀锯齿。花单生于苞腋；苞片线状倒披针形；花柄长约1毫米，远短于泣片和萼片；花萼4裂，裂片狭披针形，先端钝；花冠白色，略带淡红，冠筒短，4深裂，辐射状排列；雄蕊4，雌蕊1，子房上位，花瓣短粗。蒴果扁压状卵形，先端微凹，无毛，在成熟果实内常有小虫寄生。种子长圆形，扁平，无毛。花、果期4～5月。

生境分布 生长于河边或湿地、水稻田旁。分布于贵州等地。

采收加工 5～6月间，虫瘿膨大略带红色，趁果实内寄生虫尚未逸出之前采收，立即干燥或蒸过后晒干。

饮片特征

须根丛生，细而卷曲，表面棕灰色至棕色，折断面白色。茎圆柱形，直径约1毫米，表面枯黄色或棕色，老茎微带紫色，有纵纹；质柔软，折断面中空。叶大多脱落，残卵的叶片淡棕色或棕黑色，皱缩卷曲。蒴果棕色，有多数细小而扁的种子。种子淡棕色，有虫瘿的果实膨大为肉质桃形。气微，味淡。

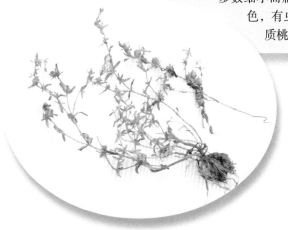

性味归经	辛，凉。归肺经。
功效主治	活血消肿，止血止痛。本品味辛能散能行，活血散瘀消肿，瘀祛血止，疼痛自除，故有活血消肿、止血止痛之功。
用量用法	内服：煎汤，15～30克，研末或捣汁。外用：适量捣汁敷或煎水洗。

精选验方

①**跌打坠压伤及受伤后咳嗽吐血、肺痨咳嗽吐血**：接骨仙桃草，烈日晒燥后，用童便浸每日，晒干，再浸再晒，研成极细末，每用5～7.5克，热甜酒送服。咳嗽吐血者，温开水送服，每日1次。②**跌扑损伤**：接骨仙桃草、苏木各25克，八角金盘根5克，臭梧桐花15克，煎酒服。③**吐血**：新鲜接骨仙桃草，捣汁，加人乳和服。④**咯血、吐血、呕血、鼻中出血**：接骨仙桃10～20克，猪瘦肉100克，隔水煮熟，食肉及汤。⑤**舌下核肿**：仙桃草末，每服10克，水煎服。⑥**月经不调、痛经**：仙桃草15～25克，兑甜酒服。⑦**子宫出血**：鲜仙桃草125克，水煎服。

土鳖虫 Tu Bie Chong

四、活血疗伤药

别名 地鳖、土元、土鳖、簸箕虫、地鳖虫。

来源 本品为鳖蠊科昆虫地鳖 *Eupolyphaga sinensis* Walker 或冀地鳖 *Steleophaga plancyi* (Boleny) 的雌虫干燥体。

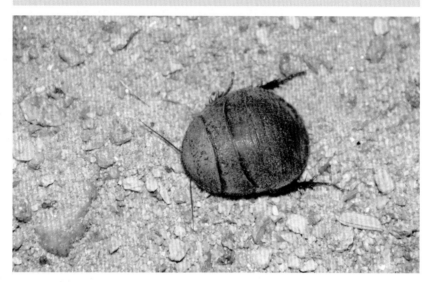

形态特征 地鳖：雌雄异形，雄虫有翅，雌虫无翅。雌虫长约3厘米，体上下扁平，黑色而带光泽。头小，向腹面弯曲。口器咀嚼式，大颚坚硬。复眼发达，肾形；单眼2个。触角丝状，长而多节。前胸盾状，前狭后阔，盖子头上。雄虫前胸呈波状纹，有缺刻，具翅2对。生活于地下或沙土间，多见于粮仓底下或油坊阴湿处。冀地鳖：雌虫体宽卵圆形，较地鳖宽。虫体表面暗黑色，无光泽，不如地鳖光亮。体背较地鳖扁。前胸背板前缘及身体周围具红褐色或黄褐色边缘。体背面有密集的小颗粒状突起，无翅。雄虫有翅，体灰黑色，除前胸背板前缘处有明显的淡色宽边外，身体其他部分无细碎斑纹。多生活于厨房、灶脚及阴湿处。

生境分布 生活于阴暗、潮湿、腐殖质丰富的松土中，全国均有，前者主产浙江、湖北、江苏、河南；后者分布于福建、广东、广西等地。习惯认为江苏产品质优。

采收加工 野生者夏季捕捉，饲养者全年可捕捉。置沸水中烫死，晒干或烘干。

饮片特征

本品为扁平卵形。前端较窄，后端较宽，背部紫褐色，具光泽，无翅。腹面红棕色，头部较小，有丝状触角1对，常脱落，胸部有足3对，具细毛和刺。腹部有横环节。质松脆，易碎。气腥臭，味微咸。

性味归经	咸，寒；有小毒。归肝经。
功效主治	破血逐瘀，续筋接骨。用于治疗跌打损伤、筋骨折伤、瘀血经闭、产后瘀阻腹痛、癥瘕痞块。
药理作用	土鳖虫水提物有抗凝血作用。土鳖虫水煎液有调脂作用。
用量用法	内服：3~10克，煎服；或研末服，每次1~1.5克，以黄酒送服佳。外用：适量。
使用注意	孕妇禁用。

精选验方

①**腰椎间盘突出症并发坐骨神经痛**：土鳖虫、全蝎、乌梢蛇、穿山甲各9克，地龙21克，加味，急性发作期用汤剂，每日1剂。恢复期用散剂（上方药焙干研末）每次3~4克，每日2次酒兑服，并配合腰背肌功能锻炼。
②**骨结核、淋巴结核**：土鳖虫30克，蜈蚣10条，全蝎、乳香、没药各60克，土茯苓120克，土贝母100克，共研细末，与白面炒水丸成600粒，每次6粒，每日3次。③**扭伤**：土鳖虫25克，血竭15克。共研细粉，每服10克，每日3次。④**碰伤、摔伤、伤处疼痛**：土鳖虫50克，焙干，研末。每服5克，黄酒冲服，每日2次。⑤**经闭、病经**：土鳖虫10克，丹参25克，赤芍、香附各20克，桃仁、延胡索各15克，水煎服。

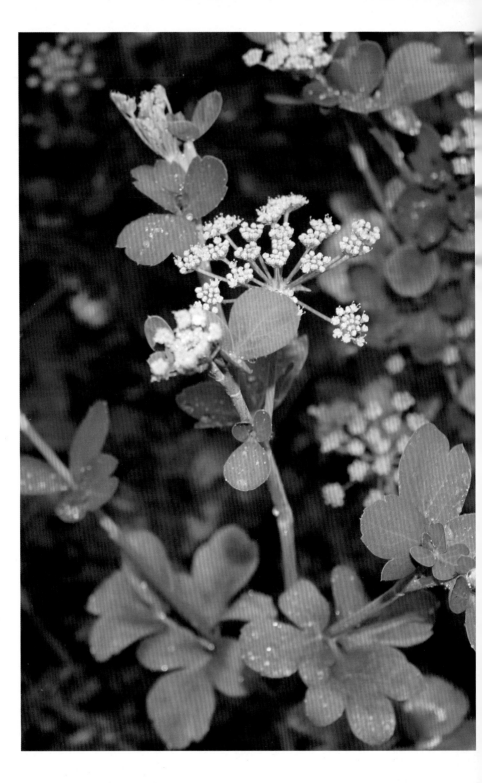

第十二章 化痰止咳平喘药

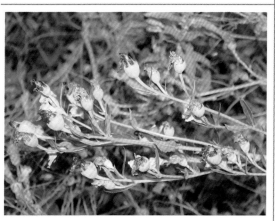

半 夏 Ban Xia

别名 生半夏、制半夏、姜半夏、法半夏、清半夏、半夏曲。

来源 本品为天南星科植物半夏 *Pinellia ternata* (Thunb.) Breit. 的干燥块茎。

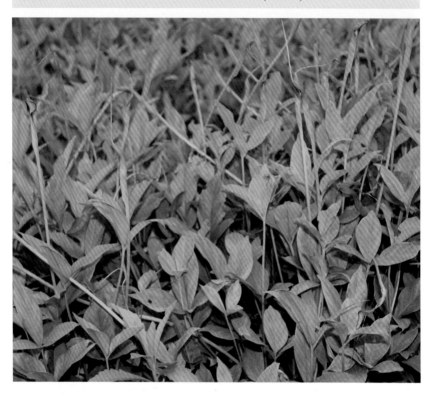

形态特征 多年生小草本，高15～30厘米。块茎近球形。叶基生，一年生的叶为单叶，卵状心形；2～3年后，叶为3小叶的复叶，小叶椭圆形至披针形，中间小叶较大，全缘，两面光滑无毛。叶柄长10～20厘米，下部有1株芽。花单性同株，肉穗花序，花序下部为雌花，贴生于佛焰苞，中部不育，上部为雄花，花序中轴先端附属物延伸呈鼠尾状，伸出在佛焰苞外。浆果卵状椭圆形，绿色，成熟时红色。花期5～7月，果期8月。

生境分布 生长于山坡、溪边阴湿的草丛中或林下。我国大部分地区均有。主要分布于四川、湖北、江苏、安徽等地，以四川、浙江产者量大质优。

采收加工 夏、秋两季采挖，洗净，除去外皮及须根，晒干。

饮片特征

本品呈类球形，有的稍偏斜，直径1～1.5厘米。表面白色或浅黄色，顶端有凹陷的茎痕，周围密布麻点状根痕；下面钝圆，较光滑。质坚实，断面洁白，富粉性。气微，味辛辣，并有黏性感，麻舌而刺喉。以色白、质坚实、粉性足者为佳。

性味归经	辛、温；有毒。归脾、胃、肺经。
功效主治	燥湿化痰，降逆止呕，消痞散结。本品辛散温燥，入中焦脾胃，能祛中焦寒湿之邪。脾无浊湿，则脾健运而痰涎自消；胃无浊湿，则逆气降而胃和，痞满呕吐可止。又入肺经，以辛散消痞、化痰散结，故有燥湿化痰、降逆止呕、消痞散结的功效。
药理作用	对咳嗽中枢有镇静作用，可解除支气管痉挛，并使支气管分泌减少而起镇咳祛痰作用；半夏煎剂、流浸膏剂、粉剂对实验动物有镇吐作用，但生半夏反能催吐。
用量用法	5～10克，煎服。外用：适量。法半夏温性较弱，长于燥湿和胃；姜半夏长于降逆止呕；清半夏辛燥之性减，长于化湿痰；半夏曲有化痰消食之功。
使用注意	反乌头，其性温燥，对有阴亏燥咳、实火咽痛、血证、燥痰、热痰者慎用或忌用。

精选验方

①**湿痰喘急、心痛**：半夏适量，香油炒，研末，作丸梧桐子大，每次三五十丸，姜汤下。②**时气呕逆不下、吐呕**：半夏15克，生姜、茯苓各10克，水煎服。③**癫狂痛证**：半夏15克，秫米30克，蜂蜜20克，水煎服。④**肝风化火生痰引起眩晕**：半夏、茯苓、陈皮各15克，干姜、天南星各10克，水煎服。⑤**咳嗽、呕吐**：清半夏、陈皮、茯苓各15克，炙甘草5克。水煎服。⑥**神经性呕吐**：半夏、茯苓、生姜各15克，反酸胃灼热加黄连5克、吴茱萸11.5克，舌红苔少加麦冬、枇杷叶各15克，水煎服。⑦**急性乳腺炎**：生半夏5～10克，葱白2～3根。共捣烂，揉成团塞于患乳对侧鼻孔，每日2次，每次塞半小时。

天南星 Tian Nan Xing

一、化痰药

别名 南星、生南星、制南星、生天南星。

来源 本品为天南星科植物天南星*Arisaema erubescens* (Wall.) Schott、异叶天南星*Arisaema heterophyllum* Bl. 或东北天南星*Arisaema amurense* Maxim. 的干燥块茎。

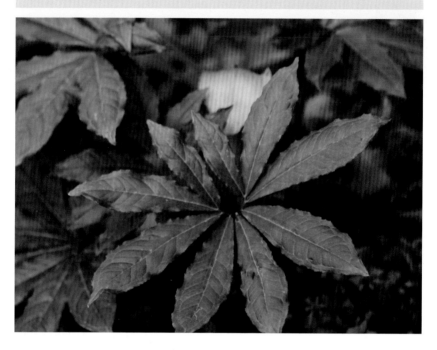

形态特征 天南星株高40~90厘米。叶一枚基生，叶片放射状分裂，披针形至椭圆形，顶端具线形长尾尖，全缘，叶柄长，圆柱形，肉质，下部成鞘，具白色和散生紫色纹斑。总花梗比叶柄短，佛焰苞绿色和紫色，肉穗花序单性，雌雄异株，雌花序具棒状附属器、下具多数中性花，无花被，子房卵圆形，雄花序的附属器下部光滑和有少数中性花。浆果红色、球形。花期4~5月，果期7~9月。

生境分布 生长于丛林之下或山野阴湿处。天南星分布于河南、河北、四川等地；异叶天南星分布于江苏、浙江等地；东北天南星分布于辽宁、吉林等地。

采收加工 秋、冬两季茎叶枯萎时采挖，除去须根及皮，干燥。

饮片特征

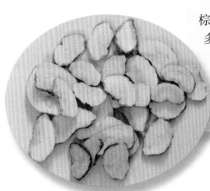

本品呈扁圆形，表面类白色或淡棕色，较光滑，上面凹陷，周围散有多数麻点，质坚硬，不易破碎，断面不平坦，白色，半透明，角质状，有的可见筋脉纹，粉性。气微辛，味麻辣。以个大、色白、粉性足者为佳。

性味归经	苦、辛，温；有毒。归肺、肝、脾经。
功效主治	燥湿化痰，祛风解痉。本品辛温以散风寒，苦温以燥痰湿，温燥之性强烈，善开泄走窜。入脾能燥湿祛痰，入肺则宽胸开结；入肝经，善祛经络风痰以解痉，故为祛风解痉、燥湿化痰之要药。
药理作用	煎剂具有祛痰及抗惊厥、镇静、镇痛作用；水提取液对小鼠实验性肿瘤（肉瘤S180，肝癌鳞状上皮型子宫颈癌移植于鼠者）有明显抑制作用；生物碱能对抗乌头碱所致的实验性心律失常。
用量用法	3~10克，煎服，多制用。外用：适量。
使用注意	阴虚燥咳、热极生风、血虚动风者忌用，孕妇慎用。生南星一般不作内服。

精选验方

①**痰湿臂痛**：天南星、苍术各等份，生姜3片，水煎服。②**风痫**：天南星（九蒸九晒）为末，姜汁糊丸，如梧桐子大，煎人参、菖蒲汤或麦冬汤下20丸。③**诸风口噤**：天南星（炮，锉），大人15克，小儿5克，生姜5片，紫苏叶5克，水煎减半，入雄猪胆汁少许，温服。④**身面疣子**：天南星末，醋调涂患处。⑤**中风**：乌梅6克，天南星3克，冰片1.5克。共研细末。搽牙齿。⑥**小儿支气管炎**：天竺黄、天南星各10克，雄黄、朱砂各1克，丁香2克。共研细末，备用。取药末适量，填入小儿脐孔中，外用胶布固定，每日换药1次，10日为1个疗程。

白附子 Bai Fu Zi

一、化痰药

别名 白附、禹白附、生白附子、制白附子。
来源 本品为天南星科植物独角莲 *Typhonium giganteum* Engl. 的干燥块茎。

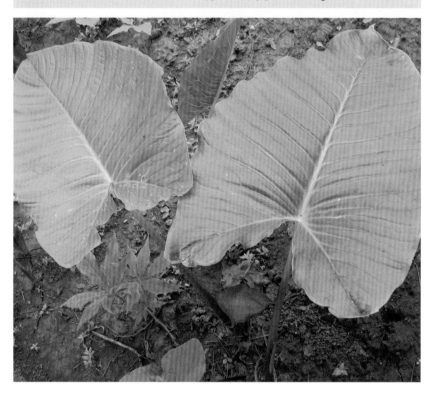

形态特征 多年生草本，块茎卵圆形或卵状椭圆形。叶根生，1~4片，戟状箭形，依生长年限大小不等，长9~45厘米，宽7~35厘米；叶柄肉质，基部鞘状。花葶7~17厘米，有紫斑，花单性，雌雄同株，肉穗花序，有佛焰苞。雄花位于花序上部，雌花位于下部。浆果，熟时红色。块茎椭圆形或卵圆形，长2~5厘米；直径1~3厘米。表面白色或黄白色，有环纹及根痕，顶端显茎痕或芽痕。花期6~8月，果期7~10月。

生境分布 生长于山野阴湿处。分布于河南、甘肃、湖北等地。河南产品称禹白附，品质最优。

采收加工 秋季采挖，除去须根及外皮，用硫黄熏1~2次，晒干。

饮片特征

制白附子为类圆形或椭圆形厚片，直径1~3厘米。周边淡棕色，有的可见须根痕。切面黄色，略呈角质样。质硬。味淡，微有麻舌感。

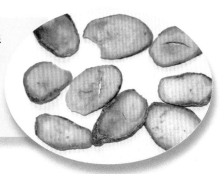

性味归经	辛、甘、温；有毒。归胃、肝经。
功效主治	燥湿化痰，祛风止痉，解毒散结。本品辛温燥烈有毒，能升能散，既能祛寒湿，以绝生痰之源，又善祛风痰而解痉止痛，还能散结聚之邪解毒消痈。故有燥湿化痰、祛风止痉、解毒散结之功。
药理作用	具有降血清胆固醇、止咳祛痰、抗结核及抗癌等作用。
用量用法	3~5克。外用：适量，熬膏敷患处。
使用注意	孕妇忌用，生品一般不作内服。

精选验方

①**颈淋巴结核**：鲜白附子10~30克，洗净，水煎服，每日1剂，5日为1个疗程。②**黄褐斑**：白附子、白及、浙贝母各等份，研末调凡士林制成药膏，早晚各搽药1次。③**面神经麻痹**：制白附子、焙僵蚕、炙全蝎、双钩藤、香白芷各6克，川蜈蚣8条，共研成极细药末，此为成人2日量，每日早晚各服1次，饭后服，每次服时另用防风3~4克煎汁送服药末。孕妇及阴虚体弱者忌服。④**三叉神经痛**：白附子10克，白芷、川芎、僵蚕各200克，全蝎150克，分别研细末，拌匀成愈痛散。每日2次，每次2克，以热酒调服，10日为1个疗程，一般连用2~3个疗程。⑤**斜视**：白附子、蜈蚣、僵蚕、天麻、全蝎、钩藤各等份，共研细末，每日2次，成人每次7克，儿童酌减，用黄酒或白开水送服。⑥**偏头痛**：生白附子、生天南星、生草乌各30克，葱白7根，生姜40克，将诸药研末调匀，包以纱布，隔水蒸熟敷患处。⑦**白癜风**：白附子、白芷各6克，雄黄3.5克，密陀僧10克，共研细末，用切平黄瓜尾蘸药末用力擦患处，每日2次。⑧**花斑癣汗斑**：生白附子、密陀僧各3克，硫黄6克，上药共研细末，用黄瓜蒂蘸药搽患处，每日2次。

皂荚 Zao Jia

一、化痰药

别名 皂角、大皂荚、长皂荚、长皂角。
来源 本品为豆科植物皂荚 *Gleditsia sinensis* Lam. 的果实。

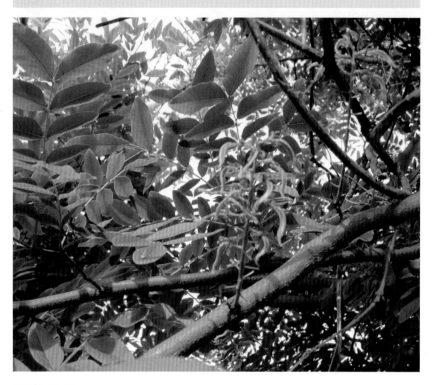

形态特征 落叶乔木，高达15～30米，树干皮灰黑色，浅纵裂，干及枝条常具刺，刺圆锥状多分枝，粗而硬直，小枝灰绿色，皮孔显著，冬芽常叠生，一回偶数羽状复叶，有互生小叶3～7对，小叶长卵形，先端钝圆，基部圆形，稍偏斜，薄革质，缘有细齿，背面中脉两侧及叶柄被白色短柔毛，杂性花，腋生，总状花序，花梗密被绒毛，花萼钟状被绒毛，花黄白色，萼瓣均4数。荚果平直肥厚，长达10～20厘米，不扭曲，熟时黑色，被霜粉，花期5～6月，果期9～10月。

生境分布 生长于村边、路旁、向阳温暖的地方。分布于河北、山西、河南、山东、四川、贵州等地。

采收加工 秋季果实成熟时采收，除去杂质，晒干。

饮片特征

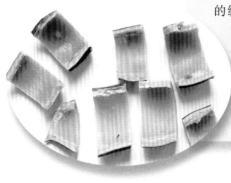

果实呈扁长的剑鞘状而略弯曲，表面深紫棕色至黑棕色，被灰色粉霜，种子所在处隆起，基部渐狭而略弯，有短果柄或果柄痕。两侧有明显的纵棱线，摇之有响声，质硬，剖开后，果皮断面黄色，纤维性。种子多数，扁椭圆形，黄棕色，光滑。气特异，有强烈刺激性，粉末嗅之有催嚏性，味辛辣。以肥厚、色紫褐者为佳。

性味归经	辛、咸，温；有小毒。归肺、大肠经。
功效主治	祛痰，通窍开闭，散结消肿。
药理作用	皂甙能刺激胃黏膜而反射性地促进呼吸道黏液的分泌，从而产生祛痰作用，煎剂对离体大鼠子宫有兴奋作用，对堇色毛菌、星形奴氏菌有抑制作用。皂荚中所含之皂甙不仅刺激胃肠黏膜，产生呕吐、腹泻，而且腐蚀胃黏膜，发生吸收中毒，甚至产生全身毒性，引起溶血，特别是影响中枢神经系统，先痉挛后麻痹，呼吸中枢麻痹而死亡。
用量用法	1.5～5克，煎汤；焙焦存性，研末吞服0.6～1.5克。外用：适量。
使用注意	内服剂量过大，易引起呕吐、腹泻。孕妇、气虚阴亏及出血倾向者忌用。

精选验方

①**鼻齆肿塞**：皂荚（炙）研末，吹入鼻中。②**外肾偏肿**：皂荚炙黄，研末，水调敷肿处。③**疮肿未溃**：皂荚熬膏外敷。④**皮癣**：皂荚以陈醋浸泡后研末调涂。⑤**肾囊肿痒**：皂荚适量稻草烧之，烟熏十余次，肿消痒止。

旋覆花 Xuan Fu Hua

一、化痰药

别名 覆菊、覆花、金钱花、全福花、全覆花、炙旋覆花。

来源 本品为菊科植物旋覆花*Inula japonica* Thunb. 或欧亚旋覆花*Inula britannica* L. 的干燥头状花序。

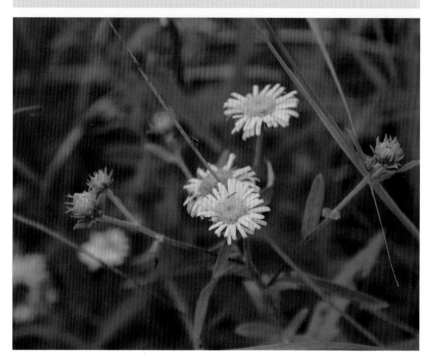

形态特征 多年生草本，高30～60厘米。茎直立，上部有分枝，被白色绵毛。基生叶花后凋落，中部叶互生，长卵状披针形或披针形，先端渐尖，基部稍有耳半抱茎，全缘或有微齿，背面被疏伏毛和腺点；上部叶渐小，狭披针形。头状花序，直径2～4厘米，单生茎顶或数个排列作伞房状，总苞半球形，花黄色。瘦果长椭圆形，冠毛长约5毫米，灰白色。花期7～10月，果期8～11月。

生境分布 生长于山坡路旁、湿润草地、河岸和田埂上。分布于河南、河北、江苏、浙江、安徽等地。全国大部分地区均有野生。河南、江苏、浙江、山东产量较大，以江苏、浙江产品质优。

采收加工 夏、秋两季花开放时采收，除去杂质，阴干或晒干。

饮片特征

呈扁球形或类球形，直径1～2厘米。总苞由多数苞片组成，呈覆瓦状排列，苞片披针形或条形，灰黄色；总苞基部有时残留花梗，苞片及花梗表面被白色茸毛，舌状花1列，黄色，长约1厘米，多卷曲，常脱落，先端齿裂；管状花多数，棕黄色，味甜。

性味归经	苦、辛、咸、微温。归肺、胃经。
功效主治	消痰行水，降逆止呕。本品辛温，入肺胃经。能温宣肺气以行水，苦咸则软坚降下以消痰。肺无痰湿。咳逆上气自除；胃无痰湿，胃气降呕噫可止。故有消痰行水、降逆止呕之功。
药理作用	所含黄酮甙对组织胺引起的豚鼠支气管痉挛有缓解作用，并有较弱的利尿作用。
用量用法	3～10克，包煎。
使用注意	阴虚劳嗽、津伤燥咳者不宜用。

精选验方

①**肝炎**：旋覆花15克，葱白14根，以水3升，煮取1升，顿服。②**风火牙痛**：旋覆花为末，搽牙根上。③**胃癌胸胁胀满、食欲不振、胃痛**：旋覆花、柴胡、枳壳各12克，白芍、黄药子各15克，丹参、白花蛇舌草、半枝莲各30克，水煎服，每日1剂。④**慢性支气管炎兼气喘**：旋覆花、百部各10克，黄芪24克，地龙6克，水煎服，每日1剂，分2次服。⑤**眩晕头痛**：旋覆花、当归、荆芥穗、菊花各30克。合研为细末，装瓶备用。每次取3克药末，加水250毫升煎煮，煎前加入葱白1段，茶叶3克，煎至175毫升即成。温服。服后平躺片刻。⑥**打嗝不止**：旋覆花、代赭石、芒硝各9克，公丁香3克，柿蒂5只，大黄6克。加水煎2次，混合两煎所得药液。每日1剂，口服。⑦**食管癌**：旋覆花、菝葜、威灵仙各15克，姜半夏、刀豆子、急性子、姜竹茹、五灵脂各9克，代赭石30克。水煎取药汁。每日1剂，分2次服用。

白 前 Bai Qian

一、化痰药

别名 嫩白前、空白前、鹅白前、南白前、炒白前、蜜炙白前、鹅管白前。

来源 本品为萝藦科植物柳叶白前*Gynanchum stauntonii* (Decne.) Schltr.ex
Lévl.或芫花叶白前*Cynanchum glaucescens* (Decne.) Hand.-Mazz. 的干燥
根茎及根。

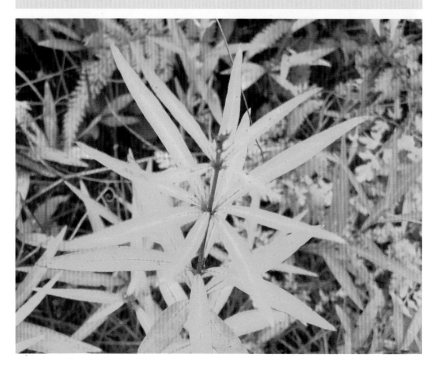

形态特征 多年生草本，高30～60厘米，根茎匍匐，茎直立，单一，下部
木质化。单叶对生，具短柄；叶片披针形至线状披针形，先端渐尖，基部渐
狭，边缘反卷，下部的叶较短而宽，顶端的叶渐短而狭。聚伞花序腋生，
总花梗长8～15毫米，中部以上着生多数小苞片，花萼绿色，裂片卵状披针
形。蓇葖果角状，长约7厘米。种子多数，顶端具白色细绒毛。花期5～8
月，果期9～10月。

生境分布 生长于山谷中阴湿处、江边沙碛之上或溪滩。分布于浙江、安
徽、江苏等地。湖北、福建、江西、湖南、贵州等地也产。

采收加工 秋季采挖，洗净泥土，去除残茎、杂质，晒干。

饮片特征

本品为细圆柱形短段。外皮黄白色或黄棕色。切面灰白色或灰黄色，中空。质脆。气微，味微甜。

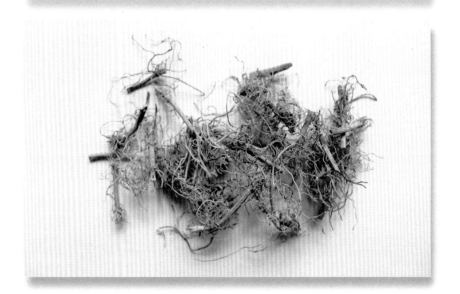

性味归经	辛、苦，微温。归肺经。
功效主治	降气化痰。本品气薄味厚，苦重于辛，故以降泻为功。入肺经，降肺气而下痰涎，气降痰消，则咳喘自平。故有降气祛痰之功。
药理作用	所含皂甙有祛痰作用。
用量用法	3～10克，煎服。
使用注意	咳喘属气虚不归元者，不宜应用。

精选验方

①跌打胁痛：白前25克，香附15克，青皮5克，水煎服。②胃脘痛、虚热痛：白前、重阳木根各25克，水煎服。③疟疾脾肿大：白前25克，水煎服。④小儿疳积：白前、重阳木或兖州卷柏全草各15克，水煎服。⑤久咳咯血：白前15克，桔梗、桑白皮各10克，甘草（炙）5克，上四味切，以水2升，煮取半升，空腹顿服。忌猪肉、海藻、菘菜。⑥支气管炎、咳嗽哮喘：白前、桔梗、紫菀、百部、苏子各15克，陈皮10克，水煎服。

白松塔 Bai Song Ta

一、化痰药

别名 松塔、松球、松果。
来源 本品为松科植物白皮松 *Pinus bungeana* Zucc. 的球果。

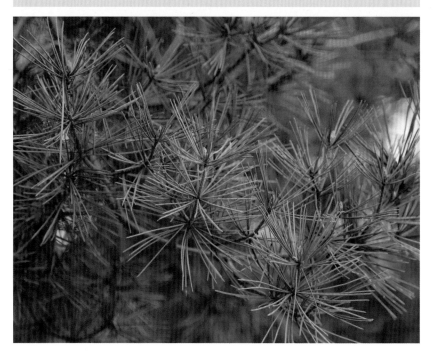

形态特征 常绿乔木，高达30米。树皮灰绿色或淡灰褐色，内皮白色，裂成不规则薄片脱落；一年生枝灰绿色，无毛；冬芽红褐色。针叶3针1束，粗硬，长5～10厘米，宽1.5～2毫米，叶的下面与上面两侧均有气孔线；叶鞘早落。花单性；雄花序无梗，卵状长椭圆形或圆柱形，生于新枝条的基部或上部，多数聚集而成穗状，基部鳞片包被；雌花序1至数枚生于新枝先端或上部，受精后发育成球果。球果（即松塔）卵形，长5～7厘米，成熟后淡黄褐色，种鳞先端厚，鳞盾多为菱形，有横脊，鳞脐生于鳞盾的中央，具刺尖；种子倒卵圆形，长约1厘米，种翅长5毫米，赤褐色，易脱落。果期6～10月。

生境分布 生于山地林区，喜光。分布于山西、河南、陕西、甘肃、四川北部和湖北西部，在辽宁、河北、山东和江苏等地习见栽培。

采收加工 春、秋两季采收，晒干。

饮片特征

　　球果卵圆形，表面棕褐色或淡黄褐色。种鳞先端厚，鳞盾多为菱形，有横脊，鳞脐生于鳞盾中央，具刺尖。种子倒卵圆形，种皮棕褐色，胚乳白色，气香，味甜，富油质；种翅有关节，容易脱落。

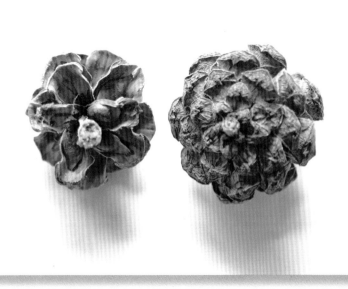

性味归经	苦，温。归肺经。
功效主治	止咳化痰。
药理作用	本品具止咳、祛痰及平喘作用，有抗菌、镇静作用，能明显提高机体对低气压缺氧的耐受力，具有增强肾上腺皮质功能的作用。
用量用法	内服：15～30克，煎服。

精选验方

慢性气管炎：成熟的白松塔40克，洗净，水煎两次，药液混合浓煎至400毫升，每次10毫升，每日2次，食后服。10日为1疗程。

竹 茹 Zhu Ru

一、化痰药

别名 竹二青、淡竹茹、嫩竹茹、鲜竹茹、炒竹茹、姜竹茹。

来源 本品为禾本科植物青秆竹*Bambusa tuldoides.* Munro、大头竹茹 *Sinocalamus beecheyanus* (Munro) McClure var. pubescens P. F. Li或淡竹 *PhylLostachys nigra* (Lodd.) Munrovar. henonis (Mitf.) Stapf ex Rendle 的茎秆的干燥中间层。

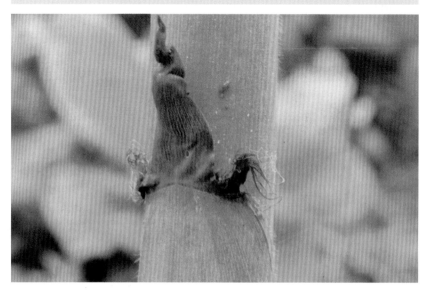

形态特征 常单丛生。秆高6～8米，直径3～4.5厘米。节间壁厚，长30～36厘米，幼时被白粉。节稍隆起。分枝常于秆基部第一节开始分出，数枝簇生节上。秆箨早落。箨鞘背面无毛，干时肋纹稍缢起，先端呈不对称的拱形，外侧一边稍下斜至箨鞘全长的1/10～1/8。箨耳稍不等大，靠外侧1枚稍大，卵形，略波褶，边缘被波曲状刚毛，小的1枚椭圆形。箨舌高2.5～3.5毫米，边缘被短流苏毛，片直，呈不对称三角形或狭三角形，基部两侧与耳相连，连接部分宽约0.5毫米。叶披针形至狭披针形，长10～18厘米，宽11～17毫米，背面密生短柔毛。

生境分布 生长于山坡、路旁或栽培。分布于广东、海南等地。

采收加工 全年均可采制，取新鲜茎，除去外皮，将稍带绿色的中间层刮成丝条，或削成薄片，捆扎成束，阴干。前者称"散竹茹"，后者称"齐竹茹"。

饮片特征

本品为不规则的丝条状或卷曲成团状。浅绿色或黄绿色。体轻松，质柔韧，有弹性。气微，味淡。

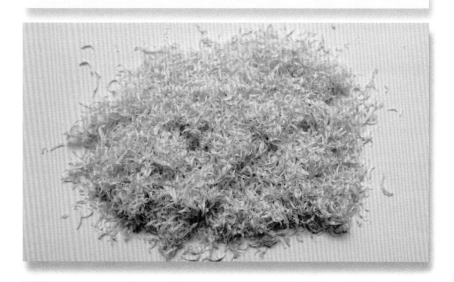

性味归经	甘，微寒。归肺、胃、胆经。
功效主治	清热化痰，除烦止呕。
药理作用	对白色葡萄球菌、枯草杆菌、大肠杆菌及伤寒杆菌等有较强的抑制作用。
用量用法	内服：6～10克，煎服。祛痰多生用；止呕多姜汁炒用；鲜竹茹性较寒凉，清热除烦力强。
使用注意	寒痰咳嗽、胃寒呕逆及脾虚泄泻者禁服。

精选验方

①**热病吐血、衄血不止**：青竹茹30克，黄芩30克，蒲黄6克，伏龙肝6克（末），生藕汁120毫升，先以水300毫升，煎竹茹、黄芩至200毫升，去滓，下蒲黄等三味搅匀，分为三服，不拘时候。②**呕吐、呃逆**：竹茹、陈皮各15克，生姜、甘草各10克，大枣5枚。水煎服。③**呕吐、噫气**：竹茹20克，赭石25克，旋覆花、半夏各15克，生姜20克。水煎服。④**妊娠呕吐**：竹茹、橘皮各25克，生姜、茯苓各20克，制半夏15克。水煎服。⑤**急性胃肠炎、泻次不多、呕吐恶心较重**：竹茹15克，生姜20克，水煎服。

猴 枣 Hou Zao

别名 猴子枣、羊肠枣、猴丹、申枣。

来源 本品为猴科动物猕猴 *Macaca mulatta* 等内脏的结石。

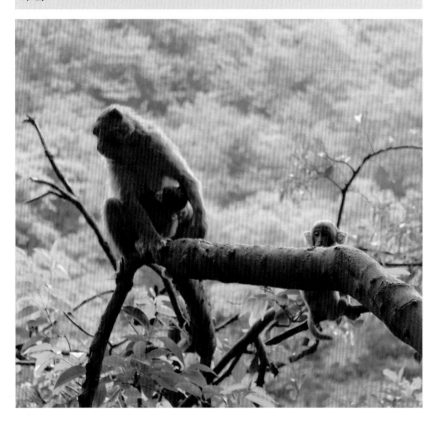

形态特征 猕猴，体形瘦小，头顶无"漩毛"，肩毛短而尾较长，约为之半。颊部有颊囊，具5趾（指），有扁平的指甲，臀胝发达，呈红色，雌体更红。体色为棕灰色或棕黄色，色泽因地区、年龄不同而有异，背部后半部毛呈橙黄色而有光泽；腹面淡灰色，后肢上部亦有橙色的光泽。

生境分布 栖息于石山、树林、裸岩等环境。营集群生活。分布于印度、马来半岛及南洋群岛等地。

采收加工 全年均可捕猎，将捕获的猴剖腹取出内脏结石，漂净，晒干即得。

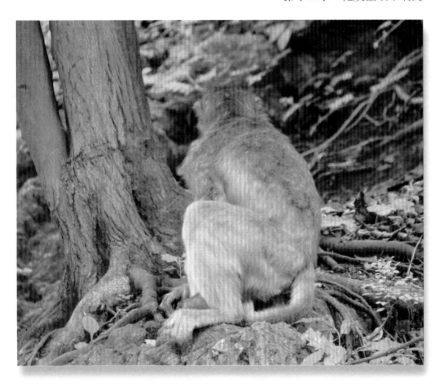

性味归经	苦、咸，寒。归心、肺、肝、胆经。
功效主治	豁痰镇惊，清热解毒。
用量用法	0.6 ~ 1.5克，研末内服。外用：醋磨涂。
使用注意	妊娠期禁用。

精选验方

小儿惊风、四肢抽搐、痰多气急、喘声如锯、烦躁不宁者：麝香1.2克，猴枣12克，羚羊角、月石（煅）、伽楠香、青礞石（煅成绛色，水飞）各3克，川贝母（去心）6克，天竺黄（飞）9克，各取净粉，除麝香、伽楠香外，先将其余药粉充分和匀，研至极细，随后加入麝香、伽楠香二味细粉和匀，瓶装固封。每次服0.3 ~ 0.6克，每日1 ~ 2次，用温开水送服。

海 胆 Hai Dan

一、化痰药

别名	海肚齐、海刺螺、刺锅子。
来源	本品为球海胆科动物马粪海胆*Hemicentrotus pulcherrimus* 等的石灰质骨壳。

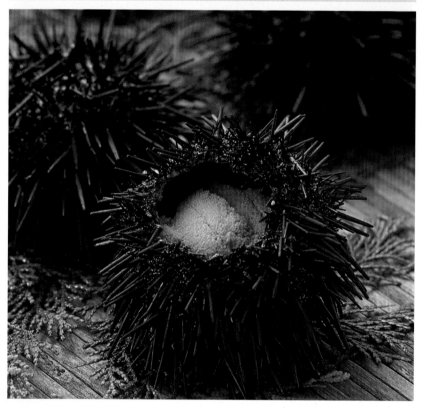

形态特征 全体呈半球形，直径3～5厘米，常呈灰绿色、灰褐色或棕灰色，密生能活动的棘。将棘除去后，则露出坚硬的壳。扁凹而有口的一面称"口面"，与其相对的隆起面称"反口面"。口面有5枚钙质齿从口内露出，其四周为围口区，不生棘。反口面中央有肛门，其周围有数块壳板，包括筛板1、生殖板4及眼板。另一部分壳板成为相间排列的5个步带和5个间步带，在赤道部步带和间步带几乎等宽。步带板上每4对管足孔排列成斜弧形；大疣很小，排成纵行；中疣和有孔带中间的疣排列成水平的横行。间步带板上有1个大疣和5～6个中疣排成纵行。棘短，长5～6毫米。

生境分布 栖息于海滨沙砾底、海藻间或石缝中。主产山东、辽宁、河北等沿海地区。

采收加工 夏季捕捉。捕得后，去掉肉和棘刺，洗净晒干。

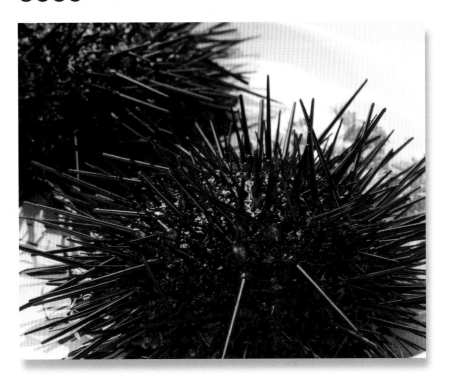

性味归经	咸，平；有小毒。归肝、肾、胃经。
功效主治	软坚散结，理气止痛。主治瘰疬痰核、瘿瘤及肝气犯胃之疼痛、胸胁痞塞诸证。
药理作用	海胆提取物波乃利宁（Bonellinin）有抑制癌细胞生长作用，其生殖腺中所含有的二十碳烯酸占总脂肪酸的30%以上，二十碳烯酸是预防心血管病的有效药物。
用量用法	内服：3～6克，煎服。

精选验方

颈淋巴结核：海胆10克，海藻、夏枯草各25克，浙贝母15克，水煎服。

海 蜇 Hai Zhe

一、化痰药

别名 石镜、水母、海蛇。
来源 本品为海蜇科动物海蜇*Rhopilema esculenta* kishinouye的口腕部。

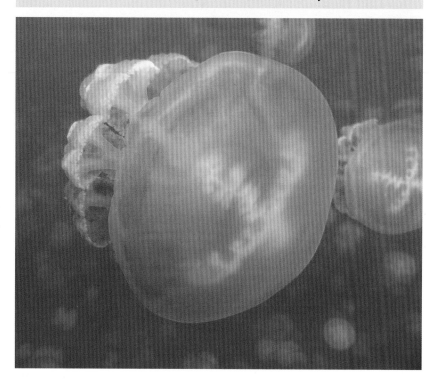

形态特征 体呈淡蓝色，分为伞部和口腕两部。伞体厚而高，形如半球状。直径通常为25～30厘米，大者可达50厘米。伞缘有8个缺刻，内各有感觉器1个。各感觉器间具缘瓣20个，口腕8个，各自分歧，其上方有8对褶皱的肩板。各口腕和肩板边缘上有许多长的附属器，每个口腕末端各有一棒状附肢，内通管道。生殖腺4个，马蹄形，位于间幅。在生殖腺下腔，各有1个小形的胶质突起。伞部内面的内伞上有很发达的同心圆环肌，可看到网状的消化循环系。

生境分布 分布于我国东南沿海，如浙江、江苏、福建、山东等地。

采收加工 8～9月捕捞，捕得后用石灰、明矾浸制，再榨去其体中水分，洗净，盐渍。

饮片特征

本品呈块状，半透明，被有许多棕色的毛须状物。质脆。气腥，味咸。

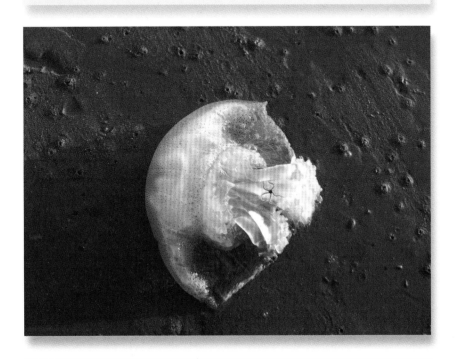

性味归经	咸，平。归肝、肾经。
功效主治	清热化痰，消积润肠。
药理作用	似有乙酰胆碱样作用，可降低血压、扩张血管。
用量用法	内服：15～30克，煎服；也可以姜、醋拌食。
使用注意	脾胃虚弱者勿食。

精选验方

①**高血压**：海蜇200克，荸荠600克，水煎服，每日2次。②**小儿一切积滞**：荸荠与海蜇同煮，去蜇食荸荠。③**阴虚痰热、大便燥结**：海蜇50克，荸荠4枚。煎汤服。④**痞**：海蜇500克，大荸荠100个，芒硝200克，烧酒1500毫升。共浸7日后，每早吃20克（个），加至10个止。

猪鬃草 Zhu Zong Cao

别名 石中珠、猪毛漆、铁丝草。

来源 本品为铁线蕨科植物铁线蕨 *Adiantum capillus-veneris* L. 或白背铁线蕨 *Adiantum davidii* Franch. 的全草。

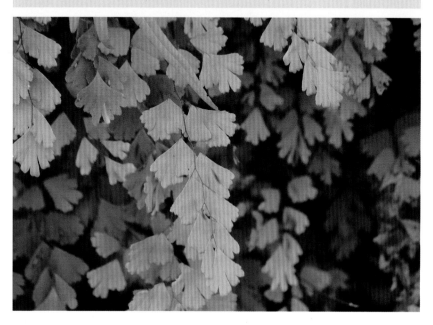

形态特征 多年生草本，高20～50厘米。须根密生，淡褐色。根茎横行，黄褐色，密被淡褐色鳞片。叶近生；叶柄细弱，基部有鳞片，紫黑色，有光泽，约与叶片等长；叶为1～3回羽状复叶，下部为3回，中部为2回，上部为1回；羽片8～13对，互生，有柄，接近基部的1对最大，2回羽状复叶有小柄，末回小羽片宽3～3.5毫米，大部为扇形，基部楔形，有小柄，上边沿常有不规则的深裂，裂片钝头，不育的裂片也有小牙齿，叶为薄草质，淡绿色，两面光滑，叶脉明显。囊群盖由羽片顶端的边沿向下反折而成，常一羽片有3～7个，长方形，褐色，边白色，膜质，孢子囊群圆形至横矩圆形，稍弯曲，无柄，孢子微小，淡黄色。

生境分布 喜生于阴湿的溪边石上，或有松林的坡地上。分布于广东、广西、福建、浙江、江苏、安徽、湖北、四川、云南等地。

采收加工 春、夏两季采收，除去泥土及杂质，晒干。

饮片特征

本品长15～40厘米，叶柄纤细，质硬，长9～15厘米，棕黑色，有光泽，形似"猪鬃"。1～3回羽状复叶，羽片及小羽片均为互生，微皱缩，展平后呈斜扇形或斜方形，长、宽为1～2厘米，先端3～5浅裂，边缘具尖齿，基部楔形。孢子囊着生于羽片背面上部边缘，使叶缘反1卷而成孢子囊盖，长方形，横向延长，略弯向外侧，表面棕色，具白边。气微，味淡。以叶柄黑色，羽片多，色绿者为佳。

性味归经	苦，凉。归肝、肾经。
功效主治	清热化痰，祛风，利尿，消肿。
药理作用	铁线蕨有祛痰作用。
用量用法	内服：15～30克，水煎服，或浸酒；外用煎洗或研末调敷。

精选验方

①小儿尿结石：猪鬃草6克，谷精草9克，水煎服。②乳腺炎、乳汁不通：猪鬃草9～15克，水煎服，甜酒为引。③劳伤疼痛：猪鬃草50克，泡酒服。④咳嗽：猪鬃草、车前草各15克，水煎服。⑤跌打损伤：猪鬃草适量，捣烂外敷。⑥皮肤瘙痒及疮疖湿疹：猪鬃草2两，煎汤洗。⑦乳腺炎、乳汁不通：猪鬃草3～5钱。水煎服，甜酒为引。⑧风湿性关节酸痛：猪鬃草50克，浸酒500毫升。每次1小杯（约100克）温服。⑨尿淋血淋：猪鬃草、海金沙、铁丝纽各25克，水煎服。⑩尿道感染及结石：猪鬃草15～25克，水煎服。

前 胡 Qian Hu

一、化痰药

别名 岩风、嫩前胡、粉前胡、炙前胡、信前胡。

来源 本品为伞形科植物白花前胡 *Peucedanum praeruptorum* Dunn 的干燥根。

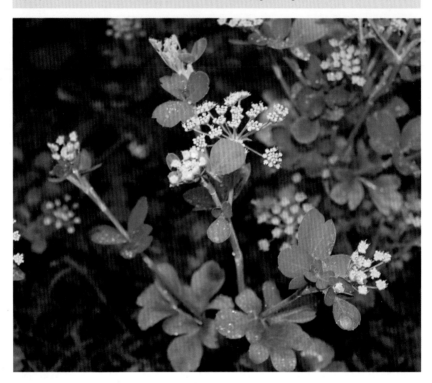

形态特征 多年生草本，高30～120厘米。主根粗壮，根圆锥形。茎直立，上部呈叉状分枝。基生叶为二至三回三出式羽状分裂，最终裂片菱状倒卵形，不规则羽状分裂，有圆锯齿；叶柄长，基部有宽鞘，抱茎；茎生叶较小，有短柄。复伞形花序，无总苞片，小总苞片呈线状披针形，花瓣白色。双悬果椭圆形或卵圆形，光滑无毛，背棱和中棱线状，侧棱有窄翅。花期8～9月，果期10～11月。

生境分布 生长于向阳山坡草丛中。前者分布于浙江、湖南、四川等地，后者分布于江西、安徽、山西等地，习惯认为浙江产者质量较好。

采收加工 深秋及冬季地上部分枯萎或次春生苗不久，未抽花茎时采挖，除去茎叶、须根，洗净，晒干或微火烘干。

饮片特征

本品为类圆形或不规则的薄片。外表皮黑褐色或灰黄色，有皱缩，有突起的根痕，有时可见残留的纤维状叶鞘残基。顶端片有叶鞘残基和茎痕，其他片有横纹及断续的纵沟纹。切面不平坦，黄白色至淡黄色，皮部散有多数棕黄色油点，可见一棕色环纹及放射状纹理。质地脆，易折断。气芳香，味微苦、辛。均以根粗壮、皮部肉质厚、质柔软、断面油点多、香气浓者为佳。

性味归经	苦、辛，微寒。归肺经。
功效主治	降气祛痰，宣散风热。本品辛而能散，苦而能泄，寒能清热，专入肺经，故能宣散风热以解表；清泻肺火，降肺气而化痰止咳。故有降气祛痰、宣散风热之功。
药理作用	紫花前胡煎剂，麻醉猫口服，能明显增强呼吸道分泌，而有较好的祛痰作用，且作用时间长，效力与桔梗相当。前胡煎剂对流感病毒有抑制作用。白花前胡丙素能增加冠脉流量，但不影响心率和收缩力。前胡的香豆素类成分，有抑制人血小板聚集作用。
用量用法	6~10克，煎服。
使用注意	阴虚气弱咳嗽者慎服。

精选验方

①小儿夜啼：前胡捣筛，蜜丸小豆大，每日1丸，熟水下。②菌痢：前胡粉每次6克，水煎服，每日3次。③白癜风：前胡20克，防风10克，补骨脂30克，研为细末，加入75%酒精100毫升中浸泡7日，过滤取汁，用棉签蘸药液涂擦患处，每次5~15分钟，每日早、晚各1次。④风寒感冒：前胡、防风、桔梗、荆芥、羌活、柴胡各10克，枳壳5克，川芎3克，水煎服。

桔 梗 Jie Geng

一、化痰药

别名 苦桔梗、白桔梗、玉桔梗、炙桔梗。

来源 本品为桔梗科植物桔梗*Platycodon grandiflorum* (Jacq.) A. DC. 的干燥根。

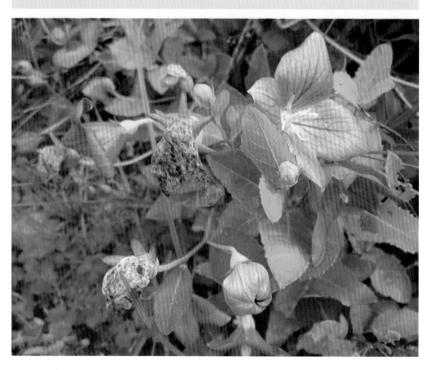

形态特征 一年生草本，体内有白色乳汁，全株光滑无毛。根粗大，圆锥形或有分叉，外皮黄褐色。茎直立，有分枝。叶多为互生，少数对生，近无柄，叶片长卵形，边缘有锯齿。花大形，单生于茎顶或数朵成疏生的总状花序；花冠钟形，蓝紫色，蓝白色，白色，粉红色。蒴果卵形，熟时顶端开裂。花期7～9月，果期8～10月。

生境分布 适宜在土层深厚、排水良好、土质疏松而含腐殖质的沙质壤土上栽培。我国大部分地区均产。以华北、东北地区产量较大，华东地区、安徽产品质量较优。

采收加工 春、秋两季采挖，以深秋采者为佳。洗净，除去须根，趁鲜刮去外皮或不去外皮，干燥或切片晒干。

饮片特征

本品为椭圆形或不规则厚片，外表面白色或淡黄白色，外皮多已除去或偶有残留，未去净外面栓皮的黄棕或灰褐色。切面皮部类白色，较窄，有颗粒性，有一浅棕色环纹，木质部淡黄色，较松软。质硬脆，易折断。气微，味微甜后苦。

性味归经	甘、辛，平。归肺经。
功效主治	宣肺化痰，利咽，排脓。本品苦泄辛散，气平性浮，善于开提宣散。入肺经，能宣肺导滞而止咳嗽，通肺气而利咽喉，决壅滞而排痈脓，为"诸药舟楫，载药上行之剂"，具有宣肺化痰、利咽、排脓之功。
药理作用	本品能反射性地增加气管分泌，稀释痰液而有较强的祛痰作用；并有镇咳作用；桔梗皂甙有抗炎作用，能抑制胃液分泌和抗溃疡。此外还有解痉、镇痛、降血糖、降血脂等作用。桔梗皂甙有很强的溶血作用，但经口服能在消化道中被分解破坏。
用量用法	3～10克，煎服。
使用注意	本品辛散苦泄，凡阴虚久咳及有咯血倾向者均不宜用。

精选验方

①**小儿喘息性肺炎**：桔梗、枳壳、半夏、陈皮各4克，神曲、茯苓各5克，甘草1.5克，以上为3岁小儿用量，每日1～2剂。②**肺痈唾脓痰**：桔梗15克，冬瓜仁12克，鱼腥草30克，甘草6克，加水煎汤服。③**咽喉肿痛**：桔梗、生甘草各6克，薄荷、牛蒡子各9克，水煎服。④**风热咳嗽痰多、咽喉肿痛**：桔梗、甘草各9克，桑叶15克，菊花12克，杏仁6克，水煎服。⑤**热咳痰稠**：桔梗6克，桔梗叶、桑叶各9克，甘草3克，水煎服，每日1剂，连服2～4日。⑥**咳痰不爽**：桔梗30克，甘草60克，加水煎汤，分2次温服。⑦**慢性气管炎**：桔梗15克，鲜飞扬草200克。水煎2次，每次煎沸2小时，过滤，两次滤液混合浓缩至60毫升，加白糖适量。每次服20毫升，每日3次。10日为1个疗程，连服2个疗程。

川贝母 Chuan Bei Mu

一、化痰药

别名 川贝、青贝、松贝、炉贝。

来源 本品为百合科植物川贝母*Fritillaria cirrhosa* Don、暗紫贝母*Fritillaria unibracteata* Hsiao et K.C.Hsia、甘肃贝母*Fritillaria przewalskii* Maxim. 或梭砂贝母*Fritillaria delavayi* Franch.的干燥鳞茎。前三者按性状不同分别习称"松贝"和"青贝"，后者习称"炉贝"。

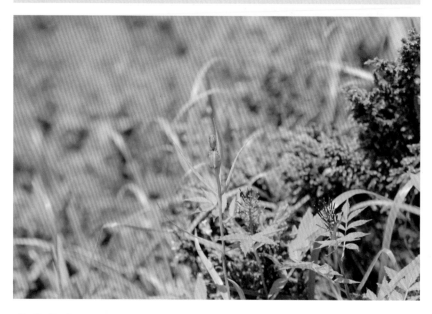

形态特征 川贝母为多年生草本，鳞茎圆锥形，茎直立，高15～40厘米。叶2～3对，常对生，少数在中部间有散生或轮生，披针形至线形，先端稍卷曲或不卷曲，无柄。花单生茎顶，钟状，下垂，每花具狭长形叶状苞片3枚，先端多弯曲成钩状。花被通常紫色，较少绿黄色，具紫色斑点或小方格，蜜腺窝在北面明显凸出。花期5～7月，果期8～10月。

生境分布 生长于高寒地区、土壤比较湿润的向阳山坡。分布于四川、云南、甘肃等地。以四川产量较大。以松贝为贝母之佳品。此外。分布于东北等地的平贝母的干燥鳞茎及分布于青海、新疆等地的伊贝母（新疆贝母或伊犁贝母）的干燥鳞茎，均作为川贝母入药。

采收加工 夏、秋两季或积雪融化时，采挖地下鳞茎，除去须根、粗皮及泥沙，晒干或低温干燥。

饮片特征

本品为类圆形、肾形、细条形或不规则形的薄片，直径0.3～2.5厘米。外表面类白色至淡棕黄色，有的可见棕褐色基部和稍尖的顶端。切面类白色，粉性，有的可见中间微凹的长条形浅槽。质坚脆。气微，味微苦。

性味归经	甘、苦，微寒。归肺、心经。
功效主治	清热化痰，润肺止咳，散结消肿。本品苦泄甘润，微寒清热，能清肺热，润肺燥而化痰止咳；又苦寒泄热降痰火，痰火祛则痈肿瘰疬消。故有清热化痰，润肺止咳，散结消肿之效。
药理作用	贝母总生物碱及非生物碱部分均有镇咳作用。川贝流浸膏、川贝母碱均有不同程度祛痰作用。西贝母碱还有解痉作用。猫静脉注射川贝碱有降压作用，并有短暂的呼吸抑制，西贝母碱对麻醉狗也有降压作用。贝母碱有使豚鼠离体子宫张力增加的作用。贝母总碱有抗溃疡作用。
用量用法	3～10克，煎服；研末服1～2克。
使用注意	本品性质寒润，善化热痰、燥痰，若寒痰、湿痰者则不宜用。反乌头。

精选验方

①**百日咳**：川贝母、生甘草各10克，白花蛇舌草5克，共粉碎，过筛，混合均匀，口服，每次1.5～3克，每日3次。②**下乳**：川贝母、牡蛎、知母共研为细末，同猪蹄汤调下。③**乳腺炎**：川贝母、金银花各10克，共研为细末，每次10克，好酒调，饭后服。④**气管炎**：川贝母5克（研末），用梨一个切开去核，将贝母粉填入梨空处合紧，蒸或煎水服均可。⑤**婴幼儿消化不良**：川贝母研成细末备用，按每日每千克体重0.1克计量，每日3次，一般情况下2～4日可愈。

浙贝母 Zhe Bei Mu

一、化痰药

别名 浙贝、大贝、珠贝、元宝贝、珠贝母、象贝母、大贝母。
来源 本品为百合科植物浙贝母*Fritillaria thunbergii* Miq. 的干燥鳞茎。

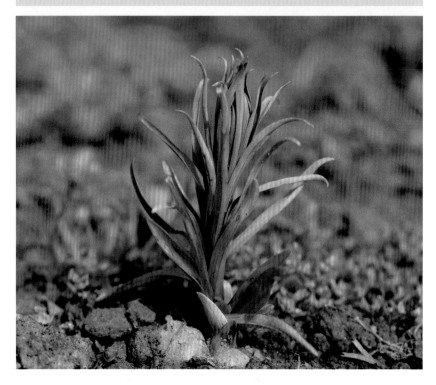

形态特征 多年生草本，鳞茎半球形，茎单一，直立，圆柱形，高50～80厘米。叶无柄，狭披针形至线形，全缘。下部叶对生，中上部的叶常3～5片轮生，先端钩状；上部叶互生，先端常卷须状。花1至数朵，生于茎顶或叶腋，钟形，俯垂；花被淡黄色或黄绿色。蒴果卵圆形，有6条较宽的纵翅，成熟时室背开裂。花期3～4月，果期5月。

生境分布 生长于湿润的山脊、山坡、沟边及村边草丛中。原分布于浙江象山，故称象贝。现分布于浙江鄞州区樟树，均为人工栽培。江苏、安徽、湖南、江西等地也产。以浙江产品质优，奉为道地药材。

采收加工 夏初植株枯萎后采挖，洗净泥土，按大小分开，大者摘去心芽，分别撞擦，除去外皮，干燥。

饮片特征

本品为肾形、新月形或不规则形的薄片，直径1~3厘米。外表面类白色至黄白色，未除尽外皮部分呈淡棕黄色至棕黄色，有的可见根的残基。切面类白色至淡棕黄色，粉性，边缘色较浅。气微，味苦。

性味归经	苦，寒。归肺、心经。
功效主治	清热化痰，开郁散结。本品味苦气寒，开泄力大，能清降肺火而化痰止咳，降火消痰以散痈肿、瘰疬，故有清热化痰，开郁散结之功。
药理作用	浙贝母碱及去氢浙贝母碱有明显镇咳作用。浙贝母碱在低浓度下对支气管平滑肌有显著扩张作用。此外，还有中枢抑制作用，有镇静、镇痛作用。
用量用法	3~10克，煎服。
使用注意	本品性寒质润能滑肠，故寒饮及脾胃虚弱泄泻者忌用。反乌头。

精选验方

①**疮痈肿毒：**浙贝母、赤芍、当归、白芷、防风、皂角刺、穿山甲、天花粉、乳香、没药、甘草各3克，金银花、陈皮各9克，水、酒各半煎服。②**颈淋巴结核：**浙贝母、莪术、三棱、龙胆草各60克，牡蛎（煅）300克，生黄芪120克，乳香、没药、朱血竭各30克，玄参90克，共研细末，蜜丸梧桐子大。每服9克，用海带15克，洗净切丝煎汤送下。③**风火痰咳：**浙贝母、知母各4.5克，枳实2克，甘草1克，茯苓、陈皮、瓜蒌仁、桑白皮各3克，栀子、黄芩各3.5克，生石膏6克，共研为细末，加生姜3片，水煎服。

瓜 蒌 Gua Lou

一、化痰药

别名 栝蒌、全瓜蒌、糖瓜蒌、栝楼仁、瓜蒌仁、瓜蒌皮。

来源 本品为葫芦科植物栝楼*Trichosanthes kirilowii* Maxim. 或双边栝楼*Trichosanthes rosthornii* Harms的干燥成熟果实。成熟种子称瓜蒌仁,果实剖开,除去果瓤及种子,称瓜蒌皮。

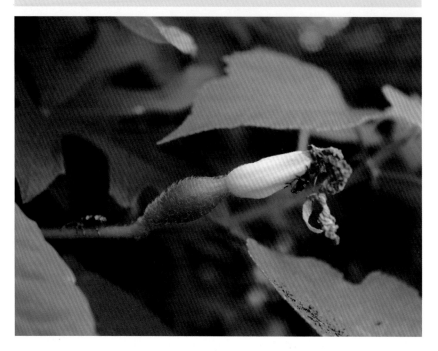

形态特征 多年生草质藤本。茎有棱线,卷须2~3枝。叶互生,叶片宽卵状心形,长宽相近,5~14厘米,3~5浅裂至深裂,边缘常再分裂,小裂片较圆,两面稍被毛。雄花生于上端1/3处,3~8朵呈总状花序,有时单生,萼片线形,花冠白色,裂片扇状倒三角形,先端流苏长1.5~2厘米;雌花单生,花梗长约6厘米。果实椭圆形至球形,长7~11厘米,果瓤橙黄色。种子扁椭圆形。花、果期7~11月。

生境分布 生长于山坡、草丛、林缘半阴处。全国均产,栽培或野生。分布于山东、河北、河南、安徽、浙江等地,以山东产者质量优。

采收加工 9~10月间果实成熟,外皮转红变厚,内部糖汁渐稠时采收。连果柄一起剪下,悬挂阴凉通风处阴干。

饮片特征

本品为不规则的丝或块状。外表面橙红色或橙黄色，皱缩或较光滑；内表面黄白色，有红黄色丝络，果瓤橙黄色，与多数种子黏结成团。切面类白色或黄白色。质脆。种子扁平椭圆形，表面灰褐色或灰棕色，边沿有一圈沟纹。种皮坚硬。内有白色种仁，种仁外披青绿色薄外衣。富油性。以完整不破、皱缩、皮厚、糖性足者为佳。

性味归经	甘、微苦，寒。归肺、胃、大肠经。
功效主治	瓜蒌，清肺化痰，利气宽胸；瓜蒌仁，润肺化痰，滑肠通便；全瓜蒌，清热化痰，宽胸散结，润肠通便。本品甘苦寒而质润，以清热养阴润燥为功。能上清肺胃之热而涤痰，以宽胸散结，下润大肠之燥而通秘结，故有此功，为润肺滑肠之要药。
药理作用	所含皂甙及皮中总氨基酸有祛痰作用；瓜蒌注射液对豚鼠离体心脏有扩张冠脉作用，对垂体后叶素引起的大鼠急性心肌缺血有明显保护作用；能明显提高小鼠对常压、低压缺氧的耐受力；并有降血脂作用；对大肠杆菌、葡萄球菌、肺炎双球菌、绿脓杆菌、溶血性链球菌、皮肤真菌等有抑制作用。致泻作用以瓜蒌仁为强，瓜蒌霜作用较缓和，瓜蒌皮作用较弱。
用量用法	全瓜蒌10~20克；瓜蒌皮6~12克；瓜蒌仁10~15克。
使用注意	寒痰咳嗽、胃寒呕吐者勿用。

精选验方

①**发热头痛**：瓜蒌1枚，取瓤细锉，置瓷碗中，加热水浸泡，去滓服。
②**小便不通、腹胀**：瓜蒌焙研，每次10克，热酒下，频服，以通为度。
③**化痰通腑**：全瓜蒌30~40克，胆南星6~10克，生大黄、芒硝（熔化）各10~15克，水煎服。④**热毒蕴结型乳腺癌**：瓜蒌25个，全蝎160克，将全蝎晒干或烘干，碾成细粉，均匀地纳入瓜蒌焙干存性，碾成细粉，瓶装备用。口服，每次3克，每日3次，连服1个月。

海浮石 Hai Fu Shi

一、化痰药

别名 浮石、石花、岩浮石、煅浮海石。

来源 为胞孔科动物脊突苔虫 *Costazia aculeala* Canu et Bassler 或瘤苔虫 *Costazia costazii* Audouin 的骨骼；或火山喷出的岩浆形成的多孔石块。

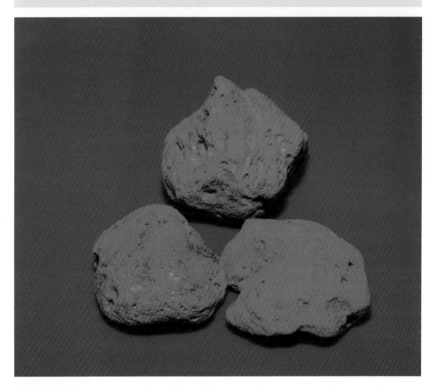

形态特征 脊突苔虫：固着生活的水生群体动物。雌雄同体。群体常呈树枝状。个体很小，为囊状。体外分泌石灰质及胶状物质，形成群体之骨骼。体前端有口，口缘有马蹄状的突起，其上生多数触手。消化管屈曲成U形，肛门也在体之前端。瘤苔虫：与上种近似，群体呈肿瘤状，淡黄褐色。

生境分布 脊突苔虫常附着于海滨岩礁上。瘤苔虫常附着于海藻、柳珊瑚、岩石上。前者分布于浙江、福建、广东沿海；后者分布于辽宁、山东、福建、广东沿海。

采收加工 海浮石：全年可采，以夏季为多。自海中捞出，晒干。脊突苔虫、瘤苔虫的骨骼，6~10月从海中捞出，用清水洗去盐质及泥沙，晒干。

饮片特征

本品呈不规则珊瑚样或海面样块状，略为扁圆形或长圆形，大小不一，灰白色或灰黄色，作叉状分枝，中部交织如网状，表面与断面均密具细孔，质硬而脆。气微腥，味咸。

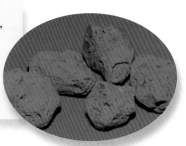

性味归经	咸，寒。归肺经。
功效主治	清肺化痰，软坚散结。本品性寒清热，味咸软坚。寒能降火，咸寒入肺则清肺化痰，除上焦痰热。故有清肺化痰，软坚散结之功效。
药理作用	本品有促进尿液分泌及祛除支气管分泌物的作用。
用量用法	6～10克，煎服；或入丸、散。
使用注意	古籍称"多服能损人气血"，故一般虚寒咳嗽及脾胃虚寒者，不宜用。

精选验方

①**急性胆道感染、胆石症**：海浮石、枳实、鸡内金各12克，柴胡、黄芩、大黄、海金沙各15克，白芍、丹参各20克，金钱草40克。水煎取药汁400克。②**慢性气管炎**：海浮石粉30%，煅海蛤壳粉35%，海蚬壳粉30%，猪胆粉5%。混合均匀，制成0.8克的片剂。每次4片，每日3次，开水送服。③**晚期肺癌之气滞血瘀型**：海浮石、没药、茜草、炙枇杷叶各15克，瓜蒌、鱼腥草、昆布、浙贝母、莪术各30克，当归、露蜂房、太子参、丹参各20克，三七5克。水煎取药汁。每日1剂，分2次服用。④**胃癌**：海浮石、牡蛎、石决明、海蒿子、昆布、蛤粉、紫菜各25克。洗净，同入锅中，加适量水，大火煮沸，改小火煎煮50分钟，去渣取汁即成。每日1剂，分2次服用。⑤**急性胆道感染、胆石症**：海浮石、枳实、鸡内金各12克，柴胡、黄芩、大黄、海金沙各15克，白芍、丹参各20克，金钱草40克。水煎取药汁400克。每日1剂，分2次服用。⑥**甲状腺腺瘤**：海浮石30克，夏枯草50克，香附、昆布、射干、连翘、海藻各20克，牡蛎35克，黄药子25克，龙胆草15克。水煎取药汁。每日1剂，分2次服用。

瓦楞子 Wa Leng Zi

一、化痰药

别名 蚶壳、瓦垄子、蚶子壳、煅瓦楞子。
来源 本品为软体动物蚶科毛蚶*Arca subcrenata* Lischke、泥蚶*Arca granosa* Linnaeus或魁蚶Arca inflata Reeve的贝壳。

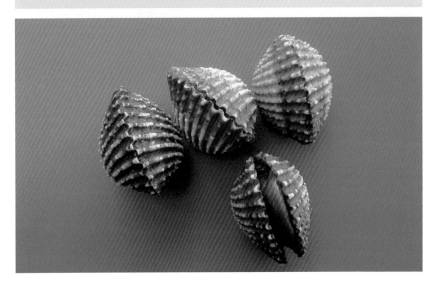

形态特征 毛蚶：成体壳长4～5厘米，壳面膨胀呈卵圆形，两壳不等，壳顶突出而内卷且偏于前方；壳面放射肋30～44条，肋上显出方形小结节；铰合部平直，有齿约50枚；壳面白色，被有褐色绒毛状表皮。泥蚶：贝壳极坚厚，卵圆形。两壳相等，极膨胀，尖端向内卷曲。韧带面宽，有角质，有排列整齐的纵纹。壳表放射肋发达，肋上具颗粒状结节，故又名粒蚶。壳石灰白色，生长线明显。壳内面灰白色，无珍珠质层。铰合部直，具细而密的片状小齿。前闭壳肌痕呈三角形，后闭壳肌痕呈四方形。泥蚶血液中含有泥蚶血红素，呈红色，因而又称血蚶。魁蚶：大型蚶，壳高达8厘米，长9厘米，宽8厘米。壳质坚实且厚，斜卵圆形，极膨胀。左右两壳近相等。背缘直，两侧呈钝角，前端及腹面边缘圆，后端延伸。

生境分布 毛蚶生活于浅海泥沙底，尤其喜在有淡水流入的河口附近。泥蚶生活于浅海软泥滩中。魁蚶生活于潮下带5米至10～30米深的软泥或泥沙质海底。分布于各地沿海地区。

采收加工 秋、冬至次年春捕捞，洗净，置沸水中略煮，去肉，干燥。

饮片特征

本品为不规则的碎片或颗粒。灰白色，有光泽。质地酥脆。研粉后呈无定性粉末，无颗粒。

性味归经	咸，平。归肺、胃、肝经。
功效主治	消痰软坚，化瘀散结，制酸止痛。本品味咸性平，咸以软坚，入肺胃则散结消痰；入肝经血分则消瘀散结；入胃则止胃酸、止疼痛，故有消痰软坚、化瘀散结、制酸止痛之功效。
药理作用	碳酸钙能中和胃酸、减轻胃溃疡之疼痛。
用量用法	10～30克，宜久煎；研末服每次1～3克。生用消痰散结，煅用制酸止痛。
使用注意	无瘀血痰积者勿用。

精选验方

①**胃及十二指肠溃疡**：瓦楞子（煅）150克，甘草30克，共研细末，每次10克，每日3次，饭前服；或每次20克，于节律性疼痛发作前20分钟服药。②**淋巴结核**：生瓦楞子、生牡蛎各30克，香附、昆布、象贝、海藻、当归、夏枯草、浮海石各10克，柴胡、陈皮、川芎各5克，水煎服。③**肺癌胸痛**：生瓦楞（先煎）60克，冬瓜仁、半边莲、白花蛇舌草各30克，麦冬、瓜蒌、北沙参、葶苈子、太子参各15克，杏仁、生甘草、野百合各10克，水煎服。④**甲状腺腺瘤和囊肿**：瓦楞子、海浮石、夏枯草各30克，生黄芪、石见穿各20克，西党参15克，白芍、香附、玄参、炙僵蚕各10克，水煎服。

昆 布 Kun Bu

别名 海带、海昆布、淡昆布。
来源 本品为翅藻科植物昆布 *Ecklonia kurome* Okam. 的干燥叶状体。

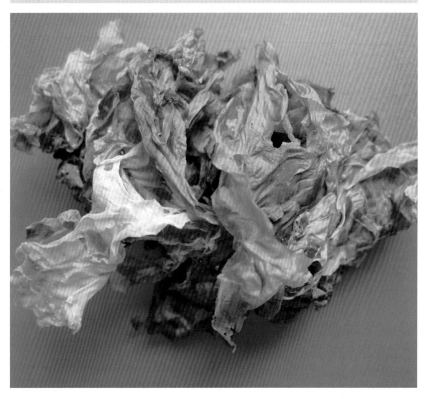

形态特征 多年生大型褐藻。根状固着器由树枝状的假根组成，数轮重叠呈圆锥状，直径5～15厘米。柄部圆柱状或略扁圆形，中实，长8～10厘米，直径10～15毫米，黏液腔道呈不规则的环状，散生在皮层中。叶状体扁平，革质，微皱缩，暗褐色，厚2～3毫米，1～2回羽状深裂，两侧裂片长舌状，基部楔形，叶缘一般有粗锯齿。孢子囊群在叶状体表面形成，9～11月产生游孢子。孢子成熟期为秋季。

生境分布 昆布生长于低潮线附近的岩礁上。分布于辽宁、山东及福建等地。

采收加工 夏、秋两季采捞，除去杂质，漂净，稍晾，切宽丝，晒干用。

饮片特征

本品呈宽丝状。表面黑褐色，较薄。质柔滑，气腥，味微咸。

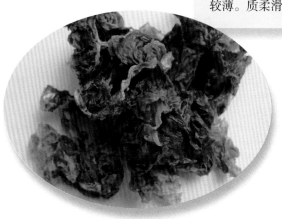

性味归经	咸，寒。归肝、胃、肾经。
功效主治	消痰软坚，利水消肿。本品味咸性寒。咸以软坚，性寒清热，入肝胃肾经，则清化热痰，软坚散结而消瘿瘤瘰疬，又利水道而消肿。故有消痰软坚，利水消肿之功。
药理作用	因富含碘及碘化物，可防治缺碘性甲状腺肿；海带氨酸及钾盐有降压作用；藻胶酸及海带氨酸降血清胆固醇；褐藻酸磺化后有类似肝素的抗凝血作用。褐藻酸钠则具止血效应。尚有轻度通便作用。
用量用法	内服：煎汤，5~10克；或入丸、散。
使用注意	脾虚便溏者及孕妇禁服。本品所含碘化物能使病态的组织崩溃，故有活动性肺结核者一般不用。

精选验方

①**糖尿病**：褐藻酸钠冲剂每日2~3次，每次25~50克。②**脑血管病**：PSS注射剂300毫克加入葡萄糖液静脉滴注，每日1次，连续10日。③**高脂血症**：用从海带中提取的海带多糖制成胶囊，每粒300毫克，连服60日为1个疗程。④**便秘**：昆布60克，温水浸泡几分钟后煮熟，取出，拌佐料，1次吃完，每日1次。⑤**甲亢**：昆布、海藻、玄参、芫蔚子制成丸，每丸10克，每日2~3丸。

海 藻 Hai Zao

别名 乌菜、落首、海萝、海带花、淡海藻。
来源 本品为马尾藻科植物海蒿子*Sargassum pallidum* (Turn.) C.Ag. 或羊栖菜*Sargassum fusiforme* (Harv.) Setch. 的干燥藻体。前者习称"大叶海藻"，后者习称"小叶海藻"。

形态特征 海蒿子：多年生褐藻，暗褐色，高30～100厘米。固着器扁平盘状或短圆锥形，直径可达2厘米；主轴圆柱形，幼时短，但逐年增长，两侧有呈钝角或直角的羽状分枝及腋生小枝，幼时其上均有许多短小的刺状突起；叶状突起的形状，大小差异很大，披

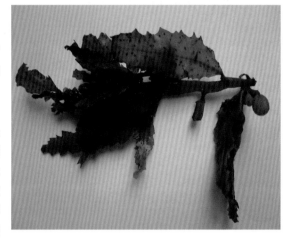

针形、倒披针形、倒卵形和线形均有，长者可达25厘米，短者只有2厘米，宽者可达2.5厘米，有不明显的中脉状突起，并有明显的毛窠斑点，狭者只1毫米，无中脉状突起，也无斑点，全缘或有锯齿。在线形叶状突起的腋部，长出多数具有丝状突起的小枝，生殖托或生殖枝即从丝状突起的腋间生出。气囊生于最终分枝上，有柄，成熟时球形或近于球形，顶端圆或有细尖状凸起，表面有稀疏的毛窠斑点。生殖托单生或总状排列于生殖小枝上，圆柱形，长3～15毫米或更长，直径约1毫米。羊栖菜：多年生褐藻，高15～40厘米，最高可达2米以上。藻体黄褐色，肥厚多汁，干后变黑。固着器由圆柱形假根组成。主干圆柱形，直立，直径1～3毫米，四周互生侧枝和叶。叶棒状，全缘，先端常膨大中空。气囊腋生，纺锤形。

生境分布 生长于低潮线以下的浅海区域——海洋与陆地交接的地方。小叶海藻分布于福建、浙江、广东等地；大叶海藻分布于山东、辽宁等地。

采收加工 夏、秋两季由海中捞取或割取，去净杂质，用淡水洗净，晒干。

饮片特征

本品为不规则碎片，卷曲状，表面棕黑色或黑褐色。主干圆柱形粗糙，无刺状突起，叶呈线形，中空成气囊。气腥，味微咸。

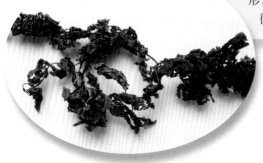

性味归经	咸，寒。归肝、胃、肾经。
功效主治	消痰软坚、利水。本品功效与昆布相似，但作用稍弱，每相须为用，可增强疗效。均为治瘿瘤瘰疬之主药。
药理作用	本品所含碘化物，对缺碘引起的地方性甲状腺肿大有治疗作用；并对甲状腺功能亢进，基础代谢增高有暂时抑制作用。藻胶酸的硫酸酯有抗高脂血症作用，又可降低家兔血清胆固醇及减轻动脉粥样硬化。海藻水浸剂对麻醉犬、兔有降压作用。海藻中含有抗血凝的物质有抗凝作用；对人型结核杆菌有抗菌作用，对流感病毒及皮肤真菌也有抑制作用；褐藻酸钠有止血作用。所含藻胶酸钠扩容效力与右旋糖酐相似，能增进造血功能。
用量用法	10~15克，煎服。
使用注意	不宜与甘草同用。

精选验方

①**甲状腺肿**：海藻、海带各15克，黄药子、柴胡各10克，夏枯草18克，生牡蛎30克，水煎服。②**淋巴结肿大**：海藻、生牡蛎各30克，玄参15克，夏枯草10克，水煎服；或海藻、香附、夏枯草、浙贝母各10克，水煎服。③**疝气、睾丸肿大**：海藻30克，炒橘核12克，小茴香10克，水煎或制丸服。④**疝气**：海藻、海带各15克，小茴香30克，水煎服。⑤**颌下瘰疬如梅李**：海藻500克，酒2升。渍数日，稍稍饮之。

胖大海 Pang Da Hai

一、化痰药

别名 通大海、安南子、大洞果。
来源 本品为梧桐科植物胖大海*Sterculia lychnophora* Hance的干燥成熟种子。

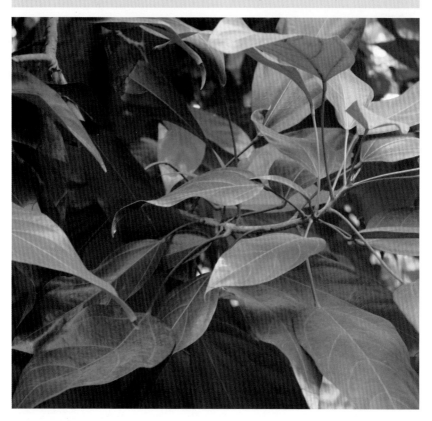

形态特征 落叶乔木，高可达40米。单叶互生，叶片革质，卵形或椭圆状披针形，通常3裂，全缘，光滑无毛。圆锥花序顶生或腋生，花杂性同株；花萼钟状，深裂。骨朵果1～5个，着生于果梗，呈船形，长可达24厘米。种子棱形或倒卵形，深褐色。花期3月，果期4～6月。

生境分布 生长于热带地区。分布越南、印度、马来西亚、泰国、印度尼西亚等热带地区。我国广东、广西、海南岛也有出产。

采收加工 果实成熟时分批采摘成熟果荚，晒干、打出种子，除净杂质及果荚，再晒干。

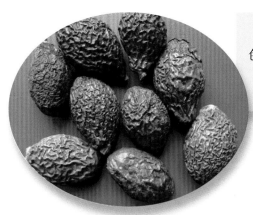

饮片特征

本品呈椭圆形。外皮棕色或暗棕色，微有光泽及不规则的细皱纹。无臭，味微甘，久嚼有黏性。

性味归经	甘，寒。归肺、大肠经。
功效主治	清宣肺气，润肠通便。本品味甘而气寒，性清润，归肺、大肠经。能上清肺火，开宣肺气，化痰利咽，下清大肠而润肠通便。故有此功。
药理作用	胖大海素对血管平滑肌有收缩作用，能改善黏膜炎症，减轻痉挛性疼痛。水浸液有促进肠蠕动、缓泻作用，且种仁作用最强；有降压及一定的利尿、镇痛作用。
用量用法	2～4枚，沸水泡服或煎服。如用散剂，用量减半。
使用注意	有感冒者禁用。

精选验方

①**肺热咳嗽、咽痛音哑**：胖大海2枚，桔梗10克，甘草6克，煎汤饮。②**肠道燥热、大便秘结**：胖大海4枚，蜂蜜适量，沸水浸泡饮。③**急性扁桃体炎**：胖大海4～8枚。放入碗内，开水冲泡，闷盖半小时左右，慢慢服完；间隔4小时，如法再泡服1次。④**急性咽炎**：胖大海2枚，金银花1.5克，玄参3克，生甘草2克，每日1包，代茶饮。⑤**肺热音哑**：胖大海3枚，金银花、麦冬各10克，蝉蜕5克。水煎服。⑥**慢性咽炎**：胖大海5克，杭菊花、生甘草各15克，水煎服。⑦**喉癌**：胖大海、白僵蚕各10克，鹅不食草30克，野菊花15～30克，陈皮15克。水煎取药汁。每日1剂，分2次服用。⑧**喉癌之干咳声哑、咽喉肿痛**：胖大海3枚，麦冬6克，白糖适量。用沸水泡胖大海和麦冬，取汁加白糖，继续用沸水泡二味，再饮再泡。代茶频饮，每日1剂。

木蝴蝶 Mu Hu Die

一、化痰药

别名 玉蝴蝶、千张纸、白千层、云故纸。
来源 本品为紫葳科植物木蝴蝶*Oroxylum indicum*（L.）Vent. 的干燥成熟种子。

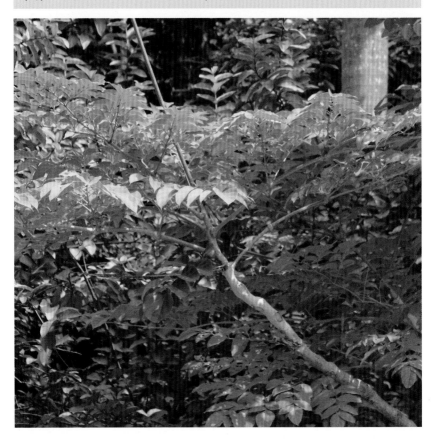

形态特征 叶对生，2~3回羽状复叶，着生于茎的近顶端；小叶多数，卵形，全缘。总状花序顶生，长约25厘米。花大，紫红色，两性。花萼肉质，钟状。蒴果长披针形，扁平，木质。种子扁圆形，边缘具白色透明的膜质翅。花期7~10月，果期10~12月。

生境分布 生长于山坡、溪边、山谷及灌木丛中。分布于云南、广西、贵州等地。

采收加工 10~12月采摘成熟果实，取出种子，晒干或烘干。

饮片特征

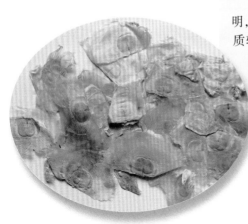

本品为蝶形薄片。白色半透明，有光泽，上有放射性纹理。质轻易裂，中部较厚，呈椭圆形，淡黄棕色。内有种仁两瓣，略似肾形，淡黄色。味微苦。

性味归经	苦、甘、凉。归肺、肝、胃经。
功效主治	清肺利咽，疏肝和胃。本品苦甘而凉，味苦能泄，性寒胜热。入肺经则能清肺热利咽喉，入肝胃则能清泄肝胃之郁热，故有清肺利咽，疏肝和胃之功效。
药理作用	种子、茎皮含黄芩甙元，有抗炎、抗变态反应、利尿、利胆、降胆固醇的作用。种子和茎皮中含白杨素，对人体鼻咽癌细胞有细胞毒活性。
用量用法	内服：煎汤，1.5～3克；或研末。外用：敷贴。
使用注意	本品苦寒，脾胃虚弱者慎用。

精选验方

①**久咳音哑**：木蝴蝶、桔梗、甘草各6克，水煎服。②**胁痛、胃脘疼痛**：木蝴蝶2克，研粉，好酒调服。③**慢性咽喉炎**：木蝴蝶3克，金银花、菊花、沙参、麦冬各9克，煎水当茶饮。④**久咳音哑**：木蝴蝶6克，玄参9克，冰糖适量，水煎服。⑤**干咳、音哑、咽喉肿痛**：木蝴蝶、甘草各6克，胖大海9克，蝉蜕3克，冰糖适量，水煎服。⑥**慢性萎缩性胃炎**：木蝴蝶、五灵脂、延胡索、草豆蔻、没药、白及各10克，人参15克，水煎取药汁。饭前半小时温服，每日1剂，分2次服用。3个月为1个疗程。⑦**膀胱炎**：木蝴蝶（鲜品）50克，黑面神（鲜品）40克。洗净切片，水煎取药汁，备服。每日1剂，分3次服用。

黄药子 Huang Yao Zi

一、化痰药

别名 黄药、黄独、黄药根、木药子、黄药脂。
来源 本品为薯蓣科植物黄独*Dioscorea bulbifera* L. 的干燥块茎。

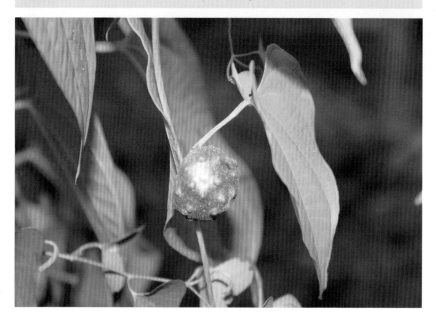

形态特征 多年生草质缠绕藤本。块茎单生，球形或圆锥形，直径3～10厘米，外皮暗黑色，密生须根。茎圆柱形，长可达数米，绿色或紫色，光滑无毛；叶腋内有紫棕色的球形或卵形的珠芽。叶互生；叶片广心状卵形，长7～22厘米，宽7～8厘米，先端尾状，基部宽心形，全缘，基出脉7～9条；叶柄扭曲，与叶等长或稍短。花单性，雌雄异株；小花多数，黄白色，呈穗状花序，腋生；花基部均有苞片2，卵形，先端锐尖；雄花花被6片，披针形，雄蕊6，花丝很短；雌花花被6片，披针形，先端钝尖，子房下位，3室，花柱3裂。蒴果下垂，长椭圆形，有3个膜质的翅。花期8～9月，果期9～10月。

生境分布 生长于山谷、河岸、路旁或杂林边缘。全国大部分地区均有分布。主要分布于湖北、湖南、江苏等地，河北、山东等地也有栽培。

采收加工 夏末至冬初均可采挖，以9～11月产者为佳。将挖出的块茎去掉茎叶及须根，洗净泥土，横切厚片，晒干。

饮片特征

本品为圆形或椭圆形厚片。外皮棕黑色，有皱纹，可见短小的细根和黄白色微突起的根痕。切面淡黄色至黄棕色。密布橙黄色麻点，粉性。质坚脆。气微，味苦。

性味归经	苦，寒。归肺、肝经。
功效主治	消痰软坚散结，清热解毒，凉血止血。本品苦寒清热而泻火，入肺经消痰火，散郁结；入肝经走血分，清热凉血；火退痰清，则瘿瘤疮痈自消，咳喘平，出血止，故有消痰散结、清热解毒、凉血止血之功。
药理作用	对缺碘所致的动物甲状腺肿有一定治疗作用；对离体肠管有抑制作用，而对子宫则有兴奋作用；甾体皂贰能抑制动物实验性移植性肿瘤。水煎剂对常见致病性皮肤真菌有一定抑制作用；尚有止血作用等。
用量用法	10~15克，煎服。
使用注意	本品多服久服，可引起消化道反应如呕吐、腹泻、腹痛等；对肝功能有一定损害，故长期用药者，应注意观察肝功能变化。

精选验方

①咽肿口疮：黄药子、硼砂各15克，冰片1克，共研细末，喷入口腔局部。②甲状腺癌：黄药子、海藻、夏枯草各15克，山慈菇9克，水煎，每日1剂，分3次服用。③食管癌：黄药子15克，黄芪45克，水蛭3条，七叶一枝花30克，土鳖虫、穿山甲各12克，天竺黄、莱菔子各10克，甘草9克。水煎取药汁。每日1剂，分2次服用。④胃癌：黄药子、鸡内金各10克，白附片、桂枝尖、薤白、降香、川厚朴、广木香、炒枳壳、橙皮各6克，川干姜3克。水煎取药汁。每日1剂，分2次服用。⑤吐血：黄药子、真蒲黄等份。用生麻油调，以舌舐之。⑥疮：黄药子200克，为末，以冷水调敷疮上，干而旋敷之。⑦天泡水疮：黄药子末适量，搽之。

兔儿伞 Tu Er San

别名 七里麻、一把伞、贴骨伞、雨伞菜。

来源 本品为菊科植物兔儿伞 *Syneilesis aconitifolia* Maxim. 的根或全草。

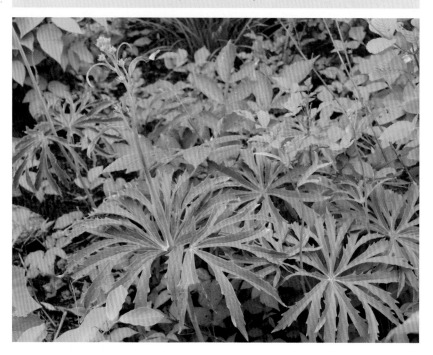

形态特征 多年生草本。茎直立，高70～120厘米，单一，无毛，略带棕褐色。根生叶1枚，幼时伞形，下垂；茎生叶互生，圆盾形，掌状分裂，直达中心，裂片复作羽状分裂，边缘具不规则的牙齿，上面绿色，下面灰白色；下部的叶直径20～30厘米，具长柄，长10～16厘米，裂片7～9枚；上部的叶较小，直径12～24厘米，柄长2～6厘米，裂片4～5枚。头状花序多数，密集成复伞房状；苞片1层，5枚，无毛，长椭圆形，顶端钝，边缘膜质。花两性，8～11朵，花冠管状，长约1厘米，先端5裂。雄蕊5，着生花冠管上；子房下位，1室；花柱纤细，柱头2裂。瘦果长椭圆形，长约5毫米；冠毛灰白色或带红色。花期7～8月，果期9～10月。

生境分布 生长于山坡荒地。分布于东北、华北及华东等地区。

采收加工 秋季采收，除净泥土，晒干。

饮片特征

　　干燥的根，近圆柱形，细长，多数，呈不规则弯曲，表面淡棕色，有微细纵皱纹，折断面黄白色，中间有棕黄色的油点。以干燥、无杂质者为佳。

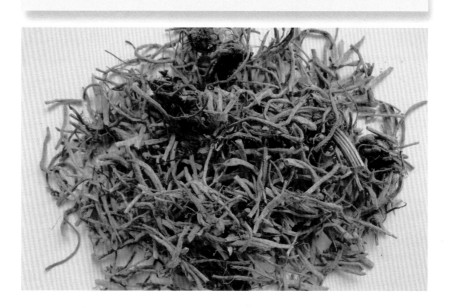

性味归经	辛，温。归肺、大肠经。
功效主治	温肺祛痰，祛风止痫，消肿杀虫。本品辛温，入肺、大肠经，辛能散，温祛寒，故有温肺祛痰、祛风止痫等功效。
用量用法	6～15克，煎汤；或浸酒。外用：适量，捣敷。
使用注意	孕妇忌服。

精选验方

①**风湿麻木、全身骨痛**：兔儿伞、刺五加根各20克，白龙须、小血藤、木瓜根各15克，泡酒1000毫升，每日2次，每次50～75毫升。②**四肢麻木、腰腿疼痛**：兔儿伞根100克，白酒200毫升，浸泡，分3次服。③**肾虚腰痛**：兔儿伞根适量，泡酒服。④**痛疽**：兔儿伞全草适量，捣烂，鸡蛋白调敷。⑤**颈部淋巴结炎**：兔儿伞根10～20克，水煎服。⑥**跌打损伤**：兔儿伞全草或根捣烂，加烧酒或75%酒精适量，外敷伤处。⑦**毒蛇咬伤**：兔儿伞根捣烂，加黄酒适量，外敷伤处。

猫眼草 Mao Yan Cao
一、化痰药

别名 猫儿眼、打碗花。
来源 本品为大戟科植物猫眼草*Euphorbia lunulata* Bunge. 的全草。

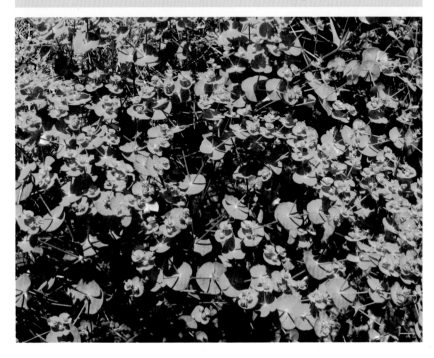

形态特征 多年生草本，高达40厘米。茎通常分枝，基部坚硬。下部叶鳞片状，早落；中上部叶狭条状披针形，长2～5厘米，宽2～3毫米，先端钝或具短尖，两面无毛。杯状聚伞花序顶生者通常有4～9伞梗，基部有轮生叶与茎上部叶同形；腋生者具伞梗1；每伞梗有2～3分叉，各有扇状半圆形或三角状心形苞叶1对；总苞杯状，无毛，先端4裂，裂片间无片状附属物，腺体4，新月形，黄褐色，两端有短角；雄蕊1；子房3室，花柱3，分离，柱头2浅裂。蒴果扁球形，无毛；种子长圆形，长约2毫米，光滑，一边有纵沟，无网纹及斑点。花期4～6月，果期6～8月。

生境分布 生长于山坡、山谷或河岸向阳处。分布于河北、内蒙古、山西、新疆、东北等地。

采收加工 春、夏两季采收，除去杂质和泥土，晒干。

饮片特征

本品呈不规则段状。茎表面黄绿色，基部呈紫红色，具纵纹；质脆，容易折断。叶互生，无柄，叶片多皱缩脱落，完整者展平后呈狭长形。蒴果三棱状卵圆形，光滑，气特异，味淡。

性味归经	苦，微寒；有毒。归肺、肝经。
功效主治	止咳化痰，杀虫止痒。本品苦寒泄热，入肺、肝二经，清其邪热，故能止咳化痰，以毒解毒杀虫。
药理作用	有镇咳、祛痰、平喘作用。有抗菌作用。
用量用法	研末外敷；或制片剂、注射剂。
使用注意	忌生冷辛辣。

精选验方

①**颈淋巴结结核已破成管**：猫眼草煎熬成膏，适量外敷患处。②**癣疮发痒**：猫眼单研末，香油或花生油、猪油调敷患处。③**慢性气管炎**：每片含猫眼草生药0.25克，每次6片，每日3次，20日为1个疗程；或用猫眼草（去根）、葶苈子、沙参各等份研末，不加辅助剂，制成0.5克片剂。每次4片，每日3次，10日为1个疗程，疗程间隔均为7～10日。④**痰饮水肿**：猫眼草18克，水煎3次，煎汁合并熬膏，每服6克，每日3次，黄酒冲服。⑤**肺结核、骨结核、附睾结核、淋巴结结核、皮肤结核及结核性角膜炎**：猫眼草、狼毒各30克，水煮汁熬膏，与30克蒸熟枣肉捣和为丸，如梧桐子大。每服9克，分3次食后温开水送。视副作用有无，可以递减或递增至每日18丸，分3次服。连服3个月为1个疗程。

苦杏仁 Ku Xing Ren

二、止咳平喘药

别名 杏仁、北杏仁、光杏仁、杏仁泥、杏仁霜。

来源 本品为蔷薇科植物山杏 *Prunus armeniaca* L. var. ansu Maxim. 、西伯利亚杏 *Prunus sibirica* L. 、东北杏 *Prunus mandshurica* (Maxim.) Koehne 或杏 *Prunus armeniaca* L. 的干燥成熟种子。

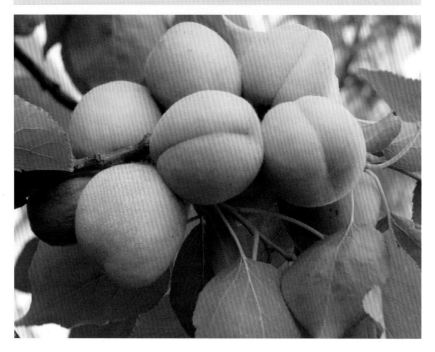

形态特征 落叶乔木，高达10米。叶互生，广卵形或卵圆形，先端短尖或渐尖，基部阔楔形或截形，边缘具细锯齿或不明显的重锯齿；叶柄多带红色，近基部有2腺体。花单生，先叶开放，几无花梗；萼筒钟状，带暗红色，萼片5，裂片比萼筒稍短，花后反折；花瓣白色或粉红色。核果近圆形，果肉薄，种子味苦。核坚硬，扁心形，沿腹缝有沟。花期3~4月，果期5~6月。

生境分布 多栽培于低山地或丘陵山地。我国大部分地区均产。分布于东北各省，以内蒙古、辽宁、河北、吉林产量最大。山东产品质优。

采收加工 夏、秋两季果实成熟时采摘，除去杏肉及核壳，取出种子，晒干。

饮片特征

本品呈心脏形，略扁。表面黄棕色或深棕色，有微细纵皱，顶端尖，底部钝圆肥厚，左右不对称。富油性。气微，味苦，有特殊香气。

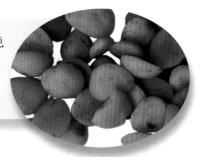

性味归经	苦，微温；有小毒。归肺、大肠经。
功效主治	止咳平喘，润肠通便。本品苦降温散，多脂质润，入肺则降肺气，消痰涎，具宣散风寒之能，使肺气宣畅则咳喘自平，故有止咳平喘之功。且富含油脂，其性滑润，能上润肺燥，以助平喘，下通大肠，润肠燥，通秘结，故又润肠通便。
药理作用	苦杏仁甙分解后产生的轻量氢氰酸能抑制呼吸中枢，使呼吸运动趋于安静而起镇咳、平喘之效。口服后易在胃肠道分解出氢氰酸，故毒性较静脉注射大。苯甲醛可抑制胃蛋白酶的消化功能。苦杏仁油对蛔虫、钩虫、蛲虫，以及伤寒杆菌、副伤寒杆菌有抑制作用，且有润肠通便作用。此外，苦杏仁尚有抗肿瘤、抗衰老等作用。
用量用法	3～10克，打碎入煎。外用：适量。
使用注意	阴虚咳喘及大便溏泻者忌用。内服不宜过量，以免中毒，婴儿慎用。

精选验方

①伤风咳嗽：苦杏仁10克，生姜3片，白萝卜1个，水煎服。②久喘：苦杏仁10克，萝卜1个，猪肺1副，用水炖至烂熟吃。③胃痛：苦杏仁10粒，胡椒、大枣各7粒，捣碎，再用黄酒送服。④便秘：生苦杏仁去皮尖20～30粒，捣烂，加入10毫升蜂蜜，食用。⑤风寒咳嗽：苦杏仁6～10克，生姜3片，白萝卜100克，加水400毫升，文火煎至100毫升，每日1剂，分早、晚服。⑥急性上呼吸道感染：板蓝根、半枝莲、生石膏各30克，荆芥穗、枯黄芩、苦杏仁各10克。水煎取药汁。每日1剂，分2次服用，连服3日。⑦喘息型慢性支气管炎：苦杏仁、炙麻黄、桔梗、炙甘草各6克，菊花、川贝母各12克。加水煎2次，共取药汁300克。每日1剂，分2次服用，1个月为1个疗程。

紫苏子 Zi Su Zi

二、止咳平喘药

别名 苏子、黑苏子、铁苏子、杜苏子、炒苏子、炙苏子、苏子霜。

来源 本品为唇形科草本植物紫苏*Perilla frutescens* (L.) Britt. 的干燥成熟果实。

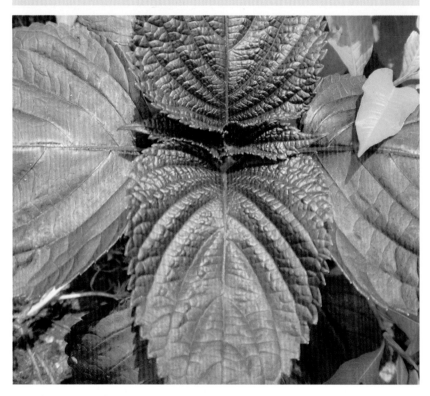

形态特征 一年生直立草本，高1米左右，茎方形，紫或绿紫色，上部被有紫或白色毛。叶对生，有长柄；叶片皱，卵形或卵圆形，先端突出或渐尖，基部近圆形，边缘有粗锯齿，两面紫色或仅下面紫色，两面疏生柔毛，下面有细腺点。总状花序顶生或腋生，稍偏侧；苞片卵形，花萼钟形，外面下部密生柔毛；花冠二唇形，红色或淡红色。小坚果倒卵形，灰棕色。花期6~8月，果期7~9月。

生境分布 生长于山坡、溪边、灌木丛中。分布于江苏、浙江、湖北、河北、河南、四川等地，多系栽培。

采收加工 秋季果实成熟时采收，除去杂质，晒干。

饮片特征

本品呈卵圆形或类圆形。外表灰棕色或灰褐色，有网状纹理。果皮薄而脆，种子黄白色，有油性。

性味归经	辛，温。归肺、大肠经。
功效主治	降气化痰，止咳平喘，润肠通便。本品辛温气香，质润下降，尤善利膈下气消痰，气降痰消则咳喘自平；又含油脂，润燥滑肠，故有降气化痰，止咳平喘，润肠通便之功。
药理作用	紫苏油有明显的降血脂作用，给易于卒中的自发性高血压大鼠喂紫苏油可延长其存活率，使生存时间延长。紫苏油还可提高实验动物的学习能力。实验证实其有抗癌作用。
用量用法	5~10克，煎服。炒苏子药性较和缓，炙苏子润肺止咳之功效优。
使用注意	阴虚喘咳及脾虚便溏者慎用。

精选验方

①**慢性支气管炎、支气管哮喘（对于咳嗽气喘、胸满胁痛者）**：紫苏子、油菜籽各9克，白芥子6克，水煎服。②**咳嗽气喘**：杏仁、紫苏子各15克，麻黄、贝母、甘草各10克，水煎服。③**百日咳**：紫苏子、杏仁、川贝、百部、米壳、陈皮、法半夏各等份，研为极细末。每周岁每次0.5克，每日3~4次，不足1周岁每次服0.25克，每日3次。④**蛔虫病**：紫苏子生品捣烂或嚼食，成人每次50~70克，4~10岁每次20~50克，每日2~3次，空腹服，连服3日。因蛔虫引起胃痛、胆绞痛及呕吐者，用花椒3克，米醋250毫升，熬水1次顿服，痛止后再服紫苏子。

百 部 Bai Bu

二、止咳平喘药

别名 百部根、肥百部、炙百部、蒸百部、炒百部、鲜百部。

来源 本品为百部科植物直立百部 *Stemona sessilifolia* (Miq.) Miq、蔓生百部 *Stemona japonica* (Bl.) Miq. 或对叶百部 *Stemona tuberosa* Lour. 的干燥块根。

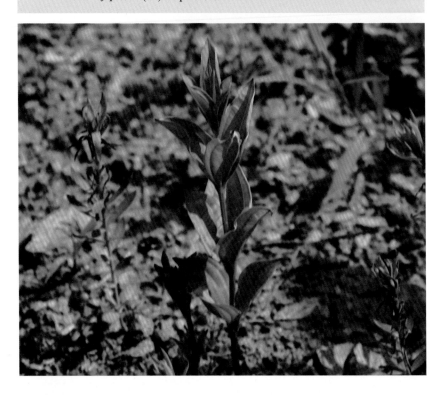

形态特征 多年生草本，高30～60厘米。茎直立，不分枝，有纵纹。叶常3～4片轮生，偶为5片；卵形、卵状椭圆形至卵状披针形，长3.5～5.5厘米，宽1.8～3.8厘米，先端急尖或渐尖，基部楔形，叶脉通常5条，中间3条特别明显；有短柄或几无柄。花腋生，多数生于近茎下部呈鳞片状的苞腋间；花梗细长，直立或斜向上。花期5月，果期7月。

生境分布 生长于阳坡灌木林下或竹林下。分布于安徽、江苏、湖北、浙江、山东等地。

采收加工 春季2～3月发新芽前及秋季8～9月茎苗枯干时挖取根部，洗净泥沙，除去茎苗及须根，置沸水中略烫或蒸至无白心，取出，晒干或阴干。

饮片特征

本品为不规则厚片，或不规则条形斜片；表面灰白色、棕黄色，极皱缩，有深纵皱纹；切面灰白色、淡黄棕色或黄白色，角质样，有光泽，皮部较厚，中柱扁缩。质韧软。气微，味甘、苦。均以根粗壮、质坚实、色黄白者为佳。

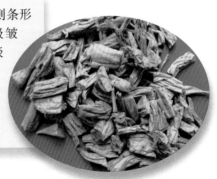

性味归经	甘、苦，微温。归肺经。
功效主治	润肺止咳，杀虫灭虱。本品甘润苦降，微温不燥，无寒热偏弊之害，主归肺经，有较好的润肺下气止咳作用，为治疗肺虚久咳及肺痨咳嗽之要药；又驱杀蛔虫、蛲虫，疗疥癣、体虱等，具有杀虫灭虱之功。
药理作用	百部碱能降低动物呼吸中枢的兴奋性，抑制咳嗽反射而具镇咳作用，又能对抗组织胺致痉作用，对组织胺所致的离体豚鼠平滑肌有松弛作用。
用量用法	5～15克，煎服；外用：适量。久咳、燥咳、劳嗽宜用蜜炙百部。
使用注意	易伤胃滑肠、脾虚便溏者慎服。本品且有小毒，服用过量，可引起呼吸中枢麻痹。

精选验方

①**肺虚咳嗽**：百部15克，鲜土党参50克，水煎服。②**百日咳**：百部、马兜铃各10克，大蒜3头，放碗内加水适量，蒸后取汁去渣服。③**预防流行性感冒**：百部10克，古山龙、大青叶、地胆草各1两，葫芦茶、黄皮叶各25克。水煎服，每日1剂，连服5日。④**阴道滴虫**：可单用；或配蛇床子、苦参等煎汤坐浴外洗。⑤**头虱、体虱及疥癣**：可制成20%乙醇液，或50%水煎剂外搽。⑥**念珠菌性阴道炎**：百部、苦参各15克，大蒜10瓣。加水同煎，去渣取汁，加入白糖适量调服。每日2次，连服3～7日为1个疗程。⑦**眼睑部湿疹**：百部、黄连、黄芩、苦参、白鲜皮、菊花各10克，黄柏、蒲公英各12克，土茯苓15克，蝉蜕6克。水煎取药汁。每日1剂，分3次服用。

紫 菀 Zi Wan

二、止咳平喘药

别名 紫菀头、紫菀茸、真紫菀、北紫菀、生紫菀、蜜紫菀、炙紫菀。

来源 本品为菊科植物紫菀*Aster tataricus* L. f. 的干燥根及根茎。

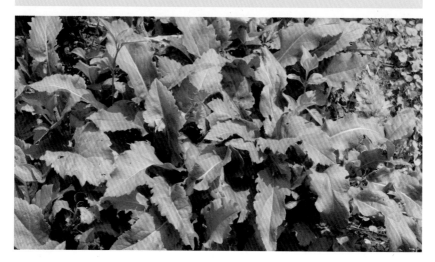

形态特征 多年生草本，高1~1.5米。根茎短，簇生多数细根，外皮灰褐色。茎直立，上部分枝，表面有沟槽。根生叶丛生，开花时脱落；叶片篦状长椭圆形至椭圆状披针形，长20~40厘米，宽6~12厘米，先端钝，基部渐狭，延成长翼状的叶柄，边缘具锐齿，两面疏生小刚毛；茎生叶互生，几无柄，叶片狭长椭圆形或披针形，长18~35厘米，宽5~10厘米，先端锐尖，常带小尖头，中部以下渐狭缩成一狭长基部。头状花序多数，伞房状排列，直径2.5~3.5厘米，有长梗，梗上密被刚毛；总苞半球形，苞片3列，长圆状披针形，绿色微带紫；舌状花带蓝紫色，单性，花冠长15~18毫米，先端3浅裂，基部呈管状，花柱1枚，柱头2叉；管状花黄色，长约6毫米，先端5齿裂，雄蕊5，花药细长，聚合，包围花柱；子房下位，柱头2叉，瘦果扁平，一侧弯曲，长3毫米，被短毛；冠毛白色或淡褐色，较瘦果长3~4倍。花期8月，果期9~10月。

生境分布 生长于山地或河边草地。分布于河北、安徽及东北、华北、西北等地区，以河北、安徽产品质优。

采收加工 春、秋两季采挖，除去有节的根茎（习称"母根"）和泥沙，编成瓣状晒干，或直接晒干。

饮片特征

本品呈不规则段状。表面棕褐色或紫棕色，略带黏性。有蜜香气，味甜。

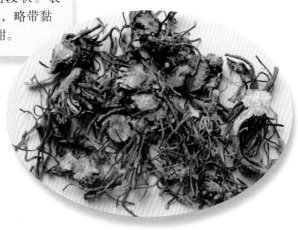

性味归经	辛、甘、苦，温。归肺经。
功效主治	润肺，化痰，止咳。本品甘润苦泄，辛温不燥，性质平和，主入肺经，长于润肺下气，开肺郁，化痰浊而止咳，故有润肺化痰止咳之功。
药理作用	本品所含皂苷，经家兔口服试验，能促使气管分泌物增加，具显著祛痰作用。紫菀提取物中的紫菀酮，对氨雾所致的咳嗽有较好的镇咳作用；对大肠杆菌、痢疾杆菌、伤寒杆菌、霍乱弧菌等有一定抑制作用；槲皮素有利尿作用。表无羁萜醇对小鼠艾氏腹水癌有一定抗癌作用。紫菀皂苷有强力溶血作用。
用量用法	5～10克，煎服。外感暴咳多生用，肺虚久咳蜜炙用。
使用注意	有实热者忌服。

精选验方

①**慢性气管炎、肺结核咳嗽**：紫菀9克，前胡、荆芥、百部、白前各6克，桔梗、甘草各3克，水煎服。②**百日咳、肺炎、气管炎**：紫菀9克，水煎服。③**咳嗽劳热**：炙紫菀、天冬、桑白皮各9克，黄芩4.5克，桔梗、知母、党参各6克，甘草1.5克，水煎服。④**妇人卒不得小便**：紫菀末9克，水煎服。

款冬花 Kuan Dong Hua 二、止咳平喘药

别名 款花、冬花、炙冬花、炒冬花、蜜炙款冬花。
来源 本品为菊科多年生草本植物款冬 *Tussilago farfara* L. 的干燥花蕾。

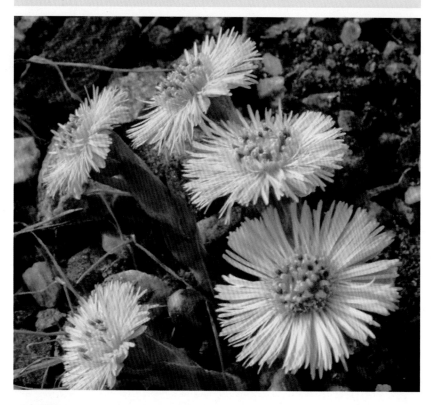

形态特征 本品为多年生草本，高10~25厘米。叶基生，具长柄，叶片圆心形，先端近圆或钝尖，基部心形，边缘有波状疏齿，下面密生白色茸毛。花冬季先叶开放，花茎数个，被白茸毛；鳞状苞叶椭圆形，淡紫褐色；头状花序单一顶生，黄色，外具多数被茸毛的总苞片，边缘具多层舌状花，雌性，中央管状花两性。花期2~3月，果期4月。

生境分布 栽培或野生于河边、沙地。分布于河南、甘肃、山西、陕西等地。甘肃灵台产者称"灵台冬花"，品质最优。

采收加工 12月或地冻前当花尚未出土时采挖，除去花梗及泥沙，阴干。本品不宜日晒，不可见雾、露、雨和雪，否则不易保持色泽鲜艳。

饮片特征

本品呈长圆棒状。单生或2~3个基部连生。上端较粗，下端渐细或带有短梗，外面被有多数鱼鳞状苞片。苞片外表面淡红色或紫红色，内表面密被白色絮状茸毛。体轻，撕开后可见白色茸毛。气香，味微苦而辛带黏性，嚼之呈棉絮状。

性味归经	辛、微苦，温。归肺经。
功效主治	润肺止咳化痰。本品辛散而润，温而不燥。功同紫菀，为止嗽要药。凡咳嗽上气喘促，不论内伤外感、寒嗽热咳，均可选用。
药理作用	煎剂可使呼吸道分泌物增加，有明显镇咳作用，并能兴奋中枢神经系统，引起呼吸兴奋及狂躁不安等；醇提取液及煎剂有升高血压作用；醚提取物能抑制胃肠平滑肌，有解痉作用。
用量用法	5~10克，煎服（也可烧烟吸之）。外感暴咳宜生用，内伤久咳宜炙用。
使用注意	大便溏泄者不宜用。

精选验方

①**肺痈（肺脓肿）**：款冬花、薏苡仁各10克，桔梗15克，炙甘草6克，水煎服。②**久嗽不止**：款冬花、紫菀各150克，粗捣罗为散，每次15克，以水一中盏，入生姜0.5克，煎至六分，去滓温服，每日3~4次。③**肺结核久咳不已、咳嗽痰血**：款冬花12克，百合30克，水煎服。④**阴虚肺燥、咳嗽喘急、痰中带血、津少音哑**：款冬花、百合各等份，共研粉，炼蜜为丸，每次9克，食后细嚼，姜汤咽下。⑤**肺气肿**：麻黄30克，款冬花40克，地龙20克，乌梅60克。加水煎，煎成浓汁后，放入冰糖适量收汁成膏，即成。每次服用6~9克，每日3次。

马兜铃 Ma Dou Ling

二、止咳平喘药

别名 兜铃、马铃果、生马兜铃、炙马兜铃。

来源 本品为马兜铃科植物北马兜铃*Aristolochia contorta* Bge.或马兜铃*Aristolochia debilis* Sieb. et Zucc. 的干燥成熟果实。

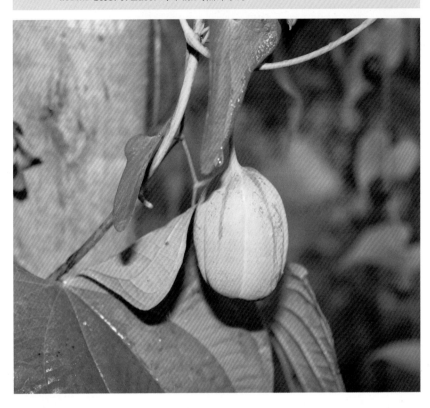

形态特征 多年生缠绕草本，基部木质化，全株无毛。根细长，在土下延伸，到处生苗。叶三角状椭圆形至卵状披针形或卵形，顶端短尖或钝，基部两侧有圆形的耳片。花单生于叶腋；花柄长约1厘米，花被管状或喇叭状，略弯斜，基部膨大成球形，中部收缩成管状，缘部卵状披针形，上部暗紫色，下部绿色。花期7~8月，果期9~10月。

生境分布 生长于郊野林缘、路边、灌木丛中散生。北马兜铃分布于黑龙江、吉林、河北等地；马兜铃分布于江苏、安徽、浙江等地。

采收加工 秋季果实由绿变黄时采收，晒干，除去杂质。

饮片特征

本品呈不规则的圆形状。表面灰黄色，有波状棱线。种子扁平而薄，钝三角形或扇形，中央棕色，周边淡棕色。种仁乳白色，有油性。气特异，味苦。

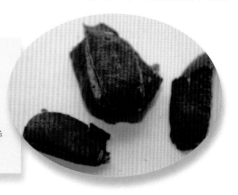

性味归经	苦、微辛，寒。归肺、大肠经。
功效主治	清肺化痰，止咳平喘，清肠消肿。本品味苦、微辛而气寒，入肺、大肠二经，以清肺热，降肺气，使热邪清，肺气降，热痰消，咳喘平，故有清肺化痰、止咳平喘之功。又肺与大肠相表里，故又能清泄大肠实热而消肿。
药理作用	煎剂对麻醉兔有微弱祛痰作用；对离体豚鼠支气管灌流，则1%浸剂可使之舒张，并能对抗毛果芸香碱、乙酰胆碱及组织胺引起的支气管痉挛；对流感杆菌、肺炎双球菌、奈瑟氏菌及皮肤真菌有抑制作用；有温和而持久的降压作用；尚有抗感染、增强吞噬细胞活性等作用。
用量用法	3～10克，煎服。外用：适量，煎汤熏洗。一般生用，肺虚久咳炙用。
使用注意	本品含马兜铃酸，可引起肾脏损害等不良反应；儿童及老人慎用；孕妇、婴幼儿及肾功能不全者禁用。

精选验方

①**肺热咳嗽、咳痰壅盛**：马兜铃、甘草各6克，杏仁、黄芩、桑白皮、陈皮各10克，水煎服。②**肠热痔疮肿痛、出血**：马兜铃6克，白术、生地黄各12克，甘草3克，水煎服。并以马兜铃适量，水煎熏洗患处。③**心痛**：大马兜铃1个，灯上烧存性，为末，温酒服。④**咳嗽气喘、咯痰不爽、痰中带血**：马兜铃、牛蒡子各6克，苦杏仁、阿胶（烊化冲兑）各9克，糯米12克，甘草3克，水煎服。⑤**肺癌**：马兜铃、川贝母、皂角刺各9克，半枝莲、鱼腥草各30克，过路黄、望江南各15克。水煎取药汁。每日1剂，分2次服用。⑥**喘咳胸痛**：马兜铃、万年青根各3克，煎水，当茶饮，每日1剂。

枇杷叶 Pi Pa Ye

别名 炙杷叶、毛枇杷叶、炙枇杷叶、蜜枇杷叶、炒枇杷叶。
来源 本品为蔷薇科植物枇杷*Eriobotrya japonica* (Thunb.) Lindl. 的干燥叶。

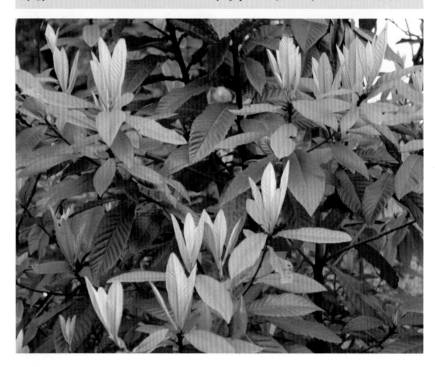

形态特征 本植物为常绿小乔木，小枝密生锈色绒毛。叶互生。革质，具短柄或近无柄；叶片呈倒卵形至长椭圆形，边缘上部有疏锯齿；表面多皱，深绿色，背面及叶柄密被锈色绒毛。圆锥花序顶生，长7～16厘米，具淡黄色绒毛；花芳香，萼片5，花瓣5，白色；雄蕊20；子房下位，柱头5，离生。梨果卵圆形、长圆形或扁圆形，黄色至橙黄色，果肉甜。种子棕褐色，有光泽，圆形或扁圆形。叶柄短，被棕黄色茸毛。主脉显著隆起，侧脉羽状。花期10～12月，果期翌年5～6月。

生境分布 常栽种于村边、平地或坡边。分布于广东、江苏、浙江、福建、湖北等南方各地，均为栽培。

采收加工 幼嫩叶片全年均可采收，一般多在4～5月间采叶，将叶采摘后，晒至七八成干时，扎成小把再晒干。

饮片特征

本品为长短不一的丝状，表面老黄，微显光泽，略带黏性，味微甜。

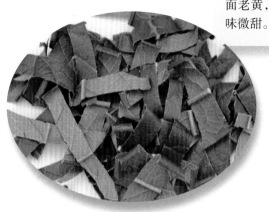

性味归经	苦，微寒。归肺、胃经。
功效主治	清肺止咳，降逆止呕。本品味苦、微寒，以清降为功，为清肃肺胃之品。故能上清肺热，肃降肺气以化痰止咳；中清胃腑之热，降胃气而止呕哕，除烦渴。具有清肺止咳，降逆止呕之效。
药理作用	本品具止咳、平喘作用及轻度祛痰作用。煎剂在体外对金黄色葡萄球菌有抑制作用。熊果酸有抗炎作用。
用量用法	10~15克，煎服。枇杷叶背面绒毛甚多，应刷去毛或用布包煎。化痰止咳宜炙用，和胃止呕宜生用或姜汁拌炒。
使用注意	本品清降苦泄，凡寒嗽及胃寒作呕者不宜用。

精选验方

①**急性支气管炎**：枇杷叶5克，百部、桔梗、十大功劳各9克，水煎服，每日1剂。②**上呼吸道感染**：枇杷叶、车前子、甘草各50克，南天竹40克，加水600毫升，煎取200毫升，每次15毫升，小儿每次3~5毫升，每日3次。③**痰热阻肺型肺癌**：枇杷叶15克，杏仁、蜂蜜各10克。将杏仁、枇杷叶一同研成粗粉，入杯中，用沸水冲泡，加盖焖10分钟，调入蜂蜜即成。代茶频频饮用，一般可冲泡3~5次，当日饮完。④**药物性便秘**：枇杷叶、前胡各15~20克，白芍45~60克，甘草25~30克。水煎取药汁。每日1剂，分2次服用。儿童服用，可适当减少各味药材的用量。

桑白皮 Sang Bai Pi

二、止咳平喘药

别名 桑皮、白桑皮、桑根皮、生桑皮、炙桑皮、炒桑皮、桑根白皮。
来源 本品为桑科植物桑*Morus alba* L. 的干燥根皮。

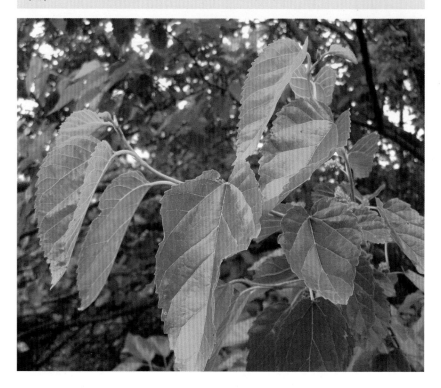

形态特征 落叶灌木或小乔木，高达15米。树皮灰黄色或黄褐色；幼枝有毛。叶卵形或阔卵形，顶端尖或钝，基部圆形或近心形，边缘有粗锯齿或多种分裂，表面无毛有光泽，背面绿色，脉上有疏毛，腋间有毛；叶柄长1～2.5厘米。花单性异株，穗状花序。聚花果（桑葚），黑紫色或白色。花期4～5月，果期5～6月。

生境分布 生长于丘陵、山坡、村旁、田野等处，多为人工栽培。全国大部分地区均产。分布于安徽、河南、浙江、江苏、湖南等地。以南方育蚕区产量较大。

采收加工 春、冬两季即秋末落叶时至次春发芽前挖其地下根，趁鲜洗净泥土，刮去黄棕色粗皮，除去须根，纵向剖开皮部，剥取根皮，晒干。

饮片特征

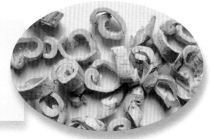

本品为曲直不平的丝状。外表面类白色或淡黄色，内表面淡黄色。质柔韧，断面具纤维性。气微，味微甜。

性味归经	甘，寒。归肺经。
功效主治	泻肺平喘，利水消肿。本品以寒为用，以清为功，主入肺经，既能清泻肺经湿热痰火，使痰火祛，肺气宣畅而咳喘止，又肃降肺气，通调水道，使小便自利而肿消。故有泻肺平喘、利水消肿之效。
药理作用	有利尿作用，动物实验证明，尿量及钠、钾、氯化物排出量均增加；具轻度镇咳作用；煎剂和水、乙醇、正丁醇或乙醚等多种溶媒提取物，均有不同程度降压作用；对神经系统有镇静、安定、镇痛、抗惊厥、降温作用。
用量用法	10~15克，煎服。
使用注意	肺虚无火喘嗽者慎服。泻肺利水、平肝清火宜生用，肺虚咳嗽宜蜜炙用。

精选验方

①蜈蚣、蜘蛛咬伤：桑白皮适量，捣汁敷。②坠落伤：桑白皮2500克，为末，水1升，煎成膏，敷瘀损处。③齿龈出血：桑白皮20克，白茅根30克，水煎2次，混合后早晚分服，每日1剂。④脱发：桑白皮120克，用水煎，去渣取汁洗发。⑤白发：桑白皮30克，五倍子15克，青葙子60克，水煎取汁，外洗。⑥痤疮：桑白皮、黄芩、枇杷叶、苦参、栀子各10克，金银花、茵陈各15克，白花蛇舌草25克，生甘草5克，制成桑白皮1号方，配合外搽颠倒散洗剂（取硫黄、生大黄各10克，研细末加石灰水100毫升混合，用时振荡），每日3次。⑦小儿百日咳：桑白皮6克，川贝母15克，炙麻黄、葶苈子各5克，蜂蜜适量。用以上前四味晒干或烘干，一同放入碾槽内，碾成细末备用。每日3次，1~3岁每次取2克药末；7岁每次取3克药末；8~10岁每次取4克药末；用蜂蜜水调匀后缓缓饮用。

葶苈子 Ting Li Zi

二、止咳平喘药

别名 葶苈、甜葶苈、苦葶苈、炒葶苈、炙葶苈。

来源 本品为十字花科植物独行菜*Lepidium apetalum* Willd. 或播娘蒿*Descurainia sophia*（L.）Webb. ex Prantl. 的干燥成熟种子。

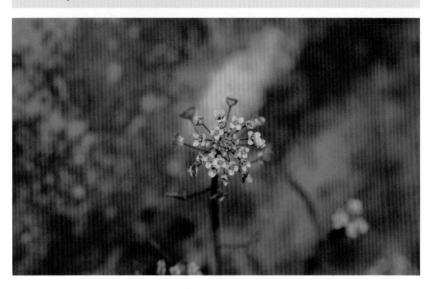

形态特征 独行菜：为一年生或两年生矮小草本，高5～30厘米。叶不分裂，基部有耳，边缘有稀疏齿状缺裂。总状花序长，花小。角果卵状椭圆形，扁平，成熟时自中央开裂，假隔膜薄膜质。播娘蒿：一年生或二年生草本，高30～70厘米，全体灰白色而被叉状或分歧柔毛。茎上部多分枝，较柔细。叶互生；2～3回羽状分裂，最终的裂片狭线形，先端渐尖；在茎下部的叶有柄，渐向上则渐短或近于无柄。总状花序顶生，果序时特别伸长；花小；萼4，十字形排列，线形，先端渐尖，易早脱；花瓣4，黄色，匙形，较花萼稍长，先端微凹，基部渐狭而呈线状；雄蕊6，4强，均伸出于花瓣外，花丝扁平；子房圆柱形，2室，柱头呈扁压头状。长角果，线形，长2～3厘米，宽约1毫米。种子小，卵状扁平，褐色。花期4～6月，果期5～7月。

生境分布 生长于路旁、沟边或山坡、田野。前者习称"北葶苈子"，分布于河北、辽宁、内蒙古、吉林等地；后者习称"南葶苈子"，分布于江苏、山东、安徽、浙江等地。

采收加工 夏季果实成熟时采割植株，晒干，搓出种子，除去杂质。

饮片特征

本品呈扁卵形。表面棕色或棕红色，微有光泽，具纵沟两条，其中一条明显。一端钝圆，另一端尖而微凹，类白色，种脐位于凹入端，无臭，味微辛辣，黏性较强。南葶苈子：呈长圆形略扁，一端钝圆，另一端微凹或较平截。味微辛苦，略带黏性。

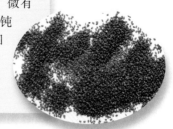

性味归经	苦、辛，大寒。归肺、膀胱经。
功效主治	泻肺平喘，利水消肿。葶苈子味辛苦，其性大寒，辛寒以散无形之热，苦寒则泻有形水湿。入肺和膀胱二经，故能上泻肺中水饮、痰火以祛痰平喘；下泻膀胱水湿、通调水道以行水消肿。
药理作用	两种葶苈子醇提取物，均有强心作用，能使心肌收缩力增强，心率减慢；对衰弱的心脏可增加输出量，降低静脉压。
用量用法	5～10克，煎服；3～6克，研末服用。炒葶苈子，可缓其寒性，不易伤脾胃。
使用注意	本品性泄利易伤正，故凡肺虚喘促、脾虚肿满、膀胱气虚、小便不利者均当忌用。或配伍补脾益气药同用。

精选验方

①腹水：葶苈子50克，苦杏仁20枚，熬黄，捣细，分10次服。②寒痰咳喘：葶苈子、芥子、紫苏子各10克，川贝母15克，水煎服。③支原体肺炎：葶苈子、沙参各10克，百部、紫菀、麦门冬、桔梗、天门冬、百合、款冬花各20克，甘草5克，水煎服，每日1剂。④小便不通：葶苈子、马蔺花、小茴香各等份（俱炒），共研为细末，每次服6克，黄酒送服，每日3次。⑤小儿百日咳：葶苈子、炙麻黄各5克，川贝母15克，桑白皮6克，蜂蜜适量。用以上前4味晒干或烘干，一同放入碾槽内，碾成细末备用。每日3次，1～3岁每次取2克药末；7岁每次取3克药末；8～10岁以上每次取4克药末；用蜂蜜水调匀后缓缓饮下。⑥肺气肿：桑白皮6克，麻黄、桂枝、细辛、干姜各4.5克，杏仁（后下，去皮）14克。水煎取药汁。口服，每日1剂。⑦肺癌：桑白皮、党参、茯苓各30克，白术15克，半夏、陈皮、苏梗、桔梗、枳壳各10克，竹茹12克，甘草5克。水煎取药汁。每日1剂，分3次服用，3个月为1个疗程。

白 果 Bai Guo

别名 银杏、白果仁、白果肉、煨白果、熟白果、炒白果仁。

来源 本品为银杏科植物银杏*Ginkgo biloba* L. 的干燥成熟种子。

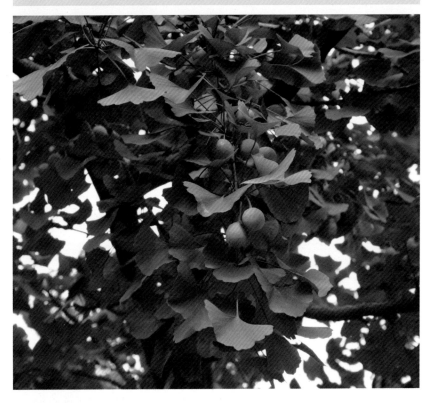

形态特征 落叶乔木，高至数丈。叶扁圆，鸭脚形，叶脉平行，至秋则变黄色而脱落。夏季开淡黄色花。结果如杏桃状，生时青色，熟时淡黄色，核有两棱或三棱，中间有绿白色仁肉，霜降后采集。其树质肌理白腻，为雕刻的绝好材料。花期3~4月，种子成熟期9~10月。

生境分布 生长于海拔500~1000米的酸性土壤，排水良好地带的天然林中。全国各地均有栽培。分布于广西、四川、河南、山东等地。以广西产者品质最优。

采收加工 秋季种子成熟时采收，除去肉质外种皮，洗净，稍蒸或略煮后，烘干。

饮片特征

本品呈椭圆形，两头稍尖。外表面白色或灰白色，平滑坚硬，边缘有2条棱线，一端有小长方形突起物。壳内为椭圆形种仁，一端有淡棕色薄膜，种仁淡黄色或黄绿色，内部白色，粉性，中间有孔隙，具小蕊。味甘微苦。

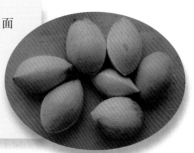

性味归经	甘、苦、涩，平。有毒。归肺经。
功效主治	敛肺定喘，止带，缩尿。本品以苦涩为用。性涩收敛，味苦降泄。故上能祛痰下气，敛肺定喘；下能收涩止带，缩尿止遗
药理作用	白果各部分，特别是白果酸能抑制结核杆菌生长，体外对多种细菌及皮肤真菌有不同程度的抑制作用。但过食白果可致中毒。
用量用法	5～10克，捣碎煎服。入煎剂可生用，制散剂或嚼食宜煨熟用。
使用注意	本品有毒，大量或生食易引起中毒，需注意；咳嗽痰稠不利者慎用。

精选验方

①**内耳性眩晕：**白果仁60克，干姜12克，焙干共研细末，分成8份，每份9克，每日早晚于饭后以红枣12克，黄芪20克，煎水送服1份。②**支气管哮喘：**炒白果（打碎）、炙桑白皮各12克，炙麻黄、全瓜蒌、旋覆花（包煎）各10克，炒杏仁9克，地龙30克，防风、全蝎、制僵蚕各15克，水煎服，每日1剂。③**胸膜炎恢复期：**白果、黄精、木瓜、紫草各9克，青黛3克，草豆蔻6克，水煎服。④**空洞型肺结核：**白果、蛤粉各30克，百部、百合、青黛各60克，儿茶25克，白矾15克，沙参120克，共研细粉，水泛为丸，每服6～9克，早晚各1次。⑤**慢性支气管炎：**白果、乌梅、黄芩、五味子各0.52克，天冬、贝母各0.64克，麻黄、防风各0.4克，成人每次3片，每日3次，口服，10日为1个疗程，连用3个疗程。⑥**阴道炎：**白果、焦栀子、醋柴胡各10克，苍术、茯苓、芡实、车前子、鸡冠花各15克，龙胆草、山药各12克，薏苡仁30克，水煎服，每日1剂，15剂为1个疗程。⑦**头痛：**带壳生白果60克，捣裂放入砂锅内，加水500毫升，小火煎至300毫升，取药液于每日内分2次服完，1剂可连煎3次，连服3日。

洋金花 Yang Jin Hua

二、止咳平喘药

别名 茄花、山茄花、胡茄花、曼陀罗花、白曼陀罗花。
来源 本品为茄科植物白曼陀罗 *Datura metel* L. 的干燥花。

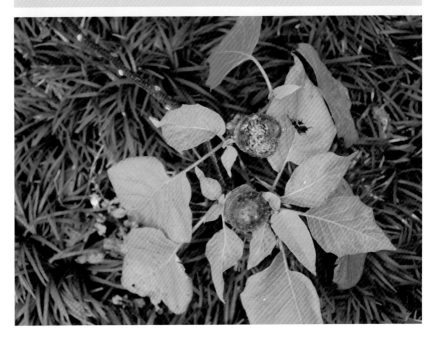

形态特征 一年生草本，高0.5～2米，全体近于无毛。茎上部呈二歧分枝。单叶互生，上部常近对生，叶片卵形至广卵形，先端尖，基部两侧不对称，全缘或有波状短齿。花单生于枝的分叉处或叶腋间；花萼筒状，黄绿色，先端5裂，花冠大漏斗状，白色，有5角棱，各角棱直达裂片尖端；雄蕊5枚，贴生于花冠管；雄蕊1个，柱头棒状。蒴果表面具刺，斜上着生，成熟时由顶端裂开，种子宽三角形。花常干缩成条状，长9～15厘米，外表面黄棕或灰棕色，花萼常除去。完整的花冠浸软后展开，呈喇叭状，顶端5浅裂，裂开顶端有短尖。花、果期3～12月。

生境分布 生长于山坡草地或住宅附近。多为栽培，也有野生。分布于江苏、浙江、福建、广东等地。

采收加工 4～11月花初开时采收，将初开放的花朵采下，晒或低温烘七至八成干时，扎成把，然后再晒干。

饮片特征

本品呈喇叭状。黄棕色，多皱缩成条状。花萼呈筒状，灰绿色或灰黄色，先端5裂，花冠呈喇叭状。淡黄色或棕黄色，先端5浅裂，烘干品质柔韧，气特异；晒干品质质脆，气微，味微苦。

性味归经	辛，温。有毒。归肺、肝经。
功效主治	平喘止咳，镇痛止痉。本品辛温有毒，辛温以散风祛寒湿，通经络，且借其毒以麻醉止痛。归肺经以宣肺气，镇咳而平喘；入肝经则除肝经寒湿，具止痉之功，故有平喘止咳、镇痛止痉之功效。
药理作用	本品具有麻醉作用。有效成分为东莨菪碱，东莨菪碱对大脑皮层和皮层下某些部位主要是抑制作用，使意识丧失，产生麻醉，但对延髓和脊髓则有不同程度的兴奋作用，特别是对延髓的呼吸中枢，东莨菪碱还有一定镇痛作用。对支气管及胃肠平滑肌有松弛作用，有阿托品样解除血管痉挛，改善微循环及组织器官的血液灌注而有抗休克作用。有散瞳、调节眼麻痹及抑制腺体分泌作用。
用量用法	0.3～0.6克，散剂吞服；如作卷烟吸，分次用，每日量不超过1.5克。麻醉用，煎服20克。外用：适量。煎汤洗或研末外敷。
使用注意	本品有剧毒，应严格控制剂量，以免中毒。心脏病、高血压患者及孕妇当慎用；表证未解、痰多黏稠者忌用。

精选验方

①**慢性气管炎**：洋金花15克，研成极细末，倒入装有500毫升纯60度粮食白酒的瓶中摇匀，密封存放7日，每次1～2毫升，每日3次，最大量不应超过2毫升。②**小儿慢惊风**：洋金花7朵，全蝎（炒）10枚，朱砂、乳香、天南星（炮）、天麻各10.5克，为末，每次2.5克，薄荷汤调下。③**面上生疮**：洋金花，晒干研末，少许贴之。④**诸风痛及寒湿脚气**：洋金花、大蒜梗、茄梗、花椒叶各等份，煎水洗。

矮地茶 Ai Di Cha

二、止咳平喘药

别名 紫金牛、平地木、老勿大。

来源 本品为紫金牛科常绿小灌木植物紫金牛*Ardisia japonica* (Thunb.) Blume 的干燥全株。

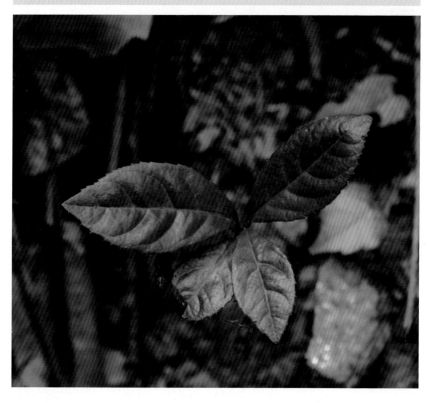

形态特征 常绿小灌木，高10～30厘米。地下茎作匍匐状，具有纤细的不定根。茎单一，圆柱形，径约2毫米，表面紫褐色，有细条纹，具有短腺毛。叶互生，通常3～4叶集生于茎梢，呈轮生状；叶柄长5～10毫米，密被短腺毛，无托叶，叶片椭圆形。花着生于茎梢或顶端叶腋，2～6朵集成伞形，花两性，花冠白色或淡红色。核果球形，径5～10毫米，熟时红色。花期6～9月，果期8～12月。

生境分布 生长于谷地、林下、溪旁阴湿处。分布于长江流域以南各省。

采收加工 全年可采，以秋季采者为好，连根拔起植株，洗净晒干。

饮片特征

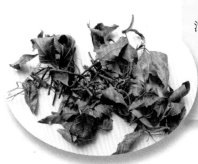

本品呈不规则段状。根、茎、叶混合。根圆柱形。茎略呈扁圆柱形，稍弯曲，表面暗红棕色。叶片卷曲或破碎，灰绿色、棕褐色或红棕色。偶有红棕色球形核果。气微，味微涩。

性味归经	苦、辛，平。归肺、肝经。
功效主治	止咳平喘，清利湿热，活血化瘀。本品辛苦，性平偏凉，行散之中兼有降性。入肺经能清泻肺热，止咳平喘；入厥阴经走血分，则消散瘀血，导瘀下行；又下清肝胆湿热、利湿退黄疸，故有止咳平喘，清利湿热，活血化瘀之功。
药理作用	煎剂对小鼠有明显祛痰作用。矮茶素1号有明显镇咳作用。紫金牛酚I、II有抗结核作用。挥发油对金黄色葡萄球菌有较强抑制作用。紫金牛醌有驱绦虫作用。
用量用法	煎服，10～30克；单用鲜品30～60克。外用：捣敷。
使用注意	服用本品或矮地茶素片，少数患者有胃脘部不适等消化道反应。

精选验方

①**肺痈（肺脓肿）**：矮地茶、鱼腥草各50克，水煎，分2次服。②**血痢**：矮地茶茎叶适量，煎服。③**小儿脱肛**：矮地茶10克，鸡蛋1个，煮透，服汤食蛋。④**黄疸型肝炎**：矮地茶、车前草、阴行草各30克，白茅根15克，水煎服。⑤**筋骨痛**：矮地茶根、茜草根、羊蹄根各30克，威灵仙根10克，黄酒与水各半煎服。⑥**白带过多**：矮地茶30克，公鸡1只，同炖，服汤食鸡。⑦**慢性支气管炎**：矮地茶20克，胡颓子叶、鱼腥草各25克，桔梗10克。水煎3次分服，每日1剂。⑧**小儿肺炎**：矮地茶50克，枇杷叶7片，陈皮25克，如有咯血或痰中带血者加旱莲草25克。每日1剂，水煎分2次服。⑨**肺结核**：矮地茶100克，菝葜、白马骨各50克，加水300毫升，煎成150毫升，每服50毫升，每日3次。⑩**溃疡病出血**：50%矮地茶煎剂100～200毫升，分3～4次服。⑪**急性黄疸型肝炎**：矮地茶50克，红糖适量，红枣10枚。水煎服，每日1剂，连服1个月。

胡颓子叶 Hu Tui Zi Ye

别名 蒲颓叶、胡颓子叶。

来源 本品为胡颓子科植物胡颓子 *Elaeagnus pungens* Thunb. 的干燥叶。

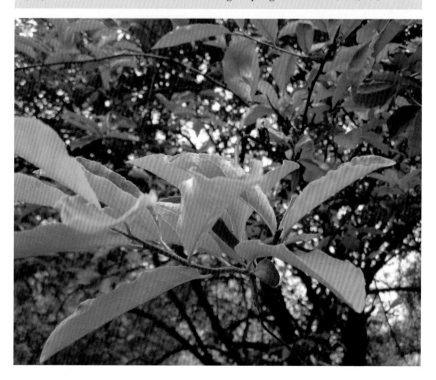

形态特征 常绿灌木，高达4米，通常具刺。枝开展，小枝褐色。叶厚革质，椭圆至长圆形，长4～10厘米，宽2～5厘米，先端尖或钝，基部圆形，边缘通常波状，上面初有鳞片，后即脱落。下面初具银白色鳞片，后渐变褐色鳞片；叶柄长6～12毫米，褐色。花1～3朵或4朵簇生，银白色，下垂，长约1厘米，有香气；花被筒圆筒形或漏斗形，筒部在子房上部突狭细，先端4裂；雄蕊4；子房上位，花柱无毛，柱头不裂。果实椭圆形，长约1.5厘米，被锈色鳞片，成熟时棕红色。花期10～11月，果期翌年5月。

生境分布 生长于海拔1000米以下的向阳山坡或路旁。全国大部分地区均有分布。多为栽培。

采收加工 夏、秋两季摘采叶片，晒干或阴干。

饮片特征

本品呈长圆形或椭圆形，先端钝尖，基部圆形，革质，上表面浅绿色或黄绿色，具光泽；叶背面被银白色星状毛，并散生多数黑褐色或浅棕色鳞片。质稍硬脆，气微，味微涩。

以叶大、色浅绿、上表面具光泽、无枝梗、无碎叶杂质者为佳。

性味归经	酸，平。归肺经。
功效主治	敛肺止咳平喘，止血，消肿。本品味酸，酸主收涩，入肺以敛肺气，止咳平喘，收敛止血，敛疮消肿。
药理作用	本品扩张支气管，改善实验性支气管炎的病理变化，以奏平喘之效，且能使大多数上皮细胞修复。煎剂体外对金黄色葡萄球菌、肺炎球菌、大肠杆菌有抑制作用。
用量用法	3～10克，煎服；或焙干研粉吞服，每次2～3克。外用：适量。

精选验方

①**痔疮肿痛**：胡颓叶适量，煎汤熏洗。②**外伤出血**：鲜胡颓叶适量外敷。③**痈疽发背**：鲜胡颓叶外敷。④**支气管哮喘、慢性支气管炎**：胡颓子叶、枇杷叶各25克，水煎服。⑤**肺结核咯血**：鲜胡颓子叶40克，冰糖25克。开水冲炖，饭后服，每日2次。⑥**蜂、蛇咬伤**：鲜胡颓叶捣烂绞汁和酒服，渣敷患处。⑦**咳嗽**：鲜胡颓子叶50克。煎汤，加糖少许内服。

凤凰衣 Feng Huang Yi

别名 凤凰退、鸡蛋衣、鸡蛋膜衣、鸡子白皮。
来源 为雉科动物家鸡*Gallus gallus domesticus* Brisson的蛋壳内膜。

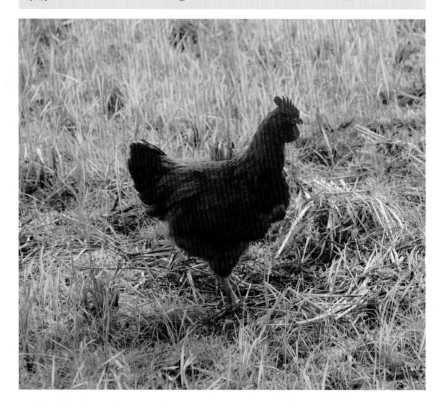

形态特征 家鸡，家禽，嘴短而坚，略呈圆锥状，上嘴稍弯曲。鼻孔裂状，被有鳞状瓣。眼有瞬膜。头上有肉冠，喉部两侧有肉垂，通常呈褐红色；肉冠以雄者为高大，雌者低小；肉垂也以雄者为大。翼短；羽色雌、雄不同，雄者羽色较美，有长而鲜丽的尾羽；雌者尾羽其短。足健壮，跗、跖及趾均被有鳞板；趾4，前3趾，后1趾，后趾短小，位略高，雄者跗跖部后方有距。

生境分布 全国各地均产。

采收加工 春、秋两季采收，将孵出小鸡后的蛋壳敲碎，剥其内膜，洗净，阴干。

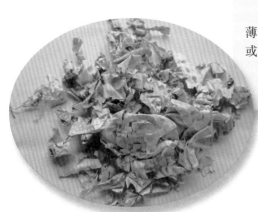

饮片特征

干燥品多为皱褶的纸样薄膜，大小不等，呈浅黄色或黄白色，略有光泽，具棕色线样条纹。质轻易碎，微有腥臭气。

性味归经	甘，平。归肺经。
功效主治	养阴，润肺止咳。本品为血肉有情之品，性味甘平，主入肺经，能养肺阴，润肺燥，生津止咳开音。
药理作用	本品为高度胶原化的纤维结缔组织，是由致密的与表面平行的纤维组织组成，贴敷于清创良好的烧伤表面，因其薄而柔软，占位性强，抗原性弱，是一种良好的天然生物性敷料。本品能为创面提供一层新的保持膜和屏障，使创面暂时封闭，减少水分蒸发及污染和感染的机会，使自然愈合过程不受干扰，愈合后创面光滑平整，减少疤痕形成。
用量用法	3～10克，煎服；外用敷贴或研末敷。
使用注意	脾胃虚弱、有湿滞者慎用。

精选验方

①**口疮**：凤凰衣贴患处，日换2次。②**眼风肿**：鸡子白皮、枸杞白皮各等份。捣罗为散，又研令极细，每日3次，吹鼻内。③**下疳痛、肿痛**：凤凰衣（煅）、黄连各等份，轻粉、片脑少许。为末干掺，或鸡子清调敷。④**目翳**：凤凰衣、蛇蜕、蝉蜕各等份。研极细末。点眼，每日2次。⑤**久咳不愈**：凤凰衣、麻黄各50克，研末，每服5克，开水送服，每日2次。⑥**关节疼痛**：凤凰衣3份，菟丝子2份，牛骨粉5份，制成粉，每次15克，每日1～2次，黄酒送服。

蕹菜 Han Cai

别名 野油菜、江剪刀草。
来源 本品为十字花科植物蕹菜*Rorippa indica* (L.) Hiern 的全草。

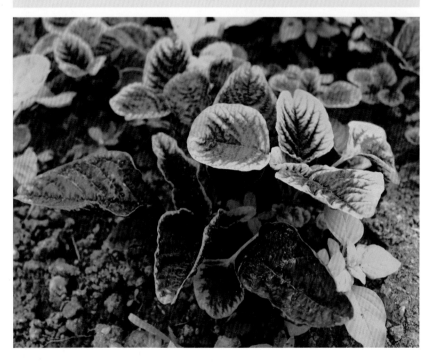

形态特征 一年生草本，高达50厘米，基部有毛或无毛。茎直立或斜升，分枝，有纵条纹，有时带紫色。叶形变化大，基生叶和茎下部叶有柄，柄基部扩大呈耳状抱茎，叶片卵形或大头状羽裂，边缘有浅齿裂或近于全缘；茎上部叶向上渐小，多不分裂，基部抱茎，边缘有不整齐细牙齿。花小，黄色；萼片长圆形，长约2毫米；花瓣匙形，与萼片等长。长角果细圆柱形或线形，长2厘米以上，宽1～1.5毫米，斜上开展，有时稍内弯，顶端喙长1～2毫米；种子2行，多数，细小，卵圆形，褐色。花期4～5月，果实于花后渐次成熟，有时在8～9月仍有开花结果的。

生境分布 生长于路旁或田野。分布于华东地区及河南、陕西、甘肃、湖南、广东等地。多为野生。

采收加工 5～7月采收，去除杂质，阴干或晒干。

饮片特征

本品为不规则段状。茎上有纵条纹，有时带紫色。叶片完整者呈卵形或大头状羽裂。

性味归经	辛、苦，平。归肺、肝经。
功效主治	祛痰止咳，清热解毒，利湿退黄。本品辛苦而凉，入肺经，降肺气，气降则痰涎消，咳喘自止；苦降寒清入肝，又解毒消肿，清热除湿。故有祛痰止咳、清热解毒、利湿退黄之功。
药理作用	蔊菜素有止咳、祛痰作用，对肺炎球菌、金黄色葡萄球菌、流感杆菌、绿脓杆菌、大肠杆菌均有抑制作用。
用量用法	15～30克，煎服；或鲜用。外用：适量。
使用注意	蔊菜不能和黄荆叶同用，否则会引起肢体麻木。

精选验方

①**风寒感冒、头痛发热**：蔊菜、葱白各1克，水煎温服。②**热咳**：蔊菜45克，煎水服。③**头目眩晕**：蔊菜（嫩）切碎调鸡蛋，用油炒食。④**麻疹透发不畅、胸闷气喘**：鲜蔊菜、紫苏叶各15克，薄荷6克，水煎服。⑤**关节风湿痛**：鲜蔊菜100克，水煎服。⑥**急慢性气管炎、支气管炎、咳嗽气喘、痰多**：蔊菜15克，紫苏子、萝卜子各9克，甘草6克，水煎服。⑦**脾胃虚弱、寒冷腹痛、消化不良**：蔊菜3～12克，川椒3克，苍术9克，水煎服。⑧**鼻窦炎**：鲜蔊菜适量，和雄黄少许捣烂，塞鼻腔内。⑨**老年性气管炎**：蔊菜、佛耳草、车前草各15克，甘草9克，浓煎去渣，加饴糖或蜂蜜，每日2次分服。⑩**疗疮、痈肿**：蔊菜，捣烂敷患处。

罗汉果 Luo Han Guo

二、止咳平喘药

别名 拉汗果、假苦瓜。

来源 本品为葫芦科植物罗汉果 *Siraitia grosvenorii* (Swingle) C. Jefferey ex A. M. Lu et Z. Y. Zhang 的干燥果实。

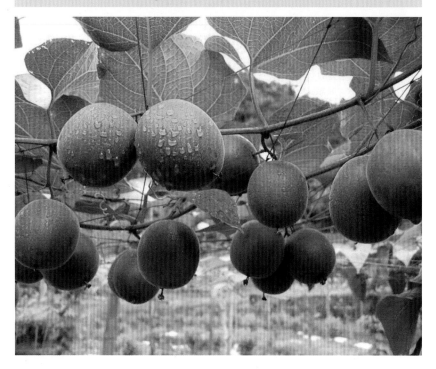

形态特征 一年生草质藤本，长2~5米。根块状，茎纤细，具纵棱，暗紫色，初被黄褐色柔毛。卷须2分叉。叶互生，叶柄长2~7厘米，稍扭曲，被短柔毛；叶片心状卵形，膜质，先端急尖或渐尖，基部耳状心形，全缘，两面均被白色柔毛，背面尚有红棕色腺毛。花单性，雌雄异株；雄花腋生，数朵排成总状花序，长达12厘米，花萼漏斗状，被柔毛。种子淡黄色，扁长圆形，边缘具不规则缺刻，中央稍凹。花期5~7月，果期7~9月。

生境分布 生长于海拔300~500米的山区；有栽培。分布广西地区，多为栽培品。

采收加工 8~9月间果实成熟时采摘，晾数天后，低温干燥或用火烘炕，经5~6日，成为叩之有声的干燥果实，刷去表面绒毛即可。

饮片特征

本品呈球状、卵状或椭圆形。外表皮黄褐色、绿褐色或褐色。体轻，质脆，果皮薄，容易破碎。气微，味甜。

性味归经	甘，凉。归肺、大肠经。
功效主治	清热润肺止咳，滑肠通便。本品味性甘凉，入肺经，善清肺热，润肺燥以止咳喘；入大肠又润大肠之燥，滑肠通便，故有此功。
药理作用	本品含有的D-甘露醇有止咳作用。用于脑水肿，能提高血液渗透压，降低颅内压；用于大面积烧伤、烫伤水肿，防治急性肾功能衰竭和降低眼内压，并代替糖作为糖尿病患者的甜味剂。还有降低血压，促进胃肠机能等作用。
用量用法	煎服，10~15克，或泡水服用。
使用注意	脾胃虚寒者忌服。

精选验方

①咽喉炎：罗汉果1个，胖大海3枚，泡开水，徐徐咽下。②百日咳：罗汉果1个，柿饼15克，水煎服。③颈部淋巴结炎、百日咳：罗汉果1个，猪肺100克（切小块），同煮汤食用。④急性扁桃体炎：罗汉果1个，岗梅根30克，桔梗10克，甘草6克，水煎服，每日1~2次。⑤喉痛失音：罗汉果1个，切片，水煎，待冷后，频频饮服。⑥皮癣：夏季采罗汉果叶，捣烂，调醋敷患处。

金雀根 *Jin Que Gen*

二、止咳平喘药

别名 白心皮、土黄芪、野黄芪、锦鸡儿。
来源 本品为豆科植物锦鸡儿*Caragana sinica*（Buchoz）Rehd. 的根或根皮。

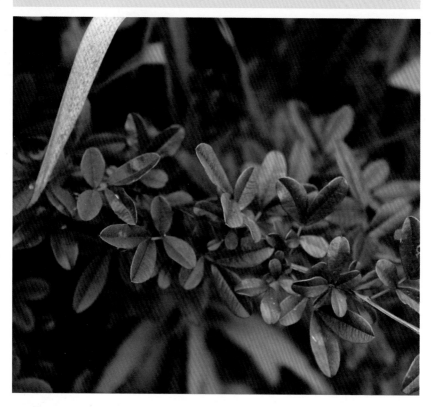

形态特征 豆科落叶灌木。它喜光、耐旱、耐寒，也耐瘠薄，适应性较强，即使在干燥、贫瘠之地，仍可茁壮生长。根肉质，呈棕红色、圆柱状。茎成直立状丛生。小枝有棱，先端尖刺状小叶两对，略呈六面形。叶表面暗绿色、厚革质有光泽。春天盛开金黄蝶形小花，形如翩翩飞舞的金雀，故名"金雀花"。

生境分布 金雀大都生长在疏松土壤的山坡、地边或石缝中。主要分布在中国的华东、西南等地区。

采收加工 全年可采，洗净泥沙，除去须根及黑褐色栓皮，鲜用或晒干用，或再剖去木心，将净皮切段后晒干。

饮片特征

本品呈不规则片状。根未去栓皮时褐色，有纵皱纹，并有稀疏的凸出横纹。已去栓皮者多为淡黄色，间有横裂痕。根皮为单卷的圆条或条块，卷筒的一侧有剖开的纵裂口，内表面淡棕色。质坚韧，断面白色，微黄，有肉质，并有多数纤维。味苦。

性味归经	辛、苦，平。归肺、脾经。
功效主治	清肺益脾，活血通脉。
药理作用	有降血压作用。
用量用法	15～30克，煎服。外用：适量，捣敷。
使用注意	孕妇或高血压患者禁用。

精选验方

①**脾肾虚弱白带、痨伤血虚生风、湿热瘙痒**：金雀花根皮炖鸡服。②**高血压**：取金雀根去外皮，切片晒干，每日21～30克，水煎取汁，加白糖适量，分2～3次服。③**妇女经血不调**：金雀根、党参各适量，煎水服。④**妇女白带**：金雀根、红糖各适量，煎水服。⑤**红崩**：金雀根皮、刺老包根各适量，蒸甜酒服。⑥**跌打损伤**：金雀根捣汁和酒服，渣罨伤处。⑦**关节风痛**：金雀根30～60克，猪蹄1只，酒、水各半炖服。

牡荆叶 Mu Jing Ye

二、止咳平喘药

别名 黄荆柴、黄荆条、荆条棵、五指柑。

来源 本品为马鞭草科植物牡荆*Vitex negundo* L.Var.cannabifolia (Sieb.ctZucc.) Hand.-Mazz的新鲜叶。

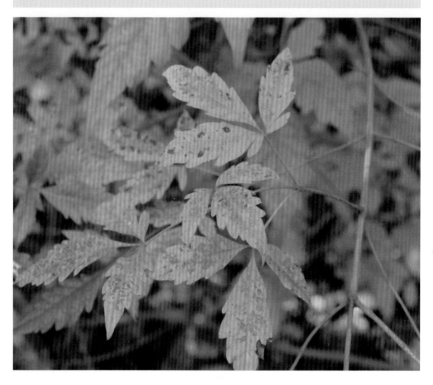

形态特征 落叶灌木或小乔木，植株高1～5米。多分枝，具香味。小枝四棱形，绿色，被粗毛，老枝褐色，圆形。掌状复叶，对生；小叶5，稀为3，中间1枚最大；叶片披针形或椭圆状披针形，基部楔形，边缘具粗锯齿，先端渐尖，表面绿色，背面淡绿色，通常被柔毛。圆锥花序顶生，长10～20厘米；花萼钟状，先端5齿裂；花冠淡紫色，先端5裂，二唇形。果实球形，黑色。花、果期7～10月。

生境分布 生长于低山向阳的山坡路边或灌木丛中。分布于华东及河北、湖南、湖北、广东、广西、四川、贵州。

采收加工 夏、秋两季叶茂盛时采收，除去茎枝。

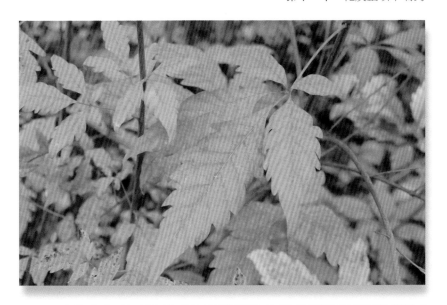

性味归经	微苦、辛，平。归肺经。
功效主治	祛痰，止咳，平喘。用于咳嗽痰多。
药理作用	牡荆叶油对巨噬细胞吞噬功能低下的慢性气管炎患者，能使巨噬细胞的吞噬率、吞噬指数和消化程度显著提高，使之接近正常人水平。牡荆叶有一定镇静催眠作用，还有增强肾上腺皮质功能的作用。
用量用法	鲜用，供提取牡荆油用。
使用注意	《本草经集注》："防己为之使。畏石膏。"

精选验方

①**风寒感冒**：鲜牡荆叶24克，或加鲜紫苏叶12克，水煎服。②**预防中暑**：牡荆干嫩叶6~9克，水煎代茶饮。③**痧气腹痛及胃痛**：鲜牡荆叶20片，放口中，嚼烂咽汁。④**久痢不愈**：牡荆鲜茎叶15~24克，和冰糖，冲开水炖1小时，饭前服，每日2次。⑤**脚气肿胀**：牡荆茎叶60克，丝瓜络、紫苏、水菖蒲根、艾叶各21克，水煎熏洗。⑥**血丝虫病急性期、怕冷发热、肢体起红线或片状红肿（流火）**：牡荆叶、威灵仙各15克，青蒿30克，水煎服，每日1服。⑦**足癣**：鲜牡荆叶、鲜马尾松叶、油茶子饼各等量，煎汤熏洗患处。⑧**脚趾缝湿痒**：牡荆叶杵烂，塞患处；或煎水熏洗。⑨**钢铁烫伤**：牡荆叶、金樱子叶各适量，炒干研末，浓茶调敷。

银杏叶 Yin Xing Ye

别名 白果叶、飞蛾叶、鸭脚子。

来源 本品为银杏科植物银杏*Ginkgo biloba* L.的干燥叶。

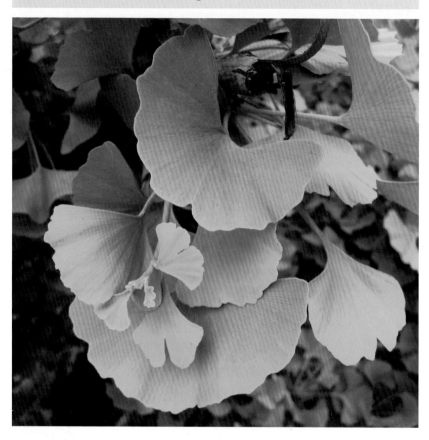

形态特征 落叶乔木。枝分长枝与短枝。叶簇生于短枝，或螺旋状散生于长枝，扇形，上缘浅波状，有时中央浅裂或深裂，脉叉状分枝；叶柄长。种子核果状，椭圆形至近球形，外种皮肉质，有白粉，熟时橙黄色，内种皮骨质，白色。花期3~4月，种子成熟期9~10月。

生境分布 生长于公园、园林、住宅小区、行道两旁等地。全国各地都有分布。

采收加工 秋季叶尚绿时采收，及时干燥。

饮片特征

本品多皱折或破碎，完整的叶片展开后呈扇形。黄绿色至浅棕黄色，上缘呈不规则的波状弯曲，具二叉状平行叶脉，细而密，光滑无毛，易纵向撕裂。叶基楔形。体轻。气微，味微苦。

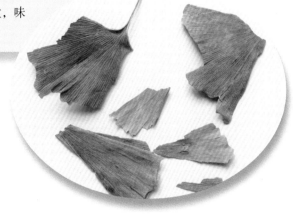

性味归经	甘、苦、涩、平。归心、肺经。
功效主治	敛肺平喘，活血化瘀，通络止痛。用于瘀血阻络，胸痹心痛，中风偏瘫，肺虚咳喘，冠心病，心绞痛，高脂血症。
用量用法	内服：9～12克，煎服。
使用注意	银杏叶有毒。

精选验方

①冠心病心绞痛：银杏叶、丹参、瓜蒌各15克，薤白12克，郁金9克，生甘草5克，水煎服。②灰指甲：银杏叶适量，煎水洗。③鸡眼：鲜银杏叶10片，捣烂，包贴患处，2日后呈白腐状，用小刀将硬丁剔出。④老年痴呆症：银杏叶15～20克，开水冲泡当茶饮用，30日为1个疗程。⑤漆疮肿痒：银杏叶、忍冬藤各等量，煎水洗，或单用银杏叶煎洗。⑥冠心病：银杏叶6克，加水300毫升，煎至150毫升。顿服。⑦脂肪肝：绞股蓝10克，银杏叶12克。分别洗净，晒干或烘干，共研为细末，一分为二，装入绵纸袋中，封口挂线，备用。每袋可冲泡3～5次。每日2次，每次1袋，冲泡代茶饮用。

蝙 蝠 Bian Fu

别名 服翼、天鼠、伏翼、夜燕。

来源 本品为蝙蝠科动物蝙蝠*Vespertilio superans* Thomas的全体。

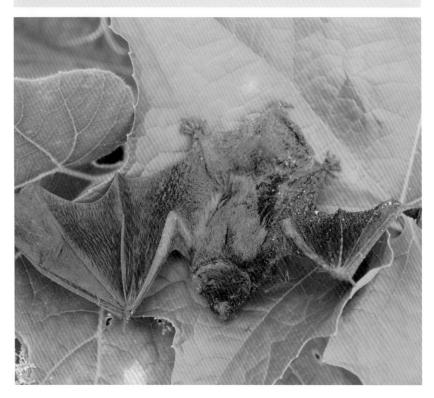

形态特征 前臂长46～54毫米，颅基长约18毫米。体形较小。耳短而宽，耳屏亦短，其尖端较圆钝。眼极细小。鼻正常。无鼻叶或其他衍生物。前肢特化，指骨延长。由指骨末端向上至膊骨，向后至躯体两侧后肢及尾间，生有一层薄的翼膜；膜上无毛，可见血管分布。胸骨具龙骨突。尾发达，向后延伸至股间膜的后缘。躯体背部毛色呈灰棕色，具有花白细点；腹面浅棕色。雌兽腹部有乳头一对。

生境分布 栖于建筑物的隙缝或树洞中。主产于东北、内蒙古、河北、甘肃、山西、四川、福建、湖南、湖北等地。

采收加工 捕得后，去净毛、爪、内脏，风干或晒干。

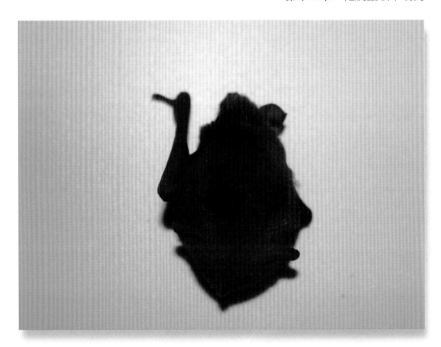

性味归经	咸，平。归肝经。
功效主治	化痰止咳，利尿消肿，软坚散结，益肝明目，祛风镇惊。
用量用法	内服：入丸、散。外用：研末调敷。
使用注意	蝙蝠性悍，服之多下痢。

精选验方

①**久咳嗽上气，十年、二十年**：蝙蝠除翅、足，烧灰，饮服之。②**久疟不止**：蝙蝠7只，去头、翅、足，捣千下，丸梧桐子大。每服一丸，清汤下，鸡鸣时服一丸，禺中（日近午）服一丸。③**金疮（出）肉痿（肉痿，《纲目》引作内漏）**：蝙蝠3只，烧令烟尽沫下，绢筛之。上以水服方寸匕，每日令尽，当下如水，血消化也。④**小儿慢惊风及夜啼**：蝙蝠1只（去翼、脂、肚，炙令焦黄），人中白1分（细研），干蝎1分（微炒），麝香5克（细研）。上药，捣细罗为散，入人中白等同研令匀，炼蜜为丸，如绿豆大，每服以乳汁研下3丸，以小儿体重，加减服之。⑤**瘰疬多年不瘥**：蝙蝠1只，猫头1个。上同烧作灰，撒上黑豆，煅其灰骨化，碎为细末，湿即干掺，干则油调敷。

满山红 Man Shan Hong

二、止咳平喘药

别名 映山红，迎山红，红杜鹃，靠山红。

来源 本品为杜鹃花科植物兴安杜鹃*Rhododendron dauricum* L. 的干燥叶。

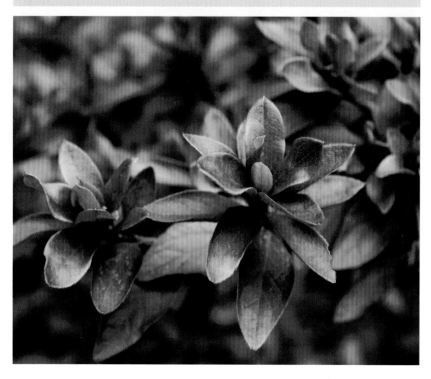

形态特征 多年生常绿灌木，高1~2米。多分枝，质脆；小枝细而弯曲，暗灰色；幼枝褐色，有毛。叶互生，多集生于枝顶；近革质；卵状长圆形或长圆形，长1~5厘米，宽1~1.5厘米，冬季卷呈长筒状，揉后有香气，先端钝，或因中脉突出成硬尖，基部楔形，全缘，上面深绿色，散生白色腺鳞，下面淡绿色，有腺鳞。花1~4朵生于枝顶，先叶开放，紫红色；萼片小，有毛，花冠漏斗状；雄蕊10，花丝基部有柔毛；子房壁上有白色腺鳞，花柱比花瓣长，宿存。蒴果长圆形，由顶端开裂。花期5~6月，果期7~8月。

生境分布 生于山脊、山坡及林内酸性土壤上。分布于黑龙江等地及山东各大山区。

采收加工 夏、秋两季采收，阴干。

饮片特征

本品多反卷呈筒状，有的皱缩破碎。完整者展平后呈长倒卵形或椭圆形；先端钝，基部近圆形或宽楔形，全缘；上表面暗绿色至褐绿色，散生浅黄色腺鳞；下表面灰绿色，腺鳞甚多。近革质。气芳香，味较苦、微辛。

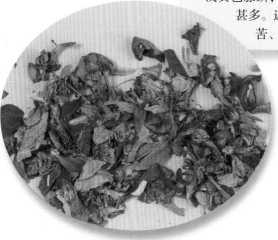

性味归经	辛、苦，温。归肺经。
功效主治	止咳祛痰平喘。
药理作用	煎剂有明显镇咳作用，160毫克满山红油的镇咳作用与60毫克可待因作用相当。镇咳剂量对动物呼吸中枢有一定抑制；有显著的祛痰作用，祛痰成分主要为杜鹃素；能抑制乙酰胆碱所致的支气管痉挛；多数杜鹃花植物具有洋地黄样强心作用。梫木毒素有一定镇痛、降压作用。
用量用法	内服：6～15克，水煎服。
使用注意	本品所含梫木毒素虽较其他品种少，但仍需控制用量，以防中毒。肝、肾功能异常者慎用。

精选验方

慢性支气管炎：满山红叶粗末2两，白酒1斤，浸七日过滤，每服15～20毫升，每日3次。

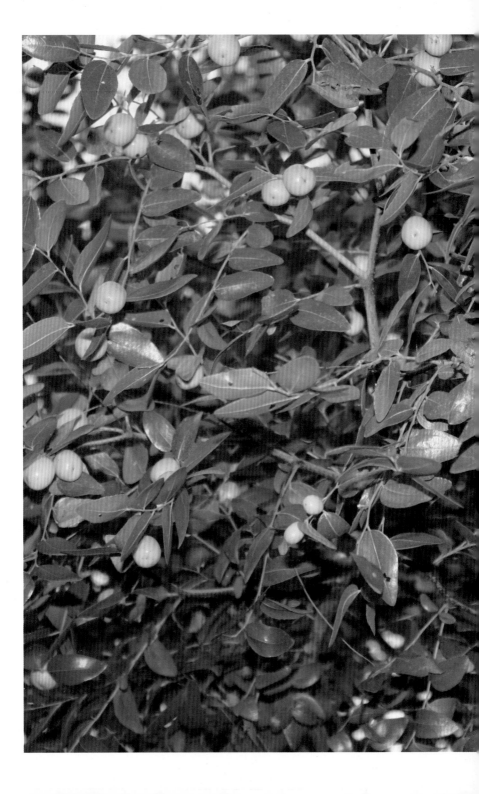

第十三章 安神药

朱砂 Zhu Sha

一、重镇安神药

别名 辰砂、丹砂、朱宝砂、飞朱砂。

来源 本品为三方晶系硫化物类矿物辰砂族辰砂，主含硫化汞（HgS）。

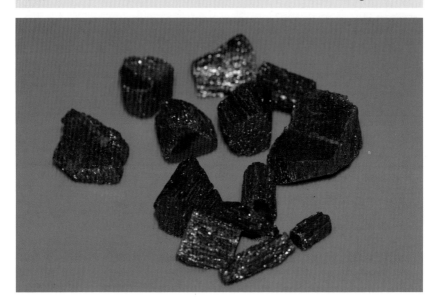

形态特征 朱砂为三方晶系辰砂的矿石，以天然辰砂为主，含极少量的其他矿物。除在晶洞中呈晶簇状的结晶集合体外，主要在灰岩、白云岩中与方解石或白云石连生。人工朱砂比天然辰砂纯净，但仍含较多混入物。朱砂为粒状或块状集合体，呈粒状或片状，鲜红色或黯黑色，具金刚光泽，半透明，质重而脆，硬度2～2.5，比重8.09～8.20，条痕红色至褐红色，无臭、无味。其中呈细小颗粒状、色红明亮，触之不染手者，习称"朱宝砂"；呈不规则板片状、斜方形或长条形，大小厚薄不一，边缘不整齐，色红而鲜艳，光亮如镜面而微透明，质较松脆者，习称"镜面砂"。质稍松，色鲜红者，称"红镜"；体较坚，颜色发暗者，称"青镜"；块较大，方圆形或多角形，颜色发暗或呈灰褐色，质重而坚，不易碎者，习称"豆瓣砂"。

生境分布 分布于湖南、贵州、四川、云南等地，以湖南沅陵（古称辰州）产者质量最佳，奉为道地正品。

采收加工 随时开采，采挖后，选取纯净者，用磁铁吸净含铁的杂质，再用水淘去杂石和泥沙，研细或水飞、晒干装瓶备用。

饮片特征

本品为不规则片块状，或小颗粒状，大小不一。鲜红色或暗红色，条痕红色或褐红色，有金属样光泽，体重质脆。无臭无味。

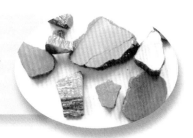

性味归经	甘，寒；有毒。归心经。
功效主治	镇心安神，清热解毒。本品质重沉降，归心经而镇心安神，寒能清热，热清则毒解，况且以毒解毒，故又能清热解毒。
药理作用	有解毒、防腐作用。外用朱砂能抑杀皮肤细菌和寄生虫等。朱砂为汞的化合物。汞与蛋白质中的疏基结合，高浓度时，可抑制多种酶的活动。进入体内的汞，主要分布在肝肾，而引起肝肾损害，并可透过血脑屏障，直接损害中枢神经系统。
用量用法	0.3～1克，入丸、散或研末冲服。外用：适量。
使用注意	本品有毒，内服不可过量或持续服用，以防汞中毒；忌火煅，火煅则析出水银，有剧毒。肝肾功能不正常者，慎用朱砂，以免加重病情。

精选验方

①**病毒性心肌炎**：朱砂、黄芪、丹参、川黄连、五味子、麦冬、茯苓、甘草、生地黄、当归各适量，每日1剂，15日为1个疗程，并随症加减。
②**神经性呕吐**：朱砂30克，法半夏15克，丁香、生甘草各6克，冰片0.6克，制成散剂，每服3克，每日2次。③**慢性气管炎**：朱砂30克，大黄300克，共研细末，炼蜜为丸，每丸3克，每日1丸，10日为1个疗程。④**结核盗汗**：朱砂粉1份、五倍子粉5份，均匀混合，成人每次2～3克，加少许温开水糊成团状，每晚睡前敷于脐窝内，纱布覆盖，小儿用量酌减。
⑤**产后血晕**：朱砂1.5～3克，研末，用热醋或鲜童便适量灌服。⑥**小儿夜啼**：朱砂研末，晚上睡前用湿毛笔蘸药少许，涂于神阙穴、膻中穴及双侧劳宫穴、风池穴，不用包扎，每晚1次，可连用3日。⑦**失眠**：朱砂3～5克，研细末，用干净的白布1块，涂糨糊少许，将朱砂均匀地黏附于上，然后外敷涌泉穴，胶布固定。用前先用热水把脚洗净，睡前贴。
⑧**精神分裂症**：朱砂3克，鲜猪心2个，将猪心扎3个洞，每个猪心填入朱砂1.5克，用砂锅炖熟，喝汤吃肉。

磁 石 Ci Shi

一、重镇安神药

别名 灵磁石、活磁石、煅磁石。

来源 本品为等轴晶系氧化物类矿物尖晶石族磁铁矿的矿石，主含四氧化三铁（Fe_3O_4）。

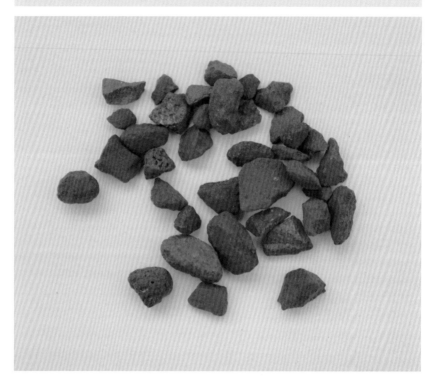

形态特征 磁石为等轴晶系磁铁矿的矿石。常与石英、透闪石及其变化产物——黏土矿共存。晶形为菱形十二面体、八面体，多为粒块状集合体。呈不规则块状，大小不一，多具棱角。表面铁黑色或呈暗蓝的锖色。条痕黑，具半金属光泽，不透明，质坚硬，硬度5.5～6，比重4.9～5.2，无解理，含Ti多可有八面体或立方体裂开，断口不平坦，具磁性，日久磁性渐弱。有土腥气，无味。

生境分布 分布山东、江苏、辽宁、河北、安徽、广东等地。

采收加工 随时可采，除去杂质，选择吸铁能力强者入药。生用或煅后醋淬研细用。

饮片特征

本品呈不规则块状，或略带方形，多具棱角。棕褐色或灰黑色，条痕黑色，具金属光泽。体重，质硬，断面不整齐。具磁性。有土腥气，无味。

性味归经	咸，寒。归心、肝、肾经。
功效主治	镇惊安神，平肝潜阳，聪耳明目，纳气定喘。本品咸寒质重而降下，归心、肝经，则镇惊安神，平肝潜阳；归肾经则聪耳明目，纳气定喘。
药理作用	磁石有补血及镇静中枢神经作用。可用于缺铁性贫血及神经衰弱失眠等。
用量用法	15～30克，煎服，入汤剂宜打碎先煎。入丸、散服，每次1～3克，宜煅用。
使用注意	吞服后不易消化，如入丸、散不可多服，最好配神曲、鸡内金以助消化。脾胃虚弱者慎服。内服过量或长期服用易发生铁剂中毒。

精选验方

①牙痛：细辛1.2克，煎水冲磁石粉3克嗽患处，每日2次。②产后尿潴留：磁石、商陆各5克，麝香0.1克，研末，外敷于脐眼、关元穴上。③神经官能症、癫痫（对于烦躁不宁、心悸、失眠等，证属阴虚阳亢者）：常与朱砂、神曲配用，如磁朱丸。④眩晕综合征（对于头晕、耳鸣，证属肝肾阴虚者）：可与熟地黄、山茱萸肉、五味子等药配用。⑤高血压病（对于头痛、头晕，证属阴虚阳亢者）：与石决明、白芍、生地黄等药配用。⑥气管炎哮喘、慢性支气管炎、肺气肿、心脏病性哮喘等见有咳嗽、气喘、呼吸困难，证属上实下虚、肾不纳气者：宜与代赭石、五味子、胡桃肉等药配伍。⑦扁平疣：磁石、代赭石、紫贝齿各30克，生石决明12克，生白芍6克，紫草30克，水煎服。

龙 骨 Long Gu

一、重镇安神药

别名	生龙骨、煅龙骨、五花龙骨。
来源	本品系古代多种大型哺乳动物，如三趾马、犀类、鹿类、牛类、象类等的骨骼化石。五花龙骨为象类门齿的化石，质优。

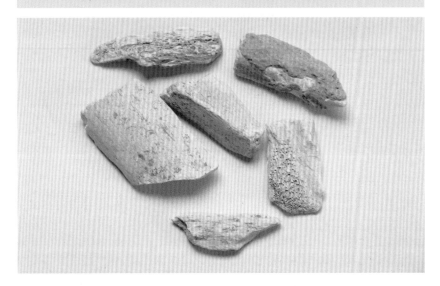

形态特征 古代哺乳动物如象类、犀牛类、牛类、三趾马、鹿类、骆驼类、羚羊类等的骨骼化石，习称"龙骨"。象类门齿的化石习称"五花龙骨"。龙骨呈骨骼状或破碎块状，大小不一。表面白色、灰白色或浅棕色，多较平滑，有的具棕色条纹和斑点。质较酥、体轻、断面不平坦、色白、细腻，骨髓腔部分疏松，有多数蜂窝状小孔。吸湿性强，以舌舔之有吸力。无臭、无味。五花龙骨：呈不规则块状，大小不一，也可见圆柱状或半圆柱状，长短不一，直径6～25厘米。全体呈淡灰白色或淡黄白色，或淡黄棕色，夹有蓝灰色及红棕色深浅粗细不同的花纹，偶有不具花纹者。表面光滑，时有小裂隙。质硬，较酥脆，易片状剥落，吸湿性强，以舌舔之有吸力。无臭，无味。以体轻、质脆、分层、有蓝、灰、红、棕等色的花纹，吸湿性强者为佳。一般习惯认为以五花龙骨为优。无吸湿性，烧之发烟有异臭者不可药用。

生境分布 分布山西、内蒙古、河南、河北、陕西、甘肃等地。

采收加工 全年均可采挖，除去泥土和杂质，置干燥处。生用或煅用。

饮片特征

本品呈不规则碎块。表面淡黄白色或青灰色，断面粗糙，具棕色条纹和斑点，或可见蜂窝状小孔。质硬，吸湿性强，舌添之有吸力，易风化剥落。气微，味淡。煅龙骨灰褐色，表面显粉性，质较松脆，易碎。

性味归经	甘、涩，平。归心、肝、肾经。
功效主治	镇静安神，平肝潜阳，收敛固涩。本品质重沉降，味甘则补，入心、肝则补血，故能镇静而安心神，平肝以潜降肝阳，味涩则收敛固涩。
药理作用	龙骨所含钙盐吸收后，有促进血液凝固、降低血管壁的通透性及抑制骨骼肌的兴奋等作用。
用量用法	15～30克，煎服，入汤剂宜先煎。外用：适量。收敛固涩宜煅用。
使用注意	湿热积滞者不宜使用。

精选验方

①**高血压**：生龙骨、生牡蛎、牡丹皮、桃仁、当归、川芎各15克，川牛膝20克，车前子10克，煎汤服用。②**心肾两虚的尿频**：龙骨、龟甲各15克，石菖蒲、远志各6克，桑螵蛸、当归、人参各9克，茯神12克，研为细末，睡觉时人参汤调下6克。③**梦遗、早泄**：生龙骨、生芡实、生牡蛎、生莲子各30克，知母、麦冬各20克，五味子15克；夫妻分居或未婚者，加滑石30克，竹叶10克，以引火从小便出；肝肾不足者，加炒黄柏10克，生杭芍20克；精关不固较重者，加生山药45克，菟丝子20克，水煎2次，每次约50分钟，两次煎液混合，每日分3次温服，每日1剂。

琥 珀 Hu Po

一、重镇安神药

别名 血琥珀、老琥珀、琥珀屑。
来源 本品为古代松科植物的树脂埋藏地下经年久转化而成的化石样物质。

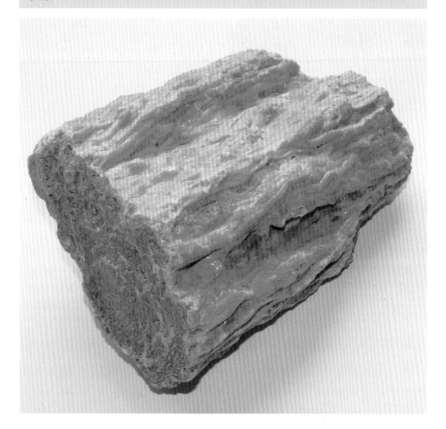

形态特征 本品多呈不规则的粒状、块状、钟乳状及散粒状。有时内部包含着植物或昆虫的化石。颜色为黄色、棕黄色及红黄色，条痕白色或淡黄色。具松脂光泽，透明至不透明。断口贝壳状极为显著。硬度2～2.5。比重1.05～1.09。性极脆，摩擦带电。

生境分布 分布于黏土层、沙层、煤层及沉积岩内。分布于云南、广西、辽宁、河南、福建等地。

采收加工 全年可采，从地下或煤层挖出后，除去沙石、泥土等杂质，研粉用。分布于煤中者，称"煤珀"。

饮片特征

本品为不规则的块状。表面血红色或黄棕色。不平坦，有光泽，质松脆，捻之易成粉末。

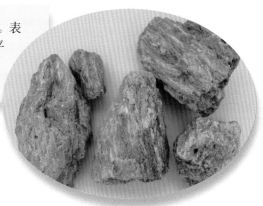

性味归经	甘，平。归心、肝、膀胱经。
功效主治	镇惊安神，活血散瘀，利尿通淋。本品质重降下而镇惊安神，归心、肝走血分而活血散瘀，入膀胱则利尿通淋。
药理作用	琥珀酸具有中枢抑制作用，能明显减少小鼠自主活动时间；对大鼠听源性惊厥、小鼠电惊厥以及士的宁引起的动物性惊厥，均具有对抗作用。
用量用法	1.5~3克，研末冲服，不入煎剂，多入丸、散用。外用：适量。
使用注意	阴虚内热及无瘀滞者忌服。

精选验方

①**心绞痛气虚血瘀型**：琥珀末2克，人参、川芎、郁金、枳壳、决明子10克，丹参、鸡血藤、石菖蒲15克，黄芪30克，藏红花1.5克，三七3克，水煎取药汁。每日1剂，分2次服用。②**湿热下注型淋病**：琥珀粉3克，甘草6克，栀子、黄柏、车前子、金银花、连翘、石韦、冬葵子、当归各10克，白花蛇舌草30克，水煎取药汁。每日1剂，分2次服用，药渣再煎水外洗局部。③**前列腺增生**：滑石、琥珀各30克，生黄芪100克。生黄芪、滑石两味加水先煎，煎2次，取药液和匀，再将琥珀研粉兑入，即成。每日1剂，分2次空腹服下。④**梅毒**：琥珀18克，钟乳石60克，朱砂12克，冰片3克，土茯苓100克。将前4味药研粉后分成4包。每次1包，每日2次，用25克土茯苓水煎，送服。⑤**白内障**：琥珀末、生蒲黄各15克，磁石60克，朱砂30克，神曲120克。共研为细末，炼蜜为丸。每日3次，每次服9克。

紫石英 Zi Shi Ying

一、重镇安神药

别名　煅紫石英。
来源　本品为氟化物类矿物氟化钙（CaF）的天然矿石。

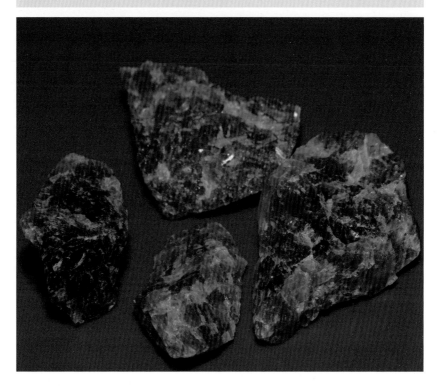

形态特征　萤石晶体呈立方体、八面体、十二面体；集合体常呈致密粒状块体出现。颜色很少是无色透明的，大部分被染成各种颜色，如黄、浅绿、浅蓝、紫色及紫黑色等，以浅绿、紫色和紫黑色者为最常见，其色可因加热、压力、X射线、紫外线等而改变，加热时能失去色彩，而受X射线照射后，又恢复原色。条痕白色，玻璃光泽，透明至微透明。断面呈贝壳状。硬度4，比重3.18。加热后显荧光。

生境分布　主要分布于热液矿床中。分布于甘肃、山西、湖北、江苏、广东、福建、贵州等地。

采收加工　全年可采，采后，拣选紫色的入药，去净泥土杂质。火煅醋淬2次，晾干粉碎用。

饮片特征

本品略呈斜方形或矩形。表面黄绿色或黄棕色。质脆易碎，气无，味淡。

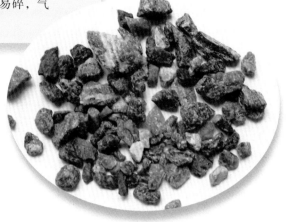

性味归经	甘，温。归心、肝、肺、肾经。
功效主治	镇心定惊，温肺平喘，温肾暖宫。本品甘温，质重，入心、肝经则镇心定惊；入肺则温补肺阳而温肺平喘；入肾则温补肾阳而温肾暖宫。故有此功。
药理作用	有镇静和安神作用。
用量用法	9~15克，入汤剂宜先煎。
使用注意	阴虚火旺而不能摄精之不孕症及肺热气喘者忌用。

精选验方

①**癫痫**：紫石英配伍赤石脂、龙骨、牡蛎、钩藤、大黄等同用。②**痈肿毒**：紫石英醋淬，捣为末，生姜、米醋煎敷之。③**不孕症或受孕多小产者**：紫石英（煅研）200克，香附、川芎、当归、白术各300克，枸杞子、熟地黄各200克，为末，蜜丸梧桐子大，早晚各服3~9克。④**肺寒咳逆上气**：紫石英火煅醋淬7次，研细末，水飞过。每早用5分，花椒10粒，泡汤下。⑤**虚证哮喘**：紫石英、熟地黄各30克，淫羊藿、鹿角片各20克，当归、桃仁各10克，麻黄、白芥子各6克，五味子4克，肉桂、皂角各3克，水煎取药汁。每日1剂，分2次温服。⑥**子宫颈癌**：煅紫石英、煅花蕊石各12克，紫背天葵子、海浮石、生卷柏、蒲公英各10.5克，石韦、萆薢、制乳香、制没药各9克，水煎取药汁，每日1剂，分2次服用。

珊 瑚 Shan Hu

一、重镇安神药

别名 牛血。

来源 本品为矶花科动物桃色珊瑚*Corallium japonicum* Kishinouye等珊瑚虫所分泌的石灰质骨胳。

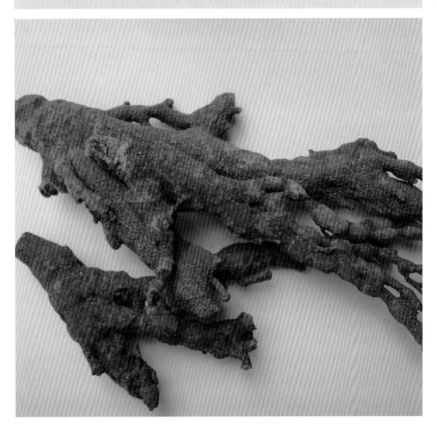

形态特征 桃色珊瑚为水生群栖腔肠动物，群体呈树枝状。分枝扩展如扇，分歧甚细，其表面生有多数水螅体，称为珊瑚虫；虫体呈半球状，上有羽状的触手8条，触手中央有口，虫体能分泌石灰质而形成骨胳，即通常所称的"珊瑚"。骨胳的表面呈红色，莹润、中轴白色，质坚硬，很美观。

生境分布 着生于海底岩礁上。分布福建、台湾、海南西沙群岛等地。

采收加工 用网垂入海底，将珊瑚拉入网内或挂网上，然后取出，拣净杂物即得。药用珊瑚多为工艺制品残余的碎块。研粉生用。

饮片特征

本品为不规则的短棒状，长2~3厘米，直径3~5毫米。有分枝或小突起，周围有许多小孔，红色。质坚硬如瓷，不易折断。气味均无。

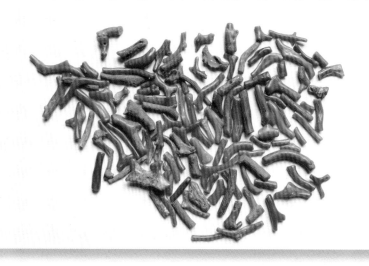

性味归经	甘，平。归心、肝经。
功效主治	安神镇惊，去翳明目。本品甘平质重，入心肝而安神镇惊，该品及水生之物，虽性平而偏凉，故能凉肝而明目退翳。
药理作用	碳酸钙内服可中和胃酸，可明显缓解胃及十二指肠溃疡引起的反酸、腹胀等上腹部不适感。
用量用法	0.3~0.6克，研粉内服，或入丸、散。外用：适量，研粉点眼，吹鼻。

精选验方

①**小儿眼有障翳**：珊瑚，细研如粉，每点时，取如黍米大，纳在翳上，第二日再点之。②**心神昏冒、惊痫猝倒或怔忡烦乱**：大红珊瑚、琥珀、珍珠（研极细）各3克，人参、白术、当归、胆星各9克（共研末），和珊瑚等末，每服3克，灯心汤调下。③**心肺郁热、吐衄不止**：大红珊瑚，徐徐研极细如粉。每服2分，百合煮成糊，调服。

金 箔 Jin Bo

别名 金薄。
来源 本品为自然金锤成的纸状薄片。自然金通常分为脉金（山金）和沙金两种，脉金分布于石英脉中，沙金分布于冲积层中。

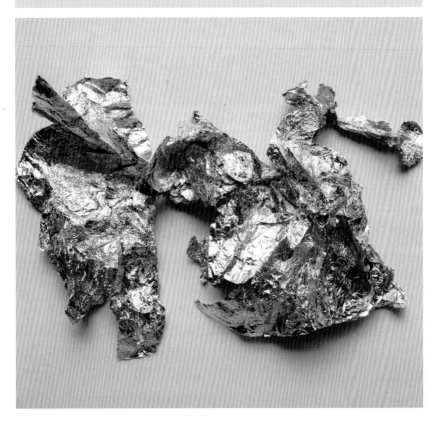

形态特征 等轴晶系。晶体呈八面体，但很少见，常见的为颗粒状或桐枝状的集合体，颜色金黄。条痕为光亮的金黄色，具极强的金属光泽，不透明，锯齿状断口。硬度2.5～3，比重15.6～18.3（纯金为19.3）。富延展性。有高度的传热及导电性，不溶于酸，能溶于王水。在空气中极稳定。

生境分布 我国多数地区有产，其中原生矿床以山东等地著称，砂金矿以金沙江、黑龙江和湖南沅水流域分布最多。

采收加工 用黄金加工锤成极薄的纸状薄片即可。

饮片特征

本品略呈斜方形或矩形。表面黄绿色或黄棕色。质脆易碎，气无，味淡。

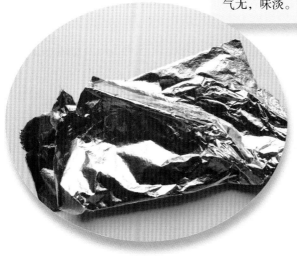

性味归经	辛、苦，凉。归心、肝经。
功效主治	镇心安神，清热解毒。本品苦降，质重镇潜，故能清降心热而镇心安神，凉则清热，热清以绝化毒之源，故又能清热解毒。
用量用法	一般入丸、散，内服，或多作丸药挂衣。外用：研粉外撒。
使用注意	阳虚气陷、下利清冷者忌服。

精选验方

①心脏风邪、恍惚狂言、意志不定：金箔200片，腻粉15克，用新小铛子，先布金箔，逐重用粉隔之，然后下牛乳一小盏，用小火煎至乳尽，金箔如泥，即于火上焙干，研为末，蒸饼和丸如小豆大。每服5丸，食后新汲水下。②风邪发狂：金箔100片，丹砂（研）、龙脑（研）、牛黄（研）、珍珠末、琥珀末、犀角末各15克。将六味同研匀。以鼎子1个，铺一重金箔，掺一重药末，次第铺盖，用牛乳3升，于鼎上浇之，以慢火煨令乳汁尽成膏为度。每服取皂角子大，薄荷汤化服之。

银箔 Yin Bo

一、重镇安神药

别名 银薄。

来源 本品为自然银*Native silver*锤成的纸状薄片。

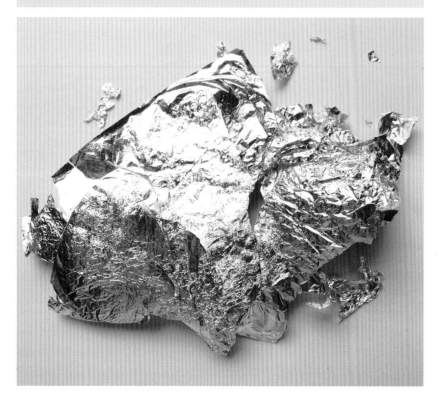

形态特征 自然银为等轴晶系。晶体呈八面体或六方晶体，不多见。通常多呈粒状、块状、鳞片状，有时亦呈网状、丝状及树枝状等。颜色银白，表面常变为棕红色或灰黑色。条痕银白色，或铅灰色。光泽金属状，不透明。断口锯齿状。硬度2.5～3，比重10.1～11.1，富延展性，有良好的传热及导电性。银在空气中不受氧化，然遇臭氧则产生氧化银之薄层；易受硫化氢作用而变成黑色硫化银；不溶于盐酸，能溶于硝酸及热硫酸而生硝酸银及硫酸银。

生境分布 产于热液矿脉内。矿脉氧化带也有。

采收加工 加工银时，将自然银锤成极薄的纸状薄片。

饮片特征

本品通常呈正方形薄片状。长宽为93.3毫米，多夹于面积相同的薄纸层中。银白色，表面平坦，但具微细皱纹。金属光泽，不透明。质菲薄，易漂浮，并易皱折而破裂。气、味皆无。以张完整、色雪白、菲薄者为佳。

性味归经	辛，寒；有毒。归心、肝经。
功效主治	安神镇惊，解毒消肿。
用量用法	多入丸、散，内服。一般多作丸药挂衣。
使用注意	勿炼粉入药服。

精选验方

①**心虚惊悸，或因忧虑神气不安**：茯神（去木）、人参、甘草（炙，锉）、龙齿各75克，升麻、枳壳（去瓤、麸炒）各50克，银薄200片，麦门冬（去心，焙）100克。捣罗为末，炼蜜和丸，如梧桐子大。每服15～20丸，米饮下，早晚食后服。②**小儿伏热潮发者**：银箔10片，续随子（去皮，研）、青黛、芦荟（研）、胡黄连末各0.5克，麝香5克。上通研匀、细，以糯米饭和丸如绿豆大。每服1～2粒，煎薄荷汤下，量以小儿体重加减。

酸枣仁 Suan Zao Ren

二、养心安神药

别名 生枣仁、炒枣仁。

来源 本品鼠李科落叶灌木或小乔木植物酸枣*Ziziphus jujuba* Mill. var. spinosa（Bunge）Hu ex H.F.Chow 的干燥成熟种子。

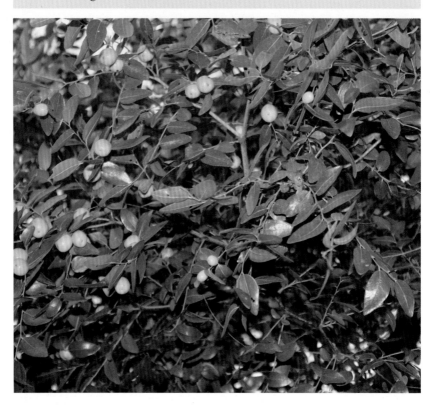

形态特征 落叶灌木或小乔木，枝上有两种刺：一为针状直形，长1~2厘米；一为向下反曲，长约5毫米。单叶互生，叶片椭圆形至卵状披针形，托叶细长，针状。花黄绿色，2~3朵簇生叶腋，花梗极短。核果近球形，先端尖，具果柄，熟时暗红色。花期4~5月，果期9~10月。

生境分布 生长于阳坡或干燥瘠土处，常形成灌木丛。分布于河北、河南、山西、山东、辽宁、陕西等地。

采收加工 秋末冬初果实成熟时采收，除去果肉，碾碎果核，取出种子，晒干。生用或炒用，用时打碎。

饮片特征

本品呈扁圆形或扁椭圆形。表面紫红色或紫褐色，平滑有光泽，一面中间有一隆起纵线纹，另一面凸起，尖端有小凹陷，微显白色。种皮较脆。种仁两片，浅黄色，富油性。气微，味淡。

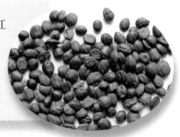

性味归经	甘、酸，平。归心、肝、胆、脾经。
功效主治	养心益肝，安神敛汗。味甘则补，入心则养心血，归肝则补肝阴，心血得养而神志可安，酸又能敛汗，故有养心益肝、安神、敛汗之功。
药理作用	实验证明，生酸枣仁及炒枣仁对多种动物及人均有显著的镇静催眠作用。据此可以否定"生用醒睡，炒用安眠"之说，有效成分为酸枣仁皂苷，有镇痛及降温作用，并能对抗吗啡引起的狂躁。酸枣仁水溶性成分对子宫有兴奋作用，孕妇使用应注意。酸枣仁还有降压及抗心律失常作用。动物试验表明，酸枣仁配伍五味子有抗烫伤、休克及减轻烫伤局部水肿的作用。
用量用法	10～20克，煎服。研末吞服，每次1.5～3克。
使用注意	肠滑泄泻、心脾实热、感冒风寒者不宜服用。

精选验方

①**心悸不眠**：酸枣仁研末，每次6克，每日2次，竹叶煎汤送服，宜连服1周。②**气虚自汗**：酸枣仁、党参各15克，黄芪30克，白术12克，五味子9克，大枣4枚，水煎，分3次服。③**神经衰弱**：酸枣仁15克，桑葚30克，加水，以大火煎沸，改小火煎20分钟，取汁100毫升备用。顿服，每日1次。2周为1个疗程。④**失血过多导致的心神不安，睡卧不宁**：酸枣仁、人参各30克，辰砂10克。共研为细末，炼蜜为丸，大如弹子。每次服食1丸。⑤**肝肾阴虚盗汗**：酸枣仁、五味子、山茱萸、糯稻根各等份，水煎服，每日1～2剂；或酸枣仁与人参、茯苓共为细末，米汤送服。⑥**病愈后，昼夜虚烦不得眠**：榆白皮、酸枣仁各20克，水煎取药汁。每日1剂，温服。⑦**心虚不得眠**：酸枣仁30克，茯神12克，炙甘草3克，人参9克，橘皮、生姜各6克，加水600毫升，煎至120毫升，滤渣取汁。每日1剂，分3次服用。

柏子仁 Bai Zi Ren

二、养心安神药

别名 侧柏仁、柏子霜。

来源 本品为柏科常绿乔木植物侧柏*Platycladus orientalis*（L.）Franco的干燥成熟种仁。

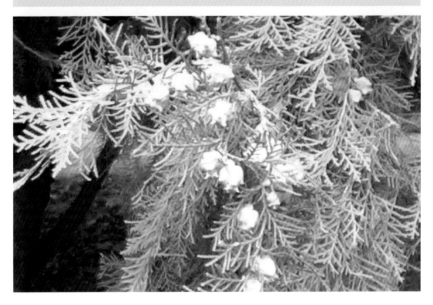

形态特征 常绿乔木，高达20米，直径可达1米。树冠圆锥形，分枝多，树皮红褐色，呈鳞片状剥落。小枝扁平，呈羽状排列。叶十字对生，细小鳞片状，紧贴于小枝上，亮绿色，端尖，背有凹陷的腺体1个。雌雄同株，雄球花多生在下部的小枝上，呈卵圆形，长2～3毫米，具短柄，有5～10对雄蕊；雌球花生于上部的小枝上，球形，无柄，直径3～4毫米，鳞片3对，有时4对，下面2对肉质突起，基部各生有2个直立胚珠，球果卵圆形，长1.2～2.5厘米，肉质，浅蓝色，后变为木质，深褐色而硬，裂开，果鳞的顶端有一钩状刺，向外方卷曲。种子椭圆形，无刺，淡黄色，质柔软，长0.5厘米，直径0.3厘米。花期4月，果期9～10月。

生境分布 生长于湿润肥沃的山坡。全国大部分地区均产。主要分布于山东、河南、河北、湖北等地。

采收加工 冬初种子成熟时采收，晒干，压碎种皮，簸净，阴干，收集种仁用。

饮片特征

本品呈长椭圆形或长卵形。外表皮淡黄棕色或黄白色，外包膜质种皮，顶端略尖，有小点，呈深褐色，基部钝圆。质软，富油性。气微香，味淡。

性味归经	甘，平。归心、肾、大肠经。
功效主治	养心安神，止汗，润肠。本品味甘则补，归心补血，而养心安神；汗为心之液，心血充足，则汗出可止；况质润多油脂，归大肠而润肠通便，故有此功。
药理作用	因含大量脂肪油，故有润肠通便作用。
用量用法	10~20克，用时打碎。大便溏者可用柏子仁霜。
使用注意	便溏及多痰者慎用。

精选验方

①**口舌生疮**：新鲜柏子仁30克，洗净，用开水冲泡当茶饮服，直至液汁色淡为止，此为每日量，可连服数日。②**变异性心绞痛**：服柏子养心丸，每次2丸，每日3次。③**梦游症**：柏子仁、酸枣仁各10克，柴胡、白芍、当归各8克，龙齿、石菖蒲各6克，合欢皮、夜交藤各12克，水煎服，每日1剂。④**神经官能症**：柏子仁、酸枣仁、茯神各15克，远志10克，紫贝齿、益智仁、枸杞子各25克，鳖甲、龟甲、党参各20克，每日1剂，水煎服。⑤**心悸，失眠**：柏子仁、夜交藤各20克，炒酸枣仁、茯苓、远志各15克，水煎服。⑥**大便秘结**：柏子仁、火麻仁各25克，水煎服。⑦**病毒性心肌炎**：柏子仁、当归、党参、炒栀子、炙远志、茯苓、茯神、石菖蒲、酸枣仁、煅龙齿各10克，炙甘草6克，水煎取药汁。每日1剂，分2次服用，15日为1个疗程。⑧**气滞血瘀型痛经**：柏子仁、赤芍、当归各12克，泽兰、香附、续断各14克，红花2克，牛膝6克，延胡索8克，水煎取药汁。每日1剂，甜酒为引。

远 志 Yuan Zhi

二、养心安神药

别名 远志肉、远志筒、关远志、制远志、蜜炙远志。
来源 本品为远志科多年生草本植物远志 *Polygala tenuifolia* Willd. 或卵叶远志 *Polygala sibirica* L. 的干燥根。

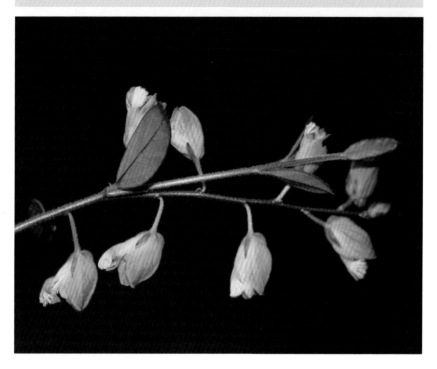

形态特征 多年生矮小草本，高约30厘米，茎丛生，纤细，近无毛。叶互生，线形或狭线形，近无柄。总状花序，花偏向一侧，花绿白色带紫。蒴果扁，倒卵形，边缘有狭翅。种子扁平、黑色，密被白色细茸毛。花期5~7月，果期7~9月。

生境分布 生长于海拔400~1000米的路旁或山坡草地。分布于陕西、山西、河北、河南、吉林等地。以山西、陕西产者为道地，习称关远志。

采收加工 春、秋两季挖取其根，除去残基须根泥沙，晒干，生用或蜜炙用。过去趁新鲜时，选择较粗的根，抽去木心，即称"远志筒"，较细的根，用棒捶裂，除去木心，称"远志肉"，因加工复杂，现药典规定已不再应用此种加工方法。

饮片特征

本品为圆柱形结节状小段。外表皮灰黄色至灰棕色，有较深密且凹陷的横皱纹、纵皱纹及裂纹。质硬而脆，易折断。切面皮部棕黄色，木部黄白色，木部与皮部易分离。气微，味苦、微辛，嚼之有刺喉感。

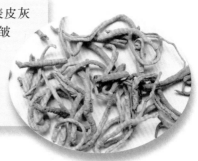

性味归经	辛、苦，微温。归心、肾、肺经。
功效主治	宁心安神，祛痰开窍，消散痈肿。本品辛苦微温，性善宣泄通达，既能交通心肾，又能助心气，开心郁，故能宁心安神；味辛通利，既能祛痰，又利心窍，故又有祛痰开窍之功；况苦泄温通，有疏通气血之壅滞而达消散痈肿之效果。
药理作用	远志具明显祛痰作用，其祛痰成分主要在皮内，木质部已无甚效果。祛痰作用可能是由于所含皂甙对胃黏膜的刺激作用，反射性促进支气管分泌液增加所致。皮、木质部均有催眠作用，并有抗惊厥作用。远志皂甙具有溶血作用，此种作用皮部较木质部强。远志还降压活性。远志乙醇提取物在体外可抑制革兰氏阳性菌、痢疾杆菌、伤寒杆菌及人型结核杆菌。远志皂甙能刺激胃黏膜而反射地引起轻度恶心，故胃炎及溃疡病人应避免使用。
用量用法	5～15克，水煎服。外用：适量。
使用注意	凡实热或痰火内盛者，以及有胃溃疡或胃炎者慎用。

精选验方

①**脑风头痛**：远志末适量，吸入鼻中。②**喉痹作痛**：远志末适量，吹喉，涎出为度。③**乳腺炎**：远志焙干研细，酒冲服10克，药渣敷患处。④**健忘**：远志末适量，冲服。⑤**神经衰弱、健忘心悸、多梦失眠**：远志研粉，每次5克，每日2次，米汤冲服。⑥**心悸失眠**：远志5克，珍珠母25克，酸枣仁15克，炙甘草7.5克，水煎服。⑦**阴阳亏虚所致的心悸**：远志肉、桂枝各6克，茯苓、白术、当归、党参、赤芍各10克，川芎5克，甘草3克，水煎取药汁。每日1剂，分次服用。

合欢皮 He Huan Pi

二、养心安神药

别名 芙蓉树皮。
来源 本品为豆科落叶乔木植物合欢 *Albizia julibrissin* Durazz. 的干燥树皮。

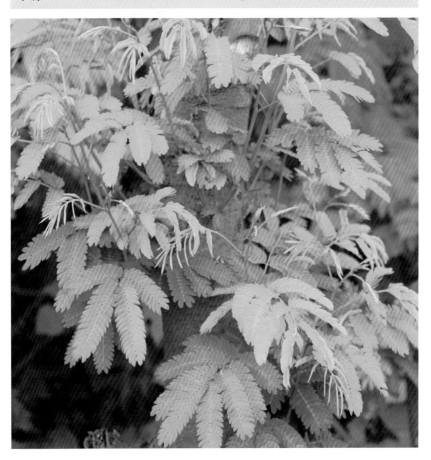

形态特征 落叶乔木，高4～15米。羽片4～12对，小叶10～30对，长圆形至线形，两侧极偏斜。花序头状，多数，伞房状排列，腋生或顶生，花淡红色。荚果线形，扁平，幼时有毛。花期6～7月，果实成熟期为10月。

生境分布 生长于林边、路旁及山坡上。全国大部分地区都有分布。主要分布长江流域各省（区）。

采收加工 夏、秋两季剥取树皮，切片晒干生用。

饮片特征

本品呈丝状或块状。外表皮粗糙，有的可见棕色或红棕色椭圆形横向皮孔；内表面具细纵皱纹。切面近外皮处有断续排列不整齐的黄白色条带。质硬而脆，易折断，断面呈纤维性片状，易层层剥离。

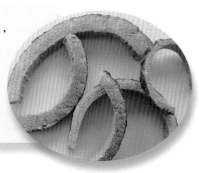

性味归经	甘，平。归心、肝经。
功效主治	安神解郁，活血消肿。本品甘补心血而安神，舒肝而解郁，郁解结散则肿消血活，故有安神解郁、活血消肿之效。
药理作用	对小鼠自发性活动能显著抑制，呈现镇静催眠作用。对妊娠子宫能增强其节律收缩，并有抗早孕效应。
用量用法	10～15克，水煎服。
使用注意	孕妇慎用。

精选验方

①**心烦失眠**：合欢皮9克，夜交藤15克，水煎服。②**夜盲**：合欢皮、千层塔各9克，水煎服。③**疮痈肿痛**：合欢皮、紫花地丁、蒲公英各10克，水煎服。④**肺痈（肺脓肿）咳吐脓血**：合欢皮、芦根、鱼腥草各15克，桃仁、黄芩各10克，水煎服。⑤**神经衰弱、郁闷不乐、失眠健忘**：合欢皮或花、夜交藤各15克，酸枣仁10克，柴胡9克，水煎服。⑥**跌打损伤、瘀血肿痛**：合欢皮15克，川芎、当归各10克，没药、乳香各8克，水煎服。⑦**肝郁气滞型子宫内膜癌**：合欢皮、白芍、山药、白花蛇舌草、夏枯草各30克，柴胡、青皮、枳壳各10克，郁金、茯苓、白术、当归各15克，水煎取药汁。每日1剂，分2次服用。⑧**顽固性失眠**：合欢皮、墨旱莲、生地黄、白芍、女贞子、丹参各15克，法半夏、夏枯草各10克，生牡蛎、夜交藤各30克。加水煎2次，两煎所得药汁分置，备用。睡前1小时服用头煎，夜间醒后服用二煎。如果夜间不醒，则第二天早晨服二煎。⑨**百日咳**：合欢皮、白前、炙枇杷叶各6克，百部、沙参各8克，贝母5克，杏仁、葶苈子各3克，水煎取药汁。每日1剂，分3次服用。

合欢花 He Huan Hua

二、养心安神药

别名 绒花树、夜合欢、鸟绒树、夜合树、苦情花。
来源 本品为豆科植物合欢*Albizia julibrissin* Durazz.的干燥花序或花蕾。

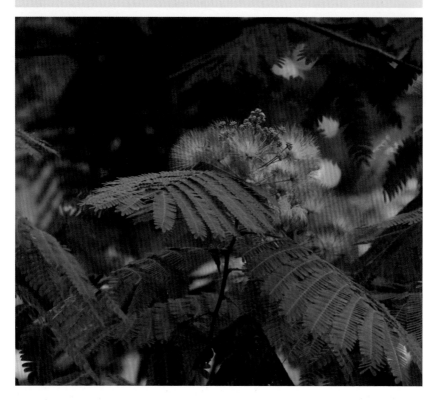

形态特征 落叶乔木，高可达16米。树皮灰褐色，小枝带棱角。二回羽状复叶互生，叶片4~12对，小叶10~30对，镰状长圆形，两侧极偏斜，长6~12毫米，宽1~4毫米，先端急尖，基部楔形。花序头状，多数，伞房状排列，腋生或顶生；花萼筒状，5齿裂；花冠漏斗状，5裂，淡红色；雄蕊多数而细长，花丝基部连合。荚果扁平，长椭圆形，长9~15厘米。花期6~7月，果期9~11月。

生境分布 生长于路旁、林边及山坡上。分布于华东、华南、西南及辽宁、河北、河南、陕西等地。

采收加工 夏季花开放时择晴天采收，及时晒干。

饮片特征

本品为皱缩成团的头状花序。花细长，弯曲，淡黄棕色至淡黄褐色，具短梗。花萼筒状；雄蕊多数，花丝细长，黄棕色至黄褐色，伸出花冠筒外。气微香，味淡。

性味归经	甘，平。归心、肝经。
功效主治	解郁安神。主治心神不安，忧郁失眠。
药理作用	合欢花煎剂灌服，能明显减少机体的自发活动及被动活动，能明显协同巴比妥类药物的中枢抑制作用，延长戊巴比妥钠、苯巴比妥钠所致的麻醉时间。
用量用法	5～10克，煎服，或入丸、散。
使用注意	阴虚津伤者慎用。

精选验方

①心肾不交失眠：合欢花、桂皮、黄连、夜交藤各适量，水煎服。②风火眼疾：合欢花配鸡肝、羊肝或猪肝，蒸服。③眼雾不明：合欢花、一朵云各适量，泡酒服。④跌打疼痛：合欢花末，酒调服10克。⑤小儿撮口风：合欢花枝煮成浓汁，揩洗口腔。⑥肾虚肝亢型小儿多动症：合欢花、生地黄、枸杞子、女贞子、旱莲草、钩藤、杭菊花各10克，当归6克，生白芍13克，百合、珍珠母、生龙骨、生牡蛎各15克，水煎取药汁。每日1剂，分早、晚服。⑦神经衰弱：合欢花、茯神各10克，炙甘草12克，龙骨（先煎）、浮小麦各30克，夜交藤20克，酸枣仁、柏子仁各15克，大枣10枚，水煎取药汁。每日1剂，分3次服用。

夜交藤 Ye Jiao Teng

二、养心安神药

别名 首乌藤。

来源 本品为蓼科多年生蔓生草本植物何首乌*Polygonum multiflorum* Thunb. 的藤茎或带叶藤茎。

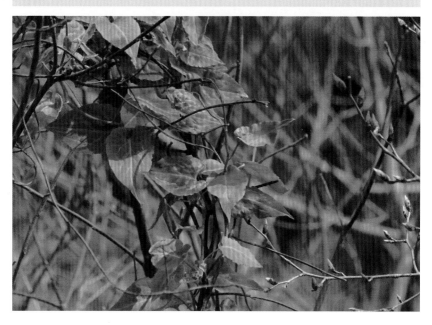

形态特征 多年生缠绕草本。根细长，末端成肥大的块根，外表红褐色至暗褐色。茎基部略呈木质，中空。叶互生，具长柄，叶片狭卵形或心形，长4～8厘米，宽2.5～5厘米，先端渐尖，基部心形或箭形，全缘或微带波状，上面深绿色，下面浅绿色，两面均光滑无毛。托叶膜质，鞘状，褐色，抱茎，长5～7毫米。花小，直径约2毫米，多数，密聚成大形圆锥花序，小花梗具节，基部具膜质苞片；花被淡绿色或白色，花瓣5裂，裂片倒卵形，大小不等，外面3片的背部有翅；雄蕊8，比花被短；雌蕊1，子房三角形，花柱短，柱头3裂，头状。瘦果椭圆形，有3棱，长2～3.5毫米，黑色光亮，外包宿存花被，花被成明显的3翅，成熟时褐色。花期10月，果期11月。

生境分布 生长于草坡、路边、山坡石隙及灌木丛中。分布河南、湖北、湖南、江苏等地。

采收加工 夏、秋两季采取，切段，晒干，生用。

饮片特征

本品为圆形或类圆形的厚片，直径 4～7毫米。外表皮红棕色至暗棕色，具纵沟纹。切面淡红棕色，皮部狭窄，有的淡红棕色中嵌有红棕色条纹，易剥离，木部较宽广，淡棕色或淡黄棕色，具放射状纹理及裂隙，密布细孔，髓部色较深或中空。质坚韧。无臭，味微苦涩。

性味归经	甘，平。归心、肝经。
功效主治	养心安神，祛风通络。本品味甘则补，入心补心血而安神志，养血则祛风邪，风邪祛经络通，则疼痛可止，故有养心安神、祛风通络之效。
药理作用	有镇静催眠作用，与戊巴比妥钠合用有明显的协同作用；首乌藤醇提取物能抑制实验性大鼠高脂血症；对实验性动脉粥样硬化有一定防治作用；并能促进免疫功能。
用量用法	15～30克，煎服。外用：煎水洗或鲜用捣敷。
使用注意	躁狂属实火者慎服。

精选验方

①**顽固性荨麻疹**：夜交藤、地肤子各60克。水煎服取药汁。口服后取微汗，每日1剂。②**染发剂致接触性皮炎**：夜交藤、生地黄各20克，蝉蜕9克，甘草6克，荆芥、防风各10克，白鲜皮12克，连翘15克，金银花、蒲公英各30克。水煎取药汁。每日1剂，分3次服用，3日为1个疗程。③**心烦口渴失眠**：夜交藤20克，灯心草5克，竹叶、麦冬各15克。水煎服。

灵 芝 Ling Zhi

二、养心安神药

别名 灵芝草。

来源 本品为多孔菌科植物紫芝*Ganoderma sinense* Zhao，Xu et Zhang、赤芝 *Ganoderma lucidum*（Leyss.ex Fr.）Karst. 的全株。

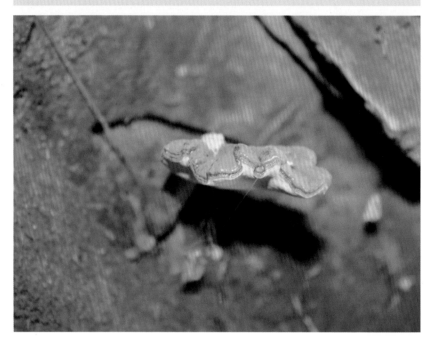

形态特征 菌盖木栓质，肾形，红褐、红紫或暗紫色，具漆样光泽，有环状棱纹和辐射状皱纹，大小及形态变化很大，大型个体的菌盖为20×10厘米，厚约2厘米，一般个体为4×3厘米，厚0.5～1厘米，下面有无数小孔，管口呈白色或淡褐色，每毫米内有4～5个，管口圆形，内壁为子实层，孢子产生于担子顶端。菌柄侧生，极少偏生，长于菌盖直径，紫褐色至黑色，有漆样光泽，坚硬。孢子卵圆形，（8～11）厘米×7厘米，壁两层，内壁褐色，表面有小疣，外壁透明无色。

生境分布 生长于栎树及其他阔叶树的枯干、腐朽的木桩旁，喜生长于植被密度大、光照短、表土肥沃、潮湿疏松之处。分布于浙江、江西、湖南、广西、福建、广东、贵州等地。

采收加工 秋季采取，洗净晒干用。

饮片特征

本品呈伞状，菌盖半圆形、近圆形或肾形。皮壳坚硬，黄褐色至红褐色，有光泽，具环状棱纹和辐射状皱纹。菌肉白色至淡棕色。菌柄圆柱形，侧生，少偏生，红褐色至紫褐色，光亮。孢子细小，黄褐色。气微香，味苦涩。

性味归经	甘，平。归心、肝、肺经。
功效主治	养心安神，止咳平喘，补气养血。本品味甘则补，归心肝则补血养血而养心安神，归肺则补气而止咳平喘。故有养心安神、止咳平喘、补气养血之功。
药理作用	能降低中枢神经系统兴奋性，而起镇静作用。酊剂能对抗电惊厥，并有一定镇痛作用。有祛痰、止咳、平喘作用。但也有不同实验结果的报告。有一定保肝、解毒、降血糖及抗放射效应，并对实验性胃溃疡有保护作用。有强心、降压、提高耐缺氧能力，及保护心肌缺血、降血脂、抗动脉粥样硬化作用。灵芝多糖能提高机体免疫力，其抗肿瘤作用也与此有关。
用量用法	3~15克，煎服。研末每服1.5~3克，或用各种灵芝制剂。
使用注意	服用时忌超量、忌久服。

精选验方

①神经衰弱、心悸头晕、夜寐不宁：灵芝1.5~3克，水煎服，每日2次。②慢性肝炎、肾盂肾炎、支气管哮喘：灵芝焙干研末，开水冲服。③过敏性哮喘：灵芝、紫苏叶各6克，半夏4.5克，厚朴3克，茯苓9克，水煎加冰糖服。④慢性支气管炎：灵芝300克，熬煮制成干膏30克，每日3克。⑤气血双亏型肺癌：猪苓、灵芝、黄芪、半枝莲、白花蛇舌草各30克，人参6克，白术、茯苓、天冬各15克，当归、熟地黄各12克，水煎取药汁。每日1剂，分2次服用。⑥白血病：灵芝50克，蜂乳50毫升，将灵芝洗净，切碎，加水250毫升煎一次，时间为30分钟，然后取汁；再加水250毫升，再煎半小时。两煎所得药汁混合，备用。每日1剂，分3次服用，以蜂乳调服。30日为1个疗程。

缬 草 Xie Cao

二、养心安神药

别名 拔地麻、满山香。
来源 本品为败酱科植物缬草 *Valeriana officinalis* L. 的根及根茎。

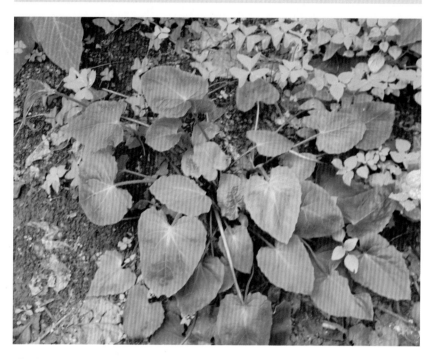

形态特征 多年生草本，高100～150厘米。茎直立，有纵条纹，具纺锤状根茎或多数细长须根。基生叶丛出，长卵形，为单数羽状复叶或不规则深裂，小叶片9～15，顶端裂片较大，全缘或具少数锯齿，叶柄长，基部呈鞘状；茎生叶对生，无柄抱茎，单数羽状全裂，裂片每边4～10，披针形，全缘或具不规则粗齿；向上叶渐小。伞房花序顶生，排列整齐；花小，白色或紫红色；小苞片卵状披针形，具纤毛；花萼退化；花冠管状，长约5毫米，5裂，裂片长圆形；雄蕊3，较花冠管稍长；子房下位，长圆形。蒴果光滑，具1种子。花期6～7月，果期7～8月。

生境分布 生长于山坡草地，适于酸性肥沃土壤。分布于陕西、甘肃、青海、新疆、四川、河北、河南、山东等地。

采收加工 秋季（9～10月）间采挖，去掉茎叶及泥土，晒干。

饮片特征

茎呈类圆柱形，较粗短，表面黄棕色至褐色，粗糙，有叶柄残基，上端有残留茎基，中空，有的根茎有横生分枝，远端节部有茎基残留，根茎周围和下端丛生多数细根，末端纤细，表面黄棕色至褐色，具纵皱纹。质稍韧，断面周围黄褐色或褐色，中心黄白色。有特异臭气，干品更浓。味微辣，后微苦，且有清凉感。以根头粗壮，根长，表面黄棕色，气味浓烈者为佳。

性味归经	辛、苦，温。归心、肝经。
功效主治	镇静安神，活血化瘀，温经散寒。本品辛散，苦降，温则宣通，入心肝走血分，而活血化瘀、祛瘀生新血以养心神，况温通经脉以散寒邪，故有此功。
药理作用	本品具有镇静安定作用，能加强大脑皮层的抑制过程，减弱反射兴奋性，解除平滑肌痉挛，用以治疗失眠及神经官能症。本品中的某些成分，在离体蛙心上，能抑制强心甙或对蛙心的收缩期作用，但不能拮抗乌头碱引起的心律不齐，适当剂量注入猫或兔的静脉或直肠，可兴奋呼吸，但在水合氯醛深麻醉时则无兴奋作用，大剂量还可抑制正常动物的呼吸。有降压、抗菌、抗利尿等作用，并对四氯化碳性肝坏死，有一定的保护作用。
用量用法	3～5克，煎服，研末或浸酒服。
使用注意	体弱阴虚者慎用。

精选验方

①惊风、癫痫等四肢抽搐、神志失常：常用缬草酊，每次2～5毫升，每日2～3次。②外伤出血：缬草研末外敷。③神经衰弱：缬草、五味子各50克，白酒500毫升，浸泡7日。每服5～10毫升，每日3次。④癥症：缬草15克，陈皮10克，水煎服。

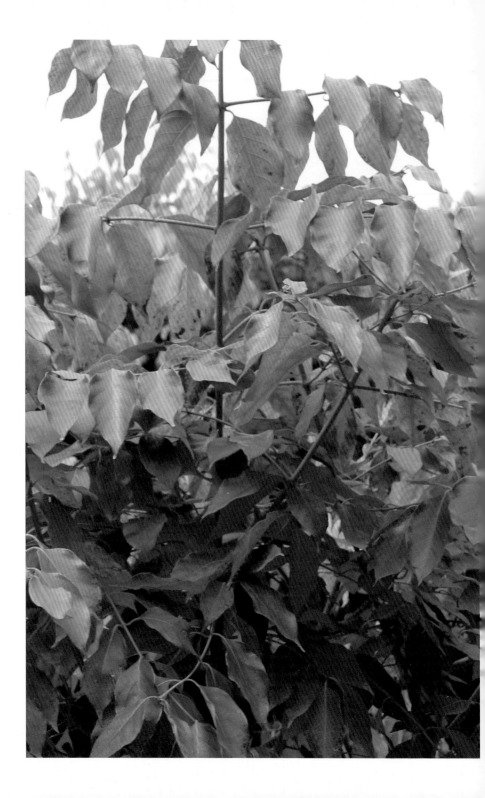

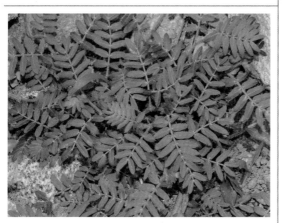

第十四章 平肝息风药

石决明 Shi Jue Ming

一、平抑肝阳药

别名 煅石决明。

来源 本品为鲍科动物杂色鲍（光底石决明）*Haliotis diversicolor* Reeve、皱纹盘鲍（毛底石决明）*Haliotis discus* hannai、羊鲍*Haliotis ovina* Gmelin、澳洲鲍*Haliotis ruber*（Leach）、耳鲍*Haliotis asinina* Linnaeus或白鲍*Haliotis laevigata*（Donovan）的贝壳。

形态特征 杂色鲍：贝壳坚硬，螺旋部小，体螺层极大。壳面的左侧有一列突起，约20个，前面的7～9个有开口，其余皆闭塞。壳口大，外唇薄，内唇向内形成片状边缘。壳表面绿褐色，生长纹细密，生长纹与放射肋交错使壳面呈布纹状。壳内面银白色，具珍珠光泽。足发达。皱纹盘鲍：贝壳大，椭圆形，较坚厚。向右旋。螺层3层，缝合不深，螺旋部极小。壳顶钝，微突出于贝壳表面，但低于贝壳的最高部分。从第二螺层的中部开始至体螺层的边缘，有一排以20个左右突起和小孔组成的旋转螺肋，其末端的4～5个特别大，有开口，呈管状。壳面被这排突起和小孔分为右部宽大、左部狭长的两部分。壳口卵圆形，与体螺层大小相等。外唇薄，内唇厚，边缘呈刃状。足部特别发达肥厚，分为上、下足。腹面大而平，适宜附着和爬行。壳表面深绿色，生长纹明显。壳内面银白色，有绿、紫、珍珠等彩色光泽。羊鲍：近圆形，长4～8厘米，宽2.5～6厘米，高0.8～2厘米。壳顶位于近中部而高于壳面，螺旋部与体螺部各占 1/2，从螺旋部边缘有两行整齐的突起，尤以上部较为明显，末端 4～5个开孔，呈管状。澳洲鲍：产自澳洲海域一带，体积大，肉厚，普通小的有200～300克，大的有600～700克，外壳厚实，有7～9个小孔，有的大澳洲鲍时间久长，外壳甚至长有海草，外壳肉表呈红色或淡黄色。耳鲍：贝壳狭长，螺层约3层，螺旋部很小，体螺层大，与壳口相适应，整个贝壳扭曲成耳状。

生境分布 杂色鲍生活于暖海低潮线附近至10米左右深的岩礁或珊瑚礁质海底，以盐度较高、水清和藻类丛生的环境栖息较多。皱纹盘鲍喜生活于潮流通畅、透明度高、褐藻繁茂的水域，栖息于水深3～15米处，于低潮线附近或20米以下的深水区则数量较少。羊鲍生活于潮下带岩石、珊瑚礁及藻类较多的海底。耳鲍生活于暖海低潮线以下的岩石、珊瑚礁及藻类丛生的海底。分布于广东、福建、辽宁、山东等沿海地区。

采收加工 夏、秋两季捕捉，去肉，洗净，干燥。

饮片特征

　　本品呈不规则碎片状。完整的贝壳外表面粗糙，呈灰棕色或砖红色，有不规则的皱纹，生长线明显，常有苔藓类或石灰虫等附着物，有许多由小渐大的点状突起，最后的八、九个突起呈孔洞状。内面观呈耳形，内表面显珍珠样五彩光泽。质硬，无臭，味微咸。火煅后，灰白色，质疏松，光泽消失。

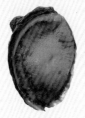 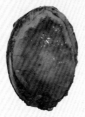 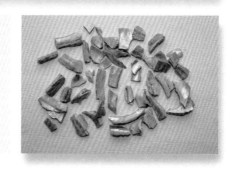

性味归经	咸，寒。归肝经。
功效主治	平肝潜阳，清肝明目。本品咸寒清降，质重潜阳，专入肝经，故能平肝潜阳，清肝明目。
药理作用	石决明有镇静作用。在胃中能中和过多的胃酸。
用量用法	15～30克，煎服。应打碎先煎。平肝、清肝宜生用。外用：点眼宜煅用、水飞。
使用注意	本品咸寒易伤脾胃，故脾胃虚寒，食少便溏者慎用。

精选验方

　　①**畏光**：石决明、黄菊花、甘草各5克，水煎，冷后服。②**痘后目翳**：石决明火煅过，研为末，加谷精草等份，共研细，以猪肝蘸食。③**肝虚目翳**：石决明（烧成灰）、木贼（焙）等份为末，每次10克，与姜、枣同用水煎，连渣服下，每日3次。④**小便淋症**：石决明去粗皮，研为末，水飞过，每次10克，热水送下，每日2次。⑤**阴虚阳亢所致的眩晕**：石决明、生龙牡各30克，生熟地、夜交藤各15克，山茱萸肉、川牛膝各12克，牡丹皮10克，水煎服。⑥**胃癌**：石决明、牡蛎、海浮石、海蒿子、昆布、海蛤粉、紫菜各25克。洗净，同入锅中，加适量水，大火煮沸，改小火煎煮50分钟，去渣取汁即成。每日1剂，分2次服用。

珍珠母 Zhen Zhu Mu

一、平抑肝阳药

别名 珍珠母、煅珍珠母。

来源 本品为蚌科动物三角帆蚌*Hyriopsis cumingii*（Lea）、褶纹冠蚌*Cristaria plicata*（Leach）的蚌壳或珍珠贝科动物马氏珍珠贝*Pteria martensii*（Dunker）的贝壳。

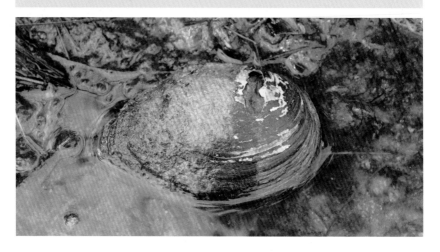

形态特征 三角帆蚌：贝壳略呈四角形。左右两壳顶紧接在一起，后背缘长，并向上突起形成大的三角形帆状后翼，帆状部脆弱易断。铰合齿发达，左壳有拟主齿和侧齿各2枚；右壳有拟主齿2枚，侧齿1枚。褶纹冠蚌：贝壳略似不等边三角形。前部短而低，前背缘冠突不明显。后部长而高，后背缘向上斜出，伸展成为大型的冠。壳面深黄绿色至黑褐色。铰合部强大，左右两壳各有1高大的后侧齿，前侧齿细弱。马氏珍珠贝：贝壳呈斜四方形，壳长5～9厘米。壳顶位于前方，后耳大，前耳较小。背缘平直，腹缘圆。边缘鳞片层紧密，末端稍翘起，右壳前耳下方有一明显的足丝凹陷。壳面淡黄色，同心生长轮纹极细密，成片状，薄而脆，极易脱落，在贝壳中部常被磨损，在后缘部的排列极密，延伸成小舌状，末端翘起。贝壳内面珍珠层厚，光泽强，边缘淡黄色。闭壳肌痕长圆形。

生境分布 前两种在全国的江河湖沼中均产；马氏珍珠贝和珍珠贝分布于海南岛、广东、广西沿海。

采收加工 全年均可采收。去肉后将贝壳用碱水煮过，漂净，刮去外层黑皮，晒干。

饮片特征

本品为不规则碎块状。黄玉白色或银灰白色，有光泽，习称"珠光"，质硬而重。气微，味淡。

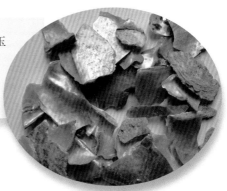

性味归经	咸，寒。归肝、心经。
功效主治	平肝潜阳，清肝明目，镇心安神。本品寒清肝心，质重潜阳，故有平肝潜阳、清肝明目、镇心安神之功。
药理作用	碳酸钙可中和胃酸。珍珠母30%硫酸水解产物，能增大离体心脏的心跳幅度；乙醚提取液能抑制离体肠管、子宫的收缩，防止组织胺引起豚鼠休克及死亡；珍珠母对四氯化碳引起的肝损伤有保护作用。
用量用法	煎服，15~30克，宜打碎先煎。外用：适量。
使用注意	本品属镇降之品，故脾胃虚寒者、孕妇慎用。

精选验方

①口唇白斑属于毒热明显而又夹湿者：珍珠母、蒲公英、生地榆各60克，土茯苓120克，水煎取药汁。每日1剂，煎液含于口内，每日含多次，每次含10分钟左右。②跖疣：珍珠母、生牡蛎各30克，桃仁、红花、郁金、牛膝、穿山甲各9克，透骨草12克，水煎取药汁。每服1剂。③心悸失眠：珍珠母25克，酸枣仁15克，远志5克，炙甘草7.5克，水煎服。④高血压引起的头晕头痛、心烦易怒、手足麻木：珍珠母（先煎）、石决明（先煎）各30克，钩藤（后下）、夏枯草、赤芍各15克，川芎10克，山楂20克，加水煎2次，混合两次所煎取的药汁（约300毫升），备用。每日1剂，分上、下午服用，15日为1个疗程。⑤甲状腺功能亢进：珍珠母、生牡蛎、瓜蒌各30克，柴胡、黄药子各12克，白梅花6克，昆布15克，夏枯草24克，山慈菇、鸡内金各9克，水煎取药汁。每日1剂，4周为1个疗程，一般用药2个疗程。

牡 蛎 Mu Li

一、平抑肝阳药

别名 煅牡蛎。

来源 本品为牡蛎科动物长牡蛎*Ostrea gigas* Thunberg、大连湾牡蛎*Ostrea talienwhanensis* Crosse等的贝壳。

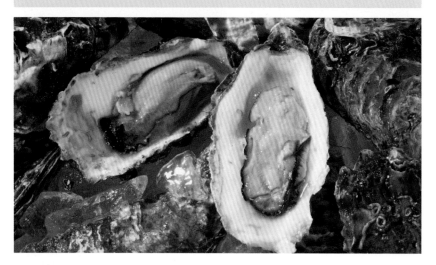

形态特征 长牡蛎：贝壳大型，坚厚，呈长条形，背腹几乎平行，一般壳长为壳高的3倍。左壳附着。右壳较平如盖，鳞片环生，呈波纹状，排列稀疏，层次甚少，壳面淡紫色、灰白色或黄褐色。壳内面瓷白色。闭壳肌痕马蹄形，棕黄色，位于壳的后部背侧。左壳凹下，鳞片较右壳粗大。肉质部软，鳃成直条状，不弯至背后角。大连湾牡蛎：贝壳大型，中等厚，前后延长，壳顶至后部渐扩张近似三角形。左壳附着。右壳壳表鳞片起伏呈水波状，不如近江牡蛎平伏，放射肋不明显。壳面淡黄色，壳内面白色。闭壳肌痕白色或紫色，位于背后方。肉质部延长形，鳃自前方延伸至后方中央，弯曲度小。

生境分布 长牡蛎栖息于从潮间带至低潮线以下10多米深的泥滩及泥沙质海底，大连湾牡蛎栖息于潮间带的蓄水池及低潮线以下20米左右的岩礁上，近江牡蛎生活于低潮线附近至水深7米左右的江河入海近处。分布于我国沿海地区。

采收加工 全年可采集。以冬、春两季产量最多。采得后，去肉取壳，洗净晒干。

饮片特征

牡蛎：本品为不规则碎片状。外面不平坦，呈凹凸鳞片状，黄白色、白色或淡紫色。内面光滑，乳白色，有光泽。断面不平坦，层状。质硬，气微，味微咸。

煅牡蛎：本品为不规则碎块，大小不一，青灰色，分层鳞片状，质疏松。有焦臭味，味咸。

性味归经	咸、涩，微寒。归肝、肾经。
功效主治	平肝潜阳，软坚散结，收敛固涩。本品质重微寒，味咸软坚，涩可固脱，故能平肝潜阳，软坚散结，收敛固涩。
药理作用	牡蛎所含钙盐有抗酸及轻度镇静、消炎的作用。
用量用法	煎服，10～30克。宜打碎先煎，除收敛固涩外，余皆生用。
使用注意	本品多服久服，易引起便秘和消化不良。

精选验方

①心脾气痛（气实有痰者）：牡蛎煅粉，酒服10克。②产后盗汗：牡蛎粉、麦麸（炒黄）各等份，每次5克，用猪肉汁调下。③小便频多：牡蛎250克，烧灰，小便3升，煎2升，分3服。④金疮出血：牡蛎粉外敷。⑤妊娠下肢抽筋疼痛：牡蛎（先煎）30克，当归身、炙甘草各9克，炒白芍、鸡血藤各15克，水煎服，每日1贴，连服3～5剂。⑥甲状腺功能亢进：生牡蛎、太子参各30克，麦冬、玄参各10克，生蛤壳、生地黄各15克，川石斛、浙贝母、夏枯草各12克，水煎取药汁。口服，每日1剂。⑦子宫脱垂：牡蛎12克，升麻6克。研末，装瓶备用。每日1剂，分2～3次空腹服用。⑧骨折：牡蛎、煅自然铜、金毛狗脊、龙骨各50克，骨碎补30克，龟板、鳖甲各20克。研为细末，装胶囊，每粒1.5克。每日3次，每次3粒。

代赭石 Dai Zhe Shi

一、平抑肝阳药

别名 赭石、生赭石、煅赭石。
来源 本品为三方晶系氧化物类矿物赤铁矿的矿石。分布于许多种矿床和岩石中。

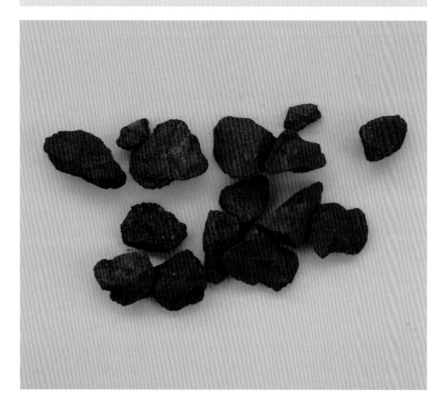

形态特征 本品为豆状、肾状、葡萄状集合体，多呈不规则的扁平块状，大小不一。暗棕红色或灰黑色，铁青色，多具金属光泽，也有暗淡或无光泽。一面多有圆形的突起，习称"钉头"。另一面与突起相对应处有同样大小的凹窝。体重，质硬，硬度5.5～6，比重5～5.3，条痕樱红色或棕红色。砸碎后断面显层叠状。气微，味淡。

生境分布 分布于许多种矿床和岩石中。分布于山西、河北、河南、山东等地。

采收加工 开采后，除去杂石泥土。

饮片特征

本品为不规则碎粒，大小不一。棕红色、深棕色或黑褐色，表面附有少量红色粉末，具乳头状突起，或有同样大小的凹窝。体重，断面显层叠状。气微，味淡。

性味归经	苦，寒。归肝、心经。
功效主治	平肝潜阳，重镇降逆，凉血止血。本品苦寒质重，清降镇潜，入心、肝走血分，故有平肝潜阳、重镇降逆、凉血止血之功。
药理作用	所含铁质能促进红细胞及血红蛋白的新生；对肠管有兴奋作用，使肠管蠕动亢进；对中枢神经有镇静作用；对离体蛙心有抑制作用。
用量用法	煎服，10～30克，宜打碎先煎。入丸、散，每次1～3克。生用降逆平肝；煅用止血。
使用注意	孕妇慎用。因含微量砷，故不宜长期服用。

精选验方

①**癫痫**：代赭石、赤石脂各50克，巴豆霜5克，杏仁20克，共研为细末，蜜丸如小豆粒大小。成人每服3粒，每日3次，饭后服。如无不良反应可增至5粒。②**食管癌**：代赭石（先煎）15克，姜半夏、陈皮、佛手、薤白头各10克，旋覆花12克，半枝莲、半边莲、藤梨根各30克，鲜竹沥1支，韭菜汁、生姜汁、蜜汁、梨汁各1匙，水煎取药汁。每日1剂，分2次服用，30剂为1个疗程。③**泛发性神经性皮炎**：代赭石、生地黄、磁石、生龙牡、熟地黄各15克，当归、白芍、何首乌各9克，紫贝齿、珍珠母各30克，水煎取药汁。口服，每日1剂。④**跖疣**：代赭石、灵磁石、生牡蛎各30克，当归、黄柏各6克，赤芍10克，水煎取药汁，分2次服用，每日1剂，10日为1个疗程。

玳 瑁 Dai Mao

一、平抑肝阳药

别名 明玳瑁、玳瑁片。
来源 本品为海龟科动物玳瑁*Eretmochelys imbricata*（L.）的背甲。

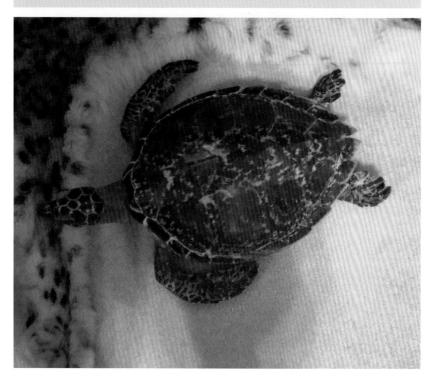

形态特征 体长可达1.6米。背及腹部均有坚硬的鳞甲。头部具前额鳞甲2对。鼻孔近于吻端。上须钩曲，嘴形似鹦鹉，颌缘锯齿状。背面鳞甲，早期呈覆瓦状排列，随年龄增长而变成平置排列，表面光泽，有褐色与浅黄色相间而成的花纹。中央为脊鳞甲5枚，两侧有肋鳞甲4对；缘鳞甲25枚，边缘呈锯齿状。腹面由13枚鳞甲组成，呈黄黑色。四肢均呈扁平叶状。前肢较大，具2爪，后肢只有1爪。尾短小，通常不露出甲外。

生境分布 分布于福建、台湾、海南岛、西沙群岛等地。为野生品种。采收加工后，除去杂石泥土。

采收加工 全年均可捕捉。捕得后，将其倒悬，用沸醋浇泼，其甲即能逐片剥下，去净残肉，洗净，干燥。

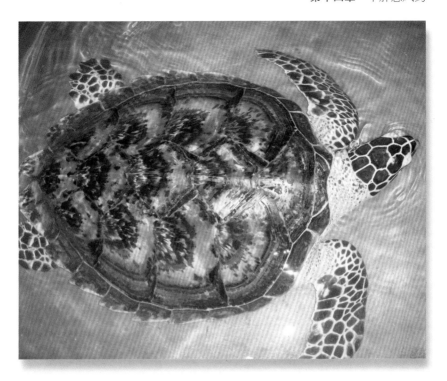

性味归经	甘、咸、寒。归心、肝经。
功效主治	平肝定惊，清热解毒。本品味甘咸性寒，咸寒清降，甘寒解毒，入心、肝二经，以平肝定惊、清心解毒，故有平肝定惊、清热解毒之功。
药理作用	对中枢神经、胃肠道系统具有活性作用。
用量用法	每次3～6克，入丸散。少煎服。也可磨汁冲服。
使用注意	本品甘寒，阳虚气虚，脾胃虚弱者慎用。

精选验方

①原发性血小板减少性紫癜：玳瑁、黄药子、山豆根、北黄芪、当归、茜草根、仙鹤草、鸡血藤、牡丹皮、土大黄、紫草、蒲草、川芎、赤芍、三七各适量，制成蜜丸，每丸重15克，每服1丸，每日3次。儿童酌减。②肝癌：与露蜂房、龟甲、海藻、鸦胆子、蟾酥等配用。

刺蒺藜 Ci Ji Li

一、平抑肝阳药

别名 蒺藜、白蒺藜、蒺藜子。
来源 本品为蒺藜科一年生或多年生草本植物蒺藜*Tribulus terrestris* L. 的成熟果实。

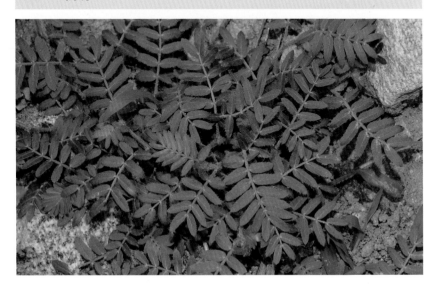

形态特征 一年生或多年生草本，全株密被灰白色柔毛。茎匍匐，由基部生出多数分枝，枝长30～60厘米，表面有纵纹。双数羽状复叶，对生，叶连柄长2.5～6厘米；托叶对生，形小，卵形至卵状披针形；小叶5～7对，具短柄或几无柄，小叶片长椭圆形，长5～16毫米，宽2～6毫米，先端短尖或急尖，基部常偏斜，上面仅中脉及边缘疏生细柔毛，下面毛较密。花单生叶腋间，直径8～20毫米，花梗丝状；萼片5，卵状披针形，边缘膜质透明；花瓣5，黄色，倒广卵形；花盘环状；雄蕊10，生于花盘基部，其中5枚较长且与花瓣对生，在基部的外侧各有1小腺体，花药椭圆形，花丝丝状；子房上位，卵形，通常5室，花柱短，圆柱形，柱头5，线形。果五角形，直径约1厘米，由5个果瓣组成，成熟时分离，每果瓣呈斧形，两端有硬尖刺各1对，先端隆起，具细短刺。每分果有种子2～3枚。花期5～7月，果期7～9月。

生境分布 生长于沙丘、路旁。分布于河南、河北、山东、安徽等地。

采收加工 秋季果实成熟时采割植株，晒干，打下果实，碾去硬刺，簸净杂质。

饮片特征

本品呈放射状五棱形。表面绿白色或灰白色，背部隆起，有许多网纹及小刺。质坚硬，破面可见白色而有油性的种仁。无臭，味苦、辛。

性味归经	苦、辛，平。归肝经。
功效主治	平肝疏肝，祛风明目。本品苦泄辛散，主入肝经，能平肝阳、解肝郁，兼能疏散肌肤及肝经风热，故有平肝疏肝、祛风明目之效。
药理作用	水浸剂及乙醇浸出液对麻醉动物有降压作用。煎剂有利尿作用。生物碱和水溶性部分能抑制大鼠小肠运动，对乙酰胆碱有拮抗作用，并能抑制金黄色葡萄球菌、大肠杆菌的生长。
用量用法	6~15克，煎服。外用：适量。
使用注意	孕妇慎用。

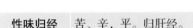

精选验方

①白癜风：刺蒺藜、补骨脂、白鲜皮、生地黄各15克，白芷、菟丝子、赤芍、防风各10克，僵蚕6克，红花6~10克，丹参15~20克，水煎服，每日或隔日1剂。②肝虚视物模糊：刺蒺藜、女贞子、枸杞子、生地黄、菊花各10克，水煎服，每日1剂。

罗布麻叶 Luo Bu Ma Ye

一、平抑肝阳药

别名 茶叶花、泽漆麻、野茶叶、红根草、野麻。
来源 本品为夹竹桃科多年生草本植物罗布麻*Apocynum venetum* L. 的叶。

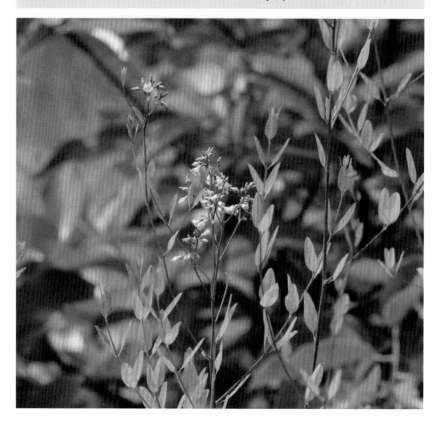

形态特征 半灌木，高1.5～4米，全株有白色乳汁，枝条常对生，无毛。紫红色或淡红色，背阴部分为绿色。叶对生，在中上部分枝处或互生。单歧聚伞花序顶生，花萼5深裂；花冠紫红色或粉红色，钟状，上部5裂，花冠内有明显三条紫红色脉纹，基部内侧有副花冠及花盘。蓇葖果长角状，叉生。种子多数，顶生一簇白色细长毛。花期6～8月，果期9～10月。

生境分布 生长于河岸、山沟、山坡的砂质地。分布于我国东北、西北、华北等地。

采收加工 夏季开花前采摘叶片，除去杂质，干燥。

饮片特征

本品多皱缩卷曲，有的破碎，完整者呈椭圆形或卵圆状披针形，灰绿色或淡绿色，先端钝，有小芒尖，基部钝圆或楔形，边缘具细齿，常反卷，两面无毛，叶脉于下表面突起，叶柄细。质脆。气微，味淡。

性味归经	甘、苦，凉。归肝经。
功效主治	平抑肝阳，清热，利尿。本品苦凉，清热降泄，入肝经能泻肝火平抑肝阳，其性清泄以清热利尿。
药理作用	罗布麻叶煎剂有降压作用、利尿作用和降血脂作用，也有一定的镇静、抗惊厥作用。
用量用法	3～15克，煎服或开水泡服。
使用注意	脾胃虚寒者，不宜长期服用。

精选验方

①**高血压**：罗布麻叶20克，开水泡，当茶饮用。②**急性肾炎高血压**：罗布麻、菊花各10克，沸水浸泡，每日1剂，分3～4次服。③**肝炎腹胀**：罗布麻、延胡索各10克，甜瓜蒂7.5克，公丁香5克，木香15克，共研末，每次2.5克，每日2次，开水送服。④**神经衰弱、眩晕、心悸、失眠**：罗布麻5～10克，开水冲泡当茶喝，不可煎煮。⑤**水肿**：罗布麻根20～25克，水煎服，每日2次。

芹菜 Qin Cai

一、平抑肝阳药

别名 旱芹、香芹、药芹。

来源 本品为伞形科植物旱芹 *Apium graveolens* L. 的全株。

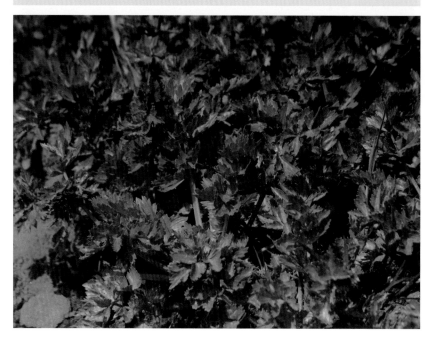

形态特征 一年或二年生草本，有强烈香气。茎圆柱形，高0.7～1米，上部分枝，有纵棱及节。根出叶丛生，单数羽状复叶，倒卵形至矩圆形，具柄，柄长36～45厘米，小叶2～3对，基部小叶柄最长，愈向上愈短，小叶长、宽均约5厘米，3裂，裂片三角状圆形或五角状圆形，尖端有时再3裂，边缘有粗齿；茎生叶为全裂的3小叶。复伞形花序侧生或顶生；无总苞及小总苞；伞辐7～16；花梗20余，花小，两性，萼齿不明显；花瓣5，白色，广卵形，先端内曲；雄蕊5，花药小，卵形；雌蕊1，子房下位，2室，花柱2，浅裂。双悬果近圆形至椭圆形，分果椭圆形，长约1.2毫米，具有5条明显的肋线，肋槽内含有1个油槽，二分果联合面近于平坦，也有2个油槽，分果有种子1粒。花期4月，果期6月。

生境分布 全国各地均有栽培，主产于河南、山东、河北等地。

采收加工 秋末采收，窖贮或阴干，切碎用。

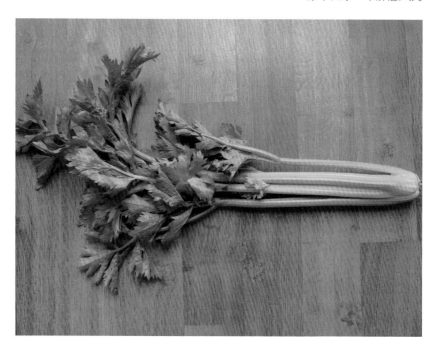

性味归经	甘、微苦，凉。归肝、胃经。
功效主治	清热平肝，利湿。
药理作用	挥发油能促进食欲，还有降压、镇静、抗惊厥及利尿作用。
用量用法	内服：煎服，10~15克，鲜品50~100克，或捣汁，入丸剂。外用：适量。
使用注意	脾胃虚弱、大便溏薄者不宜多食。

精选验方

①高血压：鲜芹菜250克，洗净，以沸开水烫约2分钟，切细捣绞汁，每次服1小杯，每日2次。②妇女月经不调、崩中带下，或小便出血：鲜芹菜30克，茜草6克，六月雪12克，水煎服。③妊娠合并高血压综合征：芹菜、向日葵叶各30克，夏枯草15克。水煎取汁，代茶饮。

羚羊角 Ling Yang Jiao

二、息风止痉药

别名 羚羊角粉、羚羊角片。
来源 本品为牛科动物赛加羚羊*Saiga tatarica* Linnaeus的角。

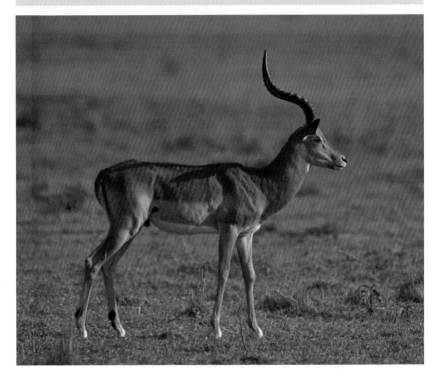

形态特征 体形中等，身长1~1.4米。肩高雄兽为70~83厘米，雌兽为63~74厘米。体重雄兽为37~60千克，雌兽为29~37千克。头大。鼻吻膨大，鼻孔也大，且能灵活伸缩和左右摆动。额前部分较隆突。眼大。耳短。四肢细小，蹄低而长。尾细短，下垂。雌兽有乳头4对。夏毛短而密，紧贴皮肤。全身呈棕黄色或栗色，脸面部较淡，背脊中央有狭长的一条呈肉桂色；颈下方、胸腹部及四肢内侧几乎呈白色。雄兽具角，长于眼眶之上，向后微倾。角基部为棕黄色，上部黄白色如蜡，表面约有20个轮脊，角上部至尖端处光滑无轮脊。雌兽无角，仅有短的突起。

生境分布 主要栖于半沙漠地区。分布于新疆、青海等地。

采收加工 全年均可捕捉，但以秋季猎取为佳。捕后锯取其角，晒干。

饮片特征

本品为纵向薄片，类白色或黄白色，表面光滑，半透明，有光泽。无臭，味淡。

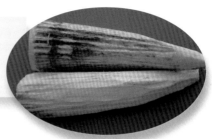

性味归经	咸，寒。归肝、心经。
功效主治	平肝息风，清肝明目，清热解毒。本品咸寒质重，入肝、心二经，善清肝火，息肝风，平肝阳，清肝明目。又能清心凉血，解毒定惊，故有平肝息风、清肝明目、清热解毒之效。
药理作用	羚羊角水煎剂和醇提液均可显著减少小鼠的自主活动，具有镇静和一定的抗惊厥作用。对人工发热家兔有明显的解热作用。静脉注射对麻醉猫有降压作用。此外，其外皮浸出液能增加小鼠耐缺氧能力，并有镇痛作用。
用量用法	煎服，1～3克，单煎2小时以上，取汁服。磨汁或研末服，每次0.3～0.6克。
使用注意	本品性寒，脾虚慢惊者忌用。

精选验方

①传染病高热（用于高热神昏、烦躁谵语、惊痫抽搐）：常与黄连、黄芩等组方使用。②面肌痉挛症辨证分型：以羚羊钩藤汤为主加减，每日1剂，煎汁分2次服。③面神经炎：羚羊角、地龙、赤芍、川乌、白薇、蜈蚣、川芎、红花、白芷各等份，水煎服。④头皮神经痛：羚羊角粉（调服）3克，生赭石（先煎）30克，栀子、夏枯草、丹皮、泽泻各10克，随证加味，每日1剂，分2次服。⑤脑血栓形成：羚羊角6克，朱砂、冰片各2克，琥珀4克，共研粉14克，每日1克，每日2次，20日为1个疗程。⑥小儿百日咳：羚羊角粉0.6克，黛蛤散（布包）15克，百部、秦皮、黄芩、天竺黄各10克，每日1剂，羚羊角粉分2次调服，并随证加减施治。⑦紫癜：羚羊角0.9～1.5克，栀子、生地黄、阿胶各12克，白芍、生黄柏、丹皮各9克，陈皮、黄连、甘草各6克，金银花18克，白茅根15克，每日1剂，分2～3次服，7～10日为1个疗程。⑧喉癌：羚羊角、紫雪散、生石膏、寒水石、升麻各30克，玄参、水牛角各60克，甘草20克，沉香、木香各15克。加工成细粉，半瓶备用。每日2次，每次3克。

牛 黄 Niu Huang

二、息风止痉药

别名 西黄、人工牛黄。
来源 本品为牛科动物牛*Bos taurus domesticus* Gmelin干燥的胆结石。即天然牛黄。

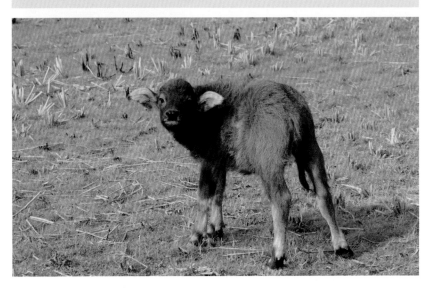

形态特征 体长1.5～2米，体重一般在250千克左右。体格强壮结实，头大，额广，鼻阔，口大。上唇上部有2个大鼻孔，其间皮肤硬而光滑，无毛，称为鼻镜。眼、耳都很大。头上有角1对，左右分开，角之长短、大小随品种而异，弯曲，无分枝，中空，内有骨质角髓。四肢匀称。4趾，均有蹄甲，其后方2趾不着地，称悬蹄。尾端具丛毛。毛色大部分为黄色，无杂毛掺混。

生境分布 分布我国西北、东北及河北等地。国外分布于南美洲（金山牛黄）及印度（印度牛黄）等地。由牛胆汁或猪胆汁经提取加工而制成者称人工牛黄。近年又试对活牛进行手术培育天然牛黄，即在牛胆囊内埋置黄核，注入非致病性大肠杆菌，使胆汁中成分在黄核上沉淀附着，形成结石，称人工天然牛黄。

采收加工 宰牛时，如发现胆囊、胆管或肝胆管中有牛黄，应立即滤去胆汁，将牛黄取出，除去外部薄膜，置阴凉处阴干，切忌风吹、日晒或火烘，以防破裂或变色。

饮片特征

本品为棕黄色或红棕色细粉。气清香，味微苦而后微甜。入口芳香清凉，嚼之不粘牙，可慢慢溶化。

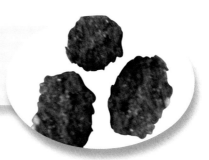

性味归经	苦，凉。归肝、心经。
功效主治	息风止痉，化痰开窍，清热解毒。本品苦凉，以清热解毒，气清香，入肝、心二经，能清肝、心之热，凉肝息风定惊，清心化痰开窍。
药理作用	牛黄有镇静和抗惊厥作用；对实验性发热动物有显著解热作用；有镇痛、抗炎、利胆和保肝作用；牛黄能和多种有机物结合成稳定化合物，而起解毒作用。
用量用法	入丸散，每次0.2～0.5克。外用：适量，研细末敷患处。
使用注意	非实热证不宜用，孕妇慎用。

精选验方

①**冠心病**：牛黄、熊胆、麝香、珍珠等药组成的活心丸，每次1丸，每日2次，2周为1个疗程。②**小儿高热惊厥**：以牛黄、麝香为主组成的牛黄千金散，用灯心草、薄荷、金银花煎汤冲服，每次0.3克。③**新生儿丹毒**：牛黄0.3克，绿豆衣0.5克，生甘草1.5克，双花3克，共研为细末，均分包装，每日1包，分2次服，7日服完。④**皮肤感染性炎症**：牛黄、雄黄、麝香、乳香、没药，每次1.5～3克，每日1～2次，小儿减半。⑤**复发性口腔溃疡**：用以牛黄、青黛为主的犀青散，每日0.3克，分3～4次局部外搽，3～5日为1个疗程。⑥**胃及十二指肠溃疡**：人工牛黄粉10克，珍珠粉、广木香各50克。研为极细末，装入胶囊中，每粒装0.5克，备服。饭前1小时用温开水送服，每次服2粒，每日3次。4周为1个疗程。⑦**肝癌**：牛黄、青黛各12克，菊花60克，紫金锭6克，共研为细末，装瓶备用。用时，取3克冲服，每日3次。⑧**银屑病**：牛黄400克，乌梢蛇300克，白花蛇、白扁豆、川贝、白鲜皮、山慈菇各100克。共研细末，过120目筛，加牛黄拌匀，备用。每次服用8克，每日3次，饭后15分钟冲服。

钩 藤 Gou Teng

二、息风止痉药

别名 双钩、嫩钩藤。

来源 本品为茜草科常绿木质藤本植物钩藤*Uncaria rhynchophylla* (Miq.) ex Havil 的干燥带钩茎枝。

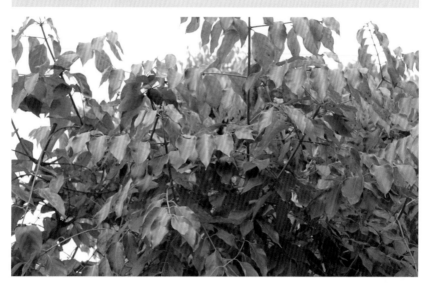

形态特征 钩藤为干燥的带钩茎枝，茎枝略呈方柱形，长约2厘米，直径约2毫米，表面红棕色或棕褐色，一端有一环状的茎节，稍突起，节上有对生的两个弯钩，形如船锚，尖端向内卷曲，也有单钩的，钩大小不一，基部稍圆，径2～3毫米，全体光滑，略可见纵纹理。质轻而坚，不易折断，断面外层呈棕红色，髓部呈淡黄色而疏松如海绵状。气无，味淡。以双钩形如锚状、茎细、钩结实、光滑、色红褐或紫褐者为佳。头状花序圆球形，单生叶腋，开花时直径4～4.5厘米，花序柄长3.5～6.5厘米，有褐黄色粗毛；花淡黄色，长约1.6厘米，萼管长，5裂；花冠管状漏斗形，5裂。裂片覆瓦状排列；雄蕊5；子房下位，纺锤形，2室。蒴果有长柄，纺锤形，长1～1.5厘米，有粗毛。花期6～7月，果期10～11月。

生境分布 生长于灌木林或杂木林中。分布于广西、江西、湖南、浙江、广东、四川等长江以南地区。

采收加工 春、秋两季采收带钩的嫩枝，剪去无钩的藤茎，晒干。或先置锅内蒸片刻，或于沸水中略烫后再取出晒干。

饮片特征

本品呈不规则段状。茎节上有一对或单个向下弯曲的钩，表面红棕色或棕褐色，切面黄棕色，髓黄白色或中空。无臭，味淡。

性味归经	甘，微寒。归肝、心包经。
功效主治	息风止痉，清热平肝。本品味甘微寒，轻清疏泄，清肝火、平肝阳，息肝风、止痉挛，有良好的息风止痉作用。
药理作用	煎剂及提取物均有明显的降压作用，且无快速耐受现象。煎剂有镇静和抗惊厥作用。钩藤乙醇浸膏能制止豚鼠癫痫的发作。
用量用法	煎服，10～15克，宜后下。其有效成分钩藤碱加热后易被破坏，故不宜久煎。一般以煎煮10～20分钟以内为宜。
使用注意	无风热及实热者应慎用。

精选验方

①**小儿惊热**：钩藤50克，硝石25克，甘草0.5克（炙微赤，锉），捣细，罗为散，每次2克，以温水调下，每日3～4次。②**胎动不安**：钩藤、桔梗、人参、茯神、当归、桑寄生各5克，水煎服。③**高血压**：钩藤12克，菊花、桑叶、夏枯草各10克，水煎服。④**三叉神经痛**：钩藤、地龙各24克，白芷10克，秦艽、丹参各15克，川芎9克，僵蚕、木瓜、大枣各12克，全蝎6克，白芍20克，水煎服。⑤**便秘**：钩藤、茯苓、橘红、伏龙肝各9克，炙甘草6克，水煎取药汁。口服，每日1剂。⑥**癫痫经常发作**：钩藤、天麻、远志、菖蒲各6克，太子参、茯苓、生麦芽、生牡蛎、生白芍各9克，炙甘草3克，水煎取药汁。口服。

天麻 Tian Ma

别名 冬麻、明天麻。

来源 本品为兰科植物天麻*Gastrodia elata* Bl. 的干燥块茎。

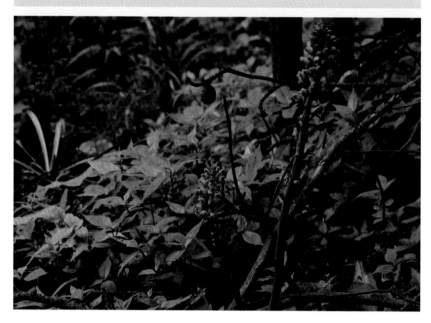

形态特征 多年生寄生植物。寄主为密环菌，以密环菌的菌丝或菌丝的分泌物为营养源。块茎横生，椭圆形或卵圆形，肉质。茎单一，直立，黄红色。叶退化成膜质鳞片状，互生，下部鞘状抱茎。总状花序顶生；苞片膜质，披针形或狭叶披针形，具细脉。花淡绿黄色或橙红色，花被下部合生成歪壶状，顶端5裂；唇瓣高于花被管2/3，能育冠状雄蕊1枚，着生于雄蕊上端，子房柄扭转。蒴果长圆形或倒卵形。种子多而极小，呈粉末状。花、果期5～7月。

生境分布 生长于腐殖质较多而湿润的林下，向阳灌木丛及草坡也有。分布于四川、云南、贵州等地。

采收加工 冬、春两季采挖。冬采者名"冬麻"，质量优良；春采者名"春麻"，质量逊于冬麻。采挖后除去地上茎及须根，洗净泥土，用清水泡，及时擦去粗皮，随即放入清水或白矾水中浸泡，再水煮或蒸，至中心无白点时为度，取出干燥。

饮片特征

本品为类长圆形或不规则形的薄片。外表面黄白色至淡棕黄色，边缘具纵裂纹。切面黄白色至淡棕色，角质样，半透明。质坚脆。气微，味甘。

性味归经	甘，平。归肝经。
功效主治	息风止痉，平抑肝阳，祛风通络。本品甘缓质润，能缓肝急而平抑肝阳、息风止痉；又能祛风通络。
药理作用	有镇静，抗惊厥，镇痛，降压作用，能增强免疫力及耐缺氧能力。
用量用法	3～10克，煎服。研末吞服，每次1～1.5克。
使用注意	津液衰少，血虚、阴虚者慎用天麻；不可与御风草根同用，否则有令人肠结的危险。

精选验方

①**头晕、肢体疼痛、皮肤瘙痒、偏头痛等**：天麻9克，川芎6克，水煎2次，药液混合，早晚服用，每日1次。②**风湿痹、四肢拘挛**：天麻25克，川芎100克，共研为末，炼蜜做成丸子，如芡子大，每次嚼服1丸，饭后茶或酒送下。③**半身不遂、风湿痹痛、坐骨神经痛、慢性腰腿痛**：天麻、杜仲、牛膝各30克，枸杞50克，羌活20克，切片放烧酒中，浸泡7日，每次服1小盅，每日2～3次。④**中风所致的半身不遂**：天麻9克，当归36克，全蝎去尾7.5克。共研极细末，备用。用时取药末6克，煎汤服，每日2次。⑤**高血压病、眩晕、失眠**：天麻、黄芩、川牛膝各15克，钩藤、桑寄生、杜仲、益母草、夜交藤各20克，石决明25克，栀子10克，水煎服。⑥**小儿高热惊厥**：天麻、全蝎各5克，桑叶15克，菊花10克，钩藤20克，水煎服。

地 龙 Di Long

二、息风止痉药

别名 蚯蚓、广地龙、沪地龙、土地龙。

来源 本品为巨蚓科动物参环毛蚓*Pheretima aspergillum* (E. Perrier)、通俗环毛蚓*Pheretima vulgaris* Chen、威廉环毛蚓*Pheretima guillelmi* (Michaelsen) 或栉盲环毛蚓*Pheretima pectinifera* Michaelsen的全体。

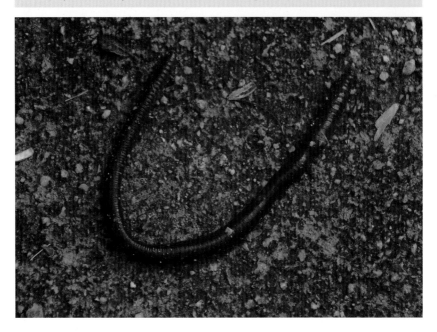

形态特征 参环毛蚓：体较大，长110～380毫米，宽5～12毫米。体背部灰紫色，腹面稍淡。前端较尖，后端较圆，长圆柱形。头部退化，口位在体前端。全体由100多个体节组成。每节有一环刚毛，刚毛圈稍白。第14～16节结构特殊，形成环带，无刚毛。雌性生殖孔1个位于第14节腹面正中，雄性生殖也有1对位于第18节腹面两侧，受精囊孔3对位于6～7，7～8，8～9节间。

生境分布 前一种习称"广地龙"，生长于潮湿、疏松的泥土中，行运迟缓。分布于广东、广西、福建等地；后三种习称"沪地龙"，生活于潮湿多有机物处。分布于上海一带。

采收加工 广地龙春季至秋季捕捉，沪地龙夏季捕捉，捕得后及时剖开腹部，除去内脏及泥沙，洗净，晒干或低温干燥；土地龙夏秋季捕捉，捕得后用草木灰呛死，洗去灰，晒干或低温干燥。

饮片特征

广地龙：本品为薄片状小段，边缘略卷，具环节。背部棕褐色至紫灰色，腹部浅黄棕色，生殖环带较光亮。体轻，略呈革质，质韧不易折断。气腥，味微咸。

土地龙：本品呈弯曲的圆柱形，长5~10厘米，直径3~7毫米。环带多不明显，黄色至灰棕色，不平直。质轻而脆，断面肉薄，常附泥土。

性味归经	咸，寒。归肝、脾、膀胱经。
功效主治	清热息风，平喘，通络，利尿。
药理作用	地龙热浸剂、乙醇浸剂对麻醉动物和高血压模型动物均有明显的降压作用；对白鼠和家兔均有镇静和抗惊厥作用；所含次黄嘌呤能抗组织胺，明显舒张支气管；其水溶性提取物，具有良好的退热作用，有效成分主要为蚯蚓解热碱。此外，还有抗血栓形成，抗心律失常、收缩血管、兴奋子宫及肠道平滑肌以及杀精子等作用。
用量用法	煎服，5~15克，鲜品10~20克。研末吞服，每次1~2克。外用：适量。
使用注意	脾胃久虚及血虚无瘀或出血者慎服。地龙有毒，有溶血作用，内服过量可产生毒副反应。

精选验方

①**头痛**：地龙、野菊花各15克，白僵蚕10克，水煎服，每日2次。②**婴幼儿抽搐**：地龙5~10条，捣烂如泥，加少许盐，搽囟门。③**神经性皮炎**：地龙、当归、苦参、乌梢蛇各15克，刺蒺藜、焦山楂、冬凌草、制首乌、生地黄各30克，川芎、苍术、红花各10克，黄芩20克，水煎取药汁，每日1剂，分2次服用。④**毛细支气管炎**：地龙、黄芩、全虫、川贝母、白术各7克，胆南星、甘草各5克，水煎取药汁。每日1剂，分3次服用。⑤**冠心病、心绞痛**：地龙、黄芪、丹参、赤芍、郁金、当归、麦冬、桃仁、红花、川芎各10克，水煎取药汁。每日1剂，分2次服用。连续服用3个月为1个疗程。

全 蝎 Quan xie

二、息风止痉药

别名	蝎尾、全虫、淡全蝎、咸全蝎。
来源	本品为钳蝎科动物东亚钳蝎*Buthus martensii* Karsch的干燥体。如单用尾，名蝎尾。

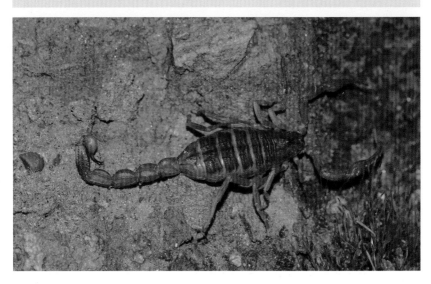

形态特征 钳蝎体长约6厘米，分为头胸部及腹部。头胸部较短，7节，分节不明显，背面覆有头胸甲，前端两侧各有1团单眼，头胸甲背部中央处，另有1对，如复眼。头部有附肢2对，1对为钳角，甚小；1对为强大的脚须，形如蟹螯。胸部有步足4对，每足分为7节，末端各有钩爪2枚。腹部甚长，分前腹及后腹两部，前腹部宽广，共有7节，第1节腹面有一生殖厣，内有生殖孔；第2节腹面有1对栉板，上有齿16～25个；第3～6节的腹面，各有孔1对。后腹部细长，分为5节和1节尾刺，后腹部各节皆有颗粒排列而成的纵棱数条；尾刺呈钩状，上屈，内有毒腺。卵胎生。

生境分布 生长于阴暗潮湿处。分布于河南、山东、湖北、安徽等地。

采收加工 野生蝎春末至秋初均可捕捉。清明至谷雨捕捉者，称为"春蝎"，此时未食泥土，品质较佳；夏季产者称为"伏蝎"，产量较多，因已食泥土，品质较次。饲养蝎一般在秋季，隔年收捕1次。捕得后，先浸入清水中，待其吐出泥土，置沸水或沸盐水中，煮至全身僵硬，捞出，置通风处，阴干。

饮片特征

头胸部与浅腹部呈扁平长椭圆形，后腹部呈尾状，皱缩弯曲。头胸部呈绿褐色，前面有 1 对短小的螯肢及 1 对较长的钳状脚须，背面覆有梯形被甲，腹面有足 4 对，均有 7 节，末端各具 2 爪钩；前腹部有 7 节组成。气微腥，味咸。

性味归经	辛，平；有毒。归肝经。
功效主治	息风止痉，解毒散结，通络止痛。本品属虫类药，味辛善走窜行散，既能搜外风，又可息内风；通经络，散结以止痛；以毒攻毒，故有息风止痉、解毒散结、通络止痛之功。
药理作用	有抗惊厥、降压、抗癌等作用。所含蝎毒，毒性较剧，主要危害是使呼吸麻痹。
用量用法	煎服，2~5克。研末吞服，每次0.6~1克。外用：适量。传统认为，蝎尾效佳，故单用蝎尾，用量为全蝎的1／3。
使用注意	本品有毒，中毒剂量为30~60克，故内服最大用量不宜超过30克。血虚生风者及孕妇慎用。

精选验方

①**风牙疼痛**：全蝎3个，蜂房10克，炒研，擦牙。②**关节疼痛、筋节挛疼**：全蝎7个（炒），麝香0.2克，研匀，空腹，温酒调服。③**偏头痛**：全蝎、藿香、麻黄、细辛各等份，共研细末，每次3克，开水送服。④**痈疮肿毒**：全蝎、栀子各10克，麻油煎黑去滓，入黄蜡，化成膏敷之。⑤**阴囊湿疹成疮**：全蝎、延胡索、杜仲（炒）各15克，水煎服。⑥**乳腺小叶增生**：全蝎2克，夹于馒头或糕点中食之，每日1次，7日为1个疗程。⑦**面神经麻痹**：全蝎、制白附、蜈蚣、钩藤、白芷各20克。共研细粉，每服10克，每日2次。⑧**小儿急惊风**：全蝎、蜈蚣各等量，共研细面，每服1~1.5克。⑨**颈淋巴结结核**：全蝎、蜈蚣各1条，烤干研粉，每日1剂，分3次服。

蜈 蚣 Wu Gong

别名 天龙、百脚。

来源 本品为蜈蚣科动物少棘巨蜈蚣*Scolopendra subspinipes* mutilans L. Koch
的干燥体。

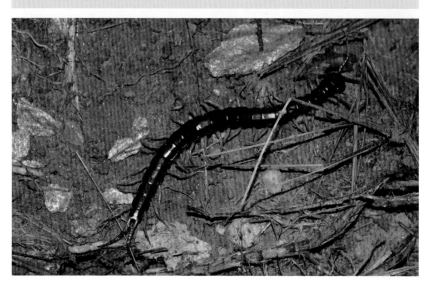

形态特征 少棘巨蜈蚣体形扁平而长，全体由22个同型环节构成，长6～16
厘米，宽5～11毫米，头部红褐色；头板近圆形，前端较窄而突出，长约为
第一背板的2倍。头板和第一背板为金黄色，生触角1对，17节，基部6节少
毛。单眼4对；头部的腹面有颚肢1对，上有毒钩；颚肢底节内侧有1距形突
起，上具4枚小齿，颚肢齿板前端也具小齿5枚。身体自第2背板起为墨绿
色，末板黄褐色。背板自2～19节各有2条不显著的纵沟，第2、4、6、9、
11、13、15、17、19各节之背板较短；腹板及步肢均为淡黄色，步肢21对，
足端黑色，尖端爪状；末对附肢基侧板端有2尖棘，同肢前腿节腹面外侧有2
棘，内侧1棘，背面内侧1～3棘。

生境分布 生长于山坡、田野、路边或杂草丛生的地方，或栖息在井沿、
柴堆以及砖瓦缝隙间，特别喜欢阴湿、陈旧的地面。分布于江苏、浙江、湖
北、湖南、河南、陕西等地。

采收加工 春、夏两季捕捉，用竹片插入头尾，绷直晒干；或先用沸水烫
过，然后晒干或烘干。

饮片特征

本品呈扁长形。头部红褐色，背部棕绿色或墨绿色，有光泽，腹部棕黄色或黄色。质脆，具有特殊的刺鼻腥气，味辛而咸。

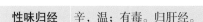

性味归经	辛，温；有毒。归肝经。
功效主治	息风止痉，解毒散结，通络止痛。本品辛散善行、搜风通络、息风止痉等与全蝎之功用类似，而效力更强。
药理作用	有抗惊厥、镇静及降压作用。有抑制肿瘤细胞作用。试管内对多种皮肤真菌有抑制作用。
用量用法	1～3克，煎服。研末吞服，每次0.6～1克。外用：适量，研末或油浸涂患处。
使用注意	本品有毒，用量不宜过大。孕妇忌用。

精选验方

①**小儿秃疮**：大蜈蚣1条，盐1分，入油内浸7日。取油搽之。②**痔疮**：蜈蚣2条，装入洗净的一段鸡肠内，放旧瓦片上焙干，研细末，分成8份，每日早、晚各1次，黄酒冲服。③**骨结核**：蜈蚣、全蝎各40克，土鳖虫50克，研细，分40等份，每日2份，20日为1个疗程。④**小儿惊风**：蜈蚣、全蝎各等份，研细末，每次1～1.5克，每日2次。⑤**慢性溃疡、疖肿、外伤感染**：活蜈蚣两条，浸于100克菜油中，时间越长越好。外搽患部，每日1次。⑥**面神经麻痹**：蜈蚣1条，用瓦焙干研粉，加甘草粉5克，分成2包。每日服2次，每次服1～2包，用温开水或用钩藤、南蛇藤各25克煎水送服。⑦**小儿惊风抽搐**：蜈蚣、僵蚕、全蝎、朱砂、钩藤各等量，共研细末。每服2.5～5克，每日2～3次。

僵 蚕 Jiang Can

别名 僵虫、姜虫、天虫、白僵蚕、制僵蚕。

来源 本品为蚕蛾科昆虫家蚕*Bombyx mori* Linnaeus的幼虫在未吐丝前，因感染白僵菌而致死的干燥体。

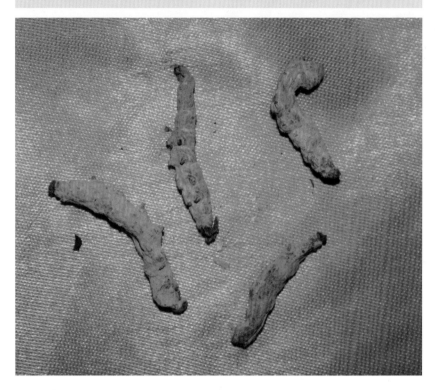

形态特征 家蚕，雌、雄蛾全身均密被白色鳞片。体长1.6～2.3厘米。翅展3.9～4.3厘米。体翅黄白色至灰白色。前翅外缘顶角后方向内凹切，各横线色稍暗，不甚明显，端线与翅脉灰褐色，后翅较前翅色淡，边缘有鳞毛稍长。雌蛾腹部肥硕，末端钝圆；雄蛾腹部狭窄，末端稍尖。幼虫即家蚕，体色灰白至白色，胸部第2、3节稍见膨大，有皱纹。腹部第8节背面有一尾角。

生境分布 分布于浙江、江苏、四川等养蚕区。

采收加工 多于春、秋两季生产，收集病死的僵蚕，倒入石灰中拌匀，吸去水分，晒干或焙干。

饮片特征

白僵蚕：略呈圆柱形，多弯曲皱缩。表面灰黄色，被有白色粉霜状的气生菌丝和分生孢子。头部较圆，足8对，体节明显，尾部略呈二分歧状。质硬而脆，易折断，断面平坦，外层白色，中间有亮棕色或黑色的丝腺环4个。气微腥，味微咸。

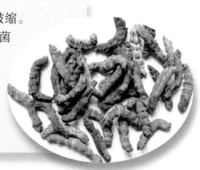

性味归经	咸、辛，平。归肝、肺经。
功效主治	息风止痉，祛风止痛，化痰散结。本品味咸软坚，味辛行散，平而偏寒；入肝、肺二经，息内外风，宣散风热，兼能化痰，故有息风止痉、祛风止痛、化痰散结之功。
药理作用	有催眠、抗惊厥作用，能增强机体防御能力和调解功能，有抑菌作用，有降胆固醇作用。
用量用法	3～10克，煎服。散剂，每次1～1.5克。一般制用。生用，散风热。
使用注意	血虚无风者慎服。

精选验方

①**肠息肉**：白僵蚕、乌梅肉各25克，将乌梅肉炒焦，白僵蚕炒黄色，共轧细面，用蜂蜜500克炼为丸5克重，每次1丸，空腹服，每日3次，白开水冲下。②**重舌**：僵蚕适量研粉，少许吹入舌根，每日3次。③**乙型脑炎后口吃**：僵蚕、蝉蜕、防风、钩藤、天竺黄、炒瓜蒌皮、生石膏、白薇组方，每日1剂，水煎分2次服。④**三叉神经痛**：僵蚕、白附子、川芎、白芷、全蝎各适量，每日2次，每次2克，热酒调服，10日为1个疗程，一般需2～3个疗程。⑤**坐骨神经痛**：僵蚕、茯苓、地龙、当归尾、南星、法半夏、陈皮、乳香等各适量，每日1剂，二煎混合药液，分2次服。⑥**高脂血症**：僵蚕末，每次3克，每日3次，2个月为1个疗程。⑦**缺乳症**：僵蚕6克，黑芝麻、红糖各30克，僵蚕研细，芝麻捣碎，加红糖混匀，杯内倒入沸水，加盖，待10分钟，1次顿服，每日1次，空腹时用。⑧**小儿惊风**：僵蚕、全蝎各5克，桑叶、菊花各10克，菖蒲4克，天麻7.5克，水煎服。

螳 螂 Tang Lang

二、息风止痉药

别名 刀螂，大刀螂，祷告虫，草猴子。
来源 本品为螳螂科昆虫大刀螂*Tenodera sinensis* Saussure及小刀螂*Statilia maculata* (Thunberg)的全虫。

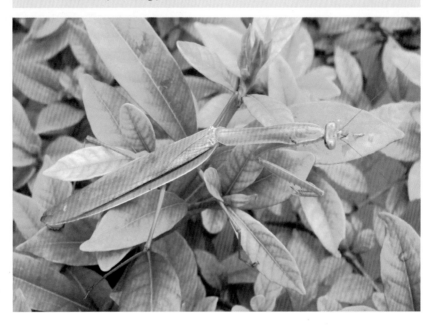

形态特征 大刀螂：体形较大，呈黄褐色或绿色，长约7厘米。头部三角形。前胸背板、肩部较发达。后部至前肢基部稍宽。前胸细长，侧缘有细齿排列。中纵沟两旁有细小的疣状突起，其后方有细齿，但不甚清晰。前翅革质，前缘带绿色，末端有较明显的褐色翅脉；后翅比前翅稍长，向后略微伸出，有深浅不等的黑褐色斑点散布其间。雌性腹部特别膨大。小刀螂：螳螂科，体形大小中等，长4.8～9.5厘米，色灰褐至暗褐，有黑褐色不规则的刻点散布其间。头部稍大，呈三角形。前胸背细长，侧缘细齿排列明显。侧角部的齿稍特殊。前翅革质，末端钝圆，带黄褐色或红褐色，有污黄斑点。后翅翅脉为暗褐色。前胸足腿节内侧基部及胫节内侧中部各有一大形黑色斑纹。

生境分布 全国大部分地区均有分布。

采收加工 夏、秋两捕捉。烫死，干燥。

饮片特征

本品多为干瘪的虫体，长4～8厘米，黑褐色或黄棕色。头部三角形，复眼1对，单眼3个，呈倒三角形排列于两触间上方；前胸背侧缘具细齿。翅、足多残缺不全。体轻、质脆、易碎。气微，味微咸、涩。

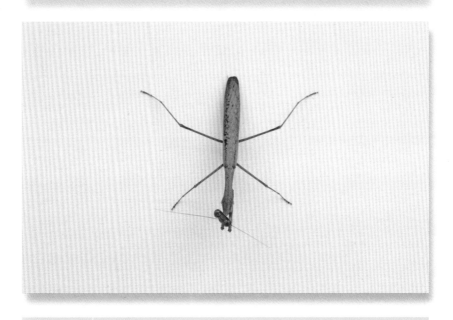

性味归经	甘、咸，平。归肝、心经。
功效主治	息风定惊，解毒消肿。
药理作用	本品有抗利尿及敛汗作用。磷脂有减轻动脉粥样硬化作用，并能促进红细胞发育和细胞膜合成。
用量用法	一至数枚，内服，入丸、散。外用：适量，研末吹喉或调敷。
使用注意	本品助阳固涩，故阴虚多火、膀胱有热而小便频数者忌用。血热无瘀者慎用。

精选验方

①**小儿遗尿**：螳螂研末，米汤送服。②**风疹瘙痒**：螳螂研为末，内服。③**风疮瘾疹**：螳螂研末服。④**痔疮**：烧螳螂（褐色者）服之。⑤**脚气**（痹、水脚气）：取螳螂体部，以饭粒捣和，包裹腿脚患处。

蚱 蝉 Zha Chan

二、息风止痉药

别名	鸣蜩、马蜩、蝒、鸣蝉、秋蝉、蜘蟟、蚱蟟、知了。
来源	本品为蝉科昆虫黑蚱*Cryptotympana pustulata* Fabricius的全虫。

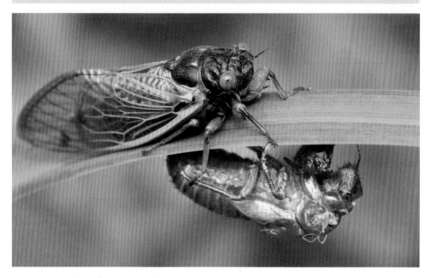

形态特征 黑蚱,雄虫体长而宽大,长4.4～4.8厘米,翅展12.5厘米,雌虫稍短;黑色,有光泽。头部横宽,中央向下凹陷,颜面顶端及侧缘呈淡黄褐色。复眼1对,大而横宽,呈淡黄褐色;单眼3个,位于复眼中央,排列呈三角形。触角短小,位于复眼前方。前胸背板两侧边缘略扩大,中胸背板有2个隐约的中央线状淡赤褐色的锥形斑。翅2对,透明有反光,翅脉明显,前缘淡黄褐色,翅基室1/3为黑色,亚前缘室呈黑色,并有一淡黄褐色斑点。后翅基部2/5为黑色。雄虫具鸣器,雌虫则无。足3对,淡黄褐色,腿节上的条纹、胫节基部及端部均黑色。腹部各节黑色,末端略尖,呈钝角。雄虫腹盖发达,不及腹部的一半,外缘呈弧形隆起;腹盖的外缘与后缘、各腹节的后缘以及分布在腹面分散的点,均为淡黄褐色。雌虫腹盖不发达,产卵器显著。生活史长,一个世代要经12～13年。若虫进入土内,吸取树根汁液,经几次蜕皮羽化为成虫。

生境分布 成虫多栖于柳、枫杨及苹果、梨、桃、杏等阔叶树木上。全国大部分地区均有分布。

采收加工 6～7月间捕捉,捕得后蒸死,晒干。

饮片特征

本品呈长圆形，长4～4.5厘米，宽1.8～2厘米。表面大部分黑色，腹面各部边缘呈淡黄褐色，有光泽。头部宽扁，复眼1对，椭圆状球形，黄褐色，半透明。胸背部具膜质翅，透明，翅脉淡黄褐色，多已破碎。胸腹部上端具足3对，多断落。雄虫下端有1对心形鸣器，雌虫无鸣器，腹部较小，有产卵器。尾端呈三角形钝尖，背部和腹部具环节。体轻，质脆。气微腥，味淡。

性味归经	咸、甘，寒。归脾、肝经。
功效主治	清热，息风，定惊，除疳。
用量用法	煎服，1～3个，或入丸、散。

精选验方

①**小儿风热惊悸**：蚱蝉（去翅、足，微炒）、麦门冬（去心，焙）、茯神各25克，龙齿（细研）、人参（去芦头）、钩藤各3分，牛黄2钱（细研），蛇蜕皮5寸（烧灰），杏仁2分（汤浸，去皮、尖、双仁，麸炒微黄）。捣罗为散。每服以新汲水调下0.5钱，以小儿体重，加减服之。②**小儿初生百日内发痫**：蚱蝉（煅）、赤芍药各3分，黄芩2分。为末。水一小盏，煎至5分，去滓服。③**诸风痫、胸中痰盛**：干蚱蝉7枚（微炙），白藓皮1两，钩藤、细辛（去土）、川芎（锉，微炙）、天麻、牛黄（别研）各1分，蛇蜕5寸（炙令黄）。上捣罗为末，同牛黄拌匀。每服1钱，水8分，入人参、薄荷各少许，煎五分，去滓，稍热服。④**小儿天钓，眼目搐上，筋脉急**：蚱蝉1分（微炒），干蝎7枚（生用），牛黄1分（细研），雄黄1分（细研）。上药细研为散。不计时候，以薄荷汤调下一字，以小儿体重加减服。⑤**乳汁不足**：蚱蝉3个，猪脚1个，煮烂食服。

蜗 牛 Wo Niu

别名 蜗蝼牛、天螺蛳、里牛、瓜牛。
来源 本品为蜗牛科动物蜗牛*Eulota similaris* Ferussac及其同科近缘种的全体。

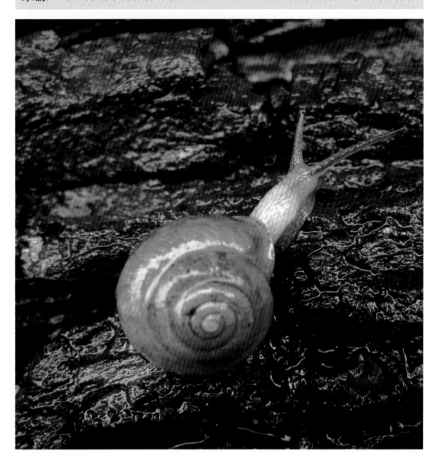

形态特征 蜗牛的整个躯体包括眼、口、足、壳、触角等部分，身背螺旋形的贝壳，蜗牛的眼睛长在触角上。颜色大小不一，它们的贝壳有宝塔形、陀螺形、圆锥形、球形、烟斗形等等。目前国内养殖的白玉蜗牛、盖罩大蜗牛、散大蜗牛、亮大蜗牛、褐云玛瑙蜗牛等都有自己独特的外形。

生境分布 全国大部分地区有分布，多见于田野及阴湿处。

采收加工 夏季捕捉，捕得后用沸水烫死，晒干。

饮片特征

干燥的蜗牛，全体已缩入螺壳内。螺壳直径约1厘米，外面灰褐色，有光泽，质脆易碎。破碎后，内部为乳白色。以完整不破碎、干净无泥者为佳。

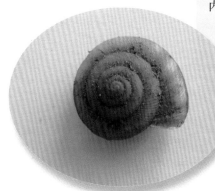

性味归经	咸，寒。归肝、膀胱、胃、大肠经。
功效主治	清热息风，解毒消肿。本品咸寒清肝热、解热毒，故有息风止痉，解毒消肿之功。
用量用法	30～60克，煎服，也可捣汁或焙干研末服。外用：适量。
使用注意	非热盛惊痫者不宜用。

精选验方

①**小便不通**：用蜗牛捣烂贴脐下，以手摩擦，加麝香少许更好。②**虫牙作痛**：用蜗牛壳30个烧过，研为末，每日擦痛处。③**痔疮肿痛**：用蜗牛浸油涂搽，或烧过研末敷涂。又方：用蜗牛1个，加麝香少许，装碗中，次日取碗中液汁涂搽。④**背疮初起**：有活蜗牛200个，加水1碗，封瓶中一夜，取涎水调蛤粉敷疮上。每日十多次，热痛渐止，疮也渐愈。⑤**瘰疬已溃**：用蜗牛烧研，加轻粉少许，调猪脊髓涂搽。⑥**喉痹肿塞**：用蜗牛棉裹，水浸，放口中含咽，不久即通。⑦**耳腮痄肿及喉部诸肿**：用蜗牛同面研末敷涂。⑧**脉管炎**：活蜗牛适量。洗净，连同壳捣烂如泥状，平敷于溃烂面上，并以湿纱布盖之。每日换药1次。

山羊角 Shan Yang Jiao

二、息风止痉药

来源 本品为牛科动物青羊*Naemorhedus goral* Hardwicke的角。

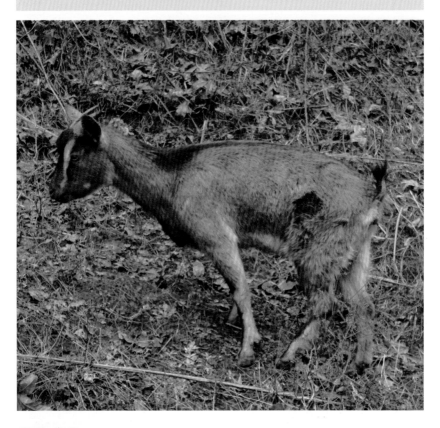

形态特征 青羊，体长0.9～1.1米，尾长13～17厘米，重约30千克。四肢短、蹄狭窄。眶下腺退化，有足腺，无鼠蹊腺。雌雄皆有角，角短而直，斜向后上方伸出，二角基部很靠近，尖端略向下弯。余部角有环棱。一般身体色为灰棕色，个体有差异或呈深灰或为棕褐色。喉部后方有一白斑。四肢、腹部、尾几同身色。

生境分布 全栖息于海拔较高的山林中，多在阳坡活动。居洞或岩石下，以草、树枝叶等为食。分布于东北及内蒙古、河北、陕西等地。

采收加工 捕得后，锯取羊角，干燥。

饮片特征

本品为不规则形的块片，黄白色或灰黑色，具细密纵行条纹。质坚韧。气微。

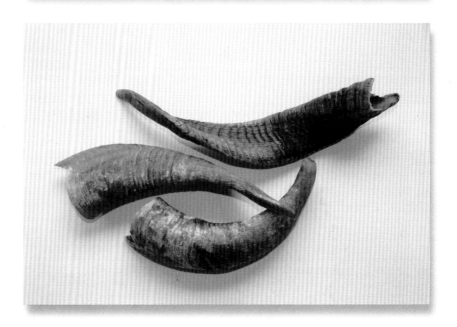

性味归经	甘，凉。归心、肝经。
功效主治	息风平肝，清肝明目。治小儿惊痫、头痛、产后腹痛、经痛。
药理作用	其注射液解热作用类似羚羊角，镇静作用强于羚羊角；其水煎剂对流感病毒有抑制作用。
用量用法	3～6克，磨粉或烧焦研末。

精选验方

①**舌生芒刺**：山羊角30克，钩藤9克，冰糖适量。放入砂锅内，加适量清水，煎水服。每日1剂，连服4～5剂。②**小儿惊痫**：山羊角，烧焦研末，每次1.5克，每日2次。

马宝 Ma Bao

二、息风止痉药

别名 马粪石、马结石。
来源 本品为马科动物马*Equus caballus*（L.）胃肠道中所生的结石。

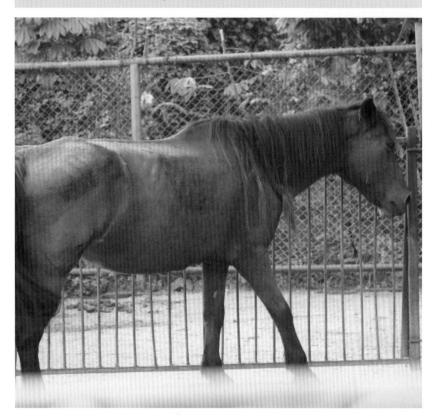

形态特征 马的体格高大，骨骼肌发达，四肢强劲有力。体高1.27～1.60米，体重225～773千克。雌雄差异很大。马头面部狭长，耳小而尖，直立。鼻宽，眼大。从头顶起沿颈背至肩胛，具有长毛（即鬃毛）。两耳间垂向额部的长毛称门鬃。身体余部皆被短而均匀的毛。我国马的品种较多，有蒙古、河曲、伊犁、三河、黑河等种，因品种不同，身体大小、毛色也有差异，主要毛色有青毛、花毛、黑毛、栗毛等。

生境分布 主产于河北、内蒙古、东北、新疆、甘肃、西藏等牧区。

采收加工 当宰杀病马时，取出结石，用清水洗净，晾干。

饮片特征

　　本品呈球形、卵圆形或扁圆形，大小不一，直径6~20厘米，重250~2500克，但也有小如豆粒者。表面灰色、青灰色或油棕色，光滑，略有光泽或附有杂乱的细草纹。质坚体重，断面可见明显的同心层纹，中心部位常有金属或其他粒状异物，无气味或微有腥臭。

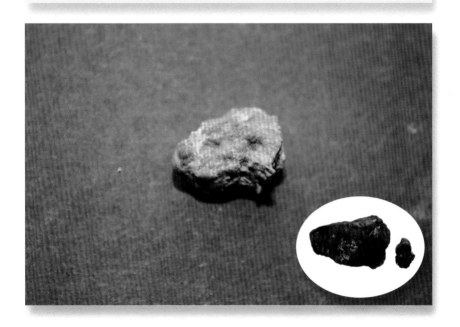

性味归经	甘、咸，凉。归肝、心经。
功效主治	清热化痰，镇惊安神。主治癫痫，小儿抽搐，痈肿疮毒。
用量用法	研末服，0.6~1.5克。不入煎剂。
使用注意	中寒痰湿者忌用。

精选验方

　　①**癫痫、小儿抽搐**：马宝20克、朱砂10克，天竺黄、僵蚕、全蝎各15克，茯苓、半夏、远志、石菖蒲、龙齿各20克，白术、川贝各25克，共研细粉，每次服10克，每日3次。②**肺结核**：马宝、百部各6克，白及12克，共研细末，每次1.5~3克，每日3次。③**小儿癫痫、妇女癔症、惊厥**：马宝0.3~0.6克（小儿酌减），研细末，每日2~3次，凉开水送服。

狗 宝 *Gou Bao*

二、息风止痉药

别名 狗结石。
来源 本品为犬科动物狗 *Canis familiaris* L. 的胃中结石。

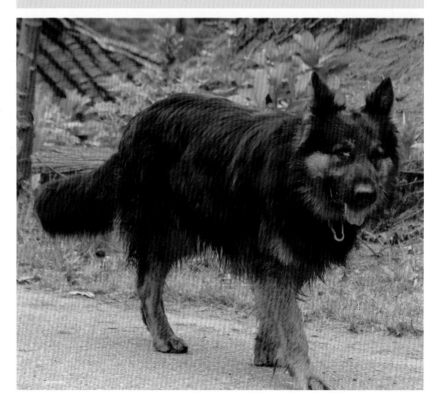

形态特征 家狗，狗是家畜之一。体形大小毛色因品种不同而异，一般的狗，体格匀称。鼻吻部较长，眼呈卵圆形，两耳或坚或垂。四肢科健，前肢5趾，后肢4趾。具爪，但爪不能伸缩。尾呈环形或镰刀形。狗为肉食性动物，因长期驯化的结果，已变为杂食性动物，其嗅觉与听觉都很灵敏，记忆力很强，奔跑迅速。

生境分布 狗的繁殖每年1～2次，仔数因品种而有所不同。一般2～3只，多至12只。主产于内蒙古、西藏、新疆、河北等地。

采收加工 将狗杀死后，剖腹开胃，如发现有狗宝时，即用刀割取，除净皮膜及肉等，洗净，阴干。

饮片特征

本品呈圆球状，大小不等。外表面灰黑色或灰白色，略有光泽。质重。断面有同心环状层纹。气微腥，味微苦。

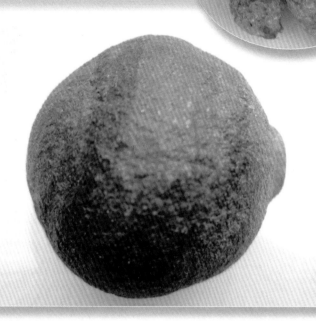

性味归经	甘、咸，平。归脾、胃、心经。
功效主治	降气止逆，解毒消肿。
用量用法	研末，0.9~1.5克，或入丸、散。
使用注意	脾胃虚弱、气血衰少者慎服。

精选验方

①**男子肾虚腰痛、女子带下崩漏：**干狗肾焙燥研末，每日5~10克，温酒送服，连服10日。②**老年人体虚、怕冷、腰腿疲软：**干狗肾研末，每日3~5克，开水送服，连服7日。③**痈疽疮疡：**狗宝1.5克，蜂房3克，水煎，每日2次。④**噎食病数月不愈者：**狗宝为末，每服0.3克，以威灵仙60克，盐6克，捣如泥，浆水150毫升，搅匀，去滓调服，每日2次。

蜘 蛛 Zhi Zhu

二、息风止痉药

别名 网虫、扁蛛、园蛛、八脚蟵、喜子、波丝。
来源 本品为圆网蛛科动物大腹圆网蛛*Aranea ventricosa* (L. koch) 等的全虫。

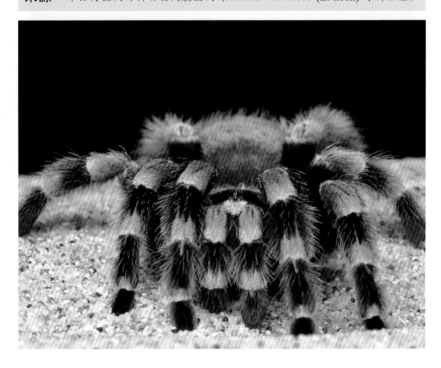

形态特征 体圆形或椭圆形，头胸部被有背甲1枚，无分节状态。口小，适于吮吸；单眼4对，位于头胸部背面的前端参差排列。下有附肢6对。第1对为钳角，似大颚，呈单螯状，内通毒腺；第2对为脚须，似触角，而雄性则末端膨大成交配器；其他4对均为步足，各由7节组成，其跗节末端有钩爪2枚，中间丛生细毛，有吸附作用。腹部圆大而软，与头胸部相连处，缢缩成细腰；前腹面中央有生殖孔，并有生殖板覆盖；其两侧有肺囊的气孔1对；后腹面有时有气管的气孔1对或合而为一；腹面后端有肛门；其前方有疣状的小突起3对，即纺锤突，尖端有孔，内通纺绩腺，能分泌一种黏液，凝结成丝而结网。

生境分布 全国大部分地区均有分布。

采收加工 夏、秋两季捕捉，入沸水烫死，取出，晒干或烘干。

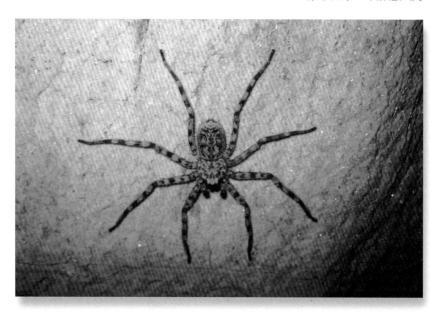

性味归经	苦，寒。有毒，归肝经。
功效主治	祛风解痉，解毒消肿。主治狐疝偏坠，中风口歪，小儿慢惊、口噤，疳积；疔肿、瘰疬、疮疡、蜈蚣、蜂、蝎螯伤。
用量用法	内服：入丸、散。外用：焙干研末撒，捣汁涂或调敷。
使用注意	本品有毒，内服不宜过量，以免引起中毒。

精选验方

①**便毒初起**：大黑蜘蛛1枚。研烂，热酒一碗，搅服，不退再服。②**吹奶疼痛**：蜘蛛1枚。面裹烧存性，为末，酒服。③**恶疮**：蜘蛛晒干，研末，入轻粉，麻油调涂。④**鼻息肉**：蜘蛛、红糖各适量。共捣烂，涂鼻息肉上。⑤**卒脱肛**：烧蜘蛛为灰末，敷肛。⑥**慢性睾丸、疝气**：蜘蛛（新瓦焙黄）研粉、肉桂各5克，每次0.5～1克，开水送服，每日2～3次。⑦**小儿疳积**：活蜘蛛1个，鸡蛋1个，将鸡蛋顶端打一小洞塞入蜘蛛，棉纸封固，再用黄泥包围，放入炭火中烧熟去泥，先服蜘蛛，后服鸡蛋，每3日服1个。⑧**淋巴结核**：活蜘蛛、活蜈蚣各数只，菜油浸泡20余日，外擦患处。⑨**癣**：活蜘蛛压破，涂患处。⑩**狐臭**：活蜘蛛数只，黄泥包，烧存性去泥研粉，加入密陀僧或轻粉适量，扑擦腋部，每日2～3次。

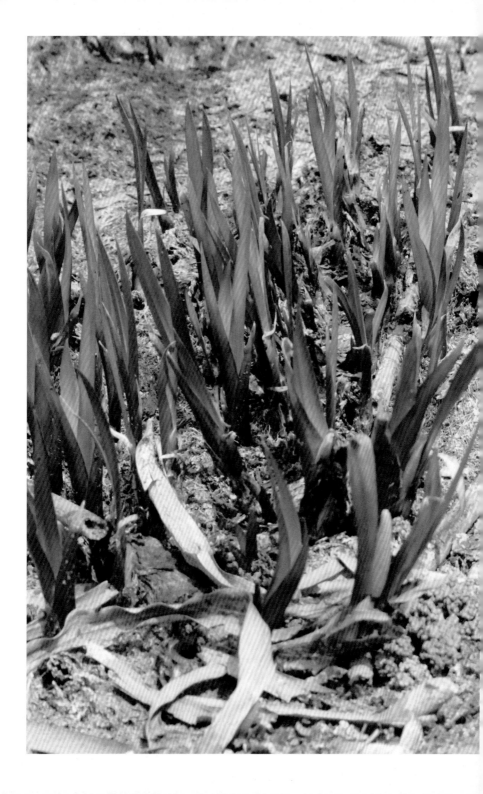

第十五章 开窍药

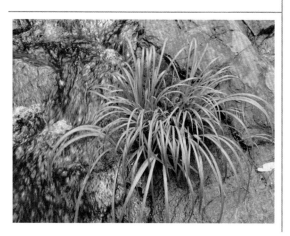

麝 香 She Xiang

别名	当门子、元寸香。
来源	本品为鹿科动物林麝*Moschus berezovskii* Flerov、马麝*Moschus sifanicus* Przewalski或原麝*Moschus moschiferus* Linnaeus成熟雄体香囊中的干燥分泌物。

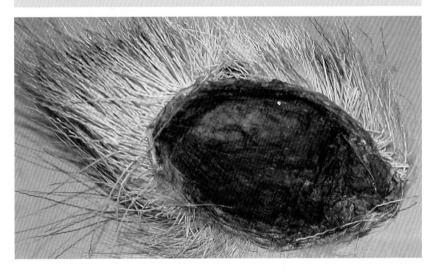

形态特征 体形小，长65~95厘米，体重8~13千克。体毛粗硬，曲折如波浪状，易折断。雌雄均无角。耳长直立，上部圆形。眼大，吻端裸露，无眶下腺，雄兽上犬齿发达，露出唇外，向下微曲。四肢细长，后肢较前肢长；主蹄狭尖，侧蹄显著，尾短，雄兽有香腺囊，囊内分泌麝香，外部略隆起；香囊外毛细短，稀疏，皮肤外裸，囊的外皮中央有两小口，在前面的为香囊口，在后面的为尿道，口外都有细毛一撮。体毛深棕色，体背体侧较深，腹毛较淡，下颌白色，颈两侧各有白色毛延至腋下，呈两条白带纹，颈背、体背有土黄色斑点，排列成四、五纵行，在腰及臀部两侧的斑点，明显而密集。

生境分布 栖息于多岩石的针叶林和针、阔混交林中。分布于四川、西藏、云南、陕西、内蒙古等地。

采收加工 野麝多在冬季至次春猎取，猎获后，割取香囊，阴干，习称"毛壳麝香"；剖开香囊，除去囊壳，习称"麝香仁"。家麝直接从其香囊中取出麝香仁，阴干或用干燥器密闭干燥。

饮片特征

麝香仁：野生者质软，油润，疏松；其中不规则圆球形或颗粒状者习称"当门子"，表面多呈紫黑色，油润光亮，微有麻纹，断面深棕色或黄棕色；粉末状者多呈棕褐色或黄棕色，并有少量脱落的内层皮膜和细毛。饲养麝香仁呈颗粒状、短条形或不规则的团块；表面不平，紫黑色或深棕色，显油性，微有光泽，并有少量毛和脱落的内层皮膜。气香浓烈而特异，味微辣、微苦。

性味归经	辛，温。归心、脾经。
功效主治	开窍醒神，活血通经，消肿止痛，催产。主治中风、痰厥、窍闭神昏等。
药理作用	对中枢神经系统的影响：小剂量麝香及麝香酮对中枢神经系统呈兴奋作用，大量则可抑制。可以显著地减轻脑水肿，增强中枢神经系统对缺氧的耐受性，改善脑循环。麝香还具有神经胶质成熟因子样作用。
用量用法	0.03～0.1克，入丸、散服，不入煎剂。外用：0.3～0.6克，研末入药膏中敷贴。
使用注意	孕妇及虚脱者禁用。

精选验方

①昏迷不醒：麝香0.03克，大葱适量，切碎，用纱布包裹，将麝香放脐窝内，将大葱放在脐上，温敷。②腹痛：麝香0.03克，放入脐窝内，用小茴香21克，饱姜15克，吴茱萸12克，共研粗末，用烧酒调和，纱布包好，放在脐上，用艾柱或艾条灸。③脉管炎：麝香0.65克，白胡椒10克，香油120克。将香油倒入锅内，以小火烧至油沸，放入白胡椒炸至微黄色，然后将油倒入放有麝香的瓷罐内，密封，药油即成。以药棉球蘸药油少许涂敷患处，然后盖上纱布，用胶布固定。每日换1次，7～10日为1个疗程。④毛囊炎：麝香、肉桂、胡椒各3克，雄黄30克，共研极细末，装瓶备用。用时，取药末掺在膏药内，外敷。

苏合香 Su He Xiang

别名 苏合香油。

来源 本品为金缕梅科乔木苏合香树*Liquidambar orientalis* Mill. 的树干渗出的香树脂，经加工精制而成。

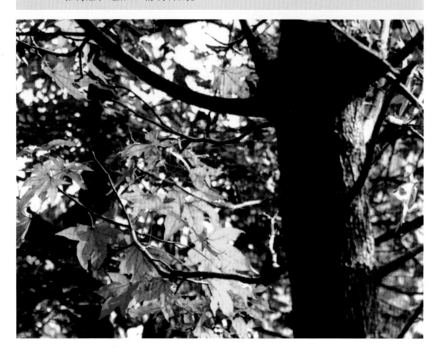

形态特征 苏合香树为乔木，高10～15米。叶互生，具长柄，叶片掌状，多为3～5裂，裂片卵形或长方卵形，边缘有锯齿；花单性，雌雄花序常并生于叶腋，小花多数集成圆头状花序，黄绿色；雄花的圆头状花序呈总状排列，花有小苞片，无花被，雄蕊多数，花丝短；雌花序单生，总花梗下垂，花被细小，雌蕊由多心皮合成，子房半下位，2室。果序球形，直径约2.5厘米，由多数蒴果聚生，蒴果先端喙状，熟时顶端开裂，种子1或2粒。

生境分布 喜生长于湿润肥沃的土壤。分布于印度、土耳其等地，我国广西有栽培。

采收加工 初夏时将树皮击伤或割破，深达木部，使香树脂渗入树皮内。至秋季剥下树皮，榨取香树脂，即为普通苏合香。如将其溶解于酒精中，过滤，蒸去酒精，则为精制苏合香。

饮片特征

本品为半流动性的浓稠液体。棕黄色或暗棕色，半透明。质黏稠。气芳香。

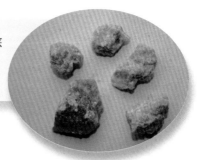

性味归经	辛，温。归心、脾经。
功效主治	开窍醒神，辟秽止痛。本品辛香气烈，较诸香为甚，性温无毒，善开窍逐秽，与麝香功用相似。凡一切中风、中痰、中气而卒然昏厥的危证皆可用此开之。本品多入复方，单用者罕见。
药理作用	有抗菌、抗炎作用，并能抗血小板聚集，明显增加实验性心肌梗死犬的冠窦血流量，减慢心率，降低心肌耗氧量。苏冰滴丸具有显著的抗心肌缺血的效果，对于游泳应激及垂体后叶素所致小鼠心肌缺血性超微结构改变有明显的保护效果，并能对抗垂体后叶素所致心肌营养性血容量的降低，对抗去甲肾上腺素所致的主动脉收缩。
用量用法	0.3～1克，宜入丸、散服，不入煎剂。
使用注意	热闭及虚脱之证不宜使用。

精选验方

①**小儿喘息：**苏合香丸，每服1/3丸，每日2次。②**冠心病、心绞痛：**多用复方制剂如冠心苏合丸、苏冰滴丸等，对解除胸闷、缓解心绞痛，改善心电图有一定疗效。苏冰滴丸在发病时立即含服1～2粒，能迅速缓解症状。③**胆道蛔虫症：**苏合香丸，每服1丸，每日2～3次，若呕吐服药困难者，可配合爱茂尔肌肉注射。④**寒气犯胃呃逆症：**苏合香丸，每服1丸，每日3次。⑤**三叉神经痛：**苏合香丸，每服1丸，每日2次，连服5日。⑥**双眼挤动症：**苏合香丸，以菊花10克，荆芥穗5克，煎汤送服，每次2/3丸，每日2次，服1周后，症状明显减轻，双眼挤动次数减为每分钟12次，连服9日。⑦**卒大腹水病：**真苏合香、水银、白粉等份。蜜丸，服如大豆二丸，日三，当下水。节饮，好自养。⑧**冻疮：**苏合香溶解于酒精中涂敷之。

冰 片 Bing Pian

别名 片脑、梅片、龙脑香、龙脑冰片。

来源 本品为龙脑香科乔木龙脑香*Dryobalanops aromatica* Gacrtn. f. 树脂的加工品，或龙脑香的树干经蒸馏冷却而得的结晶，称"龙脑冰片"，也称"梅片"。

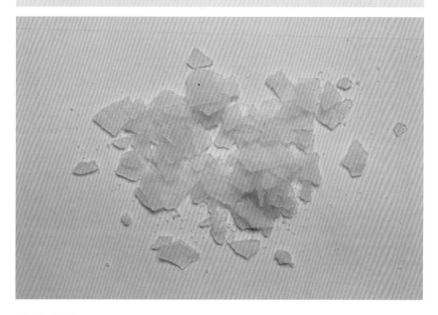

形态特征 龙脑香，常绿乔木，高达5米，光滑无毛，树皮有凹入的裂缝，外有坚硬的龙脑结晶。叶互生，革质；叶柄粗壮；叶片卵圆形，先端尖；基部钝圆形或阔楔形，全缘，两面无毛，有光泽，主脉明显，侧脉羽状，先端在近叶缘处相连。圆锥状花序，着生于枝上部的叶腋间，花两性，整齐；花托肉质，微凹；花萼5，覆瓦状排列，花后继续生长；花瓣5，白色；雄蕊多数，离生，花药线状，药室内向，边缘开裂，药隔延长呈尖尾状，花丝短；雌蕊1，由3心皮组成，子房上位，中轴胎座，3室，每室有胚珠2枚，花柱丝状。干果卵圆形，果皮革质，不裂，花托呈壳斗状，边缘有5片翼状宿存花萼。种子1~2枚，具胚乳。

生境分布 生长于热带雨林。龙脑香分布于东南亚地区。

采收加工 龙脑冰片是从龙脑树干的裂缝处采取干燥的树脂，或砍下树枝、树干，切成碎片，用水蒸气蒸馏升华，冷却后即成结晶而得。

饮片特征

本品为无色透明或白色半透明的片状松脆结晶；气清香，味辛、凉；具挥发性，点燃则发生浓烟，并有带光的火焰。

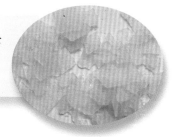

性味归经	辛、苦，微寒。归心、脾、肺经。
功效主治	开窍醒神，清热止痛。本品辛散苦泄，芳香走窜，性寒能清散郁热，有类似麝香的开窍醒神作用，但药力较逊，可以作为麝香辅助药。外用清热解毒力强。
药理作用	局部应用对感觉神经有轻微刺激，有一定止痛及温和的防腐作用；对中、晚期妊娠小鼠有引产作用；对葡萄球菌、链球菌、肺炎双球菌、大肠杆菌及部分致病性皮肤真菌等有抑制作用。
用量用法	0.03～0.1克，入丸、散，不入煎剂。外用：适量，研末干掺或调敷。
使用注意	孕妇慎服。忌见火与高热。

精选验方

①**头晕**：以神门、脑、心、交感等耳穴为主，每次选双耳的2～3穴，取米粒大小冰片用胶布贴于新选穴位上，3日更换1次，4次为1个疗程。
②**中耳炎、外耳道炎和耳部湿疹、耳道流脓、流水者**：冰片1份，枯矾10份，或再加入硼砂，拭净耳脓后吹入耳内。③**过敏性鼻炎**：冰片2克，氯苯那敏0.4克，共研极细末，取少许，用一侧鼻孔猛吸一下，另一鼻再吸入等量，每日2～3次。④**肛裂**：冰片、煅龙骨各6克，朱砂7.5克，煅甘石60克，煅石膏135克，均研细末与360克凡士林混合搅拌，加适量麻油调成软膏（生肌膏）。局部用红汞消毒后，用探针挑适量生肌膏搽满肛裂面，然后用干棉球覆盖，借探针把部分棉球推入肛内，最后用纱布盖于肛门口，胶布固定。上药12小时内控制大便，次日排便后用高锰酸钾溶液坐浴后再换药，一般需上药3～5次。⑤**咽喉炎、扁桃体炎、白喉、小儿鹅口疮、口腔炎、咽喉口舌肿痛**：冰片1.2克，硼砂、玄明粉各15克，朱砂1.8克，各研极细末，和匀，用瓶密贮，用吹药器喷于患部，每日数次。⑥**神经性耳鸣**：冰片1克，石菖蒲2克，麝香0.5克。石菖蒲研为细末，与冰片、麝香一起用细布包扎。将药包塞入一耳内，双耳交替塞，鸣止即取出。

菖 蒲 Chang Pu

别名 臭菖蒲、水菖蒲、泥菖蒲、大叶菖蒲、白菖蒲。
来源 本品为天南星科植物水菖蒲*Acorus calamus* L.的干燥根茎。

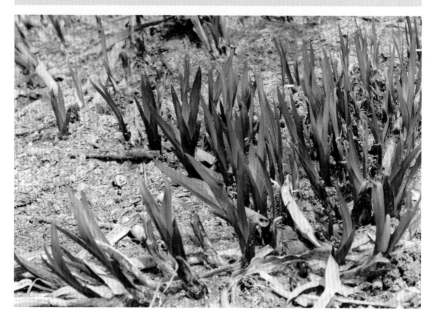

形态特征 多年水生草本植物。有香气，根状茎横走，粗壮，稍扁，直径0.5～2厘米，有多数不定根（须根）。叶基生，叶片剑状线形，长50～120厘米，或更长，中部宽1～3厘米，叶基部呈鞘状，生抱茎，中部以下渐尖，中助脉明显，两侧均隆起，每侧有3～5条平行脉；叶基部有膜质叶鞘，后脱落。花茎基生出，扁三棱形，长20～50厘米，叶状佛焰苞长20～40厘米。肉穗花序直立或斜向上生长，圆柱形，黄绿色，长4～9毫米，直径6～12厘米；花两性，密集生长，花被片6枚，条形，长2.5毫米，宽1毫米；雄蕊6枚，稍长于花被，花丝扁平，花药淡黄色；子房长圆柱形，长3毫米，直径1.2毫米，顶端圆锥状，花柱短，胚珠多数。浆果红色，长圆形，有种子1～4粒。花期6～9月，果期8～10月。

生境分布 生长于海拔2600米以下的水边、沼泽湿地或湖泊浮岛上。南北两半球的温带、亚热带都有分布。原产于中国、日本，北美也有分布。

采收加工 8～9月采挖根茎，除去茎叶及细根，晒干。

饮片特征

本品呈类圆形或椭圆形片状，周边淡黄棕色或暗棕褐色。切面类白色或淡棕色，呈海绵状，有一明显环纹，具筋脉点和小孔。气香特异，味微辛。

性味归经	辛、苦，温。归心、肝、胃经。
功效主治	化痰开窍，除湿健胃，杀虫止痒。主治痰厥昏迷、中风、癫痫、惊悸健忘、耳鸣耳聋、食积腹痛、痢疾泄泻、风湿疼痛、湿疹、疥疮。
药理作用	水菖蒲挥发油（AC–E）对组胺和乙酰胆碱混合液喷雾吸入引起的哮喘发作有良好的平喘作用。水菖蒲水浸剂对堇色毛癣菌、同心性癣菌、星形奴卡菌有不同程度抑制作用。提取挥发油后的水煎剂对金黄色葡萄球菌和肺炎链球菌也有较强抑制作用。
用量用法	内服：煎汤3~6克，或入丸、散。外用：适量，水洗或研末调敷。
使用注意	阴虚阳亢、汗多、精滑者慎服。

精选验方

心气虚弱、血不养心所致之失眠： 菖蒲、茯神、远志（炙）各24克，酒地黄120克，桂圆肉、当归、黄芪各60克，白术45克，川芎、枣仁、杭白芍、党参、甘草各30克。研为细末，炼蜜为丸，或每丸重9克。每日服3次，每次1丸，开水送下。

石菖蒲 Shi Chang Pu

别名 菖蒲、鲜菖蒲。

来源 本品为天南星科多年生草本植物石菖蒲*Acorus tatarinowii* Schott的干燥根茎。

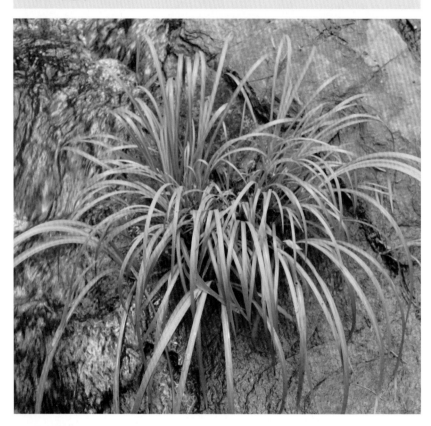

形态特征 多年生草本。根茎横卧，具分枝，因而植株呈丛生状，分枝常被纤维状宿存叶基。叶根生，剑状线形，无中脉，平行脉多数，稍隆起。花茎扁三棱形，肉穗花序圆柱状，佛焰苞片叶状，较短，为肉穗花序长的1～2倍，花黄绿色。浆果倒卵形。花、果期2～6月。

生境分布 生长于阴湿环境，在郁密度较大的树下也能生长。分布于四川、浙江、江苏等地。

采收加工 秋、冬两季采挖，除去叶、须根及泥沙，晒干。

饮片特征

本品为类圆形或椭圆形薄片，直径0.3～1厘米。外表皮灰棕色至暗棕色，有的可见细纵皱纹、节痕、毛状的残留叶基或圆点状根痕。切面类白色，环纹明显，有众多筋脉小点及淡棕色油点。质坚。断面纤维性。气芳香，味苦、微辛。

性味归经	辛、苦，温。归心、胃经。
功效主治	开窍宁神，化湿和胃。本品辛开苦燥温通，芳香走窜，不但有开窍宁心安神之功，且兼具化湿、豁痰、辟秽之效。
药理作用	有抗电惊厥、抗戊四氮阵挛性惊厥的作用。对离体豚鼠气管、回肠有解痉作用，并有提高小鼠记忆的作用。
用量用法	5～10克，煎服。鲜品加倍。外用：适量。
使用注意	凡阴亏血虚及精滑多汗者不宜用。

精选验方

①**产后崩中、下血不止**：石菖蒲50克，酒2盏，煎取1盏，去滓分3服，食前温服。②**病后耳聋**：生石菖蒲汁适量，滴入耳中。③**阴汗湿痒**：石菖蒲、蛇床子各等份，为末，日搽2～3次。④**跌打损伤**：石菖蒲鲜根适量，甜酒糟少许，捣烂外敷。⑤**中暑腹痛**：石菖蒲根15～25克。磨水顿服。

安息香 An Xi Xiang

别名 安息香。

来源 本品为安息香科乔木白花树*Styrax tonkinensis* (Pierre) Craib ex Hart. 的干燥树脂。

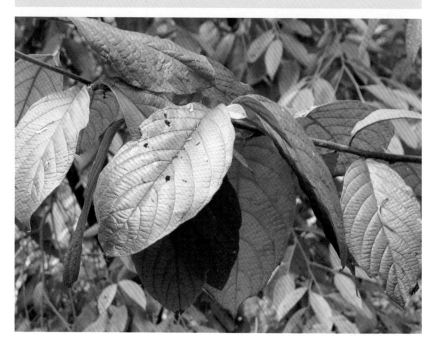

形态特征 乔木，高10～20米。树皮绿棕色，嫩枝被棕色星状毛。叶互生，长卵形，长达11厘米，宽达4.5厘米，叶缘具不规则齿牙，上面稍有光泽，下面密被白色短星状毛；叶柄长约1厘米。总状或圆锥花序腋生及顶生，被毡毛；苞片小，早落；花萼短钟形，5浅齿；花冠5深裂，裂片披针形，长约为萼筒的3倍；花萼及花瓣外面被银白色丝状毛，内面棕红色；雄蕊8～10，花药线形，2室；子房上位，卵形，密被白色茸毛，下部2～3室，上部单室，花柱细长，棕红色。果实扁球形，长约2厘米，灰棕色。种子坚果状，红棕色，具6浅色纵纹。花期4～6月，果期8～10月。

生境分布 分布于越南、老挝及泰国等地，我国云南、广西也产。

采收加工 树干经自然损伤或夏、秋两季割裂树干，收集流出的树脂，阴干。

饮片特征

本品为不规则的小块，稍扁平，常黏结成团块。表面橙黄色，具蜡样光泽（自然出脂），或为不规则的圆柱状、扁平块状。表面灰白色至淡黄白色（人工割脂）。质脆，易碎，断面平坦，白色，放置后逐渐变为淡黄棕色至红棕色，加热则软化熔融。气芳香，味微辛，嚼之有沙粒感。

性味归经	辛、苦，平。归心、脾经。
功效主治	开窍醒神，行气活血，止痛。本品气味芳香、辛温行散，走窜。入心经可芳香开窍醒神，走脾经可避秽解毒而安中行气。此外，本品辛散温通，气血同治，行气活血而止痛。
药理作用	安息香酊为刺激性祛痰药，置入热水中吸收其蒸气，则能直接刺激呼吸道黏膜而增加其分泌，可用于支气管炎以促进痰液排出，还可外用作局部防腐剂。
用量用法	0.6~1.5克，多入丸、散服。
使用注意	阴虚火旺者慎服。

精选验方

①**黄疸**：安息香1支，瓜蒂10克，共捣一处。用草纸卷成卷，用火点着熏鼻，如系阴黄再加台麝少许。②**腰肌劳损**：安息香、杜仲、徐长卿、卷柏、牛膝各10克，玄胡索15克，马钱子6克（有毒，慎用），七叶一枝花8克。先将马钱子用麻油炸黄，研细末。其他药合研为细末，与马钱子混匀后过80目筛，装瓶备用。温开水冲服，每次3克，每日2次。12日为1个疗程。

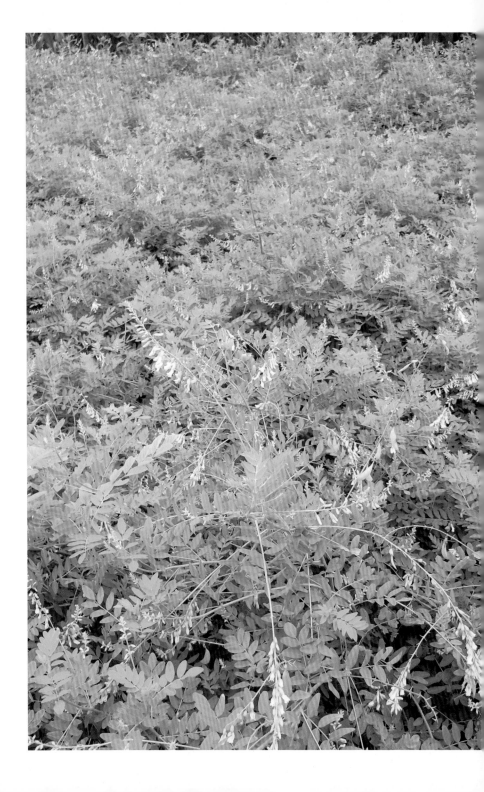

第十六章 补虚药

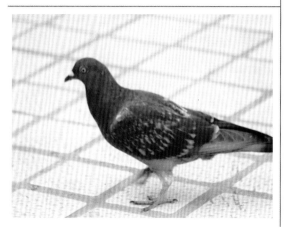

人参 Ren Shen

别名 红参、参须、生晒参、边条参、白糖参、人参水子（鲜品）。
来源 本品为五加科植物人参*Panax ginseng* C. A. Mey.的干燥根。

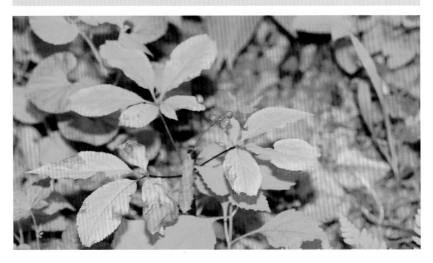

形态特征 多年生草本，根状茎（芦头）短，上有茎痕（芦碗）和芽苞；茎单生，直立，高40～60厘米。叶为掌状复叶，2～6枚轮生茎顶，小叶3～5，中部的1片最大，卵形或椭圆形，基部楔形，先端渐尖，边缘有细尖锯齿，上面沿中脉疏被刚毛。伞形花序顶生，花小，花萼钟形；花瓣淡黄绿色。浆果状核果扁球形或肾形，成熟时鲜红色，扁圆形，黄白色。花期5～6月，果期6～9月。

生境分布 生长于昼夜温差小的海拔500～1100米山地缓坡或斜坡地的针阔混交林或杂木林中。分布于吉林、辽宁、黑龙江。以吉林抚松县产量最大，质量最好，称吉林参。野生者名"山参"；栽培者称"园参"。

采收加工 多于秋季9月间挖取生长5～7年的圆参根部，涮洗干净，为圆参水子。山参于7月下旬至9月间果实成熟时采挖，用骨针拨开泥土，小心挖取，尽可能保持枝根部和须根完整，去净泥土、茎叶，称野山参水子。将圆参剪去小枝根，硫黄熏后晒干，即为生晒参；如不去小枝根晒干，为全须生晒参；小枝根及须根晒干，称白参须。圆参去枝根及须根，洗净，蒸2～3小时，至参根呈黄色，皮呈半透明状，取出晒干或烘干，为红参；其中带有较长枝根者又称边条红参。剪下的枝根和须根如上法蒸熟并干燥即为红参须。

饮片特征

本品为圆形、类圆形的薄片，直径0.1~2厘米。外表皮黄白色至灰黄色，具明显纵皱纹、纵沟纹，有的可见突起的横长皮孔或断续的横环纹。切面类白色，粉性，可见一棕黄色环纹及放射状细裂隙，皮部散有黄棕色小点。质脆。香气特异，味微苦、甘。

性味归经	甘、微苦，微温。归脾、肺、心经。
功效主治	大补元气，补脾益肺，生津止渴，安神增智。本品甘重于苦，温而不燥。甘温主补，大补元气，为补虚扶正要药。入太阴补脾气，脾气旺则生化气血，血充则神宁，气旺则智聪。
药理作用	对高级神经活动的兴奋和抑制过程均有增强作用。能增强神经活动过程的灵活性，提高脑力劳动功能。对多种动物心脏均有先兴奋后抑制、小量兴奋大量抑制的作用。能兴奋垂体—肾上腺皮质系统，提高应激反应能力。有抗休克，抗疲劳，降低血糖的作用。
用量用法	5~10克，小火另煎兑服。研末吞服，每次1.5~2克，每日1~2次。用于急救15~30克，煎浓汁，数次灌服。
使用注意	实证、热证而正气不虚者忌服。反藜芦，畏五灵脂、萝卜。服人参时不宜喝茶、食萝卜，以免影响药力。

精选验方

①**脱肛**：人参芦头20枚，文火焙干研末，分20包，早、晚空腹米饭调服1包。②**心律失常**：人参3~5克（或党参15克），麦冬10克，水煎，饮汤食参，每日2剂。③**精少不孕、中气不足**：人参、白术、杜仲、补骨脂、枳壳各15克，黄芪160克，升麻10克，木香、柴胡各5克，水煎服，每日1剂。④**气虚便秘**：人参9克，白术、茯苓各12克，黄芪15克，当归、黄精、柏子仁（冲）、松子仁（冲）各10克，甘草7克，水煎服，每日1剂，分2次服。⑤**阳虚证寻常狼疮**：人参、熟地黄各15克，鹿角胶、当归、贝母各10克，川芎、白芥子、炮姜各6克，香附、桔梗各12克，水煎取药汁。口服，每日1剂。⑥**单纯疱疹**：人参、桔梗、细辛、甘草、茯苓、天花粉、白术、薄荷各10克，水煎取药汁。口服，每服1剂。

西洋参 Xi Yang Shen

一、补气药

别名 洋参、花旗参。
来源 本品为五加科多年生草本植物西洋参*Panax quinquefolium* L. 的干燥根。

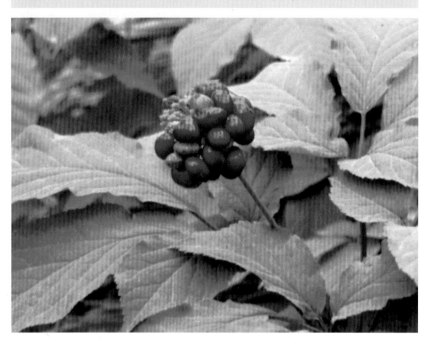

形态特征 多年生草本。茎单一，不分枝。一年生无茎，生三出复叶一枚，二年生有二枚三出或五出复叶；三至五年生三五枚掌状复叶，复叶中两侧小叶较小，中间一片小叶较大，小叶倒卵形，边缘具细重锯齿，但小叶下半部边缘的锯齿不明显。总叶柄长4～7厘米。伞状花序顶生，总花梗常较叶柄略长。花6～20朵，花绿色。浆果状核果，扁圆形，熟时鲜红色，种子二枚。花期7月，果熟期9月。

生境分布 均系栽培品，生长于土质疏松、土层较厚、肥沃、富含腐殖质的森林沙质土壤上。分布于美国、加拿大及法国，我国也有栽培。

采收加工 于秋季挖取生长3～6年的根，除去分枝、须尾，晒干。喷水湿润，去外皮，再以硫黄熏之，晒干后色白起粉，称"粉皮西洋参"。挖起后即连皮晒干或烘干，外表土黄，并有细密色黑横纹者，称为"原皮西洋参。"

饮片特征

本品为圆形、类圆形的薄片，直径0.8～2厘米。外表皮灰黄色至淡黄褐色，具细密纵皱纹，可见突起的横长皮孔或横环纹。切面类白色或淡黄白色，略显粉性，可见一灰棕环纹，皮部散有黄棕色小点。质硬。气微而特异，味微苦、甘。

性味归经	甘、微苦，寒。归心、肺、肾经。
功效主治	补气养阴，清火生津。本品甘、微苦，寒，入肺、心、肾经，既能补气，又能养阴、清火。性寒而补，虚而有火者相宜。凡欲用人参，而不受人参温补者，皆可以此代之。
药理作用	有抗疲劳、抗利尿、抗缺氧、镇静、兴奋中枢作用，但作用较人参缓和。尚具有降血糖，影响脂质、蛋白质代谢作用，但均较人参弱。西洋参皂甙还有抗心律失常作用。
用量用法	3～6克，煎汤；或入丸、散。入煎剂需另煎兑服。
使用注意	中阳虚衰、寒湿中阻及气郁化火等一切实证、火郁之证均应忌服。反藜芦，忌铁器及火炒炮制本品。

精选验方

①**失眠**：西洋参3克，灵芝15克，水煎代茶饮。②**便秘**：西洋参粉1小茶匙（粉干），用开水在下午2时服下。③**气虚**：西洋参、麦冬、石斛、六一散各10克，用开水冲饮，剩下的渣子也可以嚼着吃。④**低血压症**：西洋参5克，桂枝15克，制附子12克，生甘草10克，用开水泡服。代茶频饮，每日1剂。服至血压恢复正常为止。⑤**晚期胃癌日久或化疗毒副反应出现胃阴亏虚症状者**：西洋参、炙甘草各10克，麦冬、白扁豆、玉竹、大枣、生地黄各15克，麦芽12克，姜半夏5克，水煎取药汁。每日1剂，分2次服用。

党参 Dang Shen

别名 野台党、潞党参。

来源 本品为桔梗科多年生草本植物党参*Codonopsis pilosula* (Franch.)Nannf. 的干燥根。

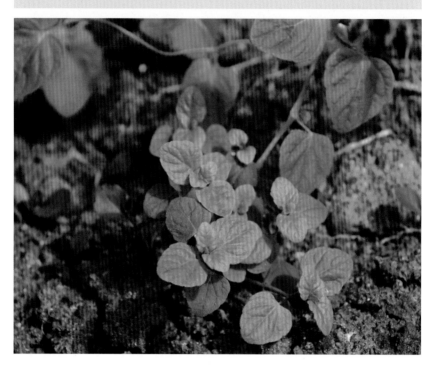

形态特征 多年生草本，有白色乳汁，根肥大肉质，呈长圆柱形，顶端有膨大的根头，具多数瘤状茎痕；茎缠绕，长而多分枝。叶在主茎及侧枝上互生，在小枝上近对生，叶卵形，全缘或微波状，上面绿色，被糙伏毛，下面粉绿色，密被柔毛。花单生于枝端；花萼贴生至子房中部，花冠阔钟状，黄绿色，内面有紫斑。蒴果短圆锥状，种子细小，多数。花、果期7～10月。

生境分布 生长于山地林边及灌丛中。分布于山西、陕西、甘肃及东北等地。以山西产的潞党参、东北产的东党参、甘肃产的西党参品质为佳。

采收加工 3年以上者于秋季（9～10月）采挖为佳。洗净泥土，按大小分别用绳穿起，晒至半干，用手或木板搓揉，使皮部与木部紧贴，搓、晒交替，直至全干。

饮片特征

　　本品为类圆形的厚片。外表皮灰黄色至黄棕色，上部切片有致密的环状横纹，有时可见根头部有多数疣状突起的茎痕和芽。切面皮部淡黄色至淡棕色，木部淡黄色，有裂隙或放射状纹理，质稍硬或略带韧性，有特殊香气，味微甜。均以条粗壮、质柔润、气味浓、嚼之无渣者为佳。

性味归经	甘，平。归脾、肺经。
功效主治	补中益气，生津养血。本品味甘性平，善补中气，润肺生津。尤其可贵者，健脾运而不燥，滋胃阴而不湿，润肺而不犯寒凉，养血而不偏滋腻。故有补中益气、生津养血之功。
药理作用	具强壮作用，如能抗疲劳及提高耐高温能力，具"适应原"样作用。对神经系统有兴奋作用，能增强机体抵抗力，同时使红细胞及血色素增加。能扩张周围血管而降低血压，并能抑制肾上腺素的升压作用。
用量用法	6～10克，大剂量可用至30克，水煎服；或入丸、散。
使用注意	本品虽药性平和，但味甘能补气生热助邪，虚弱无实邪者宜用。气滞者禁用，正虚邪实者不宜单独用。反藜芦，畏五灵脂。

精选验方

①**小儿口疮**：党参50克，黄柏25克，共为细末，吹撒患处。②**心律失常**：党参10克，麦冬8克，五味子3克，同研成细末，每日1剂，分2次服。③**肝癌**：党参、茯苓、白术、炙黄芪、炒扁豆各9克，薏苡仁15～30克，橘皮6克，炙甘草3克，每日1剂，水煎服。④**心绞痛**：党参20克，麦冬、黄芪、生地黄各15克，茯苓12克，丹参18克，甘草6克，五味子9克，水煎服。⑤**糖尿病**：党参15克，西瓜翠、枸杞子各50克，水煎服。⑥**低血压症**：党参、黄精各30克，炙甘草10克，水煎取药汁。每日1剂，顿服。⑦**气血两亏之心悸**：党参、五味子、麦冬、枸杞、钩藤、牡蛎、白芍、当归、龙骨、甘草各适量，水煎取药汁。每日1剂。⑧**冠心病**：党参25克，麦冬、瓜蒌各20克，五味子、红花、赤芍、丹参、薤白各15克，桂枝10克，水煎取药汁。每日1剂，分2次服用，30日为1个疗程。

太子参 Tai Zi Shen

一、补气药

别名 童参、孩儿参。
来源 本品为石竹科多年生草本植物孩儿参*Pseudostellaria heterophylla* (Miq.) Pax ex Pax et Hoffm. 的干燥块根。

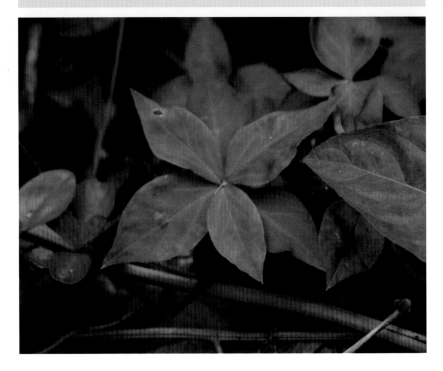

形态特征 多年生草本，块根纺锤形，茎多单生直立，节部膨大。叶对生，下部的叶片窄小，长倒披针形，叶基渐狭，全缘；上部的叶片较大，卵状披针形或菱状卵形，叶基渐狭呈楔形，叶缘微波状，茎顶端两对叶稍密集，叶大，呈十字形排列。花两型，茎下部腋生小的闭锁花，五花瓣；茎端的花大，披针形。蒴果近球形。花期4月，果期5~6月。

生境分布 生长于林下富腐殖质的深厚土壤中。分布于江苏、安徽、山东等地。

采收加工 大暑前后采挖，过迟则易腐烂。洗净泥土，晒干；或入篓内，置开水中撩一下（3~5分钟）取出晒干。当支根已干，主根尚润时，搓去细小支根。

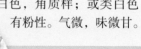

本品呈细长纺锤形或细长条形，稍弯曲。表面黄白色，较光滑，微有纵皱纹，凹陷处有须根痕。顶端有茎痕。质硬而脆，断面平坦，淡黄白色，角质样；或类白色，有粉性。气微，味微甘。

性味归经	甘、微苦，平。归脾、肺经。
功效主治	益气健脾，生津润肺。本品味甘、微苦，平而偏凉，入脾、肺而补气，兼可生津养阴，药力较薄，为清补之品。
药理作用	太子参对淋巴细胞有明显的刺激作用。
用量用法	10～30克，煎服。
使用注意	邪实之证慎用。

精选验方

①**病后气血亏虚、神疲乏力**：太子参15克，黄芪12克，五味子3克，炒白扁豆9克，大枣4枚，水煎代茶饮。②**脾虚便溏、饮食减少**：太子参12克，白术、茯苓各9克，陈皮、甘草各6克，水煎服。③**神经衰弱、失眠**：太子参15克，当归、远志、酸枣仁、炙甘草各9克，水煎服。④**祛瘀消癥**：太子参、桃仁、黄芪、郁金、丹参、凌霄花、制香附、八月札各9克，炙鳖甲12克，全蝎6克，水煎服，每日1剂。⑤**急、慢性肝炎**：太子参、玉米须各50克。水煎服，每日1剂，早晚分服。⑥**胃癌**：太子参、生黄芪、鸡血藤各30克，白术、茯苓各10克，枸杞子、女贞子、菟丝子各15克，水煎取药汁。每日1剂，分2次服用。

竹节参 Zhu Jie Shen

一、补气药

别名 白三七、蜈蚣七、野三七、竹节人参、七叶子。
来源 本品为五加科植物竹节参*Panax japonicus* C. A. Mey.的干燥根茎。

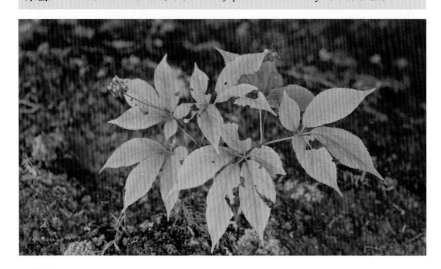

形态特征 多年生草本，高50~80厘米，或更高。根茎横卧，呈竹鞭状，肉质肥厚，白色，结节间具凹陷茎痕，叶为掌状复叶，3~5枚轮生于茎顶；叶柄长8~11厘米；小叶通常5，叶片膜质，倒卵状椭圆形至长圆状椭圆形，长5~18厘米，宽2~6.5厘米，先端渐尖，稀长尖，基部楔形至近圆形，边缘具细锯齿或重锯齿，上面叶脉无毛或疏生刚毛，下面无毛或疏生密毛。伞形花序单生于茎顶，有花50~80朵或更多，总花梗长12~20厘米，无毛或有疏短柔毛；花小，淡绿色，小花梗长约10毫米；花萼绿色，先端5齿，齿三角状卵形；花瓣5，长卵形，覆瓦状排列；雄蕊5，花丝较花瓣短；子房下位，2~5室，花柱2~5，中部以下连合，上部分离，果时外弯。核果状浆果，球形，成熟时红色，直径5~7毫米。种子2~5，白色，三角状长卵形，长约4.5毫米。花期5~6月，果期7~9月。

生境分布 生长于海拔1800~2600米的山谷阔叶林中。分布于西南及陕西、甘肃、安徽、浙江、江西、福建、河南、湖南、湖北、广西、西藏等地。

采收加工 秋季采挖，除去主根及外皮，干燥。根状茎称"竹节参"。块根称"明七"或"白三七"。叶称"七叶子"。

饮片特征

本品为略呈圆柱形的片状。外表皮黄褐色或黄色，粗糙，有致密的纵皱纹及根痕。节明显。质硬，断面黄白色至淡黄棕色。

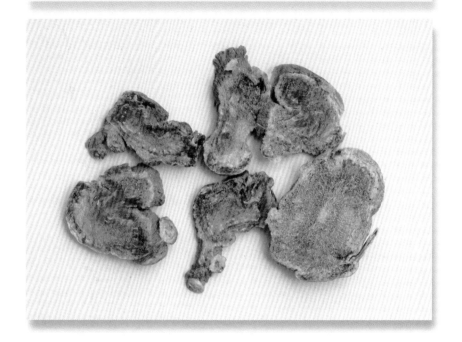

性味归经	甘、微苦，温。归肝、脾、肺经。
功效主治	滋补强壮，散瘀止痛，止血祛痰。主治病后虚弱、劳嗽咯血、咳嗽痰多、跌扑损伤。
药理作用	竹节人参所含齐墩果烷系皂甙有较强的降血糖作用。
用量用法	内服：煎汤，3～10克；或泡酒；或入丸、散。外用：适量，研末干掺或调敷。
使用注意	孕妇忌服。

精选验方

①肺结核吐血：竹节参、白茅根、茜草根、麦冬、天冬各15克。水煎服。②跌打损伤：竹节参、当归、川芎各15克，红花、桃仁各10克。水煎服。

红芪 Hong Qi

一、补气药

别名 岩黄芪、黑芪。

来源 本品为豆科植物多序岩黄芪*Hedysarum polybotrys* Hand. Mazz. 的干燥根。

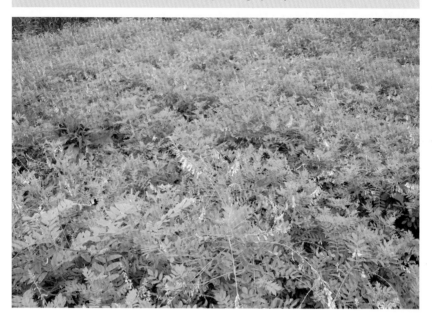

形态特征 多年生草本，高达1.5米。主根粗长，圆柱形，外皮红棕色，长10～50厘米。叶互生；叶柄长；托叶披针形，基部边合；奇数羽状复叶，长达15厘米；小叶7～25，叶柄基部甚短；叶片长圆状卵形，长1～3.5厘米，宽5～11毫米，先端近平截或微凹，基部宽楔形，全缘，上面无毛，下面中脉被长柔毛。总状花序腋生，长5～8厘米，有花20～25朵，花梗丝状，长2～3毫米，被长柔毛；花萼斜钟形，被短毛，蝶形花冠，淡黄色，长约1厘米；雄蕊10，9合1离，子房狭长形，具柄。荚果扁平，串球状，有3～5节，边缘具窄翅，表面有稀疏网纹及短柔毛，每节有椭圆形种子1颗。花期6～8月，果期7～9月。

生境分布 生长于海拔2600米以下的山坡石缝或灌木丛中。分布于内蒙古、宁夏、甘肃及四川西部。

采收加工 秋季挖根，堆起发热，以使糖化，然后去掉茎基须根，晒至柔软，手搓再晒，直至全干。

饮片特征

本品为类圆形厚片，直径 0.6～2 厘米。外表皮灰红棕色，具不规则纵皱纹。切面皮部黄白色，木部淡黄棕色，有淡棕色环纹及放射状纹理。质韧。断面纤维性，粉性。气微，味微甜，嚼之有豆腥气。

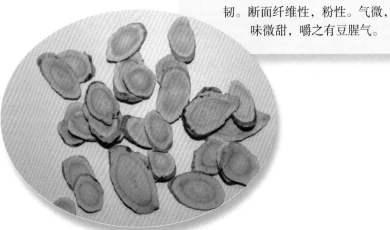

性味归经	甘，温。归肺、脾经。
功效主治	补气固表，利尿排毒，排脓，敛疮生肌。主治气虚乏力，食少便溏，中气下陷，久泻脱肛，便血崩漏，表虚自汗，气虚水肿，痈疽难溃，血虚萎黄，内热消渴，慢性肾炎蛋白尿，糖尿病。
药理作用	红芪对心、脑等重要器官缺氧、缺血有明显的保护作用。红芪能够减低肾上腺素内维生素C的含量，具有防止缺氧、疲劳、低温、高温等有害刺激，增强非特异性抵抗力作用。
用量用法	内服：煎汤，9～30克。益气补中蜜炙用。
使用注意	表实邪盛，气滞湿阻，食积停滞，痈疽初起或溃后热毒尚盛等实证，以及阴虚阳亢者，均须禁服。

精选验方

减肥健身、补气美容：红芪15克，用200克热水泡1小时以上，鲜鱼500克（鲢鱼最佳，其他亦可）清油整煎至皮微焦黄，并入，添水适量，加清淡调料，小火焖炖至清甜味出即可。

白 术 Bai Zhu

一、补气药

别名	冬术、浙术、种术、于术。
来源	本品为菊科植物白术*Atractylodes macrocephala* Koidz. 的根茎。

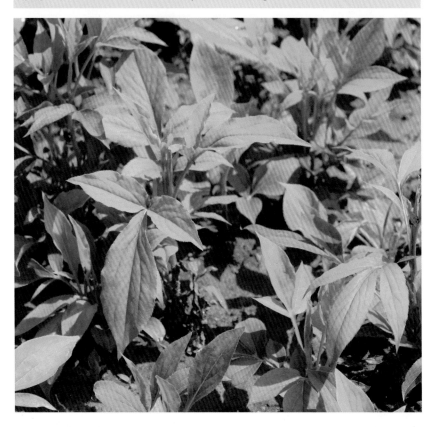

形态特征 多年生草本，高30～60厘米，根状茎肥厚，略呈拳状，茎直立，上部分枝。叶互生，叶片3，深裂或上部茎的叶片不分裂，裂片椭圆形，边缘有刺。头状花序顶生，总苞钟状，花冠紫红色，瘦果椭圆形，稍扁。花、果期8～10月。

生境分布 原生长于山区丘陵地带，野生种在原产地几已绝迹。现广为栽培。分布于浙江、湖北、湖南等地。以浙江于潜产者最佳，称为"于术"。

采收加工 冬季下部叶枯黄、上部叶变脆时采挖，2～3年生的根茎。除去泥沙，烘干或晒干，再除去须根。

饮片特征

本品为不规则的厚片。外表皮灰黄色或灰棕色，有瘤状突起及纵皱和沟纹。切面黄白色至淡棕色，不平坦。散生棕黄色的点状油室，木部具放射状纹理；烘干者切面角质样，色较深或有裂隙。气清香，味甘、微辛，嚼之略带黏性。

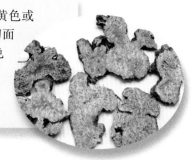

性味归经	苦、甘，温。归脾、胃经。
功效主治	补气健脾，燥湿利水，止汗，安胎。本品甘，温，入脾、胃经，具良好的补气健脾作用；苦温燥湿利水，又为治脾虚水肿的佳品。通过补气健脾，达固表止汗，脾气健旺，生气化血，胎元得养而自安，故有安胎之效。
药理作用	具有明显持久的利尿作用。降低血糖作用。煎剂有保护肝脏、防止四氯化碳引起的肝糖原减少的作用，有强壮作用、抗血凝作用。
用量用法	5～15克，煎服。燥湿利水生用，补气健脾宜炒用，健脾止泻宜炒焦用。
使用注意	本品燥湿伤阴，阴虚内热、津液亏耗者忌用。

精选验方

①久泻、久痢：白术300克，水煎浓缩成膏，放一夜，倾出上面清水，每次1～2匙，蜜汤调服。②小儿腹泻（消化不良性）：白术粉（米汤制）、槟榔粉各等份，每日饭后服用，每次9克，连服3日。③小儿流涎：白术9克，捣碎，放小碗中，加水适量蒸，再加糖少许，分次灌服。④小儿积食：白术粉（麸制）、鸡内金粉各5克，拌入面粉内，加入芝麻适量，烤成薄饼食用，连用3日。⑤便秘：生白术60克，生地黄30克，升麻3克，将以上3味药先用冷水浸泡1小时，然后加水适量煎煮2次，早、晚各服1次，每日1剂。⑥小儿夜间磨牙：白术、柏子仁等量蒸食，每次6克，于每晚睡觉前服用，连服2星期。⑦胸腹胀满：白术、香附各15克，枳壳30克，槟榔10克，水煎服。⑧肝脾不和、火燥郁滞导致的黄褐斑：白术、柴胡、当归、白芍、茯苓、薄荷、牡丹皮各9克，龙胆草、甘草各6克，生姜3克，水煎取药汁。每日1剂，每日2次。

山 药 Shan Yao

一、补气药

别名 生山药、淮山药、怀山药、炒山药。
来源 本品为薯蓣科多年生蔓生草本植物薯蓣*Dioscorea opposita* Thunb. 的根茎。

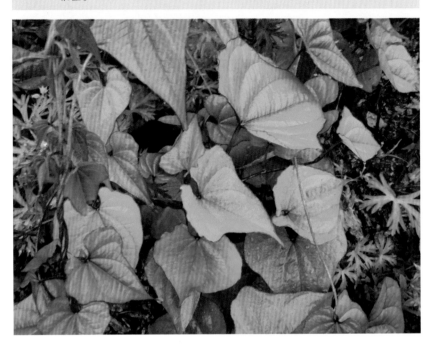

形态特征 多年生缠绕性宿根草质藤本。块茎长而粗壮，外皮灰褐色，有须根，茎常带紫色。单叶在茎下部互生，中部以上对生。少数为三叶轮生，叶片三角形至宽卵形或戟形，变异大。花极小，单性，雌雄异株，穗状花序，雄花序直立，聚生于叶腋内。蒴果扁圆形，具三棱翅状，表面被白粉。种子扁圆形，四周有膜质宽翅。花期6～9月，果期7～11月。

生境分布 生长于排水良好、疏松肥沃的土壤中。全国各地均有栽培。分布于河南焦作市为白山药，习称怀山药，质量最佳。

采收加工 冬季（11～12月）茎叶枯萎后采挖，切去根头，洗净，除去外皮及须根，用硫黄熏后干燥，为毛山药；也有选择肥大顺直的干燥山药，置清水中，浸至无干心，闷透，用硫黄熏后，切齐两端，用木板搓成圆柱状，晒干，打光，习称光山药。

饮片特征

本品略呈圆柱形，弯曲，稍扁。表面黄白色或淡黄色，有纵沟、纵皱纹及须根痕，偶有浅棕色外皮残留。体重，质坚实，不易折断，断面白色，粉性。气微、味淡、微酸，嚼之发黏。光山药呈圆柱形，两端平齐。表面光滑，白色或黄白色。

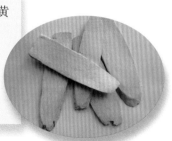

性味归经	甘，平。归脾、肺、肾经。
功效主治	补脾养胃，生津益肺，补肾涩精。山药甘，平。既可补气，又可养阴，作用和缓，不寒不燥，药食兼用，虽补气而不燥，养阴而不腻，为平补三焦良药，略具涩性，以固肾涩精。
药理作用	增强肌体的免疫功能，山药能增加机体T细胞的数目，增强细胞免疫功能，且可促进干扰素的生成。山药煎液在体外对白细胞吞噬金黄色葡萄球菌的能力有促进作用；有抗老延寿作用；能明显降低四氧嘧啶所致高血糖小鼠的血糖；对家兔离体肠道节律性活动有明显作用，可明显对抗肾上腺素引起的肠管紧张性降低，使肠管恢复节律。
用量用法	10～30克，大量60～250克，煎服；研末吞服，每次6～10克。外用：鲜品适量，捣敷。
使用注意	本品养阴而兼涩性，能助湿，故湿盛中满或有积滞者不宜单独使用。实热邪实者忌用。

精选验方

①**慢性支气管炎**：山药、党参、甘草各15克，茯苓12克，陈皮、丹参、麦冬各10克。加水煎煮，去渣取汁，取药汁300～500克。每日1剂，分2～3次服用。视病情轻重，连服5～10剂为1个疗程。②**健脾益肾、补肺定喘、润肤养颜**：山药50克，核桃仁20克，大枣10克，小米30～50克，加水适量，煮至米烂汤稠，代粥佐餐。③**遗尿**：山药，炒研末，每次10克，每日3次，开水冲服。④**白带过多、腰痛**：生山药、生薏苡仁、芡实各30克，加水适量煮至米烂汤稠，分2次服下。⑤**牙周炎**：山药、茯苓各12克，知母、黄柏、女贞子、枸杞子、山茱萸肉、泽泻各10克，生地黄、熟地黄各15克。水煎取药汁。每日1剂，分2次服用。

白扁豆 Bai Bian Dou

一、补气药

别名 扁豆、炒扁豆。

来源 本品为豆科植物扁豆*Dolichos lablab* L. 的干燥成熟种子。

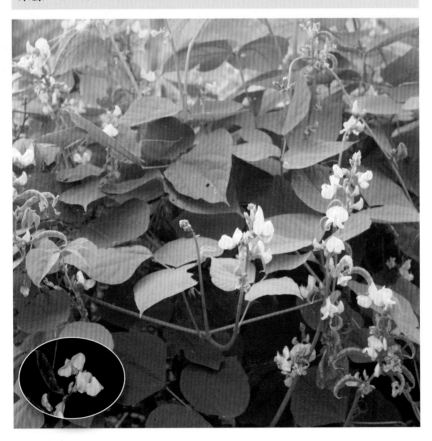

形态特征 一年生缠绕草本。三出复叶，先生小叶菱状广卵形，侧生小叶斜菱状广卵形，长6～11厘米，宽4.5～10.5厘米，顶端短尖或渐尖，两面沿叶脉处有白色短柔毛。总状花序腋生，2～4朵花丛生于花序轴的节上。花冠白色或紫红色，子房有绢毛，基部有腺体，花柱近顶端有白色髯毛。花期7～9月，果期9～11月。

生境分布 均为栽培品。分布于湖南、安徽、河南等地。

采收加工 秋、冬两季采收成熟果实，晒干，取出种子，再晒干。

饮片特征

本品呈扁椭圆形或扁卵圆形。表面淡黄白色，平滑，略有光泽，一侧边缘具白色眉状的种阜。质坚硬。种皮薄，种仁黄白色。气微，味淡，嚼之有豆腥气。

性味归经	甘，微温。归脾、胃经。
功效主治	健脾和中，解暑化湿。本品味甘，微温，补脾气而不壅滞，故有健脾和中、化湿之功。
药理作用	扁豆所含的植物血球凝血素A不溶于水，无抗胰蛋白酶活性，如混于食物中饲喂大鼠，可抑制其生长，甚至引起肝脏的区域性坏死；加热后，则毒性作用大减，故该成分为粗制豆粉中的部分有毒成分。
用量用法	煎汤，10～30克；入丸、散，6～10克。健脾止泻炒用，消暑解毒生用。
使用注意	多食能壅气，伤寒邪热炽者勿服。患疟者忌用。因含毒性蛋白质，生用有毒，加热毒性大减。故生用研末服宜慎。

精选验方

①**脾虚水肿**：炒扁豆30克，茯苓15克，研为细末，每次3克，加红糖适量，用沸水冲调服。②**妇女脾虚带下**：扁豆60克（或嫩扁豆荚果120克），以油、盐煸炒后，加水煮，熟食，每日2次，连食1周。③**呕吐腹泻、小便不利**：扁豆30克，香薷15克，加水煎汤，分2次服。④**腹泻**：猪苓、茯苓、白术、白扁豆各15克，水煎服。⑤**暑湿感冒**：香薷、厚朴、白扁豆各15克，甘草10克，水煎服。

扁豆花 Bian Dou Hua

别名 南豆花。

来源 本品为豆科一年生植物扁豆*Dolichos lablab* L. 的干燥花朵。

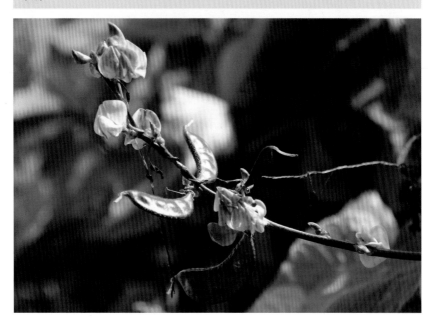

形态特征 一年生缠绕草质藤本，长达6米。茎常呈淡紫色或淡绿色，无毛或疏被柔毛。三出复叶；总状花序腋生，长15～25厘米，直立，花序轴较粗壮；2～4朵花或多花丛生于花序轴的节上，小苞片舌状，2枚，早落；花萼宽钟状，先端5齿，上部2齿几乎完全合生，其余3齿近相等，边缘密被白色柔毛；花冠蝶形，白色或淡紫色，长约2厘米，旗瓣椭圆形，先端向内微凹，翼瓣斜椭圆形，近基部处一侧有耳状突起，龙骨瓣舟状，弯曲几成直角；雄蕊10，1枚单生，其余9枚的花丝部分连合成管状，将雌蕊包被；子房线形，有绢毛，基部有腺体，花柱近先端有白色髯毛，柱头头状。荚果镰形或倒卵状长椭圆形，扁平。种子呈扁椭圆形，白色、红褐色或近黑色，种脐与种脊长而隆起，一侧边缘有隆起的白色半月形种阜。花期6～8月，果期9月。

生境分布 全国各地均有栽培。分布于浙江、安徽、河南。

采收加工 7～8月间采收未完全开放花朵，晒干或阴干。用时去柄，筛去泥土，去杂质及黑色花朵。

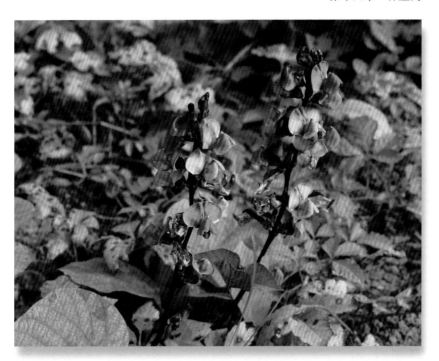

性味归经	平，甘淡，无毒。归脾、胃、大肠经。
功效主治	解暑化湿，和中健脾。夏伤暑湿，发热，泄泻，痢疾，赤白带下，跌打伤肿。
药理作用	扁豆花煎涂62.5毫克/毫升，在试管内可抑制宋内型、福氏型痢疾杆菌生长。
用量用法	内服：煎汤，5～10克。外用：适量捣敷。

精选验方

①**伤暑**：扁豆花10克，鲜荷叶、鲜芦根各50克，水煎服。②**中暑烦渴**：扁豆花、荷梗、香薷各15克，莲心5克，绿豆衣20克，水煎服。③**暑热症身热、口渴心烦**：鲜扁豆花、鲜荷叶、鲜金银花、鲜竹叶心、丝瓜皮、西瓜翠衣各6克，水煎取汁。频服，每日1～2剂。④**妇人白崩**：白扁豆花（紫者勿用）焙干为末，炒米煮饮入盐，空腹服。⑤**小儿消化不良**：白扁豆花15～30克，水煎加糖。⑥**肠炎、痢疾**：扁豆花60克，炒焦，水煮400毫升，连服2次，第2日再服1剂。

陈仓米 Chen Cang Mi

别名 陈米。
来源 本品为禾本科植物稻*Oryza sativa* L. 储存年久的种仁（粳米）。

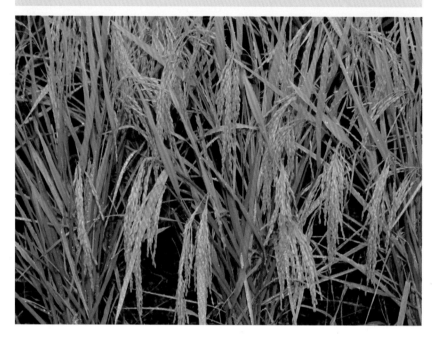

形态特征 一年生栽培植物。秆直立，丛生，高约1米。叶鞘无毛，下部者长于节间；叶舌膜质而较硬，披针形，基部两侧下延与叶鞘边缘相结合，长5~25毫米，幼时具明显的叶耳；叶片扁平，披针形至条状披针形，长30~60厘米，宽6~15厘米。圆锥花序疏松，成熟时向下弯曲，分枝具角棱，常粗糙；小穗长圆形，两侧压扁，长6~8毫米，含3小花，下方两小花退化仅存极小的外稃而位于1两性小花之下；颖极退化，在小穗柄之顶端呈半月形的痕迹；退化外稃长3~4毫米，两性小花外稃，有5脉，常具细毛，有芒或无芒，内稃3脉，也被细毛；鳞被2，卵圆形，长1毫米；雄蕊6；花药长2毫米；花柱2枚，筒短，柱头帚刷状，自小花两侧伸出。颖果平滑。花、果期6~10月。

生境分布 全国各地均有栽培。入药生用或焙干研末。

采收加工 禾本科植物稻经加工储存年久的粳米。

饮片特征

暗黄无光泽，无新粳米的清香气。

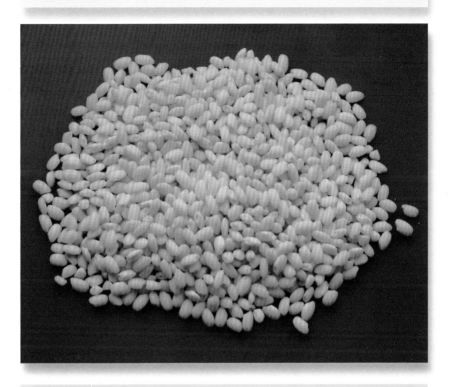

性味归经	甘、淡，平。归胃、脾、心经。
功效主治	养胃，渗湿，除烦。
药理作用	对腹水型肝癌小鼠的腹水形成有一定的抑制作用。
用量用法	内服：煎汤或入丸、散。
使用注意	《本草拾遗》："和马肉食品店之发痼疾。"

精选验方

①**细菌性痢疾**：陈仓米15～25克，冰糖草、羊蹄草各50克，水煎服，每日1剂。②**暑月吐泻**：陈仓米2升，麦芽己、黄连（切）各200克，同蒸熟，焙，研为末，水丸，梧桐子大。每服百丸，白汤送下。③**反胃及膈气不下食**：陈仓米（焙干，为末）250克，沉香末25克。令匀，米饮调下。

甘 草 Gan Cao

一、补气药

别名 国老、粉甘草、生甘草、炙甘草、甘草梢、甘草节、甘草头。
来源 本品为豆科植物甘草*Glycyrrhiza uralensis* Fisch. 的干燥根及根茎。

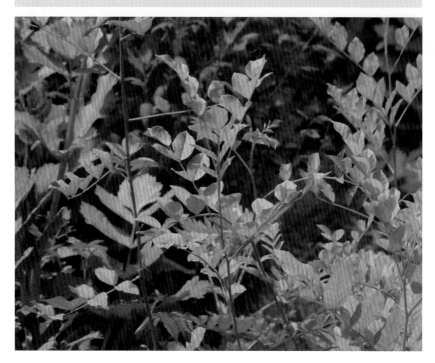

形态特征 甘草为多年生草本植物，高30~80厘米，根茎多横走，主根甚发达。外皮红棕色或暗棕色。茎直立，有白色短毛和刺毛状腺体。奇数羽状复叶互生，小叶7~17对，卵状椭圆形，全缘，两面被短毛及腺体。总状花序腋生，花密集。花萼钟状，外被短毛或刺状腺体，花冠蝶形，紫红色或蓝紫色。荚果扁平，呈镰刀形或环状弯曲，外面密被刺状腺毛，种子扁卵圆形，褐色。花期6~8月，果期7~10月。

生境分布 生长于干旱、半干旱的荒漠草原及沙漠边缘和黄土丘陵地带。分布于内蒙古、山西、甘肃、新疆等地。

采收加工 春、秋两季均可采挖，但以春季为佳。将挖取的根和根茎，切去茎基的幼芽串条、枝杈、须根，洗净。截成适当的长短段，按粗细、大小分等，晒至半干，打成小捆，再晒至全干，去掉栓皮者，称"粉甘草"。

饮片特征

本品为类圆形或椭圆形厚片，或斜片。表面黄白色，略显纤维性，中间有一较明显的棕色环纹及放射状纹理，有裂隙。周边棕红色、棕色或灰棕色，粗糙，具纵皱纹。质坚，有粉性。气微，味甜而特殊。粉甘草表面淡黄色，显菊花纹，周边光洁，淡黄色，有刀削痕迹，质坚实，粉性，气味同甘草。

性味归经	甘，平。归心、肺、脾、胃经。
功效主治	补脾益气，祛痰止咳，清热解毒，缓急止痛，调和诸药。本品甘平，为治脾胃要药。生用偏凉，能清热解毒，祛痰止咳，炙用偏温，能补中益气。其甘缓之性又可缓急止痛，调和药性。
药理作用	具有盐皮质激素及糖皮质激素样作用。有抗炎、抗变态反应作用，有抗消化道溃疡作用，解毒作用，解痉作用。
用量用法	3～10克，煎服。生用：清热解毒。炙用：补中益气。
使用注意	恶心呕吐者忌用。各种水肿、肾病、高血压、低血钾、充血性心力衰竭不宜服。不宜与洋地黄、利尿药、水杨酸、硫酰尿类降糖药合用。

精选验方

①**消化性溃疡**：甘草粉，口服，每次3～5克，每日3次。②**原发性血小板减少性紫癜**：甘草12～20克，水煎，早、晚分服。③**室性早搏**：生甘草、炙甘草、泽泻各30克，水煎服，每日2剂，早、晚分服。④**肺结核**：甘草50克，每日1剂，煎汁分3次服用。⑤**胃及十二指肠溃疡**：甘草、海螵蛸各15克，白术、延胡索各9克，白芍12克，党参10克，水煎服。⑥**瘿病**：甘草25克，大枣50克，浮小麦20克，水煎服。⑦**暑热烦渴**：甘草5克，西瓜翠衣50克，滑石30克，水煎服。⑧**过敏性鼻炎**：甘草8克，乌梅、柴胡、防风、五味子各12克，水煎取药汁。每次饮用时加15克蜂蜜，每日1剂，分2次服用。⑨**流行性感冒**：甘草15克，贯众、板蓝根各30克。用开水冲泡，代茶饮用。每日1剂，不拘时频饮。⑩**急性咽炎**：甘草3克，桔梗6克，葱白2根。将桔梗、甘草放入适量清水中煎煮6分钟，再放入葱白，焖2分钟，即成。趁热服用，早晚各1次。

大 枣 Da Zao

别名 枣、红枣。

来源 本品为鼠李科植物枣*Ziziphus jujuba* Mill. var. inermis (Bunge.) Rehd. 的干燥成熟果实。

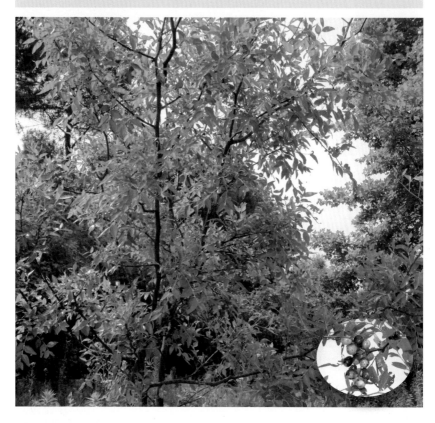

形态特征 灌木或小乔木，高达10米。小叶有成对的针刺，嫩枝有微细毛。叶互生，椭圆状卵形或卵状披针形，先端稍钝，基部偏斜，边缘有细锯齿，基出三脉。花较小，淡黄绿色，2～3朵集成腋生的聚伞花序。核果卵形至长圆形，熟时深红色。花期5～6月，果期9～10月。

生境分布 生长于海拔1700米以下的山区、丘陵或平原，全国各地均有栽培。分布于河南、河北、山东、陕西等省。

采收加工 秋季果实成熟时采收，晒干。

饮片特征

本品呈不整齐的条状或不规则的碎块状，大小不等，最长1.5厘米，果肉和果核混合，常粘结成块。果肉外皮皱缩不平，枣红色，有光泽；中层黄棕色或色稍浅，似软木状，较软，果核呈梭形，完整者长约1.5厘米，表面棕红色，常粘有果肉。坚硬，切断面有中隔，内表面淡绿黄白色。气微香，味甜。

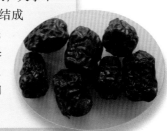

性味归经	甘，温。归脾、胃经。
功效主治	补中益气，养血安神，缓和药性。本品甘温，药食兼用。具补中益气，养血安神之功，味甘能缓，以缓和药性。
药理作用	增加体重和肌力，保肝。入口服后，白细胞内及血浆中cAMP含量均明显上升，cAMP/cGMP比值上升，是其抗过敏作用的药理机制。大枣的热水提取物，体外试验对JTC—26细胞生长的抑制率达90％以上，且与剂量大小有关，小剂量无效。三萜类化合物是抗肿瘤活性成分。有镇静作用。
用量用法	10～30克，煎服；或3～12枚，劈开，入丸去皮核捣烂，入散服宜去核，也可生食。
使用注意	味甘助湿生痰蕴热，令人中满，故湿盛脘腹胀满者忌用。实热、湿热、痰热诸疾均不宜。

精选验方

①**腹泻**：大枣10枚，薏苡仁20克，干姜3片，山药、糯米各30克，红糖15克，共煮粥服食。②**贫血**：大枣、绿豆各50克，同煮，加红糖适量服用，每日1次。③**中老年人低血压**：大枣20枚，太子参、莲子各10克，山药30克，薏苡仁20克，大米50克，煮粥食用。④**病后体虚**：大枣、花生各30克，羊肉100克，调料少许炖汤，喝汤食肉。⑤**自汗、盗汗**：大枣、乌梅各10个，或加桑叶10克，浮小麦15克，水煎服。⑥**小儿过敏性紫癜**：每日煮大枣500克，分5次食完。⑦**金黄色葡萄球菌肺炎**：大枣、甘草、生姜各6克，枳实、竹茹、半夏、茯苓各10克，陈皮12克，水煎取药汁。每日2剂，分4次服用。⑧**消化不良**：大枣10枚，橘皮10克（可换干品3克）。先将大枣放锅内炒焦，然后与橘皮同放入杯中，加沸水冲泡10分钟，即成。饭后代茶饮。

饴 糖 Yi Tang

一、补气药

别名 胶饴、软饴糖。
来源 本品为米、大麦、小麦、粟及玉米等粮食经发酵糖化制成的糖类食品。

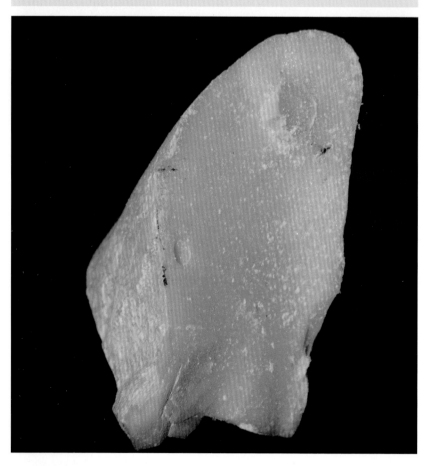

形态特征 饴糖有软、硬之分。软者为黄褐色浓稠液体，黏性很大。硬者系软饴糖经搅拌，混入空气后凝固而成，为多孔之黄白色糖饼。

生境分布 全国各地均产。

采收加工 以米、大麦、小麦、粟或玉米等粮食经发酵糖化制成的糖类食品。有软、硬之分；硬者系软饴糖经过滤提纯，除去渣滓，混入空气后凝固而成，为多孔之黄白色糖块。药用以硬饴糖为好。

饮片特征

味甘，药用以软饴精为佳。本品以浅黄、质黏膜稠、味甘无杂味者为上品，干硬者，不堪入药。

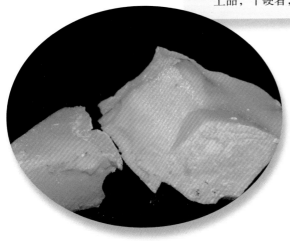

性味归经	甘，温。归脾、胃、肺经。
功效主治	补脾益气，缓急止痛，润肺止咳。本品甘温，质地柔润，能补能缓能润。入中焦脾胃，补中缓急止痛，入肺经润肺燥止咳。为甘润补中缓急良品。
药理作用	本品具有麦芽糖的一般作用，临床观察有滋养、止咳、止腹绞痛的作用。
用量用法	30～60克，入汤剂分2～3次冲服；也可熬膏或为丸服。
使用注意	本品助湿生热，令人中满，故湿热内蕴，中满呕逆，痰热咳嗽，小儿疳积均不宜用。

精选验方

①**虚证便秘**：饴糖适量（烊化），黄芪、女贞子各20克，桔梗9克，甘草、桂枝各6克，白芍、当归各15克，大枣12枚，生姜3片。水煎取药汁。每日1剂，分2次服用。连服10日为1个疗程，一般服1～2个疗程。

②**胃腹冷痛**：花椒、干姜各10克，党参20克，煎后去渣，加入饴糖少许温服。

黄 精 Huang Jing

别名 酒黄精。

来源 本品为百合科植物黄精*Polygonatum sibiricum* Red.等的干燥根茎。

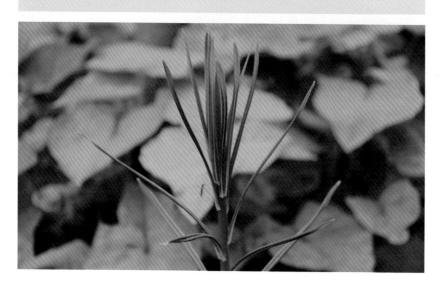

形态特征 多年生草本。根茎横生，肥大肉质，黄白色，略呈扁圆形。有数个茎痕，茎痕处较粗大，最粗处直径可达2.5厘米，生少数须根。茎直立，圆柱形，单一，高50～80厘米，光滑无毛。叶无柄，通常4～5枚轮生；叶片线状披针形至线形，长7～11厘米，宽5～12毫米，先端渐尖并卷曲，上面绿色，下面淡绿色。花腋生，下垂，花梗长1.5～2厘米，先端2枝，着生花2朵；苞片小，远较花梗短；花被筒状，长8～13毫米，白色，先端6齿裂，带绿白色；雄蕊6，着生于花被管的中部，花丝光滑；雌蕊1，与雄蕊等长，子房上位，柱头上有白色毛。浆果球形，直径7～10毫米，成熟时黑色。花期5～6月，果期6～7月。

生境分布 生长于土层较深厚、疏松肥沃、排水和保水性能较好的土壤中。分布于贵州、湖南、浙江、广西、河北、河南、湖北等地。目前除贵州、湖南、广西分布姜形黄精优质外，安徽九华山所产也属上品。北方河北、内蒙古大量出产为鸡头黄精。

采收加工 春、秋两季采挖，除去须根，洗净，置沸水中略烫或蒸至透心，干燥。

性味归经	甘，平。归肺、脾、肾经。
功效主治	补脾益气，润肺滋肾。本品甘平滋润，入肺、脾、肾三经。既可补气，又可补阴。但性质和平，作用缓慢，可作为久服滋补之品。
药理作用	有增加冠脉血流量及降压作用，并能降血脂及减轻冠状动脉粥样硬化的程度。对肾上腺素引起的血糖过高，呈显著抑制作用。能提高肌体免疫功能和促进DNA、RNA及蛋白质的合成，其多糖类提取物有促进淋巴细胞转化的作用。
用量用法	10～20克，鲜品30～60克，煎汤；或入丸、散；或熬膏。外用：适量，煎水洗，或以酒、醋泡涂。
使用注意	本品滋腻，易助湿滞气。凡脾虚有湿，咳嗽痰多，中寒便溏及痞满气滞者不宜服。

精选验方

①**肺结核、病后体虚**：黄精25～50克，水煎服或炖猪肉食。②**脾胃虚弱、体倦无力**：黄精、山药、党参各50克，蒸鸡食。③**胃热口渴**：黄精30克，山药、熟地黄各25克，麦冬、天花粉各20克，水煎服。④**肺痨咯血、白带异常**：鲜黄精根头100克，冰糖50克，开水炖服。⑤**蛲虫病**：黄精40克，加冰糖50克，炖服。⑥**小儿下肢痿软**：黄精、冬蜜各50克，开水炖服。⑦**男性不育、精子过少、肾阳虚亏**：制黄精、菟丝子、肉苁蓉各180克，枸杞子360克，黑狗肾1具，盐15克。焙干，共研细末。早、晚空腹各服1次，分12日服完。⑧**骨质增生**：黄精、威灵仙各30克，杭白芍30～60克，制川乌、制草乌各12克，生干草10克，野木瓜15克，水煎取药汁。每日1剂。⑨**泛发性神经性皮炎**：黄精、雷公藤、鸡血藤、红藤、黄芪各20克，水煎取药汁。每日1剂，分2次服用。⑩**恶性黑色素瘤**：黄精60克。洗净，放入砂锅中，加水煎汤。代茶饮，每日1剂。

松花粉 Song Hua Fen

别名 松花、松黄。

来源 本品为松科植物马尾松*Pinus massoniana* Lamb.油松*Pinus tabulieformis* Carr. 或其同属数种植物的花粉。

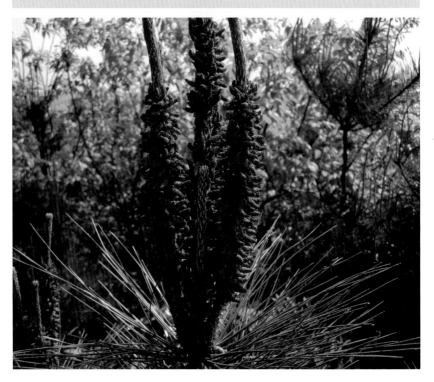

形态特征 常绿乔木，高达25米。一年生枝淡红褐色或淡灰色，无毛；二三年生枝上的苞片宿存；冬季红褐色，稍有树脂。树皮纵深裂或不规则鳞片状，少有浅裂成薄片剥落。针叶2针1束，粗硬，长10～15厘米，树脂管约10个，边生；叶鞘宿存。雄球花丛生新枝基部，雌球花生于枝端。球果卵圆形，长4～10厘米，成熟后蝉褐色，宿存；鳞盾肥厚，横脊显著，鳞脐凸起有刺尖。种子长卵圆形，长6～8毫米，种翅长约10毫米。花期4～5月，球果次年10月成熟。

生境分布 分布于浙江、江苏、辽宁、吉林、湖北等地。

采收加工 4～5月开花时，将雄球花摘下，晒干，搓下花粉，除去杂质。

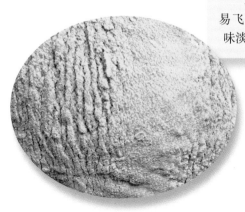

饮片特征

本品为淡黄色的细粉。体轻，易飞扬，手捻有滑润感。气微，味淡。

性味归经	甘，温。归肝、脾经。
功效主治	祛风益气，燥湿，收敛止血。本品甘，温，入肝、脾二经。甘温补脾益肝之阳气。气温散肝，所以祛风。外用燥湿、收敛、止血。
药理作用	具有增强免疫、抗衰老、降低血脂的作用，具有改善消化、抑制前列腺增生、兴奋造血、促进生长和强化的作用，可扩张冠状动脉，降低血压、增加血管韧性，对实验性肝损伤有保护作用。
用量用法	内服：煎汤3～6克；浸酒或调服。外用：干掺或调服。
使用注意	本品甘温，多食发上焦热病。有花粉过敏史者禁用。

精选验方

①**胃脘痛**：松花粉3克，冲酒服。②**湿疹**：松花粉、黄柏、苦参各60克，青黛15克，松香30克，先将前四味研为细末，再将松香熔化，同麻油调药末，搽患处，每日1次。③**胃及十二指肠溃疡、慢性便秘**：松花粉5克，冲服。④**久痢不止，延及数月，缠绵不净**：松花每服15克，饭前米汤调下。⑤**婴儿湿疹**：松花粉、炉甘石粉各5克，鸡子黄3个，先将鸡卵煮熟，去白取黄，再将松花粉袋装放入金属小锅煎熬，即有卵黄油析出，取油去渣，用此油调松花粉、炉甘石粉搽患部，1～3次。⑥**尿布皮炎**：松花粉撒布患处。⑦**外伤出血**：松花粉外敷伤口。

狼把草 Lang Ba Cao

一、补气药

别名 小鬼叉、大狼把草。
来源 本品为菊科植物狼把草*Bidens tripartita* L. 的全草。

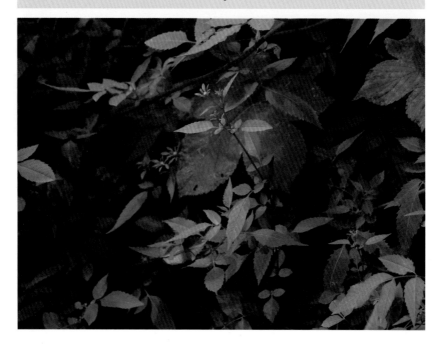

形态特征 一年生草本。茎直立，高30～80厘米，有时可达90厘米；由基部分枝，无毛。叶对生，茎顶部的叶小，有时不分裂，茎中、下部的叶片羽状分裂或深裂；裂片3～5，卵状披针形至狭披针形；稀近卵形，基部楔形，边缘疏生不整齐大锯齿，顶端裂片通常比下方者大；叶柄有翼。头状花序顶生，球形或扁球形；总苞片2列，内列披针形，干膜质，与头状花序等长或稍短，外列披针形或倒披针形，比头状花序长，叶状；花皆为管状，黄色；柱头2裂。瘦果扁平，长圆状倒卵形或倒卵状楔形，长4.5～9毫米，直径1.5～2.2毫米，边缘有倒生小刺，两面中央各有一条纵肋，两侧上端各有一向上的刺，刺上有细小的逆刺。花期8～9月，果期10月。

生境分布 生长于水边湿地、沟渠及浅水滩，也生长于路边荒野。全国大部分地区有分布。

采收加工 夏、秋两季割取地上部分，晒干。

饮片特征

茎暗紫色。叶对生，完整叶为一回羽状复叶，小叶披针形，叶缘具粗锯齿。头状花序单生于茎、枝端；总苞钟状或半球形；苞片叶状，边缘具缘毛；花冠先端5裂。味苦。

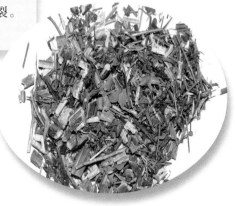

性味归经	苦、甘，平。归心、肺、大肠经。
功效主治	养阴润肺，厚肠止痢，解毒疗疮，清热利湿。本品味甘苦，性平，归心、肺、大肠经。甘润而养阴益肺，苦可燥湿解毒、疗疮、利湿、厚肠止痢。
药理作用	全草针剂注射有镇静、降压及轻度增大心跳振幅的作用，内服有利尿、发汗作用。
用量用法	内服：煎汤10～15克。外用：适量捣汁外涂或研末外撒、调涂。

精选验方

①**气管炎、肺结核**：鲜狼把草50克，水煎服。②**白喉、咽喉炎、扁桃体炎**：鲜狼把草150～200克，加鲜橄榄6个，或鲜马兰根25克，水煎服。③**咽喉肿痛**：鲜狼把草25～50克，加冰糖炖服。④**湿疹**：鲜狼把草叶捣烂绞汁涂抹。⑤**癣**：狼把草叶研末，醋调涂。⑥**咽喉炎、扁桃体炎**：狼把草、卤地菊、薄荷鲜叶各15克。捣烂绞汁，含咽。⑦**血痢**：狼把草1000克，捣烂取汁80毫升，纳白面拌鸡子许，和匀，空腹顿服。

红景天 Hong Jing Tian

一、补气药

别名 蔷薇红景天、扫罗玛尔布。

来源 本品为景天科植物狭叶红景天*Rhodiola kirilowii* (Regel) Maxim 或唐古特红景天 *R. Algida* (Ledeb.) Fisch Et Mey. var. 的干燥根茎。

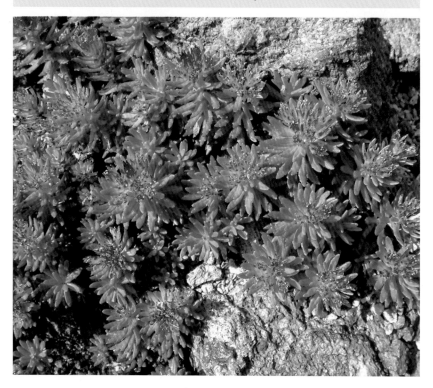

形态特征 多年生草本，高10~20厘米。根粗壮，圆锥形，肉质，褐黄色，根颈部具多数须根。根茎短，粗壮，圆柱形，被多数覆瓦状排列的鳞片状的叶。从茎顶端之叶腋抽出数条花茎，花茎上下部均有肉质叶，叶片椭圆形，边缘具粗锯齿，先端锐尖，基部楔形，几无柄。聚伞花序顶生，花红色。菁葵果。花期4~6月，果期7~9月。

生境分布 生长于高山岩石处，野生或栽培。分布于西藏、新疆、辽宁、吉林、山西、河北。

采收加工 全草，7~9月采收，晒干。根及根茎，秋季采挖，除去粗皮，洗净，切片晒干。

饮片特征

本品根茎为圆柱形块状，直径2.9～4.5厘米。表面棕色或褐色，粗糙有褶皱。剥开外表皮有一层膜质黄色表皮且具粉红色花纹；宿存部分老花茎，花茎基部被三角形或卵形膜质鳞片；节间不规则，断面粉红色至紫红色，有一环纹，质轻，疏松。根的断面橙红色或紫红色，有时具裂隙。气芳香，味微苦涩，后甜。

性味归经	甘、涩，微寒。归肺、肝、肾经。
功效主治	滋补强壮，活血止血，清热解毒。本品味甘、涩、微寒，归肺、肝、肾经，有滋补强壮、养生抗衰老作用，有活血止血、清热解毒之功。
药理作用	增加机体的适应性，红景天可延长小鼠在常压和低压缺氧环境条件下的存活时间；增强小鼠的体力和耐力；遥测动物电脑波观察表明，使用红景天能使药物引起的兴奋型或抑制型脑电波恢复正常。有类似雌激素样作用，促进卵子形成和为受精卵着床创造条件。可调节肾上腺皮质功能，使垂体-肾上腺系统功能紊乱转为正常。调整机体的能量代谢，阻止能量代谢紊乱。
用量用法	内服：煎汤，3～10克。外用：捣敷或为末调敷。
使用注意	儿童、孕妇慎用。

精选验方

①**烫火伤、跌打损伤瘀血作痛**：鲜红景天适量，捣糊外敷。②**养生、抗老防衰**：红景天6克，粳米50克，先使用红景天煎水去渣，再加米煮粥，粥成加适量的白糖调味。③**老年性心衰、糖尿病、神经官能症、贫血、肝脏病等**：红景天5克，泡水代茶饮。

牛 肉 Niu Rou

别名 肉中骄子。

来源 本品为牛科动物黄牛*Bos taurus domesticus* Gmelin、水牛*Bubalus bubalus* L. 的肉。

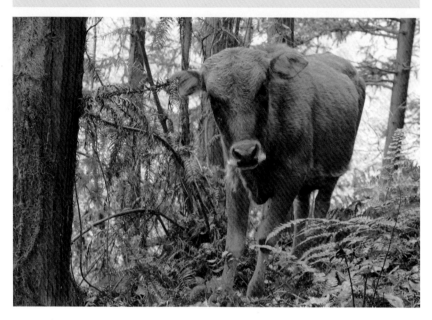

形态特征 黄牛：体长1.5～2米，体重一般在250千克左右。体格强壮结实。头大，额广，鼻阔，口大。上唇上部有2个大鼻孔，其间皮肤硬而光滑，无毛，称为鼻镜。眼、耳都很大。头上有角1对，左右分开，角之长短、大小随品种而异，弯曲，无分枝，中空，内有骨质角髓。四肢匀称，4趾，均有蹄甲，其后方2趾不着地，称悬蹄。尾较长，尾端具丛毛；毛色大部为黄色，无杂毛掺混。水牛：体比黄牛肥大，长达2.5米以上。角较长大而扁，上有很多节纹。颈短，腰腹隆凸。四肢较短，蹄较大。皮厚无汗腺，毛粗而短，体前部较密，后背及胸膜各部较稀疏。体色大多灰黑色，但亦有黄褐色或白色的。

生境分布 黄牛全国各地均有饲养，水牛全国大部分地区有饲养，以南方地区为多。

采收加工 将牛宰杀后，去皮取肉。

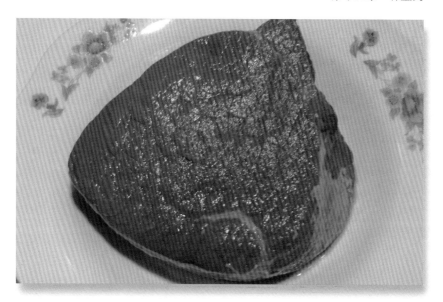

性味归经	甘，平（黄牛肉偏温，水牛肉偏凉）。归脾、胃经。
功效主治	补脾胃，益气血，强筋骨。
用量用法	内服：适量煮食，煎汁或入丸剂。
使用注意	有火热之证忌食。

精选验方

①补诸虚百损：黄犍牛肉（去筋膜，切片，河水洗数遍，仍浸一夜，次日再洗三遍，水清为度，用无灰好酒同入坛内，重泥封固，桑柴文武火煮一昼夜，取出如黄沙为佳，焦黑无用，焙干为末，待用）、山药（盐炒过）、莲肉（去心，盐炒过，并去盐）、白茯苓、小茴香（炒）各200克，为末。每250克牛肉，入药末500克，以红枣蒸熟去皮，和捣丸，梧桐子大。每空心酒下50丸，每日用3次。②脾胃久冷、不思饮食：牛肉2500克，胡椒、荜茇各25克，陈皮、苹果、缩砂、良姜各10克。上件为细末，生姜汁5合，葱汁1合，盐200克，同肉拌匀，腌2日，取出，焙干作脯，任意食之。③腹中癖积：黄牛肉500克，恒山15克。同煮熟，食肉饮汁，癖必自消。④胃脘痛、胃溃疡：牛肉100克，鲜仙人掌50克。鲜仙人掌去刺，切细，牛肉切块，炒熟，调味后吃牛肉。⑤年老体弱或久病体弱、气血不足：鲜牛肉50克，洗净切成肉丁，糯米100克，入砂锅内煮粥，待肉烂粥熟加入调味品，稍煮2～3沸即可服。

兔 肉 Tu Rou

别名 跳猫、草原兔。

来源 本品为兔科动物蒙古兔 *Lepus tolai* 等各种兔类的肉。

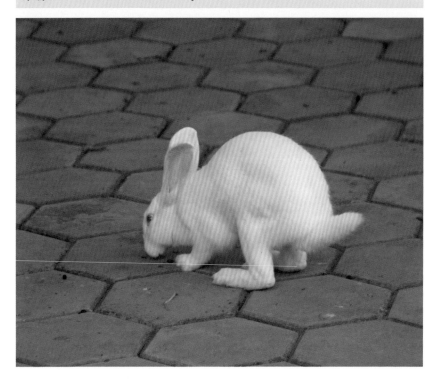

形态特征 蒙古兔：体形中等，长约45厘米，尾长约9厘米。体重一般在1000克以上。耳甚长，有窄的黑尖，向前折超过鼻端。尾连端毛略等于后足长。全身背部为沙黄色，杂有黑色。头部颜色较深，在鼻部两侧面颊部，各有一圆形浅色毛圈，眼周围有白色窄环。耳内侧有稀疏的白毛。腹毛纯白色。臀部沙灰色。颈下及四肢外侧均为浅棕黄色。尾背面中间为黑褐色，两边白色，尾腹面为纯白色。冬毛长而蓬松，有细长的白色针毛，伸出毛被外方。夏毛色略深，为淡棕色。

生境分布 蒙古兔分布于内蒙古、黑龙江、吉林、辽宁、甘肃、宁夏、山西、河北等地。

采收加工 杀兔，去皮毛、爪及内脏。

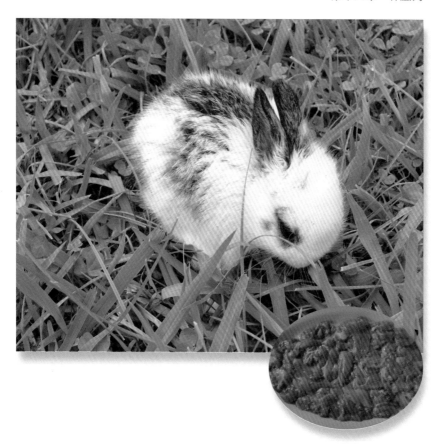

性味归经	甘，凉。归脾、胃、大肠经。
功效主治	补中益气，凉血解毒，生津止渴，益阴除烦。
用量用法	内服：煎汤或煮食。
使用注意	小儿疹已出及脾胃虚寒、孕妇及阳虚者忌服。

精选验方

①**消渴羸瘦、小便不禁**：兔1只，剥去皮、爪、五脏等，以水1800毫升，煎使烂，骨肉相离，斟酌600毫升汁，便澄滤，令冷，渴即服之。②**消渴、身体瘦弱**：兔1只，去皮、爪及内脏，与山药同煮煎取浓汁，凉后饮用，口渴即饮。

狗 肉 Gou Rou

一、补气药

别名 狗肉。
来源 本品为犬科动物狗*Canis lupus familiaris*的肉。

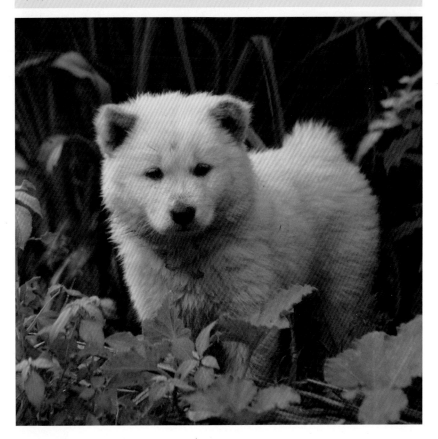

形态特征 狗是家畜之一。体形大小毛色因品种不同而异，一般的狗，体格匀称。鼻吻部较长，眼呈卵圆形，两耳或坚或垂。四肢矫健，前肢5趾，后肢4趾。具爪，但爪不能伸缩。尾呈环形或镰刀形。狗为肉食性动物，因长期驯化的结果，已变为杂食性动物，其嗅觉与听觉都很灵敏，记忆力很强，奔跑迅速。

生境分布 全国各地均有饲养。

采收加工 宰杀后去皮毛及内脏。

饮片特征

本品为深红色，有光泽，质地富有弹性，具有狗肉腥膻味。

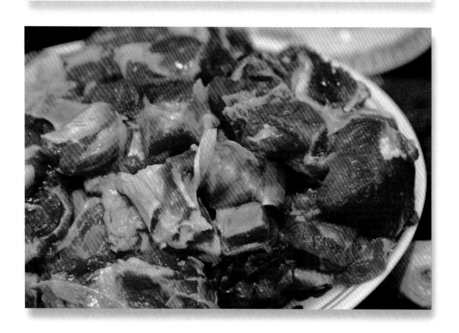

性味归经	咸，温。归脾、胃、肾经。
功效主治	补中益气，温肾助阳。
药理作用	有滋补强壮和增强机体抗力的作用。可增加体内雄性类激素。
用量用法	内服，煮食。
使用注意	热病后忌服。阴虚内热，多痰火者慎用。

精选验方

①**脾胃冷弱、肠中积冷、胀满刺痛**：肥狗肉250克，以米、盐、豉等煮粥，频吃1~2顿。②**气水鼓胀浮肿**：狗肉500克，细切，和米煮粥，空腹吃，作羹吃亦佳。③**虚寒疟疾**：黄狗肉煮熟烂，入五味食之。④**痔漏**：熟狗肉蘸汁，空心食。④**消化性溃疡**：狗肉100克，干姜10克。狗肉切薄片，砂锅中放入干姜、葱、盐、油做汤。小火煮沸，改用大火，边煮边入狗肉片，再煮2~3沸即可，趁热服用，食肉喝汤。1周为1个疗程。

猪 肉 Zhu Rou

一、补气药

别名 豚肉。
来源 本品为猪科动物猪*Sus scrofa domestica* Brisson的肉。

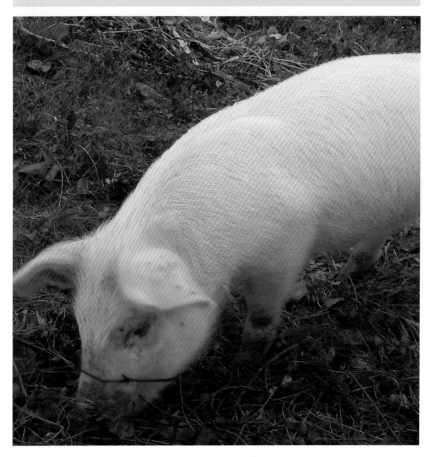

形态特征 猪的品种繁多，达150多种，形态也有差异，基本特征是躯体肥胖，头大。鼻与口吻皆长略向上屈。眼小。耳壳有的大而下垂，有的较小而前挺。四肢短小，4趾，前2趾有蹄，后2趾有悬蹄。颈粗，项背疏生鬃毛。尾短小，末端有毛丛。毛色有纯黑、纯白或黑白混杂等。

生境分布 我国大部分地区有饲养。猪的各个部位分别入药使用。

采收加工 宰杀后，去毛及肠杂、骨。

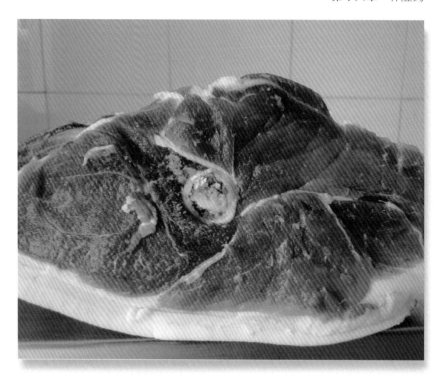

性味归经	甘、咸，平。归脾、胃、肺、肾经。
功效主治	补脾益气，滋阴润燥，补益肝肾。
用量用法	内服：50克，煮汤。外用：贴敷。
使用注意	湿热，痰滞内蕴者忌服。

精选验方

①**贫血、咳嗽、风湿关节痛**：鲜双参根50克，炖猪肉服。②**过敏性哮喘**：野冬青果50克，与猪肉250克共炖，分5次吃完。③**小儿火丹**：猪肉切片贴之。④**津液干枯、干咳便秘**：猪肉煮汤服之。⑤**体弱乏力、血虚头晕**：猪瘦肉500克，当归15克，黄芪30克，煮熟后食肉喝汤。⑥**久病头晕目眩**：猪瘦肉250克，黄精30克，女贞子15克，煮熟食用。⑦**体虚多汗**：猪瘦肉500克，浮小麦、黄豆各50克，党参、黄芪各15克，共炖汤食用。⑧**慢性膀胱炎**：猪瘦肉100克，鱼腥草60克。洗净，切碎，同炖至肉熟，吃肉喝汤，每日1剂，连服7~14日。

鸡 肉 Ji Rou

来源 本品为雉鸡科家鸡*Gallus gallus domesticus* Brisson的肉。

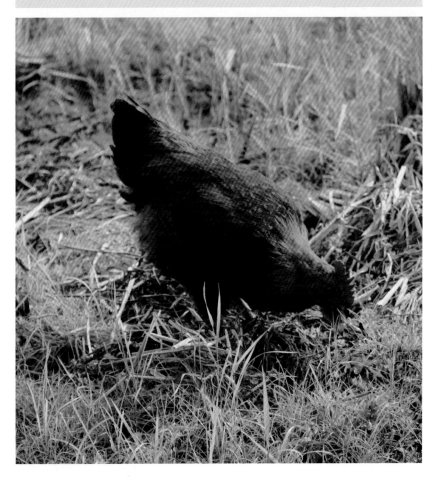

形态特征 家鸡属于鸟纲，鸡形目，雉科。是由野鸡长期驯化而来。它的品种很多，如来航鸡、白洛克、九斤黄、澳洲黑等，仍保持鸟类某些生物学特性，如可飞翔，习惯于四处觅食，不停地活动。听觉灵敏，白天视力敏锐，食性广泛。

生境分布 全国各地均有饲养。

采收加工 宰杀后，去毛及肠杂。

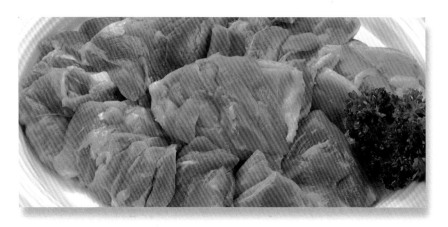

性味归经	甘，温。归脾、胃、肝、肾经。
功效主治	温中，益气，补精，添髓。本品甘温，入中焦脾胃，温中益气，生气化血，精血互生，故有添髓补精之功。
用量用法	内服：煮食或饮汁。
使用注意	凡实证、邪毒未清者不宜。

精选验方

①产后虚羸少气、心悸、头昏、少食等：仔母鸡1只，百合60克，粳米200克，将上二味装入鸡腹，缝合。加姜、花椒、盐、酱油少许，用水煮熟。开腹取百合、粳米做饭，并饮汤吃肉。②脾胃虚弱、营养不良、萎黄瘦弱、老人或泻痢而饮食不进等：鸡肉适量，剁烂，加生姜（切细）、盐、酱油、花椒少许混匀，用馄饨面皮包成馄饨煮食。③脾胃虚寒、心腹冷痛、食欲减退等：乌雄鸡1只，切块，加入陈皮10克，胡椒3克，高良姜、草果各6克，用盐、酱油及醋少许调味，以小火煨炖至烂熟，空腹食。④肾虚精亏、耳鸣耳聋、阳痿、遗尿等：雄鸡1只，用米酒和水各半煮熟，趁热食。也可加姜、花椒、盐少许调味。⑤脾虚或营养不良引起的水肿：鸡500~1000克，赤小豆250克，加水煮熟，饮汤食肉。⑥气血不足、心悸气短、头晕、目花、食少、腹泻、消瘦：乌骨鸡1只，黄芪60克，生姜、料酒、盐各适量。将乌骨鸡宰杀，剖洗干净，黄芪洗净，切片，装入纱布袋内，扎紧袋口，塞入鸡腹中，用白线缝合。将鸡放入砂锅内，加入清水，高出鸡身，酌加生姜和料酒。先用大火煮沸15分钟，再用小火炖熬3小时，注意经常加水，将成时加入适量盐，待鸡肉熟烂后停火。分5~6次食用，吃肉喝汤。

泥 鳅 Ni Qiu

别名 鳅鱼。

来源 本品为鳅科动物泥鳅*Misgurnus anguillicaudatus* (Cantor) 的肉或全体。

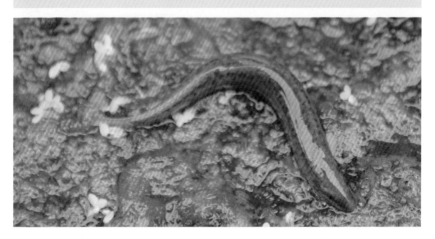

形态特征 泥鳅体较小而细长，前端呈亚圆筒形，腹部圆，后端侧扁。体高与体长之比为 1.7∶8。泥鳅头部较尖，吻部向前突出，倾斜角度大，吻长小于眼后头长。口小，亚下位，呈马蹄形。唇软，有细皱纹和小突起。眼小，覆盖皮膜，上侧位视觉不发达。鳃裂止于胸鳍基部。泥鳅的须有5对，其中吻端1对，上颌1对，口角1对，下唇2对。口须最长可伸至或略超过眼后缘，但也有个别的较短，仅长达盖骨。泥鳅的这5对须，对触觉和味觉极敏锐。泥鳅头部无鳞，体表鳞极细小，圆形，埋于皮下。侧线鳞125～150枚。泥鳅的体表黏液丰富。体背及体侧2/3以上部位呈灰黑色，布有黑色斑点，体侧下半部灰白色或浅黄色。栖息在不同环境中的泥鳅体色略有不同。泥鳅背鳍无硬刺，不分支鳍条为3根，分支鳍条为8根，共11根。背鳍与腹鳍相对，但起点在腹鳍之前，约在前鳃盖骨的后缘和尾鳍基部的中点。胸鳍距腹鳍较远。腹鳍短小，起点位于背鳍基部中后方，腹鳍不达臀鳍。尾鳍呈圆形。胸鳍、腹鳍和臀鳍为灰白色，尾鳍和背鳍具有黑色小斑点，尾鳍基部上方有显著的黑色斑点。

生境分布 除西部高原地区外，全国各地河川、沟渠、水田、池塘、湖泊及水库等天然淡水水域中均有分布。

采收加工 捕捉后烫死，除去内脏。

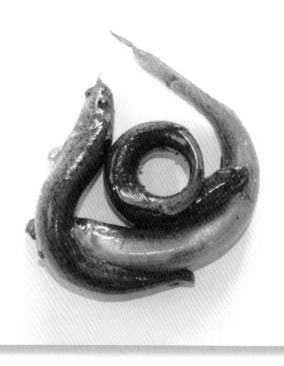

性味归经	甘、酸，温。归脾、肺、肝、肾经。
功效主治	补中益气，补肾壮阳，生津止渴，杀虫止痒，利湿退黄。本品甘温主补，温补脾、肾阳气，酸甘化阴，生津止渴，兼能利湿退黄、杀虫止痒。
药理作用	有利胆作用。
用量用法	内服：煮食或烧存性入散剂。外用：烧存性，研末调敷。
使用注意	诸病不忌。

精选验方

①**上下肢肌肉隆起处肿痛**：泥鳅和食盐、冷饭粒捣敷患处。②**痈疽肿毒**：用泥鳅涎涂敷（即用白糖撒在泥鳅身上，使黏液与白糖混合，去泥鳅取其涎涂敷，在夏季涂此液，容易发恶臭，故宜随用随配）。③**黄疸湿热小便不利**：泥鳅炖豆腐食。④**久疮不愈合**：泥鳅醋炙为末，搽患处。

羊乳根 Yang Ru Gen

一、补气药

别名 四叶参、土党参、通乳草、山胡萝卜、轮叶党参。

来源 本品为桔梗科植物羊乳 *Campanu laceae* 的根。

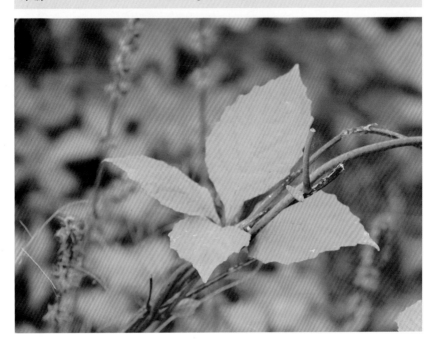

形态特征 多年生蔓生草本。根粗壮，倒卵状纺锤形。茎攀缘细长，无毛，带紫色，长可达1米。叶在茎上互生，细小；在枝的通常2～4片簇生，或对生状或近于轮生状，长圆状披针形、披针形至椭圆形，长3～10厘米，宽1.5～4厘米，先端尖，基部楔形，全缘，或稍有疏生的微波状齿，两面无毛，下面呈灰白色；有短柄。花单生或成对生于枝顶；萼筒5裂；裂片卵状披针形；花冠外面乳白色，内面深紫色，钟形，浅5裂，先端反卷，有网状脉纹；雄蕊5，花丝与花药几等长；子房半下位，花柱短，柱头3裂。蒴果圆锥形，有宿萼。花期8～10月。

生境分布 生长于山坡、林缘河谷两边等较阴湿的地方。分布于黑龙江、广西、浙江、江西、福建等地。

采收加工 野生品晚秋采挖，栽培品播种第二年秋季采收。除去须根和根头，洗净，切段，晒干。

饮片特征

干燥根略呈纺锤形或圆锥形，大小不等，一般长6~12厘米，直径1~3厘米，有时有分枝。上部较粗，有众多的横皱纹，下部稍细；有纵皱及细根痕迹。外表灰棕色至土黄色，粗糙；除去栓皮的呈灰白色或淡黄白色。质疏松而轻，易折断，断面类白色，多裂隙。味苦微辣。

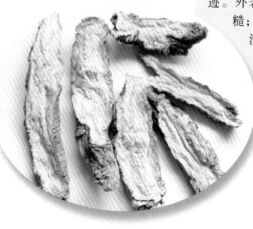

性味归经	甘、辛，平。归肺、胃、大肠经。
功效主治	补虚通乳，解毒消肿，祛痰排脓。本品味甘，入胃经，补虚通乳，辛散归肺经，祛痰排脓，甘又能缓急解毒而消肿，又可养阴。
药理作用	对造血系统的影响与党参相似，对红细胞及血红蛋白有明显的增加作用，对白细胞则有明显的降低作用，但剂量增大反而没有作用。具有抗疲劳作用。对血压、血糖、呼吸的影响也与党参相似，可使血压下降，血糖升高，呼吸兴奋，并能消除肾上腺素的升压。有止咳、抑菌作用。
用量用法	内服：煎汤，15~20克，鲜品加倍。外用：适量捣敷。
使用注意	外感初起、无汗者慎用。

精选验方

蛇虫咬伤：鲜羊乳根切碎，煎服；也可洗净、捣烂外敷。

河 豚 He Tun

一、补气药

别名 河鲀。

来源 本品为鲀科动物弓斑东方鲀 *Takifugu ocellatus*、虫纹东方鲀 *akifugu vermiculris*、暗色东方鲀 *Fugu obscurus* 的肉。

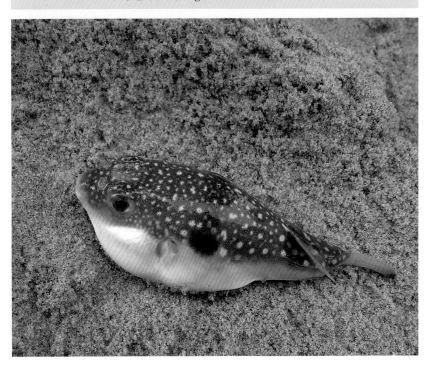

形态特征 弓斑东方鲀：体呈圆筒形，前部钝圆，尾部渐细。体长约10厘米。吻短、钝圆。口小，端位，唇发达，体背灰褐色，腹面白色，体侧稍带黄褐色，体侧在胸鳍后上方各有1黑色而带白边的大斑点，也有1条弓形黑色横纹越背连接，背鳍基部两侧也有1大黑斑，周缘为白色。虫纹东方鲀：背侧面具有很多大小不一的白斑，有些呈虫纹状。暗色东方鲀：背侧面具有暗色横纹5~6条，暗色横纹常具有小白斑。

生境分布 弓斑东方鲀分布于沿海及珠江、长江等水中。虫纹东方鲀分布于我国沿海。暗色东方鲀分布于我国东海和南海。

采收加工 须去子及嘴、目，与脊中肝内恶血，并周身脂膜，以滚盐水泡去涎，煮，忌煤火及煤落入。

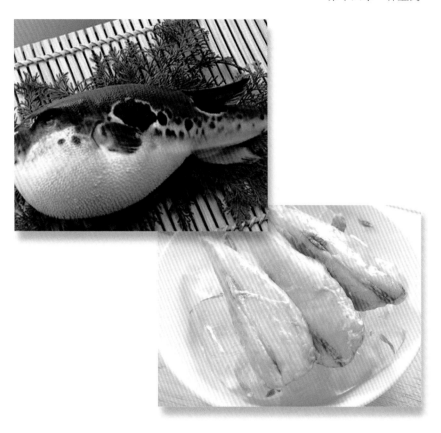

性味归经	甘，温；有毒。归肝、脾、肾经。
功效主治	健脾益气，除湿杀虫，强筋壮骨。
药理作用	河豚毒为一种强烈神经毒，能阻断神经干的冲动传导，麻痹横纹肌及呼吸肌，使呼吸停止而死。临床曾作为镇静剂使用。
用量用法	内服：本品剧毒，经特殊加工后可食用。
使用注意	患疮疥，脚气者忌用。反荆芥、菊花、桔梗、甘草、附子、乌头。畏橄榄、甘蔗、芦根、粪汁。宜荻笋、蒌蒿、菘菜。

精选验方

脚上鸡眼疮：选河豚目，拌轻粉，埋地中化水，拔鸡眼疮，可脱根。

鹿 茸 Lu Rong

别名 鹿茸片、鹿茸粉、鹿茸血片。
来源 本品为鹿科动物梅花鹿*Cervus nippon* Linnaeus 雄鹿未骨化密生茸毛的幼角。

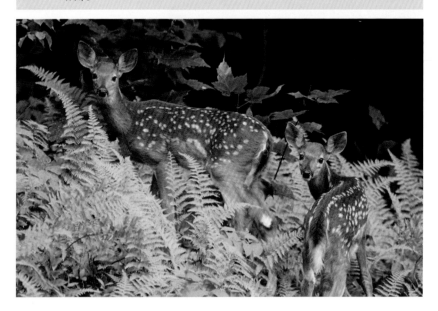

形态特征 一种中型的鹿。体长约1.5米，肩高约90厘米。雄鹿有角，生长完全的共有四叉，眉叉斜向前伸；第二叉与眉叉相距较远，主干末端再分一叉。雌鹿无角。眶下腺明显，呈裂缝状。耳大直立。颈细长，颈和胸部下方有长毛。尾短，臀部有明显白斑。四肢细长，后肢外侧踝关节下有褐色腺体，名为跖腺；主蹄狭尖，侧蹄小。冬毛厚密，棕灰色或棕黄色，有白色斑点，夏季白斑更明显。腹部毛白色，四肢毛色较淡，背部有深棕色的纵纹。

生境分布 分布于吉林、辽宁、黑龙江、新疆、甘肃等地。

采收加工 分锯茸和砍茸两种方法。锯茸，一般从第三年的鹿开始锯茸。二杠茸每年可采收两次，第一次在清明后45~50日（头茬茸），采后50~60日再采第二次（二茬茸），三茬茸则采1次，在7月下旬。锯时应迅速将茸锯下，伤口敷上止血药。将锯下的鹿茸立即进行烫炸等加工，至积血排尽为度，阴干或烘干。砍茸，将鹿头砍下，再将茸连脑盖骨锯下，刮净残肉，绷紧脑皮，进行烫炸等加工，阴干。

饮片特征

本品为圆形或类圆形厚片。表面粉白色或浅棕色，中间有蜂窝状细孔，外皮无骨质或略具骨质，周边粗糙，红棕色或棕色。质坚脆。气微腥，味微咸。

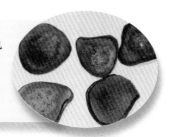

性味归经	甘、咸，温。归肾、肝经。
功效主治	壮肾阳，补精髓，强筋骨，调冲任，托疮毒。肾虚、头晕、耳聋、目暗、阳痿、滑精、宫冷不孕、羸瘦、神疲、畏寒、腰脊冷痛、筋骨痿软、崩漏带下、阴疽不敛及久病虚损等症。
药理作用	鹿茸的粉、精、酊均有强壮作用，可使家兔红细胞、血色素增加，使小白鼠体重增加，促进物质代谢，增进食欲。所含的氨基酸对人体有强壮作用等。
用量用法	1～3克，研末服；或入丸、散。
使用注意	本品甘温助阳，肾虚有火者不宜。阴虚阳亢，血分有热，胃火炽盛，肺有痰热，外感热病均忌用。本品宜从小剂量开始，缓缓增加，不宜骤用大量，以免风阳升动，头晕目赤，或伤阴动血。高血压、肝炎、肾炎忌用。不宜与降糖药、水杨酸类药合用。

精选验方

①**精血耗涸**：鹿茸（酒蒸）、当归（酒浸）各50克，焙为末，乌梅肉煮膏捣为丸如梧桐子大，每次饮服50丸。②**饮酒成泄**：嫩鹿茸（酥炙）、肉苁蓉（煨）各50克，生麝香1.5克，为末，陈白米饮丸如梧桐子大，每米饮下50丸。③**病久体虚**：鹿茸、人参各30克，续断、骨碎补各60克，研细冲服，每日2次，每次3～5克。④**腰脚痛**：鹿茸不限多少，搽酥炙紫色，为末，温酒调下5克。⑤**老人腰痛及腿痛**：鹿茸（炙）、山楂各等份，为末，加蜜做成丸子，如梧桐子大。每次100丸，每日2次。⑥**血栓闭塞性脉管炎疼痛较剧者**：鹿茸、大蒜各5克，全蝎3克，蜈蚣4条，白酒100毫升。前4味放入白酒中浸泡并密封，14日后即成。饮酒，每次热饮40毫升，15日为1个疗程。⑦**阳痿**：鹿茸（去毛，涂酥，炙令微黄）60克，羊踯躅（酒拌，炒令干）、韭菜子（微炒）、附子（炮裂，去皮、脐）、桂心、泽泻各30克。捣研为极细末，装瓶备用。空腹服用，每次用粥汤送服6克。

鹿 角 Lu Jiao

别名 鹿角片、鹿角末。
来源 本品为鹿科动物梅花鹿*Cervus nippon* Linnaeus 已骨化的角或锯茸后翌年春季脱落的角基。

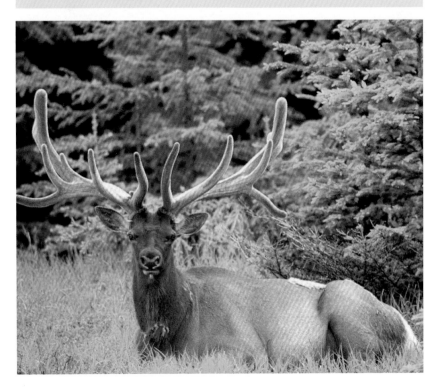

形态特征 同鹿茸。

生境分布 同鹿茸。

采收加工 多于春季拾取，除去泥沙，风干。

饮片特征

鹿角片：本品为圆形或椭圆形薄片。表面灰色或灰褐色，中部有细蜜蜂状小孔。周边白色或灰白色，质细密。体轻，质脆。

鹿角块：本品呈圆形块状。表面灰色或灰褐色，中部有细蜜蜂状小孔。周边白色或灰白色，质细密。体轻，质脆。

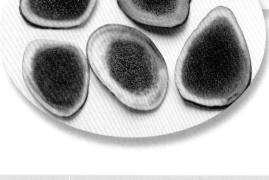

性味归经	咸，温。归肝、肾经。
功效主治	温肾阳，强筋骨，行血消肿。本品生用散热行血消肿，主治恶疮痈肿，少腹血结痛，跌打损伤瘀血等证。熟用益肾补虚、强精活血。
药理作用	具有活血散瘀消肿的作用。
用量用法	内服：煎汤，5～10克；或研末服。外用：磨汁涂或研末敷。
使用注意	阴虚阳亢者忌服。

精选验方

①**虚证哮喘**：鹿角片、淫羊藿各20克，熟地黄、紫石英各30克，当归、桃仁各10克，麻黄、白芥子各6克，五味子4克，肉桂、皂角各3克。水煎取药汁。每日1剂，分2次温服。②**乳腺增生**：鹿角、丹参各15克，穿山甲3克，三棱、莪术各9克，当归、没药、玄胡、淫羊藿、牡蛎各10克，黄芪20克。水煎取药汁。每日1剂，分次服用。

鹿角胶 Lu Jiao Jiao

二、补阳药

别名	白胶、鹿胶。
来源	本品为鹿角经水煎熬，浓缩制成的固体胶。

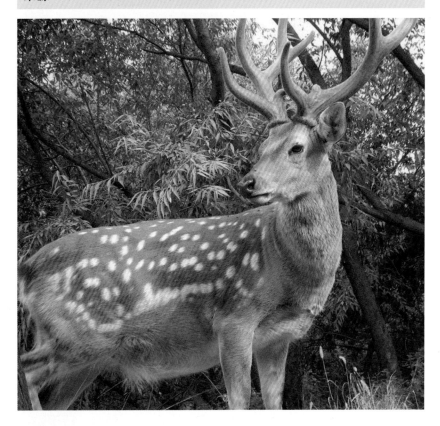

形态特征 同鹿茸。

生境分布 同鹿茸。

采收加工 熬制时间多在11月至翌年3月间。先将鹿角锯成小段，长10～15厘米。置水中浸漂，每日搅动并换水1～2次，漂至水清，取出，置锅内煎取胶液，反复煎至胶质尽出，角质酥融易碎时为止。将煎出的胶液过滤，合并（或加入明矾细粉稍许）静置，滤取清胶液，用小火浓缩（或加入黄酒3％，冰糖5％）至稠膏状，倾入凝胶槽内，待其自然冷凝，取出，分切为小块，阴干。每块重约4.5克。

饮片特征

本品呈方块状，表面棕色或棕红色，半透明，光滑。质坚而脆，容易破碎。切面光洁。味微甜。

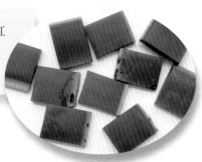

性味归经	甘、咸，温。归肾、肝经。
功效主治	温补肝肾，益精养血，止血。本品甘咸而温，入肝、肾经，补肝肾，益精血，功同鹿茸而力弱，但优于鹿角，且具有良好的止血作用。
药理作用	补肾阳，益阴血，有较强的止血作用。
用量用法	5～10克，开水或黄酒化服；或入丸、散、膏剂。外用：适量，溶化涂之。
使用注意	阴虚阳亢者忌服。

精选验方

①**阴疽、寒性脓疡**：鹿角胶9克，熟地30克，白芥子（炒）6克，肉桂、甘草各3克，麻黄、姜炭各2克，水煎服。②**神经衰弱**：鹿角胶、莲须、五味子各25克，熟地黄、牡蛎各50克，补骨脂30克。共研细粉，炼蜜为丸，每服15克，每日3次。③**脾肾两亏型慢性再生障碍性贫血**：鹿角胶（烊）、白术、当归、茯苓、山萸肉各10克，党参、熟地黄、鸡血藤各15克，黄芪30克，菟丝子、补骨脂、白芍各12克。水煎取药汁。每日1剂，分2次服用。④**脉管炎**：鹿角胶50克，肉桂12克，甲珠6克，麻黄5克。水煎取药汁。每日1剂，分早、中、晚3次服用，兑酒饮。⑤**气血两虚型白细胞减少症**：鹿角胶、炮山甲、当归各10克，鸡血藤、山萸肉各30克，党参、黄芪、熟地黄各15克。水煎取药汁。每日1剂，分次服用。3周为1个疗程。⑥**慢性腰肌劳损**：鹿角胶（另烊）20克，大熟地30克，炮姜炭10克，白芥子8克，肉桂3克，生甘草、生麻黄各6克。水煎取汁。每日1剂，分次服用。7日为1个疗程。

鹿角霜 Lu Jiao Shuang

别名 鹿角白霜。
来源 本品为鹿角熬制鹿角胶后剩余的骨渣。

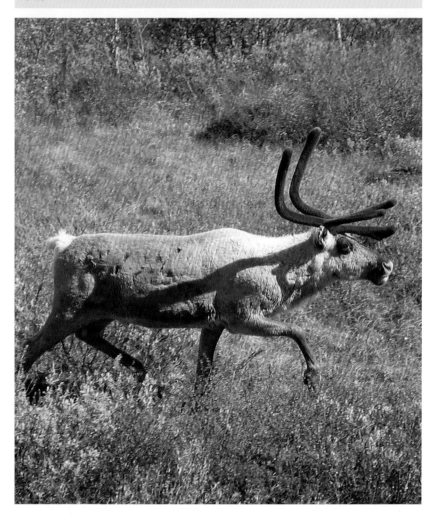

形态特征 同鹿茸。

生境分布 同鹿茸。

采收加工 春、秋两季生产，将骨化角熬去胶质，取出角块，干燥。

饮片特征

本品呈不规则块状或呈长圆柱形，大小不等。外表皮灰白色，显粉性，常具纵棱，偶见灰棕色或灰色斑点。体轻质酥，断面外层较致密，灰白色或白色。气微，味淡，嚼之有黏牙感。

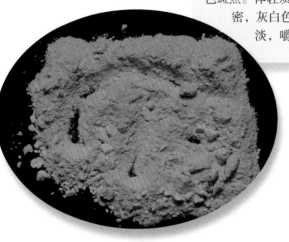

性味归经	咸，温。归肝、肾经。
功效主治	温肾助阳，收敛止血。本品甘，温，入肝、肾二经，有温肾壮阳，收敛止血之功。补力虽弱，但不滋腻。
药理作用	有较好的收敛止血及敛疮作用。
用量用法	10～15克，内服。外用：适量。
使用注意	阴虚火旺者忌服。

精选验方

①**乳头裂**：鹿角霜6克，冰片少许，共为细末，涂敷或香油调敷。②**气滞血瘀型胃癌**：鹿角霜、乌蛇、螃蟹各60克。晒干碾细末，装瓶备用。每次5克，每日3次。③**细菌性阴道炎**：鹿角霜、海螵蛸、沙苑子、金樱子各15克，桑螵蛸8克，白术10克。水煎取药汁。代茶饮，每日1剂。④**陈旧性骨折**：鹿角霜、锁阳各15克，熟地黄20克，水蛭、甲珠、片姜黄、黄明胶、香附各10克，骨碎补30克。水煎取药汁。口服，每日1剂，每日2次。

巴戟天 Ba Ji Tian

别名 巴戟、盐巴戟、巴戟肉、制巴戟。
来源 本品为茜草科植物巴戟天*Morinda officinalis* How的干燥根。

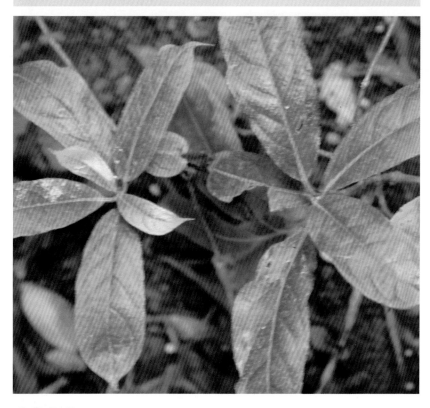

形态特征 藤状灌木。根肉质肥厚，圆柱形，呈结节状，茎有纵棱，小枝幼时有褐色粗毛。叶对生，叶片长椭圆形，全缘，叶缘常有稀疏的短睫毛，下面中脉被短粗毛，托叶鞘状。头状花序有花2~10朵，排列于枝端，花梗被污黄色短粗毛，花萼先端有不规则的齿裂或近平截，花冠白色，肉质。核果近球形，种子4粒。

生境分布 生长于山谷、溪边或林下。分布广东、广西等地。

采收加工 秋、冬两季采收为宜。栽培品5~7年后采挖，洗净泥土，除去须根，晒六七成干，用木槌轻轻捶扁，晒干；或先蒸过，晒至半干后，捶扁，晒干。

饮片特征

本品为扁圆柱形筒状或不规则形段片，直径0.5～2厘米，表面灰黄色或暗灰色，具纵纹及横裂纹，有的外皮横向断离露出木部，形似连珠。质坚韧，断面皮部厚，紫色或淡紫色，易与木部剥离；木部坚硬，黄棕色或黄白色，直径1～5毫米。无臭，味甘而微涩。

性味归经	辛、甘，微温。归肾经。
功效主治	补肾助阳，祛风除湿。本品甘温能补，辛温能行，专入肾经，有内补肾阳、外祛风湿之功，温而不燥，补而不滞。尤宜于肾阳虚兼风湿痹痛者。
药理作用	有促肾上腺皮质激素样作用，可使幼鼠胸腺萎缩，抑制肉芽肿，使大鼠肾上腺皮质囊状带有一定程度变化，维生素C和脂类均有不同程度减少，碱性磷酸酶反应增高，肝糖原含量增加。
用量用法	10～15克，煎汤或入丸、散。
使用注意	阴虚火旺者不宜单用。

精选验方

①**老人衰弱、足膝痿软**：巴戟天、熟地黄各10克，人参4克（或党参10克），菟丝子、补骨脂各6克，小茴香2克，水煎服，每日1剂。②**男子阳痿早泄、女子宫寒不孕**：巴戟天、覆盆子、党参、神曲、菟丝子各9克，山药18克，水煎服，每日1剂。③**遗尿、小便不禁**：巴戟天、覆盆子各12克，益智仁10克，水煎服，每日1剂。④**肾病综合征**：巴戟天、山茱萸各30克，水煎服，每日1剂。⑥**疝痛**：巴戟天、小茴香各15克，橘核10克，水煎服。⑦**过敏性鼻炎**：巴戟天、杏仁、菟丝子各15克，黄芪50克，党参、山药各30克，白术、桂枝各20克，甘草10克，大枣5枚，生姜3片，水煎取药汁。每日1剂，分3次服用。⑧**妇女更年期高血压**：巴戟天、仙茅、仙灵脾、知母、黄柏、当归各10克，水煎取药汁。每日1剂，分2次服用，20日为1个疗程。⑨**阳痿**：巴戟天、山茱萸各15克，菟丝子、熟地黄各30克，水煎取药汁。每日1剂，分次服用。

淫羊藿 Yin Yang Huo

二、补阳药

别名 仙灵脾、炙羊藿。
来源 本品为小檗科植物淫羊藿*Epimedium brevicornum* Maxim.的干燥地上部分。

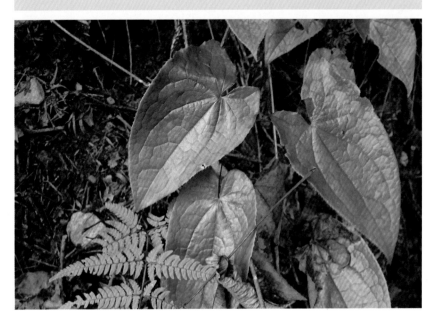

形态特征 多年生草本，高30～40厘米。根茎长，横走，质硬，须根多数。叶为2回3出复叶，小叶9片，有长柄，小叶片薄革质，卵形至长卵圆形，长4.5～9厘米，宽3.5～7.5厘米，先端尖，边缘有细锯齿，锯齿先端呈刺状毛，基部深心形，侧生小叶基部斜形，上面幼时有疏毛，开花后毛渐脱落，下面有长柔毛。花4～6朵呈总状花序，花序轴无毛或偶有毛，花梗长约1厘米；基部有苞片，卵状披针形，膜质；花大，直径约2厘米，黄白色或乳白色；花萼8片，卵状披针形，2轮，外面4片小，不同形，内面4片较大，同形；花瓣4，近圆形，具长距；雄蕊4；雌蕊1，花柱长。蓇葖果纺锤形，成熟时2裂。花期4～5月，果期5～6月。

生境分布 生长于山坡阴湿处或山谷林下或沟岸。分布于陕西、四川、湖北、山西、广西等地。

采收加工 夏、秋两季采收，割取茎叶除去杂质，晒干或阴干。

饮片特征

本品呈丝片状，宽约8毫米，上表面绿色、黄绿色或浅黄色，下表面灰绿色，叶柄圆柱形，光滑，叶片薄革质。网脉明显，中脉及细脉凸出，边缘具黄色刺毛状细锯齿。近革质。气微，味微苦。

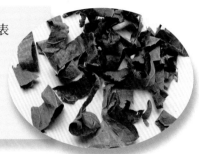

性味归经	辛、甘，温。归肝、肾经。
功效主治	补肾壮阳，祛风除湿，止咳平喘。本品辛甘而温，甘温壮阳，辛温行散，入肝、肾二经，补肾阳，壮筋骨，祛风湿，为临床常用。
药理作用	有雄性激素样作用，能促进精液分泌。以叶及根作用最强，果实次之，茎部最弱。有降压及增加冠状动脉血流量和提高耐缺氧能力的作用。又能扩张外周血管，增加肢端血流量，改善微循环，以及扩张脑血管，增加脑血流量。还具有类似心得安的作用，并认为可能含有某种乙型受体阻滞剂的成分。有降血脂及降血糖作用。对机体免疫功能有促进及双向调节作用。
用量用法	10～15克，煎服；或浸酒、熬膏，入丸、散。
使用注意	阴虚火旺者不宜服。

精选验方

①**阳痿**：淫羊藿叶12克，水煎服。不可久用。②**牙齿虚痛**：淫羊藿为粗末，煎汤漱口。③**闭经**：淫羊藿、肉苁蓉各12克，鸡血藤30克，枸杞子20克，水煎服。④**肺肾两虚、喘咳短气**：淫羊藿15克，黄芪30克，五味子6克，水煎服。⑤**更年期综合征**：淫羊藿、仙茅各15克，当归、黄柏、巴戟天、知母各9克，水煎服，每日1剂。⑥**肾虚阳痿、腰膝酸软**：淫羊藿100克，白酒约500毫升浸泡，每次饮1小杯。⑦**肾虚型无精子症**：淫羊藿、甘草各30克，鱼鳔胶、五味子各10克，沙苑子20克，枸杞子、党参各15克，水煎取药汁。每日1剂，早、晚各服1次。⑧**过敏性鼻炎**：淫羊藿、白术各10克，黄芪20克，北五味子、甘草各5克，防风4克，水煎取药汁。每日1剂，分2次服用。⑨**脾气虚弱型缺铁性贫血**：淫羊藿、党参、焦山楂、焦神曲、焦麦芽各15克，白术、茯苓、熟地黄各9克，丹参18克，甘草6克，水煎取药汁。每日1剂，分3次饭前服。

仙茅 Xian Mao

二、补阳药

别名 酒仙茅。

来源 本品为石蒜科植物仙茅 *Curculigo orchioides* Gaertn. 的干燥根茎。

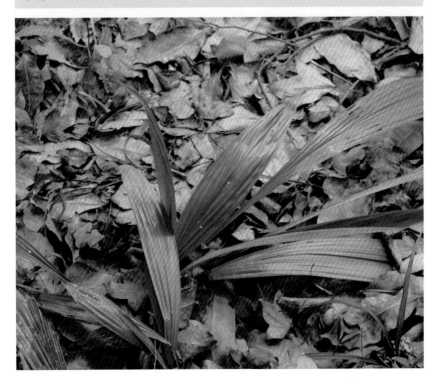

形态特征 多年生草本，根茎延长，长可达30厘米，圆柱状，肉质，外皮褐色；根粗壮，肉质，地上茎不明显。叶3～6片根出，狭披针形，长10～25厘米，先端渐尖，薹部下延呈柄，再向下扩大呈鞘状，绿白色，边缘膜质，叶脉显明，有中脉，两面疏生长柔毛，后渐光滑。花腋生，藏在叶鞘内，花杂性，上部为雄花，下部为两性花。苞片披针形，绿色，膜质，被长柔毛。

生境分布 生长于平原荒草地阳处或混生在山坡茅草及树丛中。分布于四川、云南、贵州；广东、广西、湖南、湖北也产。

采收加工 2～4月发芽前或7～9月苗枯萎时挖取根茎，洗净，除去须根和根头，晒干。或蒸后晒干。

饮片特征

本品为类圆形或不规则形的段，直径0.4～0.8厘米，外表皮棕色至褐色，粗糙，有的可见纵横皱纹和细孔状的须根痕。切面灰白色至棕褐色，微带颗粒性，有多数棕色小点，中间有深色环纹，质硬而脆，折断面不平坦。气微香，味微苦、辛。

性味归经	辛，热；有毒。归肾、肝、脾经。
功效主治	温肾壮阳，祛寒除湿。本品辛热温散有毒，药力峻猛，主入肾经，温肾壮阳，补命门真火，善祛寒湿之邪。能蠲痹强筋，诚为壮阳祛寒峻品。
药理作用	水提取物可促进抗体生成。仙茅甙可促进巨噬细胞增生，并提高其吞噬功能。所含的石蒜碱则可使胸腺萎缩。故有增强免疫功能的作用。兴奋性机能。有镇静、镇痛、解热作用。
用量用法	3～10克，煎汤；浸酒或入丸、散。外用：适量，捣敷。
使用注意	本品有毒，不宜久服。燥热性强，阴虚火旺当忌服。

精选验方

①**阳痿、耳鸣**：仙茅、金樱子根及果实各25克，炖肉吃。②**妇人红崩下血**：仙茅（为末）15克，全当归、蛇果草各等份，将二味煎汤，点水酒将仙茅末送下。③**老年遗尿**：仙茅50克，泡酒服。④**再生障碍性贫血之脾肾阳虚证**：仙茅、仙灵脾、补骨脂、生地黄、熟地黄、枸杞子、菟丝子、肉苁蓉、黄芪各10克。水煎取药汁。每日1剂，分2次服用。⑤**妇女更年期高血压**：仙茅、仙灵脾、巴戟天、知母、黄柏、当归各10克。水煎取药汁。每日1剂，分2次服用，20日为1个疗程。⑥**肾气不足或肝气郁滞所致的阳痿**：仙茅、淫阳藿、肉桂、当归各等份。共研为极细末，备用。先用水清洗阴部，擦干水，然后取1克药末均匀地搽阴茎、龟头。为了大范围均匀用药，搽药时须拉直阴茎。每日1次，10日为1个疗程。

海狗肾 Hai Gou Shen

二、补阳药

别名 海狗、斑海豹、腽肭脐。
来源 海狗肾为海豹科动物海豹 *Phoca vitulina* 的干燥阴茎及睾丸。

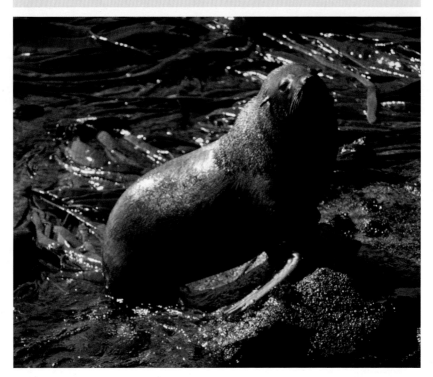

形态特征 海狗体肥壮，略呈纺锤形。身长1.3～1.5米。头圆，眼1对，大而圆，无耳壳，口须长，颊须刚硬，鼻孔和两耳均有瓣膜，可自由启闭。颈短。前后肢均具5趾，趾端有爪，趾间有蹼，形成鳍足；前肢较小，后肢大，后鳍足呈扇形。与尾相连，不能向前转动。尾短小，夹于后肢之间。体色随年龄而异，成体背部灰黄色或苍灰色，带有许多棕黑色或灰黑色的斑点；体腹面乳黄色，下颌白色少斑。幼仔皆被白色毛。

生境分布 海豹喜晒日光，多集于岩礁和冰雪上。生活于寒带或温带的海洋中，睡眠、交配和产仔时上陆地。产于我国渤海及黄海沿岸，欧洲大西洋和北太平洋沿岸。

采收加工 海豹在春季沿海冰块开裂时捕足雄兽，割取外生殖器，阴干。

饮片特征

　　本品呈长圆柱形，先端比较细，干缩有不规则的凹槽及纵沟，有一条纵向的筋。外表黄棕色，间或有褐色斑块。后端有一长圆形干瘪的囊状物。

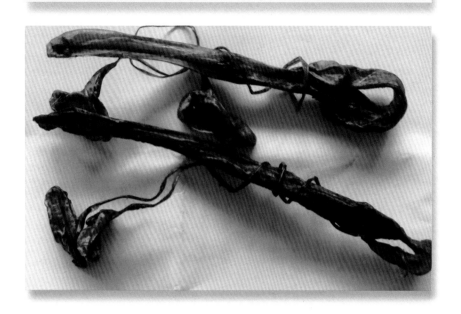

性味归经	咸，热。归肾经。
功效主治	暖肾壮阳，益精补髓。
药理作用	有雄性激素样作用。
用量用法	3～9克，煎服；或入丸、散。
使用注意	本品壮阳作用极强，故阴虚阳盛、阳事易举、骨蒸劳嗽忌用。

精选验方

　　①中老年元气不足、肾阳虚衰所致的阳痿：海狗肾1具，红参1根，高粱酒1.5升。海狗肾洗净切碎，入布袋，与红参一同置于容器中，加入高粱酒，密封，浸泡10～15日后即可取用。②气虚所致的阳痿：海狗肾2具，陈皮6克，人参、白术、白茯苓、玉竹各9克，沉香3克。共研为细末，装瓶备用。每次服6～12克，每日2次，温开水送服。

海 马 Hai Ma

二、补阳药

别名 大海马。

来源 本品为海龙科动物线纹海马*Hippocampus kelloggi* Jordan et Snyder的干燥体。

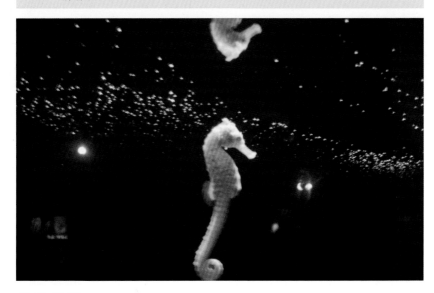

形态特征 线纹海马体形侧扁，腹部稍凸出，躯干部呈七棱形，尾部四棱形，为海马中最大的一种。体长30～33厘米。头冠短小，尖端有5个短小的棘，略向后方弯曲。吻长，呈管状。眼较大，侧位而高。眼间隔小于眼径，微隆起。鼻孔很小，每侧2个，相距甚近，紧位于眼的前方。口小，端位，无牙。鳃盖凸出，无放射状纹。鳃孔小，位近于侧背方。肛门位于躯干第11节的腹侧下方。体无鳞，完全为骨质环所包，骨质环体部11，尾部39～40；体上各环棱棘短钝呈瘤状。背鳍长，18～19，较发达，位于躯干最后2体环及尾部最前2体环的背方。臀鳍4，短小，胸鳍18，短宽，略呈扇形。无腹鳍及尾鳍。各鳍无棘，鳍条均不分枝。尾端卷曲。全体淡黄色，体侧具白色线状斑点。

生境分布 线纹海马、刺海马多栖于深海藻类繁茂处。分布于广东、福建、海南等沿海地区。

采收加工 夏、秋两季捕捞，洗净，晒干，或除去皮膜及内脏，将尾盘起，晒干。

饮片特征

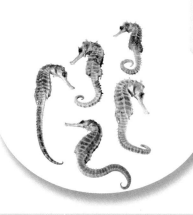

本品呈扁长形，弯曲。外表面呈黄白色。头部有冠状突起，具管状长吻，口小，无牙，两眼深陷。躯干部呈七棱形，尾部呈四棱形，渐细卷曲。体轻，骨质，坚硬。气微腥，味微咸。

性味归经	甘、咸，温。归肝、肾经。
功效主治	温肾壮阳，散结消肿，活血祛瘀。本品味甘主补，咸以入肾，有温肾壮阳之功，为肾虚阳痿要药，兼能活血祛瘀，散结消肿。
药理作用	克氏海马的乙醇提取物可延长正常雌小鼠的动情期，对去势鼠也可出现动情期，并能使子宫及卵巢（正常小鼠）重量增加。以小鼠前列腺、精囊、提睾肌的重量为指标，海马提取液表现雄激素样作用，其效力较蛇床子、淫羊藿弱，但比蛤蚧强。
用量用法	1~15克，研末服。外用：适量，研末敷患处。
使用注意	孕妇及阴虚火旺者忌服。

精选验方

①**年老体弱、神经衰弱**：海马30克，研粉，每服3克，每日3次，温开水送下。②**妇女宫寒不孕**：海马1对，炙焦研粉，每服3克，每日3次，黄酒送下。③**阳痿腰酸、少气乏力**：海马、人参、小茴香各等份，共研细末，加盐少许，每次1克，温水送下，或用熟肉点食。④**阳痿**：海马2只，白酒500毫升，浸泡1周，每日睡前饮服10~15毫升。还可用海马1对，炙燥，研细粉，每服2.5克，每日3次，温酒送下。⑤**遗尿、尿频**：海马、虾仁各15克，仔公鸡1只，共炖服。⑥**再生障碍性贫血**：海马15克，鹿茸2克，共为细末，以仙鹤草50克煎汤，分2次送服，每日1剂。⑦**小儿缺钙、脚软无力**：制海马1只，猪尾巴1条，加水共炖熟，每日分数次服用，隔2~3日再服，连服2~3剂。⑧**跌打损伤**：海马焙燥，研末，每服3~9克，黄酒送服。

肉苁蓉 Rou Cong Rong

二、补阳药

别名 苁蓉、大芸、淡大芸、咸苁蓉。

来源 本品为列当科植物肉苁蓉*Cistanche deserticola* Y.C.Ma的干燥带鳞叶的肉质茎。

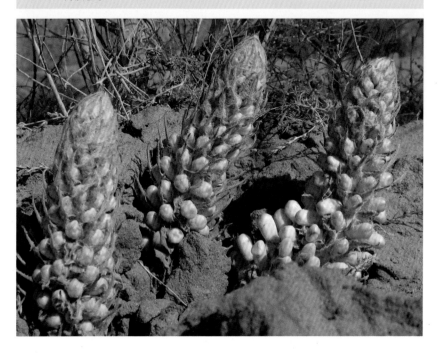

形态特征 多年生寄生草本，高80～100厘米。茎肉质肥厚，不分枝。鳞叶黄色，肉质，覆瓦状排列，披针形或线状披针形。穗状花序顶生于花茎；每花下有1苞片，小苞片2，基部与花萼合生；背面被毛，花萼5浅裂，有缘毛；花冠管状钟形，黄色，顶端5裂，裂片蓝紫色；雄蕊4。蒴果卵形，褐色。种子极多，细小。花期5～6月，果期6～8月。

生境分布 生长于盐碱地、干河沟沙地、戈壁滩一带。寄生在红沙、盐爪爪、着叶盐爪、珍珠、西伯利亚白刺等植物的根上。分布于内蒙古、陕西、甘肃、宁夏、新疆等地。

采收加工 春、秋均可采收。以3～5月采者为好，过时则中空。春季苗未出土或刚出土时采者，通常半埋于沙土中晒干，称为淡苁蓉。秋季采者，水分多，不宜晒干，须投入盐湖中1～3年，取出晒干，称咸苁蓉。

饮片特征

肉苁蓉为不规则形的厚片，直径2～8厘米。表面棕褐色或灰棕色。有的可见肉质鳞叶。切面有淡棕色或棕黄色点状维管束，排列呈波状环纹。体重质硬，微有柔性，不易折断，气微，味甜、微苦。

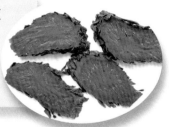

性味归经	甘、咸，温。归肾、大肠经。
功效主治	补肾阳，益精血，润肠通便。本品甘咸而温，质地柔润，甘温补阳，咸以入肾而有补肾壮阳之功，又能益精补血，入大肠经能滋润肠燥而有通便之功。补而不峻，滋而不腻，阴阳双补，药性和缓，堪称滋补之上品。
药理作用	可增加脾脏和胸腺重量，提高巨噬细胞吞噬率和腹腔巨噬细胞内cAMP的含量，增加溶血素和溶血空斑的值，提高淋巴细胞转化率，促进抗体形成。
用量用法	10～20克，煎服。
使用注意	药力和缓，用量宜大。助阳滑肠，故阳事易举，精滑不固者，腹泻便溏者忌服。实热便秘者不宜。

精选验方

①**阳痿、遗精、腰膝痿软**：肉苁蓉、韭菜子各9克，水煎服。②**神经衰弱、健忘、听力减退**：肉苁蓉、枸杞子、五味子、麦冬、黄精、玉竹各适量，水煎服。③**肾虚不孕**：肉苁蓉、山药各30克，鹿茸18克，原蚕蛾4.5克，炼蜜为丸，每服10克，每日2次。④**男子肾虚精亏、阳痿尿频**：肉苁蓉240克，熟地黄180克，五味子120克，菟丝子60克，研为细末，酒煮山药糊为丸，每次9克，每日2次。⑤**便秘**：肉苁蓉30克，水煎服，每日1剂。⑥**肾阳虚闭经**：肉苁蓉、附子、茯苓、白术、桃仁、白芍各15克，干姜10克，水煎服，每日1剂。⑦**男性不育、精子过少、肾阳虚亏**：肉苁蓉、制黄精、菟丝子各180克，枸杞子360克，黑狗肾1具，盐15克。焙干，共研细末。早、晚空腹各服1次，分12日服完。⑧**颈椎、腰椎、足跟等部位的骨质增生**：威灵仙、肉苁蓉、熟地黄、清风藤、丹参各15克，加水煎2次，混合所煎得药汁。每日1剂，每日2次分服。⑨**细菌性阴道炎**：肉苁蓉20克，水煎取药汁。代茶饮，每日早、晚各服1次。

紫梢花 Zi Shao Hua

二、补阳药

别名 紫霄花、河绵。
来源 本品为淡水海绵科动物脆弱骨针淡水海绵*Spongilla* fragilis Lecidy的干燥群体。

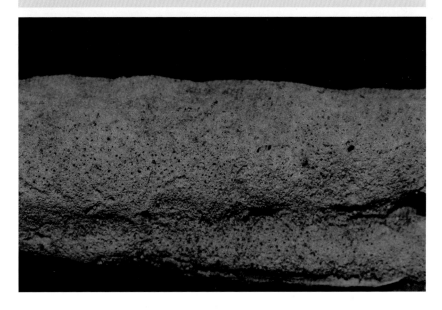

形态特征 常成棒状群体，表面凹凸不平，出水孔甚多，极易察见，通常灰色至褐色。体内构造由海绵质的纵横纤维构成密网，但干燥后极为脆弱。体骨细长，针状，两端尖锐，表面平滑无刺，其长度为180～255微米，粗5～16微米。无皮质骨。芽球为淡水海绵的无性生殖体。芽球甚多，遍布于全体各层，各为椭圆形或钝三角形的球状体。本种之特征，为多种芽球，除单个者外，并有2～4个芽球组成的群体，各被一共同的细胞层所包围。每个芽球表面有分散存在的芽骨，并各有一颇长而稍弯曲的乳管，从细胞层的里面向外突出而开口。芽球的大小相差极大，其直径为250～500微米。芽骨远小于体骨，亦为细长针状，两端尖锐，但表面具有数目不同、大小不等、分散不匀的小刺，芽骨的长度为68～125微米，粗3～10微米。

生境分布 主产于江苏的苏州地区及河南的南阳地区。

采收加工 秋、冬两季于河床或湖边拾取，切去两端树枝，除去杂草，洗净泥沙，晒干。

饮片特征

本品外形似蒲棒，长短不一，少有分枝，直径1～4厘米，中央有水草或树枝。全体灰绿色。质轻脆多孔呈海绵状，小孔内藏有许多圆形颗粒。折断面呈放射网状，网眼内有黄绿颗粒。气无，味淡。

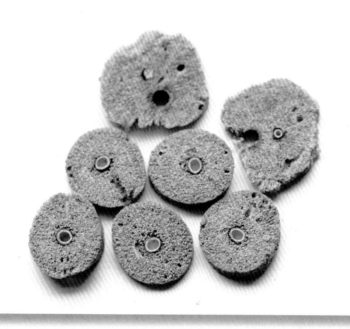

性味归经	甘，温。归肾经。
功效主治	益阳涩精。
用量用法	内服：2～5克，研末冲服；或入丸、散。外用：煎洗。
使用注意	阴虚内热者忌用。

精选验方

①**阳事痿弱**：紫梢花、生龙骨各10克，麝香少许。为末，蜜丸梧桐子大。每服20丸，烧酒下。②**阴痒生疮**：紫梢花50克，胡椒25克。研为粗末，水煎，浴洗3～5次。

胡桃仁 Hu Tao Ren

二、补阳药

别名 核桃仁、胡桃肉。
来源 本品为胡桃科植物胡桃 *Juglans regia* L. 的干燥成熟种子。

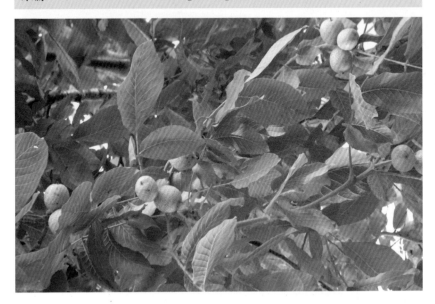

形态特征 落叶乔木，高20～25米。树皮灰白色，幼时平滑，老时浅纵裂。小枝被短腺毛，具明显的叶脉和皮孔；冬芽被芽鳞；髓部白色，薄片状。奇数羽状复叶，互生。花单性，雌雄同株，与叶同时开放，雄花序腋生，下垂，花小而密集，雄花有苞片1，长圆形，小苞片2，长卵形，花被片1～4，均被腺毛，雄蕊6～30；雌花序穗状，直立，生于幼枝顶端，通常有雌花1～3朵，总苞片3枚，长卵形，贴生于子房，花后随子房增大；花被4裂，裂片线形，高出总苞片；子房下位，2枚心皮组成，花柱短，柱头2裂，呈羽毛状，鲜红色。果实近球形，核果状，外果皮绿色，由总苞片及花被发育而成，表面有斑点，中果皮肉质，不规则开裂，内果皮骨质，表面凹凸不平，有2条纵棱，先端具短尖头，内果皮壁内具空隙而有皱折，隔膜较薄，内里无空隙。花期5～6月，果期9～10月。

生境分布 各地均有栽培，主产于华北、东北、西北地区。

采收加工 9～10月果实成熟时采收。除去果皮，敲破果核（内果皮），取出种子。

饮片特征

本品为不规则的碎块。淡黄色或棕黄色。质脆，切面类白色，富油性。无臭，味甘。

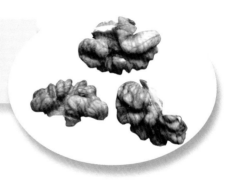

性味归经	甘，温。归肾、肺、大肠经。
功效主治	补肾益精，补肺定喘，润肠通便。
药理作用	胡桃油可使体重增长加快，并能使血清白蛋白增加。减少胆固醇在肠内的吸收，影响胆固醇的体内合成，促进胆固醇在肝内降解，随胆汁排出体外。
用量用法	内服：9～30克，入汤、丸、散、膏、粥等。
使用注意	肺热咳嗽、阴虚有热者忌服。

精选验方

①**低血压症**：胡桃仁20克，陈皮15克，甘草6克，水煎取药汁。每日2剂，连服3日。②**肾阳虚型骨质疏松症**：胡桃仁、蜂蜜各20克，牛奶250毫升。胡桃仁洗净，晒干（或烘干）后研成粗末，备用。牛奶倒入砂锅中，用小火煮沸，调入胡桃粉，再煮沸时停火，加入蜂蜜，搅匀即成。早餐时食用。③**小儿百日咳恢复期**：胡桃仁15克，党参9克。加水煎取药汁。每日1剂，分1～2次食用。④**低血压症**：胡桃仁20克，陈皮15克，甘草6克，水煎取药汁。每日2剂，连服3日。⑤**化脓性中耳炎**：胡桃仁3个，冰片3克。将胡桃仁挤压出油，加入冰片，调匀备用。用时洗净耳内外，拭干耳道，将药油滴于耳内。每日1或2次，5～10日可愈。⑥**酒渣鼻**：大枫子、木鳖子、樟脑粉、胡桃仁、蓖麻子、水银各等份。共研成细末，以水银调成糊状，药膏即成。先清洗鼻患处，然后取二子水银膏薄薄涂上一层。晚上用药，第二天早晨洗去。隔日1次，连用2周为1个疗程。⑦**神经衰弱**：胡桃仁12克，丹参15克，佛手片6克，白糖50克。胡桃仁捣烂，加白糖混合均匀；将丹参、佛手共煎汤，加入胡桃白糖泥，沸煮10分钟，即成。每日1剂，分2次服用。

锁 阳 Suo Yang

别名 锁阳。
来源 本品为锁阳科植物锁阳*Cynomorium songaricum* Rupr. 的干燥肉质茎。

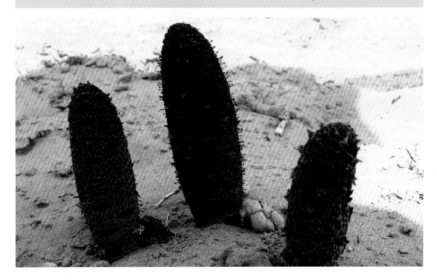

形态特征 多年生肉质寄生草本。地下茎粗短，具有多数瘤突吸收根。茎圆柱形，暗紫红色，高20～100厘米，径3～6厘米，大部分埋于沙中，基部粗壮，具鳞片状叶。鳞片状叶卵圆形、三角形或三角状卵形，长0.5～1厘米，宽不及1厘米，先端尖。穗状花序顶生，棒状矩圆形，长5～15厘米，直径2.5～6厘米；生密集的花和鳞状苞片，花杂性，暗紫色，有香气。雄花有两种，一种具肉质花被5枚，长卵状楔形，雄蕊1，花丝短，退化子房棒状；另一种雄花具数枚线形、肉质总苞片，无花被，雄蕊1，花丝较长，无退化子房。雌花具数枚线状、肉质总苞片，其中有1枚常较宽大，雌蕊1，子房近圆形，上部着生棒状退化雄蕊数枚，花柱棒状。两性花多先于雄花开放，具雄蕊雌蕊各1，雄蕊着生子房中部。小坚果，球形，有深色硬壳状果皮。花期6～7月，果期6～7月。

生境分布 生长于干燥多沙地带，多寄生于白刺的根上。分布于内蒙古、甘肃、青海等地。

采收加工 春、秋两季均可采收。以春采者为佳。除去花序，置沙土中半埋半露，连晒带烫，使之干燥。

饮片特征

本品为不规则或类圆形的薄片。切面红棕色或棕褐色，散有黄色三角状维管束；外皮棕黄色或棕褐色，粗糙，具明显纵沟，质坚实。气微，味甘而涩。

性味归经	甘，温。归肝、肾、大肠经。
功效主治	补肾助阳，润肠通便。本品甘温体润，归肝、肾、大肠经，补肾壮阳，益精血，润肠通便功与肉苁蓉相类似。
药理作用	对小鼠灌胃锁阳醇提物，可使吞噬功能低下小鼠的巨噬细胞吞噬红细胞能力有所恢复。静脉点滴锁阳醇提物可使幼年大鼠血浆睾酮含量显著提高，表明锁阳有促进动物性成熟作用。锁阳水浸液对实验动物有降低血压、促进唾液分泌作用，能使细胞内DNA和RNA合成率提高。
用量用法	10～15克，煎服。
使用注意	阴虚阳旺，脾虚泄泻，实热便秘者忌服。

精选验方

①周围神经炎：锁阳、枸杞子、五味子、黄柏、知母、干姜、炙龟板各适量，研末，酒糊为丸，盐汤送下。②阳痿不孕：锁阳、肉苁蓉、枸杞子各6克，菟丝子9克，淫羊藿15克，水煎服。③肾虚滑精、腰膝酸弱、阳痿：锁阳、肉苁蓉、桑螵蛸、茯苓各9克，龙骨3克，研末，炼蜜为丸服。④阳痿、早泄：锁阳、党参、山药、覆盆子各适量，水煎服。⑤气虚之便秘：锁阳、桑葚各15克，蜂蜜30克。将锁阳（切片）与桑葚水煎取汁，入蜂蜜搅匀。每日1剂，分2次服用。⑥老年性便秘：锁阳、肉苁蓉、生晒参各20克，蜂蜜、麻油各250克，胡麻仁100克，砂仁10克。将肉苁蓉、锁阳、生晒参、胡麻仁、砂仁研成细末，然后与蜂蜜、芝麻油混合拌匀，略加热即成。每天早晨空腹服15～30克。

补骨脂 Bu Gu Zhi

别名 故纸、破故纸、胡故子、黑故子。

来源 本品为豆科植物补骨脂*Psoralea corylifolia* L. 的干燥成熟果实。

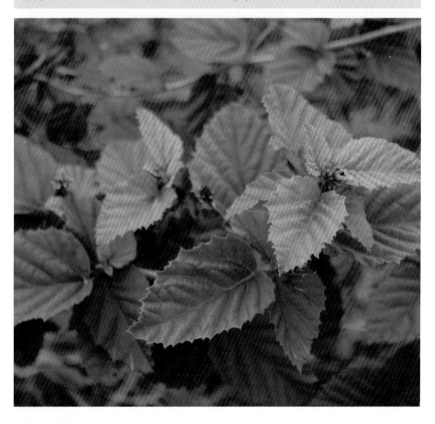

形态特征 一年生草本，高60~150厘米，全株有白色毛及黑褐色腺点。茎直立。叶互生，多为单叶，仅枝端的叶有时侧生1枚小叶；叶片阔卵形至三角状卵形，先端钝或圆，基部圆或心形，边缘有不整齐的锯齿。花多数，密集成近头状的总状花序，腋生；花冠蝶形，淡紫色或白色。荚果近椭圆形，果皮黑色。花、果期7~10月。

生境分布 生长于山坡、溪边、田边。分布于河南、四川两省，陕西、山西、江西、安徽、广东、贵州等地也有分布。

采收加工 秋季果实成熟时采收，晒干。

饮片特征

本品呈略扁的肾形。表面黑褐色、黑色或灰褐色，具细微网状皱纹。顶端圆钝，有一小突起，凹侧有果梗痕。质硬。果皮薄，与种子不易分离。气香，味辛、微苦。

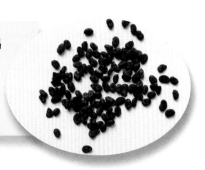

性味归经	苦、辛，大温。归肾、脾经。
功效主治	补肾壮阳，固精缩尿，温脾止泻。本品大温，以气为用，入肾经补肾壮阳，固精缩尿，入脾经，温脾阳以止泻。
药理作用	补骨脂可使小鼠的腹腔巨噬细胞的吞噬指数及吞噬百分数明显升高，对免疫抑制剂环磷酰胺所致的白细胞下降，有明显的治疗作用。补骨脂乙素能增强心肌收缩力，扩张冠状动脉，对抗垂体后叶素引起的冠状动脉收缩。
用量用法	5～10克，煎汤；或入丸、散。外用：适量，制成酊剂涂擦。也可制成注射剂，肌肉注射用。
使用注意	本品温燥，伤阴助火，故阴虚火旺、大便秘结者不宜。外用治白癜风，在局部用药后，应照射日光5～10分钟，弱光可照20分钟，紫外线可照2～5分钟，之后洗去药液，以防起泡。可连续使用数月。如发生红斑、水泡，应暂停用药，待恢复后可继续使用。

精选验方

①肾虚遗精：补骨脂、青盐各等份，研末，每次6克，每日2次。②五更（黎明）泄泻：补骨脂12克，五味子、肉豆蔻各10克，吴茱萸、生姜各5克，大枣5枚，水煎服，每日1剂。③阳痿：补骨脂50克，杜仲、核桃仁各30克，共研细末，每次9克，每日2次。④白癜风：补骨脂、白鲜皮、刺蒺藜、生地黄各15克，白芷、菟丝子、赤芍、防风各10克，僵蚕6克，红花6～10克，丹参15～20克，水煎服，每日或隔日1剂。⑤肾衰所致的肺气肿：补骨脂、熟地黄、山茱萸、五味子、胡桃肉各9克，肉桂（后下）2.5克，水煎取药汁。每日1剂，分2次服用。⑥慢性白细胞减少症和中性粒细胞缺乏症：补骨脂、丹参、仙灵脾、柴胡各9克，赤小豆、黑大豆、扁豆各30克，苦参15克，水煎取药汁。每日1剂，分次服用。服药期间停用其他药物。

益智仁 Yi Zhi Reng

二、补阳药

别名 益智、盐益智。
来源 本品为姜科植物益智*Alpinia oxyphylla* Miq. 的干燥成熟果实。

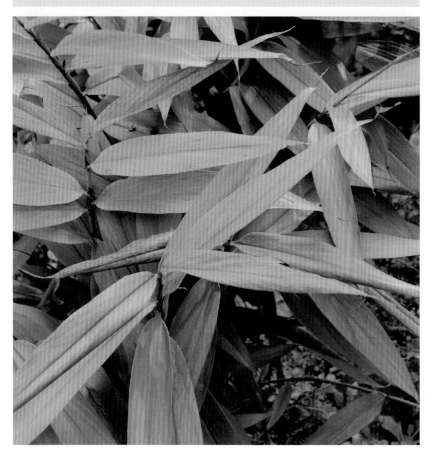

形态特征 多年生草本，高1.5～3米，茎丛生。叶2列，狭披针形，叶缘具细锯齿，叶舌长达1.5厘米，棕色。花两性，总状花序顶生，花序轴被短毛。蒴果椭圆形或纺锤形，不开裂，种子多角形。花期2～4月，果期5～8月。

生境分布 生长于林下阴湿处或栽培。分布于广东、广西、云南、福建等地。

采收加工 夏、秋两季果实由绿转红时采收，晒干。

饮片特征

本品为扁圆形或不规则块状。外表皮灰棕色，破开面乳白色。具辛香气。味辛辣。

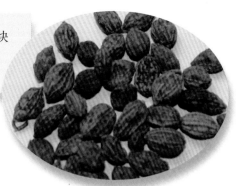

性味归经	辛，温。归肾、脾经。
功效主治	温肾固精缩尿，温脾止泻摄涎。本品辛温气香，入脾、肾二经，略具涩性。既能温肾固精缩尿，又能温脾止泻摄涎。
药理作用	有抑制回肠收缩，抑制前列腺素有机合成，强心，拮抗钙活性及引起血管舒张等作用。
用量用法	3～10克，煎汤；或入丸、散。
使用注意	本品燥热，能伤阴助火，故阴虚火旺者忌服。因热而致遗尿、尿频、崩漏者忌用。

精选验方

①**腹胀腹泻**：益智仁100克，浓煎饮用。②**妇人崩中**：益智仁（炒）碾细，米饮入盐，每次5克。③**香口辟臭**：益智仁50克，甘草10克，碾粉舔舐。④**漏胎下血**：益智仁25克，缩砂仁50克，为末，每次15克，空腹白开水送服，每日2次。⑤**脾虚多涎、口水自流、质地清稀**：益智仁、党参、白术、茯苓各9克，陈皮6克，水煎服，每日1剂。⑥**肾虚遗尿、尿频**：益智仁、乌药各等份，研为细末，酒煎山药末为糊，制丸如梧桐子大，每服9克，用淡盐汤或米饮送下，每日3次。⑦**遗尿**：益智仁、党参各12克，石菖蒲、麻黄各9克，桑螵蛸15克，乌药、补骨脂、薏苡仁各8克，水煎取药汁。每日1剂，分2次服用，连服7～14日。⑧**阴阳两虚所致的不孕症**：益智仁、枸杞子、菟丝子、覆盆子、五味子、车前子、乌药、炙龟板各12克，水煎取药汁。每日1剂，每日2次。⑨**淋病**：益智仁、乌药、石菖蒲、甘草梢各15克，草薢、茯苓各25克，丹参30克，金银花100克，连翘20克，水煎取药汁。每日1剂，分2次服用。

菟丝子 Tu Si Zi

别名 菟丝饼、炒菟丝子、盐菟丝子。

来源 本品为旋花科植物菟丝子*Cuscuta chinensis* Lam. 的干燥成熟种子。

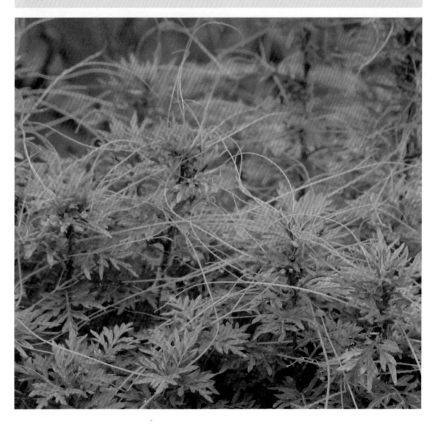

形态特征 一年生寄生草本，全株无毛。茎细，缠绕，黄色，无叶。花簇生于叶腋，苞片及小苞片鳞片状；花萼杯状，花冠白色，钟形，长为花萼的2倍；雄蕊花丝扁短，基部生有鳞片，矩圆形，边缘流苏状。蒴果扁球形，被花冠全部包住，盖裂。花期7~9月，果期8~10月。

生境分布 生长于田边、荒地及灌木丛中，常寄生于豆科等植物上。分布于河南、山东、山西以及东北辽阳、盖平等地。

采收加工 秋季种子成熟时割取其地上部分，晒干，打下种子，除去杂质。

饮片特征

本品呈类球形，直径1~1.5毫米。表面灰棕色或黄棕色。具细密突起的小点，一端有微凹的线形种脐。质坚实，不易以指甲压碎。气微，味淡。

性味归经	辛、甘、平。归肝、肾经。
功效主治	补肾益精，养肝明目，益脾止泻。本品甘平，禀气中和，虽补阳而不燥，益阴精而不腻。补肾，养肝明目，益脾止泻，为平补肝肾阴阳之良药。
药理作用	可使心率降低，收缩振幅增加。有降压作用，并能抑制肠管运动，对离体子宫有兴奋作用。
用量用法	10~15克，煎服；或入丸、散。
使用注意	阴虚火旺、大便燥结、小便短赤者不宜服用。

精选验方

①**肾虚阳痿、遗精及小便频数**：菟丝子、枸杞子、覆盆子、五味子、车前子各9克，水煎服。②**乳汁不通**：菟丝子15克，水煎服。③**脾虚泄泻**：菟丝子15克，生白术10克，水煎服。④**腰膝酸软、遗精早泄、小便频数、带下过多**：菟丝子加黑豆60粒、红枣5枚，水煎食服。⑤**脾虚泄泻**：菟丝子15克，生白术10克，水煎服。⑥**胃癌**：菟丝子、枸杞子、女贞子各15克，生黄芪、太子参、鸡血藤各30克，白术、茯苓各10克，水煎取药汁。每日1剂，分2次服用。⑦**气血虚弱型围产期痔疾**：菟丝子、党参、地榆、茯苓各12克，黄芪15克，白术、当归、白芍、熟地黄、阿胶（烊冲）、瓜蒌仁（打碎）、补骨脂、杜仲各10克，水煎取药汁。口服，每日1剂。⑧**小儿遗尿**：菟丝子7.5克，五倍子5克，五味子2.5克，米醋适量。将前3味共研细末，用醋调成糊状，敷于脐部，然后用消毒纱布包扎，再用胶布固定，次日早晨取下。

沙苑子 Sha Yuan Zi

二、补阳药

别名 沙蒺藜、潼蒺藜、沙苑蒺藜。
来源 本品为豆科植物扁茎黄芪*Astragalus complanatus* R.Brown. 的成熟种子。

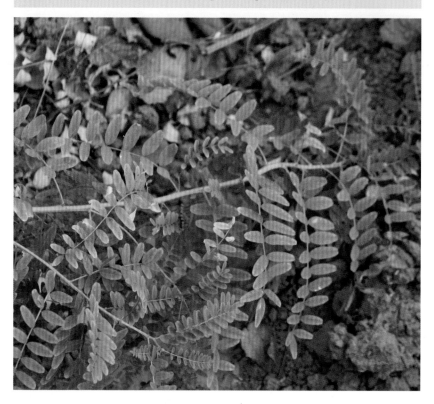

形态特征 多年生草本。茎较细弱，略扁，基部常倾卧，有白色柔毛。羽状复叶互生；小叶椭圆形，下面有白色柔毛；托叶小，披针形。总状花序腋生，有花3~7朵；花萼钟形，与萼筒近等长，有白色柔毛；花冠蝶形，浅黄色。荚果膨胀，纺锤形，长2~3.5厘米，先端有喙。花期7~9月，果期8~10月。

生境分布 生长于山野、路旁；多栽培。分布陕西大荔、兴平等地，四川也有出产。

采收加工 秋末冬初，种子成熟时采收，连茎割取，晒干后，打下种子，除去杂质。

饮片特征

本品略呈肾形而稍扁。表面光滑，灰褐色或褐绿色，边缘一侧微凹处具圆形种脐。质坚硬，不易破碎。气微，味淡，嚼之有豆腥味。

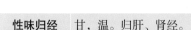

性味归经	甘，温。归肝、肾经。
功效主治	补肾固精，养肝明目。本品甘温主补，兼能收涩止遗，入肝、肾二经，补肾阳固精缩尿，养肝可以明目，为补益肝肾之要药。
药理作用	有收缩子宫和抑制利尿作用。
用量用法	10～15克，煎汤；或入丸、散。
使用注意	本品为温补固涩之品，阴虚火旺及小便不利者忌服。

精选验方

①**肾虚腰背酸痛**：沙苑子15克，水煎服。②**遗精**：沙苑子、菟丝子各25克，补骨脂、枸杞子、杜仲各15克，水煎服，每日1剂。③**目昏不明**：沙苑子、青葙子各15克，茺蔚子10克，共研细末，每次5克，每日2次。④**遗尿**：沙苑子、覆盆子、补骨脂各9克，生山药15克，水煎服，每日1剂。或用沙苑子15克，熟地10克，团鱼1个（750克），蒸服。⑤**细菌性阴道炎**：沙苑子、海螵蛸、鹿角霜、金樱子各15克，桑螵蛸8克，白术10克，水煎取药汁。代茶饮，每日1剂。

杜 仲 Du Zhong

别名 盐杜仲、杜仲炭、黑杜仲、炒杜仲、川杜仲、绵杜仲、焦杜仲。

来源 本品为杜仲科植物杜仲*Eucommia ulmoides* Oliv.的干燥树皮。

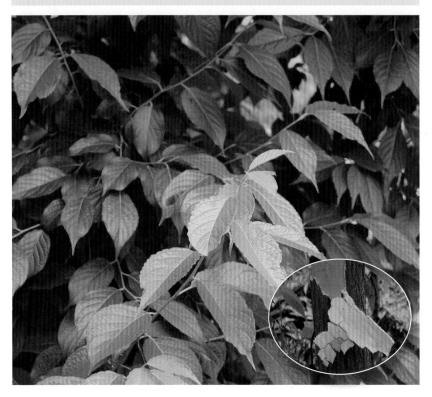

形态特征 落叶乔木，高达20米。树皮和叶折断后均有银白色细丝。叶椭圆形或椭圆状卵形，先端长渐尖，基部圆形或宽楔形，边缘有锯齿。花单性，雌雄异株，无花被，先叶或与叶同时开放，单生于小枝基部。翅果长椭圆形而扁，长约3.5厘米，先端凹陷，种子1粒。花期4～5月，果期9月。

生境分布 生长于山地林中或栽培。分布于四川、陕西、贵州等地以及河南伏牛山区、湖南湘西苗族自治州、湖南常德、湖北恩施。此外，广西、浙江、甘肃也产。

采收加工 4～6月剥取，剥去粗皮，堆置"发汗"至内皮呈紫褐色，晒干。

饮片特征

本品为小方块或丝状，厚3～7毫米。外表面淡棕色或灰褐色，有明显的皱纹。内表面暗紫色，光滑。断面有细密、银白色、富弹性的橡胶丝相连。气微，味稍苦。

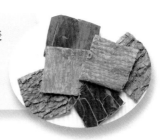

性味归经	甘，温。归肝、肾经。
功效主治	补肝肾，壮筋骨，安胎，降血压。本品甘温补肝肾，壮筋骨，治疗腰痛必用之品，补肾安胎，治疗肾虚胎动不安、滑胎功优。
药理作用	煎剂及乙醇提取物均有降压作用，有扩张血管作用，还能降低血清胆固醇。杜仲叶有明显增加冠状动脉流量的作用，有抗炎作用。杜仲能增强动物肾上腺皮质功能，有镇静及镇痛作用，能增强机体免疫功能，对大鼠及兔的离体子宫有抑制作用，并能对抗垂体后叶素的收缩子宫作用。
用量用法	10～15克，煎汤；或入丸、散。
使用注意	阴虚火旺者慎用。

精选验方

①**腰痛**：杜仲（炒去丝）、八角茴香各15克，川木香5克，水1盏，酒半盏，煎服，渣再煎。②**小便淋漓、阴部湿痒**：杜仲15克，丹参10克，川芎、桂枝各6克，细辛3克，水煎服，每日1剂。③**肾炎**：杜仲30克，盐肤木根30克，加猪肉酌量炖服。④**预防流产**：杜仲、当归各10克，白术8克，泽泻6克，加水煎至150毫升，每日1剂，分3次服。⑤**筋脉挛急、腰膝无力**：杜仲15克，川芎6克，炙附子3克，水煎服，每日1剂。⑥**胎动不安**：杜仲焙干，研为细末，煮枣肉糊丸，每丸10克，早、晚各服1丸。⑦**气血阻滞型围产期痔疾**：杜仲、桑寄生各10克，当归、地榆、白芍各9克，生地黄15克，首乌12克，水煎取药汁。口服，每日1剂。⑧**功能性遗尿**：杜仲、益智仁、覆盆子、补骨脂、菟丝子、党参各10克，桑螵蛸6克，辛夷5克，黄芪15克，水煎取药汁。以上为10～15岁小儿量，10岁以内减半。水煎服。消化不良加焦三仙各10克，莱菔子10克。⑨**肾气亏虚型习惯性流产**：杜仲、菟丝子、川断、狗脊、党参各12克，桑寄生、阿胶（烊冲）、巴戟天各9克，黄芪、仙鹤草各15克，水煎取药汁。口服，每日1剂。

续 断 Xu Duan

别名 川断、川续断、接骨草。

来源 本品为川续断科植物续断*Dipsacus japonicus* Miq.或川续断*Dipsacus asper* Wall. ex Henry的根。

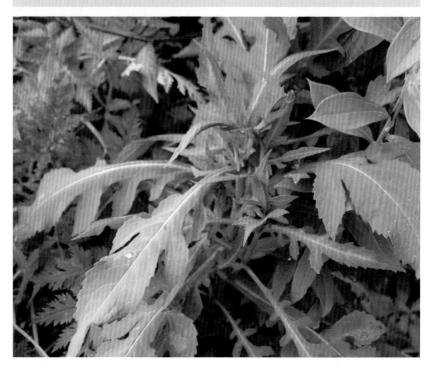

形态特征 多年生草本，高50～100厘米，根1至数条，茎直立有棱，并有刺毛。叶对生，基生叶有长柄，叶片羽状分裂，茎生叶有短柄，叶片3裂，中央裂片大，边缘有粗锯齿，叶面被短毛或刺毛。头状花序，总苞片窄线形，数枚，苞片倒卵形，顶端有尖头状长喙，花冠白色或淡黄色。花期8～9月，果期9～10月。

生境分布 生长于土壤肥沃、潮湿的山坡、草地，野生、栽培均有。分布于湖北长阳、鹤峰、巴东，尤以鹤峰产者最优。四川涪陵，湖南石门、慈利，广西金县、灌阳，广东、云南、贵州等地也产。

采收加工 8～10月采挖，洗净泥沙，除去根头、尾梢及细根，阴干或炕干。本品不宜日晒，否则质硬、色白、质差。

饮片特征

本品为类圆形或椭圆形的厚片，直径0.5～2厘米。外表皮灰褐色至黄褐色，有纵皱。切面皮部墨绿色或棕褐色，外缘凹凸不平，木部灰黄色或黄褐色，可见放射状排列的导管束纹，形成层部位多有深色环。质软，久置而变硬，易折断，断面不平坦，气微，味苦、微甜而涩。

性味归经	苦、甘、辛，微温。归肝、肾经。
功效主治	补肝肾，强筋骨，安胎，行血脉，续筋骨。本品苦泄温补，既能补肝肾，又能行血脉，补而不滞，行中有止，为补肝肾疗折伤要药。
药理作用	对疮疡有排脓、止血、镇痛，及促进组织再生作用。对维生素E缺乏症有效，并能催乳。
用量用法	10～15克，煎服；或入丸、散。外用：适量，捣烂外敷。治崩漏下血宜炒用。
使用注意	恶雷丸，初痢勿用，怒气郁者禁用。

精选验方

①老人风冷、转筋骨痛：续断、牛膝（去芦，酒浸）各等份，上为细末，温酒调下10克，食前服。②水肿：续断根适量，炖猪腰子食。③乳汁不行：续断25克，川芎、当归各7.5克，穿山甲（火煅）、麻黄各10克，天花粉15克，水两大碗，煎八分，食后服。④跌打损伤：续断草捣烂外敷。⑤产后血运：续断150克，粗捣筛，每次3克，水煎去滓温服。⑥气滞血瘀型痛经：续断、泽兰、香附各14克，红花2克，赤芍、当归、柏子仁各12克，牛膝6克，延胡索8克，水煎取药汁。每日1剂，甜酒为引。⑦骨折：续断、骨碎补各6克，白砂糖30克，鲜活河蟹250～300克。将续断、骨碎补混合粉碎，过100目筛备用，鲜活河蟹去泥污，连壳捣碎，以细纱布过滤取汁，装入碗中，加入续断、骨碎补与白砂糖，锅中加少许水，把碗放入锅中蒸30分钟呈糕状，即成。温服，每日1次，晚间服用。7日为1个疗程。

韭菜子 Jiu Cai Zi

二、补阳药

别名 韭子、韭菜仁。
来源 本品为百合科植物韭菜*Allium tuberosum* Rottl.ex Spreng. 的干燥成熟种子。

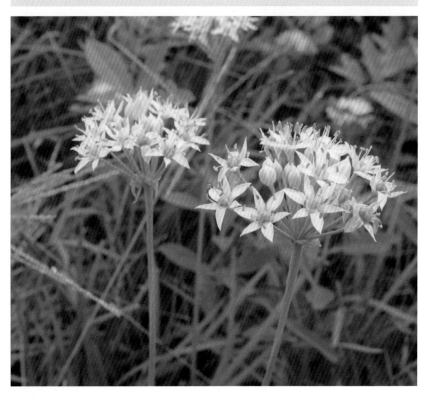

形态特征 多年生草本，全草有异臭。鳞茎狭圆锥形。叶基生，扁平，狭线形，长15～30厘米，宽1.5～6毫米。花茎长30～50厘米，顶生伞形花序，具20～40朵花；总苞片膜状，宿存；花梗长为花被的2～4倍；花被基部稍合生，裂片6，白色，长圆状披针形，长5～7毫米；雄蕊6；子房三棱形。蒴果倒卵形，有三棱。种子6，黑色。花期7～8月，果期8～9月。

生境分布 生长于田园，全国各地均有栽培。以河北、河南、山西、江苏、山东、安徽、吉林产量最多。

采收加工 秋季果实成熟时，收采果序，晒干，搓出种子，除去杂质及果皮。

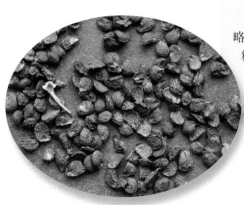

饮片特征

本品呈半圆形或卵圆形，略扁。表面黑色，一端凸起，粗糙，有细密的皱纹，另一面微凹，皱纹不甚明显。质硬。气特异，味微辛。

性味归经	辛、甘，温。归肝、肾经。
功效主治	补肾壮阳，固精。本品甘、辛，温，入肝、肾二经，为温肾固精要药。
药理作用	具有增强性功能和强壮作用。
用量用法	6～10克，煎服；或入丸、散。
使用注意	阴虚火旺者忌服。

精选验方

①**遗精**：韭菜子25克，牛鞭1根，淫羊藿、菟丝子各15克，水煎服。②**重症呃逆**：韭菜子轧为细面，每日3次，每次3～6克，口服，煎则无效。③**阳痿**：韭菜子60克，水煎服，每日1剂。④**中老年人肾阳虚损，阳痿不举，早泄精冷之症**：韭菜子、巴戟天、胡芦巴、杜仲各10克，水煎服。⑤**遗精**：韭菜子，每日生吞10～20粒，淡盐汤送下。⑥**肾虚遗精、小便频数**：韭菜子15克，粳米50克，先煎韭菜子，去渣取汁，入米煮粥，空腹食用。⑦**小儿遗尿**：韭菜子、面粉各适量，韭菜子研细和面粉制成面饼，蒸熟，每日2次。⑧**腰痛脚弱**：韭菜子，研粉，每服10克，开水送服。⑨**慢性胃炎及消化性溃疡**：韭菜子12克，猪肚1个，韭菜子洗净，纱布袋装好，放入猪肚内，隔水蒸至烂熟，取出药袋，取食猪肚。⑨**男性不育，精子过少**：韭菜子、车前子、女贞子各10克，附子、五味子各9克，枸杞子、覆盆子各12克，菟丝子15克，水煎取药汁。口服，每日1剂。

阳起石 Yang Qi Shi

别名 白石、石生。

来源 本品为硅酸盐类矿物阳起石或阳起石石棉的矿石。

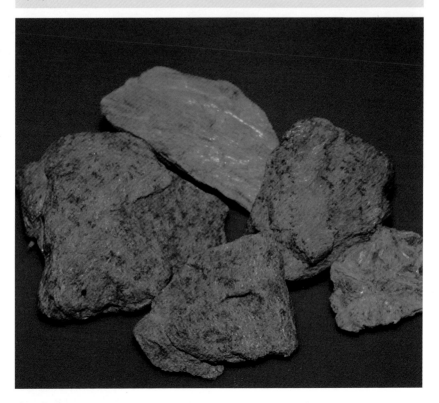

形态特征 单斜晶系。晶体呈长柱状、针状、毛发状，但通常成细放射状、棒状或纤维状的集合体。颜色由带浅绿色的灰色到暗绿色。具玻璃光泽。透明至不透明。单向完全解理。断口呈多片状。硬度5.5~6。比重3.1~3.3。性脆。常见于各种变质岩中。阳起石石棉为纤维状的阳起石，其特点是具有极好的平行纤维状构造，纤维长短不一。白色、浅绿色及浅棕色。绢丝光泽。具有伸缩性和韧性、耐火性和抗酸性。

生境分布 常产在火成岩或白岩之接触带。也常见于结晶质灰岩和白云岩及结芯片岩等变质岩中。分布于河北、河南、山东、湖北等地。

采收加工 随时可采。挖出后洗净泥土及夹杂的石块。

饮片特征

本品呈不规则的碎块状。灰白色、暗灰色或浅绿色。多夹有浅黄棕色条纹或花纹，质松脆，断面不整齐，纵向破开呈丝状。有丝样光泽，体重。气微，味淡。

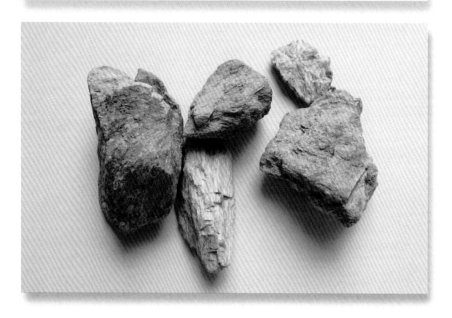

性味归经	咸，微温。归肾经。
功效主治	温肾壮阳。本品咸温，入肾经，为补肾壮阳专药，主治阳痿、不孕。
药理作用	所含的矿物质，有能兴奋生殖功能的作用。
用量用法	3～4.5克，入丸、散。外用：适量。
使用注意	阴虚火旺者忌服。

精选验方

①阳虚所致的阳痿、遗精、早泄、腰腿酸软、畏寒等：阳起石、淫羊藿各30克，米酒500毫升。将淫羊藿、阳起石在米酒中浸泡15～25日。每次20～30毫升，每晚1次。②阴痿、阴汗：阳起石（煅，为末），每服2钱，盐酒下。③丹毒：阳起石（烧，研末），新水调涂肿处。

蛤 蚧 Ge Jie

二、补阳药

别名 蛤解、蛤蟹、仙蟾、蚧蛇、大壁虎。
来源 本品为壁虎科动物蛤蚧*Gekko gecko* Linnaeus的干燥尸体。

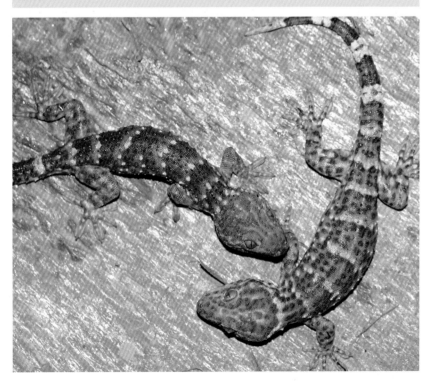

形态特征 陆栖爬行动物。形如大壁虎，全长34厘米。体尾等长。头呈三角形，长大于宽，吻端凸圆。鼻孔近吻端，耳孔椭圆形，其直径为眼径之半。头及背面鳞细小，呈多角形，尾鳞不甚规则，近于长方形，排成环状；胸腹部鳞较大，均匀排列呈复瓦状。指、趾间具蹼；指趾膨大，底部具有单行劈褶皮瓣，第一指趾不是特别短小但无爪，余者末端均具小爪。体背为紫灰色，有砖红色及蓝灰色斑点。

生境分布 多栖于山岩及树洞中，或居于墙壁上。分布于广西南宁、梧州，广东肇庆地区以及贵州、云南，越南也产。

采收加工 全年均可捕捉，除去内脏，拭净血液，切开眼睛，放出汁液。然后用竹片撑开，使全体扁平顺直，烘干（低温）。

饮片特征

　　本品为不规则的片状小块。表面灰黑色或银灰色，有棕黄色的斑点及鳞甲脱落的痕迹。切面黄白色或灰黄色。脊椎骨和肋骨突起。气腥，味微咸。

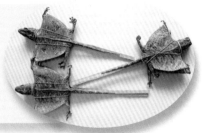

性味归经	咸，平。归肺、肾经。
功效主治	补肺益肾，纳气定喘，助阳益精。本品咸平，血肉有情之品，补肺气助肾阳，纳气定喘，益精血，诚为良药，产地有食用习惯。
药理作用	本品具雄性激素和雌性激素样作用。其提取物对小鼠遭受低温、高温、缺氧等应激刺激有明显的保护作用及免疫增强作用。有抗炎及促肾上腺皮质激素样作用，并有一定的降糖活性。
用量用法	3～7克，煎汤，研末服，每次1～2克，也可浸酒服。
使用注意	风寒及实热咳喘均忌。

精选验方

①**小儿慢性支气管炎**：蛤蚧4对，人参、三七粉各30克，紫河车2具，蜂蜜250克，将洗净的紫河车置在花椒汤中煮2～3分钟，捞出沥水，剪成碎块，瓦上焙干，研末；其他各药也烘干研末，炼蜜为丸，每丸约重3克。4～8岁每次服1丸，9～12岁服2丸，13～16岁服3丸，每日2次，30日为1个疗程。②**夜尿频多**：蛤蚧、茯苓、巴戟天、白术、狗脊、黄芪、杜仲、熟地、黄精、续断、当归、枸杞子、女贞子、淮山药、炙草等各适量，每服4粒，每日2次，40日为1个疗程。③**阳痿**：蛤蚧2对，鹿茸20克，将蛤蚧置清水中浸透，捞起后去头足黑皮（不要损坏尾部）隔纸微火烤干，鹿茸切片，微烤后共研粉，临睡前黄酒适量，送服2克，每晚1次，服完为止。④**男性不育症**：蛤蚧2对，枸杞子、龟板、菟丝子各200克，仙茅、淫羊藿各150克，柴胡120克，五味子、白芍、蛇床子各10克，黄精250克，小火烘干，研细末，每日2次，每次3克，30日为1个疗程。⑤**小儿哮喘**：蛤蚧1对（约80克），海螵蛸10克，焙干研末，每次6克，每日3次，连服4个月。⑥**老年慢性喘息性支气管炎**：蛤蚧2对（去头足），冬虫夏草、川贝母各60克，海螵蛸80克，冰糖80～120克，早晚各服1次，每次8克，在秋末、春初服用。

冬虫夏草 Dong Chong Xia Cao 二、补阳药

别名 虫草、冬虫草。

来源 本品为麦角菌科真菌冬虫夏草菌 *Cordyceps sinensis*（Berk.）Sacc. 寄生在蝙蝠蛾科昆虫幼虫上的子座及幼虫尸体的复合体。

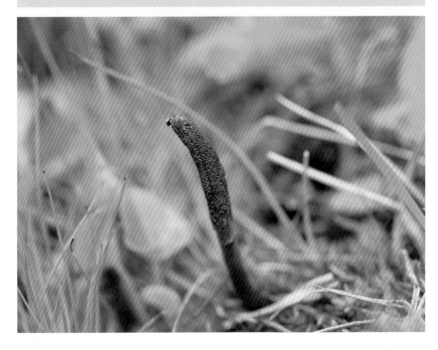

形态特征 冬虫夏草菌子囊菌之子座出自寄主幼虫的头部，单生，细长如棒球棍状，长4～11厘米。上部为子座头部，稍膨大，呈圆柱形，褐色，密生多数子囊壳。子囊壳大部分陷入子座中，先端突出于子座之外，卵形或椭圆形；每一子囊壳内有多数细长的子囊，每一子囊内有8个具有隔膜的子囊孢子，一般只有两个成活，线形。寄主为鳞翅目、鞘翅目等昆虫的幼虫，冬季菌丝侵入蛰居于土中的幼虫体内，使虫体充满菌丝而死亡。夏季长出子座。

生境分布 生长于海拔3000～4500米的高山草甸区。分布于四川、青海、西藏等地。云南、甘肃、贵州也有。

采收加工 夏初子座出土，孢子未发散时挖取，晒六七成干，除去似纤维状的附着物及杂质，晒干或低温干燥。

饮片特征

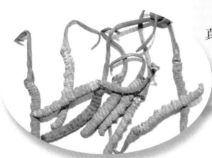

本品由虫体从虫体头部长出的真菌子座相连而成。虫体似蚕，外表皮深黄色至黄棕色。质脆易断，断面略平坦，淡黄白色。气微腥，味微苦。

性味归经	甘，平。归肺、肾经。
功效主治	补肾助阳，补肺益阴，止血化痰。本品甘、平，入肾经补肾助阳，归肺经又可养肺阴，还可止血，化痰。为平补阴阳之品。药力和缓，也为病后体虚调补佳品。近代食疗、药膳、保健饮品也多采用。
药理作用	有扩张支气管作用，并能增强肾上腺素的作用，因而可用于平喘，并有镇咳，祛痰作用；对肠管、子宫平滑肌有抑制作用；有镇静和催眠作用。对链球菌、葡萄球菌、结核杆菌、炭疽杆菌及皮肤真菌有抑制作用。有增强及调节免疫作用。有抗烟碱、抗流涎、抗炎等作用，具抗癌作用。浸剂注射有明显的降压作用。有显著的雄性激素样作用。
用量用法	5~10克，煎汤；或入丸、散，研末1.5~3克。
使用注意	有表邪者慎用。

精选验方

①**肺结核咳嗽、咯血、老年虚喘**：冬虫夏草30克，贝母15克，百合12克，水煎服。②**肾虚腰痛**：冬虫夏草、枸杞子各30克，黄酒1000毫升，浸泡1星期，每次1小盅，每日2次。③**阳痿、遗精**：冬虫夏草3~9克，枸杞子、山药、山萸肉各10克，水煎服，每日1剂。④**阳痿、遗精、自汗盗汗、胃寒怕冷**：冬虫夏草10克，公鸡1只，炖熟分次食之。⑤**女性尖锐湿疣**：冬虫夏草9克，黄芪、土茯苓各30克，紫草根、蒲公英、蜂房、赤芍、板蓝根各20克，败酱草15克，蜈蚣2条，甘草6克，水煎取药汁。每日1剂，分2次服用。

紫河车 *Zi He Che*

二、补阳药

别名 人胞、胎盘、胎衣。
来源 本品为健康产妇的干燥胎盘。

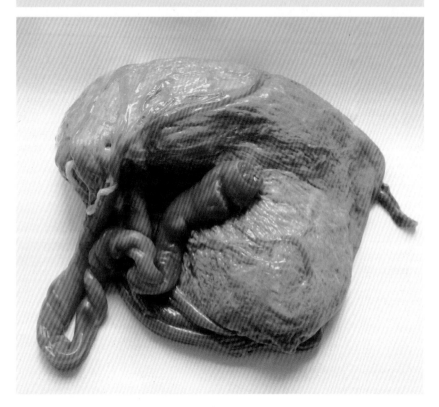

形态特征 本品呈不规则碟状半圆形或椭圆形，直径9～16厘米，厚约1厘米。黄白色或黄棕色。近子宫面粗糙，凹凸不平，有纵横交错深浅不一的沟纹，可见无色膜衣；近胎儿面较平滑，中央或一侧有脐带或残痕，周围有无色或带血的网状血管。质坚脆，可折断，断面有白色或白色点连成的白色斑块及大小不等的孔穴，形似海绵状。有腥气。以完整、色黄或紫红色、血管内无残血者为佳。

生境分布 人类健康产妇的胎盘。

采收加工 将健康产妇娩出的新鲜胎盘剪去脐带、羊膜，洗净附着的血液，反复浸漂；置砂锅内煮至漂浮水面为度；撑开烘干，或研制为粉。

饮片特征

本品为不规则的圆块状。黄色或黄棕色，一面凹凸不平，有不规则的沟纹，另一面平滑。质坚而脆。有腥气。

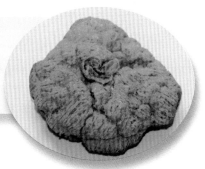

性味归经	甘、咸，温。归心、肺、肝、肾经。
功效主治	补精，益气，养血。本品甘、咸而温，血肉有情之品，虽温而不燥，既可补肝肾，益精血，又可补阳益气，凡阳气不足、精血亏虚之证皆可用之补益。然药力和缓，需长期服用。男女虚损劳极，不能生育，下元衰惫者均可食用。
药理作用	有促进乳腺和女性生殖器官发育的作用，有促进胸腺、脾脏发育的作用，也能增强机体的体力和耐力。能增强机体抵抗力，还有免疫及抗过敏作用。对甲状腺、睾丸有促进作用，胎盘提出物能刺激子宫收缩。本品所含的丙种球蛋白可预防和控制病毒感染；所含的溶菌酶能防止多种细菌内毒素所引起的动物死亡。
用量用法	0.6～6克，多入丸、散、片，或装胶囊服。
使用注意	阴虚火旺者，不宜单独使用。外感表邪及实热者忌用。

精选验方

①**支气管哮喘**：取健康产妇之胎盘，洗净后低温干燥，研成细末或制成丸剂备用，每次6～12克，分3次饭后服。②**慢性气管炎**：新鲜胎盘制成20%蒸馏液，每日肌注1次，每次2毫升，10日为1个疗程。③**母乳缺乏症**：内服紫河车粉，每次0.5～1.0克，每日3次，一般从产后第3日开始。④**偏头痛**：紫河车、炙全蝎、钩藤各18克，共研细末，装胶囊（每粒含生药0.3克），每次0.9克，每日3次口服。痛定后改为每日或隔日0.9克。⑤**胃溃疡**：胎盘粉30克，白及20克，元胡10克，共研细末，装入胶囊。每日饭前服4粒，每日3次，2日为1个疗程。⑥**顽固性失眠**：紫河车30克，大枣5枚去核，水煎服，2日1次，连用1个月。⑦**不射精**：鲜胎盘半只，生姜5片，盐适量，煎服，每周2次。

狗 脊 Gou Ji

二、补阳药

别名 金毛狗脊。
来源 本品为蚌壳蕨科多年生草本植物金毛狗脊*Cibotium barometz* (L.) J.Sm. 的根茎。

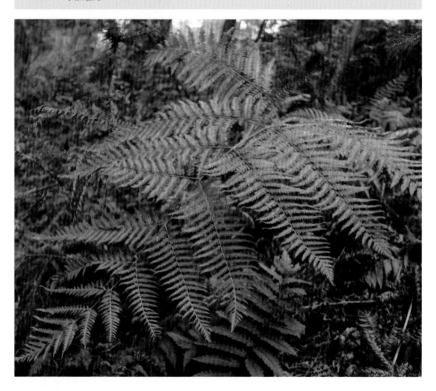

形态特征 多年生草本，高2～3厘米。根茎粗大，密被金黄色长茸毛，顶端有叶丛生。叶宽卵状三角形，三回羽裂；末回裂片镰状披针形，边缘有浅锯齿，侧脉单一或在不育裂片上为二叉。孢子囊群生于小脉顶端，每裂片上1～5对；囊群盖两瓣，成熟时张开如蚌壳。根茎呈不规则的块状，长10～30厘米，（少数可达50厘米）直径2～10厘米。

生境分布 生长于山脚沟边及林下阴处酸性土壤。分布于四川、福建、云南、浙江等地。

采收加工 秋季采挖，除去细根、叶柄及金黄色柔毛后，切片晒干，为生狗脊。经每日酒浸，蒸后晒至六七成干时，再切片，晒干为熟狗脊。

饮片特征

本品为不规则的椭圆或圆形厚片。切面浅棕色，较平滑，近边缘1～4毫米处有1条棕黄色隆起的木质部环纹或条纹，边缘不整齐，偶有金黄色绒毛残留；质脆，易折断，有粉性。熟狗脊片呈黑棕色，质坚硬，以肥大、质坚实、无空心、外表略有金黄色茸毛为佳。狗脊片以厚薄均匀、坚实无毛、不空心者为佳。

性味归经	苦、甘，温。归肝、肾经。
功效主治	补肝肾，强腰膝，祛风湿。本品甘温主补，入肝肾，补肝肾之阳，强腰膝，温补固涩之功和缓。苦温祛风湿，疗痹痛，故有此功。
药理作用	狗脊的金黄色绒毛有止血作用。
用量用法	10～15克，煎服。
使用注意	肾虚有热、小便不利或短涩赤黄、口苦舌干者，均忌服。

精选验方

①**骨质增生症**：狗脊、熟地、枸杞子、川牛膝、补骨脂、桑寄生各15克，杜仲、菟丝子各12克，淫羊藿9克，水煎服。②**腰痛、脚膝痿软**：狗脊、萆薢各100克，菟丝子500克，共研粉，炼蜜为丸，每次9克，每日2次。③**腰肌劳损、腰膝酸软无力**：狗脊、地龙、威灵仙、穿山甲各15克，独活10克，骨碎补、补骨脂各12克，水煎服。④**风湿痹痛、手足麻木**：狗脊、牛膝、木瓜、海风藤各9克，桑枝、桂枝、松节、秦艽、炒续断各6克，水煎服。⑤**肾气亏虚型习惯性流产**：狗脊、菟丝子、杜仲、川断、党参各12克，桑寄生、阿胶（烊冲）、巴戟天各9克，黄芪、仙鹤草各15克，水煎取药汁。口服，每日1剂。⑥**颈椎增生**：狗脊、骨碎补、川断、菟丝子、枸杞子、葛根、当归、白芍、川芎各12克，黄芪、鸡血藤各30克，干地黄20克，补骨脂15克，水煎取药汁。每日1剂，每日2次。

蛇床子 She Chuang Zi

二、补阳药

别名 蛇粟、蛇米。
来源 本品为伞形科植物蛇床*Cnidium monnieri* (L.) Cuss. 的干燥成熟果实。

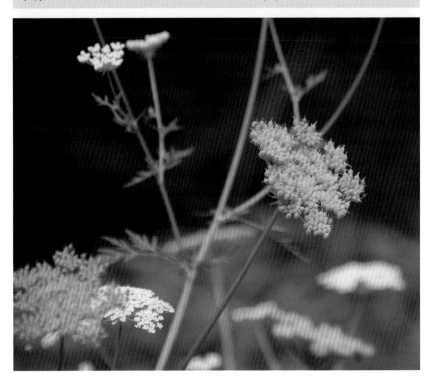

形态特征 一年生草本，高30～80厘米；茎直立，多分枝，中空，表面具深纵条纹，疏生细柔毛。基生叶有柄，茎基部叶有短阔的叶鞘，边缘有膜质，茎上部叶几乎全部简化成鞘状；叶片轮廓卵形至卵状披针形。复伞形花序顶生或侧生，总苞片8～10，线形有长尖；花瓣白色。双悬果长圆形，分果具5棱，果棱呈翅状，无毛。果实呈椭圆形，由两个分果合抱而成。花期7～9月，果期8～11月。

生境分布 生长于弱碱性稍湿草甸子、河沟旁、碱性草原、田间路旁。分布广东、广西、安徽、江苏等地。

采收加工 夏、秋两季果实成熟时割取全株，晒干，取下果实，除去杂质，晒干。

饮片特征

本品呈椭圆形，似舌，长2~4毫米。外表面灰黄色或灰褐色，多数已分离成两个小分果，背面有多条纵棱；腹面平坦，有两条棕色纵棱。质轻脆，易捻碎。气香特异，味辛，麻舌。

性味归经	辛、苦，温。归肾经。
功效主治	温肾壮阳，燥湿杀虫，祛风止痒。本品辛散祛风，苦燥除湿，入肾经，温散寒邪而助阳。内服温肾壮阳；外用燥湿杀虫，祛风止痒，为临床常用之品。
药理作用	有类似性激素样作用，并使子宫及卵巢重量增加。能抑制皮肤真菌，并有杀灭阴道滴虫作用。对新接种鸡瘟病毒的鸡胚能延长生命6小时。
用量用法	3~10克，煎汤；或入丸、散。外用：15~30克，水煎洗，或研末干掺，或油调涂，也可制成片、栓剂纳入阴道。
使用注意	肾阴不足、相火易动、精关不固、下焦湿热者不宜服用。

精选验方

①**阴囊湿疹**：蛇床子25克，煎水洗阴部。②**滴虫阴道炎**：蛇床子50克，黄柏15克，以甘油明胶为基质做成（2克重）栓剂，每日阴道内置放1枚。③**阳痿**：蛇床子、菟丝子、五味子各等份，研末，蜜丸如梧桐子大，每次30丸，每日3次。④**滴虫阴道炎**：蛇床子25克，水煎，灌洗阴道。⑤**妇人阴痒**：蛇床子50克，白矾10克，煎汤频洗。⑥**子宫脱垂并发感染者**：苦参、蛇床子各15克，银花、蒲公英、紫花地丁各30克，黄连、枯矾、黄柏各10克，水煎取药汁。用药汁趁热先熏后洗，也可坐浴。

棉花子 Mian Hua Zi

二、补阳药

别名 棉籽。
来源 本品为锦葵科植物草棉*Gossypium herbaceum* L. 等的种子。

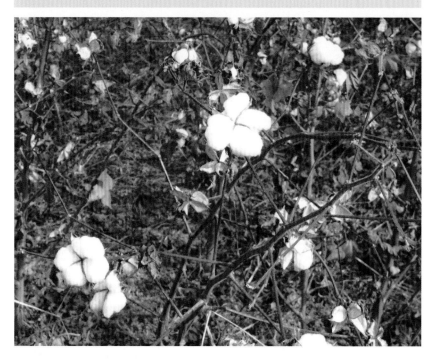

形态特征 一年生草本至亚灌木，高达1.5米。疏被柔毛，叶互生；叶柄长2.5～8厘米，被长柔毛；托叶线形，长5～10毫米，早落；叶掌状5裂，直径5～10厘米，通常宽超过于长，裂片宽卵形，深裂不到叶片的中部，先端短尖，基部心形，上面被星状长硬毛，下面被细绒毛，沿脉被长柔毛。花单生于叶腋，花梗长1～2厘米，被长柔毛；小苞片基部合生，阔三角形，长2～3厘米，宽超过于长，先端具6～8齿，沿脉被疏长毛；花萼杯状，5浅裂；花黄色，内面基部紫色，直径5～7厘米。蒴果卵圆形，长约3厘米，具喙，通常3～4室。种子大，大约1厘米，分离，斜圆锥形，被白色长棉毛和短棉毛。花期7～9月。

生境分布 我国大部分地区有栽培。

采收加工 秋季采收，除去棉毛。

饮片特征

本品呈卵圆形或长卵形，长6~8毫米，直径3~5毫米。表面黄棕色至棕褐色，具灰黄色绒毛，多数附生于两端。用水浸泡后，可见重叠的子叶2片，蝶形，有众多散在的黑色小点。质坚。气微，味涩。

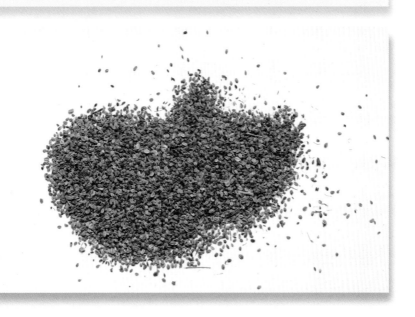

性味归经	辛，热；有毒。归肾、脾经。
功效主治	温肾助阳，收敛止血。本品辛，热，以气为用，归肾经温肾助阳，归脾经、女子胞收敛止血。
药理作用	有止咳、祛痰、平喘、抗菌、抗病毒、抗癌作用。对子宫有兴奋作用。有抗甲状腺的作用。
用量用法	6~12克，内服：煎汤；或入丸、散。外用：煎汤熏洗。
使用注意	肾阴不足，相火易动，精关不固，下焦湿热者不宜服用。

精选验方

①**盗汗不止**：棉籽仁9~12克，每日煎汤1碗服用，连服3~4日。②**乳汁缺少**：棉花子9克，打碎，加黄酒2匙，水适量，煎服。③**胃寒作痛**：新棉花子炒黄黑色，研末，每日1~2次，每次10克，用淡姜汤或温开水调服。

羊 肉 Yang Rou

二、补阳药

别名 羊肉。

来源 本品为牛科动物山羊*Capra aegagrus hircus*或绵羊*Ovis aries*的肉。

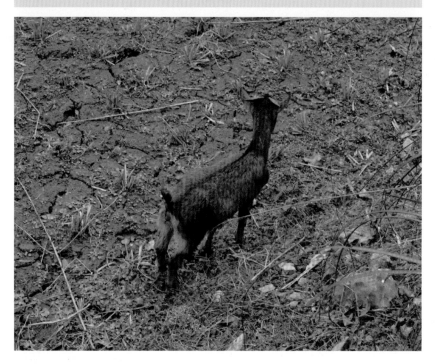

形态特征 山羊体长1~1.2厘米，体重10~35千克。头长，颈短，耳大，吻狭长。雌雄额部均有角1对，雄性者角大。角基部略呈三角形，尖端略向后弯，角质中空，表面有环纹或前面呈瘤状。雄者颔下有总状长须。四肢细，尾短。全体被粗直短毛，毛色有白、黑、灰和黑白相杂等多种。绵羊为人们较早驯养的家畜，其体重随品种而不同，最轻不过20千克，最重可达150~200千克。外形特征也有多样。有的雌、雄均有角；有的二者皆无角；有的仅雄性有角。角形与羊尾也因种而有差异，其被毛接近原始品种者，具有两层：外层为粗毛可蔽雨水，内层为纤细的绒毛，可保温。但改良品种仅存内层的绒毛。前后肢两趾间具有一腺体，开口于前部。具有泪腺。

生境分布 山羊遍及全国各地。绵羊以西北和北部为多。

采收加工 宰杀后，去皮、内脏、骨，洗净血水。

性味归经	甘，温。归脾、肾经。
功效主治	益气补虚，温中暖肾。本品甘温主补，入脾经而补脾益气，暖中焦，入肾经而暖肾气、强阳道。
用量用法	适量，煮食或煎汤。
使用注意	热性病及性欲亢进者忌食。

精选验方

①**产妇产后无乳或乳汁缺乏**：羊肉250克，猪脚1个，同煮汤，加少量盐和调料食用，每日2次，连服1周。②**老年人体虚怕冷，腰酸腿软，夜多小便，小便频数，易感冒，风寒咳嗽气咽等**：羊肉500～1000克，熟附子片30～60克，甘草、当归各10克，加入适量八角、桂皮、盐、生姜，同放锅内加水用小火焖熟食用。③**妇女月经不调，血虚经少，血枯经闭，痛经，经期头痛，乳胀，子宫发育不良，胎动不安，习惯性流产，产后腹痛、血虚头晕、面色苍白等**：羊瘦肉1000克，切块，生姜60克，先放入油锅内略炒片刻，倒入羊肉块共炒，炒至血水干后加入适量水，放入当归100克（用纱布包好），适量盐调味，用小火焖煮至熟，分数次食用。④**体弱羸瘦，腰膝酸软，腰背怕冷，男子阳气不足、肾亏阳痿、遗精早泄，女子月经不调、血虚痛经等**：羊肉100～150克，粳米100克，生姜3～5片共煮粥，加适量油盐调味食用。⑤**身体怕冷，食欲不振，大便溏薄，腰酸尿多等**：羊肉500克切片，先用水煮至熟烂，再与山药500克（切片）、粳米250克同煮粥，也可加入适量猪肉同煮，加适量盐调味食用。⑥**肾虚阳痿，腰膝酸软，性欲减退，大便干燥，肾虚面色灰暗等**：肉苁蓉50克切片，先放入锅内煮1小时，捞去药渣，水中放入羊肉150～200克，粳米100克，生姜3～5片，同煮粥，加入适量油盐调味食用。

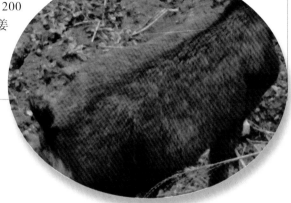

雪莲花 Xue Lian Hua

二、补阳药

别名 雪莲、大木花。

来源 本品为菊科植物绵头雪莲花*Saussurea laniceps* Hand.-Mazz. 及其同属多种植物的全草。

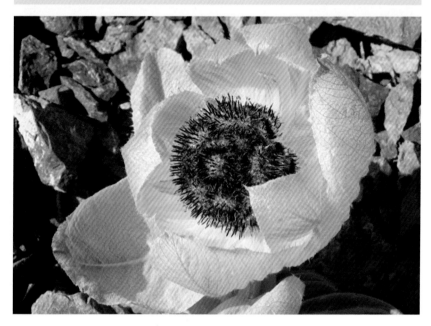

形态特征 花多年生草本，全体密被白色或淡黄色长柔毛，高10～25厘米。茎常中空，棒状，基部有棕黑色残存叶片。叶互生，密集，无柄，披针形或狭倒卵形，长2～10厘米，宽0.5～1.5厘米，边缘羽裂或具粗齿，密被白色长茸毛。头状花序多数，密集，每序长15～25毫米；总苞片狭长倒披针形，长约12毫米，宽约2毫米，无毛，有光泽，中央草质，边缘膜质，有3条明显的纵脉；花两性，全为管状花，长约1厘米，直立，花冠管与檐部等长，裂片披针形；花药基部箭形；花柱线形。瘦果，长约7毫米，扁平，棕色，有不明显的4棱；冠毛2层，外层冠毛较短，上具短毛，内层为羽状。花期6～7月，果期7～9月。

生境分布 生长于高山石缝、砾石和沙质河滩中。分布于四川、云南、西藏等地。

采收加工 6～7月间开花时，拔起全株，除去泥沙，晾干。

饮片特征

本品呈段状。茎圆柱形，黄色至黄棕色，表面具纵棱，有的外面有纤维状的残留叶鞘，切面中空。叶片两面被毛，边缘有锯齿，齿间有头状腺毛，主脉明显。苞叶黄白色，膜质，具细密网格状纹理。头状花序无梗。总苞片3～4层，披针形，外层多呈紫褐色，外表面被众多柔毛，内层棕黄色或黄白色，顶端被柔毛。花全为管状花，花冠浅紫色。瘦果圆柱形，具纵棱，羽状冠毛2层。体轻，质脆。气微香，味微苦。

性味归经	甘、苦，温。归肾、脾、肺、肝经。
功效主治	温肾壮阳，温经散寒，温肺化饮，祛风除湿。本品甘、苦，性温。甘温补肾壮阳，苦温温经散寒，祛风除湿，入肺经有温肺化痰之功。
药理作用	对蛋清引起的大鼠关节炎有对抗作用，其强度与水杨酸钠相近。总碱能降低血管通透性，使离体兔耳血管收缩，并可被a－肾上腺素受体阻断。降低麻醉兔的血压。对离体蛙心有较强的抑制作用，使振幅减低，心率变慢。抑制兔肠平滑肌，并有解痉作用。总碱能对抗离体气管环的收缩作用。
用量用法	内服：煎汤0.6～1.5克；或浸酒。外用：捣敷。
使用注意	孕妇，阴虚火旺者忌服。过量可致大汗淋漓。酒剂量宜减少。

精选验方

①**类风湿关节炎，关节炎引起的关节疼痛、麻木、四肢不温等**：雪莲花5克。放入茶杯中，冲入沸水适量，浸泡10～20分钟后饮用。每日1剂。
②**外伤出血**：雪莲花适量，敷患处。③**风湿性关节炎，妇女小腹冷痛，闭经，胎衣不下**：雪莲25克，加白酒或黄酒100毫升，泡7日。每服10毫升，每日2次。④**雪盲，牙痛**：雪莲花10～25克。生吃或水煎服。

薛荔果 Bi Li Guo

二、补阳药

别名 薛荔实、木馒头、木莲蓬。
来源 本品为桑科植物薛荔*Ficus pumila* L.的干燥花序托。

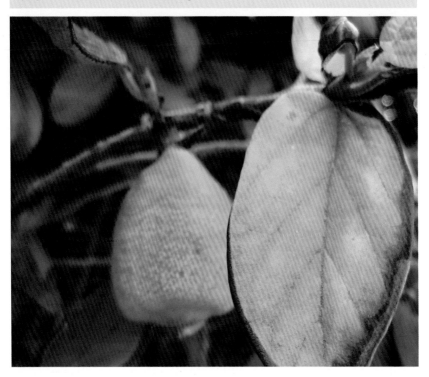

形态特征 攀援或匍匐灌木，长约8米。嫩枝，果实折断后有白色乳汁。茎灰褐色，易生气根依附它物上。枝条有两种：不结果（花序托）的枝条，多生植株下部，叶小而薄，卵状心形，长约2.5厘米，基部稍不对称；结果的枝条，生植株上部，直立粗壮，叶大而厚，卵形或卵状椭圆形，长4～12厘米，宽2～3厘米，先端近急尖，略钝，基部微心形，全缘，网脉凸起呈蜂窝状。夏、秋间开花，花很小，隐生于梨形的花序托内。花序托与无花果相似，但外皮坚硬，成熟时暗褐色。花、果期5～8月。

生境分布 常借气根攀援于大树、墙壁或岩石上。分布于华东、华南和西南各地区。

采收加工 秋季采取将熟的花序托剪去柄，晒干。

饮片特征

花托肥厚，常纵剖为2～4枚，呈瓣状或槽状；基部尖，可见短柄，长2～6厘米，宽1～3厘米，厚2～5毫米。表面灰黄色或暗棕色，皱缩不平。内面红棕色，质硬而脆，易折断。气微弱，味淡，微涩。

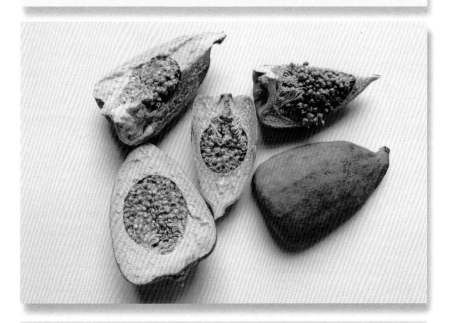

性味归经	甘、涩，平。归肾、胃、大肠、小肠经。
功效主治	壮阳固精，活血通乳，利湿消肿。
药理作用	薜荔果对小鼠具有抗着床、抗早孕作用，同时又能调节生理功能，影响体内代谢，致使小鼠血浆肌子宫组织中的第二信使物质（cAMP）明显增高。
用量用法	内服：煎汤6～15克；或入丸、散剂。外用：煎水洗。
使用注意	孕妇、血虚无瘀者均禁服。

精选验方

①乳腺癌：薜荔果、蛇莓、七叶一枝花各15克，龙葵、白芷、蒲公英各30克，水煎取药汁。每日1剂，分2次服用。②乳汁稀少：薜荔果（均鲜品）、土党参、四叶参各30克，水煎服。③乳汁不足：鲜薜荔果60克，猪蹄1只，酒水各半同煎，服汤食肉，每日1剂。

麻 雀 Ma Que

别名 麻雀肉。
来源 本品为文鸟科动物麻雀*Passer montanus* saturatus Stejueger的肉。

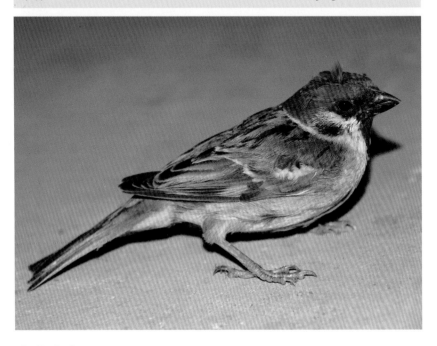

形态特征 嘴短而强健，呈圆锥形，稍向下弯；初级飞羽9枚，外缘具两道淡色横斑。麻雀属晚成鸟。麻雀因为其个头小，一指那么大，有的地方如河南将麻雀称之为小雏。它是常见的一种鸟类。麻雀是与人类伴生的鸟类，栖息于居民点和田野附近。白天四处觅食，活动范围在2500~3000米以内。在地面活动时双脚跳跃前进，翅短圆，不耐远飞。鸣声喧噪。主要以谷物为食。当谷物成熟时，多结成大群飞向农田掠食谷物。繁殖期食部分昆虫，并以昆虫育雏。繁殖力强。在北方，3~4月开始繁殖，每年至少可繁殖2窝。在南方，几乎每月可见麻雀繁殖雏鸟。每窝产卵4~6枚。卵灰白色，满布褐色斑点。雌雄轮流孵卵。孵化期11~12日。雏鸟全身裸露，15天以后才能出飞自行寻食。

生境分布 栖息于居民点和田野附近。分布于平原及丘陵地区。

采收加工 捕捉后，杀死、去毛和内脏，洗净现用。

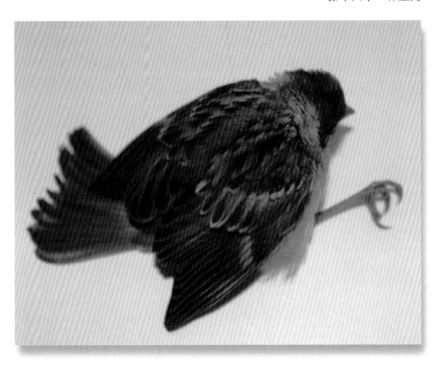

性味归经	甘，温。归肾、肝、膀胱经。
功效主治	补肾阳，益精髓，暖腰膝，缩小便，调经固带。本品甘温，有补肾壮阳之功效，又可益精补髓，暖腰膝，缩小便，可药可食。
药理作用	煨、炸、炒、熬膏，烧存性研末或为丸。
用量用法	内服：煎汤6～15克；或入丸、散剂。外用：煎水洗。
使用注意	阴虚火旺者忌食，孕妇忌用。

精选验方

肾虚阳衰、腰膝酸软、体倦乏力、小便频数或肾虚阳痿：麻雀5只，粟米100克，葱白少许。先将雀肉用食油炒熟，再用米酒1杯略煮，加水适量，下粟米同煮，待米将熟时，下葱白及油、盐、花椒调味。

熟地黄 Shu Di Huang

三、补血药

别名 熟地、大熟地、砂熟地。

来源 本品为玄参科植物地黄*Rehmannia glutinosa* Libosch. 的干燥块根，经加工蒸晒而成。

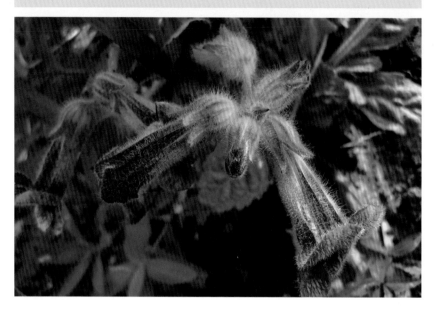

形态特征 多年生草木，高25～40厘米，全株密被长柔毛及腺毛。块根肥厚，叶多基生，倒卵形或长椭圆形，基部渐狭下延成长叶柄，边缘有不整齐钝锯齿。茎生叶小。总状花序，花微下垂，花萼钟状，花冠筒状，微弯曲，二唇形，外紫红色，内黄色有紫斑，蒴果卵圆形，种子多数。鲜生地呈纺锤形或条状，长9～16厘米，直径2～6厘米。表面肉红色，较光滑，皮孔横长，具不规则疤痕。肉质、断面红黄色，有橘红色油点及明显的菊花纹。花、果期4～7月。

生境分布 主要为栽培，也野生于山坡及路边荒地等处。分布于河南、河北、内蒙古、山西及全国大部分地区均有栽培。

采收加工 取干地黄加黄酒30％，拌和，入蒸器中，蒸至内外黑润，取出。晒至八成干时，切厚片，干燥即成。或取干地黄置蒸器中蒸8个小时以后，焖一夜，次日翻过再蒸4～8小时，再焖一夜，取出晒至八成干，切片再晒干。

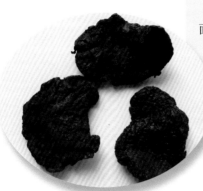

饮片特征

本品为不规则的片状，表面乌黑色，有光泽，黏性大。质柔软而带韧性，不易折断，断面乌黑色，有光泽。味甜。

性味归经	甘，微温。归肝、肾经。
功效主治	养血滋阴，补精益髓。本品味甘、微温，质地柔润，温而不燥，入肝肾二经，故有养血滋阴之效，生精补髓之功，为补益肝肾之君药首剂，凡肝肾不足、精血亏虚诸证，均可应用。
药理作用	地黄能对抗连续服用地塞米松后血浆皮质酮浓度的下降，并能防止肾上腺皮质萎缩。地黄煎剂灌胃能显著降低大白鼠肾上腺维生素C的含量。
用量用法	10~30克，煎汤；或入丸、散、膏剂。
使用注意	宜与陈皮、砂仁同用以健胃行滞。凡气滞，痰多，脘腹胀满，食少便溏者忌服。传统认为，炒炭可以增强止血作用。故熟地炭用于止血。

精选验方

①**遗尿**：熟地黄12克，山茱萸、茯苓、覆盆子各10克，附子3克，水煎服。②**老年寒湿膝痛、腰痛**：熟地黄12克，桑枝15克，千年健、宣木瓜、海风藤、川牛膝、当归（身）、杜仲各9克，桂枝、秦艽各6克，虎骨胶（溶化）6克，水煎服。③**血亏肠燥型肛裂**：熟地黄、当归各15克，生地黄12克，火麻仁、蜂蜜各30克。将当归、生地黄、熟地黄、火麻仁洗净，同入锅中，加适量水，煎煮2次，每次30分钟，合并滤液，待药汁转温后，调入蜂蜜。搅匀即成。对大便干燥者尤为适宜。上、下午分别服用。

当归 Dang Gui

三、补血药

别名 归头、归尾、归身、秦归、全当归、当归头、当归尾、当归身。
来源 本品为伞形科多年生草本植物当归 *Angelica sinensis* (Oliv.) Diels 的干燥根。

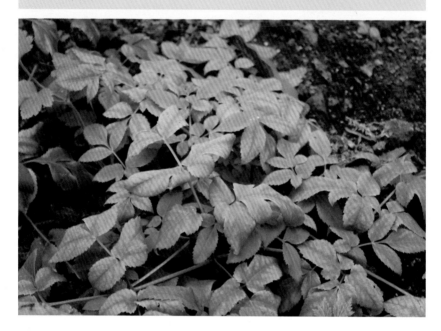

形态特征 多年生草本，茎带紫色，有纵直槽纹。叶为二至三回奇数羽状复叶，叶柄基部膨大呈鞘，叶片卵形，小叶片呈卵形或卵状披针形，近顶端一对无柄，一至二回分裂，裂片边缘有缺刻。复伞形花序顶生，无总苞或有2片。双悬果椭圆形，分果有5棱，侧棱有翅，每个棱槽有1个油管，结合面2个油管。花期6~7月，果期7~9月。

生境分布 生长于高寒多雨的山区；多系栽培。分布于甘肃省岷县，产量大、质优。四川、云南、湖北、陕西、贵州等地也有栽培。

采收加工 甘肃当归秋末采挖，去净泥土，放置，待水分稍蒸发后，当根变软时，捆成小把，架在棚顶上，先以湿木柴火猛烘上色，再以小火熏干，经过翻棚，使色均匀，全部干度达70%~80%，停火下棚。云南当归一般在立冬前后采挖，去净泥土，勿沾水受潮以免变黑腐烂，摊晒时注意翻动，每晚收进屋内晾于通风处，以免霜冻，至干即可。

饮片特征

本品为类圆形或不规则形的薄片，直径0.3～2厘米。外表皮黄褐色至黄棕色，具纵皱纹。切面环纹明显，散有众多棕色油点，皮部外侧黄白色，近环纹处淡黄棕色或浅褐色，木部淡黄白色，有放射状纹理，皮木比约1∶1。质柔韧。有浓郁的香气，味甘、辛、微苦。

性味归经	甘、辛，温。归心、肝、脾经。
功效主治	补血调经，活血止痛，润肠通便。
药理作用	当归能调整子宫的功能状态，对子宫平滑肌有兴奋和抑制作用，当子宫处于内加压状态时呈兴奋作用，使子宫收缩不规则变为规则，收缩力加强；当子宫内不加压时，呈抑制作用。当归能抗维生素E缺乏症，防止流产。
用量用法	5～10克，煎汤；浸酒，熬膏或入丸、散。外用：适量，多入膏药中。
使用注意	本品味甘，滑肠，湿盛中满，大便溏泻者不宜。

精选验方

①痛经：当归（米醋微炒）、延胡索、红花、没药各等份，为末，每次10克，温酒调下。②经闭：当归、茜草各30克，泽兰15克，每日1剂，水煎，分3次服，经来则止后服。③大便不通：当归、白芷各等份，为末，每次10克，米汤下。④月经前后眩晕头痛：当归头12克，丹参15克，土茯苓20克，水煎服。⑤经前小腹胀、月经量少：当归尾、丹参各15克，益母草20克，水煎服。⑥孕妇虚燥心烦腰倦：当归身、白莲须各10克，川杜仲12克，水煎服。⑦过敏性鼻炎：当归、赤芍各15克，生地黄24克，川芎6克，苍耳、辛夷各9克，徐长卿30克，水煎取药汁。每日1剂，分3次服用，15日为1个疗程。⑧阴虚肺燥型慢性支气管炎：当归、贝母各15克，苦参10克，水煎取药汁。每日1剂，分2次服用。⑨肺气肿：当归、黑苏子、半夏、陈皮、厚朴、前胡、杏仁（后下）各9克，沉香末（冲）、肉桂（后下）各2.5克，水煎取药汁。每日1剂，分2次服用。

白芍 Bai Shao

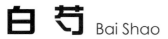

别名 生白芍、杭白芍、炒白芍、酒白芍、白芍药、黑白芍。
来源 本品为毛茛科植物芍药 *Paeonia lactiflora* Pall. 的干燥根。

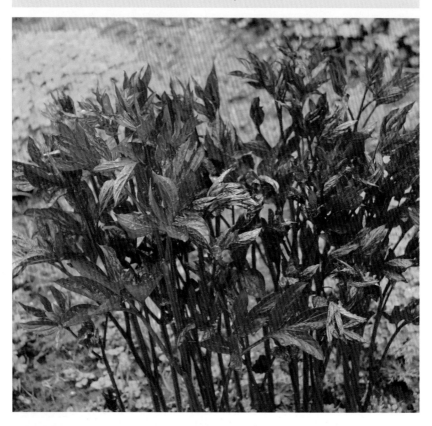

形态特征 多年生草本植物，根肥大。叶互生，下部叶为二回三出复叶，小叶片长卵圆形至披针形，先端渐尖，基部楔形，叶缘具骨质小齿，上部叶为三出复叶。花大，花瓣白色、粉红色或红色。蓇葖果。花期6~10月，果期8~11月。

生境分布 生长于山坡、山谷的灌木丛或草丛中。分布于浙江、安徽、四川、山东等地，河南、湖南、陕西等地也有栽培。

采收加工 夏、秋两季采挖，洗净，除去头尾及细根，置沸水中煮后除去外皮，或去皮后再煮，晒干。

饮片特征

本品为类圆形的薄片。直径1～2.5厘米，厚3毫米。表面淡棕红色或类白色，平滑。切面类白色或微带棕红色，形成层环明显，可见稍隆起的筋脉纹呈放射状排列。质坚实，气微，味微苦、酸。

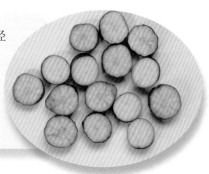

性味归经	苦、酸、微寒。归肝、脾经。
功效主治	补血敛阴，柔肝止痛，平降肝阳。本品酸苦，微寒，酸能收敛，苦凉泄热，入肝脾经，养血敛阴而柔肝利脾，缓急止痛，清热降泄能补益肝阴，平降肝阳，为肝家要药。
药理作用	对胃肠平滑肌及子宫平滑肌有抑制作用，对药物引起的平滑肌痉挛有解痉作用。对冠状血管有扩张作用。能扩张外周血管而有降压作用。对中枢神经系统有抑制作用，有镇静、镇痛、抗惊厥作用，有抑制胃液分泌、止汗、利尿等作用。有解热作用。
用量用法	6～15克，大剂量30克，煎服。平肝抑阳用生白芍，养血敛阴炒用。用于崩漏则炒炭。
使用注意	腹满及虚寒泄泻者忌用。反藜芦。本品因含苯甲酸，大量服用会增加肝脏解毒的负担，故肝功能不良者不宜长期服用。

精选验方

①**便秘**：生白芍20～40克，生甘草10～15克，水煎服。②**老年人体虚多汗**：白芍12克，桂枝10克，甘草6克，加入切成厚片的生姜3片，大枣5个，水煎服。③**肝癌晚期**：白芍12克，炙甘草、柏子仁各6克，瘦肉适量，刺蜜4枚，盐少许，同瘦肉置瓦煲，加清水煲约2小时即成，喝汤吃肉。④**血虚型妊娠下肢抽筋疼痛**：白芍30克，炙甘草10克，水煎服，每日1剂，连服2～3剂。⑤**气血两亏之心悸**：白芍、党参、五味子、麦冬、枸杞、钩藤、牡蛎、当归、龙骨、甘草各适量，水煎取药汁。每日1剂。⑥**偏头痛**：白芍20克，当归、生地黄各15克，白芷、防风、蝉蜕、川芎、柴胡、甘草各10克，加水煎2次，混合两煎所得药汁，备用。每日1剂，分2次服用。14日为1个疗程。

何首乌 He Shou Wu

别名 首乌、赤首乌、生首乌、制首乌。

来源 本品为蓼科植物何首乌*Polygonum multiflorum* Thunb. 的干燥块根。

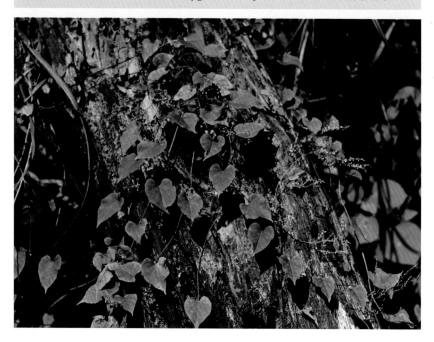

形态特征 多年生缠绕草本。根细长，末端成肥大的块根，外表红褐色至暗褐色。茎基部略呈木质，中空。叶互生，具长柄，叶片狭卵形或心形，长4～8厘米，宽2.5～5厘米，先端渐尖，基部心形或箭形，全缘或微带波状，上面深绿色，下面浅绿色，两面均光滑无毛。托叶膜质，鞘状，褐色，抱茎，长5～7毫米。花小，直径约2毫米，多数，密聚成大形圆锥花序，小花梗具节，基部具膜质苞片；花被绿白色，花瓣状，5裂，裂片倒卵形，大小不等，外面3片的背部有翅；雄蕊8，比花被短；雌蕊1，子房三角形，花柱短，柱头3裂，头状。瘦果椭圆形，有3棱，长2～3.5毫米，黑色光亮，外包宿存花被，花被具明显的3翅，成熟时褐色。花期10月，果期11月。

生境分布 生长于墙垣、叠石之旁。分布于河南、湖北、广西、广东、贵州、四川、江苏等地，全国其他地区也有栽培。

采收加工 秋、冬两季叶枯萎时采挖，削去两端，洗净，切成块，干燥。

饮片特征

本品为不规则的厚片或块，直径4～12厘米。体重，质坚实，外表皮红棕色或红褐色，皱缩不平，有浅沟，并有横长皮孔样突起及细根痕。切面浅黄棕色或浅红棕色，显粉性；横切面有的皮部有4～11个圆形异型维管束环列，形成云锦状花纹，中央木部较大，有的呈木心。气微，味微苦而甘涩。

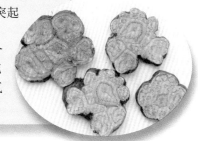

性味归经	生首乌苦、寒。制首乌甘、涩，微温。归肝、肾经。
功效主治	本品生、熟异性异功。生者截疟、解毒、通便，制者补肝肾，益精血、乌须发、延年益寿，自古为服食佳品。
药理作用	所含卵磷脂为构成神经组织，特别是脑脊髓的主要成分，有强壮神经作用，同时为血球及其他细胞膜的重要原料，能促进血细胞的生长与发育。有增强免疫功能的作用。
用量用法	10～30克，煎服。
使用注意	大便溏泻及有痰湿者不宜用。

精选验方

①**肝肾精血不足、眩晕耳鸣、须发早白**：制何首乌、熟地黄各25克，沸水浸泡，代茶饮或煎汤饮。②**肝肾虚损、早衰发白**：制何首乌15克，枸杞子30克，黑豆250克，何首乌、枸杞子煎水取汁，下黑豆，并加水适量煮至豆熟透、汁收尽。每日早、晚食豆10克。③**疟疾**：何首乌20克，甘草2克（小儿酌减），浓煎2小时，分3次食前服用，连用2日。④**白发**：制首乌、熟地黄各30克，当归15克，浸于1000毫升的烧酒中，10～15日后开始饮用，每日15～30毫升。⑤**肝肾阴虚、气滞血瘀导致的高脂血症**：山楂、何首乌、草决明各15克，枸杞子10克，丹参20克。以小火煎取药汁，盛储于保温瓶中。代茶频饮。⑥**肥胖症**：何首乌30克，槐角、冬瓜皮各18克，山楂肉15克，乌龙茶3克。将前4味中药共煎，去渣取汁，以药汁泡乌龙茶。代茶饮用。⑦**神经性皮炎**：何首乌30克，柴胡、栀子、龙胆草、牡丹皮、赤芍、白芍各10克，生地黄、当归、钩藤各15克。水煎取药汁200毫升。每日1剂，分2次服用。

阿 胶 E Jiao

三、补血药

别名 阿胶珠、蛤粉炒阿胶、蒲黄炒阿胶。
来源 本品为马科动物驴 *Equus asinus* L. 的皮经煎煮，浓缩而制成的固体胶。

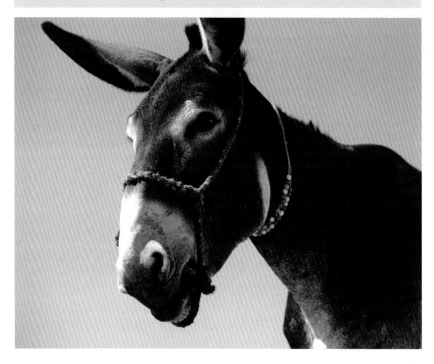

形态特征 驴为我国的主要役用家畜之一。一般体重约200千克。头大，眼圆，耳长。面部平直，头颈高扬，颈部较宽厚，肌肉结实。鬃毛稀少。四肢粗短，蹄质坚硬。尾基部粗而末梢细。体形呈横的长方形。毛色有黑色、栗色、灰色三种。毛厚而短。全身背部及四肢外侧、面颊部如同身色，唯颈背部有一条短的深色横纹。咀部有明显的白色咀圈。耳郭背面如同身色，内面色较浅，尖端色较深，呈黑褐色。腹部及四肢内侧均为白色。

生境分布 驴性情较温驯，饲养管理方便，饲料粗劣。分布于山东、浙江。上海、北京、天津、武汉、沈阳、河南等地也产。

采收加工 将驴皮漂泡，去毛，切成小块，再漂泡洗净，分次水煎，滤过，合并滤液，用小火浓缩（或加适量黄酒，冰糖，豆油），至稠膏状，冷凝切块，阴干。

饮片特征

本品为黑褐色小方块状，有光泽。质硬而脆，断面光亮，气微，味微甜。

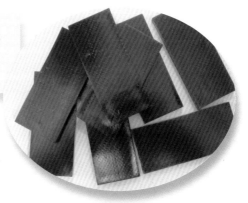

性味归经	甘，平。归肺、肝、肾经。
功效主治	补血滋阴，止血、安胎。本品味甘质黏，入肝补血，入肾滋阴，入肺润燥，质黏又可凝固血络而止血。为阴血虚亏良品，止血常用药。
药理作用	有加速红细胞和血红蛋白生长的作用，故有补血作用。能改善体内钙的平衡，使血清钙含量增加，有促进血液凝固作用，故善止血。有升高血压的作用，能对抗创伤性休克。还有预防进行性肌营养障碍的作用，其原理是能防止食物中维生素E的氧化。有抗辐射作用。有增加机体免疫功能的作用。
用量用法	5~10克，烊化服。止血宜蒲黄炒，润肺宜蛤粉炒。
使用注意	脾胃虚弱、食少便溏者不宜。

精选验方

①**月经不调**：阿胶5克，加蛤粉（炒成珠）适量，共研为末，热酒送服。②**多年咳嗽**：阿胶（炒）、人参各100克，研细，每次15克，加豉汤一碗、葱白少许，煎服，每日3次。③**安胎**：阿胶（炙）、当归、人参、川芎、艾叶各6克，大枣4枚，加入酒和水各300毫升，加热煮后五味药至减半，滤去药渣，兑入阿胶溶化，分2次服用。④**失眠、心烦不得卧**：阿胶9克，黄连12克，芍药、黄芩各6克，鸡蛋黄2个。将黄连、芍药、黄芩加水1200毫升，入锅煎煮，煎至600毫升，去渣，放入阿胶烊尽，稍冷，加入鸡蛋黄，搅匀即成。每次取200毫升药液服用，每日3次。⑤**中风所致的虚脱**：阿胶、赤人参、龟胶、玳瑁各15克，附子、鹿胶各10克，山萸肉20克，鸡子黄1个，胆星5克。水煎取药汁。每日1剂。

龙眼肉 Long Yan Rou

三、补血药

别名 元肉、桂圆肉。

来源 本品为无患子科植物龙眼*Dimocarpus longan* Lour. 的假种皮。

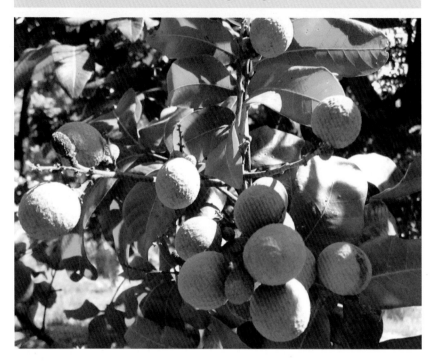

形态特征 常绿乔木，高10米以上。幼枝被锈色柔毛。双数羽状复叶，互生，长15～20厘米；小叶2～5对，通常互生，革质，椭圆形至卵状披针形，长6～15厘米。先端短尖或钝，基部偏斜，全缘或波浪形，暗绿色，嫩时褐色，下面通常粉绿色。花两性，或单性花与两性花共存；为顶生或腋生的圆锥花序；花小，黄白色，直径4～5毫米，被锈色星状小柔毛；花萼5深裂，裂片卵形；花瓣5，匙形，内面有毛；雄蕊通常8；子房2～3室，柱头2裂。核果球形，直径1.5～2厘米，外皮黄褐色，粗糙，假种皮白色肉质，内有黑褐色种子1颗。花期3～4月，果期7～9月。

生境分布 生长于低山、丘陵、台地、半常绿季雨林。分布于福建、广西、广东等地，云南、贵州、四川等地也有栽培。

采收加工 夏、秋两季采收成熟果实，干燥，除去壳、核，晒至干爽不黏。

饮片特征

本品为纵向破裂的不规则薄片，或呈囊状，长约1.5厘米，宽2~4厘米，厚约0.1厘米。棕黄色至棕褐色，半透明。外表面皱缩不平，内表面光亮而有细纵皱纹。薄片者质柔润，囊状者质稍硬。气微香，味甜。

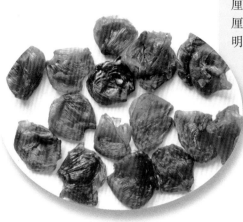

性味归经	甘，平。归心、脾经。
功效主治	补益心脾，养血安神，滋补强壮。本品甘平质润，能补益心脾，养营血安心神，药食兼用，久服强魄，聪明，长智。
药理作用	对与衰老过程有密切关系的黄素蛋白－脑B型单胺氧化酶（MAO-B）有较强的抑制作用，表明龙眼肉可延缓衰老，可以提高机体的适应性，增加网状内皮系统活性，有一定的抗癌、抑菌作用，能增加冠脉血流量，降血脂，有补血及镇静作用。
用量用法	6~12克，煎服或炖食。
使用注意	湿阻中满及有停饮者不宜用。

精选验方

①**产后浮肿**：龙眼肉、大枣、生姜各等份，煎汤服。②**虚弱衰老**：龙眼肉30克，加白糖少许，一同蒸至稠膏状，分2次用沸水冲服。③**贫血、神经衰弱、心悸怔忡、自汗盗汗**：龙眼肉4~6枚，莲子、芡实各适量，加水炖汤于睡前服。④**脾虚泄泻**：龙眼干14粒，生姜3片，煎汤服。⑤**思虑过度、劳伤心脾、虚烦不眠**：龙眼干、芡实各15克，粳米60克，莲子10克，加水煮粥，并加白糖少许煮食。⑥**心虚所致的心悸**：龙眼肉15克，莲子肉、五味子各9克，百合12克，煎取药汁。口服，每日1剂。

桑 椹 Sang Shen

三、补血药

别名 桑椹子、黑桑椹。
来源 本品为桑科植物桑 *Morus alba* L. 的干燥果穗。

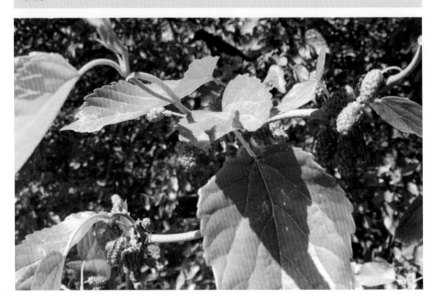

形态特征 落叶乔木，偶有灌木。根系主要分布在40厘米的土层内，少数根能深入土中1米至数米。枝条初生时称新梢，皮绿色；入秋后呈黄褐、深褐或灰褐等颜色。枝条有直立、开展或垂卧等形态，其长短粗细、节间稀密、发条数多少等，均与品种有关。桑树的叶互生。形态因品种不同而异，有心脏形、卵圆形或椭圆形等；裂叶或不裂叶；叶缘有不同形状的锯齿；叶基呈凹形或楔形；叶尖锐、钝、尾状或呈双头等。叶片的大小厚薄除与品种有关外，还因季节及肥水情况而有不同，一般春季叶形小，夏秋季叶形大，肥水充足时叶大而厚。桑树的花单性，偶有两性花，花序雌雄同株或异株。花柱有长短之分，柱头2裂，有茸毛或突起，是桑树分类的依据。果实为多肉小果，聚集于花轴周围呈聚花果，称桑椹。成熟桑椹紫黑色，偶有白色，内含扁卵形、黄褐色种子。花期3～5月，果期5～6月。

生境分布 生长于丘陵、山坡、村旁、田野等处，多为人工栽培。分布于四川、江苏、浙江、山东、安徽、辽宁、河南及山西等地。

采收加工 4～6月果实变红时采收，晒干，或略蒸后晒干。

饮片特征

本品为许多小瘦果集合而成的长圆形果穗。黄棕色、棕红色或暗紫色。气微，味微酸而甜。

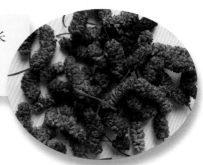

性味归经	甘、寒。归心、肝、肾经。
功效主治	滋阴、补血、生津、润肠通便。本品味甘性寒，药性平和，质地柔润，为平补肝肾阴血之品，又能生津止渴，润肠通便。
药理作用	有激发淋巴细胞转化的作用，还能提高T细胞的数量和质量，提高免疫球蛋白水平，增强吞噬细胞活性，促进免疫功能。可刺激肠黏膜，使肠液分泌增多，增强肠蠕动。
用量用法	10～15克，煎服。
使用注意	脾虚便溏者忌用。

精选验方

①风湿性关节疼痛、麻痹不仁以及各种神经痛：鲜黑桑椹30～60克，水煎服。或桑椹膏，每服一匙，以温开水和少量黄酒冲服。②闭经：桑椹15克，红花3克，鸡血藤12克，加黄酒和水煎，每日2次温服。③贫血：鲜桑椹子60克，桂圆肉30克，炖烂食，每日2次。④阴虚血热之白发、脱发：桑椹子、熟地黄各30克，紫草10克，红花、牡丹皮各5克，乌骨鸡1只（约1000克），用料洗净，放入乌骨鸡腹腔里，清水煮至鸡肉熟烂食用。⑤肠燥便秘：桑椹子50克，肉苁蓉、黑芝麻各15克，枳实10克，水煎服，每日1剂。⑥自汗、盗汗：桑椹子、五味子各10克，水煎服，每日2次。⑦肠燥便秘：桑椹50克，肉苁蓉、黑芝麻各15克，炒贝壳10克，水煎服，每日1剂。⑧阴血亏虚所致的须发早白、头目晕眩，女子月经不调、闭经：桑椹、蜂蜜各适量，将桑椹水煎取汁，小火熬膏，加入蜂蜜拌匀饮服，每次10～15克，每日2～3次。⑨阴虚水肿、小便不利、关节作痛、口渴、发白：桑椹100克，黄酒500毫升，将桑椹置黄酒中密封浸泡1周后按量服用。⑩肠道津液不足所致的大便干燥：桑椹40克，冰糖20克，用开水冲泡饮用。

乌骨鸡 *Wu Gu Ji*

别名 乌鸡。

来源 本品为雉科动物乌骨鸡*Gallus gallus dumestieus* Brisson的肉或除去内脏的全体。

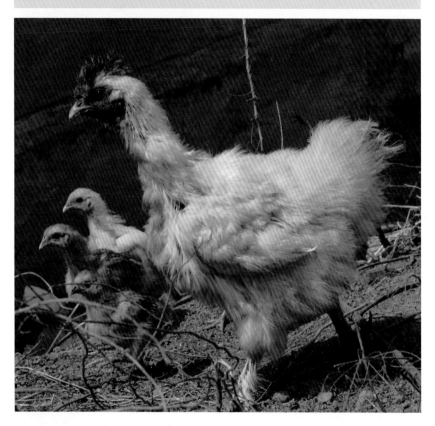

形态特征 乌骨鸡，体躯短矮而小。头小、颈短，具肉冠，耳叶绿色，略呈紫蓝。遍体毛羽色白，除两翅羽毛外，全呈绒丝伏；头上有一撮细毛突起，下颌上连两颊面生有较多的细短毛。翅较短，而主翼羽的羽毛呈分裂状，飞翔力特别强。毛脚，5爪。跗毛多而密，也有无毛者。皮、肉、骨均黑色。也有黑毛乌骨、肉白乌内、斑毛乌骨等变异种。

生境分布 多为人工饲养，原产江西泰和县，现其他地区也有饲养。

采收加工 宰杀后，去毛及肠杂。

饮片特征

本品体小，头小，其皮肉、骨、嘴均呈乌色，亦有肉白者，但其内为乌色，以骨、肉、舌俱乌者为佳。

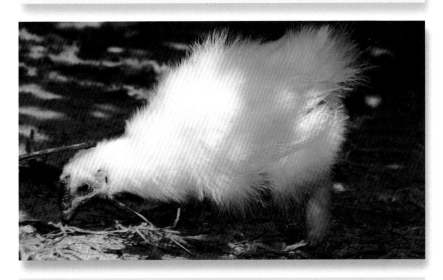

性味归经	甘，平。归肝、肾经。
功效主治	养阴退热，益气养血。本品味甘性平，入肝、肾经，有益气养血、养阴退虚热之功，也为调补五脏之佳肴。
药理作用	食入乌鸡骨可增强机体免疫功能。
用量用法	煮食，或入丸、散。
使用注意	脾胃有湿热、积滞者不宜。

精选验方

①**肝硬化腹水患者**：乌鸡1只（500克），郁金9克，田七6克，绍酒10克，葱、姜、盐、大蒜各适量。将宰杀后的乌鸡放入蒸盆内，加入姜、葱、大蒜，在鸡身上抹匀绍酒、盐，把切成小颗粒的田七、郁金放入鸡腹内，注入清水300毫升。把蒸盆置蒸笼内，用大火大汽蒸50分钟即成。每日1次，每次吃鸡肉50克，佐餐食用。②**脾虚滑泄**：乌骨母鸡1只，治净。用豆蔻50克，草果2枚，烧存性，掺入鸡腹内，扎定煮熟。空腹食之。③**白带下及遗精白浊、下元虚惫者**：乌骨鸡1只，如常治净，白果、莲肉、江米各25克，胡椒5克，为末，装入鸡腹煮熟。空腹食用。

向日葵子 Xiang Ri Kui Zi

三、补血药

别名 葵子、葵花子。
来源 本品为菊科植物向日葵*Helianthus annuus* L. 的种子。

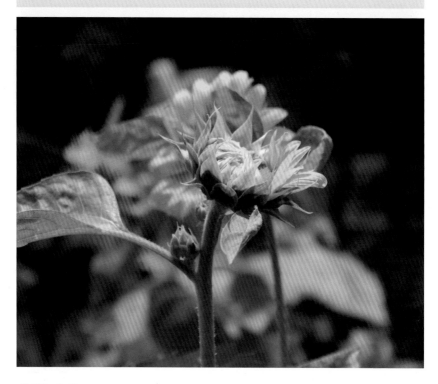

形态特征 一年生草本，茎直立，粗壮，高可达3.5米，中心髓部发达，外具粗毛和斑点。叶互生，具长柄，叶片广卵圆形，长10～30厘米，宽8～25厘米，先端急尖或渐尖，边缘具锯齿，基部截形或心脏形，两面粗糙。头状花序单生，直径可达35厘米；总苞具苞片多层，苞片卵圆形或卵状披针形，先端尾状长尖，有缘毛，花托扁平，具膜质托片；周围一轮舌状花，中性，黄色，中央筒状花，两性，紫棕色，先端五齿裂；雄蕊5，花丝分离，药聚合；雌蕊1，子房下位，花柱细长，柱头2裂。瘦果浅灰色或黑色，扁长卵形或椭圆形，内藏种子1颗，淡黄色，富含脂肪油。花期春夏季。

生境分布 我国各地均有栽培。

采收加工 秋季种子成熟时采收，干燥。

饮片特征

瘦果浅灰色或黑色，稍扁，长卵形或椭圆形，内藏种子1枚，淡黄色。

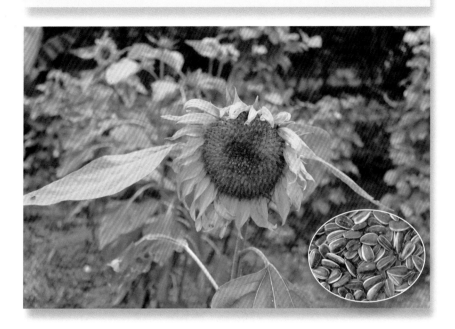

性味归经	甘，平。归肺、大肠经。
功效主治	补血止痢，降血压。本品甘平，药食兼用，入肺与大肠经，有补血止痢、透脓、降压之功。
药理作用	种子总磷脂部分对动物急性高脂血症及慢性高胆固醇血症有预防作用，治疗作用不显著。在饲料中加入向日葵油，可增强兔的免疫反应。如将向日葵油加热（110℃~300℃）饲喂大鼠，可引起肝的退行性变或加强兔肝的纤维化，还能增强某些致癌物质对大鼠的致癌作用。
用量用法	15~30克，内服：煎汤。外用：捣敷或榨油外涂。
使用注意	生食性平，炒食过多生燥热。

精选验方

①**血痢**：向日葵子50克，开水炖1小时，加冰糖服。②**麻疹不透**：葵花子1小酒杯，去壳捣碎开水冲服。

海 虾 Hai Xia

三、补血药

别名 对虾、龙虾、明虾、大虾、大红虾。

来源 本品为虾科动物对虾*Penaeus orientalis* Kishinouye或龙虾科动物龙虾*Panulirus stimpsoni* (Holthnis) 等海产虾的肉或全体。

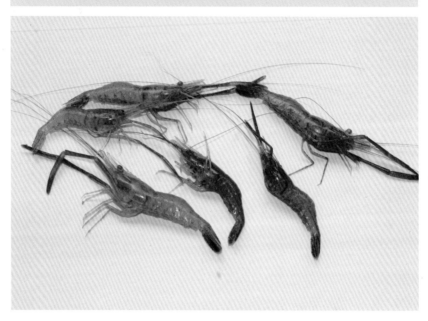

形态特征 对虾有1对大颚和2对小颚，为口器之组成部分。胸部附肢8对，其中3对成为颚足，为口器的一部分，5对为步足，前3对步足的末端均为钳状，以第3对为最长，后2对末端成爪状。腹部7节，分节明显，能屈曲，腹部附肢6对，第1对雌者内肢极小，雄者变为生殖器，第6对为尾肢，粗短，和腹部第7节尾节合成尾鳍。海虾体长两侧扁，雌性长18～24厘米，雄者稍短。体躯透明，雌者棕蓝色，雄者稍显黄色；全体被有甲壳。头胸甲较坚硬而宽大，前端中央延伸成长而尖的剑颚，上缘具7～9齿，下缘具3～5齿。剑额下两侧具有柄的眼1对，头部有附肢5对，第1、2对成为两对鞭状触角，其第2对很长。

生境分布 生活于浅海，对虾为我国特产。分布于黄海、渤海及长江以北各海区。龙虾分布于东海和南海。

采收加工 捕捞后干燥。

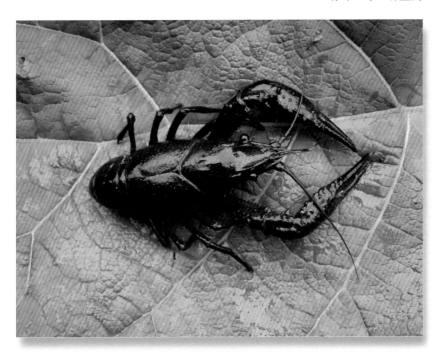

性味归经	甘、咸，温。归脾、胃、肾经。
功效主治	补肾壮阳，开胃健脾，化痰。本品甘咸而温，入肾经补肾壮阳，入脾、胃经健脾开胃，化痰。质优味美，可供食用。
药理作用	有营养强壮作用，能提升血浆中的ATP浓度，增进胸导管淋巴液的流量。虾壳有镇静作用。
用量用法	9～15克，内服：煎汤；或炒食、浸酒。外用：捣敷。
使用注意	不宜与大罗菜、厚皮菜、苋菜、圆叶菠菜同食，以免影响钙的吸收。阴虚火旺者，疮肿及皮肤病患者忌服。

精选验方

①补肾兴阳：对虾，烧酒浸服。②阳痿：活海虾若干，浸酒中醉死，炒食。

鸽 Ge

三、补血药

别名	鸽肉。
来源	本品为鸠鸽科动物原鸽*Colmba livia* Gmelin、家鸽*Colmba livia domestica* Gmelin或岩鸽*Colmba rupestris* Pallas的肉或全体。

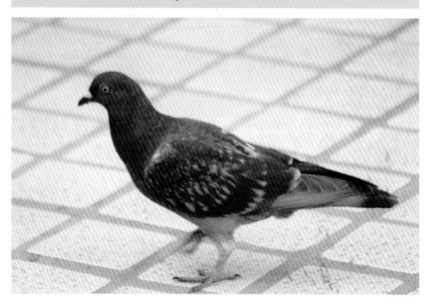

形态特征 原鸽：体长约30厘米。头较小而圆。头、颈、胸和上背为石板灰色，在颈部、上背、前胸闪耀着金属绿紫色；背的其余部分及两翅覆羽呈暗灰色，翅上各有1道黑色横斑；下体自胸以下为鲜灰色。雌鸟体色似雄鸟，但要暗一些。幼鸟背部灰黑，羽端多少为白色，下体也较暗。家鸽：由原鸽驯养而来，同时又有家鸽野生化。但在人工饲养过程中其形态的变化较小，以青灰色较普遍，有纯白、茶褐、黑白混杂等。岩鸽：很似普通驯养的鸽子，但腰和尾上覆羽为石板灰色；尾羽基部也为石板灰色，先端黑色，中段贯以宽阔的白色横带。

生境分布 原鸽栖息于高山岩壁上或高大建筑物上。性喜群飞，晨、晚飞至耕作地上觅食，以各种植物种子及果实为食。岩鸽栖息于山区多岩和峭壁处。常小群在山谷或平原觅食。分布于我国北部。家鸽在我国大部分地区饲养。

采收加工 将鸽杀死，去毛与肠杂。

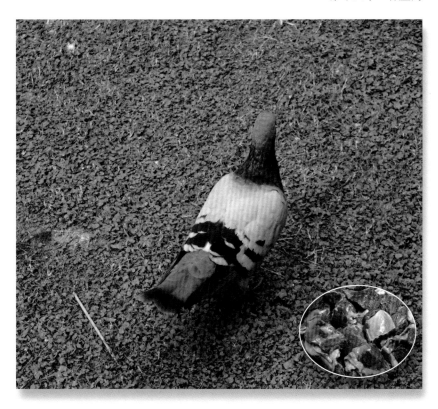

性味归经	咸，平。归肝、肾经。
功效主治	养血益精，祛风解毒，生津止渴，软坚散结。本品为血肉有情之品，归肝、肾经有养血益精之功。味咸软坚散结，滋阴生津。
药理作用	本品有调节人体血糖、壮体补肾、健脑提神的作用。
用量用法	30~60克，内服，煮食或蒸食。
使用注意	食多减药力。

精选验方

①消渴饮水不知足：白花鸽1只，切作小脔，以土苏煎，含之咽汁。
②久疟：鸽肉蒸食。③妇女干血劳和月经闭止：鸽肉、魔芋、夜明砂、鳖甲、龟板各适量，共炖服。④麻疹、猩红热、神昏：鸽子1只，剖腹贴患儿胸前，绷带包扎。

鼠 Shu

别名 老鼠肉、家鼠肉。
来源 本品为鼠科动物褐家鼠*Rattus norvegicus* caraco (Pallas) 等常见鼠类的全体或肉。

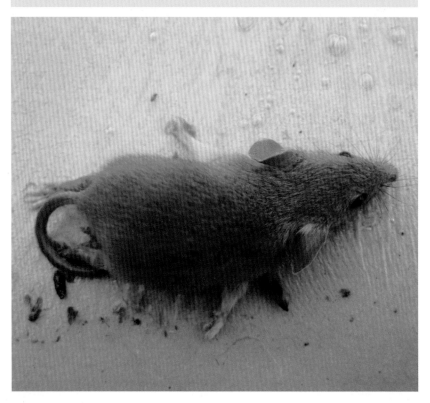

形态特征 体长15～22厘米，体重72～290克。耳短而厚，前折不能遮眼。尾明显短于体长，前足4趾，后足5趾，均具爪，后足长3.5～4厘米。雌性乳数6对。被毛粗糙，背部棕褐色或灰褐色，杂有许多黑长毛，毛基深灰色，毛尖棕色。腹面苍灰色，略带些乳黄色。足背苍白色。尾毛两色，上面黑褐色，下面灰白色。尾部鳞片组成的环节明显，鳞片的基部有白色和褐色的细毛。

生境分布 褐家鼠分布于我国西部、东北、西南部。

采收加工 捕捉后，杀死，去皮及内脏。

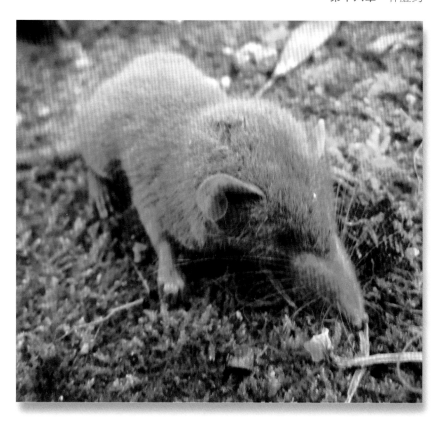

性味归经	甘，平。归脾、胃、肝、肾经。
功效主治	健脾益胃，接骨续筋，息风止痉，解毒消疮。
用量用法	煮食或焙干研末，内服。外用：煎膏、烧灰或捣研涂敷。

精选验方

①眼疏疏不胡：鼠胆汁点之。②耳卒聋：取鼠胆，纳耳内。③久聋：熊胆1分，鼠胆2枚（12月收者）。以水和，旋取如绿豆大，滴入耳中，每日1～2次。

北沙参 Bei Sha shen

别名 辽沙参、条沙参、北条参。
来源 本品为伞形科植物珊瑚菜*Glehnia littoralis* Fr. Schmidt ex Miq. 的干燥根。

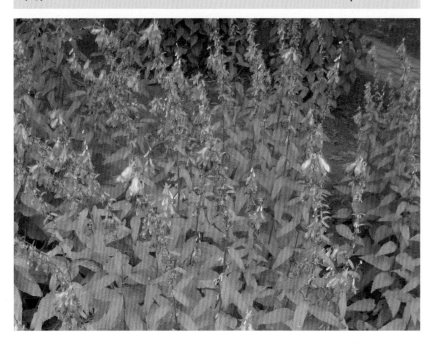

形态特征 多年生草本，高5～35厘米。主根细长圆柱形。茎大部分埋在沙中，一部分露出地面。叶基出，互生；叶柄长，基部鞘状；叶片卵圆形，3出式分裂至2回羽状分裂，最后裂片圆卵形，先端圆或渐尖，基部截形，边缘刺刻，质厚。复伞形花序顶生，具粗毛；伞梗10～20条，长1～2厘米；无总苞，小总苞由数个线状披针形的小苞片组成；花白色，每1小伞形花序有花15～20朵；花萼5齿裂，狭三角状披针形，疏生粗毛；花瓣5，卵状披针形；雄蕊5，与花瓣互生；子房下位，花柱基部扁圆锥形。果实近圆球形，具绒毛，果棱有翅。花期5～7月，果期6～8月。

生境分布 生长于海边沙滩，或为栽培。分布于山东、江苏、河北及辽宁等地，以山东莱阳胡城村产品最为著名。

采收加工 夏、秋两季采挖根部，除去地上部分及须根，洗去泥沙，稍晾，置沸水中烫后，除去外皮，晒干或烘干即得。

饮片特征

本品为细圆柱小段。表面淡黄白色，不去外皮者表面棕黄色，略粗糙，有纵皱纹及棕黄色点状细根痕。切面皮部浅黄白色，木部黄色。质脆。气特异，味微甘。

性味归经	甘，微寒。归肺、胃经。
功效主治	养阴清肺，生津益胃。本品甘寒，清热养阴，尤长于清肺热、补肺胃之阴。
药理作用	本品有祛痰作用，北沙参的乙醇提取物有降温和镇痛作用。
用量用法	10～15克，煎服，鲜品20～30克。
使用注意	本品性寒，风寒咳嗽、脾胃虚寒及寒饮喘咳忌用。

精选验方

①**阴虚火炎、咳嗽无痰、骨蒸劳热、肌皮枯燥、口苦烦渴等**：北沙参、麦门冬、知母、川贝母、怀熟地、鳖甲、地骨皮各120克，或作丸，或作膏，每早服15克，白汤下。②**一切阴虚火炎、似虚似实、逆气不降、消气不升、烦渴咳嗽、胀满不食**：北沙参15克，水煎服。③**鱼鳞病**：北沙参、生地黄、熟地黄、当归各20克，赤芍、白芍、桃仁各10克，防风、葛根各8克，天冬、麦冬、丹参、白僵蚕、黄精各15克，桂枝6克。水煎取药汁。隔日1剂，内服。④**雀斑**：北沙参、生地黄、当归各15克，酒炒白芍、香附、党参、红花、炒白术各10克，茯苓、川芎、广木香各6克。水煎取药汁。每日1剂，分次温服。7日为1个疗程。⑤**慢性咽炎**：北沙参、射干、桔梗、赤芍、玄参、麦冬各10克，板蓝根、山豆根各15克，甘草6克。水煎取药汁。每日1剂，分2次服用，2周为1个疗程。

南沙参 Nan Sha Shen

四、补阴药

别名 沙参。
来源 本品为桔梗科植物轮叶沙参*Adenophora tetraphylla* (Thunb.) Fisch. 的干燥根。

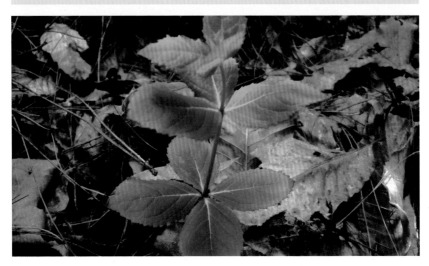

形态特征 多年生草本，茎高40~80厘米。不分枝，常被短硬毛或长柔毛。基生叶心形，大而具长柄；茎生叶无柄，或仅下部的叶有极短而带翅的柄；叶片椭圆形、狭卵形，基部楔形。先端急尖或短渐尖，边缘有不整齐的锯齿，两面疏生短毛或长硬毛。花序不分枝而成假总状花序，或有短分枝而成极狭的圆锥花序，极少具长分枝而成圆锥花序的；花梗长不足5毫米；花萼常被短柔毛或粒状毛，少数无毛，筒部常倒卵状，少数为倒卵状圆锥形，裂片5，狭长，多为钻形，少数为条状披针形；花冠宽钟状，蓝色或紫色，外面无毛或有硬毛，裂片5，三角状卵形；花盘短筒状，无毛；雄蕊5，花丝下部扩大成片状，花药细长；花柱常略长于花冠，柱头3裂，子房下位，3室。蒴果椭圆状球形，极少为椭圆状。种子多数，棕黄色，稍扁，有1条棱。花、果期8~10月。

生境分布 多生长于山野的阳坡草丛中。分布于安徽、江苏、浙江、贵州等地，四川、河南、甘肃、湖南、山东等地也产。

采收加工 春、秋两季采挖根部。洗净泥土，除去须根，刮去粗皮，洗净，干燥。

饮片特征

本品为类圆形或不规则形的厚片。外表面黄白色至淡棕黄色，残留外皮部分呈黄褐色至棕褐色，具纵皱纹，有的可见须根痕。切面黄白色，多裂隙。体轻，质松。无臭，味微甘。

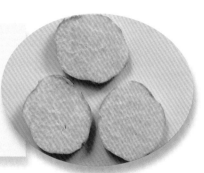

性味归经	甘、微苦，微寒。归肺、胃经。
功效主治	养阴清肺祛痰，益胃生津。本品甘寒清热而益阴，入肺胃二经，故有养肺胃、祛痰之功效。作用与北沙参相似，而祛痰清肺力强。
药理作用	有祛痰作用，可持续4个小时以上。对皮肤真菌有抑制作用。浸剂对离体蟾蜍心脏有明显强心作用。
用量用法	10～15克，煎服，鲜品15～60克，清热生津力强，多用于热盛津伤者。
使用注意	反藜芦。风寒咳嗽、寒饮喘咳、脾胃虚寒者忌用。

精选验方

①慢性支气管炎、干咳无痰或痰少而黏：南沙参、杏仁、川贝母、枇杷叶各9克，麦冬10克，每日1剂，水煎服。②百日咳：南沙参、百部各9克，麦冬10克，每日1剂，水煎服。③肺结核、干咳无痰：南沙参9克，麦冬6克，甘草3克，开水冲泡，代茶饮服。④胃阴不足、胃部隐痛：南沙参、麦冬、玉竹、白芍各10克，佛手、延胡索各5克，水煎服，每日1剂。⑤食道炎、胸骨刺痛、吞咽困难：南沙参、金银花、麦冬、桔梗、甘草、连翘各100克，胖大海50克，共为蜜丸，每次1～2丸，每日3～5次，于两餐之间或空腹含化，缓咽。⑥小儿口疮：南沙参、天花粉、大青叶、玉竹、扁豆各6克，水煎服，每日1剂，一般服药2～5剂。⑦小儿百日咳重咳期：南沙参60克，甘草30克，冰糖适量。南沙参、甘草加水共煎成浓稠状，加入冰糖，即成。每日2次，7日服完。⑧小儿脾气虚弱型缺铁性贫血：南沙参、炒党参、丹参各15克，淫羊藿、仙鹤草、焦山楂、焦麦芽、焦神曲各10克，水煎取药汁。每日1剂，分2次服用，10日为1个疗程。

麦冬 Mai Dong

别名 寸冬、麦门冬、寸门冬、杭麦冬、朱寸冬。

来源 本品为百合科植物麦冬*Ophiopogon japonicus*（L.f）Ker-Gawl. 的干燥块根。

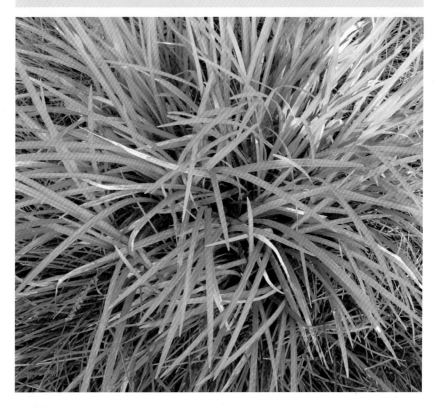

形态特征 多年生草本植物，地上匍匐茎细长。叶丛生，狭线形，草质，深绿色，平行脉明显，基部绿白色并稍扩大。花葶常比叶短，总状花序轴长2~5厘米，花1~2朵，生于苞片腋内，花梗长2~4毫米，关节位于近中部或中部以上，花微下垂，花被片6枚，披针形，白色或淡紫色。浆果球形，成熟时深绿色或蓝黑色。花期7月，熟期11月。

生境分布 生长于土质疏松、肥沃、排水良好的土壤和沙质土壤。分布于浙江、四川等地。

采收加工 夏季采挖，洗净，反复曝晒，堆置，至七八成干，除去须根，干燥。

饮片特征

本品呈纺锤形，两端略尖。外表皮淡黄色或黄白色，有细纵纹。质柔韧，切面呈黄白色，半透明，中柱细小。气微香，味甘、微苦。

性味归经	甘、微苦，微寒。归肺、胃、心经。
功效主治	润肺养阴，益胃生津，清心除烦。本品甘寒而苦，入肺胃，养肺胃之阴，入心经清心除烦安神。
药理作用	有祛痰、镇咳、强心、利尿、抑菌作用。能提高耐缺氧能力，增加冠状动脉流量，对心肌缺血有明显保护作用，并能抗实验性心律失常及改善心肌收缩力，有一定的镇静作用。
用量用法	10～15克，煎服。传统上养肺、胃之阴多去心用，清心除烦多连心用。
使用注意	脾胃虚寒、大便溏薄及感冒风寒或痰饮湿浊咳嗽忌服。

精选验方

①慢性支气管炎：麦冬、五味子各100克，泡入1000克蜂蜜中，浸泡6日后开始服用，每日早晨或中午服1次，每次1大汤匙，每次服后接着含服1小片人参，吃2瓣大蒜，3颗核桃。②百日咳：麦冬、天冬各20克，百合15克，鲜竹叶10克，水煎服。③阴虚燥咳、咯血等：麦冬、川贝母、天冬各9克，沙参、生地黄各15克，水煎服。④萎缩性胃炎：麦冬、党参、玉竹、沙参、天花粉各9克，知母、乌梅、甘草各6克，水煎服。⑤慢性咽炎：麦冬、玄参各30克，桔梗、前胡各12克，甘草3克，陈皮、牵牛子、杏仁各9克，川贝母10克，水煎取药汁。每日1剂，分2次服用。⑥喉癌：麦冬、天冬、莪术、甲珠各15克，玄参12克，玉竹18克，黄芪、半枝莲、白花蛇舌草各30克，水煎取药汁。每日1剂，分2次服用。

天冬 Tian Dong

四、补阴药

别名 天门冬、明天冬。

来源 本品为百合科植物天冬*Asparagus cochinchinensis* (Lour.) Merr. 的干燥块根。

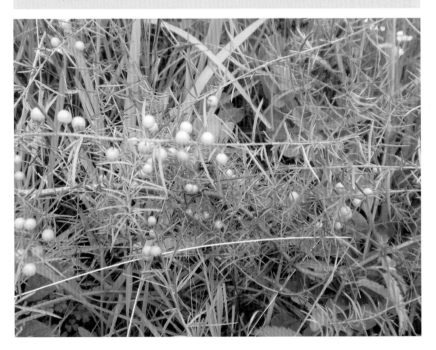

形态特征 攀援状多年生草本。块根肉质，簇生，长椭圆形或纺锤形，灰黄色。茎细，常扭曲多分枝，有纵槽纹。主茎鳞片状叶，顶端尖长，叶基部生长为2.5~3厘米木质倒生刺，在分枝上的刺较短或不明显，叶状枝2~3枚簇生叶腋，扁平有棱，镰刀状。花通常2朵腋生，淡绿色，单性，雌雄异株，雄花花被6，雄蕊6枚，雌花与雄花大小相似，具6枚退化雄蕊。浆果球形，熟时红色，有种子1粒。花期5~7月，果期8月。

生境分布 生长于阴湿的山野林边、山坡草丛或丘陵地带灌木丛中。分布贵州、四川、广西、浙江、云南等地。陕西、甘肃、湖北、安徽、河南、江西也产。

采收加工 秋、冬两季采挖，洗净，除去茎基和须根，置沸水中煮或蒸至透心，趁热除去外皮，洗净干燥。

饮片特征

本品呈长纺锤形，略弯曲。外表皮黄白色至淡黄棕色，半透明，光滑或具深浅不一的纵皱纹，偶有灰棕色外皮残存。质硬或柔润，有黏性，切面角质样，中柱黄白色。气微，味甜、微苦。

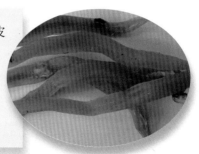

性味归经	甘、苦，寒。归肺、肾经。
功效主治	养阴清热，润肺滋肾。本品甘寒清润，有养阴清热之功，入肺、肾二经，既可养阴清肺，又可滋肾润燥。
药理作用	天冬有一定镇咳、祛痰作用。对炭疽杆菌、甲型及乙型链球菌、肺炎双球菌、金黄色葡萄球菌、白喉杆菌、枯草杆菌等有不同程度的抑制作用。对小鼠肉瘤180及白血病细胞有抑制作用，有杀灭蚊蝇幼虫的作用。
用量用法	6～15克，煎服。
使用注意	脾胃虚寒、大便溏薄及感冒风寒或痰饮湿浊咳嗽者忌服。

精选验方

①**疝气**：鲜天冬25～50克（去皮），水煎服，酒为引。②**催乳**：天冬100克，炖肉服。③**风癫发作（耳如蝉鸣、两胁牵痛）**：天冬（去心、皮），晒干，捣为末，每次1匙，酒送下，每日3次。④**心烦**：天冬、麦冬各15克，水杨柳9克，水煎服。⑤**扁桃体炎、咽喉肿痛**：天冬、山豆根、麦冬、桔梗、板蓝根各9克，甘草6克，水煎服。⑥**高血压病**：天冬、白芍、玄参、龙骨、牡蛎、龟板各15克，代赭石、牛膝各30克，胆南星6克。水煎取汁250克。每日1剂，分2～4次服用。⑦**食管癌放疗后引起放射性食管炎**：天冬、金银花各30克，蜂蜜20克。将天冬、金银花洗净，入锅加水适量，煎煮30分钟，去渣取汁，待药汁转温后调入蜂蜜即成。代茶频饮，每日1剂。⑧**甲状腺功能亢进症**：天冬、麦冬、昆布、沙参、海藻、天花粉、生地黄各15克，五倍子、大贝各10克。水煎取药汁。每日1剂，分2次服用。⑨**血热型月经过多**：天冬15～30克，白糖适量。将天冬放入砂锅，加水500毫升煎成250毫升，趁沸加入白糖，调匀即成。月经前每日1剂，分3次温饮。连服3～4剂。

百合 Bai He

四、补阴药

别名 炙百合、野百合。

来源 本品为百合科多年生草本植物百合*Lilium brownii* F. E. Brown var. *viridulum* Baker. 的干燥肉质鳞茎。

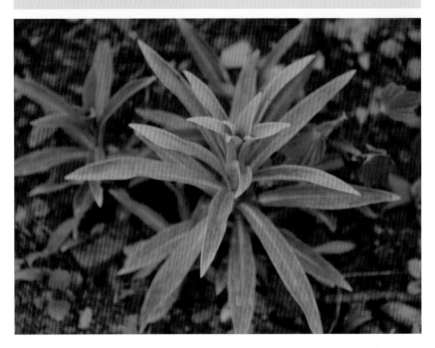

形态特征 多年生球根草本花卉，株高40～60厘米，还有高达1米以上的。茎直立，不分枝，草绿色，茎秆基部带红色或紫褐色斑点。地下具鳞茎，鳞茎阔卵形或披针形，白色或淡黄色，直径由6～8厘米的肉质鳞片抱合成球形，外有膜质层。单叶，互生，狭线形，无叶柄，直接包生于茎秆上，叶脉平行。花着生于茎秆顶端，呈总状花序，簇生或单生，花冠较大，花筒较长，呈漏斗形喇叭状，六裂无萼片，因茎秆纤细，花朵大，开放时常下垂或平伸。6月上旬现蕾，7月上旬始花，7月中旬盛花，7月下旬终花，果期7～10月。

生境分布 生长于山野林内及草丛中。全国大部分地区均产。分布于湖南、浙江、江苏、陕西、四川等地。

采收加工 秋季采挖，洗净，剥取鳞片，置沸水略烫，干燥生用。

饮片特征

本品呈长椭圆形。外表皮类白色、淡棕黄色或微带紫色，有数条纵直平行的白色维管束。顶端稍尖，基部较宽，边缘薄，微波状，略向内弯曲。质硬而脆，断面较平坦，角质样。气微，味微苦。

性味归经	甘，微寒。归心、肺经。
功效主治	润肺止咳，清心安神。本品味甘能补，寒能清热，入心、肺二经，而有润肺止咳，清心安神之功。
药理作用	煎剂对氨水引起的鼠咳嗽，有止咳作用，并能对抗组织胺引起的蟾蜍哮喘，还可防止环磷酰胺引起的白细胞减少症，具有雌激素样活性。
用量用法	10～30克，煎服、蒸食、煮粥。外用：鲜品适量捣敷。
使用注意	甘寒滑利之品，风寒咳嗽，中寒便溏者忌服。

精选验方

①神经衰弱、心烦失眠：百合25克，菖蒲6克，酸枣仁12克，水煎，每日1剂。②天疱疮：生百合适量，捣烂，敷于患处，每日1～2次。③肺脓肿、化脓性肺炎：百合30～60克，捣研绞汁，白酒适量，以温开水饮服。④老年慢性支气管炎伴有肺气肿：百合2～3个，洗净捣汁，以温开水服，每日2次。⑤风盛血燥型接触性皮炎：百合、山楂、沙参各9克，水煎服。代茶饮。⑥单纯疱疹：百合、辛夷、黄芩、栀子、麦冬、石膏、知母、甘草、枇杷叶、升麻各10克，水煎取药汁。口服，每服1剂。⑦心烦不安、失眠多梦：百合100克，冰糖适量。百合加水500毫升，以小火煎至熟烂，加入冰糖，调匀即成。每日1剂，分2次服食。

石 斛 Shi Hu

别名 金钗、黄草、鲜石斛、川石斛、霍山石斛、耳环石斛、铁皮石斛。
来源 本品为兰科植物金钗石斛 *Dendrobium nobile* Lindl. 的新鲜或干燥茎。

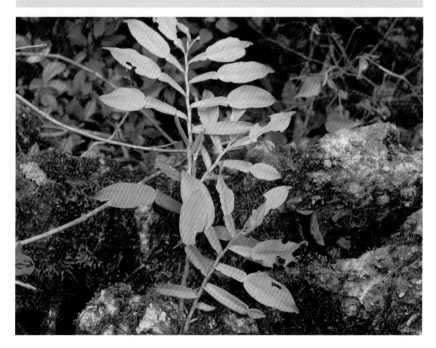

形态特征 多年生附生草本，高30～50厘米。茎丛生，直立，直径1～1.3厘米，黄绿色，多节，节间长2.5～3.5厘米。叶无柄，近革质，常3～5片生于茎的上端；叶片长圆形或长圆状披针形，长6～12厘米，宽1.5～2.5厘米，先端钝，有偏斜状的凹缺，叶脉平行，通常9条，叶鞘紧抱于节间，长1.5～2.7厘米。花期4～5月。

生境分布 生长于海拔100～3000米高度之间，常附生于树上或岩石上。分布于四川、云南、贵州、广东、广西、湖北等地，陕西、河南、江西等地也产。

采收加工 全年均可采收，但以秋后采挖者质量好。鲜用者，除去根及泥沙；干用者采收后除去杂质，用开水略烫或烘软，再边搓边烘，至叶鞘搓净，干燥备用，或将剪去部分须根的铁皮石斛边搓边扭呈螺旋形或弹簧状，烘干，习称"耳环石斛"。

饮片特征

　　本品为扁圆柱形或圆柱形的段。表面金黄色、绿黄色或棕黄色，有光泽，有深纵沟或纵棱，有的可见棕褐色的节。切面黄白色至黄褐色，有多数散在的筋脉点。气微，味淡或微苦，嚼之有黏性。鲜石斛呈圆柱形或扁圆柱形的段，直径0.4～1.2厘米。表面黄绿色，光滑或有纵纹，肉质多汁。气微，味微苦而回甜，嚼之有黏性。

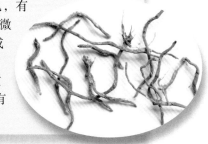

性味归经	甘，微寒。归胃、肾经。
功效主治	养胃生津，滋阴除热，明目强腰。本品甘而微寒，入胃、肾、肺经，能益胃生津，滋肾除虚热，补中有清，为养胃阴要药。
药理作用	本品能促进胃液分泌，以助消化并能加强肠蠕动。石斛碱有一定的解热、镇痛作用。
用量用法	6～15克，煎服，鲜品加倍。入汤剂宜久煎。热病津伤鲜用，阴虚舌干宜用干品。
使用注意	本品有敛邪之弊，故温热病初期不宜用，又味甘助湿，湿温尚未化燥者忌用。

精选验方

　　①**胃酸缺乏**：石斛、玄参各15克，白芍9克，麦冬、山楂各12克，水煎服，每日1剂。②**阴虚目暗、视物昏花**：石斛、熟地黄各15克，枸杞子、山药各12克，山茱萸9克，白菊花6克，水煎服，每日1剂。③**慢性胃炎**：石斛、谷芽各25克，南沙参15克，白蜜30克，每日1剂，水煎，分3次服。④**老年性口干**：石斛、黄精、玉竹各15克，山药20克，每日1剂，水煎，分3次服。⑤**喉癌**：石斛、蜂房、蛇蜕、全蝎、射干、山豆根、桔梗各9克，麦冬15克，北沙参30克，玄参18克，生甘草3克。水煎取药汁。每日1剂，分2次服用。⑥**支气管扩张咯血症**：石斛、代赭石各30克，生黄芪18克，生石膏24克，玄参、生地黄各15克，阿胶珠10克。水煎取药汁。每日1剂，分2次服用。⑦**阴虚证寻常狼疮**：石斛、黄柏、知母各12克，熟地黄、玄参、麦冬、玉竹各15克，龟甲20克。水煎取药汁。口服，每服1剂。

玉竹 Yu Zhu

四、补阴药

别名 葳蕤、萎蕤。
来源 本品为百合科植物玉竹*Polygonatum odoratum* (Mill.) Druce 的干燥根茎。

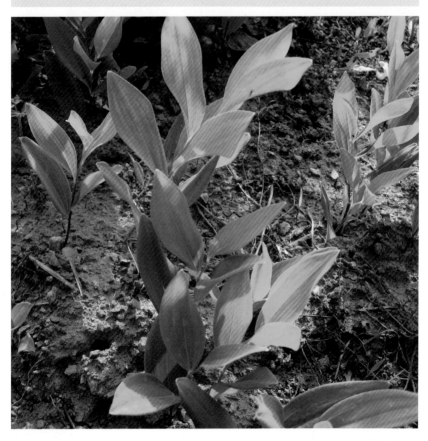

形态特征 多年生草本，根茎横生。茎单一，高20～60厘米。叶互生，无柄，叶片椭圆形至卵状长圆形。花腋生，通常1～3朵，簇生，花被筒状，白色，花丝丝状。浆果球形，成熟时蓝黑色。花期5～6月，果期7～9月。

生境分布 生长于山野林下或石隙间，喜阴湿处。分布于湖南、河南、江苏、浙江。河南产量最大，浙江新昌产质最佳。

采收加工 秋季采挖，除去须根，洗净，晒至柔软后，反复揉搓晾晒至无硬心，或蒸透后揉至半透明，晒干。

饮片特征

本品为类圆形或不规则切片，直径0.3～1.6厘米。外表皮淡黄色，有纵皱纹及微隆起的环节，节上有白色圆点状须根及圆盘状茎痕。切面黄白色，半透明，角质样，有散在的黄白色筋脉点，维管束呈黄白点状，散生明显。干燥时质坚硬，受潮后变韧。气弱，味甜，嚼之带黏性。

性味归经	甘，平。归肺、胃经。
功效主治	滋阴润肺、生津养胃。本品味甘多液，质柔而润，性平不腻，长于养阴润燥，生津止渴。
药理作用	小剂量有强心作用，大剂量可抑制心脏，并有降低血糖、降血脂的作用，有提高免疫功能作用。有类似肾上腺皮质激素作用，有延缓衰老、润肠通便作用。
用量用法	10～15克，煎服。清热养阴宜生用，滋补养阴多制用。
使用注意	脾虚及痰湿内盛者，不宜使用。

精选验方

①**虚咳**：玉竹25～50克，与猪肉同煮服。②**发热口干、小便涩**：玉竹250克，煮汁饮之。③**久咳、痰少、咽干、乏力**：玉竹、北沙参各15克，北五味子、麦冬各10克，川贝母5克，水煎服，每日1剂。④**小便不畅、小便疼痛**：玉竹30克，芭蕉120克，水煎取汁，冲入滑石粉10克，分作3次于饭前服。⑤**肢体酸软、自汗、盗汗**：玉竹25克，丹参13克，水煎服。⑥**心悸、口干、气短、胸痛或心绞痛**：玉竹、丹参、党参各15克，川芎10克，水煎服，每日1剂。⑦**慢性咽炎**：玉竹15克，桔梗6克，红花、制天虫、射干各10克，黄芪、丹参、玄参各20克，水煎取药汁。每日1剂，分2次服用。⑧**喉癌**：玉竹18克，玄参12克，天冬、麦冬、莪术、甲珠各15克，黄芪、半枝莲、白花蛇舌草各30克，水煎取药汁。每日1剂，分2次服用。⑨**津气两伤所致的肺气肿**：玉竹、麦冬、五味子、贝母、杏仁（后下）各9克，沙参12克，水煎取药汁。每日1剂，分2次服用。

枸 杞 Gou Qi

别名 杞子、杞果、枸杞子、西杞果、甘枸杞、枸杞豆。

来源 本品为茄科植物宁夏枸杞*Lycium barbarum* L. 的干燥成熟果实。

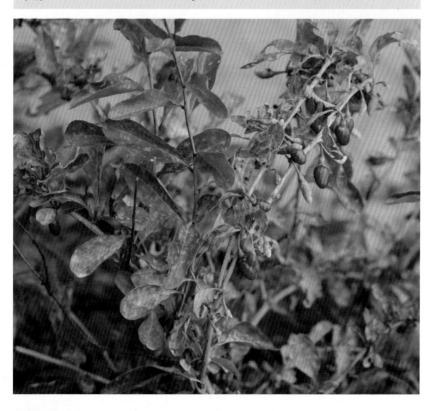

形态特征 为灌木或小乔木状。主枝数条，粗壮，果枝细长，先端通常弯曲下盘，外皮淡灰黄色，刺状枝短而细，生于叶腋。叶互生或丛生于短枝上。叶片披针形或卵状长圆形，花腋生，花冠漏斗状，粉红色或深紫红色。果实熟时鲜红，种子多数。花、果期较长，一般从5月到10月边开花边结果。

生境分布 生长于山坡、田野向阳干燥处。分布于宁夏、内蒙古、甘肃、新疆等地也有少量生产，以宁夏产者质地最优，有"中宁枸杞甲天下"之美誉。

采收加工 夏、秋两季果实呈橙黄色时采收，晾至皮皱后，再曝晒至外皮干硬，果肉柔软为度，除去果梗，生用或鲜用。

饮片特征

本品呈扁长卵形或类纺锤形，有皱纹，色鲜红或暗红。顶端有小突起的花柱痕，基部有白色的果梗痕，质柔，肉厚，有黏性，内具多数黄色肾形种子20~50粒。气微，味酸甜。

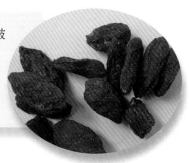

性味归经	甘，平。归肝、肾、肺经。
功效主治	滋肾，润肺，补肝明目。本品甘平质润，药性平和，药食兼用，平补肝肾，为滋肾、润肺、补肝明目要药。
药理作用	有降低血糖及胆固醇的作用。有轻微的抑制脂肪在肝细胞内沉积和促进肝细胞新生的作用。能显著增加血清及肝中磷脂含量。有中枢性及末梢性的副交感神经兴奋作用，对心脏有抑制作用，血压下降。甜菜碱可扩张血管。对造血功能有促进作用，具有对环磷酰胺引起的抑制白细胞生成的作用，也有保护的作用，对小鼠S180实体瘤有一定的抑制作用。
用量用法	9~12克，大剂量可用至30克，煎服；或入丸、散、酒剂。
使用注意	外有表邪，内有实热、脾胃湿盛肠滑者忌用。

精选验方

①**疖肿**：枸杞子15克，烘脆研末，加凡士林50克，制成软膏，外涂患处，每日1次。②**妊娠呕吐**：枸杞子、黄芩各50克，置于带盖大瓷杯内，用沸水冲泡，频频饮服。③**男性不育症**：枸杞子15克，每晚嚼服，连服1个月为1疗程，待精液常规检查正常后再服1疗程。服药期间应戒房事。④**肥胖病**：枸杞子15克，用沸水冲泡当茶饮服，早、晚各1次。⑤**老人夜间口干**：枸杞子30克，每晚嚼服，10个月为1疗程。⑥**身体虚弱、腰膝酸软**：枸杞子、旱莲草、桑椹各20克，女贞子15克，水煎服。⑦**早期高血压病**：枸杞子、白菊花各15克，生杜仲20克，桑寄生25克，生牡蛎30克，水煎服。⑧**遗精、滑精**：枸杞子、芡实各20克，补骨脂、韭菜子各15克，牡蛎40克（先煎），水煎服。⑨**肝肾不足、头晕盗汗、迎风流泪**：枸杞子、菊花、熟地黄、怀山药各20克，山茱萸肉、牡丹皮、泽泻各15克，水煎服。⑩**肾虚腰痛**：枸杞子、金毛狗脊各20克，水煎服。

楮实子 Chu Shi Zi

别名 楮实。
来源 本品为桑科植物构树*Broussonetia papyrifera* (L.) Vent. 的干燥成熟果实。

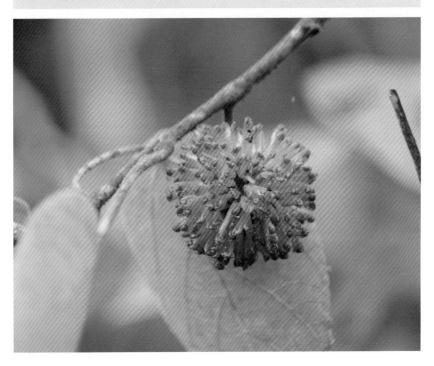

形态特征 落叶乔木，高达16米，有乳汁，树皮平滑，暗灰色，幼枝密生绒毛。叶互生，广卵形，边缘有细锯齿，上面粗糙，下面密被柔毛，三出脉，叶柄密生绒毛。花单性异株，聚花果球形，肉质，橙红色，熟时小瘦果借肉质子房柄向外挺出。果实呈扁圆形或扁卵圆形，表面红棕色或棕色，有网状皱纹或颗粒状突起，一侧有纵棱脊隆起，另一侧略平或有凹槽，有的具果梗，偶有未除净的灰白膜质花被。花期5月，果期9月。

生境分布 生长于山谷、山坡或平地村舍旁，有栽培。全国大部分地区均有分布，如江苏、河南、湖北、湖南、甘肃等地。

采收加工 秋季果实成熟时采集，晒干，放在石臼内用木槌捣去外面浮皮，筛去外壳，收集细小的果实，拣净杂质即可。

饮片特征

本品稍扁，略呈球形或卵圆形。外表皮红棕色，有颗粒状突起或网状皱纹，一侧有凹沟，一侧有棱，有的具果梗。质硬而脆，不容易被压碎。胚乳富油性，类白色。气微，味淡。

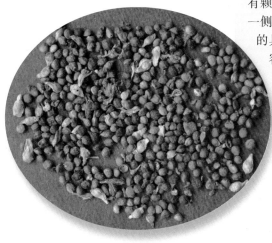

性味归经	甘，寒。归肝、肾经。
功效主治	滋肾，清肝明目，利尿。本品甘寒，入肝肾经，养肝肾之阴，清肝热而明目，兼有利尿功能。
药理作用	对毛发癣菌有抑制作用。
用量用法	内服：煎汤6～12克；或入丸、散。
使用注意	脾胃虚寒者不宜。

精选验方

①**水肿胀满**：楮实子20克，茯苓皮25克，莱菔子15克，冬瓜皮50克，水煎服。②**腰膝酸软、头目眩晕**：楮实子、牛膝、杜仲各20克，枸杞子、菊花各15克，水煎服。③**目昏**：楮实子、地骨皮、荆芥穗各等份，研为细末，炼蜜为丸，每次10～15克，米汤下。④**男性不育、精子过少**：楮实子、熟地黄、山药、菟丝子、枸杞子各15克，仙灵脾、泽泻各12克，牡丹皮、山茱萸肉、茯苓各10克，水煎取药汁。口服，每日1剂。⑤**老年性白内障**：楮实子、云苓、菟丝子各12克，熟地黄、何首乌、枸杞子、黄精各15克，昆布、海藻各10克，水煎取汁服。每日1剂，分2次温服。

墨旱莲 Mo Han Lian

别名 鳢肠、旱莲草。
来源 本品为菊科植物鳢肠 *Eclipta prostrata* L. 的干燥地上部分。

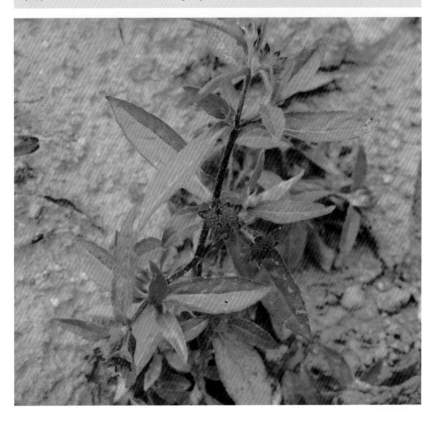

形态特征 一年生草本，高10~60厘米，全株被白色粗毛，折断后流出的汁液数分钟后即呈蓝黑色。茎直立或倾状，绿色或红褐色。叶互生，椭圆状披针形或线状披针形，全缘或有细齿，基部渐狭，无柄或有短柄。头状花序腋生或顶生，绿色，长椭圆形。舌状花的瘦果扁四棱形，管状花的瘦果三棱形，均为黑褐色，有瘤状突起。花期6~9月，果期9~10月。

生境分布 生长于路边草丛、沟边、湿地或田间。全国大部分地区均有出产。

采收加工 夏季花开时割取全草，洗净，晒干。

饮片特征

本品为茎叶花混合的短段，全体被白色茸毛，墨绿色或绿褐色。茎为圆柱形，灰褐色，有对生叶痕和纵棱，有白毛，中空，直径2～5毫米。叶为披针形，全缘或具有浅齿，多皱缩破碎，黑绿色，有白毛。花为头状花序，圆球形，花托扁平。果实为长卵形。气微，味涩。茎浸水后显墨绿色。

性味归经	甘、酸，寒。归肝、肾经。
功效主治	补益肝肾，凉血止血。本品甘酸气寒，长于补肝肾之阴，且有凉血止血之效，凡肝肾亏虚及阴虚火旺、血热妄行之出血，均为主治。
药理作用	因富含鞣质，故能收敛止血。可提高淋巴细胞转化率，促进毛发生长，使头发变黑，并对金黄色葡萄球菌、福氏痢疾杆菌有一定抑制作用。具有扩冠、增加冠状动脉血流量及耐缺氧能力作用，还有显著镇静及镇痛活性。
用量用法	10～30克，煎汤，熬膏，捣汁；或入丸、散服。外用：适量，研末或捣绒塞鼻。
使用注意	脾胃虚寒、大便泄泻者不宜服。肾气虚寒者也不宜服。

精选验方

①**斑秃**：鲜墨旱莲捣汁外涂患处，每日3～5次。②**贫血**：墨旱莲30～40克，水煎服，每日1剂，或煎汤代茶饮。③**脱发**：墨旱莲18克，白菊花、生地黄各30克，加水煎汤，去渣取汁，代茶饮，每日2次。④**肝肾阴虚引起的眩晕**：墨旱莲、女贞子、决明子、玄参、沙苑子、当归、熟地黄、白蒺藜、生龙骨（先煎）、生牡蛎（先煎）、何首乌各等份。水煎取药汁，每日1剂。⑤**斑秃**：墨旱莲、生地黄、熟地黄、桑椹子、制首乌、黄精、朱茯神各15克，当归、木瓜各9克，磁石30克，砂仁、川芎各6克，白芍12克，水煎取药汁。每日1剂，每日2次。

女贞子 Nü Zhen Zi

别名 女贞实、冬青子。
来源 本品为木犀科植物女贞*Ligustrum lucidum* Ait. 的干燥成熟果实。

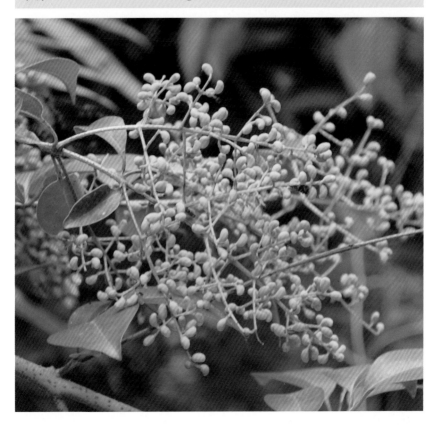

形态特征 常绿乔木，树皮光滑不裂。叶对生，叶片卵圆形或卵状披针形，全缘，无毛，革质，背面密被细小的透明腺点。圆锥花序顶生，花白色，花萼钟状，花冠裂片长方形。浆果状核果，成熟时蓝黑色，内有种子1~2枚。花期5~7月，果期7月至翌年5月。

生境分布 生长于湿润、背风、向阳的地方，尤适合深厚、肥沃、腐殖质含量高的土壤中。我国各地均有栽培。

采收加工 冬季果实成熟时采收，除去枝叶，稍蒸或置沸水中略烫后，干燥或直接干燥。

饮片特征

本品呈肾形或卵形，长6~9毫米。外表面黑色或棕紫色，皱缩，外果皮薄，中果皮较疏松，易剥落。基部有果梗痕或具宿萼及短梗。种子1~2粒，黑色，肾形，有纵棱。质硬。气微，味微苦、涩。

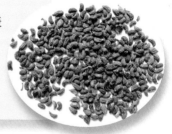

性味归经	甘、苦，凉。归肝、肾经。
功效主治	补益肝肾，清热明目。本品甘、苦，性凉，补中有清，滋而不腻。入肝肾，滋肾水，补肝阴，明目，清退虚热。
药理作用	所含齐墩果酸有强心利尿止咳的作用。因含右旋甘露醇而有缓下作用。本品对于因化学疗法及放射线疗法引起的白细胞下降，有使其升高作用。本品对体液免疫及细胞免疫有增强作用，而对网状内皮系统吞噬功能呈抑制作用。能降低胆固醇及甘油三酯，对实验性动脉粥样硬化斑块形成有消退作用。可降低血糖，并可对抗肾上腺素或葡萄糖引起的血糖升高，对四氧嘧啶引起的白小鼠血糖升高有预防和治疗作用。对肝损伤有保护作用，有一定抗菌、抗癌作用。
用量用法	10~15克，煎服；或入丸、散。
使用注意	脾胃虚寒泄泻及阳虚者忌服。

精选验方

①**肾虚腰酸**：女贞子9克，桑椹、墨旱莲、枸杞子各12克，水煎服，每日1剂。②**肝虚视物模糊**：女贞子、枸杞子、生地黄、菊花、刺蒺藜各10克，水煎服，每日1剂。③**便秘**：女贞子、黄芪各20克，桔梗9克，甘草、桂枝各6克，白芍、当归各15克，大枣12枚，生姜3片，饴糖适量，每日1剂，水煎服，10日为1疗程，一般服药1~2疗程。④**神经衰弱**：女贞子、桑椹、墨旱莲各25克，水煎服。⑤**身体虚弱、腰膝酸软**：女贞子15克，墨旱莲、桑椹、枸杞子各20克，水煎服。⑥**慢性苯中毒**：女贞子、墨旱莲、桃金娘根各等量，共研细粉，炼蜜为丸，每丸10~15克。每服1~2丸，每日3次。10日为一个疗程。⑦**慢性气管炎**：女贞树皮100克，或枝叶150克（鲜品加倍）。水煎，加糖适量，分3次服。10日为1疗程，连服两个疗程。

龟 板 Gui Ban

别名 龟甲、下甲、炙龟板、生龟板。
来源 本品为龟科动物乌龟*Chinemys reevesii* (Gray) 的背甲及腹甲。

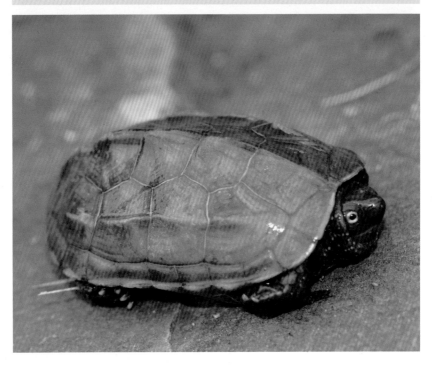

形态特征 乌龟体呈扁圆形，腹背均有坚硬的甲，甲长约12厘米，宽8.5厘米，高5.5厘米。头形略方，头部光滑，后端具小鳞，鼓膜明显。吻端尖圆，颌无齿而形成角质喙；颈能伸缩。甲由真皮形成的骨板组成，骨板外被鳞甲，也称角板。背面鳞甲棕褐色，顶鳞甲后端宽于前端，中央为5枚脊鳞甲，两侧各有4枚肋鳞甲，缘鳞甲每侧11枚，肛鳞甲2枚。腹面鳞甲12枚，淡黄色。背腹鳞甲在体侧相连。尾短而尖细。四肢较扁平，指、趾间具蹼，后肢第5趾无爪，余皆有爪。

生境分布 生长于江河、水库、池塘、湖泊及其他水域。分布于河北、河南、江苏、山东、安徽、广东、广西、湖北、四川、陕西、云南等地。

采收加工 全年均可捕捉，以秋、冬两季为多，捕捉后杀死，或用沸水烫死，剥取背甲及腹甲，除去残肉，晒干。

饮片特征

本品为不规则碎块，板片状，表面淡黄色或黄白色，有浅的沟纹，有紫褐色放射状纹理。内面黄白色，边缘呈锯齿状，质坚硬，可见骨板缝处断裂。醋制后质松脆。气微腥，味微咸。

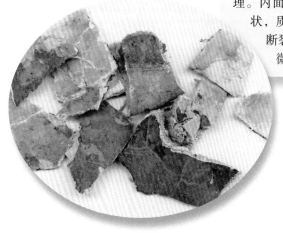

性味归经	甘、咸，寒。归肝、肾、心经。
功效主治	滋阴潜阳，益肾健骨，养血补心，止血。本品味咸入肾，味甘补益，质重能潜降，故有滋阴潜阳、调补任脉、强筋健骨之效。为临证常用的滋阴补肾要药。
药理作用	有抑制结缔组织增生、提升血浆蛋白的作用。
用量用法	10～30克，煎服或入丸、散，熬膏服。外用：烧灰存性。
使用注意	脾胃虚寒及孕妇不宜用。

精选验方

①周围神经炎：炙龟板、锁阳、枸杞子、五味子、黄柏、知母、干姜各适量，研末，酒糊为丸，盐汤送下。②疖：龟板、黄芪、党参、白术、莲心、大贝母、蒲公英、紫草、麦芽、连翘各10克，乳香、没药各3克，大黄、甘草各6克。水煎取药汁。每日1剂，少量多次喂服。7日为1个疗程。③高血压：龟板、白芍、玄参、天冬、龙骨、牡蛎各15克，代赭石、牛膝各30克，胆南星6克。水煎取汁250克。每日1剂，分2～4次服用。

鳖甲 Bie Jia

别名 上甲、炙鳖甲。

来源 本品为鳖科动物鳖*Trionyx sinensis* Wiegmann的背甲。

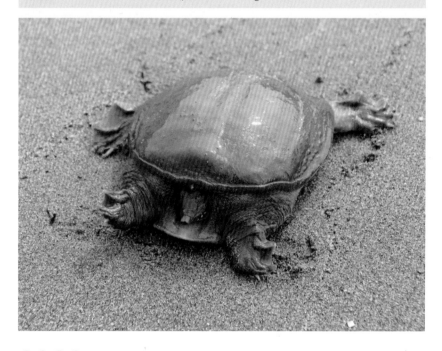

形态特征 体呈椭圆形，背面中央凸起，边缘凹入。腹背均有甲。头尖，颈粗长，吻突出，吻端有1对鼻孔。眼小，瞳孔圆形。颈基部无颗粒状疣；头颈可完全缩入甲内。背腹甲均无角质板而被有软皮。背面橄榄绿色，或黑棕色，上有表皮形成的小疣，呈纵行排列，边缘柔软，俗称裙边。腹面黄白色，有淡绿色斑。背、腹骨板间无缘板接连。前肢5指，仅内侧3指有爪；后肢趾也同。指、趾间具蹼。雄性体较扁，尾较长，末端露出甲边；雌性相反。6~7月间产卵。

生境分布 生长于江河、湖泊、池塘、水库中。分布湖北、湖南、安徽、浙江、河南、江西等地。此外，四川、福建、陕西、甘肃、河北、贵州等地也产。

采收加工 全年均可捕捉，以秋冬季为多。捕捉后杀死，置沸水中烫至背甲上的硬皮能剥落时，取出，剥取背甲，除去残肉，晒干。

饮片特征

本品为长方形块状或不规则碎片，向内弯曲。外表面灰黄色或棕黄色，有细密的网状皱纹及灰白色或灰黄色斑点。中间有凹纹。内表面黄白色，较光滑，可见脊椎骨及肋骨突出。边缘有细锯齿。质坚硬，不易折断。醋制后质松脆。气腥，味淡。

性味归经	咸，寒。归肝、肾、脾经。
功效主治	滋阴潜阳，软坚散结。本品咸寒而质重，入肝、肾、脾三经，滋阴潜阳，味咸而能软坚散结消癥。
药理作用	本品能抑制结缔组织增生，还能提升血浆蛋白，有提高淋巴细胞的转化率、延长抗体存在时间、促进造血功能、保护肾上腺皮质的作用，防止癌细胞突变等。
用量用法	15～30克，入汤剂宜先煎，或入丸、散剂。
使用注意	孕妇不宜应用。

精选验方

①**祛瘀消癥**：炙鳖甲12克，太子参、桃仁、黄芪、郁金、丹参、凌霄花、制香附、八月札各9克，全蝎6克，水煎服，每日1剂。②**阴虚火炎、咳嗽无痰、骨蒸劳热、肌皮枯燥、口苦烦渴等**：鳖甲、北沙参、麦冬、知母、川贝母、怀熟地黄、地骨皮各120克，或作丸，或作膏，每早服15克，白汤下。③**风湿性心脏病晚期导致的上气喘满、心悸怔忡、腹胀、下肢水肿等**：鳖甲25克，橘络、丝瓜络、当归尾、青葱根、旋覆花、红花、赤芍、桃仁、青蒿、茜草根各6克，大黄蟅虫1丸（分吞），水煎取药汁。每日1剂。④**胃癌**：鳖甲、桔梗、前胡各3克，半夏5克，人参2克，干姜5克，枳实1克，吴茱萸0.5～1克，水煎取药汁。每日1剂，分2次服用。⑤**子宫内膜癌**：鳖甲、党参、龟甲、蜂房、蛇蜕、牡蛎、全蝎各9克，生黄芪60克，地榆、荷叶、茜草各15克，仙鹤草30克，水煎取药汁。每日1剂，分2次服用。⑥**肾阴虚型骨质疏松症**：龟板、鳖甲板各150克。炒后用醋淬，共研成细末，温开水送服，每日2次，每次3克。

蛤士蟆油 Ha Shi Ma You

别名 蛤蟆油、田鸡油、蛤蟆油、蛤什蟆油。

来源 为蛙科动物中国林蛙 *Rana temporaria* chensinensis David. 雌蛙的干燥输卵管。

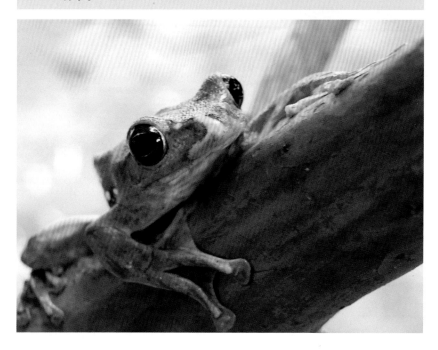

形态特征 体长70～80毫米。头较扁平，头长宽几相等。吻端钝圆而略尖，突出于下唇，吻棱较明显。犁骨齿两小团，椭圆形。舌后端缺刻深。鼓膜圆。皮肤较粗糙。背褶在额部呈折状，在鼓膜上方斜向外侧，腹后及股后腹面有扁平疣，雄蛙背部及体侧为灰棕色且微带绿色，也有褐灰色或棕黑色。雌性为红棕色或棕黄色。鼓膜部有三角形黑斑。咽、胸及腹部有鲜艳的红色与灰色花斑。四肢腹面灰色，间杂红色斑点。

生境分布 生活于山林、沼泽、水塘、水坑和水沟等静水水域及其附近，以林间草地为多。分布黑龙江、吉林、辽宁、四川、内蒙古等地。

采收加工 农历9～10月（霜降期最好）捕捉雌蛙，用麻绳从口部穿起，挂于露天处风干。干燥后用热水浸润，立即捞起，放麻袋中，次日剖开腹部，将输卵管轻轻取出，去净卵子及内脏，置通风处阴干。

饮片特征

　　本品呈弯曲而重叠的不规则块状。外表皮黄白色，具脂肪样光泽。气腥，味微甘。

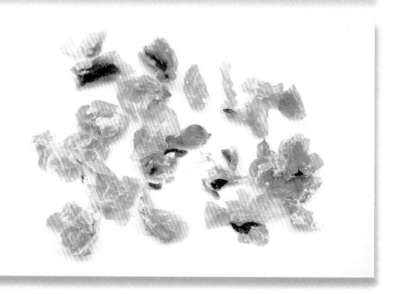

性味归经	甘、咸，平。归肺、肾经。
功效主治	补肾益精，养阴润肺。本品甘、咸，药性平和，血肉有情之品，入肺、肾二经，养阴添精，润肺，为补益肺肾的要药。
药理作用	对小鼠发育有良好影响，且能延长雌性小鼠的兴奋期。有滋补强壮的作用。
用量用法	内服：蒸汤，9～30克，或作丸。
使用注意	外感初起、湿痰咳嗽及食少便溏者慎用。

精选验方

①肺痨咯血：哈士蟆油5克，银耳2克，白糖适量，加水浸泡蒸服，每日2次。②神经衰弱：哈士蟆油5克，白糖适量，加水浸泡蒸服，每日2次。③病后体虚或消耗性疾病：哈士蟆油6克，白糖适量，加水蒸服，每日早晨空腹服用。④老年慢性气管炎：哈士蟆油10克，加水蒸服，每日1次，10～15日为1个疗程。

梨 Li

四、补阴药

别名 梨汁、梨皮、快果、果宗、蜜父、玉乳。
来源 本品为蔷薇科植物白梨*Pyrus bretschneideri* Rehd. 等栽培品种的果实。品种繁多。分布较广。

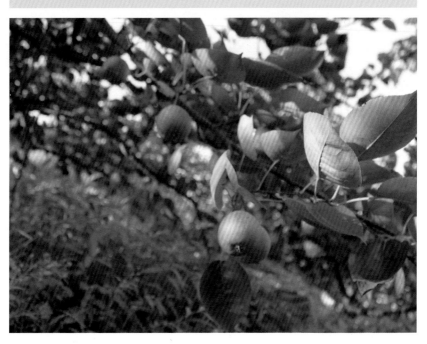

形态特征 乔木，高达5～8米。树冠开展；小枝粗壮，幼时有柔毛；二年生的枝紫褐色，具稀疏皮孔。叶柄长2.5～7厘米；托叶膜质，边缘具腺齿；叶片卵形或椭圆形，长5～11厘米，宽3.5～6厘米，先端渐尖或急尖，基部宽楔形，边缘有带刺芒尖锐齿，微向内合拢，初时叶两面有绒毛，老叶无毛。伞形总状花序，有花7～10朵，直径4～7厘米，总花梗和花梗幼时有绒毛，花梗长1.5～3厘米；花瓣卵形，长1.2～1.4厘米，宽1～1.2厘米，先端呈啮齿状，基部具短爪；雄蕊20；长约花瓣的一半；花柱5或4，离生，无毛。果实卵形或近球形，微扁，褐色。花期4月，果期8～9月。

生境分布 生长于海拔100～2000米的干旱寒冷地区山坡阳处。分布于华北、西北等地。

采收加工 秋季果实成熟时采收。鲜用，绞汁或切片晒干。

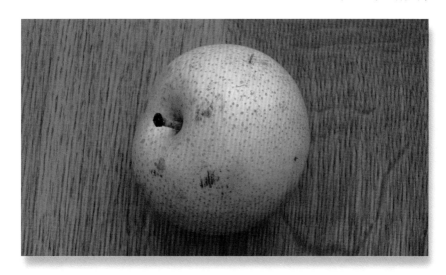

性味归经	甘、微酸，凉。归肺、胃经。
功效主治	清热润燥，生津止渴，消痰止咳。本品甘、酸，微寒，富含汁液，清热润燥，生津止渴，化痰止咳，药食兼用。
药理作用	梨子含有硼，可以预防妇女骨质疏松症。硼充足时，记忆力、注意力、心智敏锐度会提高。
用量用法	酌量食用，或打汁或熬膏服。
使用注意	胃寒、脾虚泄泻及风寒咳嗽者不宜。

精选验方

①**急性咽炎（风寒型）所引起的咽喉微痛、吞咽不利等**：雪梨1个，山豆根粉6克，白糖适量。将雪梨去皮，切成片状，放锅中。加水1碗，煎至半碗。趁热放入山豆根粉、白糖，调匀即成。每日1剂，分3次服用。
②**肺癌咳嗽痰多、痰色黄质稠者**：雪梨250克，金银花30克，蜂蜜20克。将金银花拣杂，洗净，放入碗中，研碎。雪梨洗净，连皮切碎，然后与金银花碎末同放入砂锅，加适量水，煎煮20分钟，用洁净纱布过滤，去渣，收取滤汁放入容器，趁温热时调入蜂蜜，调匀即成。分2次服用，早、晚各1次，或当饮料，分数次服食。③**肺癌**：鲜梨汁60克，鲜竹沥20克，拌和均匀。分2次服用，早、晚各1次。④**白血病**：梨、鲜芦根、鲜藕、荸荠、鲜麦冬各适量。五味全部切碎，捣汁。直接冷饮药汁，或者加热食用，不拘量。⑤**祛痰止嗽**：梨，捣汁用，熬膏亦良，加姜汁、白蜜

鱼鳔 Yu Biao

四、补阴药

别名 鱼肚、鱼胶、鱼脬、白鳔。
来源 本品为鲟科动物中华鲟*Acipenser sinensis* Gray等的鱼鳔。

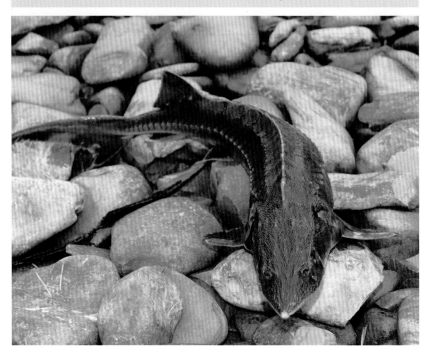

形态特征 中华鲟又称鳇鱼，国家一级保护动物。属于软骨硬鳞鱼类，身体长梭形，尾部犁状，基部宽厚，尾端尖，略向上翘。口下位，成一横列，口的前方长有短须。眼细小，眼后头部两侧，各有一个新月形喷水孔，全身披有棱形骨板五行。尾鳍歪形，上叶特别发达。中华鲟鱼，属世界27种鲟鱼之冠，它个体硕大，形态威武，长可达4米多，体重逾千斤。中华鲟是我国特产鱼类，体纺锤形，体表披五行硬鳞，尾长，口腹位，歪尾。

生境分布 中华鲟主要分布于我国长江干流金沙江以下至入海河口，其他水系如赣江、湘江、闽江、钱塘江和珠江水系偶有出现。分布于浙江、福建、上海等地。

采收加工 取得鱼鳔后，剖开，除去血管及黏膜，洗净压扁晒干，或洗净现用。溶化后，冷凝成的冻胶，称为鳔胶。

饮片特征

干燥的鳔多压制成长圆形的薄片，淡黄色，角质状，略有光泽。黄鱼的鳔较小，鲟鱼及鳇鱼的鳔大，并附有垂带2条。质坚韧，不易撕裂，裂断处呈纤维性；入水易膨胀，煮沸则几乎全溶，浓厚的溶液冷却后凝成冻胶，黏性很强。气微腥，味淡。商品统称为鱼肚。鲟鱼、鳇鱼的鳔称为黄唇肚或黄鲟胶。有切成线条的称为线鱼胶。

性味归经	甘，平。归肾经。
功效主治	补肾益精，滋养筋脉，止血，散瘀消肿。本品味甘，性平善于补肾益精，养血，养筋，止血活血消肿。
药理作用	纯系大白鼠以42%的鱼鳔水溶液（1.05%/kg）灌胃，可使实验性幽门结扎性溃疡模型动物的溃疡指数降低，但对胃液分泌、胃液酸度及胃蛋白酶活性均无显著影响。
用量用法	10～15克。内服：煎汤；熬膏或研末服。外用：溶化涂敷。
使用注意	痰多者忌服。

精选验方

①**便毒肿痛、已大而软者**：鱼鳔胶热汤或醋煎软，乘热研烂贴之。②**杨梅疮遗毒**：鱼鳔、茜草、麻黄、乌药、细茶各10克，炒槐子、花椒各15克，乳香3克，生姜5片，葱5根。水煎取药汁。每日1剂，分2次服用。③**肾精不足型无精症**：鱼鳔胶、熟地黄、人参（另煎）、当归、白芍、制首乌、黄精、山茱萸肉、沙苑子、鹿茸各10克，炙甘草5克，菟丝子15克，水煎取药汁。口服，每日1剂。

枸骨叶 Gou Gu Ye

四、补阴药

别名 功劳叶、猫儿刺、枸骨刺、八角茶、老虎刺、十大功劳。
来源 本品为冬青科植物枸骨 *Ilex cornuta* Lindl. ex Paxt. 的干燥叶。

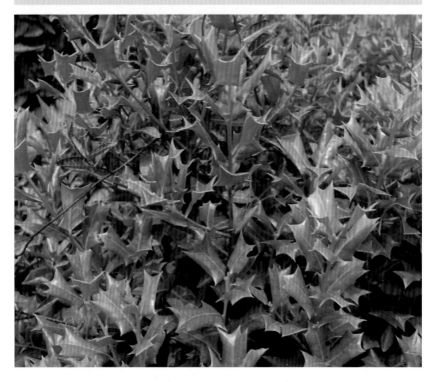

形态特征 常绿乔木，通常呈灌木状。树皮灰白色，平滑。单叶互生，硬革质，长椭圆状四方形，长3~7.5厘米，宽1~3厘米，先端具3个硬刺，中央的刺尖向下反曲，基部各边具有1刺，有时中间左右各生1刺，老树上叶基部呈圆形，无刺，叶上面绿色，有光泽，下面黄绿色，具叶柄。花白色，腋生，多数，排列成伞形；雄花与两性花同株；花萼杯状，4裂，裂片三角形，外面有短柔毛；花瓣4；倒卵形，基部愈合；雄蕊4，着生在花冠裂片基部，与花瓣互生，花药纵裂；雌蕊1。核果椭圆形，鲜红色。种子4枚。花期4~5月，果期9~10月。

生境分布 野生或栽培。分布于河南、湖北、安徽、江苏等地。

采收加工 8~10月采收，拣去细枝，晒干。

饮片特征

本品呈丝条状，略卷曲。上表面具光泽，下表面叶脉突起，叶缘具硬刺齿。革质。味微苦、微涩。

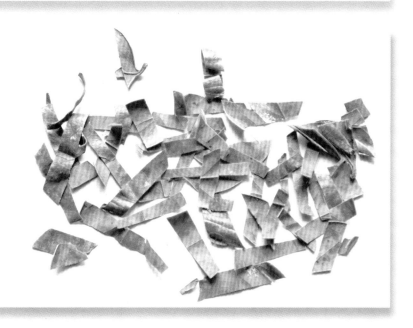

性味归经	苦，凉。归肝、肾经。
功效主治	补肝肾，养气血，祛风湿，滋阴清热生津。
药理作用	有增加冠状动脉血流量，加强心收缩力的作用。也有避孕作用。
用量用法	9～15克。内服：煎汤，浸酒或熬膏。外用：捣汁或煎膏涂敷。
使用注意	孕妇慎用。

精选验方

①**肺痨**：枸骨嫩叶50克，烘干，开水泡，当茶饮。②**腰及关节痛**：枸骨叶适量，浸酒饮。③**中、晚期肺癌**：枸骨叶、芦根、莪术各15克，生晒参、玄参、百合、参三七、麦冬各10克，炙黄芪30克，沙参、楮实子各12克，蜈蚣3条，桔梗8克，陈皮6克，水煎取药汁。每日1剂，分2次服用。

玉簪花 Yu Zan Hua

别名 玉簪、白鹤花、白鹤仙、白玉簪、金销草、化骨莲。
来源 本品为百合科植物玉簪花*Hosta plantaginea* (Lam.) Ascherson. 的花。

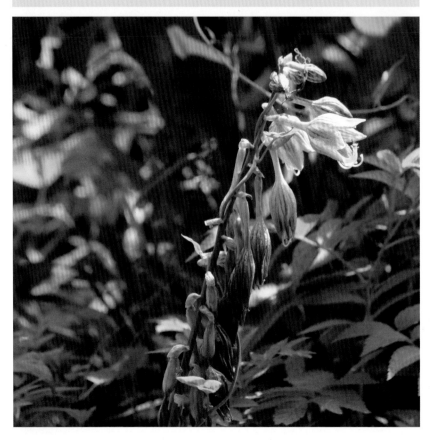

形态特征 多年生草本，根状茎粗壮，有多数须根。叶茎生成丛，心状卵圆形，具长柄，叶脉弧形。花向叶丛中抽出，高出叶面，着花9～15朵，组成总状花序。花白色或紫色，有香气，具细长的花被筒，先端6裂，呈漏斗状，蒴果圆柱形，成熟时3裂，种子黑色，顶端有翅。花期7～9月，果期8～9月。

生境分布 生长于阴湿地区。我国各地都有栽培。

采收加工 夏、秋两季花含苞待放时采收，及时阴干。

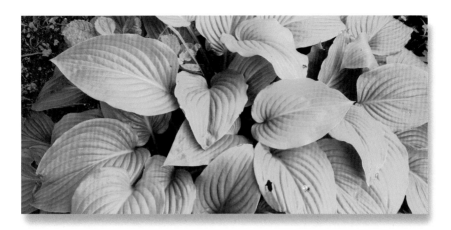

性味归经	甘，凉。归肺、膀胱经。
功效主治	益阴生津，润肺利咽，凉血化瘀，清热利尿。本品甘凉，入肺经，益阴润肺利咽，入膀胱经，清热利尿，兼能凉血化瘀。
药理作用	玉簪根的水提取物对艾氏腹水癌细胞具有高度搞肿瘤活性，搞肿瘤活性成分为高分子化合物。玉簪醇浸膏0.25g/kg口服或腹腔注射，连续服6天，对小鼠白血病L615有抑制作用，抑制率28.5%。玉簪全株有毒，可损伤牙齿而致牙齿脱落。
用量用法	1.5～3克。内服：煎汤。外用：捣敷。
使用注意	本品有小毒，慎服。

精选验方

①**咽喉肿痛**：玉簪花10克，连翘花20克，水煎服；或玉簪花3克，加白糖适量拌匀，腌渍半天，放入瓷杯用沸水冲泡，温时当茶饮。②**肺热咳嗽、痰中带血**：鲜玉簪根30克，水炖，取汁用冰糖调服。③**痛经**：玉簪花20克，红糖25克，生姜3克，水煎服。④**小便不利**：玉簪花5克，白茅花15克，分3次放入瓷杯中，用沸水冲泡，温时当茶饮；玉簪花9克，萹蓄、车前草各12克，水煎服。⑤**崩漏、白带过多**：玉簪花30克，研为细末，用250克蜂蜜调匀，温开水冲服，每次1匙勺。⑥**顽固性溃疡**：玉簪叶用米汤或开水泡软贴患处，每日3次。⑦**疮疖肿痛**：鲜玉簪花根、鲜蒲公英各适量，捣烂敷患处。⑧**瘰疬（颈淋巴结核）**：玉簪花根适量，捣烂敷患处。⑨**烧伤**：玉簪花10克，用香油40克浸泡，将伤处洗干净后用消毒棉蘸油搽患处。⑩**祛雀斑**：清晨采摘带露的玉簪花绞成汁，脸洗净后涂上花汁，每日涂2次。

猕猴桃 Mi Hou Tao

别名	藤梨、木子、猕猴梨。
来源	本品为猕猴桃科植物猕猴桃*Actinidia chinensis* Planch. 的果实。

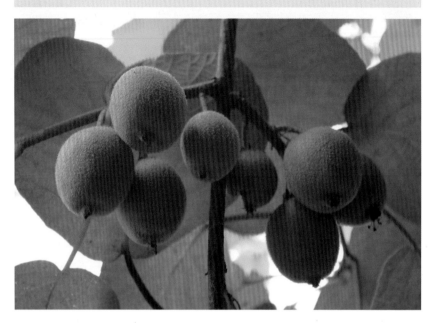

形态特征 落叶藤本。枝褐色，有柔毛，髓白色，层片状。叶近圆形或宽倒卵形，顶端钝圆或微凹，很少有小突尖，基部圆形至心形，边缘有芒状小齿，表面有疏毛，背面密生灰白色星状绒毛。花开时乳白色，后变黄色，单生或数朵生于叶腋。萼片5，有淡棕色柔毛；花瓣5～6，有短爪；雄蕊多数，花药黄色；花柱丝状，多数。浆果卵形或长圆形，横径约3厘米，密被黄棕色有分枝的长柔毛，猕猴桃的大小和一个鸡蛋差不多（约6厘米高、圆周4.5～5.5厘米），一般是椭圆形的。深褐色并带毛的表皮一般不食用，其内则是亮绿色的果肉和一排黑色的种子。花期5～6月，果熟期8～10月。

生境分布 生长于山坡林缘或灌丛中，有些为园圃栽培。分布于河南、江苏、安徽、浙江、湖南、湖北、陕西、四川、甘肃、云南、贵州、福建、广东、广西等地。

采收加工 秋季果实成熟时采摘。

饮片特征

　　浆果近球形、圆柱形、倒卵形或椭圆形，长4～6厘米。表面黄褐色或绿褐色，有的秃净，具小而多的淡褐色斑点，先端喙不明显，微尖。基部果柄长1.2～4厘米，宿存萼反折；果肉外部绿色，内部黄色。种子细小，长2.5厘米。气微，味酸、甘、微涩。

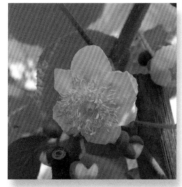
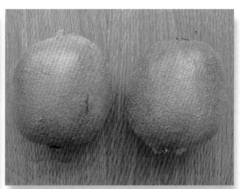

性味归经	甘、酸，寒。归肾、脾、胃、胆经。
功效主治	解热生津止渴，利尿通淋。本品甘寒，入脾胃解热生津止渴，入肾经清热利尿通淋。
药理作用	具抑癌作用，鲜果汁有阻断致癌物质亚硝基吗啉合成的作用。果中的维生素C有抗氧化剂作用。
用量用法	30～60克，食鲜果或煎汤服。
使用注意	脾胃虚寒者慎服。

精选验方

①**热伤胃阴、烦热口渴**：猕猴桃60～120克，除去外皮，捣烂，加蜂蜜适量，煎熟食，也可加水煎汤服用。②**热壅中焦、胃气不和、反胃呕吐**：猕猴桃180克，生姜30克，分别捣烂，绞取汁液，混合均匀，分3次服。③**食管癌、胃癌、大肠癌等**：猕猴桃2枚，蜂蜜30克。将采摘的新鲜猕猴桃用冷盐开水浸泡片刻，洗净，剥开，取其果肉，切碎，捣烂，研成细糊状，加冷开水搅拌，调成黏稠汁液，兑入蜂蜜，加冷开水至300克，混匀即成。每日早、晚分饮。

鸡子白 *Ji Zi Bai*

别名 蛋清、鸡子清、鸡卵白、鸡蛋清。
来源 本品为雉科动物家鸡*Gallus gallus domesticus* Brisson的蛋白。

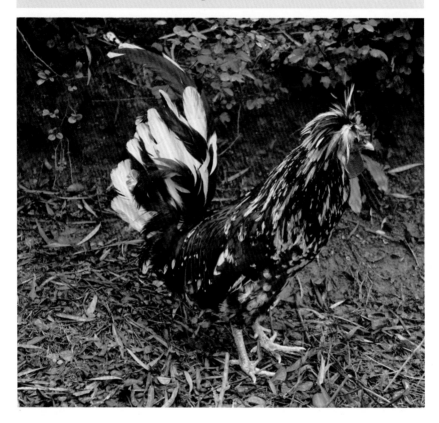

形态特征 家鸡，家禽。嘴短而坚，略呈圆锥状，上嘴稍弯曲。鼻孔裂状，被有鳞状瓣。眼有瞬膜。头上有肉冠，喉部两侧有肉垂，通常呈褐红色；肉冠以雄者为高大，雌者低小；肉垂也以雄者为大。翼短；羽色雌、雄不同，雄者羽色较美，有长而鲜丽的尾羽；雌者尾羽甚短。足健壮，跗、跖及趾均被有鳞板；趾4，前3趾，后1趾，后趾短小，位置略高，雄者跗跖部后方有距。

生境分布 全国各地均产。

采收加工 将鲜鸡蛋打开，取蛋清。

饮片特征

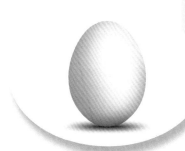

鸡子白是一个混合物，至少有3层，外层及内层都比较稀薄，中层含纤维状黏蛋白，较黏稠，内外两层含此种黏蛋白极少。

性味归经	甘，凉。归肺、肝经。
功效主治	润肺利咽，清热解毒，通经活血。本品甘凉，药食兼用。除为营养佳品外，还有润肺利咽、清热解毒、活血通经之功。
药理作用	许多鸟类的卵清富含蛋白酶抑制剂。由鸡蛋分离出的鸡卵白蛋白，各洗脱峰蛋白中只有峰II蛋白对胰蛋白酶有强烈抑制作用，为鸡卵白蛋白胰蛋白酶抑制剂。研究表明该抑制剂有较高的热稳定性，80℃保温15分钟有90%的抑制作用，95℃时其抑制作用降至20%。此外，该抑制剂在中性和酸性溶液中较稳定，在碱性溶液中则迅速丧失其活性。鸡卵白蛋白的积压洗脱峰对凝乳蛋白酶的活性均无抑制作用。前述鸡蛋卵白蛋白胰蛋白酶抑制剂（峰II蛋白）对枯草杆菌蛋白酶活性也有明显抑制作用，但比对胰蛋白酶的抑制程度要低些。已有研究结果表明，鸡卵黏蛋白能抑制牛、猪、羊和鸡的胰蛋白酶活性，不抑制牛和鸡的胰凝乳蛋白酶，对枯草杆菌蛋白酶有一定抑制作用。
用量用法	内服：生服、煮食，或与药汁调服。外用：适量，涂敷。
使用注意	胃中有积滞未消者不宜。动心气，脾胃虚弱者不宜多食，多食发闷。

精选验方

①少阴病、咽中伤生疮、不能言语、声不出者：半夏（洗，破如枣核）14枚，鸡子1枚（开孔去黄）。纳半夏着苦酒中，以鸡子壳安火上，令三沸，去滓。少含咽之，不瘥，更作三剂。②**汤火烧、浇，皮肉溃烂疼痛**：鸡蛋清、好酒淋洗之。③**产后血闭不下**：鸡子1枚，打开取白，酽醋如白之半，搅调吞之。

鸡子黄 *Ji Zi Huang*

别名 鸡卵黄。
来源 本品为雉科动物家鸡*Gallus gallus domesticus* Brisson的蛋黄。

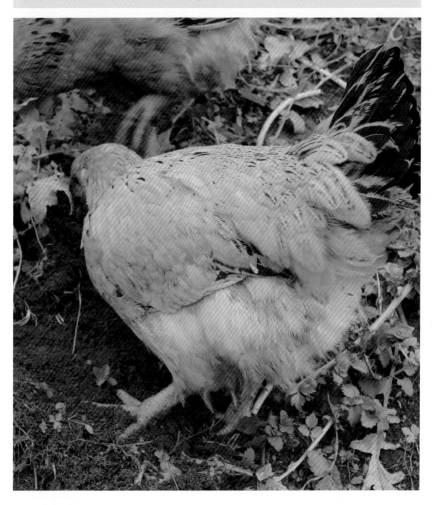

形态特征 同鸡子白。

生境分布 全国各地均产。

采收加工 将鲜鸡蛋打开，取出蛋黄。

气味俱厚，黄色黏稠液体。

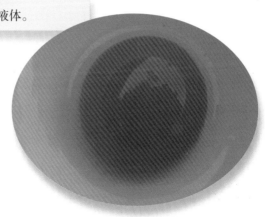

性味归经	甘，平。归心、肺、肾经。
功效主治	滋阴润燥，养血息风。本品味甘主补，药性平和，入心、肺、肾经，有滋阴润燥，养血息风之功。也为国民膳食中主要食品。
药理作用	鸡子黄有镇静作用。
用量用法	生服。
使用注意	老年人、胆固醇高者慎用。

精选验方

①**烧伤**：将鸡蛋煮熟，去壳取蛋黄，置铜锅内以小火加热，待水分蒸发后再用大火，即熬出蛋黄油，过滤装瓶，高压灭菌备用。用时，将蛋黄油直接涂在经清创处理的烧伤创面上，以暴露疗法为佳。②**静脉曲张性溃疡**：将煮熟的鸡蛋，去白留黄，研碎，置铜锅内加热熬出蛋黄油，贮于无菌瓷器中备用。用时先清理创面，然后用浸有蛋黄油的棉片平敷于上，外加包扎。隔日或隔2日换药1次，至痊愈为止。③**麻风溃疡**：先清洗创面，并剪除疮缘过度角化皮肤组织及疮底不良肉芽组织，而后用滴管吸蛋黄油少许滴入疮口，再用复方黄连油膏（由黄连、黄柏、紫草、生地黄、当归、黄蜡、麻油煎熬而成）护盖包扎。隔日或隔2日换药1次。④**皮肤湿疹**：将蛋黄油直接涂抹患部，每日1次。一般用药后局部发红、渗液、瘙痒等即可减轻，经治三五次即可获愈。如以蛋黄油和入儿茶、冰片，或三仙丹、雄黄，调抹患部，可治疗皮癣、脚癣或头癣。⑤**小儿消化不良**：蛋黄油每日5~10毫升，分2次服。1个疗程为4~5日。

燕 窝 Yan Wo

别名 燕菜、燕根、燕盏、燕窝菜、燕蔬菜。

来源 本品为雨燕科动物金丝燕 *Collocalia esculenta* Linnaeus 及多种同属燕类等用唾液或唾液与绒羽混合凝结所筑的巢窝。

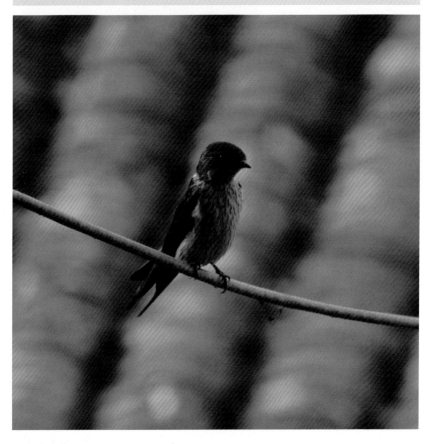

形态特征 为雨燕目、雨燕科金丝燕属的几种鸟类，爪哇金丝燕、灰腰金丝燕、单色金丝燕、南海金丝燕等吞食海中小鱼或海藻等水生物后，用吐出的唾液凝结于悬崖峭壁而形成的窝巢。

生境分布 分布于我国福建、广东、海南等地。日本、印度尼西亚、泰国、马来西亚也产。

采收加工 每年2月、4月、8月间采集。

饮片特征

完整者呈不整齐的半月形或船形，长6.5～10厘米，宽3～5厘米，凹陷呈兜状。附着于岩石的一面较平，外面微隆起，稍凹不平，内部粗糙，呈丝瓜络样。白燕窝呈类白色，微黏附绒羽，燕根黄白色，多角状，长1～1.5厘米；毛燕窝呈灰黑色，有大量聚结的灰黑色绒羽，燕根红棕色，血燕窝含赤褐色血丝。质硬而脆，气微腥，味微咸。

性味归经	甘，平。归肺、胃、肾经。
功效主治	养阴润燥，益气补中。本品甘、平，归肺经，大养肺阴而润燥，入胃经益气补中，入肾经滋阴添精补髓。
药理作用	从燕窝中用水提取得到的一种黏病毒血凝反应抑制剂，大约含有50％碳氢化合物，对各种流行性感冒病毒的神经氨酸酶是敏感的。
用量用法	内服：绢包煎汤，隔汤炖，4.5～9克；或入膏剂，也可制成菜肴。
使用注意	脾胃虚寒，痰湿内停及有表邪者忌用。

精选验方

①**胃及十二指肠溃疡**：燕窝20克，水煎加入冰糖10克，溶解后分3次服，每日1剂。②**老年体弱或青年劳累过度、失眠健忘**：燕窝、人参各10克，水煎加冰糖适量分2次服，每日1剂。③**噤口痢**：白燕窝10克，人参2克，水15克，隔汤炖熟，徐徐食之。④**老年疟疾及久疟、小儿虚疟、胎热**：燕窝15克，冰糖2.5克，顿食数次。

盘龙参 Pan Long Shen

四、补阴药

别名 绶草、扭兰、一线香、龙缠柱、胜杖草、红盘龙柱。
来源 本品为兰科植物盘龙参 *Spiranthes sinensis* (Pers.) Ames 的根或全草。

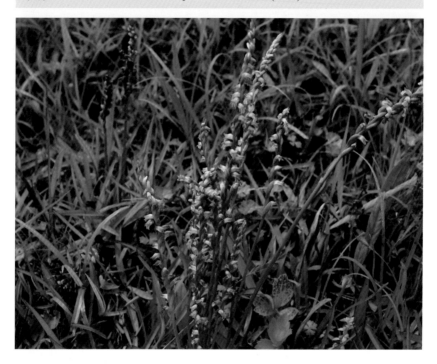

形态特征 陆生植物，高15~50厘米。茎直立，基部簇生数条粗厚、肉质的根，近基部生2~4枚叶。叶条状倒披针形或条形，长10~20厘米，宽4~10毫米。花序顶生，长10~20厘米，具多数密生的小花，似穗状；花白色或淡红色，螺旋状排列；花苞片卵形，长渐尖；中萼片条形，先端钝，长约5毫米，宽约1.3毫米，侧萼片等长，较狭；花瓣和中萼片等长但较薄，先端极钝，唇瓣近长圆形，长4~5毫米，宽约2.5毫米，伸展，基部至中部边缘全缘，中部以上呈强烈的皱波状啮齿，在中部以上的表面具皱波状长硬毛，基部稍凹陷，呈浅囊状，囊内具2枚突起。花期夏季。

生境分布 生长于海拔400~3500米的山坡林下、灌丛下、草地、路边或沟边草丛中。全国大部分地区均有分布。

采收加工 夏、秋两季采收，晒干。

饮片特征

本品茎圆柱形，具纵条纹，基部簇生数条小纺锤形块根，具纵皱纹，表面灰白色。叶条形，数枚基生，展平后呈条状披针形。有的可见穗状花序，呈螺旋状扭转。气微，味淡微甘。

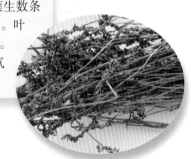

性味归经	甘、苦，平。归心、肺、肾经。
功效主治	益阴清热，润肺止咳，解毒敛疮，益精壮阳。本品甘苦，性平而偏凉。入心经以清热解毒，入肾经益肾精而达壮阳之效，有上清下补之功。
药理作用	内服：煎汤，鲜者0.5～1两。外用：捣敷。
用量用法	盘龙参中含有二氢菲类、黄酮类和苯丙素类化合物，为盘龙参的抗癌等药理活性提供了物质基础。乙醚提取物对HeLa-S3细胞有较弱的毒性作用。对S180肉瘤的生长有明显的抑制作用。盘龙参中所含的阿魏酸长链烃酯类化合物脂溶性好，能抑制ADP诱导血小板聚集的作用，对过氧化氢损伤的人血管内皮细胞具有保护作用，抗氧化，清除自由基的作用比阿魏酸更强。
使用注意	湿热瘀滞者忌服。

精选验方

①**虚热咳嗽**：盘龙参9～12克，水煎服。②**病后虚弱滋补**：盘龙参30克，豇豆根9克，蒸猪肉250克或仔鸡1只内服，每3日1剂，连用3剂。③**糖尿病**：盘龙参根、银杏各30克，猪胰1个，酌加水煎服。④**汤火伤**：盘龙参30克，蚯蚓5条，白糖少量。共捣烂外敷，每日换药1次。⑤**老人大便坠胀带血**：盘龙参9～12克，鲜鲫鱼100克，煮熟，加白糖服。⑥**带状疱疹**：盘龙参根适量，晒干研末，麻油调搽。⑦**痈肿**：盘龙参根洗净置瓶中，加入适量麻油封浸待用，用时取根杵烂，敷患处，每日1换。⑧**毒蛇咬伤**：盘龙参根捣烂，再加入酒醪糟拌匀敷于伤处，再加雄黄末少许更好。⑨**扁桃体炎、夏季热**：盘龙参9～15克，水煎服。

蜂 乳 Feng Ru

四、补阴药

别名 王浆、乳浆、蜂王浆。
来源 本品为蜂科昆虫中华蜜蜂 *Apis cerana* Fabricius 等工蜂咽腺分泌的乳白色胶状物和蜂蜜配制而成的液体。

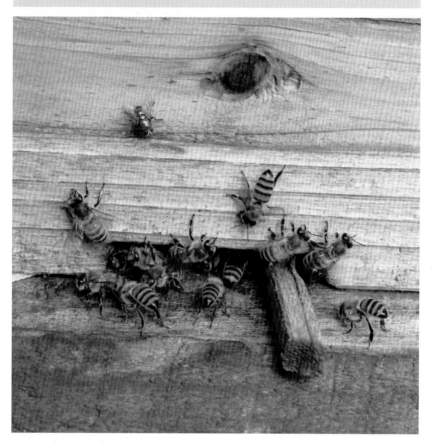

形态特征 中华蜜蜂是东方蜜蜂的一个亚种，原产中国。分布很广，家养历史悠久。中华蜜蜂体躯较小，头胸部黑色，腹部黄黑色，全身被黄褐色绒毛。嗅觉灵敏，善于采集种类多而零星分散的蜜粉源。耐寒性较强。飞行敏捷，善于逃避敌害。

生境分布 适宜于山区、半山区生态环境饲养。全国大部分地区均产。

采收加工 四季均可采集。

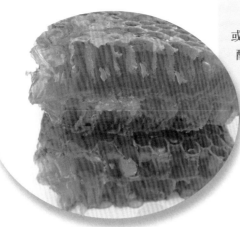

饮片特征

本品为乳白色至淡黄色或带有红色的胶状液体。味酸、涩、辛。以乳白色至淡黄色者为佳，色泽发红者较次。

性味归经	甘、酸，平。归肝、脾经。
功效主治	滋补强壮，益肝健脾。本品为幼蜂王之食品"王浆"。甘、酸，性平，有良好的滋补强壮、健脾益肝之功。
药理作用	具有增强机体抵抗力及促进生长的作用。可使胸腺萎缩，有促肾上腺皮质激素样作用。有降血压作用。有促进造血功能、调节心脏功能、调整内分泌和代谢功能，也有抗癌、抗菌、镇痛作用。
用量用法	5~20克，煎汤服。
使用注意	有窦性心律不齐、腹泻、口干、咽干、心跳加快、心动过缓、精神亢奋者不宜服用。有花粉过敏史者忌服。在口服蜂王浆制剂时，发现液体分层，或有苦味，不宜再服。本品不宜长期保存。

精选验方

①急性传染性肝炎：口服1%王浆蜂蜜（由王浆与蜂蜜调和而成），4岁以下5克，5~10岁10克，10岁以上20克，每日1剂，2次分服，20日为1个疗程，连服3个疗程。②慢性风湿关节炎：每日王浆400毫克，连服3~6个月。③神经精神病科疾病：口服王浆每日300~600毫升，连服半个月至3个月以上。④白血病：蜂乳50毫升，灵芝50克。将灵芝洗净，切碎，加水250毫升煎一次，时间为30分钟，然后取汁；再加水250毫升，再煎半小时。所得药汁混合，备用。每日1剂，分3次服用，蜂乳调服。30日为1个疗程。

银 耳 Yin Er

别名 雪耳、白木耳、白耳子。
来源 本品为银耳科植物银耳*Tremella fuciformis* Berk. 的子实体。

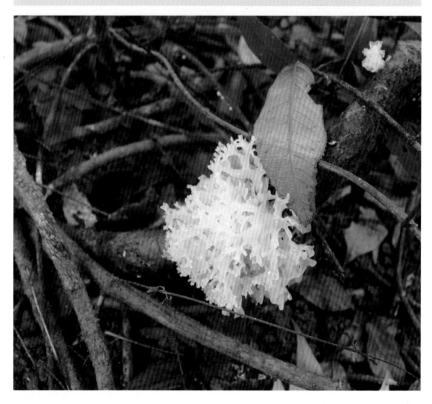

形态特征 银耳实体纸白至乳白色，胶质，半透明，柔软有弹性，由数片至10余片瓣片组成，形似菊花形、牡丹形或绣球形，直径3～15厘米，干后收缩，角质，硬而脆，白色或米黄色。子实层生瓣片表面。担子近球形或近卵圆形，纵分隔，（10～12）毫米×（9～10）毫米。国内人工栽培使用的树木为椴木、栓皮栎、麻栎、青刚栎、米槠等一百多种。以子实体入药。

生境分布 夏秋季生长于阔叶树腐木上。全国大部分地区均有栽培。野生于我国四川、贵州、湖北、福建、浙江、黑龙江等地。

采收加工 春、秋两季采收，用老斑竹浸猪油制成竹刀采割，将鲜银耳以清水洗净后，晒干即成。

饮片特征

本品由多数皱缩的薄片组成。野生品呈不规则的片块或小团块状，片较大而厚；人工培植品大多为扁圆形块或鸡冠花状团块，底部中心有棕黑色斑块，片较小而薄。表面白色或黄白色，半透明，质坚韧而爽脆，水泡后胀，透明。气无，味淡。以片大身厚、完整不碎、色质白、有光泽者为佳。

性味归经	甘、淡，平。归肺、胃经。
功效主治	滋阴润肺，养胃生津。本品甘平，药食兼用，入肺经养阴润肺，入胃经养胃生津，为滋补强身平补佳品。
药理作用	具有延缓衰老、扩张冠状动脉、增加冠脉血流量和心肌营养血流量、减慢心律、增强动物耐缺氧能力的作用。增强机体免疫功能，抑制血小板聚集和血栓形成，促进蛋白质和核糖核酸的合成代谢。有镇咳、平喘、化痰、抗癌、抗放射作用。
用量用法	3～10克，水煎服或蒸食煮汤。
使用注意	风寒咳嗽及外感初起、口干等忌用。

精选验方

伴有涕中带血的鼻咽癌病人：银耳30克，莲子50克，冰糖100克。先将莲子、银耳分别用清水泡发，捞起。再把莲子、银耳放入碗中，加清水适量，半小时后加冰糖、红枣入蒸笼用大火蒸1小时即可。

枳椇子 Zhi Ju Zi

别名 枳子、拐枣、金钩子、龙爪子、拐枣子、金果树子、万寿果子。
来源 本品为鼠李科植物枳椇 *Hovenia acerba* Lindl. 的果实或干燥成熟种子。

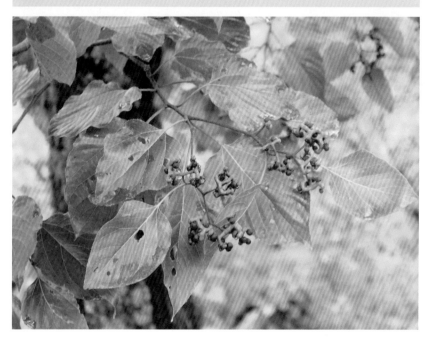

形态特征 落叶乔木，高10米多，嫩枝、幼叶背面、叶柄和花序轴初有短柔毛，后脱落。叶互生，广卵形，长8～15厘米，宽6～10厘米，先端渐尖或长尖，基部圆满呈心形，常不对称，边缘有粗锯齿，表面无毛；叶柄红褐色，背面沿叶脉或脉间有柔毛。聚伞花序腋生或顶生，花杂性，同株；花瓣5，黄绿色，直径约4.5毫米；花瓣扁圆形，两侧卷起，包裹雄蕊；花柱常裂至中部或深裂。雄花有雄蕊5，有退化子房；两性花有雄蕊5，子房埋没于花盘中，3室，柱头3裂。果实圆形或广椭圆形，生于肉质扭曲的花序轴上。花期5～6月，果期8～10月。

生境分布 生长于向阳山坡、山谷、沟边及路旁，或栽培。分布于江苏、湖南、湖北、四川、贵州、陕西等地。

采收加工 10～11月，果实成熟时连果梗一并摘下，晒至干，取出种子，筛净杂质即可。

饮片特征

种子呈扁平圆状，背面稍隆起，腹面较平坦。外表皮红棕色、绿棕色或棕黑色，有光泽。种皮坚硬，胚乳乳白色，子叶淡黄色，肥厚，均富油质。气微，味微涩。

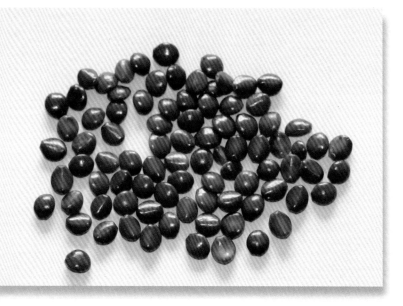

性味归经	甘、酸，平。归心、脾、肾、肺经。
功效主治	润五脏，止渴除烦，清热利尿，解酒毒。本品甘、酸，性平，归心、脾、肺经，有润五脏、止渴除烦之功，兼可清热利尿。
药理作用	果实对家兔有显著的利尿作用，而无任何副作用。
用量用法	10～15克。内服：煎汤；或入丸、散。
使用注意	脾胃虚寒者禁用。

精选验方

①**酒色过度、成劳吐血**：枳椇子120克，红甘蔗1根，炖猪心猪肺服。
②**小儿惊风**：枳椇子30克，水煎服。③**手足抽搐**：枳椇子、四匹瓦、蛇莓各15克，水煎服。④**小儿黄瘦**：枳椇子30克，水煎服。⑤**酒醉呕吐**：枳椇子9～12克，水煎顿服。

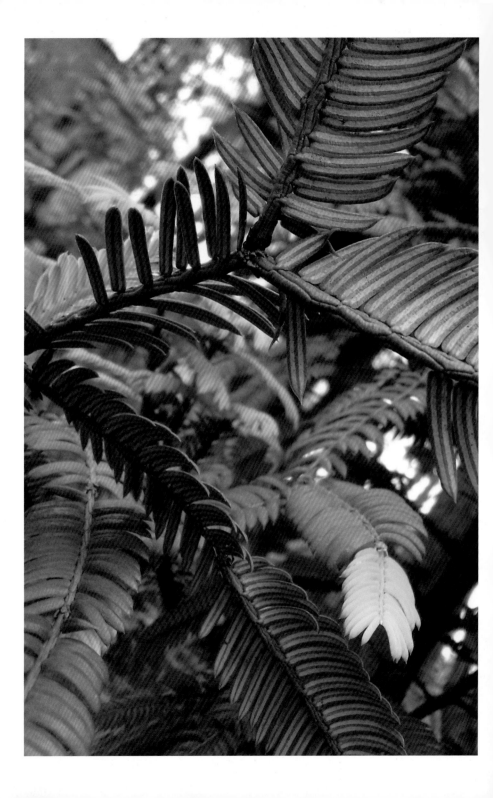

第十七章 驱虫药

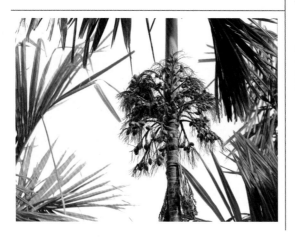

使君子 Shi Jun Zi

别名 使君子肉、使君子仁。

来源 本品为使君子科落叶藤本状灌木植物使君子*Quisqualis indica* L. 干燥成熟果实。

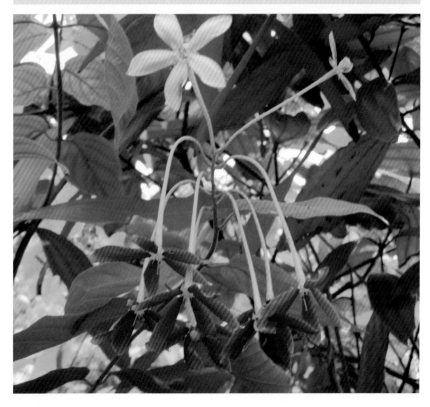

形态特征 落叶性藤本灌木，幼时各部有锈色短柔毛。叶对生，长椭圆形至椭圆状披针形，长5~15厘米，宽2~6厘米，叶成熟后两面的毛逐渐脱落；叶柄下部有关节，叶落后关节下部宿存，坚硬如刺。穗状花顶生，花芳香两性；萼筒延长呈管状。果实橄榄状，有5棱。花期初夏，果期秋末。

生境分布 生长于山坡、平地、路旁等向阳灌木丛中，也有栽培。分布于四川、广东、广西、云南等地。

采收加工 秋季果皮变紫黑色时采收。晒干，去壳，取种仁生用或炒香用。

饮片特征

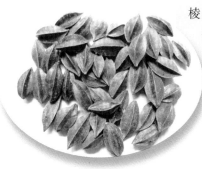

呈椭圆形或卵圆形。具5条纵棱。表面黑褐色或紫褐色，平滑，微具光泽。顶端狭尖，基部钝圆，有明显圆形的果梗痕。质坚硬。

性味归经	甘，温。归脾、胃经。
功效主治	驱虫消积。本品甘温气香，归脾胃助中阳而健脾消积，种仁油润，有缓慢滑利通肠之性，故能驱虫外出而有消积杀虫之效。
药理作用	使君子对蛔虫、蛲虫均有较强的麻痹作用，其驱虫的有效成分主要是使君子酸钾，也有报告显示与其所含的吡啶有关。有抗皮肤真菌作用，使君子的水浸剂对堇色毛癣菌、同心性毛癣菌、许兰氏黄癣菌、奥杜盎氏小芽孢癣菌、铁锈色小芽孢癣菌等多种癣菌有不同程度的抑制作用。
用量用法	10~15克，煎服。6~9克，炒香嚼服。小儿每岁每日1~1.5粒，总量不超过20粒。空腹服用，每日1次，连用3日。
使用注意	大量服用可致呃逆、眩晕、呕吐、腹泻等。若与热茶同服，也能引起呃逆、腹泻，故服用时当忌饮茶。若致呕逆，一般停药后即可缓解，必要时对证处理，或口服丁香水液、口嚼生甘草等。

精选验方

①**肠道蛔虫**：使君子仁适量，小火炒黄嚼服，每日2~3粒，早晨空腹服用，连用2~3日。②**小儿蛲虫**：使君子仁适量，研细，百部等量研粉，每次3克，空腹时服。③**小儿虫积、腹痛**：使君子炒熟去壳，小儿按年龄每岁1粒，10岁以上用10粒，早晨空腹一次嚼食，连用7日。④**胆道蛔虫、腹痛**：使君子7~10粒，研粉，乌梅、川椒各3克，水煎送服，每日2~3次。

苦楝皮 Ku Lian Pi

别名 苦楝根皮。
来源 本品为楝科乔木植物川楝 *Melia toosendan* Sieb. et Zucc. 的干燥根皮或树皮。

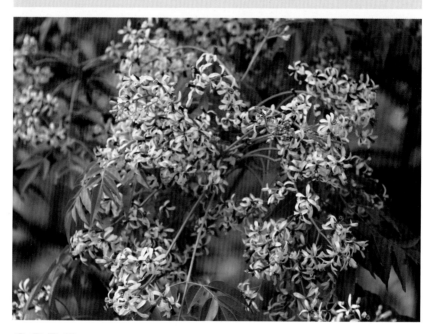

形态特征 落叶乔木，高15～20米。树皮暗褐色，幼枝有星状毛，旋即脱落，老枝紫色，有细点状皮孔。2回羽状复叶，互生，长20～80厘米；小叶卵形至椭圆形，长3～7厘米，宽2～3厘米，基部阔楔形或圆形，先端长尖，边缘有齿缺，上面深绿，下面浅绿，幼时有星状毛，稍后除叶脉上有白毛外，余均无毛。圆锥花序腋生；花淡紫色，长约1厘米；花萼5裂，裂片披针形，两面均有毛；花瓣5，平展或反曲，倒披针形；雄蕊管通常暗紫色，长约7毫米。核果圆卵形或近球形，长约3厘米，淡黄色，4～5室，每室具种子1枚。花期4～5月，果期10～11月。

生境分布 生长于土壤湿润、肥沃的杂木林和疏林内，栽培于村旁附近或公路边。分布于四川、湖北、贵州、河南等地。

采收加工 四时可采，但以春、秋两季为宜。剥取根皮或干皮，刮去栓皮，洗净。鲜用或切片生用。

饮片特征

本品为不规则的槽状或半卷筒状的丝。外表面灰棕色或灰褐色，除去粗皮者呈淡黄色。内表面类白色或淡黄色。质韧，断面纤维性，呈层片状，易剥离。无臭，味苦。

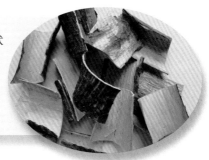

性味归经	苦，寒；有毒。归肝、脾、胃经。
功效主治	杀虫疗癣。本品苦寒，有毒，能除湿热，湿热除以绝生虫之源，或借毒杀虫。故能杀虫疗癣而止痒。
药理作用	驱蛔虫的有效成分为川楝素（川楝素），较山道年作用缓慢而持久，特别对蛔虫头部具有麻痹作用。25%～50%的苦楝皮药液在体外对蛲虫也有麻痹作用；煎液体外实验，对狗钩虫也有驱杀作用。因川楝素对肠肌有兴奋作用，故驱虫时一般不需另加泻药。苦楝皮水浸剂及酒精浸剂对皮肤真菌有抑制作用。川楝素对肉毒毒素（毒性最强的毒素之一）中毒的实验动物有明显治疗作用。
用量用法	6～15克，煎服；鲜品15～30克，或入丸、散，以鲜者效果为佳。外用：适量，煎水洗或研末调敷。苦楝皮外粗皮毒性甚大，应去除。
使用注意	本品有一定毒性，不宜过量或持续服用。体虚及脾胃虚寒者慎用。肝、肾病患者忌用。有效成分难溶于水，需小火久煎。

精选验方

①**龋齿牙痛**：苦楝皮煎汤，漱口。②**小儿虫痛**：苦楝皮100克，白芜荑25克，为末，每次5克，水1小盏，煎取半盏，放冷，发作时服。③**疥疮风虫**：苦楝皮、皂角（去皮子）各等份，为末，猪渍调涂。④**钩虫病**：苦楝皮30克，槟榔20克，白糖适量，将苦楝皮、槟榔入砂锅内，加水适量，浓煎取汁，加入白糖拌匀，睡前空腹服完。儿童可按年龄酌减用量，连服2日。此方不宜久服。⑤**蛲虫病**：苦楝皮100克，百部250克，乌梅15克，加水800毫升，煎至400毫升，每晚睡前用20～30毫升，保留灌肠。

槟 榔 Bing Lang

别名 花槟榔、槟榔片、大白片、大腹子。

来源 本品为棕榈科常绿乔木植物槟榔 *Areca catechu* L. 的成熟种子。

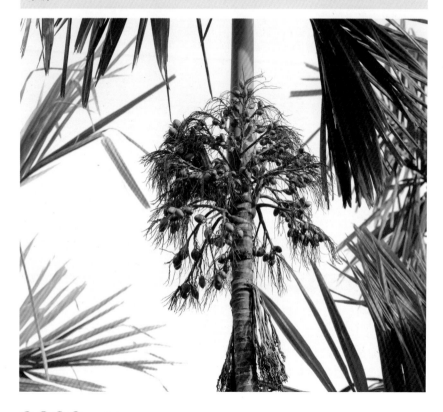

形态特征 羽状复叶，丛生于茎顶，长达2米，光滑无毛，小叶线形或线状披针形，先端渐尖，或不规则齿裂。肉穗花序生于叶鞘束下，多分枝，排成圆锥形花序式，外有佛焰苞状大苞片，花后脱落；花单性，雌雄同株，雄花小，着生于小穗顶端。坚果卵圆形或长椭圆形，有宿存的花被片，熟时橙红色或深红色。花期3~8月，冬花不结果，果期12月至翌年2月。

生境分布 生长于阳光较充足的林间或林边。分布于海南、福建、云南、广西、台湾等地。

采收加工 春末至秋初采收成熟果实，用水煮后，干燥，剥去果皮，取出种子，晒干。浸透切片或捣碎用。

饮片特征

本品为圆形或类圆形的薄片，直径1.5～3厘米。外表皮淡棕色或暗棕色，切面具红棕色种皮与白色相间的大理石样花纹，中间有的呈孔洞。质坚脆。气微，味涩、微苦。

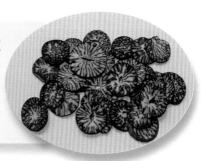

性味归经	苦、辛，温。归胃、大肠经。
功效主治	驱虫消积，行气利水。本品辛温宣散，入胃和大肠，以行肠胃气滞而消积行气利水，苦温燥湿而驱虫，故有驱虫消积，行气利水之功。
药理作用	以驱绦虫为主，对猪肉绦虫的疗效优于牛肉绦虫，头节与未成熟节片比成熟节片敏感，其麻痹虫体作用部位可能在神经系统而不在肌肉。因南瓜子能麻痹绦虫中段和后段节片，故二者合用有协同作用，可使全虫麻痹而提高疗效。对蛲虫、蛔虫、钩虫、鞭虫、姜片虫等也有驱杀作用，对血吸虫的感染有一定的预防效果。
用量用法	6～15克，煎服。单用驱杀绦虫、姜片虫时，可用至60～120克，或入丸、散。外用：适量，煎水洗或研末调。
使用注意	脾虚便溏或气虚下陷者忌用。

精选验方

①**腰痛**：槟榔适量，为末，酒服5克。②**肠道蛔虫**：槟榔25克（炮）为末，每次10克，以葱、蜜煎汤调服5克。③**小儿营养不良**：槟榔炭、白术、荷叶、贯众各10克，鸡内金、水红花子各15克，党参25克，山药20克，木香、芜荑各7.5克，水煎服，每日1剂，每日3次。④**流行性感冒**：槟榔、黄芩各15克，水煎服。⑤**消化不良**：槟榔10克，焦山楂、焦神曲、焦麦芽各15克。将槟榔洗净，与另三味加水煎汁。代茶饮。⑥**胃下垂**：槟榔片、木香、厚朴、大腹皮、枳壳、莱菔子各30克，乌药25克。水煎取药汁。每日1剂，分2次服用。24日为1个疗程。⑦**细菌性痢疾**：槟榔、苍术（炒）、厚朴（制）、黄连、黄芩、泽泻、木香、陈皮、甘草各45克。合研为细末，装瓶备用。用时取药末9克，用米汤煎，去渣，温服。每日2～3次。

南瓜子 Nan Gua Zi

别名 南瓜仁、白瓜子。
来源 本品为葫芦科一年生蔓生藤本植物南瓜*Cucurbita moschata* Duch. 的种子。

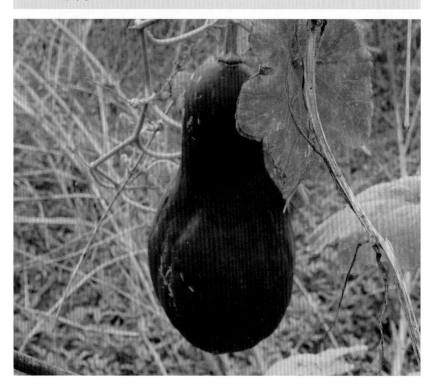

形态特征 一年生蔓生草本。茎有短刚毛，卷须3～4裂。叶片稍柔软，宽卵形或卵圆形，5浅裂，两面密生粗糙毛，边缘有细齿。花雌雄同株，单生，黄色；雄花花萼裂片线形，花冠钟状，雄蕊3；雌花花萼裂片显著叶状，花柱短。果柄有棱和槽，瓜蒂扩大成喇叭状。果实常有数条纵沟。花期7～8月，果期9～10月。

生境分布 栽培于屋边、园地及河滩边。分布于浙江、江苏、河北、河南、山东、山西、四川等地。

采收加工 夏、秋两季果实成熟时采收，取子，晒干。捣碎或去壳研粉生用，以新鲜者良。

饮片特征

本品呈扁圆形。表面淡黄白色至淡黄色，两面平坦而微隆起，边缘稍有棱，一端略尖，有珠孔，种脐稍突或不明显。除去种皮，胚乳薄膜状，黄色，肥厚，有油性。气微香，味微甘。

性味归经	甘，平。归胃、大肠经。
功效主治	杀虫。本品能杀虫，且甘平不伤正气，实乃临床实践经验之总结。
药理作用	南瓜子有效成分南瓜子氨酸对绦虫的中段及后段有麻痹作用，并与槟榔有协同作用，尤以大剂量煎服（50~300克）治绦虫显效。对血吸虫幼虫有抑制和杀灭作用，使成虫虫体萎缩、生殖器退化、子宫内虫卵减少，但不能杀灭。
用量用法	60~120克，研粉调服，或嚼烂吞服。
使用注意	《纲目拾遗》："多食壅气滞膈。"

精选验方

①**绦虫病**：可单用新鲜南瓜子30~60克，研烂，加水、冰糖或蜂蜜调匀，空腹顿服；也可与槟榔同用，则疗效更佳。先用本品研粉，冷开水调服60~120克，两小时后服槟榔60~120克的水煎剂，再过半小时，服玄明粉15克，促使泻下，以利虫体排出。②**血吸虫病**：南瓜子120~200克，长期服用。③**内痔**：南瓜子1000克，煎水熏之。每日2次，连熏数日。④**小儿咽喉痛**：南瓜子（不用水洗，晒干），用冰糖煎汤。每日服10~15克。⑤**百日咳**：南瓜种子，瓦上炙焦，研细粉。红糖汤调服少许，每日数回。

雷 丸 Lei Wan

别名 白雷丸。

来源 本品为白蘑科植物雷丸*Omphalia lapidescens* Schroet. 的干燥菌核。

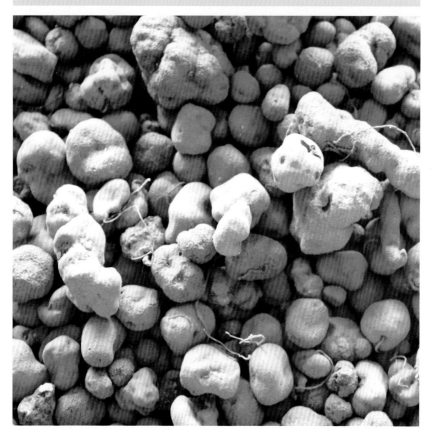

形态特征 雷丸菌菌核体通常为不规则的坚硬块状，歪球形或歪卵形，直径0.8～2.5厘米，表面黑棕色，具细密的纵纹；内面为紧密交织的菌丝体，蜡白色，半透明而略带黏性，具同色的纹理。越冬后由菌核体发出新的子实体，一般不易见到。

生境分布 多寄生于病竹根部。我国西北、西南、华南诸省均产。分布于四川、云南、贵州、湖北、广西等地。

采收加工 秋季采挖，水洗，润透切片生用，或干燥后研粉用。

饮片特征

本品呈不规则的颗粒状、表面白色或浅灰黄色，嚼之有颗粒感，微带黏性，久嚼无渣。无臭，味微苦。

性味归经	微苦，寒；有小毒。归胃、大肠经。
功效主治	杀虫。本品苦寒，以清热燥湿、湿热以绝生虫之源，故有杀虫之效。
药理作用	雷丸素主杀绦虫，对蛔虫、钩虫、阴道滴虫及囊虫也有杀灭作用。
用量用法	6～15克，宜入丸、散剂，驱绦虫每次12～18克，每日3次，饭后冷开水调服，连服3日。
使用注意	不宜入煎剂。因本品含蛋白酶，加热60℃左右，即已破坏而失效，同时和酸作用也能破坏而失效，而在碱性溶液中使用作用最强。虫积、脾胃虚寒者慎用。

精选验方

①**绦虫病**：雷丸研末吞服，每次20克，每日3次，多数病例虫体在第2～3日全部或分段排出。②**小儿疳积**：常配伍使君子、鹤虱、槟榔、榧子肉各等份，为末，乳食前温米饮调下。③**胆道蛔虫症**：雷丸5克（研粉），使君子、槟榔各15克，乌梅3个。后三味药水煎2次，分2次冲雷丸粉服，每日1剂。④**脑囊虫病**：雷丸150克，干漆、炮山甲各50克。制成丸剂，每次服7.5克，每日2～3次，黄酒为引。4～6个月为1个疗程。治疗前先驱绦虫。

鹤草芽 He Cao Ya

别名 仙鹤草根芽。

来源 本品为蔷薇科多年生草本植物龙芽草（即仙鹤草）*Agrimonia pilosa* Ledeb. 的冬芽。

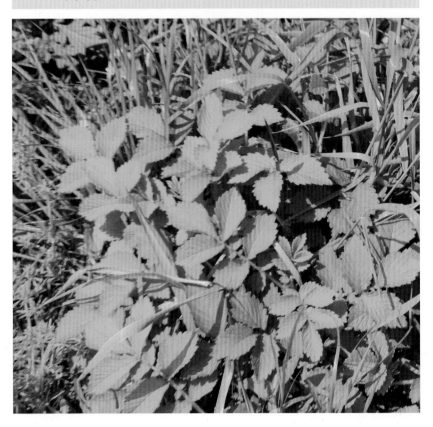

形态特征 多年生草本，高30～90厘米，全株具白色长毛。根茎横走，圆柱形。茎直立，单一或丛生，通常分枝。单数羽状复叶，互生，小叶有大小2种，相间排列，长圆形，叶缘锯齿状，2面被有稀疏柔毛，下面有较多的黄色腺点，具柔毛，托叶卵形。果实倒圆锥形。花、果期5～12月。

生境分布 生长于荒地、山坡、路旁、草地。我国各地均有分布。

采收加工 深冬或早春新株萌发前挖取根茎，去老根及棕褐色绒毛，留取幼芽，晒干，研粉用。

饮片特征

本品为不规则片状，黄白色，常弯曲。外面包被数枚披针形的黄白色膜质；膜质鳞叶，有数条纵向的叶脉，基部棕色。质脆，极易破碎。略有豆腥气，味微甜而后苦涩。

性味归经	苦、涩，凉。归小肠、大肠、肝经。
功效主治	杀虫。本品苦凉清热燥湿，归大、小肠，故能驱杀肠道寄生虫。
药理作用	鹤草芽及根对绦虫和囊虫均有驱杀作用，鹤草酚主要作用于头节，对颈节、体节也有作用。作用原理可能是其能显著和持久地抑制虫体细胞代谢，切断维持生命的能量供给所致。鹤草酚还能明显抑制血吸虫，杀灭阴道滴虫及抗疟，对猪蛔虫有持久兴奋作用。鹤草酚还可杀精子活性。
用量用法	30～50克，研粉吞服，不宜入煎剂，小儿0.7～0.8克/千克（体重），每日1次，早起空腹服用。
使用注意	不宜入煎剂，有效成分几乎不溶于水，有部分患者服药后有轻度的恶心呕吐反应。

精选验方

①**绦虫病**：鹤草芽30～50克，研粉，晨起空腹顿服，一般在服药后5～6小时可排出虫体。②**滴虫性阴道炎**：将鹤草芽制成栓剂，有一定疗效。

鹤 虱 He Shi

别名	北鹤虱、南鹤虱。
来源	本品为菊科多年生草本植物天名精 *Carpesium abrotanoides* L. 的干燥成熟果实。

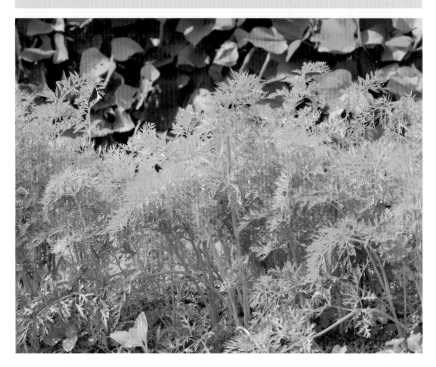

形态特征 一年生或越年生草本，茎直立，高20～50厘米，多分枝，有粗糙毛。叶互生，无柄或基部的叶有短柄，叶片倒披针状条形或条形，有紧贴的细糙毛。先短钝，基部渐狭，全缘或略显波状。花序顶生，苞片披针状条形，花生于苞腋的外侧，有短梗，花冠淡蓝色，较萼稍长。小坚果，卵形，褐色，有小疣状突起，边沿有2～3行不等长的锚状刺。七月生黄白花，似菊，八月结实。

生境分布 前者生长于山野草丛中。分布于华北各地，称北鹤虱，为本草书籍所记载的正品；后者生长于路旁、山沟、溪边、荒地等处，称南鹤虱，也作鹤虱用。

采收加工 秋季果实成熟时采收，晒干。生用或炒用。

饮片特征

本品呈椭圆形，多裂为分果。表面淡绿棕色或棕黄色，顶端有花柱残基，基部钝圆，背面隆起，具4条窄翘状翅棱，翅上密生1列黄白色钩刺，上具柔毛。种仁白色，有油性。体轻。搓碎时有特异香气。味微辛、苦。

性味归经	辛、苦，平；有小毒。归脾、胃经。
功效主治	杀虫消积。本品辛散苦降，入脾胃以运脾化食消积，肠胃无食积则虫难滋生，故又能杀虫。
药理作用	有杀灭绦虫的作用。野胡萝卜种子的醇提取物的水溶性部分，有两种生物碱，一种从化学及药理上均确定其有胆碱样作用，另一种尚未确定。在动物实验中还显示有罂粟碱样作用。所含黄酮类，据报道能扩张冠状血管，用于心绞痛患者。
用量用法	5～15克，煎服，或入丸、散剂服用。外用：适量，水煎外用熏洗。
使用注意	本品有小毒，服数小时或第二天可有轻微头晕、恶心、耳鸣、腹痛等反应，一般可自行消失。

精选验方

①蛔虫：鹤虱、槟榔、苦楝根皮、芜荑、使君子、雷丸各9克，水煎服，于清晨空腹时1次服下，常规连服2剂。也可用鹤虱、榧子、芜荑各9克，使君子12枚，槟榔12克，大黄、苦楝根皮各6克，水煎，分2次服。②钩虫病：鲜鹤虱150克（干品24克），儿童用量酌减，水煎服。③肠道滴虫：鹤虱、乌梅各9克，槟榔、贯众各12克，雷丸、甘草各6克，广木香、黄连各45克，水煎服。④妇女阴痒：鹤虱、苦参、雄黄各12克，蛇床子30克，百部15克，每日1剂，煎2次混合药液，分2次外洗。⑤妇女外阴白斑：鹤虱30克，苦参、蛇床子、野菊花各15克，水煎过滤，先熏后洗，严重者洗时加猪胆汁1枚，与药汁搅匀，每日2次，1个月为1个疗程。

榧子 Fei Zi

别名	榧子仁、榧子肉、香榧子。
来源	本品红豆杉科常绿乔木植物榧 *Torreya grandis* Fort. 的干燥成熟种子。

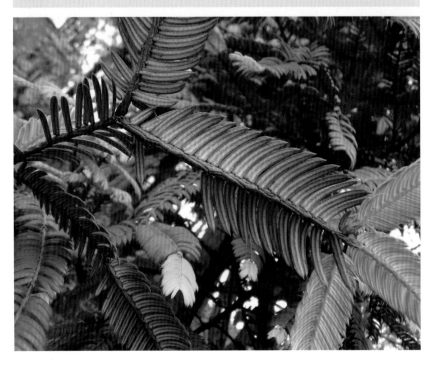

形态特征 常绿乔木，高达25米，树皮灰褐色，枝开张，小枝无毛。叶呈假二列状排列，线状披针形，愈向上部愈狭，先端突刺尖，基部几成圆形，全缘，质坚硬，上面暗黄绿色，有光泽，下面淡绿色，中肋明显，在其两侧各有一条凹下、黄白色的气孔带。花单性，通常雌雄异株；雄花序椭圆形至矩圆形，具总花梗。种子核果状、矩状椭圆形或倒卵状长圆形，长2～3厘米，先端有小短尖，红褐色，有不规则的纵沟，胚乳内缩或微内缩。花期4月，种子成熟期为次年10月。

生境分布 生长于山坡，野生或栽培。分布于安徽、福建、江苏、浙江、湖南、湖北等地。

采收加工 秋季种子成熟时采收，除去肉质假种皮，洗净，晒干。去壳取仁生用。或取净仁微炒至焦香，取出放凉用，即炒榧子，用时捣碎。

饮片特征

本品呈卵圆形。表面皱缩，外胚乳灰褐色，膜质；内胚乳黄白色，肥大，富油性。气微，味微甜而涩。

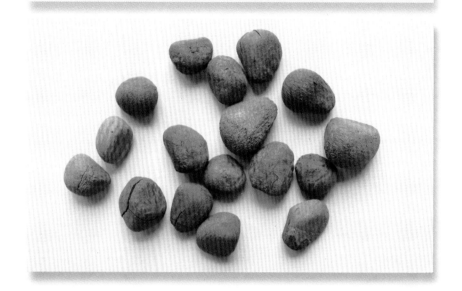

性味归经	甘，平。归肺、脾、胃、大肠经。
功效主治	杀虫消积，通便，润肺。本品味甘质润，入脾胃大肠，则消积杀虫而通大便，入肺则润肺止咳。
药理作用	榧子浸膏在试管内对猪蛔虫、蚯蚓无作用。日本出产的榧子含生物碱，对子宫有收缩作用，民间用以堕胎。
用量用法	15～30克，煎服。炒熟嚼服，每次15克。
使用注意	入煎剂宜生用，大便溏薄者不宜用。

精选验方

①**丝虫病**：榧子肉250克，血余炭50克，研末混合调蜜搓成150丸，每次2丸，每日3次。②**蛲虫病**：榧子，每日7颗，连服7日。③**钩虫病**：每日吃炒榧子150～250克，直至大便中虫卵消失为止。④**肠道寄生虫病**：榧子（切碎）、使君子仁（切细）、大蒜瓣（切细）各50克，水煎去滓，每日3次，饭前空腹时服。

鲎 肉 Hou Rou

别名 鲎鱼肉。

来源 本品为鲎科动物中华鲎*Tachypleus tridentatus* (Leach) 的肉。

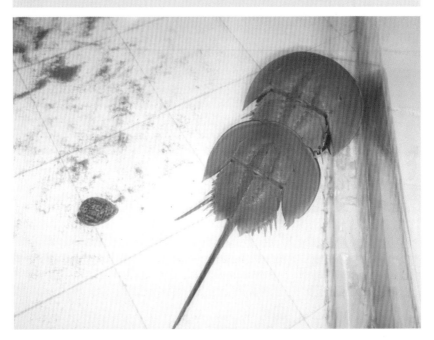

形态特征 体似瓢形，全长约70厘米，宽约30厘米，全体深褐色，头胸及腹部各有1坚硬的甲壳被覆。头胸部背甲广阔如马蹄形，背面有3条纵脊，中央1条的前端有单眼1对，两侧纵脊上，各有复眼1对。腹面有口，口缘有附肢6对，除第1对螯肢由3节组成外，其他各肢均有6节；第2对为脚须，幼体及雌体均呈钳状，雄者则末端呈1弯钩。另4对为步足，位于口的两侧，基节上均有倒刺，前3对的末节，均呈钳状。腹部背甲呈六角形，两侧有缺刻及短刺，腹面有板状的附肢6对，附肢为双肢型，内肢细长，外肢宽阔。第1对附肢左右愈合呈盖板，下有生殖孔1对；其他5对的外肢后面各有1对叶状鳃。腹部下面有1条强直的剑状物，称为剑尾。

生境分布 穴居，生活于海底沙土中，以海中的蠕虫及软体动物为食。分布于福建、广东一带海域中。

采收加工 全年可采，一般鲜用。

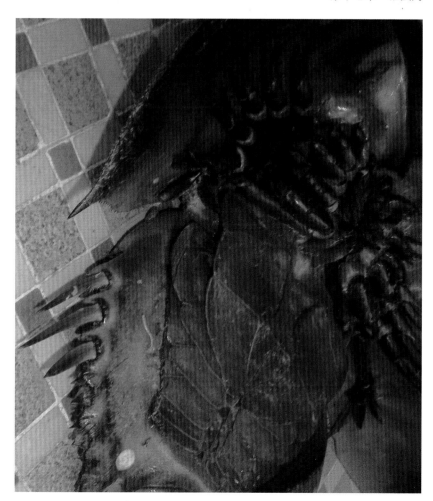

性味归经	辛、咸，平。归脾、大肠经。
功效主治	杀虫消疳，消肿疗痔。
用量用法	内服：30～60克，蒸熟食用。
使用注意	多食发嗽并疮癣。

精选验方

①**眼红、青光眼**：鲜鲎肉和卵适量，煮熟吃。②**白内障**：鲎肉、猪肝各适量，同煮食。③**脓疱疮**：腌制鲎肉，适量煮食。

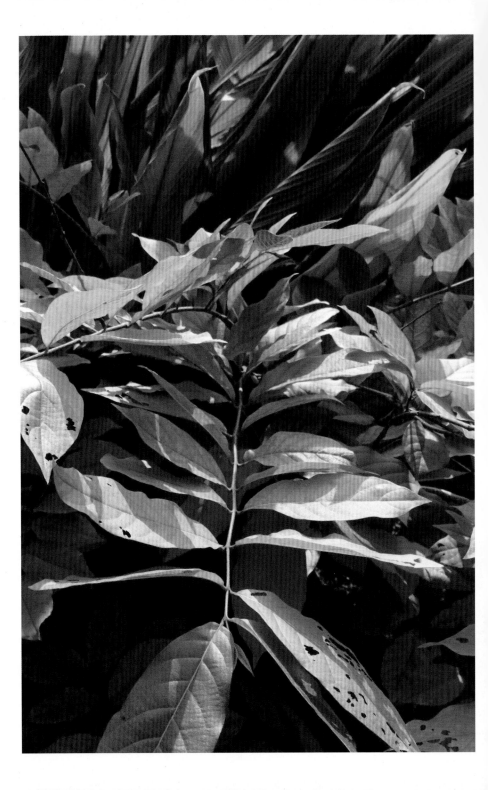

第十八章 收涩药

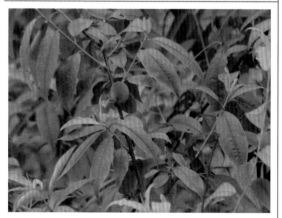

麻黄根 Ma Huang Gen

一、固表止汗药

别名	狗骨根、卑柑根。
来源	本品为麻黄科植物草麻黄 *Ephedra sinica* Stapf 的干燥根及根茎。

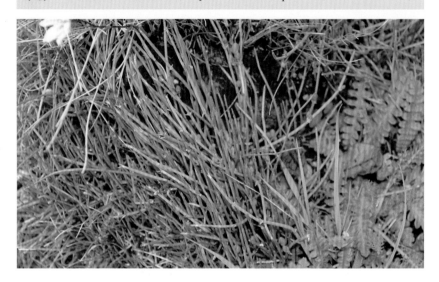

形态特征 多年生草本状小灌木，高30～70厘米。木质茎匍匐卧于土中；草质茎直立，黄绿色，节间细长，长2～6厘米，直径1～2毫米。鳞叶膜质，鞘状，长3～4毫米，下部1/3～2/3合生，围绕茎节，上部2裂，裂片锐三角形，中央有2脉。花呈鳞球花序，雌雄异株，少有同株者。雄花序阔卵形，通常3～5个呈复穗状，顶生及侧枝顶生，稀为单生。苞片3～5对，革质，边缘膜质，每苞片内各有1雄花。雄花具无色膜质，倒卵形筒状假花被。雄蕊6～8，伸出假花被外，花药长方形或倒卵形，聚成一团，花丝合生1束；雌花序多单生枝端，卵圆形。苞片4～5对，绿色，革质，边缘膜质，最上1对合生部分占1/2以上，苞片内各有1雌花。雌花有厚壳状假花被，包围于胚珠之外，珠被先端延长呈细长筒状直立的珠被管，长1～1.5毫米。雌花序成熟时苞片增大，肉质，红色，呈浆果状。种子2枚，卵形。花期5月，种子成熟期7月。

生境分布 草麻黄生长于干燥高地、干枯河床或山田中。中麻黄生长于多沙地带、沙漠或干燥山地。分布河北、山西、内蒙古、甘肃、四川、陕西等地。

采收加工 立秋后采收。剪去须根，洗净泥土，切片，晒干，生用。

饮片特征

本品为不规则片状。外表皮灰棕色或红棕色，有支根痕及纵皱纹。外表皮易成片状剥落，粗糙。体轻，质硬而脆，切面皮部黄白色。气微，味微苦。

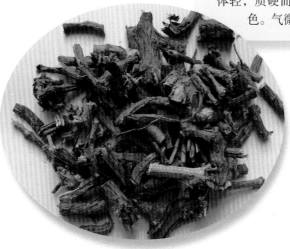

性味归经	甘，平。归肺经。
功效主治	收敛止汗。本品专敛汗，可用于一切虚汗证，为收敛止汗专药。
药理作用	麻黄根素能升高血压。麻黄根碱甲和麻黄根碱乙能降血压，对末梢血管有扩张作用。麻黄根浸膏可使离体蛙心的收缩减弱，对肠管、子宫平滑肌具收缩兴奋作用。
用量用法	内服：3～10克，煎汤。外用：适量，研末作扑粉。
使用注意	有表邪者忌用。

精选验方

①**脚臭**：麻黄根30克，丁香、黄柏、木香各15克，水煎，每日用以洗脚3～4次。②**盗汗**：麻黄根、黄芪各20克，牡蛎30克。水煎取药汁。每日1剂，分2次服用。

浮小麦 Fu Xiao Mai

一、固表止汗药

别名 浮麦、浮小麦。

来源 为禾本科一年生草本植物小麦*Triticum aestivum* L. 未成熟的颖果。

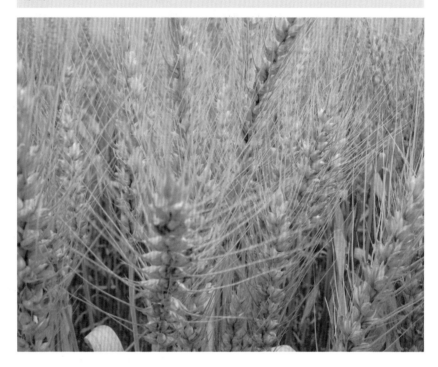

形态特征 一年生或越年生草本，高60～100厘米。秆直立，通常6～9节。叶鞘光滑，常较节间为短；叶舌膜质，短小；叶片扁平，长披针形，长15～40厘米，宽8～14毫米，先端渐尖，基部方圆形。穗状花序直立，长3～10厘米；小穗两侧扁平，长约12毫米，在穗轴上平行排列或近于平行，每小穗具3～9花，仅下部的花结实；颖短，第1颖较第2颖为宽，两者背面均具有锐利的脊，有时延伸呈芒；外稃膜质，微裂成3齿状，中央的齿常延伸成芒，内稃与外稃等长或略短，脊上具鳞毛状的窄翼；雄蕊3；子房卵形。颖果长圆形或近卵形，长约6毫米，浅褐色。花期4～5月，果期5～6月。

生境分布 各地均产。

采收加工 6月小麦收获时，扬起其轻浮干瘪者，或水淘之，浮起者，收集晒干，生用。

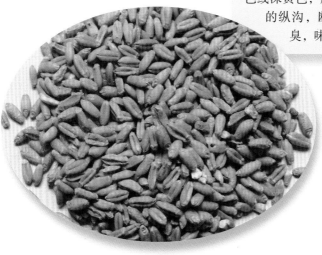

饮片特征

本品呈长圆形。黄棕色或深黄色，腹面有一深陷的纵沟，断面白色，无臭，味淡。

性味归经	甘，凉。归心经。
功效主治	止虚汗，益气阴，退虚热。本品味甘能补，性凉以退热，入心经，故能止虚汗、益气阴、退虚热。
药理作用	本品有止血、镇静、抗利尿作用。
用量用法	15～30克，煎服。入散剂内服可炒焦研末服，3～5克。
使用注意	表证汗出者忌用。

精选验方

①**气虚自汗**：浮小麦15克，黄芪120克，大枣5枚，水煎服。②**阴虚型产后盗汗**：浮小麦30克，甘蔗叶100克。将甘蔗叶洗净，切碎放入砂锅中，浮小麦用小火炒黄放入甘蔗叶锅中，加水适量，煎沸15～20分钟，去渣取汁。代茶饮。③**失眠症**：浮小麦60克，甘草20克，大枣15枚（去核）。先将浮小麦、大枣洗净，然后与甘草一同加水煎煮，待浮小麦、大枣熟后，滤去甘草、浮小麦，即成。每日1剂，分2次服食，吃枣喝汤。④**产后自汗、盗汗**：浮小麦、黑豆衣、生黄芪各9克，大枣7枚。煎汤，取汁去渣。代茶饮，每日1剂，分2次服用。

糯稻根 Nuo Dao Gen

一、固表止汗药

别名 糯稻根须。
来源 本品为禾本科一年生草本植物糯稻 *Oryza sativa* L. var. glutinosa Matsum. 的干燥根须。

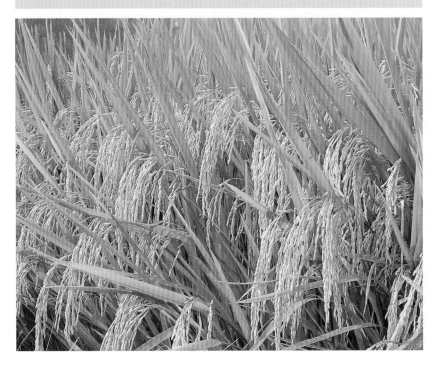

形态特征 一年生栽培植物。秆直立，丛生，高约1米。叶鞘无毛，下部者长于节间；叶舌膜质而较硬，披针形，基部两侧下延与叶鞘边缘相结合，长5～25毫米，幼时具明显的叶耳；叶片扁平，披针形至条状披针形，长30～60厘米，宽6～15厘米。圆锥花序疏松，成熟时向下弯曲，分枝具角棱，常粗糙；小穗长圆形，两侧压扁；颖极退化，在小穗柄之顶端痕迹呈半月形；两性小花外稃，有5脉，常具细毛，有芒或无芒，内稃3脉，也被细毛；鳞被2，卵圆形；雄蕊6；花柱2枚，简短，柱头帚刷状，自小花两侧伸出。颖果平滑。花、果期6～10月。

生境分布 全国各省均有栽培。

采收加工 9～10月糯稻收割后，挖起根须，除去泥土，洗净晒干，生用。

饮片特征

本品全体集结成疏松的团状，上端有分离的残茎，圆柱形，中空，长2.5～6.5厘米，外包数层灰白色或黄白色的叶鞘；下端簇生多数须根。须根细长而弯曲，直径1毫米。表面黄白色至棕黄色，表皮脱落后显白色，略具纵皱纹。体轻，质软，气微，味淡。

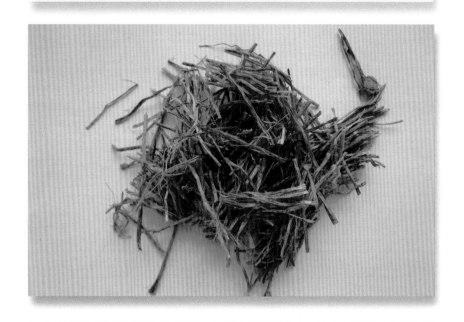

性味归经	甘，平。归心、肝经。
功效主治	止汗退热，益胃生津。
用量用法	内服：15～30克，煎服。
使用注意	无汗而烦躁或虚脱汗出者忌用。

精选验方

①**病后自汗食少**：糯稻根100克，莲子肉50克，水煎服。②**急性传染性肝炎**：糯稻根150克，加水1000毫升，大火煎至200毫升，每日分2次服。连服25～30日。③**产后汗出**：糯稻根、大枣各50克。水煎取药汁。代茶频饮，每日1剂，连服4～5日。④**产后自汗、盗汗**：糯稻根、浮小麦各30克，煅牡蛎20克，黄芪15克。水煎取汁。代茶饮，温服。

五味子 Wu Wei Zi

二、敛肺涩肠药

别名 北五味子。
来源 本品为木兰科多年生落叶木质藤本植物五味子*Schisandra chinensis* (Turcz.) Baill. 的干燥成熟果实。

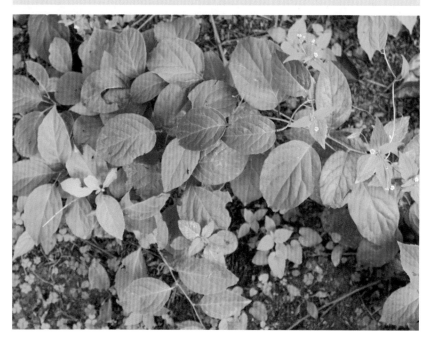

形态特征 落叶木质藤本，长达8米。茎皮灰褐色，皮孔明显，小枝褐色，稍具棱角。叶互生，柄细长、叶片薄而带膜质，卵形、阔倒卵形至阔椭圆形，长5~11厘米，宽3~7厘米，先端尖，基部楔形、阔楔形至圆形，边缘有小齿牙，上面绿色，下面淡黄色，有芳香。花单性，雌雄异株。雄花具长梗，花被6~9，椭圆形，雄蕊5，基部合生。雌花花被6~9，雌蕊多数，螺旋状排列在花托上，子房倒梨形，无花柱，授粉后花托逐渐延长成穗状。浆果球形，直径5~7毫米，成熟时呈深红色，内含种子1~2枚。花期5~7月，果期8~9月。

生境分布 生长于半阴湿的山沟、灌木丛中。北五味子分布于东北、内蒙古、河北、山西等地。南五味子多分布于长江流域以南及西南地区。

采收加工 秋季果实成熟时采收，拣去枝梗，晒干，备用。

饮片特征

本品呈类球形，直径3～8毫米。外表面棕黑色或黑色，皱缩，果肉稍厚，略显油润，有的表面显黑红色或出现"白霜"。内有种子1～2枚，种皮薄而脆。肾形，红棕色，有光泽，质坚脆。气微，味酸、微辛。

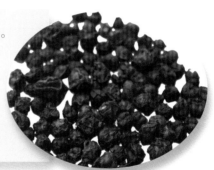

性味归经	酸，温。归肺、肾、心经。
功效主治	敛肺滋肾，涩精止泻，生津敛汗，宁心安神。本品酸能收敛，性温而润，归肺、肾、心三经。上能敛肺气而止咳、止汗，收心气而宁心安神，下能滋肾阴而涩精、止泻。
药理作用	对中枢神经系统有兴奋作用，同时能直接兴奋呼吸中枢，当呼吸中枢被抑制时，兴奋作用更加明显。还直接作用脊髓的运动细胞，增强脊髓反射。煎剂可增强心脏的收缩力，并能调节心血管改善血液循环。能兴奋子宫，使子宫节律性收缩加强。
用量用法	3～9克，煎服。敛肺止咳用3～6克；滋肾宁心用6～9克。研末，每次服1～3克。
使用注意	本品酸涩收敛，新病、实邪者不宜用。

精选验方

①**肾虚遗精、滑精、虚赢少气**：五味子250克，加水适量，煎熬取汁，浓缩成稀膏，加适量蜂蜜，以小火煎沸，待凉备用。每次服1～2匙，空腹时沸水冲服。②**失眠**：五味子6克，丹参15克，远志3克，水煎服，午休及晚上睡前各服1次。③**耳源性眩晕**：五味子、山药、当归、枣仁各10克，桂圆肉15克，水煎2次，取汁40毫升，分早、晚2次服。④**过敏性鼻炎**：五味子、乌梅、柴胡、防风各12克，甘草8克。水煎取药汁。每次饮用时加15克蜂蜜，每日1剂，分2次服用。⑤**肾衰所致的肺气肿**：五味子、熟地黄、山茱萸、补骨脂、胡桃肉各9克，肉桂（后下）2.5克。水煎取药汁。每日1剂，分2次服用。⑥**肺结核咳嗽**：五味子、丹参、川芎、葛根、黄芪、桔梗、羌活各15克。水煎取药汁。每日1剂，分2次服用。⑦**低血压症**：五味子25克，肉桂、桂枝、甘草各15克。水煎取药汁。口服，每日1剂。

乌 梅 Wu Mei

二、敛肺涩肠药

别名 乌梅肉、乌梅炭。
来源 本品为蔷薇科落叶乔木植物梅 *Prunus mume* (Sieb.) Sieb. et Zucc. 的干燥近成熟果实。

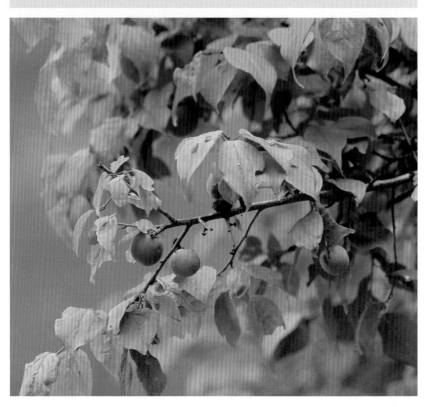

形态特征 落叶小乔木或灌木。叶互生，托叶1对，早落，叶片阔卵形或卵形，先端尾状渐尖。花单生或2朵簇生于枝上，先叶开放，白色或红色，花梗极短；花萼5；子房密被柔毛。核果球形，成熟时黄色。花期春季，果期5～6月（在华北果期延至7～8月）。

生境分布 喜温暖湿润气候，需阳光充足，花期温度对产量影响极大，全国各地均有栽培。分布于浙江、福建、云南等地。

采收加工 5月采收后，将梅子分成大小两级，分别用低温烘焙，焙干后闷2～3日，使其变黑即成。

饮片特征

本品呈类球形，略扁，直径20~25毫米。表面极皱缩，色乌黑，皱纹明显，肉质柔软。基部有圆形果梗痕。果核椭圆形，棕黄色。皮薄，肉厚。果核表面有凹点，质坚硬。烟熏气，味酸。

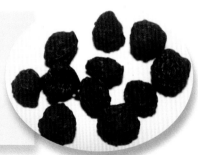

性味归经	酸，平。归肝、脾、肺、大肠经。
功效主治	敛肺止咳，涩肠止泻，生津止渴，安蛔止痛。本品味酸涩性平，主入肺、脾、大肠经，故为敛肺止咳，涩肠止泻，生津止渴的要药。又因其味极酸，也可安蛔止痛。
药理作用	对蛔虫具有兴奋和刺激蛔虫后退的作用。对大肠杆菌、痢疾杆菌、变形杆菌、伤寒和副伤寒杆菌、绿脓杆菌、霍乱弧菌等肠内致病菌有效。另外，也有抗真菌作用，抗过敏作用。
用量用法	3~10克，煎服。大剂量可用至30克。外用：适量。止泻、止血宜炒炭用。
使用注意	表邪、实热积滞者不宜用。

精选验方

①**蛔虫病**：乌梅若干，去核捣烂，每次6~9克，每日2次。②**中风**：乌梅6克，天南星3克，冰片1.5克。共研细末。搽牙齿。③**久泻久痢**：乌梅15~20克，粳米100克，冰糖适量，将乌梅煎取浓汁去渣，入粳米煮粥，粥熟后加冰糖适量，稍煮即可，每日2次，温热食用。④**细菌性痢疾**：乌梅30克，地榆12克，山楂20克，龙胆草15克。水煎取药汁。每日1剂，分2次服用。⑤**滴虫性阴道炎**：乌梅30克，秦皮12克，白糖适量。将秦皮、乌梅加适量水煎煮，去渣取汁，临服用时加白糖。每日1剂，早、晚空腹服用，连服5日。⑥**子宫颈癌**：乌梅、七叶一枝花各15克，蜂蜜30克。将七叶一枝花拣杂，洗净，切成片，与择洗干净的乌梅同放入砂锅，加水适量，浓煎2次，每次30分钟，合并2次煎液，用洁净纱布过滤，收取滤汁放入容器，用小火浓缩至300克，离火，待温热时调入蜂蜜，拌和均匀即成。每日2次，每次150毫升，温服。

五倍子 Wu Bei Zi

别名 五倍子。

来源 为漆树科落叶灌木或小乔木植物盐肤木*Rhus chinensis* Mill.、青麸杨 *Rhus potaninii* Maxim. 或红麸杨*Rhus punjabensis* Stew.var.sinica (Diels) Rehd. et Wils.叶上寄生的虫瘿。主要由五倍子蚜*Melaphis chinensis* (Bell) Baker 寄生而形成。角倍蚜的虫瘿，称为"角倍"，倍蛋蚜的虫瘿，称为"肚倍"。

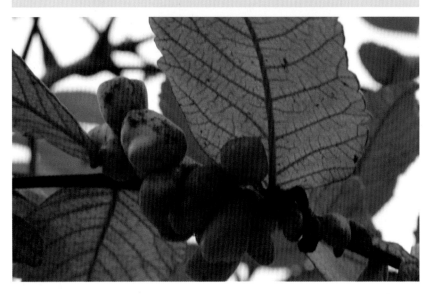

形态特征 角倍蚜：成虫分有翅型及无翅型两种。有翅成虫均为雌虫，全体灰黑色，长约2毫米，头部触角5节，第3节最长，感觉芽分界明显，缺缘毛。翅2对，透明，前翅长约3毫米，痣纹长镰状。足3对。腹部略呈圆锥形。无翅成虫，雄者色绿，雌者色褐，口器退化。花期8～9月，果期10月。

倍蛋蚜：形态及生活史与上种相似，唯秋季迁移蚜的触角，第3节较第5节略短，感觉芽境界不明。虫瘿蛋形。寄主植物为青麸杨及红麸杨。

生境分布 生长于向阳的山坡。分布区域除东北、西北外，大部分地区均有。主要分布于四川。

采收加工 5～6月间采收肚倍，9～10月采收角倍，如采收过时，虫瘿开裂，则影响质量。采得后，入沸水中煮3～5分钟，将内部仔虫杀死，晒干或阴干。

饮片特征

角倍呈片状、角状或不规则形状。表面灰褐色或棕褐色，有光泽，微有柔毛，有不规则角状突起。内表面光滑。断面半透明，角质样。质坚硬。气特异，味涩。

性味归经	酸、涩，寒。归肺、大肠、肾经。
功效主治	敛肺止咳，涩精止遗，敛汗生津，涩肠止泻，固崩止血。本品味酸涩而气寒凉，入肺、大肠、肾经，故可敛肺止咳，涩肠止泻，涩精止遗，固崩止血。
药理作用	所含鞣酸对蛋白质有沉淀作用，皮肤、黏膜、溃疡接触鞣酸后，其组织蛋白即被凝固，形成一层被膜而呈收敛作用，同时小血管也被压迫收缩，血液凝固而奏止血功效。体外实验五倍子对金黄色葡萄球菌、链球菌、肺炎球菌，及伤寒、副伤寒、痢疾、炭疽、白喉、绿脓杆菌等均有明显抑菌或杀菌作用。
用量用法	3~6克，煎服；入丸、散剂，每次1~1.5克。外用：适量。
使用注意	湿热泻痢者忌用。

精选验方

①**癣疮**：五倍子（去虫）、白矾（烧过）各等份，为末，搽之，干则油调。②**行经流涎**：五倍子12克，麦芽10克，水煎服。③**盗汗**：五倍子、荞面各适量，共研为末，水和做饼，煨熟，晚上当点心吃2~3个。④**自汗、盗汗**：五倍子适量。研极细末，瓶贮备用。临睡前，取2~3克药末用温开水调成糊，敷在肚脐窝，上盖纱布，以胶布固定。第二天早晨除去。⑤**肺结核盗汗**：五倍子粉2~3克，飞辰砂1~15克。加水调成糊状，备用。将药糊涂在塑料薄膜上，敷于脐窝处，再用胶布固定。每隔2小时换敷1次。⑥**肺气阴虚、心血亏损所致的小儿盗汗**：五倍子5克，辰砂1克。共研细末，每次取药末少许，用温水调成糊状，备用。每晚睡前敷于脐部，每3日换药1次。

罂粟壳 Ying Su Ke

别名 御米壳、炙米壳。

来源 本品为罂粟科一年生或二年生草本植物罂粟 *Papaver somniferum* L. 的成熟蒴果的外壳。

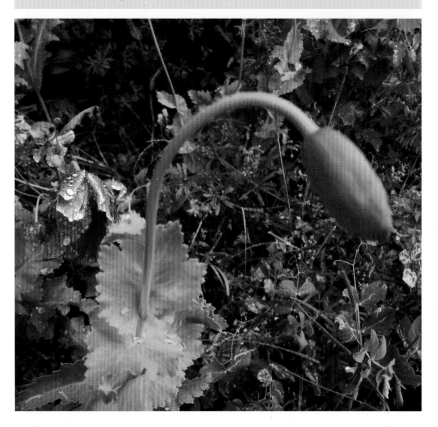

形态特征 一年生或二年生草木，株高60～100厘米，茎平滑，被有白粉。叶互生，灰绿色，无柄，抱茎，长椭圆形。花芽常下垂，单生，开时直立，花大而美丽，萼片2枚，绿色，早落；花瓣4枚，白色、粉红色或紫色。果长椭圆形或壶形，约半个拳头大小，黄褐色或淡褐色，平滑，具纵纹。花期4～6月，果期6～8月。

生境分布 原分布于外国，我国部分地区的药物种植场有少量栽培药用。

采收加工 夏季果实成熟时采收，去蒂、种子、筋膜，切丝晒干，备用。

饮片特征

本品为不规则的丝或块。外表面黄白色、浅棕色至淡紫色，平滑，偶见残留柱头。内表面淡黄色，有的具棕黄色的假隔膜。气微清香，味微苦。

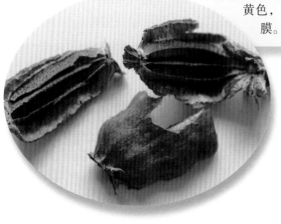

性味归经	酸、涩，平。归肺、肾、大肠经。
功效主治	敛肺止咳，涩肠止泻，止痛。本品酸涩性平，上入肺经以敛肺气而止咳，下入大肠以涩肠止泻，兼有止痛作用。
药理作用	本品有镇痛、镇咳作用，可使胃肠道及其括约肌张力提高，消化液分泌减少，从而起止泻作用。
用量用法	3～9克，煎服。止咳宜蜜炙用，止泻、止痛宜醋炒。
使用注意	本品不可过量或持久使用。

精选验方

①**久咳不止**：罂粟壳适量，研粉，每次3克，每日2次。②**水泄不止**：罂粟壳（去蒂膜）1枚，乌梅肉、大枣肉各10枚，水煎服。③**肺虚久咳、自汗**：罂粟壳6克，乌梅10克，将罂粟壳研粉，用乌梅水煎，分2次服。④**慢性胃肠炎、结肠炎、消化不良**：罂粟壳5克，水煎，山药、金银花各15克，炒焙研粉混匀，入罂粟壳水煎液，每日内分4次服。⑤**白血病**：罂粟壳6克，川芎、板蓝根、铁扁担各15克，猪殃殃48克。水煎取药汁。每日1剂，分4次服用。⑥**坐骨神经痛**：罂粟壳、元胡各15克，生白芍、炙甘草各50克。水煎取药汁。每日1剂，分2次服用。

诃 子 He Zi

别名 诃子肉、诃子皮、煨诃子、诃黎勒。

来源 本品为使君子科落叶乔木植物诃子*Terminalia chebula* Retz. 的干燥成熟果实。

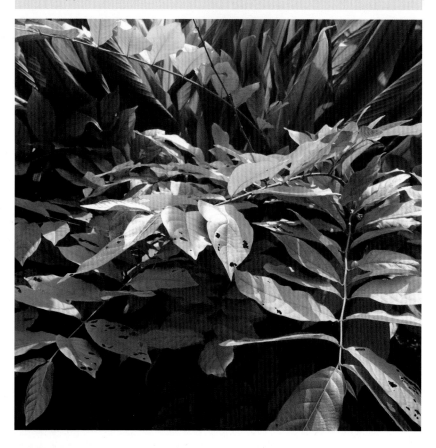

形态特征 诃子为落叶乔木，新枝绿色，被褐色短柔毛。单叶互生或近对生，革质，椭圆形或卵形，全缘，叶基两边各有1枚腺体。圆锥花序顶生，有数个穗状花序组成；花小，两性，无柄，淡黄色，萼杯状。核果，倒卵形或椭圆形，无毛，干时有5纵棱，呈黑褐色。花期6～8月，果期8～10月。

生境分布 生长于疏林中或阳坡林缘。分布于云南、广东、广西等地。

采收加工 秋末冬初果实成熟时采摘，将诃子掏净，晒干，生用或炒用。

饮片特征

药用部分为果皮。诃子肉为类纺锤形或长瓢形，除去果核。长2~4厘米，直径2~2.5厘米。外表面深褐色，有光泽，有5~6条纵横线及不规则皱纹，基部有圆形果梗痕。内表面色浅，粗糙。质地坚实，气香味酸而涩。

性味归经	苦、酸、涩，平。归肺、大肠经。
功效主治	涩肠止泻，敛肺利咽。本品味苦、酸，性质平和，入肺与大肠经，酸涩收敛为功，故可敛肺止咳，涩肠止泻。又味苦，故也可下气利咽。
药理作用	本品富含鞣质，有收敛、止泻作用。干果中的诃子素，对平滑肌有罂粟碱样的解痉作用。诃子水煎剂除对各种痢疾杆菌有效外，且对绿脓杆菌、白喉杆菌作用较强，对金黄色葡萄球菌、大肠杆菌、肺炎球菌、溶血性链球菌、变形杆菌等也有抑制作用。
用量用法	3~9克，煎服。涩肠止泻宜煨用；敛肺利咽宜生用。
使用注意	咳嗽、泻痢初起者不宜用。

精选验方

①**大叶性肺炎**：诃子肉、瓜蒌各15克，百部9克，为每日量，水煎分2次服。②**急慢性湿疹**：诃子10克，捣烂，加水1500毫升，小火煎至500毫升，再加米醋500毫升，煮沸即可，取药液浸渍或湿敷患处，每次30分钟，每日3次，每日1剂。③**失音**：诃子肉12克，桔梗15克，甘草5克，射干10克，前三味各一半炒一半生用，和射干共水煎服。④**食管癌**：诃子、菱角、紫藤、薏苡仁各10克。将菱角、紫藤、诃子、薏苡仁放入砂锅中，加水煎汤。上、下午分别服用。⑤**痢疾不止、放屁多、脉濡**：诃子肉（煨）500克，研为细末。每次取9克药末，每日3次，用米汤送服。

石榴皮 Shi Liu Pi

二、敛肺涩肠药

别名 炒榴皮、榴皮炭。

来源 本品为石榴科落叶灌木或小乔木石榴*Punica granatum* L.的干燥果皮。

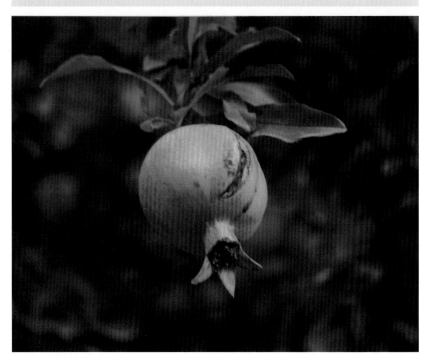

形态特征 石榴是落叶灌木或小乔木，树冠丛状自然圆头形，树高5～7米，一般3～4米，但矮生石榴高约1米或更矮。树干呈灰褐色，上有瘤状突起，干多向左方扭转。叶对生或簇生，呈长披针形至长圆形，或椭圆状披针形，顶端尖，表面有光泽，背面中脉凸起。花两性，依子房发达与否，有钟状花和筒状花之别，前者子房发达善于受精结果，后者常凋落不实。子房下位，成熟后变成大型而多室、多子的浆果，每室内有多数籽粒；外种皮肉质，呈鲜红、淡红或白色，多汁，甜而带酸，即为可食用的部分；内种皮为角质，也有退化变软的，即软籽石榴。花期5～6月，果期9～10月。

生境分布 生长于高原山地、乡村的房舍前后。全国大部分地区均有栽培。

采收加工 秋季果实成熟后收集，洗净，晒干，生用或炒用。

饮片特征

本品为不规则的片状或瓢状，大小不一，厚1.5～3毫米。外表面红棕色、棕黄色或暗棕色，略有光泽，粗糙，有多数疣状突起，有的有突起的筒状宿萼及粗短果梗痕。内面黄色或红棕色。有隆起呈网状的果蒂残痕。质硬而脆，断面黄色，略呈颗粒状。气微，味苦涩。以皮厚、色红棕、整洁者为佳。

性味归经	酸、涩，温。归胃、大肠经。
功效主治	涩肠止泻，杀虫。本品味酸涩，主入大肠经，收敛为用，故可涩肠止泻，安蛔杀虫。
药理作用	其煎剂作用于寄生虫肌肉，使其持续收缩，故可驱杀虫体。据抗菌实验可知，其煎剂也对金黄色葡萄球菌、溶血性链球菌、霍乱弧菌、痢疾杆菌、伤寒及副伤寒杆菌、变形杆菌、大肠杆菌、绿脓杆菌及结核杆菌有明显的抑制作用。对多数致病真菌也有抑制作用。
用量用法	3～10克，煎服；止血多炒炭用。外用：适量，研末调服或熏洗。
使用注意	泻痢初起者忌用。

精选验方

①**水火烫伤**：石榴皮适量，研末，麻油调搽患处。②**驱绦虫、蛔虫**：石榴皮、槟榔各等份，研细末，每次服10克（小儿酌减），每日2次。③**腹泻**：石榴皮15克，水煎后加红糖或白糖饮服，每日2次，餐前服用。④**鼻出血**：石榴皮30克，水煎服。⑤**便血**：石榴皮适量，炒干研末，每次服9克，每日3次，开水送服。⑥**外伤出血**：石榴皮20克，桂圆核10克，加冰片0.3克和匀，敷患处。⑦**细菌性阴道炎**：石榴皮30克。水煎取药汁。代茶饮，每日2～3次，连服1周为1个疗程。

肉豆蔻 Rou Dou Kou

二、敛肺涩肠药

别名 肉果、玉果、煨肉果。
来源 本品为肉豆蔻科高大乔木植物肉豆蔻树*Myristica fragrans* Houtt. 的干燥成熟种仁。

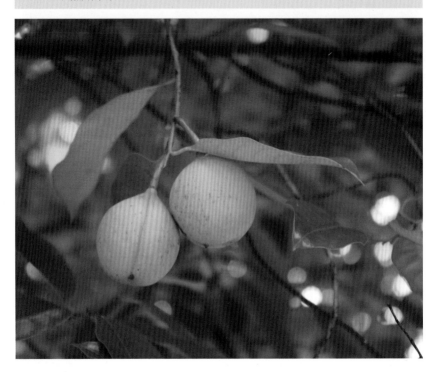

形态特征 高大乔木，全株无毛。叶互生，革质，叶柄长4～10毫米，叶片椭圆状披针形或椭圆形，长5～15厘米，先端尾状，基部急尖，全缘，上面暗绿色，下面常粉绿色并有红棕色的叶脉。花单性，雌雄异株，总状花序腋生，具苞片。浆果肉质，梨形或近于圆球形，黄棕色，成熟时纵裂成两瓣，露出绯红色肉质的假种皮，内含种子1枚，种皮壳状，木质坚硬。

生境分布 在热带地区广为栽培。分布于马来西亚、印度尼西亚；我国广东、广西、云南等省（区）也有栽培。

采收加工 每年4～6月及11～12月各采1次。早晨摘取成熟果实，剖开果皮、剥去假种皮，再敲脱壳状的种皮，取出种仁用石灰乳浸1天后，小火焙干。

饮片特征

本品呈椭圆形或卵圆形。表面灰棕色或棕色，有网状沟纹，附有白色粉霜。种脐位于宽端，呈浅色圆形突起，合点呈暗凹陷。切面有淡棕色与黄白色相间的大理石状花纹，显油脂。质地坚硬，难破碎。气芳香浓烈，味辛辣而微苦。

性味归经	辛，温。归脾、胃、大肠经。
功效主治	温脾止泻，行气止痛。本品辛香温燥而涩，有涩而不滞，行而不散之特点，既能温脾涩肠止泻，又能行气止痛。
药理作用	肉豆蔻油除有芳香之性外，还具有显著的麻醉性能。对低等动物可引起瞳孔扩大、步态不稳，随之睡眠、呼吸变慢，剂量再大则反射消失。人服7.5克肉豆蔻粉会引起眩晕乃至谵妄与昏睡，曾有服大量肉豆蔻粉而致死的病例报告。
用量用法	3~9克，煎服；散剂1.5~3克；煨用可增强温中止泻作用。
使用注意	凡湿热泻痢者忌用。

精选验方

①**脾虚泄泻、肠鸣不食**：肉豆蔻1枚，挖小孔，入乳香3小块，以面裹煨，面熟为度，去面，碾为细末。每次5克，米饮送下，小儿0.25克。②**五更泄泻**：肉豆蔻10克，吴茱萸、五味子各6克，补骨脂8克，水煎服。

赤石脂 Chi Shi Zhi

二、敛肺涩肠药

别名 赤符、红高岭、吃油脂、红土。
来源 本品为单斜晶系的多水高岭土 *Halloysite* 的集合体。

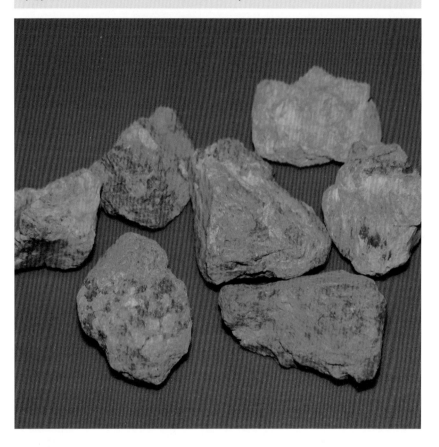

形态特征 本品为块状集合体，呈不规则块状，大小不一。表面粉红色、红色至紫红色，或有红白相间的花纹，断面有的具蜡样光泽，疏松多孔者具土样光泽。质软，易碎，硬度1~2，比重2.0~2.2，吸水性强，具土腥气，不溶于水，能溶于酸类。味淡，嚼之无砂粒感。

生境分布 分布于福建、河南、山东、山西等省。

采收加工 全年均可采挖，挖出后，选择红色滑腻如脂的块状体，拣去杂石、泥土。

饮片特征

本品为不规则块状。红色、粉红色至紫红色，或具红白相间的花纹。质软易碎。吸水性强，具黏土气。味淡。

性味归经	甘、酸、涩，温。归大肠、胃经。
功效主治	涩肠止泻，收敛止血，生肌敛疮。本品味酸涩，性温和，入大肠、胃二经，功专收敛，故可涩肠止泻、止血；又具甘温之性，故可生肌敛疮。
药理作用	有吸附作用，内服能吸附消化道内的有毒物质，如磷、汞、细菌毒素及食物异常发酵的产物，同时对发炎的肠胃黏膜有保护作用，对胃肠出血有止血作用。
用量用法	10～20克，内服：煎汤。外用：适量。
使用注意	湿热积滞忌用，孕妇慎用。畏官桂。

精选验方

① **小儿脱肛**：用鲜石榴皮（干者也可）50～100克煎水洗肛门，然后将赤石脂（研为极细面）均匀洒在敷料上，敷托住肛门用胶布固定。②**上消化道出血**：赤石脂、白及，用量按1：1比例配制，每日3次，每次3克，温开水调成糊状空腹服用。③**寻常疣、扁平疣**：赤石脂、鸦胆子各300克，共研细末，备用。临床时取食醋适量调药末成糊状，涂擦患处，早晚各1次。④**浅表外伤出血**：可用本品经消毒后外敷局部。⑤**慢性阿米巴痢疾对于腹部隐痛、排出脓血胶液样便**：赤石脂24克，干姜6克，粳米30克，水煎服。⑥**功能性子宫出血、虚寒性月经过多**：常与禹余粮、血余炭同用。

禹余粮 Yu Yu Liang

二、敛肺涩肠药

别名 余粮石、禹粮石。
来源 本品为斜方晶系褐铁矿的一种天然粉末状矿石。

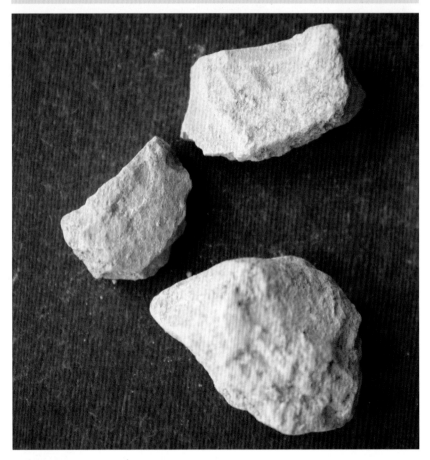

形态特征 本品为块状集合体，呈不规则的斜方块状，长5~10厘米，厚1~3厘米。表面红棕色、灰棕色或浅棕色，多凹凸不平或附有黄色粉末。断面多显深棕色与淡棕色或浅黄色相间的层纹，各层硬度不同，质松部分指甲可划动。体重，质凝。无臭，无味，嚼之无砂粒感。

生境分布 分布于浙江、广东、四川等地。

采收加工 全年均可采挖。采挖后去净杂石即可。研细，水飞用或煅用。

饮片特征

本品为不规则的大方块。表面红棕色、灰棕色或浅棕色，多附有黄色粉末。断面多显深棕、浅棕或浅黄色相间的层纹。体重。气无，味淡，嚼之无砂粒感。

性味归经	甘、涩，平。归胃、大肠经。
功效主治	涩肠止泻，收敛止血。本品味涩性平，质重下降，功专收敛，固涩下焦为主，故能涩肠止泻，固崩收敛止血。
药理作用	本品所含氧化铁，有收敛、止血作用，又因其含黏土，有吸收作用，故可止血。
用量用法	10～20克，煎服。
使用注意	实证忌用，孕妇慎用。

精选验方

①**白带症**：禹余粮与海螵蛸、白果之类收敛止带药配伍。②**慢性结肠炎、慢性痢疾对于滑泻不止、泄泻清稀者**：禹余粮15克，赤石脂24克，水煎服。③**功能性子宫出血、月经过多**：禹余粮与赤石脂、血余炭等收敛止血药配伍；对于虚症，可配伍补虚药黄芪、鹿角胶等。④**慢性结肠炎**：禹余粮、黄芪、白芷、生牡蛎、赤石脂各20克，炮姜、黄柏、赤芍各10克，丹参15克，附子6～10克，炒地榆12克，水煎成400毫升，早晚各用200毫升，保留灌肠半小时以上，每20日为1个疗程。

鸡冠花 Ji Guan Hua

二、敛肺涩肠药

别名 鸡冠头。
来源 本品为苋科一年生草本植物鸡冠花*Celosia cristata* L. 的头状花序。

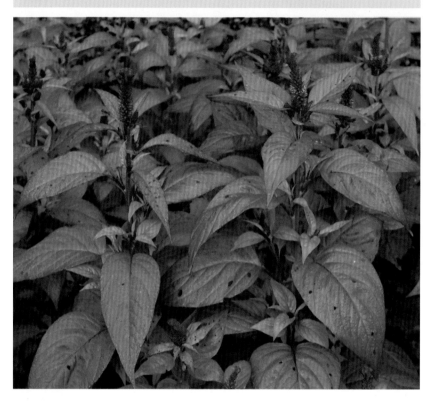

形态特征 一年生草本，植株有高型、中型、矮型三种，高2～3米，矮型的只有30厘米高，茎红色或青白色。叶互生有柄，长卵形或卵状披针形，有深红、翠绿、黄绿、红绿等多种颜色。花聚生于顶部，形似鸡冠，扁平而厚软，长在植株上呈倒扫帚状，花色也丰富多彩，有紫色、橙黄、白色、红黄相杂等色。种子细小，呈紫黑色，藏于花冠绒毛内。

生境分布 生长于一般土壤，喜温暖干燥气候，怕干旱，喜阳光，不耐涝。全国大部分地区均有栽培。

采收加工 8～9月间，花序充分长大并有部分果实成熟时，剪下花序，晒干，生用。

饮片特征

本品为穗状花序，呈不规则的扁平块状，大小不一，具皱褶，密生线状鳞片，偶见扁平的茎。表面红色、紫红色或黄白色。密生多数小花，每花宿存的苞片及花被片均呈膜质。果实盖裂，种子扁圆。肾形，黑色，有光泽。体轻，质柔韧。气微，味淡。

性味归经	甘，凉。归肝、大肠经。
功效主治	止泻，止血。
药理作用	试管法证明，煎剂对人阴道毛滴虫有良好作用，虫体与药液接触5～10分钟后即消失。
用量用法	3～10克，煎服；或入丸、散。止血可炒炭用。
使用注意	本品为凉性的止泻痢、止血之品，故用于赤白下痢、痔漏下血、咯血、吐血、崩漏出血兼有热象者最为适宜。

精选验方

①**荨麻疹**：鸡冠花全草适量，水煎，内服外洗。②**便血、痔血、痢疾**：鸡冠花9～15克，水煎服（配生槐米、生地榆效果更好）。③**咯血、吐血**：鲜白鸡冠花15～24克，猪肺1只（不可灌水），冲开水炖约1小时，饭后分2～3次服。④**细菌性痢疾**：鸡冠花9克，马齿苋30克，白头翁15克，水煎服。⑤**月经过多**：鸡冠花适量，晒干研末，每次4～8克，空腹酒调下，忌鱼腥、猪肉。⑥**围产期痔疾**：鸡冠花、地榆各15克，仙鹤草6克。水煎取药汁。代茶饮，每日1剂。⑦**滴虫性阴道炎**：鲜鸡冠花、鲜藕汁、白糖粉各500克。将鸡冠花洗净，加水适量，煎煮，每20分钟取煎液1次，加水再煎，共煎3次。合并煎液，再继续以小火煎煮浓缩，将要干锅时加入鲜藕汁，再加热至稠黏时，停火，待温，拌入干燥的白糖粉把煎液吸净，混匀，晒干，压碎，装瓶备用。每次取10克，以沸水冲化。顿服，每日3次。⑧**脾肾两虚型老年性阴道炎**：鸡冠花30克，金樱子15克，白果10个。洗净，一起放入锅中，加水适量，大火煮沸，改小火煲30分钟。代茶频饮。

慕 荷 Mu He

别名 黄药子、索骨丹、老汉求、猪屎七、秤杆七、老蛇盘、天蓬伞、红苕七、麻鹞子、红药子、金毛狗。

来源 本品为虎耳草科多年生草本植物鬼灯檠*Rodgersia aesculifolia* Batal. 的根茎。

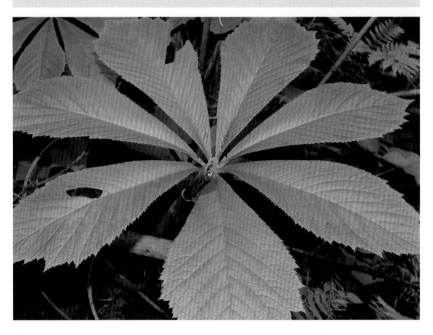

形态特征 多年生草本，高达90厘米。根茎短圆柱形，粗大，具鳞状毛。茎无毛，不分枝。基生叶1，茎生叶约2，掌状复叶，小叶3~7，狭倒卵形或倒披针形，长8~27厘米，宽3~9厘米，先端渐尖或急尖，基部楔形，边缘有不整齐重锯齿，上面无毛，下面沿叶脉有毛，总叶柄长16~32厘米，近花序处的总叶柄长仅3厘米，基部有鞘抱茎。圆锥花序顶生；花梗短，有细毛；萼筒浅杯状，5深裂，裂片卵形，白色或淡黄色；花冠缺如；雄蕊10，花丝短；花柱2，分离。蒴果，有2喙，喙间裂开。种子多数。花期6~7月，果期8月。

生境分布 生长于深山向阳山坡上。分布于陕西、四川、河南等地。

采收加工 秋季采收。挖出后，除去茎叶、须根，洗净，切片，晒干或烘干。

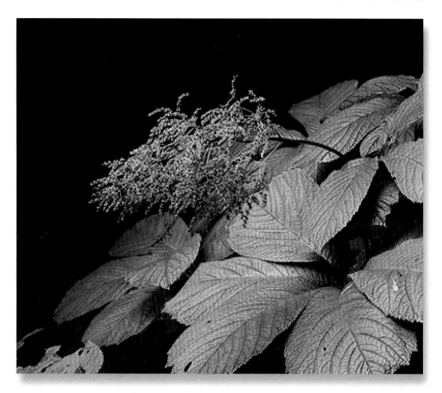

性味归经	酸、涩，平。归大肠经。
功效主治	涩肠止痢，止血。
药理作用	根茎10％浸出液有广谱体外抗病毒的作用，对腺病毒3型、肠病毒、单纯疱疹病毒等均有抑制作用，对乙型脑炎病毒也有抑制作用。
用量用法	6～10克，煎服，外用适量。

精选验方

①**湿热下痢**：慕荷、马齿苋、薤白头各适量。水煎服。②**久痢不止**：慕荷、石榴皮、仙鹤草、木香、扁豆、沙参各适量。水煎服。③**白浊、带下**：慕荷、石莲子、芡实、萆薢、马鞭草、白果根、金樱子、车前草各适量。水煎服。

山茱萸 Shan Zhu Yu

三、固精缩尿止带药

别名 山萸肉。
来源 本品为山茱萸科落叶小乔木植物山茱萸 *Cornus officinalis* Sieb. et Zucc. 的干燥成熟果肉。

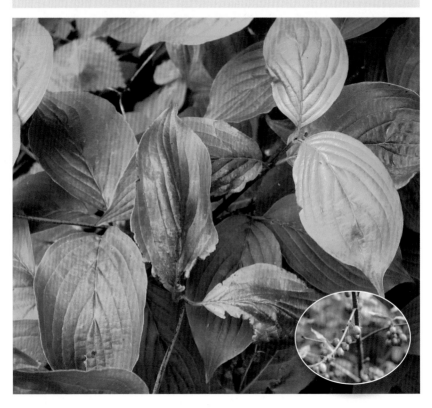

形态特征 落叶小乔木。单叶对生，卵形至椭圆形，稀卵状披针形，长5~7厘米，全缘，脉腋间有黄褐色毛丛，侧脉5~8对，弧形平行排列。伞形花序，具卵状苞片4，花先叶开放，黄色。核果长椭圆形，熟时樱红色。花期3~4月，果期9~10月。

生境分布 生长于山沟、溪旁或较湿润的山坡。分布于浙江、安徽、河南、陕西等地。

采收加工 10~11月间果实成熟变红后采摘，采后除去枝梗或果柄，用小火焙烘，冷后，取下果肉，再晒干或用小火烘干。

饮片特征

本品为不规则形或椭圆形的皱缩片状，长10～15毫米。外表面为紫褐色或紫黑色，略有光泽，极皱缩。质稍硬，不易破碎。顶端有圆形宿萼痕，基部有果梗痕。质柔软，有时混有少量淡红色椭圆形的核。气微，味酸，微苦微涩。

性味归经	酸、涩，微温。归肝、肾经。
功效主治	补益肝肾，收敛固涩，止汗。本品酸涩而温，质地柔润，入肝、肾二经，既可收敛而固涩精气，又可补益肝肾而滋阴助阳，故为收敛、补益之良药。凡肝肾不足，阴虚、阳虚，滑脱不禁症均可应用。
药理作用	山茱萸苷，有显著的利尿降压作用，山茱萸鲜果肉中红色酸味液体，对伤寒、痢疾杆菌有抑制作用。山茱萸体外试验，能杀死腹水癌细胞。
用量用法	6～12克，煎服。止汗固脱可大剂量应用，30～60克。
使用注意	本品酸涩收敛，实邪、湿热证不宜用。

精选验方

①**自汗、盗汗**：山茱萸、黄芪、防风各9克，水煎服。②**大汗不止、四肢发冷、脉搏微弱、体虚欲脱**：山茱萸50～100克，水煎服。③**肩周炎**：山茱萸35克，水煎分2次服，每日1剂。病情好转后，剂量减为10～15克，煎汤或代茶泡服。④**遗尿**：山茱萸、茯苓、覆盆子各10克，附子3克，熟地黄12克，水煎服。⑤**阳痿**：山茱萸、巴戟天各15克，菟丝子、熟地黄各30克，水煎取药汁。每日1剂，分次服用。⑥**阳痿、早泄**：山茱萸、覆盆子各12克，枸杞子、芡实、莲子、山药各30克，五味子10克，水煎取药汁。口服，每日1剂。

覆盆子 Fu Pen Zi

三、固精缩尿止带药

别名 乌蔗子、小托盘、山泡、笋蔗子。

来源 本品为蔷薇科植物华东覆盆子 *Rubus chingii* Hu 的未成熟果实。

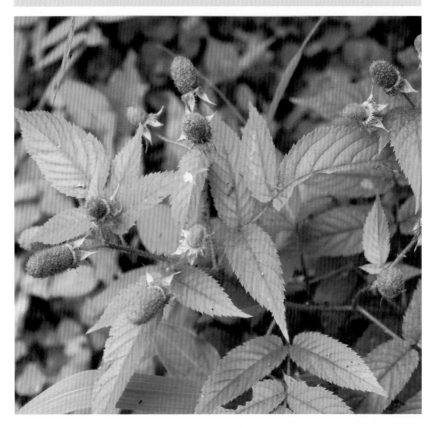

形态特征 落叶灌木，高2~3米，幼枝有少数倒刺。单叶互生，掌状5裂，中裂片菱状卵形，边缘有重锯齿，两面脉上被白色短柔毛，叶柄细长，散生细刺。花单生于叶腋，白色或黄白色，具长梗；花萼卵状长圆形，内外均被毛；花瓣近圆形；雌、雄蕊多数，生于凸起的花托上。聚合果球形，红色。花期5~6月，果期8~9月。

生境分布 分布于浙江、湖北、四川、安徽等地。

采收加工 6~8月果实由绿变绿黄时采收，除去梗叶，置沸水中略烫或略蒸，取出，干燥，生用。

饮片特征

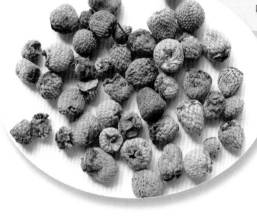

聚合果呈圆锥形或类球形，直径6～12毫米。顶端钝圆，基部凹陷，表面灰绿色或浅棕色，宿萼棕褐色，被有灰白色毛茸。小果易于脱落，每个小果半月形，两侧有明显网纹，腹面有突起的棱线。气微，味微酸涩。

性味归经	甘、酸，微温。归肝、肾经。
功效主治	益肾，涩精，缩尿。本品性质温和，味甘、酸，入肝、肾经，故可补益肝肾，涩精缩尿。
药理作用	有雌激素样作用，能抑制霍乱弧菌生长。
用量用法	5～10克，水煎服。
使用注意	肾虚有火、小便短涩者不宜服用。

精选验方

①**阳痿**：覆盆子适量，酒浸，焙研为末，每日早晨用酒送服15克。②**遗精**：覆盆子15克，绿茶适量，泡茶饮用。③**肺虚寒**：覆盆子适量，取汁作煎为果，加少量蜜，或熬为稀膏，温服。④**遗尿**：覆盆子适量，酒拌，蒸熟为末，鸡蛋1个，开口一二处，装入药末6～9克，搅匀，用面封口，入灰火内煨熟，为末，7岁以下每次服6克，7岁以上每次服9克，每日1次，睡前温开水送服。

桑螵蛸 Sang Piao Xiao

三、固精缩尿止带药

别名 螵蛸、致神、桑蛸、冒焦、螳螂子、赖尿郎。
来源 本品为螳螂科昆虫大刀螂 *Tenodera sinensis* Saussure 的干燥卵鞘。

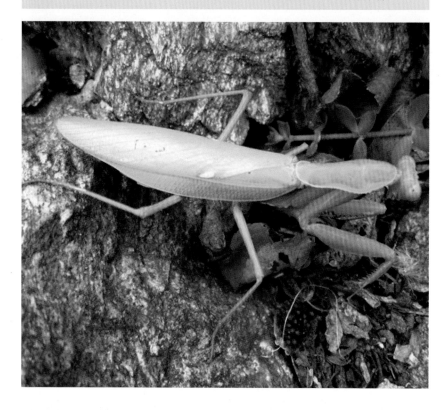

形态特征 大刀螂螳螂科，体形较大，呈黄褐色或绿色，长约7厘米。头部三角形。前胸背板、肩部较发达。后部至前肢基部稍宽。前胸细长，侧缘有细齿排列。中纵沟两旁有细小的疣状突起，其后方有细齿，但不甚清晰。前翅革质，前缘带绿色，末端有较明显的褐色翅脉；后翅比前翅稍长，向后略微伸出，有深浅不等的黑褐色斑点散布其间。雌性腹部特别膨大。

生境分布 大刀螂喜欢栖息在杂草或灌木上，生活在低、中海拔山区。也有栖息在树上的，全国大部分地区均产。

采收加工 自深秋至翌年春季均可采收。采得后，除去树枝和泥土，蒸1小时，晒干。

饮片特征

本品呈圆柱形或长条形，淡棕黄色，稍有弹性。卵袋由很多膜片组成，似海绵，切面疏松，中间有卵室，棕黄色，有光泽。质轻而韧，气腥、味咸。

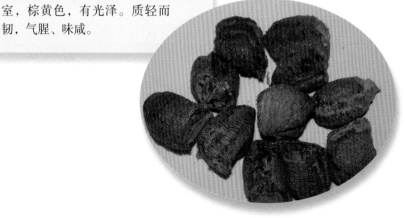

性味归经	甘、咸，平。归肝、肾经。
功效主治	补肾助阳，固精缩尿。本品味甘能补，咸入肾，其性涩，故有补肾助阳、固精缩尿之功。
药理作用	螵蛸具有增加小鼠胸腺、睾丸指数及抗利尿作用；长螵蛸可延长小鼠常压缺氧及游泳时间，增加小鼠胸腺、脾脏指数和阳虚小鼠的体温，具有抗利尿和降低高脂大鼠肝中LPO的作用；黑螵蛸可增加小鼠胸腺、睾丸指数和阳虚小鼠的体温，可降低高脂大鼠肝中LPO。
用量用法	3~10克，煎服。
使用注意	本品助阳固涩，故阴虚火旺、膀胱有热而小便短赤者忌用。

精选验方

①**小儿遗尿**：桑螵蛸、益智仁各45克（5~12岁儿童用30克），水煎服，每日1剂。②**带状疱疹**：桑螵蛸用小火焙焦，研为细末，加香油适量调匀，用羽毛涂于患处，每日3~4次。③**冻疮**：鲜桑螵蛸切成两段，用钳子夹紧，挤出黄色液体，涂于冻疮红肿灼热处，溃破者也可用，连用3~5次。④**遗尿**：桑螵蛸、金樱子、芡实、益智仁、乌药、石菖蒲各12克，山药30克。水煎取药汁。每日1剂，连服7~14日。

海螵蛸 Hai Piao Xiao

别名 乌贼骨。

来源 本品为乌贼科动物无针乌贼*Sepiella maindroni* de Rochebrune 或金乌贼 *Sepia esculenta* Hoyle 的干燥内壳。

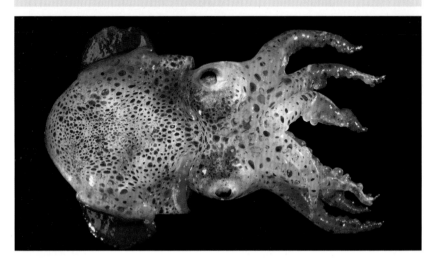

形态特征 无针乌贼：头部短，长约29毫米，两侧各有1发达的眼；眼后有椭圆形的嗅觉陷窝。前部中央有口，前方有腕4对和触腕1对，腕呈放射状排列于口的周围，长度相近，内方有吸盘4行，其角质环外缘具尖锥形小齿；雄性左侧第4腕茎化为生殖腕。触腕长度一般超过胴长；触腕穗狭小，长约40毫米，其上有吸盘约20行。头部的腹面有1漏斗器。胸部卵圆形，长达157毫米（背面），宽约65毫米；两侧有肉鳍；胴后腹面有1腺孔。生活时胴背有明显的白花斑。外套腔背面中央有1石灰质的长椭圆形内壳，后端无骨针。肛门附近有墨囊。栖于海底。遇敌时由墨囊放出墨液，以掩护自己。肉食性。

金乌贼：头部长约30毫米。腕的长短相近，各腕吸盘大小相近，其角质环外缘具不规则钝形小齿；雄性左侧第4腕茎化为生殖腕。触腕稍超过胴长，触腕穗呈半月形，上有吸盘约10行。胴部呈卵圆形，长可达20厘米，约为宽度的1.5倍。生活时体黄褐色，胴背有紫棕色细斑和白斑相间，雄性胴背有波状条纹。内壳后端具粗壮骨针。近漏斗管附近有贮黑水的墨囊。

生境分布 分布辽宁、江苏、浙江等省沿海地区。

采收加工 4～8月捞捕，取其内壳洗净，日晒夜露至无腥味，生用。

饮片特征

本品为不规则形或类方形小块。表面类白色或微黄色。体轻，质松，易折断，断面粉质，显疏松层纹，具吸水性。气微腥，味淡。

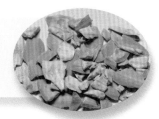

性味归经	咸、涩，温。归肝、肾经。
功效主治	收敛止血，固精止带，制酸止痛，收湿敛疮。本品咸能入血分，温而涩，故能收敛止血，固精止带，又可收湿敛疮。
药理作用	乌贼骨中所含的碳酸钙，可作制酸剂。新鲜乌贼中所含5－羟色胺及另一种物质，可能是一种多肽类（脑、腮、心含量较多）。具有促进骨缺损修复及抗辐射、抗肿瘤、抗溃疡的作用。
用量用法	6～12克，如研末吞服，每次1.5～3克，口服1～2次。外用：适量，研末撒敷或调敷。
使用注意	本品性温，能伤阴助热，故阴虚多热者不宜用。

精选验方

①**胃出血**：海螵蛸、白及各60克，共研为末，饭前冲服3～5克。②**胃、十二指肠溃疡**：海螵蛸（乌贼骨）为主，配合其他药物（贝母、大黄、白及等）内服。③**上消化道出血**：海螵蛸、生大黄各研成细粉，过筛等量拌匀，装入胶囊备用，每次4～6粒，每粒含生药0.5克，每4～6小时1次，凉开水送下，待血止后再服1～2日。④**疟疾**：乌贼骨粉3克，加白酒或黄酒10毫升，混合后1次服完，一般只需1次，至多3次。⑤**各类骨质疏松症**：海螵蛸300克，胎盘（紫河车）1个，鳖鱼肝200克。将海螵蛸从乌贼鱼中取出，洗净晾晒，除去腥味，然后研成细粉。将胎盘去除羊膜及脐带，用清水漂洗几次，然后入沸水锅中略煮，捞出烘干，研成细末。鳖鱼肝洗净，切片，晒干（或烘干），研成细粉。三种粉末充分混合，瓶装，密封，放入冰箱冷藏保存。每日2次，每次10克，温开水送服。⑥**慢性化脓性中耳炎**：海螵蛸、五倍子、枯矾、龙骨、黄连各6克，冰片0.6克。先将五倍子研碎，海螵蛸去皮，与枯矾、黄连、龙骨、冰片共研成极细末，备用。先用双氧水将耳道内外的脓液清洁干净，再以消毒棉花卷条蘸药塞入耳中，每日3～5次。⑦**脾胃虚弱导致的胃溃疡**：海螵蛸20克，黄芪30克，白芍15克，白及、甘松、鹿角胶（冲）、元胡各12克，甘草6克。水煎取药汁。每日1剂，分2次服用。

金樱子 Jin Ying Zi

三、固精缩尿止带药

别名 刺梨子、山石榴、糖刺果、刺橄榄。

来源 本品为蔷薇科攀缘灌木植物金樱子*Rosa laevigata* Michx. 的干燥成熟果实。

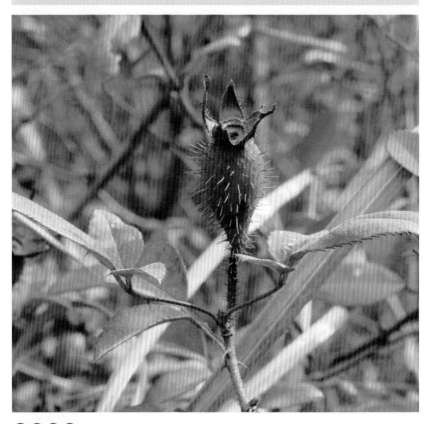

形态特征 常绿攀援状灌木。茎红褐色，有钩状皮刺。三出复叶互生，小叶椭圆状卵形至卵状披针形，先端尖，边缘有细锐锯齿，下面沿中脉有刺，托叶线状披针形。花单生于侧枝顶端；萼片卵状披针形，被腺毛，花瓣白色，倒广卵形。蔷薇果熟时红色，梨形，外有刚毛，内有多数瘦果。花期4～6月，果期7～11月。

生境分布 生长于向阳多石山坡灌木丛中。分布于广东、四川、云南、湖北、贵州等地。

采收加工 9～10月果实成熟时采收，擦去刺，剥去核，洗净晒干，生用。

饮片特征

本品呈长卵形，长2～3.5厘米，直径1～2厘米。外表面红棕色或红黄色，有突起的刺毛残基，一端有圆盘状花萼残基，另端尖，中央有黄色柱基。剖面可见淡黄色绒毛及多数小瘦果，花托壁厚1～2毫米。质硬。气微，味甜、微涩。

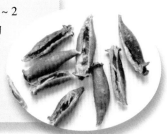

性味归经	酸、涩、平。归肾、膀胱、大肠经。
功效主治	固精缩尿，涩肠止泻。本品酸涩收敛，功专固涩，入肾与膀胱、大肠，有固精、缩尿、止泻之效。
药理作用	本品口服既能促进胃液分泌，帮助消化，又能使肠黏膜收缩、分泌减少，能止泻。动物实验初步发现本品有降低血清胆固醇的作用。据抗菌实验表明，本品对葡萄球菌、大肠杆菌、绿脓杆菌、痢疾杆菌等有抑制作用，其中尤以对葡萄球菌抑菌最强。另外对钩端螺旋体、流感病毒也有抑制作用。
用量用法	6～18克，煎汤、熬膏或为丸服。
使用注意	实邪者不宜用。

精选验方

①**刀伤出血**：金樱叶、兰麻叶等量，晒干研细末，用瓶密贮，外敷止血。②**慢性痢疾、肠结核**：金樱子、金樱花、罂粟壳各3克，醋炒，共研细末，蜜丸如梧桐子大，每次3克，每日3次。③**盗汗**：金樱子根干品30克，猪瘦肉100克，放入砂锅内小火炖30分钟，待肉烂饮汤吃肉。每晚睡前1小时服1次，连服3～4日。④**早泄腰痛**：小公鸡1只，开膛去杂，纳入金樱子、锁阳、党参、山药各20克，五味子15克，共炖4小时，食肉喝汤。⑤**子宫脱垂**：金樱子根60克，水煎服，每日2次。⑥**细菌性阴道炎**：金樱子、海螵蛸、沙苑子、鹿角霜各15克，桑螵蛸8克，白术10克。水煎取药汁。代茶饮，每日1剂。⑦**肾虚失摄型老年性阴道炎**：金樱子30克，或冰糖适量。把金樱子洗净后加水煎汁，加入冰糖稍煮。代茶饮。⑧**小儿肾虚遗尿及成人遗精、老年小便失禁等症**：金樱子20克，芡实仁50克。将金樱子煮100克汁，加入芡实仁和适量水，用大火烧沸后转用小火熬煮。每日1剂，分2次服用，温热食用。

莲 子 Lian Zi

别名 莲子肉。

来源 本品为睡莲科多年生水生草本植物莲 *Nelumbo nucifera* Gaertn. 的干燥成熟种子，中心部包裹着绿色胚芽，俗称莲子心。

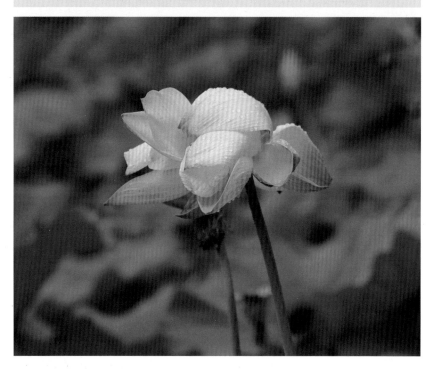

形态特征 多年生长在水中，草本植物，根茎最初细小如手指，具横走根状茎。叶圆形，高出水面，有长叶柄，具刺，呈盾状生长。花单生在花梗顶端，直径10~20厘米，花瓣多数为红色、粉红色或白色，多数为雄蕊，心皮多，离生，嵌生在海绵质的花托穴内。坚果椭圆形或卵形，俗称莲子，长1.5~2.5厘米。花期6~8月，果期8~10月。

生境分布 生长于池塘、湿润的田野中。分布于湖南（湘莲）、福建（建莲）、江苏（湖莲）、浙江等地。

采收加工 8~9月莲实成熟时采收，除去果皮，晒干。也有临时用，取种子，去心，打碎用。或收集莲实放入水中，取沉于淤泥内的果实洗净、晒干，或除去果壳后晒干。

饮片特征

本品为半球形或不规则小块，长1.2～1.8厘米，直径0.8～1.4厘米。外表面棕红色，有3条纵向深色纹，一端有乳头状突起。种皮薄，不易剥离。子叶2，黄白色，肥厚，中有空隙。内面黄白色或白色，莲子心已除去。质坚。气微，味甘、微涩。

性味归经	甘、涩，平。归脾、肾、心经。
功效主治	补脾止泻，养心安神，益肾固精。本品甘能补益，涩可收敛，性平力缓，为能补能涩之品，有补脾止泻、养心安神、益肾固精之功，用之可奏标本兼顾之效。
药理作用	莲子的生物碱有抗自由基作用，莲子能使果蝇平均寿命延长，而有抗衰老作用。具收敛、镇静作用，其所含氧化黄心树宁碱有抑制鼻咽癌的作用。
用量用法	6～15克，煎服。
使用注意	中满痞胀及大便燥结者忌服。

精选验方

①**反胃**：莲子适量，为末，入少许豆蔻末，用米汤趁热调服。②**产后胃寒咳逆、呕吐不食**：莲子、白茯苓各50克，丁香25克，研为末，每次10克，不拘时，用姜汤或米饮调下，每日3次。③**小便白浊、遗泄精**：莲子、龙骨（五色者）、益智仁各等份，研为细末，每次10克，空心用清米饮调下。④**病后胃弱、消化不良**：莲子、粳米各炒200克，茯苓100克，共为末，砂糖调和，每次50克，白汤送下。⑤**久痢不止**：老莲子（去心）100克，研末，每次3克，陈米汤调下。⑥**阳痿、早泄**：莲子、枸杞子、芡实、山药各30克，山茱萸、覆盆子各12克，五味子10克。水煎取药汁。口服，每日1剂。⑦**低血压症**：莲子、人参各10克，冰糖30克。将人参、莲子分别洗净，放入锅中加水、冰糖煎煮，至莲肉烂熟即成。每日1剂，连服3日。⑧**心虚所致的心悸**：莲子肉、五味子各9克，百合12克，龙眼肉15克。煎取药汁。口服，每日1剂。

芡 实 Qian Shi

三、固精缩尿止带药

别名 芡实米、鸡头实、苏芡实。
来源 本品为睡莲科一年生水生草本植物芡 *Euryale ferox* Salisb. 的干燥成熟种仁。

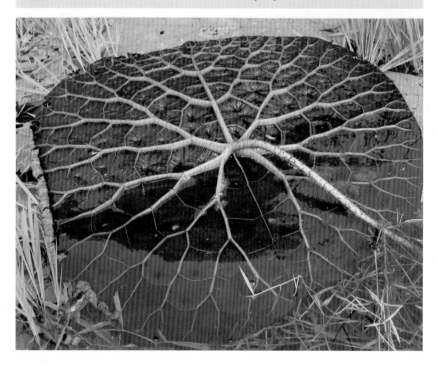

形态特征 一年生水生草本，具白色须根及不明显的茎。初生叶沉水，箭形；后生叶浮于水面，叶柄长，圆柱形中空，表面生多数刺，叶片椭圆状肾形或圆状盾形，直径65~130厘米，表面深绿色，有蜡被，具多数隆起，叶脉分支点有尖刺，背面深紫色，叶脉凸起，有绒毛。花单生；花梗粗长，多刺，伸出水面；萼片4，直立，披针形，肉质，外面绿色，有刺，内面带紫色；花瓣多数，分3轮排列，带紫色；雄蕊多数；子房半下位，8室，无花柱，柱头红色。浆果球形，海绵质，污紫红色，外被皮刺，上有宿存萼片。种子球形，黑色，坚硬，具假种皮。花期6~9月，果期7~10月。

生境分布 生长于池沼湖泊中。分布于湖南、江苏、安徽、山东等地。

采收加工 秋末冬初采收成熟果实，除去果皮，取出种子，洗净，再除去硬壳（外种皮），晒干。

饮片特征

本品呈类球形。表面有棕红色内种皮，一端黄白色，有凹点状种脐痕，除去内种皮显白色。质较硬，破面白色，粉性。无臭，味淡。

性味归经	甘、涩，平。归脾、肾经。
功效主治	固肾涩精，补脾止泻，祛湿止带。本品味甘涩，入脾、肾二经，既能补益脾肾，又可涩精止泻，然其以收敛之功为长。
药理作用	本品具有收敛蛋白质、脂肪、碳水化合物、钙、磷、铁、硫胺素等的作用。
用量用法	10～15克，煎服。
使用注意	芡实为滋补敛涩之品，故大小便不利者不宜用。

精选验方

①**白浊**：芡实、茯苓各适量，为蜜丸服。②**尿频**：芡实、桑螵蛸、益智仁各适量，水煎服。③**梦遗、早泄**：生芡实、生牡蛎、生龙骨、生莲子各30克，知母、麦冬各20克，五味子15克；夫妻分居或未婚者，加滑石30克，竹叶10克，以引火从小便出；肝肾不足者，加炒黄柏10克，生杭芍20克；精关不固较重者，加生山药45克，菟丝子20克，水煎2次，每次约50分钟，两次煎液混合，每日分3次温服，每日1剂。④**白带症**：芡实、桑螵蛸各30克，白芷20克，共为细末，以醋调敷脐部，每日1换，连用1周。⑤**肾炎**：芡实、生龙骨、生牡蛎各50克，水煎服，可消除肾炎蛋白尿。⑥**慢性肠炎对于脾虚不运、久泻不止者**：芡实、党参、白术、茯苓各适量，水煎服。

刺猬皮 Ci Wei Pi

三、固精缩尿止带药

别名 猬皮、刺鼠皮、猬鼠皮、刺球子皮、仙人衣、毛刺。

来源 本品为刺猬科动物刺猬或短刺猬 *Hemichianus douricns* Sundevall Erinaceidae 的干燥外皮。

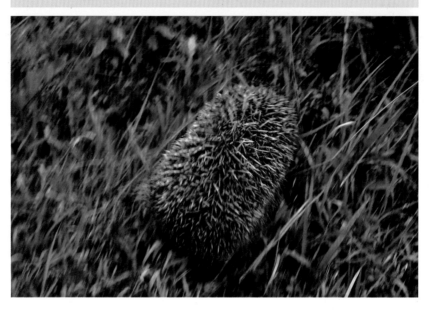

形态特征 体形较大，体长约22厘米，尾长约2厘米。头宽，吻尖。耳短，不超过其周围之棘长。足及爪较长。身体背面被粗而硬的棘刺，头顶部之棘略向两侧分列。棘之颜色可分两类，一类纯白色，或尖端略染棕色；另一类棘之基部白色或土黄色，其上为棕色，再上段复为白色，尖梢呈棕色。整个体背呈土棕色。脸部、体侧和腹面以及四肢的毛为灰白或浅灰黄色。四足浅棕色。头骨之颌关节窝后突甚小，显然低于颞乳突之高。昼伏夜出，冬眠期长达半年。遇敌则蜷缩成一刺球。食物以昆虫及其幼虫为主，也食幼鸟、鸟卵、蛙、蜥蜴，以及瓜果、蔬菜等。

生境分布 刺猬栖息于平原、丘陵或山地的灌木丛中，也见于市郊、村落附近。分布于河北、江苏、山东、河南、陕西、甘肃、内蒙古、浙江、安徽、吉林、湖北、湖南等地。

采收加工 四季均可捕捉，捕得后用刀纵剖腹部、剥皮，将其翻开，撒上一层石灰，于通风处阴干。

饮片特征

本品为密生硬刺的不规则小块。外表面灰白色、黄色或灰褐色，皮内面灰白色，边缘有毛，质坚韧。有特殊腥臭气。

性味归经	苦，平。归胃、肾、大肠经。
功效主治	固精缩尿，收敛止血。本品味苦性平，入肾和大肠经，故可固精缩尿，收敛止血。
药理作用	具有收敛、止血作用。
用量用法	3～10克，煎服。研末服，1.5～3克。
使用注意	孕妇忌服。

精选验方

①**反胃吐食**：刺猬皮烧灰，酒服或煮汁，或五味淹炙食。②**疥疮**：刺猬皮1具，苦参100克，露蜂房15克，黍米1000克，酒曲150克。先将苦参、刺猬皮、露蜂房捣成粗末，放锅中，加水750毫升，煎取汁500毫升备用。再将黍米蒸成饭，与药汁、酒曲相拌，放容器中，密封瓶口，酿造7～10日，滤取汁，装瓶备用。每日3次，饭前温服10～15毫升，10日为1个疗程。③**肠痔下部如虫啮**：刺猬皮烧末，生油和敷之。④**鼻中息肉**：刺猬皮炙末，绵裹塞之3日。⑤**五色痢疾**：刺猬皮烧灰，酒服10克。⑥**遗精**：炒刺猬皮研末。每次10克，每日2次。⑦**前列腺炎、肾结石**：刺猬皮2个，焙干研末。分40包，早晚用米汤各送服1包。服药过程中可有尿道灼痛感，勿顾虑。⑧**鼻衄**：刺猬皮1枚，烧为灰，细研，每用2.5克，绵裹纳鼻中。

碧桃干 Bi Tao Gan

二、固精缩尿止带药

别名 桃奴。

来源 本品为蔷薇科植物桃*Prunus persica* (L.) Batsch. 或山桃*Prunus davidiana* (Carr.) Franch. 的未成熟果实。

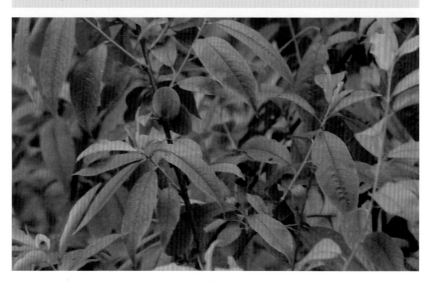

形态特征 桃为落叶小乔木，高达3～8米。小枝绿色或半边红褐色，无毛。叶互生，在短枝上呈簇生状；叶柄长1～2厘米，通常有1至数枚腺体；叶片椭圆状披针形至倒卵状披针形，边缘具细锯齿，两面无毛。花通常单生，先于叶开放，直径2.5～3.5厘米，具短梗；萼片5，基部合生成短萼筒，无毛。叶柄长7～12毫米，具腺点。花柱细长，柱头小，圆头状。核果近球形，直径5～7厘米，表面有短绒毛；果肉白色或黄色；离核或黏核。种子1枚，扁卵状心形。花期3～4月，果期6～7月。山桃为落叶小乔木，高5～9米，互生；托叶早落；叶柄长1.5～3厘米；叶片卵状披针形，长4～8厘米，宽2～3.5厘米，花单生，萼片5，花瓣5，阔倒卵形，粉红色至白色。核果近圆形，黄绿色，表面被黄褐色柔毛。果肉离核；核小，坚硬。种子1颗，棕红色。花期3～4月，果期6～7月。

生境分布 生长于海拔800～1200米的山坡、山谷沟底或荒野疏林及灌木丛内。分布于江苏、浙江、安徽等地。

采收加工 4～6月采收。摘收未成熟的果实，晒干。

饮片特征

瘪桃干矩圆形或卵圆形，长1.8～3厘米，直径1.5～2厘米，厚0.9～1.5厘米，先端渐尖，乌喙状，基部不对称，有的留存少数棕红色的果柄。表面黄绿色，具网状皱缩的纹理，密被短柔毛；内果皮腹缝线凸出，背缝线不明显。质坚实，不易折断。气微弱，味微酸涩。以干燥、实大、坚硬、色黄绿者为佳。

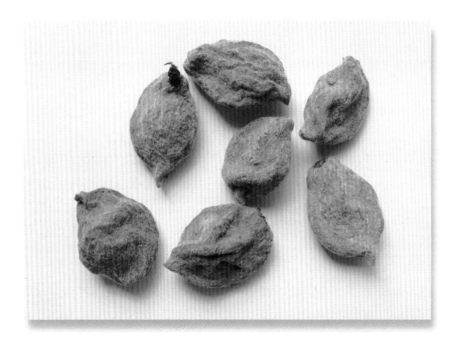

性味归经	苦，微温；有小毒。归肝经。
功效主治	生津，止汗。
用量用法	4.5～9克，内服：煎汤，或入丸、散。外用：研末调敷或烟熏。

精选验方

小儿头疮：树上干桃烧研，入腻粉、麻油调搽。

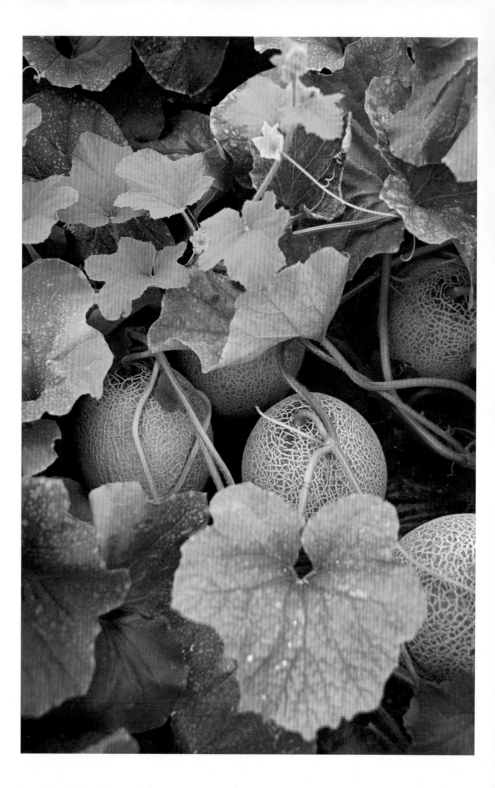

第十九章 涌吐药

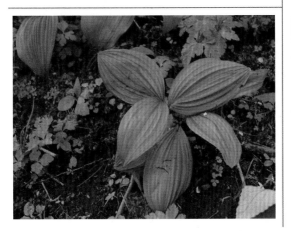

常 山 Chang Shan

别名 黄常山、酒常山、醋常山、炒常山、鸡骨常山。

来源 本品为虎耳草科植物常山 *Dichroa febrifuga* Lour. 的干燥根。

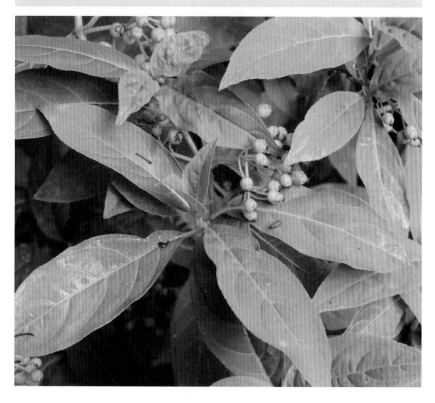

形态特征 落叶灌木，高可达2米。茎枝圆形，有节，幼时被棕黄色短毛。叶对生，椭圆形，广披针形或长方状倒卵形，先端渐尖，基部楔形，边缘有锯齿，幼时两面均疏被棕黄色短毛。伞房花序，着生于枝顶或上部的叶腋。花浅蓝色。苞片线状披针形，早落。花萼管状，淡蓝色。花瓣蓝色，长圆状披针形或卵形。浆果圆形，蓝色，有宿存萼和花柱。花期2~4月，果期5~8月。

生境分布 生长于林荫湿润山地，或栽培于林下。四川、贵州、湖南、江西、湖北、云南、广东、广西等地均产。

采收加工 秋季采挖，除去茎苗及须根，洗净，晒干即可。

饮片特征

不规则薄片，直径0.5~2厘米，表面棕黄色，具细纵纹，外皮易剥落，露出淡黄色木部，切面黄白色，放射状射线类白色，质坚硬，不易折断，折断时有粉尘飞扬。味苦。

性味归经	辛、苦，寒；有毒。归肺、心、肝经。
功效主治	涌吐痰涎，截疟。本品辛开苦泄，宣可去壅，善开痰结，能涌吐胸中、胁下痰水，又能杀虫截疟。故为劫痰截疟之要药。
药理作用	有抗疟、抗阿米巴原虫、抗钩端螺旋体、抗病毒、抗肿瘤、解热、催吐作用。
用量用法	5~10克，煎服；入丸、散酌减。涌吐者生用，截疟宜酒炒用。治疗疟疾宜在寒热发作前半天或2小时服用。
使用注意	因能催吐，用量不宜过大，体虚及孕妇不宜用。故治疟时，均应酒制，用量不宜大。

精选验方

①疟疾寒热往来：常山（锉）、厚朴（去粗皮，生姜汁炙熟）各50克，草豆蔻（去皮）、肉豆蔻（去壳）各2枚，乌梅（去核）7枚，槟榔（锉）、甘草（炙）各25克，上七味，粗捣筛，每次6克，水煎，去滓，候冷，未发前服。②蓝氏贾第鞭毛虫病：常山10克，煎服，每日1次，连服7日。③疟疾：常山、槟榔、知母各9克，草果、贝母各6克，乌梅、红枣各3个，生姜3片，水煎，于发作前4小时服用。

瓜 蒂 Gua Di

别名　瓜丁、甜瓜蒂、苦丁香。

来源　本品为葫芦科一年生草质藤本植物甜瓜 *Cucumis melo* L. 的果梗。

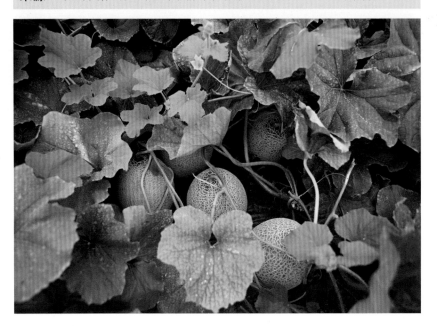

形态特征　一年生攀援或匍匐草本。茎上具深槽，生多数刺毛；卷须先端卷曲或攀援他物，具刺毛。叶互生，具长柄，柄长约10厘米；叶片圆形或近肾形，长4~12厘米，宽长几相等，掌状3或5浅裂，边缘具不整齐锯齿，叶面具多数刺毛；叶脉掌状，主脉5条。花单性同株，单生于叶腋；花萼管状，5裂，裂片先端尖，密被白柔毛；花冠黄色，直径约2厘米，5裂，裂片先端锐尖，有小尖头；雄花具长梗，雄蕊5，联生成3枚，其中2枚较宽，花丝极短，紧贴于花冠筒内；雌花梗较雄花梗短，子房下位。瓠果肉质，一般为椭圆形，果皮通常黄白色或绿色，有时具花纹，果肉一般黄绿色，芳香；果梗圆柱形，具纵槽。种子多数，黄色或灰白色，扁长卵形。花期6~7月，果期7~8月。

生境分布　全国各地多有栽培。

采收加工　夏季甜瓜盛产时，将尚未老熟的果实摘下，切取果蒂，阴干，生用。

饮片特征

本品呈圆柱形多扭曲。表面黄褐色或黄绿色，具纵棱，微皱缩，一端渐膨大。边缘反卷。质硬而韧，不易折断，断面纤维性。无臭，味苦。

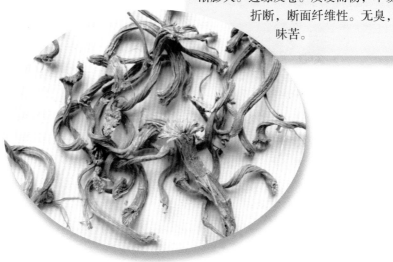

性味归经	苦，寒；有毒。归胃经。
功效主治	涌吐痰食，祛湿退黄。本品苦寒有毒，功专涌泄。可用于痰热郁积胸中、癫痫惊狂，或宿食、毒物停聚于胃脘而致胸脘痞硬等证。若研末吹鼻，可祛湿退黄。
药理作用	甜瓜素和甜瓜蒂有强烈的催吐作用，葫芦苦素B、E均有保肝、降酶作用，能提高机体的细胞免疫功能，瓜蒂及葫芦苦素均有相当的毒性。
用量用法	2.5～5克，煎服。入丸、散剂0.3～1克。外用：小量，研末吹鼻，待鼻中流出黄水即停药。
使用注意	体虚、失血及上焦无实邪者忌服。服药后含砂糖一块，下咽，能增强药力。

精选验方

肝炎腹胀：甜瓜蒂7.5克，罗布麻、延胡索各10克，公丁香5克，木香15克，共研末，每次2.5克，每日2次，开水送服。

胆 矾 Dan Fan

别名 石胆、蓝矾、鸭嘴绿胆矾。

来源 本品为硫酸盐类矿物胆矾 *Chalcanthitum* 的晶体，或为人工制成的含水硫酸铜。

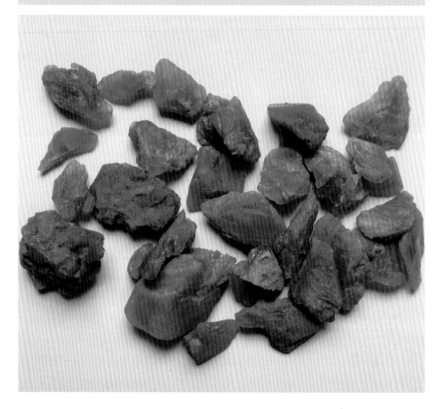

形态特征 本品呈不规则粒块状结晶集合体，单体可呈板状或短柱状，大小不一。深蓝色或淡蓝色，或微带绿色。在空气中失水后可呈白色粉末状，附于表面。晶体具玻璃样光泽，透明至半透明。质脆、易碎，硬度2.5，比重2.1～2.3，条痕无色或带浅蓝，断口贝壳状，碎块呈棱柱状。用舌舔之，先涩而后甜。

生境分布 分布云南、山西，江西、广东、陕西、甘肃等地也产。

采收加工 可于铜矿中挖得，选择蓝色透明的结晶，即得。人工制造者，可用硫酸作用于铜片或氧化铜而制得。

饮片特征

本品为不规则的结晶块状，大小不一。表面蓝色或淡蓝色，常附有白色粉霜，半透明，质脆，易碎，断面蓝色，具较强光泽。气无，味涩。

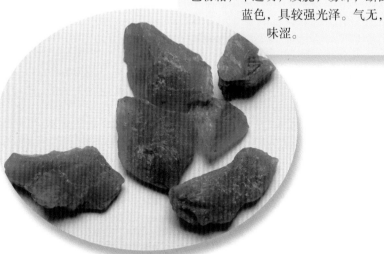

性味归经	辛、酸，寒；有毒。归肝、胆经。
功效主治	涌吐痰涎，解毒收湿，祛腐蚀疮。本品辛散、酸涩，寒以清热、涌吐之功甚捷，内服涌吐风痰，外用燥湿解毒。
药理作用	胆矾能刺激胃黏膜，引起呕吐中枢兴奋而催吐。
用量用法	0.1～0.3克，温汤化服。外用：适量，研细末撒布或调敷，或水溶外洗。
使用注意	体虚者忌服。

精选验方

①**风痰癫痫**：胆矾研末，温醋调下，服后吐出痰涎即可。②**误食毒物**：用胆矾取吐，以排出胃中毒物。③**鹅掌风**：胆矾、大黄、青盐、轻粉、儿茶、铜绿、雄黄、枯矾、皂矾各1.2克，杏仁3个，麝香0.3克，冰片0.15克。共研为细末，然后以苏合油调匀，即成。以药油搽患处，然后用火烘之，以助药性渗透皮肤。④**小儿支气管炎**：生胆矾30克，米醋适量。生胆矾研末，用米醋调成糊状，备用，贴于足心。

藜芦 Li Lu

别名 山葱、鹿葱、黑藜芦。

来源 本品为百合科多年生草本植物藜芦 *Veratrum nigrum* L. 的根及根茎。

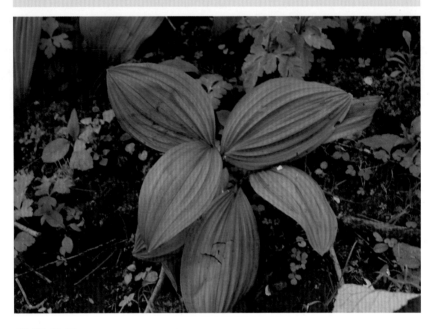

形态特征 多年生草本，高60～100厘米。植株粗壮，基部的鞘枯死后残留为有网眼的黑色纤维网。叶互生；无叶柄或茎上部叶具短柄；叶片薄革质，椭圆形、宽卵状椭圆形或卵状披针形，长22～25厘米，宽约10厘米，先端锐尖或渐尖，两面短毛。圆锥花序30～25厘米，宽约10厘米，先端锐尖或渐尖，两面短毛。侧生总状花序常具雄花，顶生总状花序常较偶生花序长2倍以上，几乎全部为两性花，总轴和枝轴密被白色绵状毛；花被片6，开展或略反折，长圆形，长5～8毫米，宽约3毫米，全缘，黑紫色；雄蕊6，花药肾形，背着，汇合为1室；子房卵形，3室，无毛，花柱3。蒴果卵圆形，具三钝棱，长1.5～2厘米，宽1～1.3厘米。种子扁平，具膜质翅。花、果期7～9月。

生境分布 分布于山西、河南、河北、山东、辽宁等地，均为野生。

采收加工 5～6月未抽花茎时采挖，除去苗叶，晒干或用开水浸烫后晒干。

饮片特征

呈圆柱形或不规则中段，直径0.7～1.5厘米，外被残留的棕色叶基维管束，形同蓑衣。下部簇生众多的须根。表面褐色，具有细而密的横皱纹，质脆，易折断，断面类白色，粉性。中心有淡黄色的木质部，易于皮部分离。气微，味辛苦，粉末有强烈的催嚏性。以根粗壮、无杂质者为佳。

性味归经	辛、苦，寒；有毒。归肺、胃、肝经。
功效主治	涌吐风痰，杀虫。本品内服催吐作用较强，善吐风痰，外用有杀虫疗疮之功。
药理作用	有降压作用，降压作用持久而显著，无急速耐受现象，在降压的同时伴有心率减慢、呼吸抑制或暂停。对家蝇有强大的毒杀效力。
用量用法	0.3～0.9克，宜作丸、散。外用：适量，研末，油调涂。
使用注意	本品毒性强烈，内服宜慎。体弱、失血患者及孕妇忌服。反细辛、芍药及五参。

精选验方

①**食物中毒**：用藜芦粉1.5～3克，口服，可催吐，排出胃中毒物，作用较强，不可多服。②**疔疮**：藜芦、大枫子、蛇床子、硫黄各20～30克，川椒8～10克，随症加减。每剂加水约4000毫升，煎2次，至药液3000毫升左右，以桶盛之，先用清水、肥皂洗净，后用药液稍加力擦洗患处，以致将皮损擦破，每次洗20分钟，每日1次，连洗2～4日。③**足癣**：藜芦、蜀椒、蛇床子、白附子、煅明矾、水银各10克。将上药共研细末，过筛，瓶装备用。将瘙疮散撒布于患处（水泡挑破），反复加药用手指揉搓。④**斑秃**：藜芦、蛇床子、黄柏、百部、五倍子各4.5克，斑蝥3克，用95%酒精100毫升浸泡1周后，用棉签蘸药酒涂擦皮损处，每日1～2次。⑤**寻常疣**：藜芦、乌梅、千金子、急性子各30克，加入75%酒精500毫升浸泡1周。同时以药液涂患处，一般3～5日疣体消失。若一次未愈则继续应用。

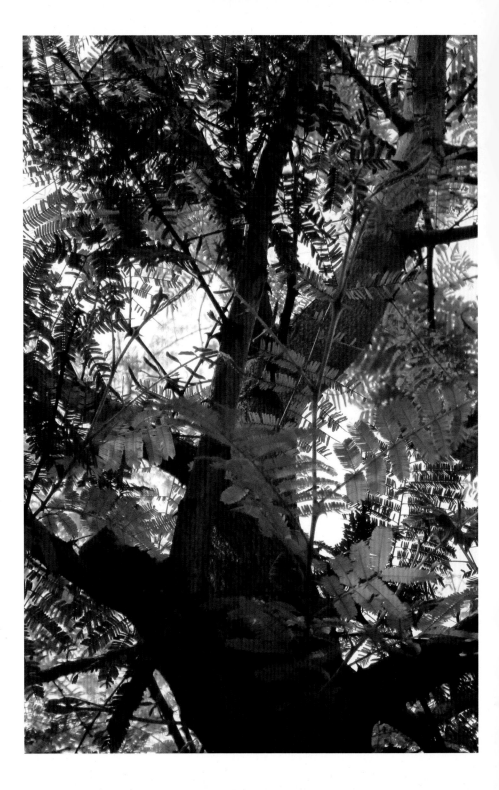

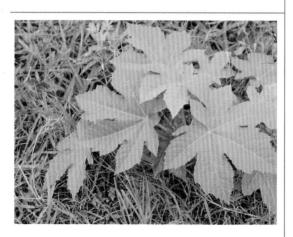

第二十章　解毒杀虫燥湿止痒药

雄 黄 Xiong Huang

别名 雄精、腰黄、明雄黄。
来源 本品为硫化物类矿物雄黄 *Realgar* 的矿石。

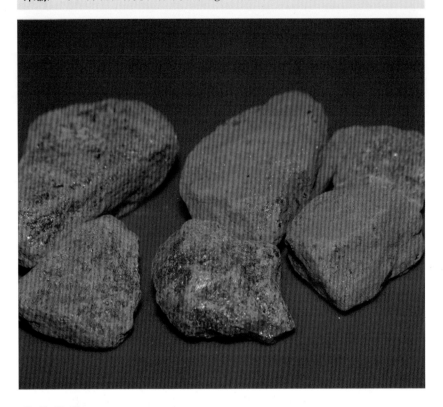

形态特征 单斜晶系雄黄矿石，雄黄为主，与雌黄、方解石、石英、辰砂等共生。本品呈柱状、粒柱状单晶呈放射状粒状集合体，常为不规则块状或粉末，大小不一，橙红色或深红色。块状的表面覆有橙黄色粉末，手摸染指。具金刚光泽，断面呈树脂光泽或脂肪光泽，半透明至微透明。质松脆，易碎，硬度1.5~2.0，比重3.4~3.6，条痕橙黄色。断面色更鲜艳，具细砂孔。其中颜色鲜艳、半透明、有光泽、质松脆的习称"明雄""雄黄精"或"腰黄"。微有特异蒜臭气，味淡。

生境分布 分布于湖南、贵州、云南、四川等地。

采收加工 随时可采，除去杂质，研成细粉或水飞用。切忌火煅。

饮片特征

本品为橙黄色或淡橘红色的极细粉末。触之易染手，气臭特异，微有刺鼻感，味淡。

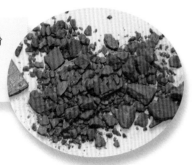

性味归经	辛、苦，温；有毒。归心、肝、肾经。
功效主治	解毒杀虫，燥湿祛痰。本品辛苦温，性燥有毒。外用以毒攻毒而有解毒杀虫之效；内服性燥而有燥湿祛痰之功。
药理作用	本品对多种皮肤真菌有不同程度的抑制作用，对人型、牛型结核杆菌有抑制生长作用，有抗血吸虫及疟原虫作用。
用量用法	0.15～0.30克。内服：入丸、散。外用：适量，研末敷，调搽或烧烟熏。
使用注意	孕妇忌服。切忌火煅，煅烧后即分解氧化为三氧化二砷（As_2O_3），有剧毒。雄黄能从皮肤吸收，故局部外用也不能大面积涂搽及长期持续使用。

精选验方

①**流行性腮腺炎**：雄黄45克，明矾50克，冰片3～5克，共研细末，每次2～3克，75％的酒精调成糊状，搽于局部。②**血吸虫**：雄黄6克，枯矾10克，雷丸11克，阿魏25克，先化阿魏，再将前3味共研细末，放阿魏汁炼为丸，每服4.8克。③**疟疾**：雄黄粉0.3克，六一散2克，二药混匀，分成两包，于疟疾发作前2小时调服1包，4～6小时后再服1包。④**蛲虫病**：雄黄15克，与凡士林油60克调匀，每晚睡前搽肛门内及周围，次日早晨擦去，连用3～7日。⑤**白血病**：雄黄、青黛按1：9的重量比研细混匀，装胶囊或压成片剂，每日10克，分3次口服，配合辨证施治汤药。⑥**癫痫**：雄黄、双钩藤、制乳香各25克，琥珀、天麻、天竺黄、全蝎、胆南星、郁金、黄连、木香各19克，明矾、荆芥穗、甘草各13克，朱砂5克，珍珠、冰片各2克，绿豆200粒。上药除雄黄、朱砂外，余药共研细末，制成水丸如绿豆大，雄黄、朱砂研细末为衣，每日2次，分早晚温开水冲服，成人每次4～6克。1周岁儿童每次1～1.5克。儿童1个月、成人3个月为1个疗程。

硫 黄 Liu Huang

别名	硫黄、石硫黄。
来源	本品为自然元素类矿物硫族自然硫，采挖后，加热熔化，除去杂质；或用含硫矿物经加工制得。

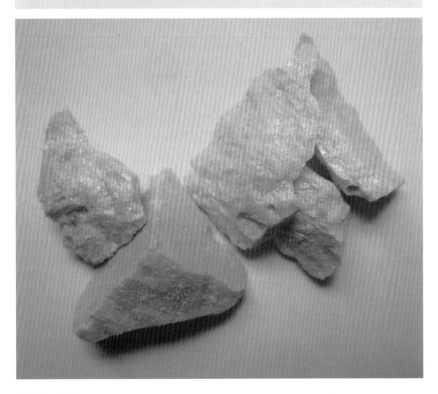

形态特征 斜方晶系。晶体的锥面发达，偶尔呈厚板状。常见者为致密块状、钟乳状、被膜状、土状等。颜色有黄、浅黄、淡绿黄、灰黄、褐色和黑色等。条痕白色至浅黄色。晶面具金刚光泽，断口呈脂肪光泽，半透明，解理不完全，断口呈贝壳状或参差状。硬度1~2，比重2.05~2.08，性脆，易碎。用手握紧置于耳旁，可闻轻微的爆裂声，体轻，有特异的臭气，味淡。

生境分布 常见于温泉、喷泉、火山口区域；沉积岩中也常有之。分布于山西、陕西、河南、山东、湖北、湖南、江苏、四川、广东等地。

采收加工 将泥块状的硫黄及矿石，在坑内用素烧罐加热熔化，取其上层之硫黄溶液，倒入模型内，冷却后，取出。

饮片特征

本品为不规则块状。略呈绿黄色或黄色，外表皮不平坦，呈脂肪光泽，常有多数小孔。体轻，质松易碎，断面常呈针状结晶形。有特异的臭气，味淡。

性味归经	酸，温；有毒。归肾、大肠经。
功效主治	外用杀虫止痒；内服壮阳通便。本品温热有毒，能以毒攻毒。外用解毒杀虫；其质纯阳，内服能益火助阳、疏利大肠。
药理作用	外用与皮肤接触后形成硫化物，有软化表皮和杀霉菌、疥虫的作用；内服在肠内部分可分解为硫化氢及硫化砷，刺激肠壁而促进蠕动，使粪便软化而缓泻。对氯丙嗪及硫喷妥纳的中枢抑制作用有明显的加强作用。
用量用法	1～3克。内服：入丸、散。外用：适量，研末撒，或油调涂，或烧烟熏。
使用注意	阴虚火旺者及孕妇忌服。不宜过量或久服。

精选验方

①**疥**：硫黄，研为末，麻油调涂。②**疮疽**：硫黄与白面、荞麦面为末贴敷患处。③**老年性肥胖**：硫黄、肉桂、艾叶各15克（后入），淫羊藿50克，藿香叶、二丑各30克，麻黄、磁石各10克（后入）。上药除磁石、硫黄外，煎煮后提取、烘干研成粉；将磁石、硫黄研成细末，与前面的药粉拌匀，装入用薄布制成的8×8厘米的药蕊，外用绸缎布制成肚兜。将药肚兜穿在身上，紧贴肚脐处。药蕊每隔15～30日更换1次，更换3个药蕊为1个疗程。

白 矾 Bai Fan

别名 矾石、明矾、枯矾。

来源 本品为硫酸盐类矿物明矾石经加工提炼制成主含含水硫酸铝钾 $[KAl(SO_4)_2 \cdot 12H_2O]$。

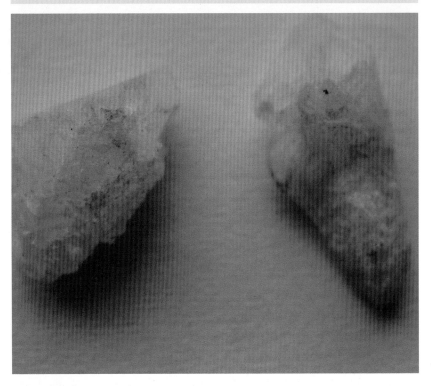

形态特征 晶形呈细小的菱面体或板状，通常为致密块状、细粒状、土状等，颜色为无色、白色，常带淡黄及淡红等色。条痕白色。玻璃状光泽，解理面上有时微带珍珠光，块状者光泽暗淡或微带蜡状光泽，透明至半透明。解理平行不完全。断口晶体者呈贝状，块体者呈多片状、参差状，有时土状。硬度3.5~4，比重2.6~2.8，性脆。

生境分布 常为碱性长石受低温硫酸盐溶液的作用变质而成，多分布于火山岩中。分布于甘肃、安徽、山西、湖北、浙江等地。

采收加工 采得后，打碎，用水溶解，收集溶液，蒸发浓缩，放冷后即析出结晶。

饮片特征

本品为不规则粒状或块状。淡黄白色或无色。表面凹凸不平或略平滑。质硬，脆。气微，味酸。

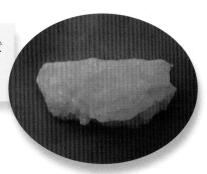

性味归经	酸，寒；有毒。归肺、肝、脾、大肠经。
功效主治	解毒杀虫，燥湿止痒，止血止泻，清热消痰。本品酸寒，有燥湿收敛之功。外用能燥湿杀虫止痒，内服能祛痰，有止泻、止血作用。煅后收敛作用增强。
药理作用	对金黄色葡萄球菌和变形杆菌有抑制作用，有抗阴道滴虫作用；内服有抗癫痫、利胆、降血脂（白金丸）等作用；外用低浓度明矾有消炎、收敛、防腐作用，并能凝固蛋白、硬化皮肤、止血，高浓度会侵蚀肌肉，引起溃烂。
用量用法	1～3克。内服：多入丸、散。外用：适量，研末撒，调敷或化水外洗。
使用注意	体虚胃弱及无湿热痰火者忌服。

精选验方

①**内痔**：以明矾制成15％或18％注射液注入痔核，对各期内痔及混合痔合并黏膜脱垂，均有疗效。②**脓疱疮、湿疹、手足癣、黄水疮**：白矾、松香、铜绿各等份，将药装入葱叶内，水煎待药溶化，取出葱叶晒干，加冰片共研细末。疮未溃者香油调搽；疮已溃流脓水者药粉干撒。每日1次，一般需连用3～7日。③**顽固性口腔溃疡**：白矾6克，白糖4克，放入瓷器皿内，置小火上加热，待其熔化成膏后稍冷即可使用。气候寒冷易凝固，须加温熔化后再用。用棉签蘸矾糖膏搽于溃疡面上，每日1次。搽后溃疡处疼痛增剧，口流涎水，一般3～5分钟即可消失。④**子宫颈炎**：明矾、儿茶、冰片各30克，共研细面，搽上药塞于创面上，每日用药2次。⑤**传染性肝炎**：单用明矾，研成粉末，装入胶囊，空腹吞服，成人每次1克，每日3次，儿童改为5％明矾糖浆口服，剂量按年龄增减。

大枫子 Da Feng Zi

别名 大枫子。

来源 本品为大枫子科常绿乔木大枫子*Hydnocarpus anthelmintica* Pierre ex Laness.、海南大枫子*H. hainanensis* (Merr) Sleum. 的成熟种子。

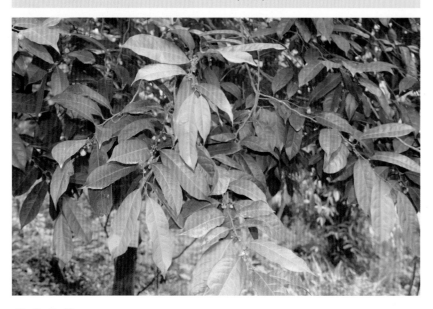

形态特征 大枫子科二种植物的种子。泰国大枫子种子略呈不规则卵圆形，或带3~4面形，稍有钝棱，长1~2.5厘米，直径1~2厘米。表面灰棕色至黑棕色，较小一端有凹纹射出至种子1/3处，全体有细的纵纹。种皮坚硬，厚1.5~2厘米，内表面浅黄色至黄棕色，种仁与皮分离，种仁外被红棕色或黑棕色薄膜，较小，一端略皱缩，胚乳肥大，乳白色至淡黄色，富油性，子叶2枚，浅黄色或黄棕色，心脏形，下接圆柱形胚根。气微，味淡，有油性。海南大枫子种子略呈四面体，一面隆起，三面稍平坦，长1~2厘米，宽0.5~1厘米。表面灰黄白色至灰棕色，有多数隆起的纵脉纹，种脐位于种子的一端。种皮硬而脆，厚0.5毫米，易碎。种仁不规则长卵形，外被暗紫褐色薄膜，具微细皱纹，胚乳黑棕色，子叶心脏形稍尖，色较浅。花期1~3月。

生境分布 大枫子分布于泰国、越南，以及印度尼西亚、印度、柬埔寨等国；我国云南南部及海南省也有少量生产。

采收加工 夏、秋两季采收成熟果实，取出种子，洗净，晒干即可。

饮片特征

种子呈不规则的卵圆形，稍有钝棱，长1.5～2.5厘米，直径1～2厘米。外皮灰棕色或灰褐色，有细纹，较小的一端有明显的沟纹，皮厚1～2毫米。质坚硬，砸破后，种皮内面光滑。浅黄色至黄棕色，种仁与种皮分离，外被一层红棕色或暗紫色薄膜。种仁两瓣，灰白色，陈久变成黄棕色，富油质。气微，味淡。

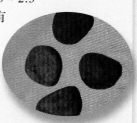

性味归经	辛，热；有大毒。归肝、脾、肾经。
功效主治	祛风燥湿，攻毒杀虫。本品辛热有毒，有祛风燥湿，攻毒杀虫之功，临床以外用为主。
药理作用	大枫子油及其脂肪酸钠盐在试管中对结核杆菌及其他抗酸杆菌均有抑制作用，后者的作用较强。大枫子油及其衍生物对机体组织有刺激性，口服大枫子油可引起呕吐，继续应用则可逐渐耐受。
用量用法	大枫子油外用涂擦；内服和药作丸。
使用注意	本品有毒，过量可引起肢体颤动、惊厥、呼吸困难，甚至昏迷等中毒症状，故须严格控制剂量。并注意炮制，孕妇忌服。

精选验方

①**荨麻疹**：大枫子30克，大蒜15克，捣烂并加水100毫升，煮沸5分钟。用时涂患部。②**酒渣鼻**：大枫子、胡桃仁各9克，防风、樟脑粉各6克，冰片、水银各1.5克。上药共研细末，用两层纱布包裹，在患部扑擦，每日数次，用后置密闭容器保存。以上药物为1料，可用10日。③**绣球风**：大枫子、山柰、白芷、甘草各等份，以白矾、荆芥为引。剂量一般10～15克，病甚者可增至15～20克，随症加减。每日晚饭后水煎熏洗1次。④**神经性皮炎**：大枫子、苍术、黄柏、苦参、防风、独活、五倍子、白鲜皮各等量。上药拌匀后分装两布袋，放蒸笼内蒸熟，敷于皮损处，冷即换另一热袋，交替热敷1小时左右，每日1次，直至痊愈。⑤**肛门湿疹**：大枫子、苦参各50克，苍耳子30克，蛇床子、浮萍、豨莶草各15克，加水2000～3000毫升，煮沸15～20分钟，倒入面盆，患部对准盆中热气熏蒸，待药液转温时局部湿敷3～5分钟，待药液凉后坐浴。每日2～3次。

土荆皮 Tu Jing Pi

别名 土槿皮。
来源 本品为松科植物金钱松*Pseudolarix amabilis* (Nelson) Rehd.的干燥根皮或近根树皮。

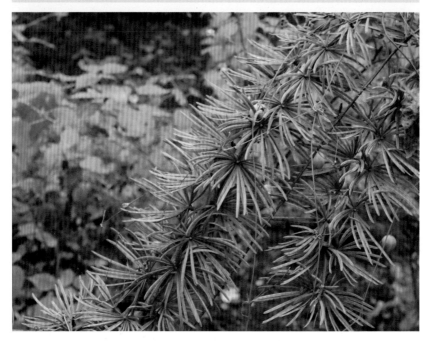

形态特征 落叶乔木，高20～40米。茎干直立，枝轮生平展。长枝有纵纹细裂，叶散生其上，短枝有轮纹密生，叶簇生其上，作辐射状，叶线形，长3～7厘米，宽1～2毫米，先端尖，基部渐狭，至秋后叶变金黄色。花单性，雌雄同株；雄花为荚荑状，下垂，黄色，数个或数十个聚生在小枝顶端，基部包有无数倒卵状楔形之膜质鳞片；雌花单生于有叶之短枝顶端，由多数螺旋状排列的鳞片组成。球果卵形，直立，长5～7.5厘米，直径3～6厘米，鳞片木质，广卵形至卵状披针形，先端微凹或钝头，基部心脏形，成熟后脱落，苞片披针形，长6～7毫米，先端长尖，中部突起。种子每鳞2个，长8毫米，富油脂，有膜质长翅，与鳞片等长或稍短。花期4～5月，果期10～11月。

生境分布 喜生长于多阳光处。分布于浙江、安徽、江苏等地。

采收加工 秋末剥取树皮或根皮，晒干。

饮片特征

本品呈丝状，长3厘米，厚0.3厘米。外表面灰黄色或红棕色，较粗糙，内表面红棕色，气微，味苦而涩。

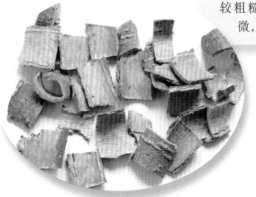

性味归经	辛、苦，温；有毒。归肺、脾经。
功效主治	燥湿止痒，杀虫疗癣。本品辛苦温，功专杀虫止痒，治皮肤疥癣。
药理作用	本品的乙醇浸膏、苯浸膏对多种致病菌有抑制作用。本品的根皮乙醇提取物，对犬股动脉出血、肝及脾创面出血均呈现良好的止血作用。此外，所含土荆皮乙酸对大鼠、兔与狗在剂量10～40毫克/千克体重时有明显抗早孕作用。
用量用法	外用：适量，酒浸外搽，或研细粉以醋调敷。抑制卵子受精，但抗着床作用不明显。其提取物和制成的止血粉，均有良好止血作用。
使用注意	本品有毒，一般不作内服。

精选验方

①**体癣、手足癣、头癣等多种癣病**：将土荆皮浸酒涂擦或研末加醋调敷。现多制成10%～50%的土荆皮酊，或配合苯甲酸、水杨酸等制成复方土荆皮酊外用，如鹅掌风药水。②**皮肤瘙痒**：土荆皮浸酒外擦。③**头癣**：土荆皮末50克，地榆床20克，用烧酒500毫升，浸7日，蘸酒搽患处，每日数次。④**阴囊湿疹**：土荆皮10克，白酒50毫升，将土荆皮在白酒内浸泡1～2日，外搽患处。

蜂 房 Feng Fang

别名 蜂窠、蜂窝、露蜂房、黄蜂窠。

来源 本品为胡蜂科昆虫果马蜂 *Polistes olivaceous* (DeGeer)、日本长脚胡蜂 *Polistes japonicus* Saussure 或异腹胡蜂 *Parapolybia varia* Fabricius 的巢。

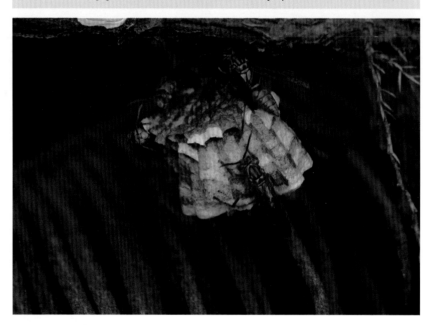

形态特征 雌蜂体形狭长，长20～25毫米，呈黑色。头部三角形。复眼1对，暗褐色，分列于头之两侧；单眼3个，位于头之前上方。触角1对，细长弯曲，基部黑色。颜面、头顶、后头、唇基、上颚及颊部都有黄褐色斑纹。胸部有刻点，前胸背部后缘及中胸背板中，有2条黄色纵线。翅2对，透明膜质。前翅大，后翅小，静止时，其翅半开。翅基片及小盾片黑色，中央有两条黄褐色线。胸腹节呈黑色，有4条黄褐色纵线。足3对，细长，5节，黄褐色，腹部呈纺锤形，两侧稍狭，第1腹节并入胸部，形成并胸腹节，第1腹节与第2腹节间紧缩成狭腰状。各节中央，有黑色纵线，尾端有能自由伸缩的毒针。春季产卵。幼虫乳白色，形略如蛆，头部小，节明显。

生境分布 群栖性，营巢于树木上或屋檐下。我国各地均有，南方地区尤多。

采收加工 秋、冬两季采收，晒干，或略蒸，除去死蜂死蛹，晒干。

饮片特征

本品呈圆盘状或不规则的扁块状，有的似莲房状，大小不一。表面灰白色或灰褐色。腹面有多数整齐的六角形房孔，孔径3～4毫米或6～8毫米，背面有1个或数个黑色短柄。体轻，质韧，略有弹性。气微，味辛淡。

性味归经	甘，平；有毒。归胃经。
功效主治	攻毒，杀虫，祛风。本品有毒，有祛风、杀虫之效，既可外用，又可内服。
药理作用	本品的醇、醚及丙酮浸出液皆能促进血液凝固，尤以丙酮浸出液为强。其挥发油可驱绦虫、毒杀蚯蚓。但毒性很强，能导致急性肾炎。
用量用法	外用：适量，煎汤漱洗，或研末调敷，或烧灰研末调敷。内服2.5～4.5克，煎服；或入丸、散，每次1～2克，每日2次。
使用注意	气血虚弱者不宜服。

精选验方

①**蜂螫人**：蜂房适量，研末，和猪油敷之。②**赤白痢、少腹痛不可忍、里急后重**：蜂房、阿胶各9克，同溶化，入黄连末15克，搅匀，分3次热服。③**头癣**：蜂房1个，蜈蚣2条，明矾适量。将明矾研末，入蜂房孔中，连同蜈蚣置瓦片上小火烤焦，共研细末，麻油调搽外擦。④**子宫内膜癌**：蜂房、党参、龟甲、鳖甲、蛇蜕、牡蛎、全蝎各9克，生黄芪60克，地榆、荷叶、茜草各15克，仙鹤草30克。水煎取药汁。每日1剂，分2次服用。⑤**急性乳腺炎**：蜂房6克，银花藤（鲜品）60克，丝瓜络15克。加水煎2次，首煎所得药液备用，次煎所得药液备用。每日1剂，首煎药液分3次内服，次煎药液外用，用它反复热敷患处。⑥**乳腺增生**：蜂房、生天南星各20克，芒硝60克，乳香、没药各15克，凡士林适量。共研细末，以凡士林调为糊状，即成。取药适量，外敷于乳腺增生处，敷料包扎，胶布固定。每日1次。

大蒜 Da Suan

别名 独头蒜、紫皮蒜。

来源 本品为百合科多年生草本植物大蒜 *Allium sativum* L. 的鳞茎。

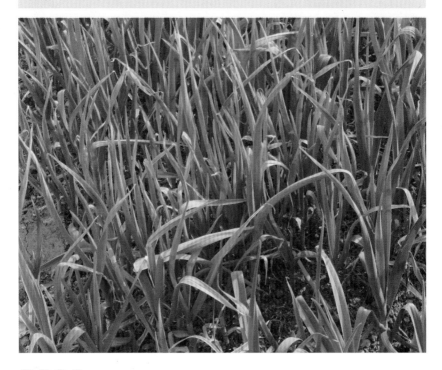

形态特征 多年生草本，具强烈蒜臭气。鳞茎大形，具6～10瓣，外包灰白色或淡棕色于膜质鳞被。叶基生，实心，扁平，线状披针形，宽约2.5厘米，基部呈鞘状。花茎直立，高约60厘米；佛焰苞有长喙，长7～10厘米；伞形花序，小而稠密，具苞片1～3枚，片长8～10厘米，膜质，浅绿色；花小形，花间多杂以淡红色珠芽，长4毫米，或完全无珠芽；花柄细，长于花；花被6，粉红色，椭圆状披针形；雄蕊6，白色，花药突出；雌蕊1，花柱突出，白色，子房上位，长椭圆状卵形，先端凹入，3室。蒴果，1室开裂。种子黑色。花期夏季。

生境分布 全国各地均有栽培。

采收加工 夏初叶枯萎时采挖，除去泥沙，于通风处晾干或烘烤至外皮干燥，生用。

饮片特征

本品呈圆盘状或不规则的扁块状，有的似莲房状，大小不一。表面灰白色或灰褐色。腹面有多数整齐的六角形房孔，孔径3~4毫米或6~8毫米，背面有1个或数个黑色短柄。体轻，质韧，略有弹性。气微，味辛淡。

性味归经	辛，温。归脾、胃、肺经。
功效主治	消肿，解毒，杀虫。本品为辛温之品，解毒作用较强，目前应用广泛，并有一定的杀虫作用。
药理作用	大蒜挥发油、大蒜辣素、大蒜汁、大蒜浸出液均有强大的广谱抗菌作用，对多种致病菌均有明显的抑制或杀灭作用。有抗阿米巴原虫及滴虫作用及抗肿瘤、降血脂、抑制动脉粥样硬化斑块作用。此外，还有抗炎、兴奋子宫、降血糖及改善慢性铅中毒症状等。
用量用法	10~15克。外用：适量。
使用注意	阴虚火旺及有目疾、舌喉口齿诸疾者均不宜服。外敷易引起皮肤发红。灼热起泡，故不可敷之过久。

精选验方

①**疮疖初发**：用独头蒜切片贴肿处。②**皮肤或头癣瘙痒**：大蒜切片外擦或捣烂外敷。③**肺痨咯血**：以大蒜煮粥送服白及粉。④**泻痢**：单用大蒜或以10%大蒜浸液保留灌肠。⑤**蛲虫病**：将大蒜捣烂，加茶油少许，睡前涂于肛门周围。

儿 茶 Er Cha

别名 孩儿茶、乌爹泥。

来源 本品为豆科植物儿茶*Acacia catechu* (L. f.) Willd.的去皮枝、干的干燥煎膏。

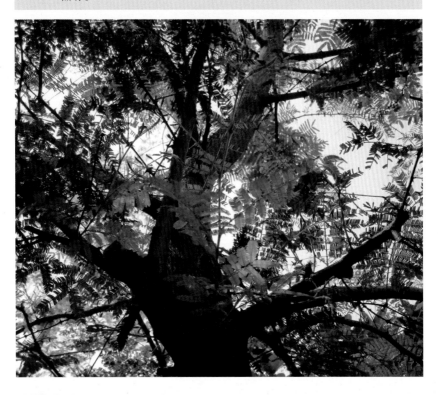

形态特征 落叶乔木，皮棕色或灰棕色，常呈条状薄片开裂，不脱落，小枝细，有棘刺。叶为偶数二回羽状复叶，互生。总状花序腋生，花黄色或白色。荚果扁而薄，紫褐色，有光泽，有种子7～8枚。花期8～9月，果熟期2～3月。

生境分布 生长于向阳坡地。分布于云南西双版纳傣族自治州，广西等地也有栽培。

采收加工 儿茶膏：一般在12月至翌年3月，采收儿茶的枝干，剥去外皮，砍成碎片，加水煎熬后，过滤，浓缩成糖浆状，冷却，倾于特制的模型中，干后即成。

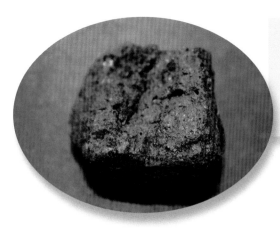

饮片特征

本品为不规则的块状或颗粒状，表面黑褐色，有胶质亮光。有黏性。质地坚或较松。无臭，味苦、涩。

性味归经	苦、涩，微寒。归肺经。
功效主治	收湿敛疮，生肌止血，清热化痰。本品苦涩，能燥湿敛疮而用于湿疮、溃疡等证，又能收敛止血用于各种出血证。本品性寒归肺经，故可清肺化痰，用于肺热咳喘。
药理作用	本品有收敛、止血作用。体外实验对多种皮肤真菌及金黄色葡萄球菌、多种杆菌有不同程度的抑制作用，能降低肝脏以外其他脏器组织的毛细血管通透性。
用量用法	1～3克。内服：多入丸、散，煎汤可适当加量。外用：适量，研末撒或调敷。
使用注意	寒湿之证者忌用。

精选验方

①**扁桃体炎**：儿茶、柿霜各15克，冰片0.6克，枯矾10克，共研细粉，用甘油调成糊状，擦患处。②**口疮糜烂**：儿茶5克，硼砂2.5克，研粉，敷患处。③**疮疡久不收口、湿疹**：儿茶、龙骨各5克，冰片0.5克，共研细粉，敷患处。④**肺结核咯血**：儿茶50克，明矾40克，共研细末，水煎服，每次0.1～0.2克，每日3次。⑤**溃疡性结肠炎**：儿茶（另包）、白头翁、黄柏、地榆各16克，加水500毫升，煎取药汁150毫升。每日1剂，药温保持在35摄氏度，灌肠。病重者早、晚各灌1次，病轻者每晚1次，15日为1个疗程。⑥**子宫颈癌结节型**：儿茶、血竭、铜绿、穿山甲、炉甘石、黄柏各9克，蜈蚣、冰片各3克，麝香适量。研细末和匀备用。每日1剂，分2次服用。

蓖麻子 Bi Ma Zi

别名 蓖麻仁、大麻子、草麻子。
来源 本品为大戟科植物蓖麻 *Ricinus communis* L. 的干燥成熟种子。

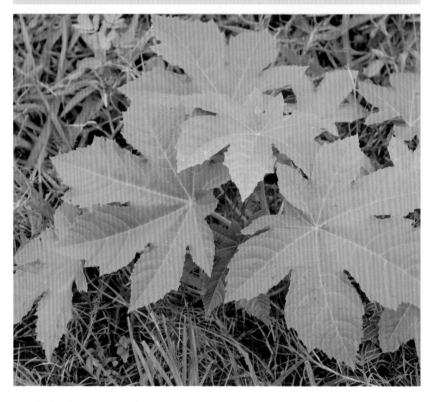

形态特征 一年生草本，在南方地区常成小乔木，幼嫩部分被白粉。叶互生，盾状着生，直径15～60厘米，有时大至90厘米，掌状中裂，裂片5～11，卵状披针形至矩圆形，顶端渐尖，边缘有锯齿；叶柄长。花单性，同株，无花瓣，圆锥花序与叶对生，长10～30厘米或更长，下部雄花，上部雌花；雄花萼3～5裂；子房3室，每室1胚珠；花柱3，深红色，2裂。蒴果球形，长1～2厘米，有软刺。种子矩圆形，光滑有斑纹。花期5～8月，果期7～10月。

生境分布 全国大部分地区有栽培。

采收加工 秋季果实变棕色，果皮未开裂时分批采摘，晒干，除去果皮。

饮片特征

本品呈椭圆形或卵形，稍扁，表面光滑，有灰白色与黑褐色或黄褐色与红棕色相间的花斑纹。种脊隆起，种阜灰白色或浅棕色。种皮薄而脆，富油性。无臭，味微苦辛。

性味归经	辛、甘，平；有毒。归肺、大肠经。
功效主治	消肿拔毒，泻下通滞。本品辛甘平，取其以毒攻毒之性而用于痈疽肿毒、喉痹、瘰疬等。本品为植物种子、富含油脂，故能滑肠而用于肠燥便秘等证。
药理作用	泻下作用。蓖麻油本身刺激性小，可作为皮肤滑润剂用于皮炎及其他皮肤病，做成油膏剂用于烫伤及溃疡，种子的糊剂用于皮肤黑热病的溃疡，此外可用于眼睑炎。
用量用法	5～10枚。内服：入丸剂、生研或炒食。外用：适量，捣敷或调敷。
使用注意	孕妇及便滑者忌服。

精选验方

①**宫颈癌**：用3%～5%蓖麻毒蛋白的冷霜式软膏加3%二甲亚砜，以增加渗透作用，将软膏掺入胶囊，推入宫颈内，每日1次，每周5～6次，月经期停药。②**面神经麻痹**：蓖麻仁10粒，全虫、冰片各3克，葱5克，露蜂房6克。共捣烂如泥，摊于敷料上，贴于面部下关穴（左歪贴右下关，右歪贴左下关），每日1次。③**淋巴结核瘘**：蓖麻子、生山药各等份，共捣如泥膏，以无菌敷料摊膏盖在瘘口上，每个瘘口可用4～6克，每日1次。④**酒渣鼻**：蓖麻子、大枫子各30克，木鳖子10克，研成细末，加樟脑用力研磨，加核桃仁30克捣泥后，再加水银30克研磨，看不见水银珠为止，搽抹患处。

松香 Song Xiang

别名 黄香、松胶香、松脂香。

来源 本品为松科常绿乔木植物马尾松 *Pinus massoniana* Lamb. 或其同属植物树干中取得的油树脂，经蒸馏除去挥发油后的遗留物。

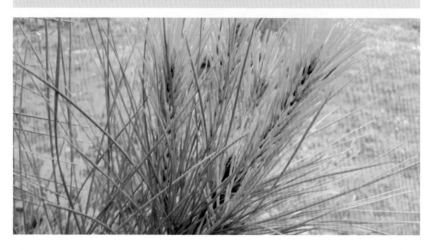

形态特征 乔木，高达45米，胸围1.5米。树皮红褐色，下部灰褐色，成不规则长块状裂。小枝常轮生，淡黄褐色，无白粉，无毛。冬芽卵状圆柱形，褐色，先端尖，芽鳞边缘丝状，先端尖或有长尖头。叶针形，2针1束，稀3针1束，长12～30厘米，细长而柔软，叶缘有细锯齿，树脂道4～8个，在背面边生，或腹面也有2个边生；叶鞘初呈褐色，后渐变成灰黑色，宿存。雄球花淡红褐色，圆柱形，弯垂，长1～1.5厘米，聚生于新枝下部苞腋，穗状；雌球花单生或2～4个聚生于新枝顶端，淡紫红色。球果卵圆形或圆锥状卵形，长4～7厘米，直径2.5～4米，有短梗，下垂，熟时粟褐色；中部种鳞近长圆状倒卵形，长约3厘米；鳞盾菱形，微隆起或平，鳞脐微凹，无刺。种子长卵圆形，长4～6毫米，连翅长2～2.7厘米。花期4～5月，果期翌年10～12月。

生境分布 生长于海拔1500米以下的山地。分布于广东、广西、福建、湖南、江西、浙江、安徽等地。

采收加工 多于夏季在松树上用刀挖成V字形或螺旋纹槽，使边材部的油树脂自伤口流出，收集后，加水蒸馏，使松节油馏出，剩下的残渣冷却凝固后，即为松香。

饮片特征

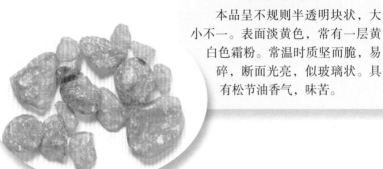

本品呈不规则半透明块状，大小不一。表面淡黄色，常有一层黄白色霜粉。常温时质坚而脆，易碎，断面光亮，似玻璃状。具有松节油香气，味苦。

性味归经	甘、苦，温。归肝、脾、肺经。
功效主治	燥湿杀虫，拔毒生肌，祛风止痛。本品味苦温燥，善燥湿杀虫兼止痒，用于疥癣湿疮。又能拔毒生肌而用于痈疽疔疮，且善祛风止痛而用于风湿痹痛。
药理作用	将15%～35%松香乙醇溶液涂于家兔皮肤，能防止血吸虫蚴感染。
用量用法	每次0.5～1克。内服：入丸、散或酒浸。外用：适量，研末撒或调敷。
使用注意	本品性温，火实有热者勿服。忌见火。

精选验方

①**慢性气管炎**：松香粉与等量的甘草粉混合调匀成散剂，每日3次，每次1.5克，10日为1个疗程。②**疥癣湿疮**：松香末、轻粉调匀外搽。③**银屑病**：纯净松香粗粉口服，每次3～4克，早、晚各服1次。④**腱鞘囊肿**：松香60克，银珠、血竭、朱砂各9克，冰片0.5克，分别研成细末，除冰片外，余4药加75%乙醇适量，放水浴上溶化，熬成膏至滴水成珠，待温度降至50%左右，入冰片搅匀。将药膏涂于囊肿处，用塑料布包扎固定，每日1次。⑤**血栓闭塞性脉管炎**：将炮制好的松香散（也可装入胶囊中）供患者口服，每次3～5克，每日3次。服用时应从小剂量开始，逐步加量，每日3次，最大量每次不超过0.5克，30～60日为1个疗程。⑥**毛囊炎**：松香10克，铅丹0.5克，滑石粉、煅石膏各4克，凡士林适量。共研细末，用凡士林调成糊状，视疮面大小，将适量药膏敷患处。

樟 脑 Zhang Nao

别名 潮脑、脑子、樟冰。

来源 本品为樟科常绿乔木樟 *Cinnamomum camphora* (L.) Presl. 的枝、干、根、叶经提炼制成的颗粒状结晶。

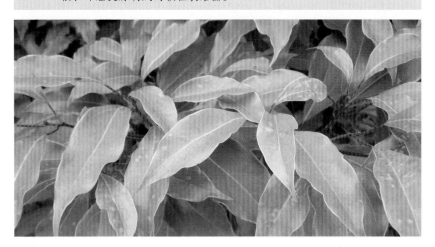

形态特征 常绿乔木，高20～30米。树皮灰褐色或黄褐色，纵裂；小枝淡褐色，光滑；枝和叶均有樟脑味。叶互生，革质，卵状椭圆形至卵形，长6～12厘米，宽3～6厘米，先端渐尖，基部钝或阔楔形，全缘或呈波状，上面深绿色有光泽，下面灰绿色或粉白色，无毛，幼叶淡红色，脉在基部以上3出，脉腋内有隆起的腺体；叶柄长2～3厘米。圆锥花序腋生；花小，绿白色或淡黄色，长约2毫米；花被6裂，椭圆形，长约2毫米，内面密生细柔毛；雄蕊9，花药4室；子房卵形，光滑无毛，花柱短；柱头头状。核果球形，宽约1厘米，熟时紫黑色，基部为宿存、扩大的花被管所包围。花期4～6月，果期8～11月。

生境分布 栽培或野生于河旁，或生于较为湿润的平地。分布于长江以南地区。贵州、广西、福建、江西、四川、广东、浙江、安徽、云南、湖南等地也产。

采收加工 一般在9～12月砍伐老树，取其树根、树干、树枝，锯劈成碎片（树叶也可用），置蒸馏器中进行蒸馏，樟木中含有的樟脑及挥发油随水蒸气馏出，冷却后，即得粗制樟脑。粗制樟脑再经升华精制，即得精制樟脑粉。将此樟脑粉入模型中压榨，则成透明的樟脑块。

饮片特征

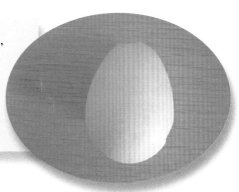

纯品为雪白的结晶性粉末，或无色透明的硬块。粗制的略带黄色，有光亮。在常温下容易挥发，点火能发出多烟而有光的火焰，气芳香浓烈刺鼻，味初辛辣，后清凉。

性味归经	辛，热；有毒。归心、脾经。
功效主治	除湿杀虫，温散止痛，开窍避秽。本品辛热，外用除湿杀虫，温散止痛而用于疥癣、牙痛、跌打伤痛；内服开窍避秽用于痧胀腹痛，甚则昏厥。
药理作用	能兴奋中枢神经系统。对正常心肌无作用，高浓度抑制。涂于皮肤有清凉感，为刺激冷觉感受器所致，并有止痛、止痒及微弱局部麻醉和防腐作用。对胃肠道黏膜有刺激作用，使胃感到温暖及舒适，大量则能产生恶心及呕吐反应。
用量用法	0.1~0.2克。内服：入散剂，或用酒溶化服。外用：适量研末撒或调敷。
使用注意	本品有毒，内服宜慎，并当控制剂量，以防中毒。孕妇忌服。

精选验方

①**感受秽浊疫疠或暑湿之邪，而致腹痛闷乱、吐泻昏厥诸证**：樟脑与乳香、没药（1∶3∶2）共研为细末，每次以茶水调服0.1克。②**龋齿牙痛**：樟脑、皂角（去皮、核）、黄丹各等份，为末，蜜丸，塞孔中。③**瘰疬溃烂**：樟脑、雄黄各等份，为末，用时先以荆芥煎汤洗患处，再用麻油调涂。④**跌打伤痛、肌肤完好者**：樟脑泡酒外擦。⑤**酒渣鼻**：樟脑粉、大枫子、木鳖子、胡桃仁、蓖麻子、水银各等份，共研成细末，以水银调成糊状，药膏即成。先清洗鼻患处，然后取二子水银膏薄薄涂上一层。晚上用药，第二天早晨洗去。隔日1次，连用2周为1个疗程。⑥**小儿支气管炎**：樟脑3克，白芥子20克，延胡索12克，甘遂、细辛各6克，鸡蛋1个。共研细末，再与鸡蛋清调匀，敷于肺俞穴和中府穴。

狼毒 Lang Du

别名　白狼毒、川狼毒。

来源　本品为大戟科植物狼毒大戟 *Euphorbia fischeriana* Steud. 或月腺大戟 *Euphorbia ebracteolata* Hayata 的干燥根。

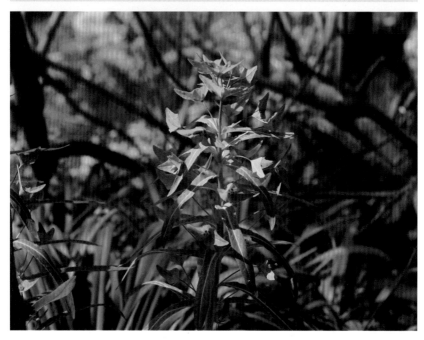

形态特征 多年生草本，高30～60厘米。植物体具白色乳汁。根肉质，长圆锥形，外皮红褐色或褐色。茎直立，单一，疏生白色柔毛，尤以节间较多。叶互生；近无柄；茎中部以上的叶3～5枚轮生；叶片长圆形。总花序多歧聚伞花序，顶生，通常具5伞梗，每伞梗又生出3小梗或3、4小伞梗；杯状总苞外面有柔毛，内面近无毛，边缘有睫毛，腺体4个，肾形。总苞内有多数雄花，每花仅有1雄蕊；雌花1朵生于总苞中央，仅具1雌蕊，常伸出总苞而下垂，子房3室，花柱3，柱头2裂。蒴果密生短柔毛或无毛。花期5～6月，果期6～7月。

生境分布 前者分布于内蒙古、山西、四川、青海、甘肃、陕西、河南等地；后者分布于安徽、河南、辽宁、黑龙江、吉林、江苏等地。均系野生。

采收加工 春、秋两季采挖，除去茎叶、泥沙，晒干。

饮片特征

月腺大戟：多为横、斜或纵切片，呈类圆形、长圆形或块状，直径1.5～6厘米，厚0.5～1厘米。栓皮灰褐色，呈重叠的薄片状，易剥落而显棕黄色。切面黄白色，有异形维管束，形成黄褐色或黄色的大理石样纹理或环纹，黄褐色或黄色部分常为凝聚的分泌物。质轻，折断面有粉性。气微，味甘。狼毒大戟：栓皮灰棕色，易剥落而显棕黄色或棕红色；切面黄白色，可见异形维管束形成较明显的同心环纹。花、果期5～7月。

性味归经	辛、苦，平；有毒。归肝、脾、肺经。
功效主治	攻毒散结，破积杀虫，祛痰逐水。本品辛散有大毒，能以毒攻毒，又可散结消肿而治瘰疬疮毒。取其攻毒散结杀虫之功，又可用于疥癣。本品性味辛苦平，辛以宣肺平喘，苦能燥湿利水，故可用于咳喘、痰饮、水饮等证。
药理作用	狼毒对大肠杆菌、宋内氏痢疾杆菌、变形杆菌、伤寒杆菌、副伤寒杆菌、绿脓杆菌及霍乱弧菌等肠内致病菌有完全抑制作用。川狼毒素（又称狼毒苷）能抑制金黄色葡萄球菌、链球菌等的生长。狼毒煎剂有一定镇痛作用。狼毒大戟能抑制肿瘤生长，其根可杀蛆、灭孑孓。
用量用法	0.5～3克。内服：煎汤或入丸、散。外用：适量，磨汁涂，研末调敷或煎汁收膏敷。
使用注意	本品有毒，内服宜慎；体弱者及孕妇忌服。

精选验方

①皮肤病：月腺大戟加水煎煮至用手一捻即成碎末为止，用纱布过滤，滤液继续煎煮浓缩至一定黏度，冷却后，用以涂抹患处，每日或隔日1次。②结核病：狼毒与大枣按3：4的比例，狼毒入锅煎煮，大枣放于笼屉，约蒸煮2.5小时即成狼毒枣。成人每日3次。开始服狼毒枣每次10粒，视其有无副作用，逐渐递增或减少，每次最多20粒，连服3个月为1个疗程。③肿瘤：以狼毒、鸡血藤、薏苡仁、半枝莲等配伍制成复方狼毒注射液，每日1次，每次20～40毫升加于5%葡萄糖液中静脉滴注，或制成复方狼毒片内服。④慢性气管炎：用狼毒煎剂或丸剂，每次0.5克，每日3次饭后服。

蛇 蜕 She Tui

别名 蛇退、龙衣。

来源 本品为游蛇科动物黑眉锦蛇 *Elaphe taeniura* Cope、锦蛇 *Elaphe carinata* (Guenther) 或乌梢蛇 *Zaocys dhumnades* (Cantor) 等蜕下的干燥表皮膜。

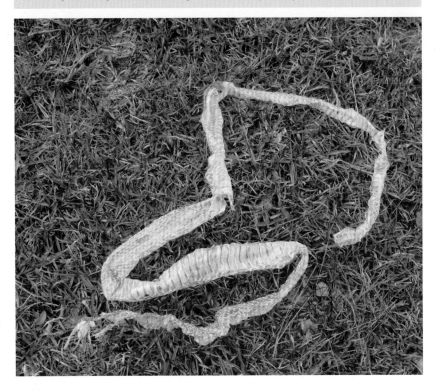

形态特征 本品呈圆筒形的半透明皮膜，常压扁或稍皱缩，或有碎断。完整者形似蛇，长可达1米以上。背部银灰色或淡灰棕色，有光泽，具菱形或椭圆形的半透明鳞片纹，鳞纹衔接处呈白色，略抽皱或凹下；腹部乳白色或略显黄色，鳞迹长方形，呈覆瓦状排列。质韧体轻，易碎，手捏有润滑感和弹性，轻轻搓揉，沙沙作响。气微腥，味淡或微咸。

生境分布 分布于安徽、江苏、浙江、福建、广东、江西、湖北、四川、云南等地。

采收加工 全年皆可收集，但以3～4月间最多。取得后抖去泥沙，晒干或晾干。

饮片特征

本品呈圆筒形，多压扁而皱缩，完整者形似蛇，长可达1米以上。背部银灰色或淡灰棕色，有光泽，鳞迹菱形或椭圆形，衔接处呈白色，略抽皱或凹下；腹部乳白色或略显黄色，鳞迹长方形，呈覆瓦状排列。体轻，质微韧，手捏有润滑感和弹性，轻轻搓揉，沙沙作响。气微腥，味淡或微咸。以润滑感和弹性强者为佳。

性味归经	甘、咸，平；有毒。归肝经。
功效主治	祛风，定惊，退翳，消肿，杀虫。本品甘咸平，有祛风定惊，消肿杀虫及解毒之功，常用于小儿惊风、目翳、喉痹、疗疮及癣疮、蛲虫等证。
药理作用	蛇蜕水提取物对实验性大鼠的白细胞游走、足跖浮肿、血管通透性亢进及红细胞热溶血均具有抑制作用，显示较强抗炎作用。急性毒性试验无明显的毒性。
用量用法	2~3克。内服：煎汤，研末服，0.3~0.6克。外用：适量，煎汤洗涤或研末调敷。
使用注意	孕妇忌服。

精选验方

①**脑囊虫病**：将蛇蜕研成细粉，开水送服，每次3克，每日2次，同时配服大戟汤（槟榔、大戟、木瓜、钩藤）。②**流行性腮腺炎**：蛇蜕6克（成人及12岁以上儿童用量加倍），洗净切碎，加鸡蛋2只搅拌，用油炒熟（可加盐），1次服。③**睑腺炎**：将完整的蛇蜕置于陈醋内浸泡，数日后取出剪成约5×8毫米的小块，贴敷局部，上盖浸有醋的棉片，固定，24小时换药1次，至痊愈为止。④**中耳炎**：将蛇蜕烧成灰研末，调以麻油。同时先以双氧水洗净患耳，擦干后用棉棒蘸药涂于患部，每日或隔日1次。⑤**喉癌**：蛇蜕、蜂房、全蝎、射干、山豆根、桔梗、石斛各9克，麦冬15克，北沙参30克，玄参18克，生甘草3克。水煎取药汁。每日1剂，分2次服用。⑥**热毒蕴结型乳腺癌**：蛇蜕、全蝎、蜂蜜各30克。晒干或烘干，碾成细粉，混合均匀，瓶装备用。口服，每日3次，每次6克。

木鳖子 Mu Bie Zi

别名 木蟹、木鳖瓜、土木鳖、藤桐子、漏苓子、鸭屎瓜子。
来源 本品为葫芦科植物木鳖*Momordica cochinchinensis* (Lour.) Spreng. 的干燥成熟种子。

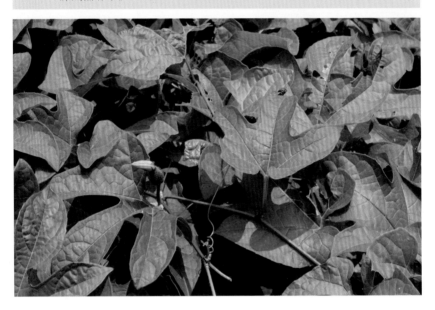

形态特征 叶互生，圆形至阔卵形，长7~14厘米，通常3浅裂或深裂，裂片略呈卵形或长卵形，全缘或具微齿，基部近心形，先端急尖，上面光滑，下面密生小乳突，3出掌状网脉；叶柄长5~10厘米，具纵棱，在中部或近叶片处具2~5腺体。花单性，雌雄同株，单生叶腋，花梗细长，每花具1片大型苞片，黄绿色；雄花萼片5，革质，粗糙，卵状披针形，基部连合，花瓣5，浅黄色，基部连合，雄蕊5，愈合成3体；雌花萼片线状披针形，花冠与雄花相似，子房下位。瓠果椭圆形，成熟后红色，肉质，外被软质刺针，种子略呈扁圆形或近椭圆形，边缘四周具不规则的突起，呈龟板状，灰棕色。花期6~8月，果期8~10月。

生境分布 生长于林缘、山坡、土层较深厚的地方，多为野生，也有栽培。分布于广西、四川等地。

采收加工 冬季采收成熟果实，剖开，晒至半干，除去果肉，取出种子，干燥。

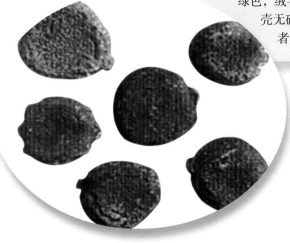

饮片特征

本品呈扁平圆板状，中间稍隆起或微凹陷。外表皮灰棕色至黑褐色，有网状花纹，在边缘较大的一个齿状突起上有浅黄色种脐。外种皮质硬而脆，内种皮灰绿色，绒毛样。以饱满、外壳无破裂、种仁色黄白者为佳。

性味归经	苦、微甘，凉；有毒。归肝、脾、胃经。
功效主治	散结消肿，攻毒疗疮。主治疮疡肿毒、乳痈、瘰疬、痔瘘、干癣、秃疮。
药理作用	木鳖子提取物有降压作用，静脉注射木鳖子皂苷，可使血压暂时下降，心搏加快，呼吸短暂兴奋。另外，它还具有抗炎及溶血作用。
用量用法	内服：0.9～1.2克，煎服。外用：适量，研末，用油或醋调涂患处。
使用注意	孕妇慎用。不可与猪肉同用，否则会增强毒性。

精选验方

①**痔疮**：木鳖子、荆芥、朴硝各等份，上药煎汤，放入瓶内，熏后，汤温洗之。②**血管瘤**：鲜木鳖子适量，去壳研如泥，以醋调敷患处，每日3～5次。

蜥蜴 Xi Yi

别名 蜥蜴、马蛇子、麻蛇子。
来源 本品为蜥蜴科动物丽斑麻蜥 *Eremias argus* Peters 的干燥全体。

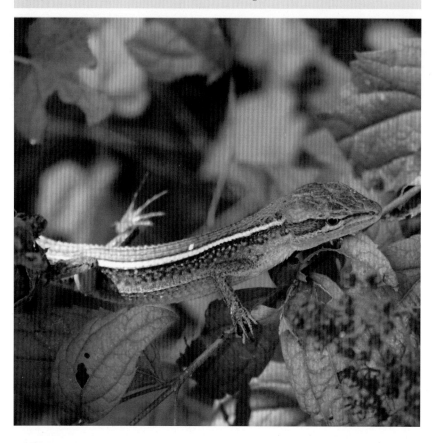

形态特征 全长约13厘米。背面棕绿色，由前至后共有明显的六排浅色圆形眼斑，成方格状排列；腹面色浅，无斑。头部三角形，吻长较眼耳间距短；鼻孔一对，周围有鳞2片；下颏鳞四对。背部鳞细小。腹面鳞光滑，呈横形排列。四肢发达，各有5趾。尾长，其鳞片排成环状。

生境分布 栖息于干燥沙地、山坡及平原地带麦田附近。分布于我国东北及甘肃、河北、山东、山西、陕西、青海等地。

采收加工 夏、秋两季捕捉，捏死，以铁丝穿头，晒干或烘干。

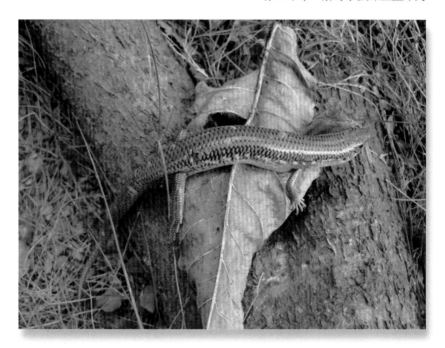

性味归经	咸，寒；有小毒。
功效主治	消瘿散瘰。主治淋巴结结核。
药理作用	动物实验证实中药"蜥蜴散"在骨折早中期能增进胶原及钙代谢，促进骨折愈合。本品能抑制痰液的分泌，促使痰液量减少，甚至完全消失。对寒痰患者效果好，对咳喘疗效不明显。
用量用法	1个，研末，内服。外用：研末调敷，适量。
使用注意	孕妇忌用。

精选验方

①**淋巴结结核**：蜥蜴1条，鸡蛋1个。将鸡蛋打一小孔，装入蜥蜴，用泥糊住，放瓦上焙干，连同蛋壳研成细末，每服1个，每日1次。亦可用植物油或凡士林调匀外搽。②**羊病风**：蜥蜴1个。用瓦焙干，研细末。黄酒冲服，每日1次。③**小便不通**：蜥蜴3个，蝼蛄7个（去头）。捣成泥状，水煎，每日2次。

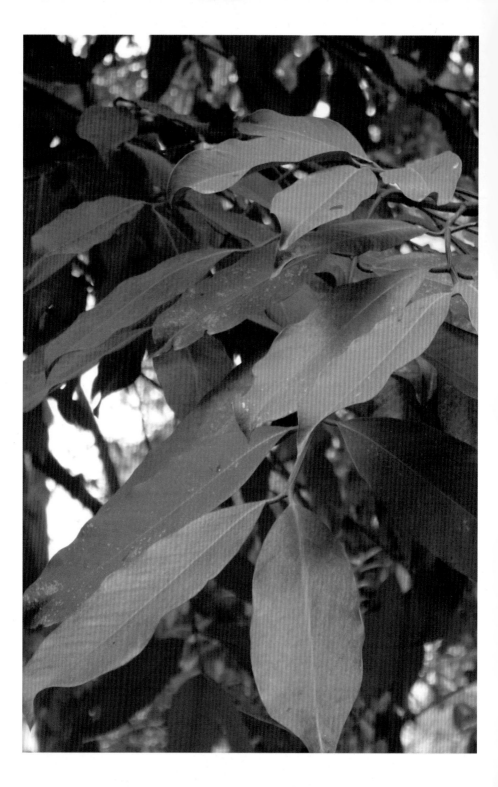

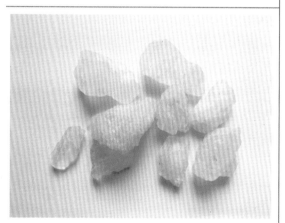

第二十一章　拔毒化腐生肌药

轻 粉 Qing Fen

别名 峭粉、腻粉、汞粉。
来源 本品为氯化亚汞（Hg_2cl_2）。

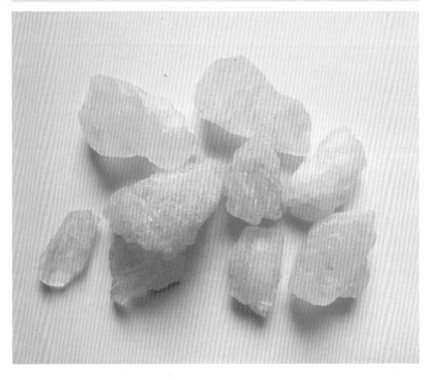

形态特征 本品呈无色透明的鳞片状或雪花状结晶，或结晶性粉末。具玻璃样金刚光泽，性脆。体轻，易碎。无气，味淡，久之有"甜"感。遇光颜色渐渐变暗。

生境分布 分布于湖北、山西、陕西、湖南、贵州、云南等地。

采收加工 水银180克，盐90克，胆矾105克，红土1碗。先把盐、胆矾放在乳钵内研细，加水适量混合，倾入水银调匀后，倒在铁锅当中，上覆一只瓷碗，碗内空隙处再用红土搅拌成糊状封固填满，使不泄气。待炉中炭火生好后，将铁锅安置炉上，开始时火力不宜太大，但要均匀。这时，锅中的水银和盐等起化学反应，至一炉木炭烧尽时，将锅取下，待凉揭开瓷碗，有雪片状白色结晶体黏在碗底，即是轻粉。

饮片特征

本品为白色有光泽的鳞片状或雪花状结晶，或结晶性粉末。气微，味淡。遇光颜色缓缓变暗。

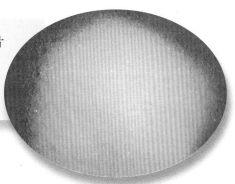

性味归经	辛，寒；有毒。归大肠、小肠经。
功效主治	外用攻毒杀虫，内服利水通便。本品辛寒有毒，外用攻毒杀虫，内服则有泻下和利尿作用，但毒性强，内服宜慎。
药理作用	内服后，直肠内变为可溶性汞盐，能刺激肠壁，增加蠕动，并促进肠液分泌而有泻下作用。轻粉有蓄积作用，久服能发生慢性中毒。服用过量，会引起急性中毒。水浸剂（1：3）对皮肤真菌有抑制作用，所含之汞能抑制寄生虫及细菌，且于局部无刺激作用，故可外治梅毒病。
用量用法	每次0.06～0.15克，每日不超过2次。内服：入丸散或装入胶囊服。外用：适量，研末调敷或干掺。
使用注意	本品毒性强烈，内服不能过量，也不可持续服用，以防中毒；服后要及时漱口，以免口腔糜烂。孕妇忌服。与水共煮使毒性增强，故忌入汤剂。

精选验方

①**脓疱疮**：轻粉10克，黄连、大黄各25克，侧柏叶、生地黄各20克，雄黄15克，松香6克，麻油适量。将以上前7味共研细末，用麻油调成糊状，备用。先用盐水洗净患处，将药敷于患处，每日用药1次。②**鹅掌风**：轻粉、大黄、青盐、儿茶、胆矾、铜绿、雄黄、枯矾、皂矾各1.2克，杏仁3个，麝香0.3克，冰片0.15克，共研为细末，然后以苏合油调匀，即成。③**手足皲裂、湿热结聚证**：轻粉、红粉各20克，银珠、冰片各10克，凡士林30克。前四味共研细末，过筛后投入已熔化的凡士林中搅匀，装瓶备用。将皲裂部位用温水洗净，涂上药膏，早、晚各1次。7日为1疗程。

砒 石 Pi Shi

别名 信石、白砒、红砒、人言。

来源 本品为氧化物类矿物砷华 *Arsenolite* 的矿石，或由毒砂、雄黄等含砷矿物的加工品。

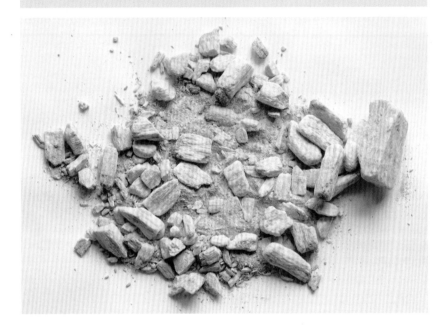

形态特征 常以含砷矿物，如毒砂、雄黄、雌黄为原料加工制造而成。且未见直接用天然砒石药用。商品分红信石、白信石两种，药用以红信石为主，白信石少见。红信石（红砒），呈不规则块状，大小不一，粉红色，具灰、黄、白、红、肉红等彩晕，透明或不透明，具玻璃样光泽或无光泽。质脆，易砸碎，断面凹凸不平或呈层状纤维样的结构。无臭。本品极毒，不能口尝。白信石（白砒），无色或白色，为柱状集合体，无色透明者，具近金刚光泽。本品较纯净，含Ag_2O_3 96%～99%。

生境分布 分布于江西、湖南、广东、贵州等地。

采收加工 选取砷华矿石，但数量极少。多数为人工加工制成。加工方法：将毒砂（硫砷铁矿）与煤、木炭或木材烧炼后升华而得，此法设备简单，但有害健康；新法将雄黄燃烧生成三氧化二砷及二氧化硫，使三氧化二砷充分冷凝制得，即为砒石，二氧化硫由烟道排出。

饮片特征

红砒：呈不规则块状，大小不等，粉红色，具黄色与红色彩晕，略透明或不透明，具玻璃样光泽或无光泽。质脆、易砸碎，断面凹凸不平或呈层状纤维样结构。无臭，烧之有蒜样臭气。极毒，不能口尝。

白砒：无色或白色，有的透明。质较纯，毒性较红砒大。

性味归经	辛，大热；有大毒。归肺、肝经。
功效主治	外用蚀疮去腐，内服祛痰平喘。本品辛热大毒，外用有强烈的腐蚀作用，内服有化痰平喘之效。
药理作用	本品对皮肤、黏膜有强烈的腐蚀作用。对疟原虫及阿米巴原虫和其他微生物均有杀灭作用。长期吸收少量本品，可使同化作用加强，促进蛋白合成，脂肪组织增厚，皮肤营养改善，加速骨骼生长，使骨髓造血机能活跃，促使红细胞和血色素新生。本品易溶于水，大量误服后，生成离子砷，其中二价离子砷等有原浆毒作用。
用量用法	内服1次量为1～4毫克，入丸、散。外用：适量，研末撒，调敷；或入药膏、药捻、药饼中用。
使用注意	不能持续服用，孕妇忌服。又不能作酒剂服用。外用也不宜过多，以防局部吸收中毒。

精选验方

①顽癣：砒石50克，枯矾、斑蝥各25克钱，白醋500毫升。将前3味药装瓶内，用醋泡7日，以棉花蘸药液搽患处，3日1次（用时摇动瓶子）。

②支气管哮喘：砒石5克，枯矾15克，豆豉50克，共为丸如绿豆大小。每服3～5粒，每日2～3次，连服2～3周后停用。

硇 砂 Nao Sha

别名 北庭砂、白硇砂、紫硇砂。
来源 本品为卤化物类矿物硇砂 *Sal Ammoniac* 的晶体。

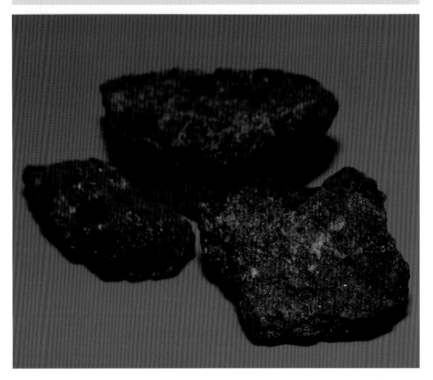

形态特征 本品为非金属盐类氯化铵矿石（白硇砂）或紫色石盐晶体（紫硇砂）。白硇砂呈不规则的结晶块状，表面白色或污白色。质坚、稍轻而脆，易砸碎。断面洁白色，呈柱状、纤维状或粒状晶体，有光泽。易溶于水。放火燃烧产生蓝色火焰。气微臭，味咸、苦辛。有强烈的刺舌感。紫硇砂呈不规则的结晶块状。表面暗紫色，稍有光泽或无光泽。质坚而脆，易砸碎，新断碎面紫红色，呈砂粒样结晶，闪烁发光。手摸之有凉感。易溶于水，放入炉火中易熔，且发生爆裂，并将火焰染成黄色起白色烟雾。气臭，味咸。

生境分布 分布于青海、甘肃、新疆等地。

采收加工 采得后除去杂质，打成碎块，即可入药，或由人工合成。

饮片特征

白硇砂为不规则碎块状或粒状。表面灰白色或暗白色，稍有光泽，质重而脆，断面显束针状纹理。微臭，味咸而苦，刺舌，易溶于水。

紫硇砂为暗红色或紫红色碎块结晶，臭气浓，味咸。

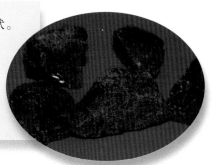

性味归经	辛、苦、咸，温；有毒。归肝、脾、胃经。
功效主治	消积软坚，破瘀散结。本品苦辛性温行散而能破瘀散结，味咸有毒而能软坚攻毒，且兼腐蚀之性，故可治痈肿疮毒、瘰疬疮肿、喉痹等证。
药理作用	紫硇砂对小鼠肉瘤180、大鼠腹水癌及瓦克氏癌256均有一定抑制作用。对金黄色葡萄球菌与绿脓杆菌有抑制作用。白硇砂所含的氯化铵，口服后能局部刺激胃黏膜，反射地增加呼吸道分泌而祛痰。吞服过量可引起胃刺激症状。
用量用法	每次0.3～1克，每日不超过2克，内服：入丸散。外用：适量，点、撒，或油调敷，或入膏中贴，或化水点涂。
使用注意	内服切勿过量；体虚、无实邪积聚者及孕妇忌服。

精选验方

①**鼻息肉**：硇砂三份，雄黄二份，冰片一份。共为细末，过筛备用。施行鼻息肉手术后，取一块浸有生理盐水的吸收性明胶海绵，贴于息肉残体，或鼻腔以油纱细条充填，24小时后取出油纱条，保留吸收性明胶海绵于鼻内，待其吸收后自行脱落。②**鼻腔和鼻咽肿痛**：可用硇砂注射液。③**慢性鼻炎**：将硇砂用热水溶解，用活性炭脱色，制得纯品结晶，制5%～7.5%的注射液，作局部注射时，先以1%的卡因棉片表面麻醉，然后于每侧鼻甲下注入硇砂液1毫升，每周1次，6周为1个疗程。④**鸡眼**：用硇砂2克溶于2%普鲁卡因2毫升中，密闭备用（不得超过2日，最好用时配制）。先将患处用75%酒精消毒，再以三棱针蘸药液2滴滴入鸡眼中心，即将三棱针向中心点直刺，达基底部见血为止（速度要快），最后用绊创膏敷盖，3～4日除去。

石灰 Shi Hui

别名 陈石灰、生石灰、熟石灰。
来源 本品为石灰岩 *Limestone* 经加热煅烧而成。

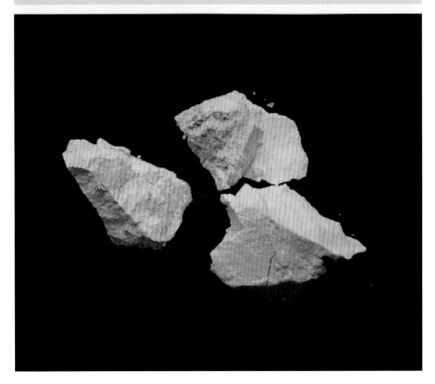

形态特征 石灰岩主要成分是碳酸钙，常见夹杂物为硅酸、铁、铝、镁等。石灰岩遇高热，则发生二氧化碳而遗留氧化钙，即生石灰（石灰）。生石灰遇水，则成熟石灰，成分是氢氧化钙。生石灰或熟石灰露于大气中，不断吸收大气中的二氧化碳而形成碳酸钙。因此，石灰陈久，成分都成为碳酸钙。主要由方解石所组成，为致密块状体。光泽暗淡，呈土状或石头光泽。颜色变化甚大，视其所含杂质的种类及多少而定。透明度也较差。

生境分布 全国各地均产。

采收加工 将初出窑的白色或灰白色石灰块取出后，除去杂质，即生石灰。加水发热崩坏为粉末，或长久暴露在空气中吸收水分后也能崩坏为粉末，即为熟石灰。

饮片特征

生石灰为不规则的块状物，白色或灰白色，不透明。质硬。粉末白色。易溶于酸，微溶于水。暴露在空气中吸收水分后，逐渐风化而成熟石灰。

熟石灰为白色或灰白色粉末，偶见块状物。

性味归经	辛，温；有毒。归肝、脾经。
功效主治	解毒蚀疮，燥湿杀虫，止血。本品辛温，具解毒蚀疮、燥湿杀虫及止血之功，临床上多用于水火烫伤、痈疽丹毒、恶疮、湿疹及创伤出血等证。
药理作用	石灰水与香油相混成为油包水乳剂，生成钙皂及甘油。钙可促使毛细血管收缩，抑制体液外溢。甘油有吸水作用，使创面迅速干燥。油脂又能保护表皮减少空气对创面之刺激，有利于上皮之生成。大黄石灰水能缩短凝血时间，并能防腐。
用量用法	外用：适量，研末调敷或水溶化澄清涂搽。
使用注意	疮口红肿、脓毒未清者忌用。一般不作内服。

精选验方

①**慢性气管炎**：石灰250克，加净水2500毫升，搅拌后沉淀24小时，取上清液，过滤。每日3次，每次20～30毫升。或再取黄芩250克，水煎两次去渣，将药液浓缩至200毫升左右，加入石灰液中，成2000毫升，黄芩含量约10%，每日3次，每次20～30毫升。②**下肢溃疡**：取陈石灰去浮污后研成细末，撒布创面。用时先将创面清洗干净，上药后再用硼酸油膏敷料外贴。如创口湿水淋漓，单用药粉即可。③**头癣**：取刚风化的石灰半碗，加水至1碗，搅拌后沉淀3分钟，取上层乳状液，加入桐油约4滴，用力搅拌，去多余水分使成膏状，外搽患部。

藤 黄 Teng Huang

别名 玉黄、月黄。

来源 本品为藤黄科植物藤黄*Garcinia hamburgy* Hook. f. 的胶质树脂。

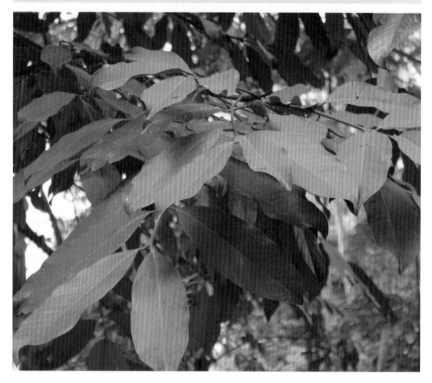

形态特征 藤黄，常绿乔木，高约18米。小枝四棱形。叶对生，薄革质，椭圆状卵形或卵状披针形，长10～15厘米，先端钝，基部楔形，全缘；叶柄长8毫米。花单性，腋生，黄色，无柄；萼与花瓣均4片，圆形，覆瓦状排列；雄花2～3，簇生，雄蕊多数，集合成一亚球状肉质体，药1室，横裂，花丝短；雌花单生，较大，具退化雄蕊约12枚，基部合生，柱头盾形，子房4室，平滑无毛。浆果亚球形，直径约2厘米。种子4枚。花期11月，果期翌年2～3月。生于热带地区。

生境分布 分布于印度及泰国。

采收加工 在开花之前，于离地约3米处将茎干的皮部作螺旋状的割伤，伤口内插一竹筒，盛流出的树脂，加热蒸干，用刀刮下，即为藤黄。

饮片特征

本品为管状或不规则的块状物，直径3～5厘米，显红黄色或橙棕色，外被黄绿色粉霜，有纵条纹。质脆易碎，断面平滑，呈贝壳状或有空腔，具黄褐色而带蜡样的光泽，用水研和则为星黄色乳剂，投火中则燃烧。气微，味辛辣。以半透明、红黄色者为佳，黑色者次之。

性味归经	酸、涩；有毒。
功效主治	消肿，化毒，止血，杀虫。本品酸涩有毒，具消肿化毒、止血杀虫之功，主治痈疽肿毒、顽癣恶疮、损伤出血、牙疳蛀齿及汤火伤。
药理作用	藤黄宁对金黄色葡萄球菌有抑制作用，新藤黄宁也有抗金黄色葡萄球菌的作用。藤黄素在体外对非致病性原虫有抑制作用。
用量用法	外用：研末调敷、磨汁涂或熬膏涂。内服：入丸剂（1次量0.03～0.06克）。
使用注意	体质虚弱者忌服，多量易引起头昏、呕吐、腹痛、泄泻，甚或致死。

精选验方

①**宫颈糜烂**：藤黄糊剂（藤黄细粉加硼砂，冰片制成）。先拭净宫颈分泌物，用棉球蘸糊剂涂布糜烂面，再用蘸有糊剂的棉球或小纱布贴敷患处，然后用棉球填塞。每1～3日换1次药，连用3～10次。②**一切无名肿毒，及对口发背**：滴花烧酒，磨藤黄敷，不停地敷之。③**箍毒**：藤黄200克，五倍子（略焙）50克，铜青少许，小粉（炒）40克。作锭，用时醋磨涂。④**治一切顽癣**：藤黄、鸡脚大黄、硫黄、雄黄、姜黄各等份，为细末，菜油调涂患处，7日勿洗浴。

铜 绿 Tong Lü

别名 铜青。

来源 本品为铜器表面经二氧化碳或醋酸作用后生成的绿色锈衣。

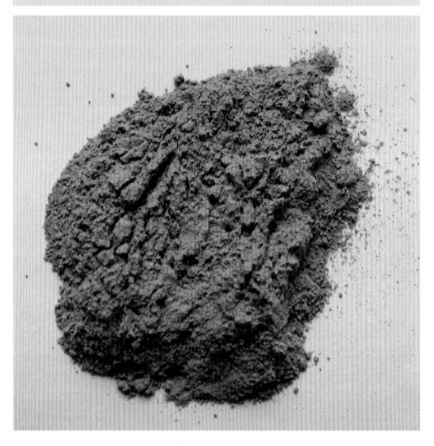

形态特征 自然生成的铜绿为粉粒状或不规则块片状，呈青绿色。质松，味微涩，火烧现绿色火焰。另一种加工品，呈长方形小块，质坚易断，断面分明显的三层，上层为蓝色层，中层白色，底层灰黄色。无臭，味淡，嚼之有砂石感。

生境分布 全国大部分地区多有生产。全年皆可制造。

采收加工 取铜器久置潮湿处，或用醋喷在铜器上，其表面产生青绿色的铜锈，刮取后，干燥。

饮片特征

自然生成的铜绿为粉粒状或不规则块片状，呈青绿色。质松，味微涩，火烧现绿色火焰。另一种加工品，呈长方形小块，质坚易断，断面分明显的三层，上层为蓝色层，中层白色，底层灰黄色。无臭，味淡，嚼之有沙粒感。

性味归经	酸、涩，平；有毒。归肝、胆经。
功效主治	退翳明目，去腐敛疮，杀虫，吐风痰。本品酸涩平，具退翳、敛疮、杀虫及吐风痰之功，用于目翳、烂弦风眼、恶疮、顽癣及风痰卒中等证。
药理作用	铜绿能与蛋白质结合成为不溶性的蛋白化合物而沉淀，其浓溶液对局部黏膜有腐蚀作用，稀溶液有收敛制泌作用。内服能刺激胃壁知觉神经，经反射至延髓呕吐中枢，则能引起反射性呕吐。
用量用法	0.9～1.5克。内服：入丸、散。外用：研末撒或调敷。
使用注意	体弱血虚者忌服。不可多服，多量可引起剧烈呕吐、腹痛、血痢、痉挛等证，严重的可致虚脱。

精选验方

①子宫颈癌结节型：铜绿、儿茶、血竭、穿山甲、炉甘石、黄柏各9克，蜈蚣、冰片各3克，麝香适量，研细末和匀备用。每日1剂，分2次服用。
②鹅掌风：铜绿、大黄、青盐、轻粉、儿茶、胆矾、雄黄、枯矾、皂矾各1.2克，杏仁3个，麝香0.3克，冰片0.15克，共研为细末，然后以苏合油调匀，即成。以药油搽患处，然后用火烘之，以助药性渗透皮肤。

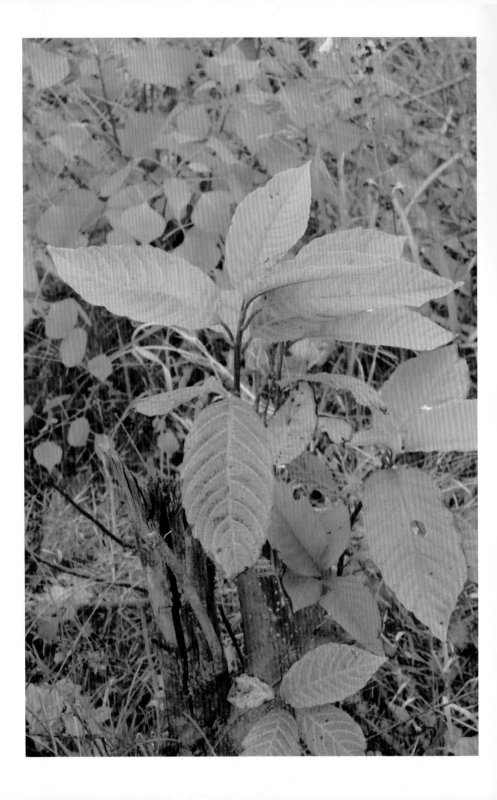

第二十二章 抗肿瘤药

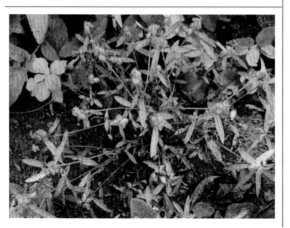

白花蛇舌草 Bai Hua She She Cao

别名 蛇舌草、羊须草、蛇总管。
来源 本品为茜草科植物白花蛇舌草 *Hedyotis diffusa* (Willd.) 的干燥全草。

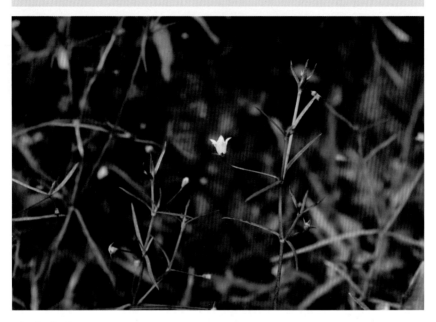

形态特征 一年生披散小草本。茎扁圆柱形，从基部分枝。单叶对生，膜质，线形，长1～3厘米，宽1～3毫米，顶端急尖，侧脉不显，无柄；托叶合生，长1～2毫米，上部芒尖。花4数，单生或成对生于叶腋，花梗长0.1～1.5厘米不等；萼管与子房合生，球形，略扁，宿存；花冠白色，筒状，长3.5～4毫米，裂片卵状矩圆形；雄蕊生于花冠筒喉部，花药2室；雌蕊1。蒴果扁球形，径2～3毫米，灰褐色，全草扭缠呈团状，灰绿色或灰棕色。有主根1条，须根纤细。茎细而卷曲，扁圆柱形，从基部分枝。质脆易折断，中央有白色髓部。单叶对生，膜质，叶多破碎，极皱缩，易脱落，完整者水泡展开呈线形，长1～3厘米，宽1～3毫米；有托叶，长1～2毫米。花单生或成对腋生，花冠白色，筒状，多具梗。花期7～9月，果期8～10月。

生境分布 生长于潮湿的沟边、草地、田边和路旁。分布于福建、广东、广西等地。

采收加工 夏、秋两季挖取全草，除去杂质，洗净，晒干或鲜用。

饮片特征

本品为段片。全体无毛。茎纤细，具纵棱，淡棕色或棕褐色，叶对生，无柄，叶片线形至线状披针形，长1~3.5厘米，宽0.1~0.3厘米，革质，全缘，花白色单生叶腋，多具梗。蒴果扁球形。气微，味淡。

性味归经	微苦、甘，寒。归胃、大肠，小肠经。
功效主治	清热解毒，利湿通淋。
药理作用	本品有抗肿瘤作用，体外试验高浓度对艾氏腹水癌、吉田肉瘤、多种白血病癌细胞有抑制作用；对小鼠有镇痛、镇静、催眠作用；有保肝利胆作用；对生精能力有抑制作用；体外抗菌作用不明显，但体内能刺激网状内皮系统增生，促进抗体形成，使网状细胞、白细胞的吞噬能力增强，起到抗菌消炎作用。
用量用法	15~60克。内服：煎汤。外用：适量。
使用注意	脾胃虚寒者、孕妇慎用。

精选验方

①**痈肿疮毒**：鲜白花蛇舌草捣烂外敷。②**毒蛇咬伤**：鲜白花蛇舌草捣烂绞汁内服或水煎服。③**直肠癌**：白花蛇舌草、白茅根各200克，白糖30克。加水煎煮，水沸后以小火煮25分钟，滤渣取汁，加入白糖调匀即成。每日3次，每次服150毫升药汁。④**前列腺癌**：白花蛇舌草、半枝莲、金钱草、蜀羊泉、白茅根各30克，太子参20克，生地榆、血余炭各10克，生甘草5克。水煎取药汁。每日1剂，分2次服用。

半枝莲 Ban Zhi Lian

别名 并头草、狭叶韩信草。

来源 本品为唇形科植物半枝莲 *Scutellaria barbata* D. Don. 的干燥全草。

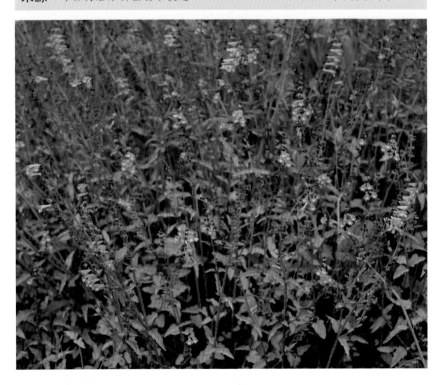

形态特征 一二年生草本花卉，株高30～40厘米。茎下部匍匐生根，上部直立，茎方形，绿色。叶对生，叶片三角状卵形或卵圆形，边缘有波状钝齿，下部叶片较大，叶柄极短。花小，2朵对生，排列成偏侧的总状花序，顶生；花梗被黏性短毛；苞片叶状，向上渐变小，被毛；花萼钟状，外面有短柔毛，二唇形，上唇具盾片；花冠唇形，蓝紫色，外面密被柔毛；雄蕊4，二强；子房4裂，柱头完全着生在子房底部，顶端2裂。小坚果卵圆形，棕褐色。花期5～6月，果期6～8月。

生境分布 生长于沟旁、田边及路旁潮湿处。分布于江苏、江西、福建、广东、广西等地。

采收加工 夏、秋两季开花时采集，去根和泥土，洗净，晒干或鲜用。

饮片特征

本品长15～35厘米，无毛或花轴上疏被毛。根纤细。茎丛生，较细，方柱形；表面暗紫色或棕绿色。叶对生，有短柄；叶片多皱缩，展平后呈三角状卵形或披针形，长1.5～3厘米，宽0.5～1厘米；先端钝，基部宽楔形，全缘或有少数不明显的钝齿；上表面暗绿色，下表面灰绿色。花单生于茎枝上部叶腋，花萼裂片钝或较圆；花冠二唇形，棕黄色或浅蓝紫色，长约1.2厘米，被毛。果实扁球形，浅棕色。气微，味微苦。

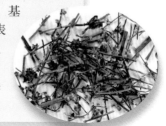

性味归经	辛、微苦，寒。归肺、肝、肾经。
功效主治	清热解毒，活血化瘀，利尿。本品寒清辛散，能泻火热之盛，散热毒之聚，长于清热解毒，其入血分而散血分之凝滞，有化瘀之功。
药理作用	本品动物试验，对肉瘤180、艾氏腹水癌、脑瘤22有抑制作用，体外对急性粒细胞性白血病血细胞有轻度抑制作用。有止咳、平喘、祛痰、利尿作用。浸剂静脉注射对实验动物有降压作用；对金黄色葡萄球菌、福氏痢疾杆菌、伤寒杆菌、绿脓杆菌、大肠杆菌有抑制作用。
用量用法	干品15～30克，鲜品30～60克，煎服。外用：适量，鲜品捣烂敷患处。
使用注意	孕妇和血虚者慎服。

精选验方

①**肾炎水肿**：半枝莲15克，芦壳24克，冬瓜皮50克，煎服。②**跌打损伤**：半枝莲捣烂，同酒糟煮热敷。③**毒蛇咬伤**：鲜半枝莲草洗净捣烂，绞汁，调黄酒少许温服，渣敷患处。④**食管癌**：半枝莲、刘寄奴、代赭石、白花蛇舌草各30克，丹参15克，金佛草、柴胡、郁金、沙参、麦冬、玄参、川贝母各10克。水煎取药汁。每日1剂，分2次服用。⑤**热毒型食管癌等**：半枝莲、棉花根各50克。洗净，入锅加水适量，蒸煮40分钟，去渣取汁即成。上、下午分别服用。⑥**胃癌**：半枝莲、薏苡仁、菱角各30克。加水煎汤。每日1剂，分2次服用，长期服用。⑦**肝癌**：半枝莲、半边莲、薏苡仁各30克，玉簪根9克。水煎取药汁。每日1剂，口服。

龙葵 Long Kui

别名 龙葵草。
来源 本品为茄科植物龙葵 *Solanum nigrum* L. 的全草。

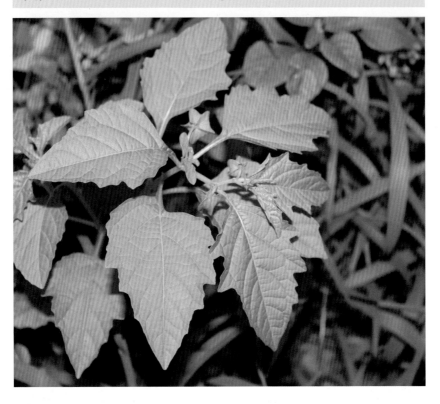

形态特征 一年生草本，高30～100厘米。茎直立，多分枝。叶卵形，似辣椒叶，长2.5～10厘米，宽1.5～3厘米，顶端尖锐，全缘或有不规则波状粗齿，基部楔形，渐狭成柄；叶柄长达2厘米。花序为短蝎尾状或近伞状，侧生或腋外生，有花4～10，白色，细小；花序梗长1～2.5厘米，花柄长约1厘米；花萼杯状，绿色，5浅裂；花冠辐状，裂片卵状三角形，长约3厘米；雄蕊5；子房卵形，花柱中部以下有白色绒毛。浆果球形，直径约8毫米，熟时黑色；种子近卵形，压扁状。花、果期9～10月。

生境分布 生长于路边、荒地。分布于全国各地。

采收加工 夏、秋两季采收，洗净，晒干。

饮片特征

本品为不规则的茎、叶、花、果实混合中段。茎呈圆柱形，有的可见分枝，直径2~10毫米，表面黄绿色，具纵皱纹。光滑无毛或被极稀柔毛，质硬而脆，断面黄白色，中空。

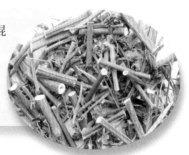

性味归经	性寒，味苦、微甘；有小毒。
功效主治	清热解毒，利尿。用于疮痈肿毒、皮肤湿疹、小便不利、老年性慢性气管炎、白带过多、前列腺炎、痢疾。
药理作用	本品有抗炎、抗过敏作用。有解热镇痛、祛痰止咳平喘作用。有降压、强心作用。有升高白细胞、升高血糖作用，但大剂量反致白细胞下降。有抗肿瘤作用。有抗菌作用。对金黄色葡萄球菌、痢疾杆菌、伤寒杆菌、变形杆菌、大肠杆菌、绿脓杆菌、猪霍乱杆菌有一定抑制作用。有抗蛇毒作用。
用量用法	15~30克，煎服。外用：适量，捣烂敷患处。
使用注意	本品过量可引起头痛、腹痛、吐泻、瞳孔散大、精神错乱。本品有溶血作用，又可致流产、胎儿畸形，故妇女妊娠期忌用。

精选验方

①**舌癌中期**：龙葵、半枝莲、草河车各30克，蒲公英20克，山豆根、夏枯草、土贝母各15克，苦参10克，儿茶9克，川黄连粉（冲）3克。水煎取药汁。每日1剂，分2次服用。②**乳腺癌**：龙葵、白芷、蒲公英各30克，蛇莓、薜荔果、七叶一枝花各15克。水煎取药汁。每日1剂，分2次服用。③**喉癌**：龙葵、山豆根、夏枯草各30克，嫩薄荷3克。水煎取药汁。每日1剂，分2次服用。④**肺癌**：龙葵60克，蜂蜜30克。将龙葵拣杂，洗净，晒干或烘干，切成段或切碎，放入砂锅，加水浸泡片刻，浓煎2次，每次30分钟，混合2次所煎得的浓汁，滤取液汁后倒入容器中，加入蜂蜜，调匀即成。佐餐食用，早、晚2次分服。⑤**食管癌**：龙葵30克，半夏、党参各12克，丁香3克，代赭石24克，桔梗、旋覆花、竹茹、白芷、蛇莓、半枝莲各15克。水煎取药汁。每日1剂，分2次服用。

藤梨根 Teng Li Gen

别名 猕猴桃根。

来源 本品为猕猴桃科植物猕猴桃 *Actinidia chinensis* Planch. 的根。

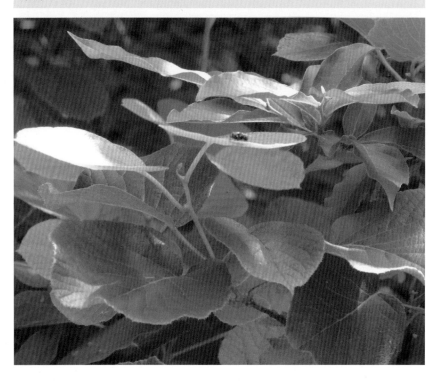

形态特征 大型藤本，长可达30米以上。嫩枝有时被灰白色疏柔毛，老枝光滑；髓褐色，片状。单叶互生；叶柄及叶脉干后常带黑色；叶片膜质或纸质，卵圆形、椭圆状卵形或长圆形，长6～13厘米，宽5～9厘米，先端突尖或短尾尖，基部圆形或心形，少有近楔形，边缘有锐锯齿，下面脉腋有淡棕色或灰白色柔毛，其余无毛。聚伞花序腋生，有花3～6朵；花单性，雌雄异株或单性花与两性花共存；花白色，直径1.2～2厘米；花被5数，萼5数，萼片仅边缘有毛，雄蕊多数，花柱丝状，多数浆果球形至长圆形，光滑，花期6～7月，果期9月。

生境分布 分布于我国南北多数省区。

采收加工 秋、冬两季采挖，洗净，砍切成块，晒干。

饮片特征

本品为不规则或类圆形的片，直径1.5～5.5厘米。外表皮红棕色至棕褐色，粗糙，有的可见纵沟纹，外皮剥落后可见红棕色内皮，上附有多数细小白色粒线状物，切面皮部宽3～5毫米，棕红色，可见白色细小结晶，木部宽阔，淡棕色至黄棕色，有多列环状纹理，并可见众多圆形小孔。质坚硬，气微，味微涩，有刺舌感。

性味归经	甘、酸，寒。归胃、肝、膀胱经。
功效主治	清热解毒，活血消肿，祛风除湿，利尿。
药理作用	本品乙醇提取物腹腔给药对实验小白鼠肉瘤180有抑制作用，有报告称其抑制率为30%～40%。
用量用法	15～30克，煎服。
使用注意	常与野葡萄藤、半枝莲、半边莲、白茅根等配伍，使用于各种癌症，尤其对于肠胃道方面的癌症应用更多。可配合寻骨风、络石藤、防己等用于治风湿骨痛；配蒲公英、田基黄等治黄疸。

精选验方

①**胃癌**：藤梨根60克，虎杖、石打穿、白花蛇舌草、半枝莲各30克，瞿麦、丹参各15克，延胡索、陈皮、茯苓、姜黄、香附各9克，甘草6克。水煎取药汁。每日1剂，分2次服用。②**乳腺增生**：藤梨根、川芎、桑寄生、红花、鸡血藤、丝瓜络、香附、泽兰、大黄、连翘、瓜蒌、芒硝各30克。共研细末，用两个布袋分装，置锅中蒸热，洒酒少许即成。将药袋乘热敷在患侧乳房、肚脐处，热敷30分钟。每日2次，一剂药用10次。10日为1个疗程。

壁 虎 Bi Hu

别名 守宫、天龙。
来源 本品为壁虎科动物无蹼壁虎 *Gekko swinhoana* Gunther 或其他同属壁虎的干燥全体。

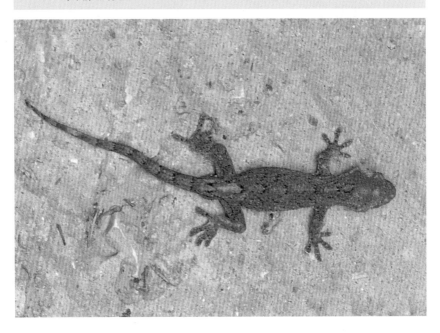

形态特征 全长约12厘米，体与尾几等长。头扁宽；吻斜扁，比眼径长；鼻孔近吻端；耳孔小，卵圆形；吻鳞达鼻孔，其直后方有3片较大的鳞。头、体的背面覆以细鳞，枕部有少数较大之圆鳞，躯干部圆鳞交错成12～14纵行；胸腹鳞较大，呈覆瓦状；尾背面的鳞多少排列成环状，每隔9～10排为一排整齐而略大之鳞；尾腹面中央的1纵排鳞较宽。指、趾间无蹼迹；指、趾膨大，底部具有单行褶襞皮瓣；除第1指、趾外，末端均有小爪。尾基部较宽厚。体背灰棕色；躯干背面常有5～6条深宽纹；四肢及尾部有深色横纹。尾易断，能再生。

生境分布 喜栖于墙壁间、屋檐下等隐蔽处，夜间出没于天花板及墙壁上，无蹼壁虎主要分布于华北地区。

采收加工 夏、秋两季捕捉，捕得后用竹片贯穿头腹，将尾用绳固定于竹片上，然后用微火烤干。摔死或开水烫死，晒干或焙干，应注意勿使尾部脱落。

饮片特征

为干燥虫体，屈曲僵直，略扁平，头部近三角形，口大，吻圆，舌肥厚，二颌密生细齿，颅骨、眼眶显露；背部有暗灰色或灰白色相杂的斑纹，密布珠形鳞片，无疣；四肢短，具5趾。除第一趾外，均有钩爪，有蹼，趾下面有吸盘。味腥，味咸、有小毒。饮片有时切断，以躯体完整、大条、身干、色洁净、无臭味者为佳。

性味归经	咸，寒；有小毒。归肝经。
功效主治	散结解毒，祛风活络止痛，定惊止痉。本品咸寒有小毒，归肝经入血分、清肝热息风解痉定惊，除风通络止痛，有小毒以攻毒散结。
药理作用	其水溶液在体外可抑制人体肝癌细胞呼吸。对结核杆菌及常见致病性真菌和细菌有一定抑制作用。尚有抗惊厥及溶血作用。
用量用法	2~5克，煎服；1~1.5克，研末吞服。外用：适量，研末调敷。
使用注意	气血虚弱者慎服。

精选验方

①**原发性肝癌、肺癌**：壁虎注射液，每支2毫升，含生药2克。肌肉注射每次4~6毫升，每日2次。②**食管癌**：用壁虎50克（夏季用活壁虎10条），泽漆100克，锡块50克，用黄酒100毫升浸泡5~7日，滤去药渣，制成壁虎酒。每日3次，口服，每次25~50毫升。③**寻常狼疮**：壁虎10条。裹入泥中，火煅存性，去泥研末，瓶装备用。口服，每次0.2~0.5克，陈酒或温开水送下，每日2次。④**慢性粒细胞性白血病**：壁虎、蜈蚣、汉三七各30克，朱砂、皂角、雄黄各15克，僵蚕、青黛、枯矾各20克。共研为细末，装瓶备用。每次服用药末1.5克，每日2次。⑤**直肠癌**：壁虎、水蛭各15克，海藻30克。焙干研成细末，再分成10等份。每日1份，用黄酒冲服。

喜 树 Xi Shu

别名	旱莲、水桐树、野芭蕉、旱莲木、水漠子、水栗子。
来源	本品为珙桐科植物喜树 *Camptotheca acuminata* Decne. 的果实、树根或树皮根皮。

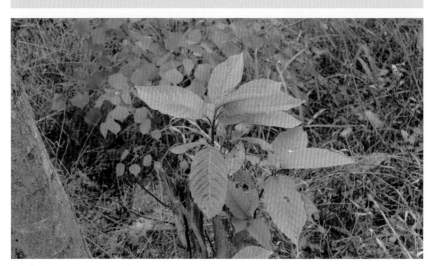

形态特征 落叶乔木，高可达20余米，树干端直；枝条伸展，树皮灰色或浅灰色，有稀疏圆形或卵形皮孔。叶互生，纸质，卵状椭圆形或长圆形，长10~26厘米，宽6~10厘米，先端渐尖，基部圆形，上面亮绿色，嫩时叶脉上被短柔毛，其后无毛，下面淡绿色，被稀疏短柔毛，侧脉显著，10~12对，弧形平行，全缘，叶柄带红色，长1.5~3厘米，嫩时被柔毛，其后无毛。头状花序近于球形，顶生或腋生，顶生的花序具雌花，腋生的花序具雄花，总花梗长4~6厘米；花杂性，同株，苞片3枚，三角状卵形；花萼杯状，5浅裂，裂片齿状；花瓣5枚，淡绿色，长圆形或长圆卵形，长2毫米，早落；花盘显著，微裂；雄蕊10枚，外轮5枚，较长，常伸出花冠外，内轮5枚较短，花丝细长，无毛，花药4室；子房在两性花中发育良好，下位，花柱无毛，长4毫米，顶端分2支。翅果长圆形，长2~2.5厘米，顶端具宿存的花盘，两侧具窄翅，着生于近球形的头状果序上。花期5~7月，果期9月。

生境分布 生长于海拔1000米以下较潮湿处。分布于长江以南诸省。

采收加工 秋、冬两季果实成熟时采收果实，晒干，根和树皮全年可采，洗净，切段，晒干。

饮片特征

果实披针形，长2~2.5厘米，宽5~7毫米，先端尖，有柱头残基；基部变狭，可见着生在花盘上的椭圆形凹点痕，两边有翅。表面棕色至棕黑色，微有光泽，有纵纹，有时可见数条角棱和黑色斑点。质韧，不易折断，断面纤维性，内有种子1粒，干缩成细条状。味苦。

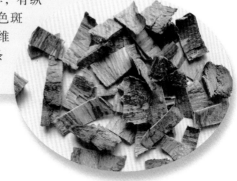

性味归经	苦，寒；有毒。
功效主治	化瘀散结。
药理作用	本品有抗肿瘤作用，对多种动物肿瘤有抑制作用，主要作用于DNA合成期，为DNA合成抑制剂，与其他抗肿瘤药无交叉，具耐药性。本品可改变表皮的角化过程，可用于银屑病。对金黄色葡萄球菌、卡他球菌、绿脓杆菌有抑制作用。对疱疹病毒有抑制作用，有抗早孕作用。
用量用法	果实3~10克，树皮10~15克，煎服。或制成片剂、注射剂应用。
使用注意	本品长期或大量应用可引起恶心呕吐、腹泻、白细胞下降、尿血、尿痛、脱发等毒副作用。加工过程中忌用铁器。孕妇忌用。

精选验方

①**恶性肿瘤、急性白血病**：喜树果注射液，每日2~8毫升（每支2毫升内含喜树果8克），肌肉注射。喜树果片，每日口服8~12片相当于喜树果10~15克，分3~4次服。②**慢性粒细胞性白血病**：喜树根注射液，肌肉注射，每日4~8毫升（每毫升含喜树根浸膏250毫克）。③**牛皮癣**：外用20%喜树果软膏涂患处，每日1次。

农吉利 Nong Ji Li

別名 佛指甲、狸豆、狗铃草、山油麻、野芝麻、芝麻响铃铃。
来源 本品为豆科植物野百合 *Crotalaria sessiliflora* L.的全草。

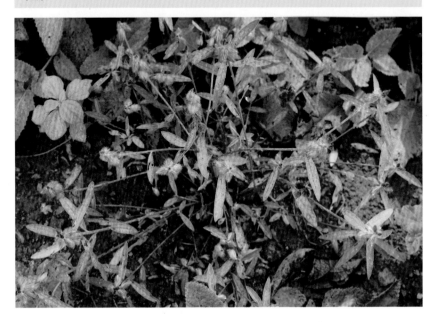

形态特征 一年生直立草本，高20～100厘米。通体被紧贴的长毛，略粗糙。单叶互生，狭披针形或线状披针形，有时线形，长2.5～8厘米，宽0.5～1厘米，两端狭尖，顶端通常有成束的毛，上面略被毛或几无毛。下面被丝毛，有光泽，叶柄极短，托叶刚毛状。花夏末秋初开放，紫蓝色，多朵组成顶生或腋生的总状花序，每花序有花2～20朵；苞片和小苞片相似，线形，小苞片着生于花梗上部，均略被粗糙的长毛；花梗极短，结果时下垂；花萼长10～15毫米，密被棕黄色长毛；花冠蝶形，紫蓝色或淡蓝色，约与花萼等长，旗瓣圆形，翼瓣较旗瓣短，倒卵状长圆形，龙骨瓣与翼瓣等长，内弯，具喙；雄蕊10，单体；子房无柄，花柱细长。荚果无毛，长圆形，约与花萼等长；种子10～15粒。花、果期5月至翌年2月。

生境分布 生长于路边，山坡、荒地的草丛中。分布于我国东北和长江以南各地。

采收加工 夏、秋两季采割全草，晒干或鲜用。

饮片特征

本品茎呈圆柱形，长20～90厘米。灰绿色，密被灰白色丝毛。单叶互生，叶片多皱卷，展平后呈线状披针形或线形，暗绿色，全缘，下面有丝状长毛。花萼5裂，外面密被棕黄色长毛。荚果长圆形，包于宿萼内，灰褐色。种子肾状圆形。深棕色，有光泽。无嗅，味淡。以色绿、果多者为佳。

性味归经	苦，平；有毒。
功效主治	清热解毒。
药理作用	本品所含农吉利甲素有抗肿瘤作用，对小鼠肉瘤180、白血病L615、大鼠瓦克癌256等均有抑制作用，能使瘤细胞受到毒害而停止生长。
用量用法	9～15克，煎服。外用：适量。
使用注意	本品长期或大量应用对消化道、肝、肾有损害，可引起恶心、腹泻、肝功能下降和尿频、蛋白尿等毒副反应。

精选验方

①**疮肿极毒**：农吉利15克，紫花地丁、金银花各9克，水煎服。另用鲜农吉利捣敷。②**恶疮肿毒**：农吉利适量，研末，麻油调敷，也可煎浓汤外洗。③**热毒下痢**：农吉利、三颗针各15克，水煎分2次服。④**农药中毒**：农吉利，研末，每服9克，开水送。也适宜于食物及野菌中毒。⑤**湿热黄疸**：农吉利30克，水煎2次分服。⑥**气管炎**：农吉利60克，加水1000毫升，煎20分钟后，去渣取汁，再以小火浓缩成400毫升，加糖适量，每服100毫升，早、晚2次，2日量，连续服用，连用3～4日。

蟾蜍 Chan Chu

别名 疥蛤蟆、癞蛤蟆、蛤蟆。

来源 本品为蟾蜍科动物中华大蟾蜍 *Bufo bufo gargarizans* Cantor 或黑眶蟾蜍 *Bufo melanostictus* Schneider 的全体。

形态特征 中华大蟾蜍，体长一般在10厘米以上，体粗壮，头宽大于头长，吻端圆，吻棱显著；鼻孔近吻端；眼间距大于鼻间；鼓膜明显，无犁骨齿，上下颌也无齿。前肢长而粗壮，指、趾略扁，指侧微有缘膜而无蹼，指长顺序3、1、4、2，指关节下瘤多成对，常突2，外侧者大。后肢粗壮而短，

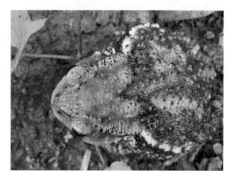

胫跗关节前达肩部，左右跟部不相遇，趾侧有缘膜，蹼常发达，内跖变形长而大，外跖突小而圆。皮肤极粗糙，头顶部较平滑，两侧有大而长的耳后膜，其余部分满布大小不等的圆形瘰疣，排列较规则的为头的瘰疣，斜行排列几与耳后腺平行。此外，沿体侧之瘰疣排列也较规则，胫部之瘰疣更大，个别标本有不明显之跗褶，腹面皮肤不光滑，有小疣。颜色差异颇大，生殖季节雄性背面多为黑绿色，体侧有浅色的斑纹；雌性背面色较浅，瘰疣乳黄色，有时自眼后沿体侧有斜行之黑色纵斑，腹面乳黄色，有棕色或黑色细花纹。雄性个体较小，内侧三指有黑色婚垫，无声囊。黑眶蟾蜍，体长7~10厘米，雄性略小；头高，头宽大于头长；吻端圆，吻棱明显，鼻孔近吻端，眼间距大于鼻间距，鼓膜大，无犁骨齿，上下颌均无齿，舌后端无缺刻。头部沿吻棱、眼眶上缘、鼓膜前缘及上下颌缘有十分明显的黑色骨质棱或黑色线。头顶部显然下凹，皮肤与头骨紧密相连。前肢细长；指、趾略扁，末端色黑；指长顺序为3、1、4、2；指关节下瘤多成对，常突大，内侧者略小，均为棕色，后肢短，胫跗关节前达肩后方，左右跟部不相遇；足短于胫；趾侧有缘膜，相连成半蹼，关节下瘤不明显；内跖突略大于外跖突。皮肤极粗糙，除头顶部无疣外，其余布满大小不等之圆形疣粒，疣粒上有黑点或刺；头两侧为长圆形之耳腺；近脊中线由头后至臀部有2纵行排列较规则的大疣粒。体大的黑眶蟾蜍腹面满布小棘。生活时体色变异较大，一般为黄棕色，略具棕红色斑纹。雄性第1、2指基部内侧有黑色婚垫，有单咽下内声囊。

生境分布 中华大蟾蜍生活在泥土中或栖居在石下或草间，夜出觅食。黑眶蟾蜍栖息于潮湿草丛，夜间或雨后常见。捕食多种有害昆虫和其他小动物。分布于全国各地。

采收加工 夏、秋两季捕捉，先采蟾酥，然后杀死，晒干；或杀死后除去内脏，将体腔撑开晒干。

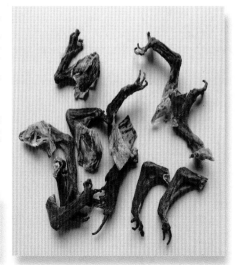

饮片特征

炒干蟾：表面微焦发泡，质酥松。

性味归经	辛，凉；有毒。归心、肝、脾、肺经。
功效主治	散结消癥，止痛解毒，利湿，杀虫。本品味辛有毒以散结消癥，解毒止痛，复因其辛以行气利湿，毒以攻毒杀虫。
药理作用	本品药理作用与蟾酥大体相近。
用量用法	内服：3～6克，煎汤；0.3～0.9克，研末吞服。外用：适量研末撒布或熬膏敷贴。
使用注意	孕妇忌服，年老体弱者及小儿慎服。

精选验方

①**小儿疳瘦成癖几危者**：蟾蜍去头皮脏腑，以桑叶包裹，外加厚纸再裹，火内煨熟，口啖2只，十余日愈。若口混，咽梨汁解之。②**发背肿毒未成者**：活蟾1个，系放疮上半日，蟾必昏愦，再易1个，如前法，其蟾必同前，再易1个，其蟾如旧，则毒散矣。若势重者，以活蟾1个，或2、3个，剖开连肚乘热敷疮上，不久必臭不可闻，再易二三次即愈。③**早期瘰疬**：蟾蜍，将其腹切开1厘米创口，不去内脏，放入少许红糖。将患指伸入其腹内，经2小时后，可另换一只蟾蜍，共用10只左右可愈。治其他炎症也有效。④**疔毒**：蟾蜍1个，黑胡椒7粒，鲜姜7片。将上药装入蟾蜍腹内，再放砂锅或瓦罐内，慢火烧焦研细末。每次5厘，每日2次。⑤**气臌**：大蟾蜍1个，砂仁不拘多少，为末，将砂仁装入蟾蜍内令满，缝口，用泥封固，炭火煅红，候冷，将蟾蜍研末，作三服，陈皮汤送下。

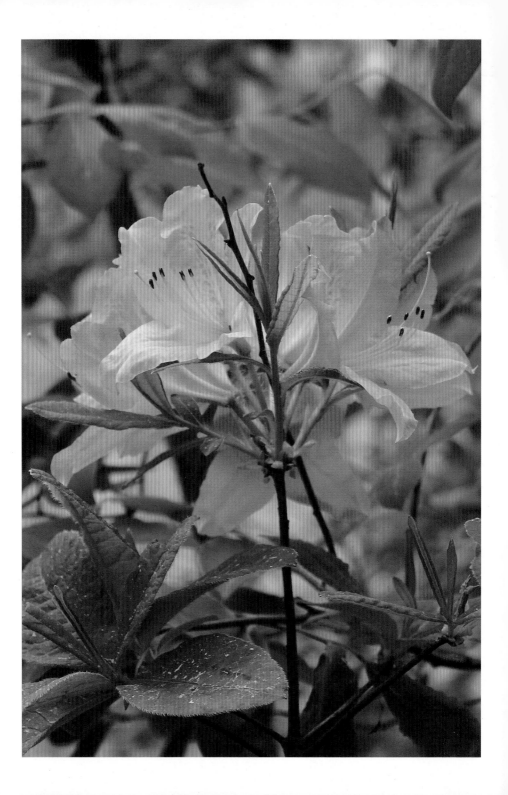

第二十三章 麻醉、止痛药

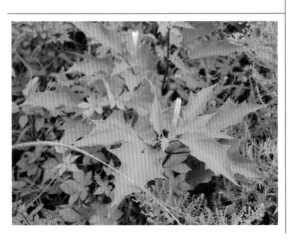

羊踯躅 Yang Zhi Zhu

别名 闹羊花、八厘麻、六轴子。

来源 本品为杜鹃花科植物羊踯躅 *Rhododendron molle* G. Don 的干燥花。

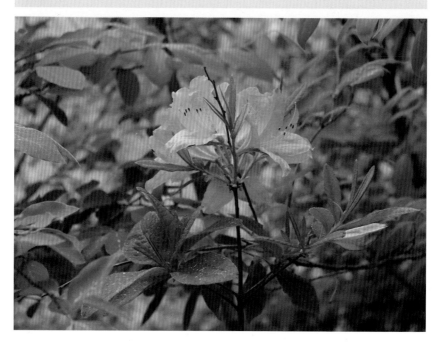

形态特征 落叶灌木，高1～2米。老枝光滑，带褐色，幼枝有短柔毛。单叶互生，叶柄短，被毛；叶片椭圆形至椭圆状倒披针形，先端钝而具短尖，基部楔形，边缘具向上微弯的刚毛，幼时背面密被灰白色短柔毛。花多数，成顶生短总状花序，与叶同时开放；萼5裂，宿存，被稀疏细毛；花金黄色，花冠漏斗状，外被细毛，先端5裂，裂片椭圆状至卵形，上面一片较大，有绿色斑点；雄蕊5，与花冠等长或稍伸出花冠外；雌蕊1，子房上位，5室，外被灰色长毛，花柱细，长于雄蕊。蒴果长椭圆形，熟时深褐色，具疏硬毛，胞间裂开，种子多数，细小。花期4～5月，果期6～7月。

生境分布 生长于山坡、石缝、灌木丛中。分布于长江流域、华南诸地。主要分布于浙江、江苏、湖南、安徽。

采收加工 春季花盛开时选择晴天采花，并立即晒干。秋季果实成熟而未开裂时采果，用水浸后晒干，防止开裂。秋季挖根，洗净，晒干。

饮片特征

本品多脱落为单朵，灰黄色至黄褐色，皱缩。气微，味微麻。

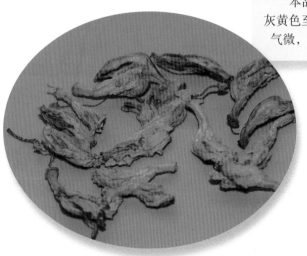

性味归经	辛、苦，温；有大毒。归心、肝经。
功效主治	祛风除湿，散瘀，止痛。本品祛风除湿，活血散瘀，镇静麻醉，具有良好的止痛作用。
药理作用	本品有明显的镇痛作用，但治疗指数低，安全范围较窄。有减慢心率和降低血压作用。对离体兔支气管和肠平滑肌有兴奋作用。
用量用法	花0.3～0.6克，果实0.9～2.4克，根1.5～3克，煎服；入丸、散或酒剂时酌减。外用：适量。
使用注意	本品毒性强烈，需慎重应用。严格控制剂量，随时注意中毒反应。体者虚或孕妇忌用。

精选验方

①**疟疾**：羊踯躅花0.3克，嫩松树梢15克，水煎服。②**瘌痢头**：鲜羊踯躅花擦患处；或晒干研粉调麻油涂患处。③**神经性头痛、偏头痛**：鲜羊踯躅花捣烂，外敷后脑或痛处2～3小时。④**阳痿**：羊踯躅（酒拌，炒令干）、韭菜子（微炒）、附子（炮裂，去皮、脐）、桂心、泽泻各30克，鹿茸（去毛，涂酥，炙令微黄）60克。捣研为极细末，装瓶备用。空腹服用，每次用粥汤送服6克。

曼陀罗 Man Tuo Luo

别名 洋金花、曼陀罗花、曼陀罗子、曼陀罗叶、曼陀罗根。

来源 本品为茄科植物白曼陀罗 *Datura metel* L. 或毛曼陀罗 *D. innoxia* Mill. 的花、叶、种子和根。

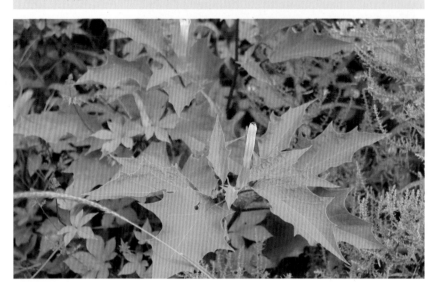

形态特征 一年生草本，高0.5～2米，全体近于无毛。茎上部呈二歧分枝。单叶互生，上部常近对生，叶片卵形至广卵形，先端尖，基部两侧不对称，全缘或有波状短齿。花单生于枝的分叉处或叶腋间；花萼筒状，黄绿色，先端5裂，花冠大漏斗状，白色，有5角棱，各角棱直达裂片尖端；雄蕊5枚，贴生于花冠管；雄蕊1个，柱头棒状。蒴果表面具刺，斜上着生，成熟时由顶端裂开，种子宽三角形。花常干缩成条状，长9～15厘米，外表面黄棕或灰棕色，花萼常除去。完整的花冠浸软后展开，呈喇叭状，顶端5浅裂，裂开顶端有短尖。质脆易碎，气特异，味微苦。花期6～10月，果期7～11月。

生境分布 生长于山坡草地或住宅附近。多为栽培，也有野生。白曼陀罗的花称南洋金花，分布于江苏、福建、广东。毛曼陀罗的花称北洋金花，分布于河北、山东、河南。

采收加工 8～11月间，花初开放时采下，阴干、晒干或烘干；采叶多在7～8月间，晒干或烘干；采种子多在夏、秋果实成熟期。

饮片特征

白曼陀罗子，蒴果近球形或扁球形，直径约3厘米，茎部有浅盘状宿萼及短果柄。表面黄绿色，疏生粗短刺。果皮木质化，成熟时作不规则4瓣裂。种子多数，扁平，三角形，宽约3毫米，淡褐色。气特异，味微苦。有毒。毛温陀罗子，蒴果近珠形或卵球形，直径3～4厘米，基部宿萼略呈五角形，向处刺细而有韧性。果皮由上部作不规则形裂。种子扁肾形，长约5毫米，宽约3毫米，淡褐色。以果实饱满、种子数多、成熟者为佳。

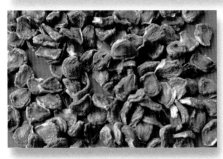
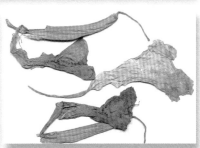

性味归经	辛，温；有毒。归心、肺、肝、脾经。
功效主治	止痛，止咳平喘，镇痉。
药理作用	本品有显著的中枢镇静作用，可使动物进入麻醉状态，但对呼吸中枢则有兴奋作用。
用量用法	花0.3～0.6克，果实0.9～2.4克，根1.5～3克，煎服；入丸、散或酒剂时酌减。外用：适量。
使用注意	本品剧毒，应严格控制剂量。青光眼患者忌用；心脏病、高血压、体弱、孕妇、表证未解、热痰咳嗽、咯痰稠黏不利者慎用。

精选验方

①**慢性气管炎**：曼陀罗花0.15克，金银花、远志、甘草各0.8克（每丸含量）。共研细末，加适量蜂蜜制成蜜丸。每次服1丸，每日2次，连服30日。②**哮喘**：曼陀罗花（洋金花）、烟叶各等份搓碎，作烟吸，喘止即停。此法限于成年人、老年人哮喘。作为临时平喘用，用量为0.01～0.04克，不可过量，以防中毒。儿童忌用。③**风湿性关节痛**：曼陀罗花5朵，白酒500毫升，泡半个月，一次饮半小酒盅，每日2次。④**骨折疼痛、关节疼痛**：曼陀罗全草晒干，研末，每服0.05克或配伍用。

夏天无 Xia Tian Wu

别名	夏天无。
来源	本品为罂粟科植物伏生紫堇 Corydalis decumbens (Thunb.) Pers. 的干燥块茎。

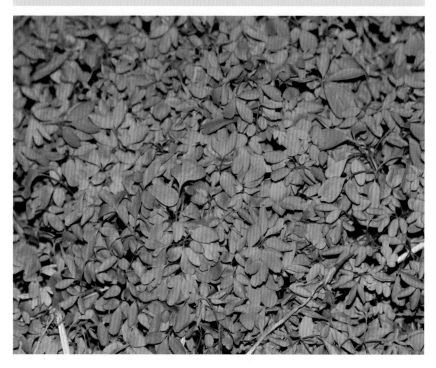

形态特征 多年生草本，无毛，高16～30厘米。块茎近球形，茎细弱，2～3枝丛生，不分枝。基生叶常1枚，具长柄，叶片轮廓三角形，二回三出全裂，末回裂片无柄，狭倒卵形，全缘，叶下面有白粉，茎生叶3～4枚，互生或对生，生于茎中、上部，似基生叶而小，柄短。总状花序顶生，疏列数花，苞片卵形或狭倒卵形，花冠淡紫红色。蒴果细长椭圆形，呈念珠状。花期4～5月，果期5～6月。

生境分布 生长于土层疏松肥沃、富含腐殖质、排水良好的壤土。分布于湖南、福建、浙江、江苏、安徽、江西等地。

采收加工 冬、春或初夏时采挖，除去茎、叶、须根，洗净，鲜用或晒干。

饮片特征

本品为不规则形的薄片，直径0.5～2.5厘米。外表皮灰棕色或暗绿色，具细皱纹，有瘤状突起。切面柠檬黄色，角质状，隐约可见环纹。质坚硬。无臭，味苦。

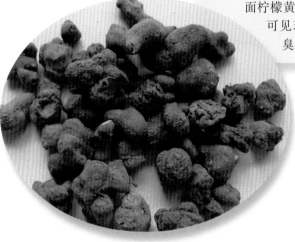

性味归经	辛、苦，温。归肝经。
功效主治	行气活血，通络止痛。本品辛散温通，走行于气分、血分，促进气血运行，经络畅通，有良好的止痛效果。
药理作用	本品能产生镇痛作用。对麻醉动物有持久扩张血管和降血压作用。
用量用法	5～15克，煎服；研末吞服每次2～4克。

精选验方

①**腰肌劳损**：夏天无全草25克，水煎服。②**风湿性关节炎**：夏天无适量，研为末，每次服15克，每日2次。③**高血压**：夏天无、钩藤、桑白皮、夏枯草各等份，水煎服；或夏天无研末冲服，每次2～4克，水煎服。④**高血压、脑瘤或脑栓塞所致偏瘫**：鲜夏天无捣烂，每次大粒4～5粒，小粒8～9粒，每日1～3次，米酒或开水送服，连服3～12个月。

天仙子 Tian Xian Zi

别名 莨菪子。
来源 本品为茄科植物莨菪 *Hyoscyamus niger* L. 的干燥成熟种子。

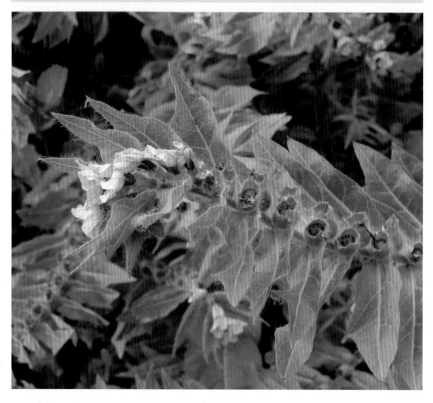

形态特征 二年生草本植物，高15~70厘米，有特殊臭味，全株被黏性腺毛。根粗壮，肉质，茎直立或斜上伸。密被柔毛。单叶互生，叶片长卵形或卵状长圆形，顶端渐尖，基部包茎，茎下部的叶具柄。花淡黄绿色，基部带紫色；花萼筒状钟形；花冠钟形；花药深紫色；子房略呈椭圆形。蒴果包藏于宿存萼内。种子多数，近圆盘形，淡黄棕色。花期6~7月，果期8~9月。

生境分布 生长于海拔1700~2600米的山坡、林旁和路边。分布于华北、东北、西北诸地，诸如河南、河北、辽宁省等。

采收加工 夏、秋两季果实成熟、果皮变黄色时割取全株或果枝，曝晒，打下种子，筛去枝梗、果皮，晒干。

饮片特征

本品呈类扁肾形或扁卵形，直径约1毫米。表面棕黄色或灰黄色，有细密的网纹，略尖的一端有点状种脐。剖面灰白色，油质，有胚乳，胚弯曲。无臭，味微辛。

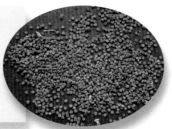

性味归经	苦、辛，温；有大毒。归心、胃、肺、肝经。
功效主治	止痛，止痉，止喘咳，安神。
药理作用	本品所含东莨菪碱对家兔行腹腔、静脉、侧脑室注射，均能提高动物痛阈，并能增加哌替啶止痛效果。所含阿托品对腺体分泌有抑制作用，对活动过强或痉挛状态的平滑肌有明显的抑制作用。本品能解除迷走神经对心脏的抑制而加快心率和纠正传导阻滞、心律失常。对微循环，可以调节微血管管径，解除痉挛，减轻血管内皮细胞损伤，改善血液流动状态，降低全血比黏度，使团聚血细胞解聚，增加微血管自律运动。对眼能散瞳、升高眼压。
用量用法	0.06～0.6克，研末服。外用：适量，煎水外洗或研末调敷。
使用注意	本品大毒，内服宜慎重，不能过量或持续服用。心脏病、青光眼、肺热痰稠者和孕妇忌服。

精选验方

①**恶疮似癞者**：烧莨菪子末调敷。②**风痹厥痛**：天仙子15克（炒），大草乌头、甘草25克，五灵脂50克，研为细末，糊丸，梧桐子大，以螺青为衣，每服10丸，男以菖蒲酒下，女以芫花汤下。③**积冷痃癖、不思饮食、四肢羸困**：莨菪子1.5克（水淘去浮者），大枣49枚，上药，以水三升相和，煮至水尽，取枣去皮核，每于饭前吃1枚，也可用粥饮下，觉热即止。④**石痈坚如石、不作脓者**：醋和莨菪子末，敷头上。⑤**赤白痢、脐腹疼痛、肠滑后重**：莨菪子50克，大黄25克，上捣罗为散，每服5克，饭前以米饮调下。⑥**胃病**：莨菪子粉末0.6克，温开水送服，每日2次。⑦**慢性气管炎**：20%莨菪液（醇提取注射每2毫升含生药莨菪子0.4克）2毫升加10%葡萄糖2毫升，注射于定喘（左，右）及肺俞（左，右），每日交叉取2穴注射，10次为1个疗程。⑧**龋齿痛（蛀牙）**：莨菪子粉末0.3克，装烟袋中吸烟熏牙，但不要咽下唾液。⑨**痈疖肿毒**：莨菪子适量，捣烂敷患处。

天仙藤 Tian Xian Teng

别名 香藤、都淋藤、兜铃苗、长痧藤、马兜铃藤、青木香藤。

来源 本品为马兜铃科植物马兜铃 *Aristolochia debilis* Sieb. et Zucc 或北马兜铃 *Aristolochia contorta* Bge. 的干燥地上部分。

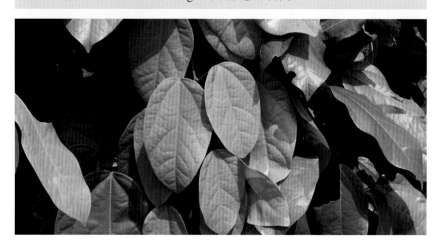

形态特征 草质藤本。根圆柱形。茎柔弱，无毛。叶互生，叶柄长1~2厘米，柔弱；叶片卵状三角形、长圆状卵形或戟形，长3~6厘米，基部宽1.5~3.5厘米，先端钝圆或短渐尖，基部心形，两侧裂片圆形，下垂或稍扩展；基出脉5~7条，各级叶脉在两面均明显。花单生或2朵聚生长于叶腋；花梗长1~1.5厘米；小苞片三角形，易脱落；花被长3~5.5厘米，基部膨大呈球形，向上收狭成一长管，管口扩大成漏斗状，黄绿色，口部有紫斑，内面有腺体状毛；檐部一侧极短，另一侧渐延伸成舌片；舌片卵状披针形，顶端钝；花药贴生长于合蕊柱近基部；子房圆柱形，6棱；合蕊柱先端6裂，稍具乳头状凸起，裂片先端钝，向下延伸形成波状圆环。蒴果近球形，先端圆形而微凹，具6棱，成熟时由基部向上沿空间6瓣开裂；果梗长2.5~5厘米，常撕裂成6条。种子扁平，钝三角形，边线具白色膜质宽翅。花期7~8月，果期9~10月。

生境分布 生长于山野林缘、溪流两岸、沟边阴湿处、路旁及山坡灌丛中。分布于东北、华北及陕西、甘肃、宁夏、山东、河南、江西、湖北等地。

采收加工 拣去杂质，洗净泥土，切段晒干。

饮片特征

本品为不规则段状。外表面黄绿色或淡棕色，光滑。质脆，容易折断。叶片多皱缩脱落，完整者展平呈三角状宽卵形或三角状狭卵形。

性味归经	苦，温。归肝、脾、肾经。
功效主治	行气活血，通络止痛。主治脘腹刺痛，疝气疼痛，风湿痹痛，产后腹痛。
药理作用	对呼吸系统的作用有止咳作用，抗炎作用，抗菌作用。
用量用法	内服：3～6克，煎服。外用：适量，煎水洗或捣烂敷。
使用注意	本品含马兜铃酸，可引起肾脏损害等不良反应；儿童及老年人慎用；孕妇、婴幼儿及肾功能不全者禁用。

精选验方

①**疝气作痛**：天仙藤50克，好酒1碗，煮至半碗服用即可。②**产后腹痛不止及一切血气腹痛**：天仙藤250克，炒焦，研为细末，每服10克。腹痛，炒生姜、小便和酒调下；血气，温酒调服。③**癥瘕积聚及奔豚疝气**：天仙藤（炒）50克，没药、乳香、玄胡索（醋炒）、吴茱萸、干姜各10克，小茴香15克，共为末，每服15克，好酒调服。④**痰注臂痛**：天仙藤、白术、羌活、白芷梢各15克，片姜黄30克，半夏（制）25克，锉细，每服15克，姜5片煎服。间下千金五苓丸。⑤**乳腺炎**：鲜天仙藤适量，揉软外敷，每日换药1次。⑥**毒蛇毒虫咬伤、痔疮肿痛**：天仙藤鲜品捣烂敷患处。

蟾酥 *Chan Su*

别名 癞蛤蟆酥、蛤蟆酥、蛤蟆浆、蟾酥眉脂、蟾酥眉酥、癞蛤蟆浆。

来源 本品为蟾蜍科动物中华大蟾蜍 *Bufo bufo gargarizans* Cantor 黑框蟾蜍 *Bufo melanostictus* Schneider 的耳后腺、皮肤腺的干燥分泌物。

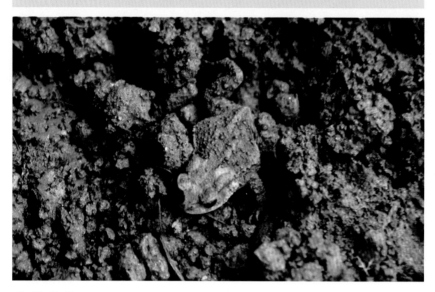

形态特征 体粗壮，长10厘米以上，雄者较小。全体皮肤极粗糙，除头顶较平滑外，其余部分，均满布大小不同的圆形瘰疣。头宽大，口阔，吻端圆，吻棱显著。口内无锄骨齿，上下颌也无齿。近吻端有小形鼻孔1对。眼大而凸出，后方有圆形的鼓膜。头顶部两侧各有大而长的耳后腺。躯体短而宽。在生殖季节，雄性背面多为黑绿色，体侧有浅色的斑纹；雌性背面色较浅，瘰疣乳黄色，有时自眼后沿体侧有斜行的黑色纵斑；腹面不光滑，乳黄色，有棕色或黑色的细花斑。前肢长而粗壮，指趾略扁，指侧微有缘膜而无蹼；指长顺序为3、1、4、2；指关节下瘤多成对，掌突2，外侧者大。后肢粗壮而短，胫跗关节前达肩部，趾侧有缘膜，蹼尚发达，内跖突形长而大，外跖突小而圆。

生境分布 中华大蟾蜍生活在泥土中或栖居在石下或草间，夜出觅食。分布于东北、华北、华东、华中等地。

采收加工 夏、秋两季捕捉活蟾蜍后将其身体表面洗净，晾干，挤压刺激耳后腺和皮肤腺，使之分泌浆液，盛于瓷器或玻璃上，立即加工，干燥。

饮片特征

本品为扁圆形团块状或片状。棕褐色或红棕色。团块状者质坚，不易折断，断面棕褐色，角质状，微有光泽；片状者质脆，易碎，断面红棕色，半透明。气微腥，味初甜而后有持久的麻辣感，粉末嗅之作嚏。

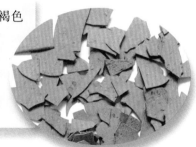

性味归经	辛，温；有毒。归心经。
功效主治	解毒，止痛，开窍醒神。本品辛温走窜，能消散结肿，解毒止痛；其归于心经，能开启心窍之闭塞，有苏醒神志之效能。
药理作用	本品有洋地黄样强心作用，但无蓄积性；有中枢性呼吸兴奋作用，能升高正常人收缩压；有镇痛作用，能提高实验动物的痛阈；本品对横纹肌、子宫有兴奋作用；有抗炎、抗肿瘤、抗放射等作用；有抗休克作用，与山莨菪碱合用可使该作用加强。
用量用法	0.015～0.03克，内服，入丸、散。外用：适量。
使用注意	本品有毒，内服不可过量，不宜久服。外用不可入目。孕妇忌用。本品不入煎剂。

精选验方

①**心律失常**：蟾酥、麝香、三七、人参等各适量，加工成丸，口服，每次2～3丸，每日3次。②**肺结核**：用蟾酥水溶性总成分注射液（每支2毫升，相当于蟾酥10毫克），每日总量20～40毫克，分1～2次肌注，3个月为1个疗程。③**骨质增生腰腿痛**：以蟾酥膏于痛点或穴位贴敷，3～4日换1次，4次为1个疗程。④**结核性瘘管**：蟾酥0.1克，磨细过筛，加香油100毫升搅匀，装瓶备用，以细导尿管插入瘘管引流后，再以纱条浸本药充填伤口，保留1～2小时，开始时每日换药1次，以后隔日1次。⑤**化脓性感染**：用蟾酥注射液肌注，每次10～20毫克，每日2次，小儿酌减。⑥**遗尿**：蟾酥、雄黄、桂枝、乳香、麻黄、没药各5克，麝香3克，研末调膏，贴敷于内关、气海、中极、三阴交等穴。⑦**冻伤**：蟾酥、腊梅花各10克，细辛35克，川乌50克，乌梢蛇80克，当归、肉桂各150克，樟脑40克，全蝎6克，干姜、红花各75克，蜈蚣3条，加95％酒精2500毫升浸泡1周，用时以纱布或药棉蘸取适量药酒外搽或揉擦患处数分钟，每日2～3次。

附 录

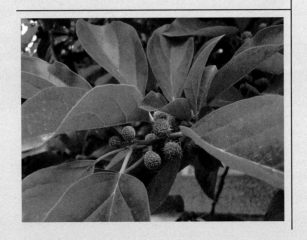

萌风轮 Yin Feng Lun
发散风寒药

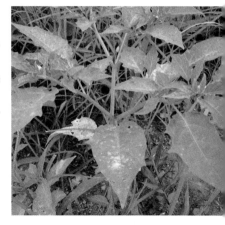

别名 山藿香、瘦风轮、九层塔、野薄荷。

来源 本品为唇形科植物灯笼草 *Clerodendrum fortunatum* 的全草。

生境分布 生长于路旁、草地。分布于华东、西南各地和陕西、甘肃、山西、河北、河南、江西、湖北、湖南等省（区）。

性味归经 辛、苦，温。

功效主治 发散风寒，止血，消肿。

水 苏 Shui Su
发散风寒药

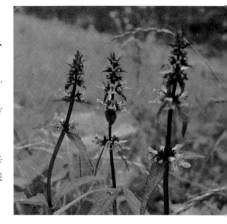

别名 野紫苏。

来源 本品为唇形科植物水苏 *Stachys baicalensis* Fish. ex Benth 的全草。

生境分布 生长于田边、水边潮湿地。分布于南方各地。

性味归经 辛，微温。归肺、胃经。

功效主治 疏风解表，止血，消肿，解毒。本品味辛香散，药性平和，入肺行于肌表，而有疏散风邪解表之功效。

糙 苏 Cao Su
发散风寒药

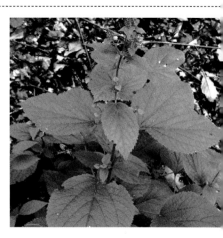

别名 大叶糙苏、山苏子、续断、山芝麻。

来源 本品为唇形科植物糙苏 *Phlomis umbrosa* Turcz. 的根或全草。

生境分布 生长于山地林中、林边灌丛中、河岸、山谷。分布于辽宁、吉林、河北、河南、内蒙古、陕西、甘肃、宁夏、湖北、四川、云南、江苏、安徽、山东等省（区）。

性味归经 涩，平。

功效主治 发散解表，消肿。用于感冒、慢性支气管炎、风湿关节痛、腰痛、跌打损伤、疮疖肿毒。

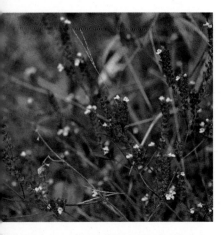

石香薷 Shi Xiang Rou
发散风寒药

别名 石香柔、石香薷。

来源 本品为唇形科植物石香薷 *Mosla chinensis* Maxim. 的全草

生境分布 生长于荒地、路边、田边，山坡草丛中。分布于长江以南诸地。主要分布于湖南、湖北。

性味归经 辛、苦，微温。

功效主治 解表，化湿，祛暑，理气。本品味辛芳香，质地轻浮，性善疏散，行于表能疏散表邪，发汗解表，行于里能疏通中焦气滞，化散脾胃湿滞，化湿解表则能促使暑邪外散，故又有祛暑之能。

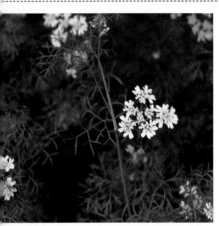

芫荽子 Yuan Sui Zi
发散风寒药

别名 胡荽子。

来源 本品为伞形科植物芫荽 *Coriandrum sativum* L. 的果实。

生境分布 主产江苏、安徽、湖北等地，以江苏产量较大。

性味归经 辛，平。归肺、胃经。

功效主治 发表，透疹，开胃。用于感冒鼻塞、痘疹透发不畅、饮食乏味、齿痛。

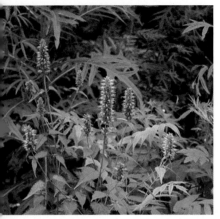

咳嗽草 Ke Sou Cao
发散风寒药

别名 土香薷、野香薷、野紫苏。

来源 本品为唇形科植物密花香薷 *Elsholtzia densa* Benth. 的全草。

生境分布 密花香薷生于海拔1800～4100米的高山草甸、林下、林缘、河边或山坡荒地。分布于河北、山西、陕西、甘肃、四川、云南、西藏等地。

性味归经 辛，微温。

功效主治 发汗解表，化湿和中。主治暑天感冒、头痛身重、无汗恶寒、腹痛吐泻、水肿、疮痈肿毒、蛲虫病、阴道滴虫。

草石蚕 Cao Shi Can
发散风寒药

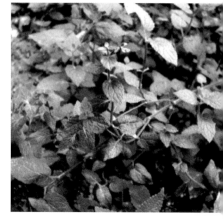

别名 阴石蕨。

来源 本品为唇形科植物草石蚕*Stachys sieboldii* Miq. 的块茎或全草。

生境分布 生长于水边或湿地。分布于河北、山西、江苏、安徽、四川、浙江等地。

性味归经 甘、微辛，性平。

功效主治 疏散风热，补虚益肺。

桉 叶 An Ye
发散风寒药

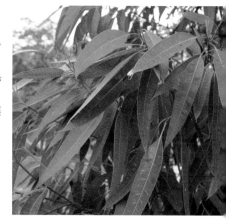

别名 桉树叶、蓝桉叶。

来源 本品为桃金娘科植物蓝桉*Eucalyptus globulus* Labill. 的叶片。

生境分布 在疏松、肥沃、湿润的酸性或微碱性土壤上生长。分布于云南、四川、广东、广西等地。

性味归经 苦、辛，寒。

功效主治 疏散风热，清热燥湿，解毒。

桉 油 An You
发散风寒药

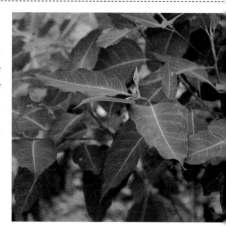

来源 本品为桃金娘科植物蓝桉*Eucalyptus globulus* Labill.、樟科植物樟*Cinnamomum camphora* （L.）Sieb. 或上述两科同属其他植物经水蒸气蒸馏得到的挥发油。

生境分布 原产于澳大利亚，中国云南、广西、四川等地有栽培。

功效主治 祛风止痛。用于皮肤瘙痒、神经痛。

野甘草 Ye Gan Cao
发散风寒药

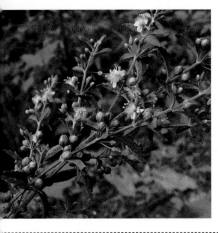

别名 香仪、珠子草、假甘草、假枸杞、竖枝珠仔草。

来源 本品为玄参科植物野甘草 *Scoparia dulcis* L.的全株。

生境分布 生长于荒地及村边。分布于广东、广西、福建等地。

性味归经 味甘，性凉。

功效主治 清热解毒，利尿消肿。治肺热咳嗽、暑热泄泻、脚气浮肿、小儿麻疹、湿疹、热痱、喉炎、丹毒。

荇菜 Xing Cai
发散风寒药

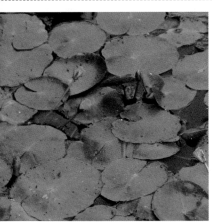

别名 莲叶荇菜、大紫背浮萍、水葵、水镜草、水荷叶。

来源 龙胆科荇菜属植物荇菜 *Nymphoides peltatum* (Gmel.) Kuntze的全草。

生境分布 生长于池塘中。分布我国南部温暖地区。

性味归经 辛，甘，性寒。归膀胱经。

功效主治 发汗、透疹、清热、利尿。用于感冒发热无汗、麻疹透发不畅、荨麻疹、水肿、小便不利；外用治毒蛇咬伤。

磨盘菜 Mo Pan Cai
发散风寒药

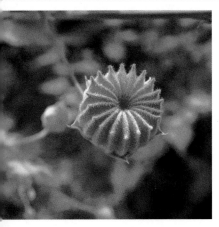

别名 耳响草、白麻、土砻盾、石磨仔、磨仔草、磨档草。

来源 本品为锦葵科苘麻属植物磨盘草 *Abutilon indicum* (L.) G. Don的全草或根。

生境分布 生长于沙地、旷野或路旁。分布广东、广西、贵州、云南、福建等地。

性味归经 甘、淡，平。

功效主治 疏风清热，益气通窍，祛痰利尿。用于感冒、久热不退、流行性腮腺炎、耳鸣、耳聋、肺结核、小便不利。

剪刀草 Jian Dao Cao
发散风寒药

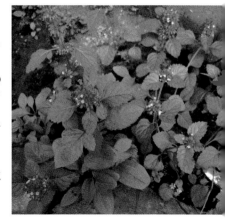

别名 瘦风轮、塔花。

来源 本品为唇形科植物光风轮 *C. confine* (hance) O.kfze.或瘦风轮 *C. gracile* (Benth) Matsam 的全草。

生境分布 生长于路边、山脚下、荒地。主要分布于江苏、浙江、福建等地。

性味归经 苦、辛，凉。

功效主治 疏散风热，清热解毒。本品辛凉轻清疏散，能疏散风热解表；苦凉清泄，能消散火热解毒。

山薄荷 Shan Bo He
发散风寒药

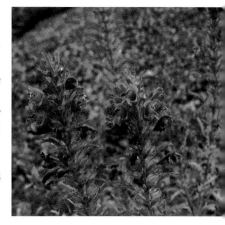

别名 野薄荷、小兰花、香花花、臭兰香、栀子花。

来源 本品为唇形科植物香青兰 *Dracocephalum moldavicum* L. 的全草。

生境分布 常生长于干燥地，多见于田地、路旁、砂丘、草原等处。分布于辽宁、吉林、河北、山西、内蒙古、陕西、甘肃等地。

性味归经 味辛、苦，性凉。

功效主治 疏风清热，利咽止咳，凉肝止血。主治感冒发热、头痛、咽喉肿痛、咳嗽气喘、痢疾、吐血、衄血、风疹、皮肤瘙痒。

驴蹄草 Lü Ti Cao
发散风寒药

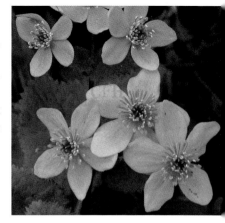

别名 马蹄叶、马蹄草

来源 毛茛科驴蹄草属植物驴蹄草 *Caltha palustris* L. 的全草。

生境分布 生于海拔600～4000米的山地溪谷边、湿草甸或草坡、林下较阴湿处。分布于内蒙古、河北、山西、陕西、甘肃南部、新疆、浙江西部、河南西部、四川、云南北部、西藏东部。

性味归经 辛、微苦，凉。归脾、肺经。

功效主治 清热利湿，解毒。用于中暑、尿路感染；外用治烧烫伤、毒蛇咬伤。

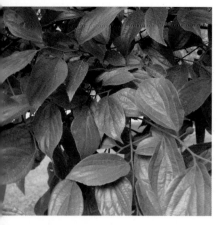

朴树皮 Po Shu Pi
发散风寒药

别名 沙朴、青朴、拨树、千粒树、朴榆、桑仔、朴子树、小叶牛筋树。

来源 本品为榆科植物朴树的树皮。

生境分布 多生长于村落平地、路旁及河岸边等地。分布江苏、浙江、安徽、江西、广东、广西、福建等地。

性味归经 辛，苦，性平。

功效主治 祛风透疹，消食化带。主治麻疹透发不畅、消化不良。

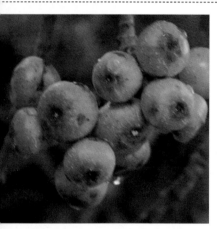

牛奶树 Niu Nai Shu
发散风寒药

别名 乳汁麻木、牛奶稔、猪母茶、猪奶树、牛乳药、大牛奶、多糯树、稔水冬瓜、铁牛入石、乳汁公树。

来源 本品为桑科植物对叶榕的根、皮或茎叶。

生境分布 生长于平原、丘陵、山谷和溪边。分布于广西、广东、贵州、云南等地。

性味归经 味苦、微涩，性凉，入水塔。

功效主治 疏风解热，消积化痰，行气散瘀。治感冒发热、支气管炎、消化不良、痢疾、跌打肿痛。

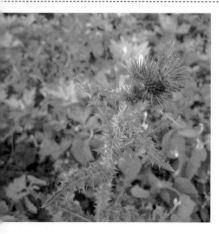

飞 廉 Fei Lian
发散风寒药

别名 大蓟、刺盖

来源 本品为菊科飞廉属植物飞廉 *Carduus crispus* L. 的干燥地上部分。

生境分布 生长于田野、路旁草丛中。全国大部分省区有分布。

性味归经 微苦，平。

功效主治 散瘀止血，清热利湿。用于吐血、鼻衄、尿血、功能性子宫出血、白帝、乳糜尿、泌尿系感染；外用治痈疖、疔疮。

山芝麻 Shan Zhi Ma
发散风寒药

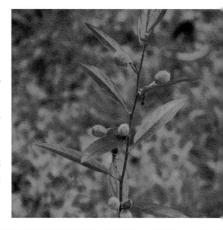

别名　大山麻、石秤砣、山油麻、坡油麻

来源　本品为梧桐科山芝麻属植物山芝麻*Helictercs angustifolia* L. 的干燥根。

生境分布　生长于山野草丛、海滨、丘陵。分布于江西、福建、广西、广东、四川、贵州和云南等地。

性味归经　苦、微甘，寒。有小毒。

功效主治　清热解毒，止咳。用于感冒高烧、扁桃体炎、咽喉炎、腮腺炎、麻疹、咳嗽、疟疾；外用治毒蛇咬伤、外伤出血、痔疮、痈肿疔疮。

黄荆叶 Huang Jing Ye
发散风寒药

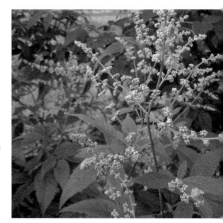

别名　蚊枝叶、白背叶、姜荆叶、埔姜叶、姜子叶。

来源　本品为马鞭草科植物黄荆*Vitex negundo* L. 的叶。

生境分布　生长于山坡、路旁或灌丛中。分布于广东、广西地。

性味归经　辛、苦，平。归肺、胃、大肠经。

功效主治　疏散风热，止痛，止咳平喘，化湿，清热解毒。

水蜈蚣 Shui Wu Gong
发散风寒药

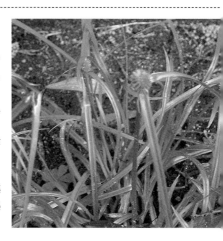

别名　蜈蚣草、三荚草、金钮草、散寒草、三星草、三荚草、三棱草、梳子草、三荚草、水蜈蚣、疟疾草。

来源　本品为莎草科植物水蜈蚣*Kyllinga brevifolia* Rottb. 的全草。

生境分布　生长于水边、路旁、水田及旷野湿地。全国大部分地区均有分布。

性味归经　辛，平。

功效主治　发汗解表退热，清热解毒。主治疟疾、感冒、支气管炎、百日咳、痢疾、肝炎、乳糜尿、热淋、沙淋、肾炎、风湿关节炎、疔疮等症。

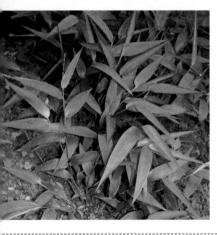

竹 叶 Zhu Ye
清热泻火药

别名 淡竹叶、苦竹叶、鲜竹叶、竹叶卷心。

来源 本品为禾本科常绿乔木或灌木植物淡竹 *Phyllostachys nigra* (Lodd. ex Lindl.) Munro var.henonis (Mitf.) Stapf et Rendle 的叶。

生境分布 通常栽植于庭园。分布于长江流域各地。

性味归经 甘、淡，寒。归心、肺、胃经。

功效主治 清心除烦，清热利尿。本品甘寒则清热生津，味淡则渗湿利尿。入心故可清心除烦，入肺胃则清肺胃而养阴生津，并可导湿热下行而利尿。

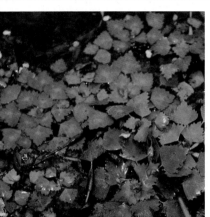

菱 角 Ling Jiao
清热泻火药

别名 菱、水菱、水栗。

来源 本品为菱科植物菱 *Trapa bispinosa* Roxb. 的果肉。

生境分布 生长在湖里，各地多有种植。

性味归经 甘、淡，平。归肠、胃经。

功效主治 清暑解热，除湿祛风，益气健脾。本品甘补淡渗，平而偏凉，主治肠胃病。

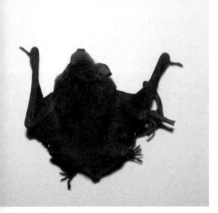

夜明砂 Ye Ming Sha
清热泻火药

别名 夜明砂，天鼠屎，黑砂星。

来源 本品为脊椎动物蝙蝠科蝙蝠 *Vespertilio superans* Thomas等的粪便。

生境分布 南方各省均产，以广东产者为佳。

性味归经 辛，寒。归肝经。

功效主治 清肝明目，散血消积。

凉粉草 Liang Fen Cao
清热泻火药

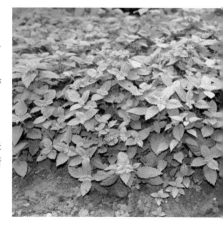

别名 仙草、仙人草、仙人冻、薪草。

来源 本品为唇形科凉粉草属植物凉粉草*Mesona chinensis* Benth.的全草。

生境分布 分布我国南部，产于广东。

性味归经 甘、淡，凉。

功效主治 清热利湿，凉血解暑。用于急性风湿性关节炎、高血压、中暑、感冒、黄疸、急性肾炎、糖尿病。

扶桑花 Fu Sang Hua
清热泻火药

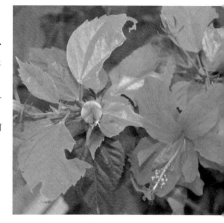

别名 花上花、大红花、吊丝红花、土红花、大红牡丹花、吊钟花、木花。

来源 本品为锦葵科植物朱槿 *Hibiscus rosasinensis* L. 的花朵。

生境分布 常栽植于庭院，亦有野生者。全国各地均有分布。

性味归经 甘、淡，平。归心、肺、肝、脾经。

功效主治 清肺，化痰，凉血，解毒。治痰火咳嗽、鼻衄、痢疾、赤白浊、痈肿、毒疮。

笔筒草 Bi Tong Cao
清热泻火药

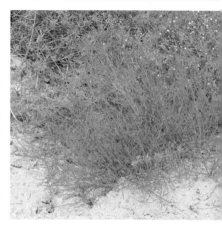

别名 通气草、眉毛草、土木贼、节节菜、锉刀草。

来源 本品为木贼科植物节节草 *Hippochaete ramosissima* (Desf.) Boerner的全草。

生境分布 生长于路旁、溪边及沙地。分布西南、华东、华南及湖北、湖南、陕西、新疆、河北、辽宁等地。

性味归经 甘，苦，平，无毒，微寒。归心、肝、胃、膀胱经。

功效主治 祛风清热，除湿利尿。治目赤肿痛、翳膜遮睛、淋浊、鼻衄、便血、尿血、牙痛。

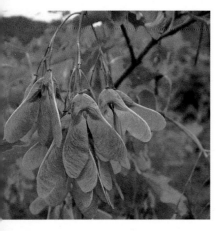

桑芽 Sang Ya
清热泻火药

别名 桑条、青桑。

来源 本品为槭树科植物茶条槭*Acer ginnala* Maxim. subsp. Theiferum (Fang) Fang 的幼芽及嫩叶。

生境分布 生长于山坡向阳地。分布于黄河流域、长江下游。

性味归经 微苦，微甘，寒。归肝经。

功效主治 清肝明目。主治风热头痛、肝热止赤、视物昏花。

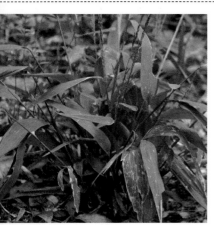

淡竹叶 Dan Zhu Ye
清热泻火药

别名 长竹叶、山鸡米、淡竹米、野麦冬、土麦冬。

来源 本品为禾本科植物淡竹叶*Lophatherum gracile* Brongn. 的干燥茎叶。

生境分布 生长于林下或沟边阴湿处。分布于浙江、安徽、湖南、四川、湖北、广东、江西。

性味归经 甘、淡，寒。归心、胃、小肠经。

功效主治 清热除烦，利尿。主治热病烦渴、小便赤涩淋痛、口舌生疮。

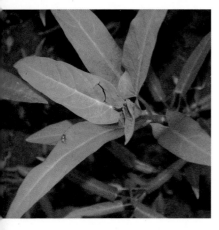

蕹菜 Weng Cai
清热凉血药

别名 空心菜、藤藤菜、蕻菜。

来源 本品为旋花科植物蕹菜*Ipomoea aquatica* Forsk. 的茎、叶。

生境分布 生长于湿地或水田中。分布于我国长江流域，南至广东，均有栽培。

性味归经 甘、淡，凉。

功效主治 清热解毒，利尿，止血。主治食物中毒，黄藤、钩吻、砒霜、野菇中毒，小便不利，尿血，鼻衄，咯血；外用治疮疡肿毒。

红背叶 Hong Bei Ye
清热凉血药

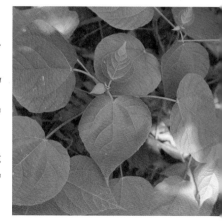

别名 红帽顶树、红背娘。

来源 本品为大戟科山麻杆属植物红背山麻杆*Alchornea trewioides* (Benth.) Muell.-Arg. 的叶、根。

生境分布 生长于山坡、荒地的灌丛中。分布我国中部和东南、华南。

性味归经 甘、凉。归膀胱、大肠、肺经。

功效主治 清热利湿，散瘀止血。用于痢疾、小便不利、血尿、尿路结石、红崩、白带、腰腿痛、跌打肿痛；外用治外伤出血、荨麻疹、湿疹。

空心苋 Kong Xin Xian
清热凉血药

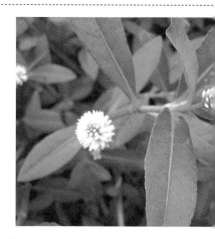

别名 空心蕹藤菜、水蕹菜。

来源 本品为苋科植物空心莲子草*Alternanthera philoxeroides* (Mart.) Gniseb. 的根或茎叶。

生境分布 生长于田野荒地、池沼、水沟等处。分布北京、江苏、浙江、江西、福建、湖南、湖北等地。

性味归经 苦，甘，性寒。归肺、心、肝、膀胱经。

功效主治 清热，凉血，利尿，解毒。治麻疹、乙型脑炎、肺结核咯血、淋浊、带状疱疹、疔疖、蛇咬伤。

柘树果实 Zhe Shu Guo Shi
清热凉血药

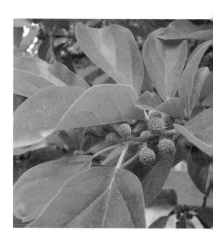

别名 佳子。

来源 桑科植物柘树*Cudrania tricuspidata* (Carr.) Bur. 的果实。

生境分布 喜生在阳光充足的荒山、坡地、丘陵及溪旁。分布河北、山东、河南、陕西、江西、福建、湖北、湖南、四川、云南、贵州、广东、广西等地。

性味归经 平，苦。

功效主治 清热凉血，舒筋活络。主治虚损、妇女崩中血结、疟疾。

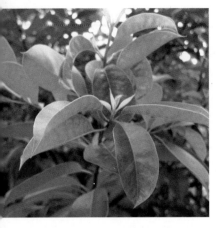

救必应 Jiu Bi Ying
清热凉血药

别名 白银树皮、九层皮、白兰香、熊胆木。

来源 本品为冬青科冬青属植物铁冬青 *Ilex rotunda* Thunb.的树皮（二层皮），叶、根也可入药。

生境分布 生长于山下疏林中或溪边。分布于江苏、浙江、安徽、江西、湖南、广西、广东、福建、云南等地。

性味归经 苦，凉。归肺、肝、大肠经。

功效主治 清热解毒，消肿止痛。用于感冒、扁桃体炎、咽喉肿痛、急性胃肠炎、风湿骨痛；外用治跌打损伤、痈疖疮疡、外伤出血、烧烫伤。

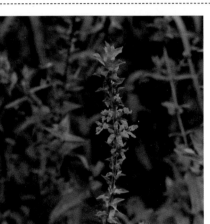

千屈菜 Qian Qu Cai
清热凉血药

别名 败毒草、败毒莲、蜈蚣草、对叶莲。

来源 本品为千屈菜科植物千屈菜 *Lythrum salicaria* L.的全草。

生境分布 生长于水沟边及湿润的草丛中。分布于全国各地。亦有栽培。

性味归经 苦，寒。

功效主治 清热凉血。收敛，破经通瘀。主治痢疾、瘀血经闭。

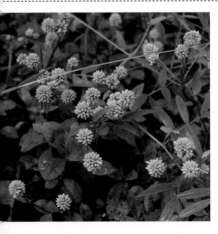

头花蓼 Tou Hua Liao
清热凉血药

别名 石莽草、红岩花叶、雷公须、火眼丹。

来源 本品为蓼科植物头花蓼 *Polygonum capitatum* Buch. Ham. ex D. Don 的全草。

生境分布 分布于中国江西、湖南、湖北、四川、贵州、广东、广西、西藏。印度北部、尼泊尔、不丹、缅甸及越南也有。

性味归经 酸，寒。

功效主治 清热凉血，利尿。主治泌尿系感染、痢疾、腹泻、血尿；外用治尿布疹、黄水疮。

酸　模 Suan Mo
清热凉血药

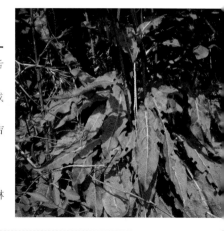

别名　山菠菜、野菠菜、酸溜溜、牛舌头棵、水牛舌
　　　头、田鸡脚。

来源　本品为蓼科植物酸模 *Rumex acetosa* L. 的根或
　　　全草。

生境分布　生长于山坡、路旁和湿草地。分布于吉
林、辽宁、河北、陕西、新疆、江苏、浙江、湖北、
四川和云南等地。

性味归经　酸，寒。

功效主治　清热，利尿，凉血，杀虫。主治热痢、淋
病、小便不通、吐血、恶疮、疥癣。

秦　皮 Qin Pi
清热燥湿药

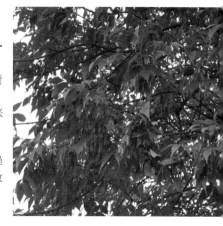

别名　秦白皮、青榔木、鸡糠树、白荆树。

来源　本品为木犀科落叶乔木植物苦枥白蜡树
　　　Fraxinus rhynchophylla Hance 的茎皮。

生境分布　生长于山沟、山坡及丛林中。分布于陕
西、河北、河南、吉林、辽宁等地。

性味归经　苦，寒。归肝、胆、大肠经。

功效主治　清热燥湿，清肝明目。本品苦寒能清热燥
湿，入肝胆大肠经，能清肝胆之火，泻大肠湿热，故
有此功。

败毒草 Bai Du Cao
清热燥湿药

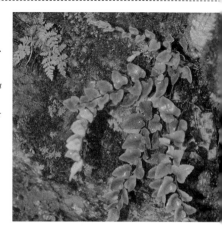

别名　耳叶金毛裸蕨。

来源　蕨类裸子蕨科耳叶金毛裸蕨*Gymnopteris bippinnata*
　　　var. auriculata (Fr.) Ching，以根、全草入药。

生境分布　生长于海拔900～2000米的山坡干旱的岩石
上。分布于东北、华北、西北、西南等地。

性味归经　苦，寒。

功效主治　解毒止痒。主治风毒疮痒。

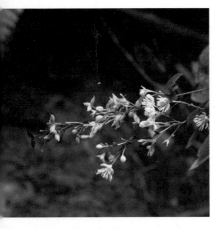

马尾连 Ma Wei Lian
清热燥湿药

别名 马尾黄连。

来源 本品为毛茛科唐松草属植物多叶唐松草*Thalictrum foliolosum* DC. 及高原唐松草*T.cultratum* Wall. 的根茎及根。

生境分布 多叶唐松草生于草坡或灌木丛中。分布于四川西南部和云南等地。高原唐松草分布于甘肃南部、四川、云南、西藏等地。

性味归经 苦，寒。归心、肝、大肠经。

功效主治 清热燥湿，泻火解毒。用于肠炎、痢疾、黄疸、目赤肿痛。

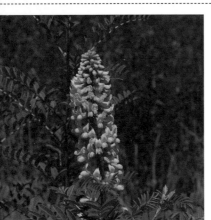

苦豆子 Ku Dou Zi
清热燥湿药

别名 苦豆根、苦甘草。

来源 豆科槐属植物苦豆子*Sophora alopecuroides* L. 的种子。

生境分布 生长于田边、路旁、草地、河边。分布于内蒙古、新疆、西藏等地。

性味归经 苦，寒。有毒。

功效主治 清热利湿，止痛，杀虫。

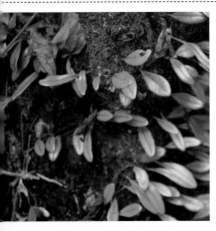

抱石莲 Bao Shi Lian
清热燥湿药

别名 鱼鳖金星、鱼鳖草、金丝鱼鳖草、山豆片草、石瓜子、金龟藤、螺厣草。

来源 本品为水龙骨科植物抱石莲*Lepidogrammitis drymoglossoides* (Bak) Ching的全草。

生境分布 生长于山谷岩壁上、树皮上或在岩石上抱石而生，故名抱石莲。分布于长江流域及陕西、福建、广西、广东、贵州等地。

性味归经 甘、苦，寒。归肝、肺经。

功效主治 祛风化痰，清热解毒，凉血祛瘀。主治淋巴结炎、肺结核、风湿骨痛；外用治疗疮肿毒。

葫芦茶 Hu Lu Cha
清热燥湿药

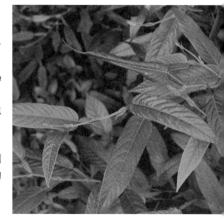

别名 剃刀柄、虫草、金剑草、百劳舌、鲮鲤舌。
来源 本品为豆科植物葫芦茶 *Desmodium triquetrum* (L) DC. 的全株。
生境分布 生长于山坡、路旁、草丛、林缘及丘陵地带。分布于福建、江西、广西、贵州和云南等地。
性味归经 苦，涩，凉。
功效主治 清热、利湿、消滞、杀虫。主治感冒、咽痛、肺病咯血、肠炎、痢疾、黄疸、风湿关节痛、钩虫病、妊娠呕吐、小儿疳积、疮疥。

糯米团 Nuo Mi Tuan
清热燥湿药

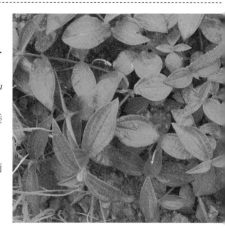

别名 糯米草、糯米藤、糯米条、红石薯。
来源 本品为荨麻科植物糯米团 *Memorialis hirta* (Blume) Wedd. 的根或茎、叶。
生境分布 生长于润湿、肥沃和阳光充足的土壤、矮草丛中或石缝中。分布于陕西、福建、江西等地。
性味归经 淡，平。
功效主治 健脾消食，清热利湿，解毒消肿。主治消化不良、食积胃痛、白带；外用治血管神经性水肿、疔疮疖肿、乳腺炎、跌打肿痛、外伤出血。

肾 蕨 Shen Jue
清热燥湿药

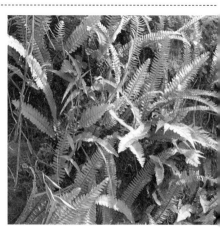

别名 圆羊齿、蜈蚣草、篦子草、石黄皮。
来源 本品为骨碎补科植物肾蕨 *Nephrolepis cordifolia* (L.) Presl 的全草或块茎、叶。
生境分布 附生或土生于溪边林下及石山、石窝等处。分布于我国西南、中南地区。
性味归经 苦、辛，平。归肝、肾、胃、小肠经。
功效主治 清热利湿，宁肺止咳，软坚消积。主治感冒发热、咳嗽、肺结核咯血、痢疾、急性肠炎、小儿疳积、中毒性消化不良、泌尿系感染。

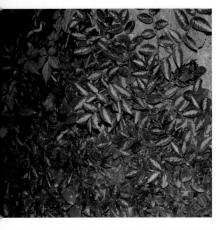

吐烟花 Tu Yan Hua
清热燥湿药

别名 吐烟草。

来源 本品为荨麻科植物吐烟花*Pellionia repens* (Lour.) Merr. 的全草。

生境分布 生于海拔800～1100米的低海拔至高海拔的疏林下溪旁。分布于广东、海南、贵州、云南等地。

性味归经 甘、微涩，凉。归肝、心、脾经。

功效主治 清热利湿，宁心安神。主治腹水、失眠、健忘、过敏性皮炎、下肢溃疡、疮疖肿毒。

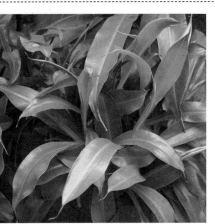

猪笼草 Zhu Long Cao
清热燥湿药

别名 猪仔笼、猴子笼、猴子埕、担水桶、公仔瓶。

来源 本品为猪笼草科植物猪笼草*Nepenthes Mirabilis* (Lour.) Druce 的全草。

生境分布 生长于向阳的潮湿地带。分布于广东省南部。

性味归经 性寒，味涩。

功效主治 清肺润燥，行水，解毒。主治肺燥咳嗽、百日咳、黄疸、胃痛、痢疾、水肿、痈肿、虫咬伤。

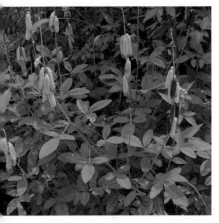

猪屎豆 Zhu Shi Dou
清热燥湿药

别名 白猪屎豆、野苦豆、大眼兰、猪屎青。

来源 本品为豆科植物猪屎豆*Crotalaria pallida* Ait. [C. mucronata Desv.] 的全草。

生境分布 栽培或野生于山坡、路边。分布于山东、浙江、福建、湖南、广东、广西、四川、云南等地。

性味归经 苦、辛，平。

功效主治 清热祛湿。主治痢疾、湿热腹泻。

苦地丁 Ku Di Ding
清热解毒药

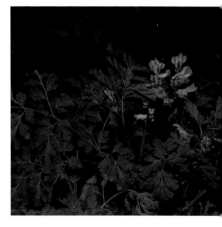

别名 地丁、地丁草、扁豆秧、小鸡菜、紫花地丁。

来源 本品为罂粟科植物紫堇*Corydalis bungeana* Turcz. 的干燥全草。

生境分布 生长于山沟、溪流及平原、丘陵草地或疏林下。分布于甘肃、陕西、山西、山东、河北、辽宁、吉林、黑龙江、四川等地。

性味归经 苦，寒。归心、肝、大肠经。

功效主治 清热解毒，散结消肿。用于时疫感冒、咽喉肿痛、疔疮肿痛、痈疽发背、痄腮丹毒。

毛诃子 Mao He Zi
清热解毒药

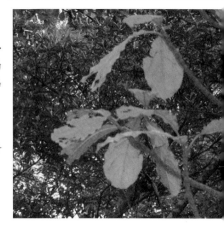

来源 本品系藏族习用药材，为使君子科植物毗黎勒*Terminalia billerica* (Gaertn.) Roxb. 的干燥成熟果实。

生境分布 分布于云南、西藏。

性味归经 甘、涩，平。

功效主治 清热解毒，收敛养血，调和诸药。用于各种热症、泻痢、黄水病、肝胆病、病后虚弱。

半边旗 Ban Bian Qi
清热解毒药

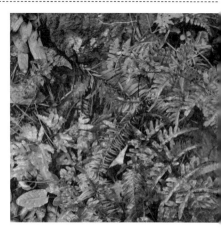

别名 甘草蕨、甘草凤尾蕨、半边莲、半边蕨、半凤尾草、半边风药、凤凰尾巴草、单边旗、半边梳。

来源 本品为凤尾蕨科植物半边旗*Lferis semipinnata* L. 的全草。

生境分布 多生长于山谷、山坡、山沟阴湿处。分布于江苏、浙江、江西、广西、广东和西南各省区。

性味归经 苦、辛，凉。

功效主治 止血，生肌，解毒，消肿。主治吐血、外伤出血、发背、疔疮、跌打损伤、目赤肿痛。

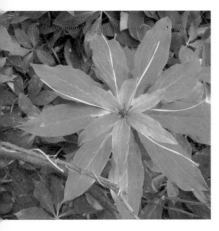

蚤 休 Zao Xiu
清热解毒药

别名 重楼、草河车、七叶一枝花。

来源 本品为百合科多年生草本植物七叶一枝花*Paris polyphylla Smith* var. chinensis (Franch.) Hara及同属多种植物的根茎。

生境分布 生长于林下阴湿处。分布于长江流域及南方各地。

性味归经 苦，寒；有小毒。归肝经。

功效主治 解毒消肿，凉肝定惊。为解毒疗疮之要药。

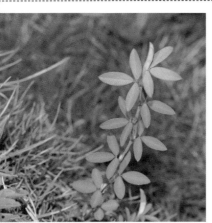

鸡眼草 Ji Yan Cao
清热解毒药

别名 人字草。

来源 本品为豆科一年生或多年生草本植物鸡眼草*Kummerowia striata* (Thunb.) Schindl.的全草。

生境分布 生长于山地、丘陵、田野，为常见杂草。分布于我国东北以及河北、山东、江苏、湖北、福建、四川等地。

性味归经 苦，凉。归肝、脾、肺、肾经。

功效主治 清热解毒，健脾，利湿，收敛固脱。

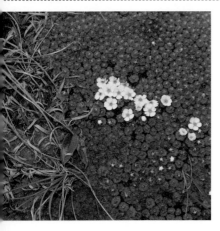

喉咙草 Hou Long Cao
清热解毒药

别名 点地梅。

来源 本品为报春花科一年生草本植物点地梅*Androsace umbellata* (Lour.) Merr.的全草或果实。

生境分布 生长于草地、路旁、牧场上。分布很广，北至河北南至广东、云南，西至四川、青海等地均有野生。

性味归经 辛、甘，微寒。

功效主治 清热解毒，祛风，消肿。

景 天 Jing Tian
清热解毒药

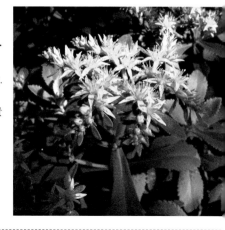

别名　护火、戒火、火焰草、佛指甲。
来源　本品为景天科植物景天 *Sedum erythrostictum* Miq. 的全草。
生境分布　生长于山坡或山谷石缝中。分布云南、贵州、四川、湖北、陕西、山西等地。
性味归经　苦，酸，寒。归肝经。
功效主治　清热解毒，止血。

九节茶 Jiu Jie Cha
清热解毒药

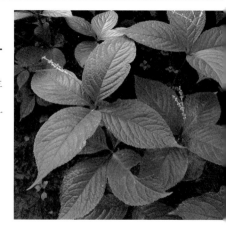

别名　观音茶、肿节风、接骨茶、草珊瑚。
来源　本品为金粟兰科常绿亚灌木植物接骨金粟兰 *Sarcandra glabra* (Thunb.) Nakai的枝叶。
生境分布　生长于丛林阴湿处。分布四川、湖南、广东、广西等地。
性味归经　辛，平。有小毒。
功效主治　清热解毒，祛风除湿，活血止痛。

迎春花 Ying Chun Hua
清热解毒药

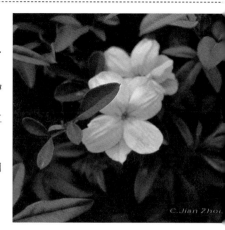

别名　小黄花、金腰带、清明花、金梅花。
来源　本品为木犀科茉莉花属植物迎春 *Jasminum nudiflorum* Lindl. 的花。
生境分布　多栽于庭园。分布山东、陕西、辽宁、江苏、浙江、贵州等地。
性味归经　苦，微辛；性平。归肾、膀胱经。
功效主治　清热解毒，活血消肿。主治发热头痛、咽喉肿痛、小便热痛、恶疮肿毒、跌打损伤。

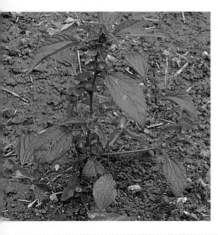

铁苋菜 Tie Xian Cai
清热解毒药

别名 人苋、铁苋、铁苋菜、海蚌含珠。

来源 本品为大戟科一年生草本植物铁苋菜 *Acalypha australis* L. 的全草。

生境分布 生长于山坡、沟边、路旁、田野。分布于江苏、广东、广西、福建、四川、江西、安徽等地。

性味归经 苦、涩，平。归心、大肠经。

功效主治 解毒止痢，清热利湿，凉血止血。

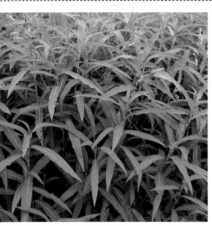

水 蓼 Shui Liao
清热解毒药

别名 辣蓼、蔷、虞蓼、蔷蓼、蔷虞、泽蓼、辛菜、蓼芽菜。

来源 本品为蓼科植物水蓼 *Polygonum hydropiper* L. 的全草。

生境分布 生长于水边、路旁湿地。我国大部分地区均有分布。分布广东、广西、四川等地。

性味归经 辛，平。

功效主治 化湿行滞，祛风消肿。

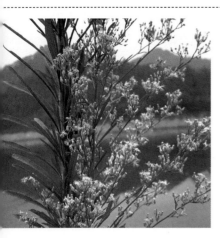

小飞蓬 Xiao Fei Peng
清热解毒药

别名 祁州一枝蒿。

来源 本品为菊科一年生草本植物小飞蓬 *Erigeron canadensis* L. 的全草。

生境分布 生长于河滩、渠旁、路边或农田。分布华北、华东、华南各地。

性味归经 苦，凉。

功效主治 清热解毒，祛风止痒。

水龙骨 Shui Long Gu
清热解毒药

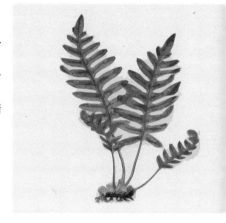

别名　石蚕、石豇豆、青石莲、青龙骨。
来源　本品为水龙骨科多年生附生草本植物水龙骨
Polypodium nipponicum Mett. 的根茎。
生境分布　生长于阴湿岩石上或树干上。分布于浙
江、安徽、江西、湖南、湖北、陕西、四川等地。
性味归经　苦，凉。归心、肝、肺经。
功效主治　化湿，清热，祛风，通络。

叶上珠 Ye Shang Zhu
清热解毒药

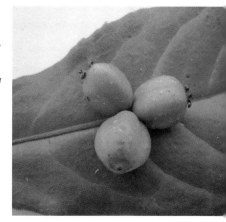

别名　叶上花、叶上果。
来源　本品为山茱萸科落叶灌木植物青荚叶*Helwingia
japonica* (Thunb.) Dietr. 的叶和果实。
生境分布　青荚叶生长于海拔1000～2000米的林下。
分布于陕西、河南、浙江、福建等地。
性味归经　苦、辛，平。归肺、心经。
功效主治　清热除湿，解毒消肿，行气止痛。

长春花 Chang Chun Hua
清热解毒药

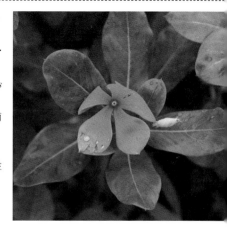

别名　日日新、雁来红。
来源　本品为夹竹桃科长春花属植物长春花*Catharanthus
roseus* (L.) G Don. 的全草。
生境分布　栽培，也有野生。分布广东、广西、云南
以及长江以南各地。
性味归经　微苦，凉。有毒。归肝、肾经。
功效主治　抗癌，降血压。用于治疗急性淋巴细胞性
白血病、淋巴肉瘤、巨滤泡性淋巴瘤、高血压病。

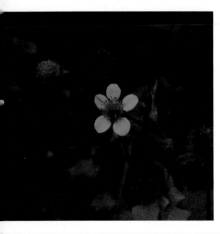

水杨梅 Shui Yang Mei
清热解毒药

别名 水石榴、小叶团花、白消木、鱼串鳃。

来源 本品为茜草科水杨梅属植物水杨梅*Adina rubella* Hance的全草。

生境分布 生于山阴、路旁或水沟边。分布江苏、浙江、安徽、湖北、湖南、四川、贵州等地。

性味归经 苦、涩，凉。归肺、大肠经。

功效主治 清热解毒，散瘀止痛。主治跌打损伤、骨折、疖肿、创伤出血、皮肤湿疹。

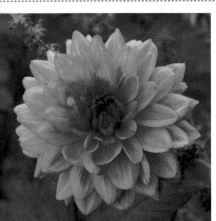

大丽花 Da Li Hua
清热解毒药

别名 大理花、天竺牡丹、东洋菊、大丽菊、西番莲、地瓜花。

来源 本品为菊科植物大丽花 *Dahlia pinnata* Cav. 的块根。

生境分布 全国的地庭园中普遍栽培。

性味归经 辛，甘；平。

功效主治 清热解毒，散瘀止痛。主治龄齿疼痛、无名肿毒、跌打损伤。

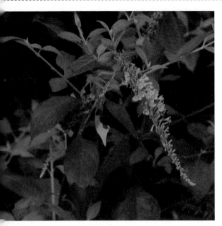

醉鱼草 Zui Yu Cao
清热解毒药

别名 闹鱼草、鱼尾草、痒见消、铁线尾。

来源 本品为马钱科醉鱼草属植物醉鱼草*Buddleia lindleyana* Fort. 的全草。

生境分布 生长于山地，亦有栽培以供观赏。分布浙江、安徽、江苏、江西、福建、广东、广西、湖南、湖北、四川等地。

性味归经 微辛，苦，温。有毒。

功效主治 祛风除湿，止咳化痰，散瘀，杀虫。主治支气管炎、咳嗽、哮喘、风湿性关节炎、跌打损伤；外用治创伤出血、烧烫伤、并作杀蛆灭孑孓用。

金莲花 Jin Lian Hua
清热解毒药

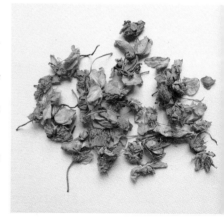

别名　金梅草、金疙瘩。

来源　毛茛科金莲花植物金莲花*Trollius chinensis* Bunge 等的花。

生境分布　生长于山地草坡或疏林下。分布东北及内蒙古、河北、山西等地。

性味归经　苦，凉。归肺、胃经。

功效主治　清热解毒。用于急、慢性扁桃体炎，急性中耳炎，急性鼓膜炎，急性结膜炎，急性淋巴管炎。

水 芹 Shui Qin
清热解毒药

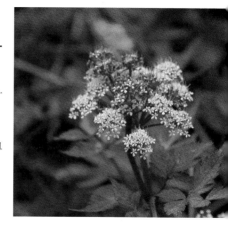

别名　水芹菜。

来源　本品为伞形科植物少花水芹的全草。

生境分布　生于水边湿地。分布于江西、广东、广西、云南、四川、贵州等地。

性味归经　辛，凉。

功效主治　平肝，解表，透疹。治麻疹初期、高血压、失眠。

青 蛙 Qing Wa
清热解毒药

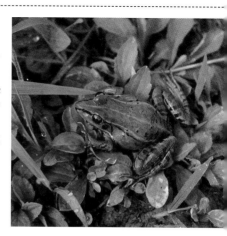

别名　蛙、田鸡。

来源　本品为蛙科动物黑斑蛙*Rana nigromaculata* Hallowell或金线蛙*Rana plancyi* Lataste等的全体。

生境分布　多栖于池塘、水沟或小河内。全国各地均产。

性味归经　甘，凉。归肺、脾、胃、膀胱经。

功效主治　清热解毒，利水消肿，滋阴补虚，降逆止呕。

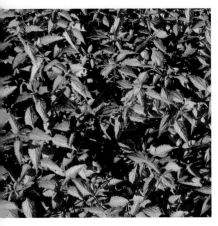

冬凌草 Dong Ling Cao
清热解毒药

别名 冰凌花、冰凌草、六月令、山荏、破血丹、明镜草、彩花草、山香草、雪花草。

来源 本品为唇形科香茶菜属植物碎米桠 *Rabdosia rubescens* (Hamst.) C. Y. Wu et Hsuan 的全草。

生境分布 生于山坡、灌木丛、林地及路边向阳处。分布于河北、山西、陕西、甘肃、安徽等地。

性味归经 苦，甘；微寒。

功效主治 清热解毒，活血止痛。主治咽喉肿痛、感冒头痛、气管炎、慢性肝炎、风湿关节痛、蛇虫咬伤。

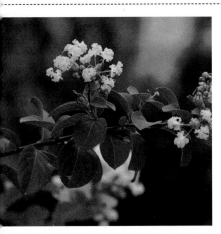

紫薇花 Zi Wei Hua
清热解毒药

别名 鹭鸶花、五里香、红薇花、百日红。

来源 为千屈菜科植物紫薇 *Lagerstroemia indica* L. 的花。

生境分布 多栽培于庭园。分布华东、中南及西南各地。

性味归经 苦，微酸；性寒。

功效主治 清热解毒，凉血止血。主治疮疖痈疽、小儿胎毒、疥癣、血崩、带下、肺痨咯血、小儿惊风。

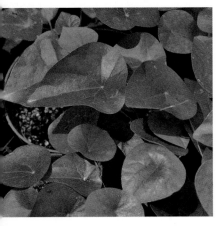

千金藤 Qian Jin Teng
清热解毒药

别名 小青藤、铁板膏药。

来源 本品为防己科千金藤属植物千金藤 *Stephania japonica* (Thunb.) Miers. 的根或藤茎。

生境分布 生于山坡、溪畔或路旁。分布于华东、华中、西南和华南。

性味归经 苦，辛，寒。归肺、脾、大肠经。

功效主治 清热解毒，利尿消肿，祛风止痛。用于咽喉肿痛、牙痛、胃痛、水肿、脚气、尿急尿痛、小便不利、外阴湿疹、风湿关节痛；外用治跌打损伤、毒蛇咬伤、痈肿疮疖。

博落回 Bo Luo Hui
清热解毒药

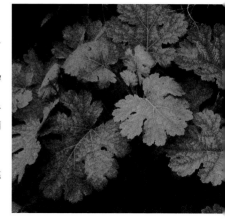

别名　号筒梗、泡通珠、博落筒。

来源　本品为罂粟科植物博落回 *Macleaya cordata* (willd.) R. Brown的全草。

生境分布　生长于山坡及草丛中，也有栽培。分布于河北、陕西、甘肃、江苏、江西、福建、河南、湖北、湖南、广西、广东、四川及贵州等地。

性味归经　辛苦，温，有毒。

功效主治　消肿，解毒，杀虫。主治脓肿、急性扁桃体炎、中耳炎、滴虫性阴道炎、下肢溃疡、烫伤、顽癣。

紫茉莉 Zi Mo Li
清热解毒药

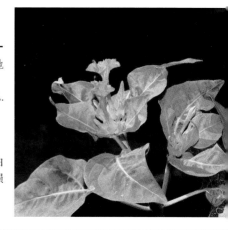

别名　胭脂花、胭粉豆、粉子头、夜娇娇、入地老鼠。

来源　本品为紫茉莉科植物紫茉莉 *Mirabilis jalapa* L. 的全草及根。

生境分布　全国各省区都有栽培。

性味归经　甘、苦。归肾、膀胱经。

功效主治　清热利湿，活血散瘀。主治热淋浊、白带、月经不调、水肿、肺痨咯血、痈疽发背、跌打损伤、瘀肿疼痛。

竹节蓼 Zhu Jie Liao
清热解毒药

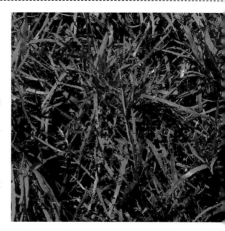

别名　扁竹蓼、铁扭边、上石百足、飞天蜈蚣、扁竹花、斩蛇剑、蜈蚣竹、鸡爪蜈蚣。

来源　本品为蓼科植物竹节蓼 *Homalocladium platycladum* (F. Muell.) Bail. 的全草。

生境分布　多栽培于庭园。分布福建、广东、广西等地。

性味归经　甘酸，微寒。归心、肝、脾经。

功效主治　清热解毒，散瘀消肿。主治痈疽肿毒，跌打损伤，蛇、虫咬伤。

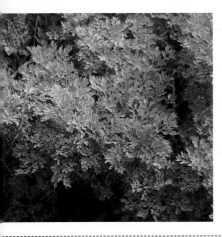

臭草 Chou Cao
清热解毒药

别名 芸香、臭艾、小香草、荆芥七。

来源 本品为芸香科植物芸香 *Ruta guaveolens* L.的全草。

生境分布 生长于林缘、山谷草丛中。南北各地多有栽培。主产于云南、贵州、四川、甘肃、陕西等地。

性味归经 辛，苦，性温。

功效主治 解表，利湿，止咳平喘。主治风寒感冒、伤暑、吐泻腹痛、小便淋痛、风湿痹痛、咳嗽气喘。

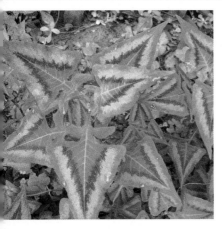

赤胫散 Chi Jing San
清热解毒药

别名 土竭力、花蝴蝶、花脸荞、盘脚莲、金不换。

来源 本品为蓼科植物赤胫散 *Polygonum runcinatum* Buch. Ham. var. sinense Hemsl. 的全草。

生境分布 生长于路边、沟渠、草丛等阴湿地或栽培。分布于西南及陕西、甘肃、河南、湖北、湖南、广西等地。

性味归经 微苦、涩，平。

功效主治 清热解毒，活血止痛，解毒消肿。主治急性胃肠炎、吐血咯血、痔疮出血、月经不调、跌打损伤；外用治乳腺炎、痈疖肿毒。

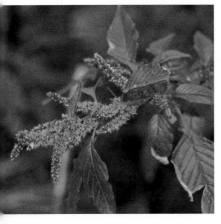

刺苋 Ci Xian
清热解毒药

别名 苋菜、野苋菜、野刺苋、白刺苋、刺苋菜。

来源 本品为苋科植物刺苋 *Amaranthus spinosus* L.的干燥全草或根、茎叶。

生境分布 生长于草丛、河边、开阔地、山坡等。在中国大部分地区、日本、印度等地都有分布。

性味归经 甘，凉。

功效主治 清热解毒，利尿，止痛，解毒消肿，清肝明目，散风止痒，杀虫疗伤。主治痢疾、目赤、乳痈、痔疮、胃出血、胆石症、湿热泄泻等。

大花马齿苋 Da Hua Ma Chi Xian
清热解毒药

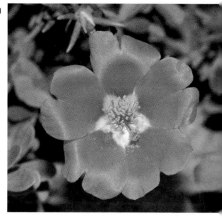

别名　半支莲、龙须、牡丹、草杜鹃、金丝杜鹃松叶
牡丹、太阳花。

来源　本品为马齿苋科植物大花马齿苋*Portulaca grandiflora*
的全草。

生境分布　各地均有栽培。

性味归经　淡，微苦，性寒。

功效主治　清热解毒，散瘀止血。主治咽喉肿
痛、疮疖、湿疹、跌打肿痛、烫火伤、外伤出血。

地　果 Di Guo
清热解毒药

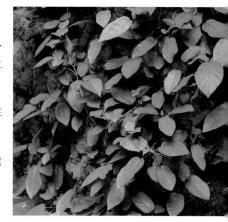

别名　地石榴、地瓜、野地瓜、地枇杷、紫金滕、过
山龙、地木耳、遍地金、万年扒。

来源　本品为桑科植物地果 *Ficus tikoua* Bur. 的全草。

生境分布　常生长于荒地、草坡或岩石缝中。分布在
广西、云南、湖南、湖北、四川、甘肃、陕西等地。

性味归经　甘，微寒。

功效主治　清热解毒，涩精止遗。主治咽喉肿痛，遗
精滑精。

飞扬草 Fei Yang Cao
清热解毒药

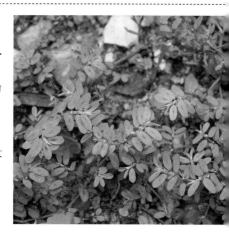

别名　大飞扬、大乳汁草、节节花。

来源　本品为大戟科植物飞扬草*Euphorbia hirta* L. 的
全草。

生境分布　生长于向阳山坡、山谷、路旁或丛林下，
多见于沙质土上。分布于江西、四川、云南等地。

性味归经　辛、酸，凉；有小毒。归肺、膀胱、大
肠经。

功效主治　清热解毒，利湿止痒，通乳。主治肺痈、
乳痈、疔疮肿毒、牙疳、痢疾、泄泻、热淋、血尿、
湿疹、脚癣、皮肤瘙痒、产后少乳。

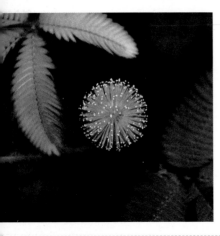

含羞草 Han Xiu Cao
清热解毒药

别名 感应草、喝呼草、知羞草、怕丑草。

来源 本品为豆科植物含羞草 *Mimosa pudica* L. 的全草。

生境分布 生长于山坡丛林中、路旁、潮湿地。分布于华东、华南及西南等地区。

性味归经 甘、涩，凉。有小毒。

功效主治 清热利尿，化痰止咳，安神止痛，解毒，散瘀，止血，收敛。主治感冒、小儿高热、急性结膜炎、支气管炎、胃炎、肠炎等。

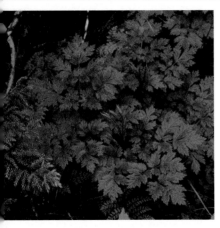

黄三七 Huang San Qi
清热解毒药

别名 太白黄连、土黄连（陕西太白山）。

来源 本品为毛茛科植物黄三七 *Souliea vaginata* (Maxim.) Franch. 的根状茎。

生境分布 生长于高山、山地、林边、草地。分布于陕西和甘肃南部、青海、四川西部、云南西北部、西藏中南部。

性味归经 苦，凉。归心、肺、胃、大肠经。

功效主治 清心除烦，清热解毒。主治咽炎、结膜炎、口腔炎、骨蒸潮热、心慌心悸、烦躁不安、菌痢、肠炎、痈疮肿毒。

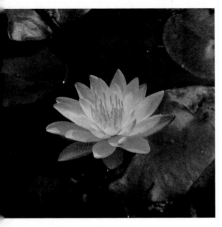

黄睡莲 Huang Shui Lian
清热解毒药

别名 黄睡莲、睡莲。

来源 本品为睡莲科植物黄睡莲 *Nymphaea mexicana* Zucc. 的花。

生境分布 生长于池沼湖泊中。分布于我国及日本、朝鲜、印度等地。

性味归经 苦，甘，温。归心、肝经。

功效主治 活血止血，去湿消风。主治跌损呕血等。

基心叶冷水花 Ji Xin Ye Leng Shui Hua
清热解毒药

别名　登赫赫、心叶冷水花、红藓草。

来源　本品为荨麻科植物基心叶冷水花*Pilea basicordata* W. T. Wang ex C. J. Chen的全草。

生境分布　生长于石灰岩山坡杂木林阴处石上，海拔850米。产于广西。

性味归经　苦，涩，凉。归肝、心经。

功效主治　清热解毒，散瘀消肿。主治痈疽疮疡、无名肿毒、烧烫伤、疥疮、疥癣、跌打损伤、筋断骨折、瘀血肿胀、腰肌扭伤、内伤、金伤。

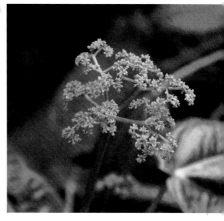

戟叶蓼 Ji Ye Liao
清热解毒药

别名　水麻刁、苦荞麦、藏氏蓼、水麻刁。

来源　本品为蓼科植物戟叶蓼*Polygonum thunbergii* Siebold. et Zucc.的全草。

生境分布　生长于湿草地及水边。分布于我国吉林、黑龙江省以及华北各省区等，俄罗斯、朝鲜、日本也有分布。

性味归经　温，辛。

功效主治　清热解毒，止泻。主治毒蛇咬伤、泻痢。

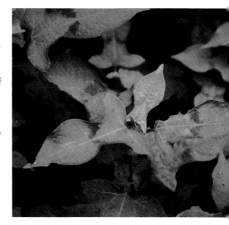

镜面草 Jing Mian Cao
清热解毒药

别名　翠屏草、象耳朵草、岩金花、镜面叶。

来源　本品为荨麻科植物镜面草*Pilea peperomioides* Diels [Podophyllum cavaleriei Levl.] 的全草。

生境分布　生长于海拔2000～2800米的林下潮湿处的峭壁上。分布于云南、北京、南京、贵州等地。

性味归经　微苦，辛，性寒。

功效主治　清热解毒，祛瘀消肿。主治丹毒、骨折。

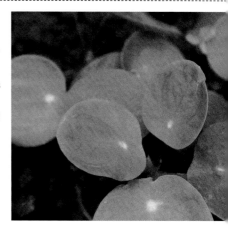

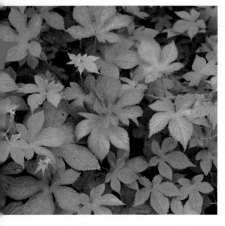

葎 草　Lv Cao

清热解毒药

别名　拉拉秧、拉拉藤、五爪龙、葎草、大叶五爪龙、拉狗蛋、割人藤。

来源　本品为桑科植物葎草 *Hnmulus scandens* (Lour.) Merr. 的全草。

生境分布　生长于沟边、路边，村旁。除青海、新疆、西藏外，全国都有分布。

性味归经　甘，苦，性寒。归肺、肾经。

功效主治　清热解毒，利尿通淋。主治肺热咳嗽、肺痈、虚热烦渴、热淋、热毒疮疡、皮肤瘙痒等。

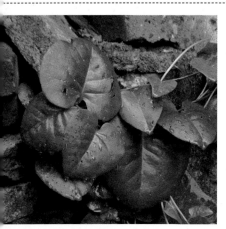

落 葵　Luo Kui

清热解毒药

别名　繁露、承露、天葵、藤葵。

来源　本品为落葵科植物落葵 *Basella alba* L. [B. rubra L.] 的叶或全草。

生境分布　我国各地都有栽培。

性味归经　甘、淡，凉。

功效主治　清热解毒，接骨止痛。主治阑尾炎、痢疾、大便秘结、膀胱炎；外用治骨折、跌打损伤、外伤出血、烧烫伤。

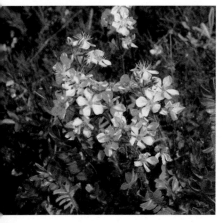

马蹄黄　Ma Ti Huang

清热解毒药

别名　管仲、小地榆、黄地榆、黄总花草。

来源　本品为蔷薇科植物马蹄黄 *Spenceria ramalana* 的根。

生境分布　生长于海拔3650～5000米的山坡草地、林间草地、山坡灌丛中。分布于西藏、云南和四川。

性味归经　苦，寒。

功效主治　泻实热，破积滞，行瘀血。主治实热便秘、食积停滞、腹痛、急性阑尾炎、急性传染性肝炎、血瘀经闭、牙痛、衄血、急性结膜炎；外用治烧烫伤、化脓性皮肤病、痈肿疮疡。

乌蕨 Wu Jue
清热解毒药

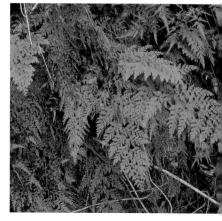

别名　金花草、乌韭、雉鸡尾、石青苇。

来源　本品为鳞始蕨科植物乌蕨*Stenoloma chusanum* (L.) Ching 的全草或根茎。

生境分布　生长于山坡路边、溪沟边、岩石缝或草丛中。分布于长江流域以南各地，北达陕西南部。

性味归经　苦，寒。

功效主治　清热解毒，利湿。主治感冒发热、咳嗽、扁桃体炎、腮腺炎、肠炎、痢疾、肝炎、食物中毒、农药中毒；外用治烧烫伤、皮肤湿疹。

东亚唐松草 Dong Ya Tang Song Cao
清热解毒药

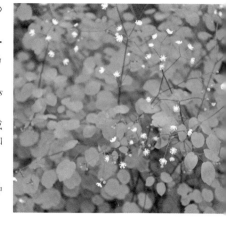

别名　烟锅草、秋唐松草、马尾黄连、金鸡脚下、马尾连。

来源　本品为毛茛科植物东亚唐松草 *Thalictrum minus* var.hypoleucum 的根。

生境分布　生长海拔100～1500米间丘陵或山地林下或较阴湿处。分布于江西北部、安徽南部、江苏南部和浙江。

性味归经　苦，性寒，小毒。

功效主治　清热解毒，燥湿。主治百日咳、痈疮肿毒、牙痛、湿疹。

扬子毛茛 Yang Zi Mao Gen
清热解毒药

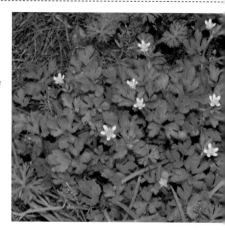

别名　辣子草、水辣菜。

来源　本品为毛茛科植物扬子毛茛*Ranunculus sieboldii* Miq.的带根全草。

生境分布　生长于溪边或林边阴湿处。分布于长江中下游各省。

性味归经　辛、苦，性热，有毒。归心经。

功效主治　除痰截疟，解毒消肿。主治疟疾、瘰肿、毒疮、跌打损伤。

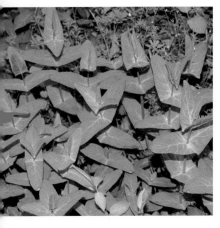

元宝草 Yuan Bao Cao
清热解毒药

别名 合掌草、上天梯、叫子草、帆船草、对经草。

来源 本品为金丝桃科植物元宝草*Hypericum sampsonii* Hance 的全草。

生境分布 生长于山坡原野、村边路旁。分布于江苏、安徽、浙江、江西、湖南、四川、贵州等地。

性味归经 辛、苦，寒。

功效主治 清热解毒，通经活络，凉血止血。主治小儿高热、痢疾、肠炎、月经不调、白带；外用治外伤出血、跌打损伤、乳腺炎、烧烫伤、毒蛇咬伤。

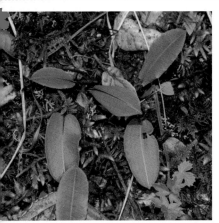

珠芽蓼 Zhu Ya Liao
清热解毒药

别名 猴娃七、蝎子七、剪刀七、染布子。

来源 本品为蓼科植物珠芽蓼*Polygonum viviparum* L. 的根状茎。

生境分布 生长于高山区沟壑或潮湿的草地上。分布于吉林、内蒙古、陕西、甘肃、青海、新疆、四川和西藏等地。

性味归经 苦，涩，微甘，温。

功效主治 活血止血，解毒止痛。主治咽喉肿痛、扁桃腺炎、胃病、腹痛、关节痛、吐血、衄血、崩漏、白带、跌打损伤、外伤出血、局部溃疡等。

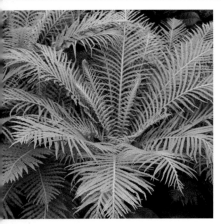

乌毛蕨 Wu Mao Jue
清热解毒药

别名 青蕨倪、大英雄、大蕨锯草、大凤尾草。

来源 本品为乌毛蕨科植物乌毛蕨*Blechnum orientale* L. 的根茎。

生境分布 生长于灌丛中或溪边。分布于江西、福建、广西、广东、四川、贵州和云南等地。

性味归经 苦，寒。归肝经。

功效主治 清热解毒。主治痈肿疮疖。

芒 萁 Mang Qi
清热解毒药

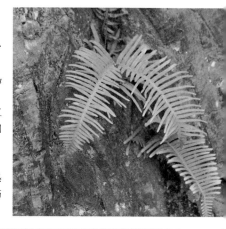

别名 蕨萁、芒萁骨、路萁、狼萁。

来源 本品为里白科植物芒萁*Dicranopteris dichotoma* (Thunb.) Bernh. 的全草或根状茎。

生境分布 生长于强酸性土的荒坡或林缘，分布于江苏南部、浙江、江西、安徽、湖北、湖南、贵州、四川、福建、广东、广西、云南等地。

性味归经 苦、涩，平。

功效主治 清热利尿，化瘀，止血。主治鼻衄、肺热咯血、尿道炎、月经过多、血崩、白带；外用治创伤出血、跌打损伤、烧烫伤、骨折、蜈蚣咬伤。

扇叶铁线蕨 Shan Ye Tie Xian Jue
清热解毒药

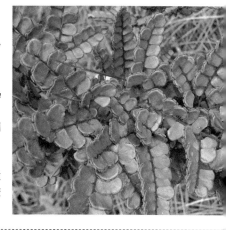

别名 过坛龙、双甲草、鸡骨草、乌脚枪、乌脚鸡、五爪蕨、铁狼萁。

来源 本品为铁线蕨科植物扇叶铁线蕨*Adiantum flabellulatum* 的干燥全草。

生境分布 生长于山谷、岩隙，或院墙石缝内。全国山地常见。

性味归经 苦、辛，凉。归肝、膀胱、大肠经。

功效主治 清热解毒，利湿，解毒散结。主治流感发热、泄泻痢疾、黄疸、石淋、痈肿、瘰疬、蛇虫咬伤、跌打肿痛。

望江南 Wang Jiang Nan
清热解毒药

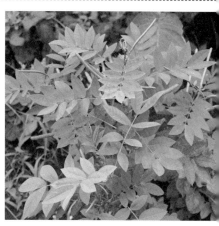

别名 羊角豆、山绿豆、假决明、狗屎豆、假槐花。

来源 本品为豆科植物望江南*Cassia occidentalis* L. 的茎、叶。

生境分布 生长于山坡、路旁、草丛以及灌木丛中。全国大多数省区有栽培。

性味归经 苦，寒。归肺、肝、胃经。

功效主治 肃肺，清肝，利尿，通便，解毒消肿。主治咳嗽气喘、头痛目赤、小便血淋、大便秘结、痈肿疮毒、蛇虫咬伤。

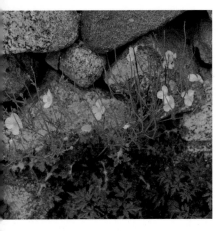

秃疮花 Tu Chuang Hua
清热解毒药

别名 秃子花、勒马回、兔子花。

来源 本品为罂粟科植物秃疮花 *Dicranostigma leptopodum* (Maxim.) Fedde 的全草。

生境分布 生长于丘陵、山坡、路边或墙上，分布于陕西、河南、山西、甘肃等地。

性味归经 苦、涩，凉。有毒。

功效主治 清热解毒，消肿止痛，杀虫。主治扁桃体炎，牙痛，淋巴结结核；外用治头癣，体癣。

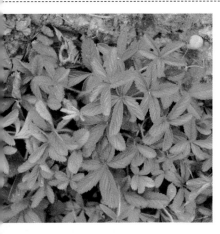

蛇含 She Han
清热解毒药

别名 五匹风、五爪龙。

来源 本品为蔷薇科植物蛇含 *Potentilla kleiniana* wight et Arn. 的全草。

生境分布 生长于山坡草丛、田边及沟旁。分布于东北、华北、华东、中南、西南地区等地。

性味归经 苦、辛，凉。

功效主治 清热解毒。主治惊痫高热，疟疾，咳嗽，喉痛，湿痹，痈疽癣疮，丹毒，痒疹，蛇、虫咬伤。

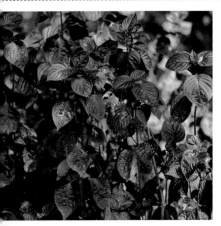

血苋 Xue Xian
清热解毒药

别名 红靛、一口红、汉宫秋、红叶苋。

来源 本品为苋科植物血苋 *Iresine herbstii* Hook. f. 的全草。

生境分布 目前已由人工引种栽培。分布在巴西以及中国的广东、江苏、云南、广西等地。

性味归经 微苦，凉。

功效主治 清热解毒，调经止血。主治细菌性痢疾、肠炎、痛经、月经不调、血崩、吐血、衄血、便血。

响铃草 Xiang Ling Cao
清热解毒药

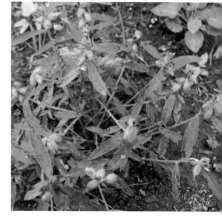

别名 野花生、荷猪草、马响铃、铃铃草。

来源 本品为豆科植物假地蓝 *Crotalaria ferruginea* Grah.
2. *Crotalaria linifolia* L. f. 的全草或带根全草。

生境分布 生长于山坡、荒地。我国普遍有分布，而
以西南为多见。产于云南、四川、贵州等地。

性味归经 苦，平。归肝、胃、大肠经。

功效主治 清热解毒，排脓破瘀。主治肠痈、下痢、
赤白带下、产后瘀滞腹痛、目赤肿痛、痈肿疥癣。

菥 蓂 Xi Ming
清热解毒药

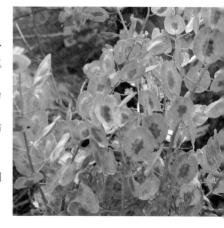

别名 大荠、蔑菥、大蕺、析目、老荠、遏蓝菜、花
叶荠。

来源 本品为十字花科植物菥蓂 *Thlaspi arvense* L. 的
干燥地上部分。

生境分布 生长于平地路旁、沟边或村落附近。分布
全国各地。欧洲、非洲北部也有分布。

性味归经 苦，甘，平。归肝、肾经。

功效主治 清热解毒，利湿消肿，和中开胃。主治阑
尾炎、痈疖肿毒、丹毒、子宫内膜炎、白带、肾炎、
肝硬化腹水、小儿消化不良。

蜂 蜜 Feng Mi
润下药

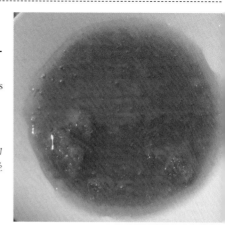

别名 生蜜、白蜜、炼蜜。

来源 本品为蜜蜂科昆虫中华蜜蜂 *Apis cerana* Fabricius
或意大利蜂 *Apis mellifera* Linnaeus 所酿的蜜。

生境分布 全国大部地区均产。

性味归经 甘，平。归肺、脾、大肠经。

功效主治 润肠通便，润肺止咳，补中缓急。本品为
百花之精，甘润滋腻，入大肠能润燥以滑肠，入肺经
能润肺以止咳，入脾胃能补中以缓急，故有此功。

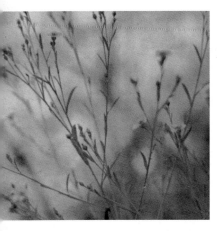

亚麻子 Ya Ma Zi
润下药

别名 亚麻仁、胡麻子。

来源 本品为亚麻科亚麻属植物亚麻 *Linum usitatiss-imum* L. 的干燥成熟种子。

生境分布 主产于内蒙古、黑龙江、辽宁、吉林。四川、湖北、陕西、山西、云南等地亦产。

性味归经 甘、平。归肺、肝、大肠经。

功效主治 润燥，祛风。用于肠燥便秘、皮肤干燥瘙痒、毛发枯萎脱落。

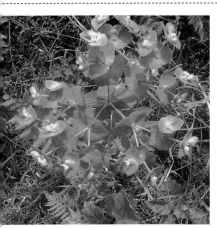

红大戟 Hong Da Ji
峻下逐水药

别名 红牙大戟、红牙戟、紫大戟、广大戟、南大戟、将军草、野黄萝卜。

来源 本品为茜草科植物红大戟 *Knoxia valerianoides* Thorel et Pitard 的干燥块茎。

生境分布 生长于山坡草丛中。分布于福建、广东、广西、贵州、云南及西藏等地。

性味归经 苦、寒，有小毒。归肺、脾、肾经。

功效主治 泄水逐饮，攻毒消肿散结。用于胸腹积水、二便不利、痈肿疮毒、瘰疬痰核。

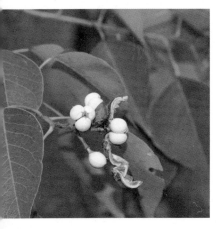

乌桕根皮 Wu Jiu Gen Pi
峻下逐水药

别名 乌桕木根皮。

来源 本品为大戟科植物乌桕 *Sapium sebiferum* (L.) Roxb. 的去掉栓皮的根皮或茎皮。

生境分布 生长于山坡、村边、路旁。分布于广东、广西等地。

性味归经 苦，微温；有毒。归胃、大肠经。

功效主治 泄下逐水，杀虫解毒。本品味苦性温，苦能泄，温能通行肠胃，故可泻下逐水。

樟柳头 Zhang Liu Tou
峻下逐水药

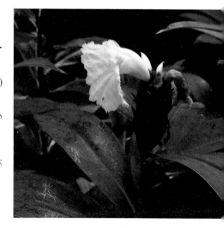

别名　白石笋，广东商陆。
来源　本品为姜科植物闭鞘姜 Costus speciosus (Koen.) Smith的根茎。
生境分布　生长于山谷林下潮湿地或溪边灌木及草丛中。分布于广东、广西等地。
性味归经　辛，寒；有毒。归肾经。
功效主治　利水消肿，清热解毒。主治水肿膨胀、淋症、白浊、痈肿恶疮。

樟　木 Zhang Mu
祛风湿散寒药

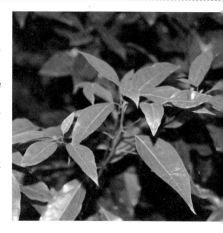

别名　樟材、香樟木。
来源　本品为樟科乔木植物樟 Cinnamomum camphora (L.) Presl 的木材。
生境分布　生长于山坡、溪边；多栽培。分布于广东、广西、云南、福建、江苏等地。
性味归经　辛，温。归肝、脾、肺经。
功效主治　祛风湿，行气血，利关节。本品辛温入脾肺，以宣散内外之风湿，入肺肝以行气血，风湿祛，气血行，而关节自利，故有此功。

白花菜 Bai Hua Cai
祛风湿散寒药

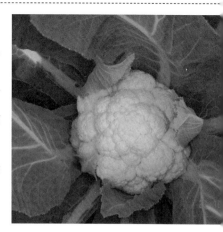

别名　羊角菜、屡析草。
来源　本品为白花菜科植物白花菜 Cleome gynandra L. 的全草。
生境分布　生长于田埂、路旁、沟边等处。分布于河北、河南、江苏、广西、云南、贵州、广东等地。
性味归经　辛，甘，温。归肝、脾经。
功效主治　祛风除湿，活血消肿。本品辛温以祛风除湿，归肝经走血分，而活血消肿。

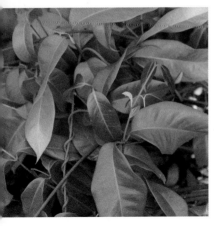

买麻藤 Mai Ma Teng
祛风湿散寒药

别名 买子藤、乌骨风、驳骨藤、脱节藤、大节藤、接骨藤。

来源 本品为买麻藤植物小叶买麻藤*Gnetum parvifolium* (Warb.) C. Y. Cheng 的茎叶或根。

生境分布 生长于林中，或山坡、山谷、河边。分布于福建、江西、河南、广西、广东等地。

性味归经 苦，温。归肝、肺经。

功效主治 祛风除湿，活血散瘀，止咳化痰。本品苦能燥湿，温能宣通，故能祛风除湿，入肝则活血散瘀，入肺则止咳化痰。

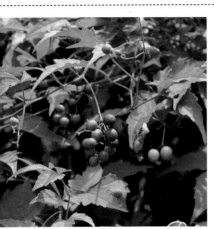

金刚散 Jin Gang San
祛风湿散寒药

别名 见肿消、红赤葛、大接骨丹。

来源 本品为葡萄科植物三裂叶蛇葡萄*Ampelopsis delavayana* (Franch.) Planch. 的根或根皮。

性味归经 辛、苦、涩，温。归心、肝经。

功效主治 祛风除湿，消肿敛疮，化瘀疗伤。本品辛散苦燥温通，故能祛风除湿，解毒消肿。毒解肿消则疮疡自愈，而有敛疮生肌之效；辛温宣通，入心肝走血分，以散瘀血而疗折伤。

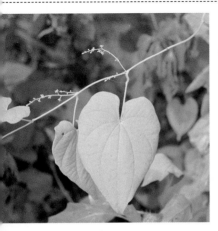

粉萆薢 Fen Bi Xie
祛风湿散寒药

别名 萆薢、萆薢片。

来源 本品为薯蓣科多年蔓生草本植物粉背薯蓣*Dioscorea hypoglauca* Palibin 的干燥根茎。

生境分布 多生长于山坡疏林下、较阴湿山谷中。分布浙江等地。

性味归经 苦，微寒。归肝、胃经。

功效主治 利湿去浊，祛风除湿。本品内利下焦之湿而分清别浊，外祛肌肉筋骨之风湿，故有利湿去浊、祛风除湿之功。

土荆芥 Tu Jing Jie
祛风湿散寒药

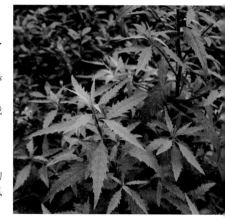

别名 臭草、臭藜藿、杀虫芥、鹅脚草、狗咬癫。

来源 本品为藜科植物土荆芥*Chenopodium ambrosioides* L. 的全草。

生境分布 生长于村庄附近以及路旁，北方亦常有栽培，分布于江苏、浙江、江西、福建、湖北、湖南、广西、广东、四川及贵州等地。

性味归经 辛，苦，性微温，大毒。归脾经。

功效主治 祛风除湿，杀虫止痒，活血消肿。主治钩虫病、蛔虫病、蛲虫病、头虱、皮肤湿疹、疥癣、风湿痹痛、经闭、痛经等。

桃儿七 Tao Er Qi
祛风湿散寒药

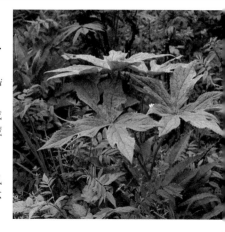

别名 桃耳七、小叶莲、铜筷子。

来源 本品为小檗科植物桃儿七*Sinopodophyllum emodi* (Wall.) 的根及根状茎。

生境分布 生长于海拔2000～3000米的山地草丛中或林下。分布于四川、陕西、甘肃、青海、云南、西藏等地。

性味归经 苦，温。

功效主治 祛风除湿，止咳止痛，活血解毒。主治风湿关节痛、跌打损伤、心胃痛、风寒咳嗽、月经不调、解铁棒锤中毒。

大花细辛 Da Hua Xi Xin
祛风湿散寒药

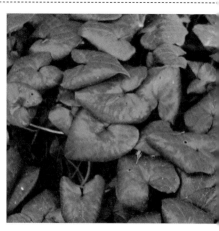

别名 花脸细辛、花叶细辛、翻天印。

来源 本品为马兜铃科植物大花细辛*Asarum maximum* Hemsl.的带根全草。

生境分布 生长于山坡林下和溪边阴湿处。分布于广东、江西、湖南、湖北、四川、江苏、浙江。

性味归经 温，辛。

功效主治 散寒止咳，祛痰除风。主治风寒感冒、头痛、咳喘、风湿痛、四肢麻木、跌伤。

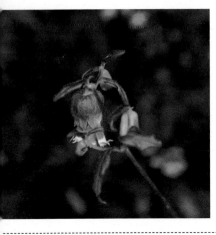

狗筋蔓 Gou Jin Man
祛风湿散寒药

别名 抽筋草、白牛膝、大被单草、小被单草。

来源 本品为石竹科植物狗筋蔓 *Cucubalus baccrfief* L. 的根。

生境分布 生长于山坡杂木林中、林边、路旁或庭园篱笆旁。分布于我国东北、西北、西南各省区。

性味归经 甘、淡，温。

功效主治 接骨生肌，散瘀止痛，祛风除湿，利尿消肿。主治骨折、跌打损伤、风湿关节痛、泌尿系感染、肺结核；外用治疮疡疖肿、淋巴结结核。

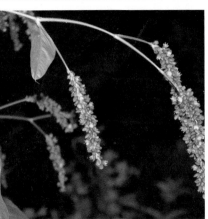

红 蓼 Hong Liao
祛风湿散寒药

别名 荭草、东方蓼、大蓼子、天蓼、狗尾巴花、狼尾巴花。

来源 本品为蓼科植物红蓼 *Polygonum orientale* L. 的果实。

生境分布 生长于沟边、河川两岸的草地或水湿地。分布全国各地。

性味归经 辛，性平，小毒。归肝、脾经。

功效主治 祛风除湿，清热解毒，活血，截疟。主治风湿痹痛、痢疾、腹泻、水肿、脚气、痈疮疔疖、蛇虫咬伤、小儿疳积疝气、跌打损伤、疟疾。

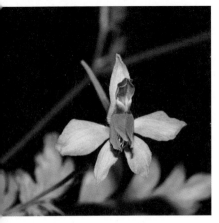

还亮草 Hai Liang Cao
祛风湿散寒药

别名 还魂草、对叉草、臭芹菜、山芹菜。

来源 本品为毛茛科植物还亮草 *Delphinium anthriscifolium* Hance 的全草。

生境分布 生长于海拔200～1200米的丘陵、低山山坡草地或溪边草地。分布于山西、广西、贵州。

性味归经 辛，温，有毒。

功效主治 祛风，理湿，解毒，止痛。主治风湿骨痛、半身不遂；外用治痈疮癣癞。

红火麻 Hong Huo Ma
祛风湿散寒药

别名 牡丹三七、华艾麻草、野绿麻根。

来源 本品为荨麻科植物珠芽艾麻*Laportea bulblfera* (Sieb.etZucc.) Wedd. [L.terminalis] Wight的全草或根。

生境分布 生长于山地林下或林边山谷。分布于东北及陕西、甘肃、江苏、安徽、浙江、江西、河南、湖北、西藏等地。

性味归经 辛苦，寒，有小毒。

功效主治 祛风湿，通经络，解毒，消肿。主治腰腿疼痛、麻木不仁、风痹抽麻、水肿、老鼠疮、蛇咬伤。

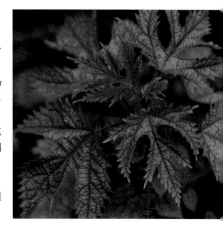

黄草乌 Huang Cao Wu
祛风湿散寒药

别名 大草乌、草乌。

来源 本品为毛茛科植物丽江乌头*Aconitum forrestii* Stapf 的块根。

生境分布 生长于海拔3100米的山地草坡或林边。分布于四川西南部木里、云南西北部丽江。

性味归经 辛，温，大毒。

功效主治 祛风湿，镇痛。主治风湿关节疼痛、跌打损伤。

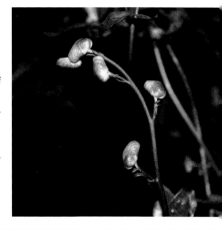

假蒟 Jia Ju
祛风湿散寒药

别名 蛤药、酿苦瓜、封口好、猪拔菜。

来源 本品为胡椒科植物假蒟*Piper sarmentosum* Roxb. 的根。

生境分布 生长于园林或树林中半阴处。分布于我国南部。

性味归经 苦，性温。归心、肺、脾、大肠经。

功效主治 祛风散寒，行气止痛，活络，消肿。主治风寒咳喘、风湿痹痛、脘腹胀满、泄泻痢疾、产后脚肿、跌打损伤等。

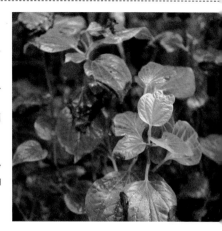

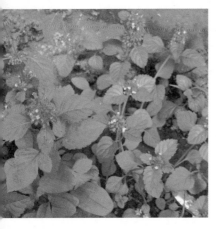

剪春罗 Jian Chun Luo
祛风湿散寒药

别名 剪红罗、剪夏罗、碎剪罗、剪金花、雄黄花。

来源 本品为石竹科植物剪春罗 Lychneis coronata Thunb. 的全草。

生境分布 生长于山坡疏林内或林缘草丛中的较阴湿处。分布于我国中部及浙江、江西等地。

性味归经 甘、微苦，性寒。归肺、肝经。

功效主治 清热除湿，泻火解毒。主治感冒发热、缠腰火丹、风湿痹痛、泄泻。

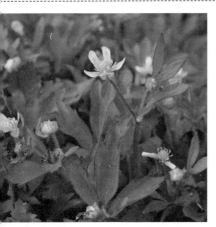

毛莨 Mao Gen
祛风湿散寒药

别名 鱼疗草、鸭脚板、野芹菜、山辣椒、起泡草。

来源 本品为毛莨科植物毛莨 Ranuncuins japonicus Thunb. 的带根全草。

生境分布 生长于丘陵或低山沟边，水田边或湿草地，分布于东北至华南等地。

性味归经 辛、微苦，温；有毒。归肝、胆、心、胃经。

功效主治 利湿，消肿，止痛，退翳，截疟，杀虫。主治疟疾、黄疸、偏头痛、胃痛、风湿关节痛、鹤膝风、痈肿、恶疮、疥癣等。

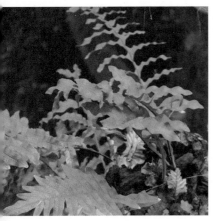

中华槲蕨 Zhong Hua Hu Jue
祛风湿散寒药

别名 肉碎补、石岩姜、猴姜、毛姜、申姜、爬岩姜、岩连姜。

来源 本品为水龙骨科植物中华槲蕨 Drynari sinica 的根状茎。

生境分布 生长于岩壁或树上。分布于陕西、甘肃、青海、宁夏、四川、云南及西藏等地。

性味归经 苦，温。归肾、肝经。

功效主治 补肾强骨，续伤止痛。主治肾虚腰痛、耳鸣耳聋、牙齿松动、跌扑闪挫、筋骨折伤；外治斑秃、白癜风。

铃 兰 Ling Lan
利水消肿药

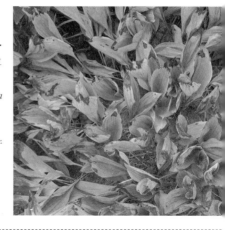

别名 草玉铃、小芦铃、香水花、鹿铃、君影草、草寸香。

来源 本品为百合科多年生草本植物铃兰 *Convallaria keiskei* Miq. 的全草及根。

生境分布 生长于山地阴湿地带之林下或林缘灌丛。分布东北、河北、山东、河南、陕西等地。以东北产者为佳。

性味归经 甘、苦，温；有毒。归肝、肾、膀胱经。

功效主治 温阳利水，活血祛风。

柳 叶 Liu Ye
利尿通淋药

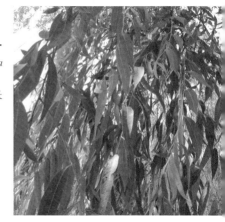

来源 本品为杨柳科落叶乔木植物垂柳 *Salix babylonica* L. 的叶。

生境分布 耐水湿，也能生长于旱处。分布于我国长江流域及华南各地。

性味归经 苦，寒。归心、脾经。

功效主治 利尿通淋，解毒，透疹。

蛇葡萄 She Pu Tao
利尿通淋药

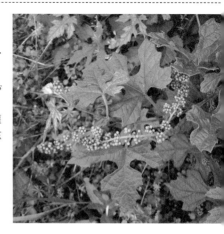

别名 山葡萄，野葡萄。

来源 本品为蛇葡萄科木质藤本植物蛇葡萄 *Ampelopsis brevipedunculata* (Maxim.) Trautv. 的茎叶。

生境分布 生长于海拔300～1200米的山谷疏林或灌丛中。分布于辽宁、河北、山西、山东、浙江、广东等地。

性味归经 甘，平。归心、肝、肾经。

功效主治 利尿通淋，止血。

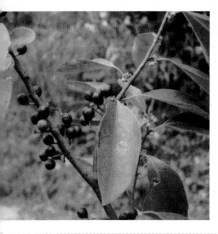

毕澄茄 Bi Cheng Qie

别名 荜澄茄。

来源 本品为樟科植物山鸡椒*Litsea cubeba* (Lour.) Pers. 的干燥成熟果实。

生境分布 生长于向阳丘陵和山地的灌木丛或疏林中。分布于广东、广西、四川、湖南、湖北等地。

性味归经 辛，温。归脾、胃、肾、膀胱经。

功效主治 温中散寒，行气止痛。本品味辛行散性温胜寒温通，既可暖脾胃而行滞气，又长于散寒而止痛。故有温中散寒，行气止痛之效。

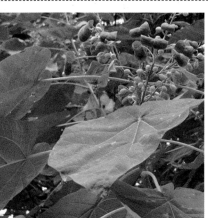

梧桐子 Wu Tong Zi

别名 梧桐、青梧、桐麻、九层皮、白梧桐。

来源 本品为梧桐科植物梧桐*Firmiana plantanifolia* (L.) W. F. wight 的种子。

生境分布 栽培作行道树，村边、路旁也有生长。分布于江苏、浙江、河南、陕西等地。

性味归经 甘，平。归心、肺、胃经。

功效主治 和胃消食，清热解毒。本品甘、平，归胃经，能和胃消食，入心经能凉血清热解毒。

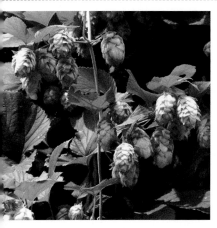

啤酒花 Pi Jiu Hua

别名 香蛇麻。

来源 本品为桑科植物啤酒花*Humulus lupulus* L. 的雌花序。

生境分布 分布于东北、华北地区以及山东。

性味归经 苦，微凉。归心、胃、膀胱经。

功效主治 消食化积，利尿消肿，宁心安神。本品味苦，性微寒，入胃经能消食化积，归膀胱经能清热利尿消肿，归心经可宁心安神。

羊 蹄 Yang Ti
凉血止血药

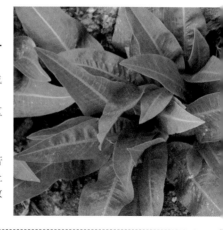

别名 羊蹄根、土大黄。

来源 本品为蓼科植物羊蹄 *Rumex japonicus* Houtt. 或尼泊尔羊蹄 *Rumex nepalensis* Spr. 的根。

生境分布 羊蹄生长于山野或湿地。全国大部分地区均有。

性味归经 苦、涩，寒。归心、肝、大肠经。

功效主治 凉血止血，解毒杀虫，泻下。本品寒清苦泄涩敛，归心、肝入血分以泻火凉血止血，又收敛止血，兼能清热解毒疗疮杀虫；归大肠以泻火通便。故有凉血止血，解毒杀虫，泻下之效。

扇 蕨 Shan Jue
凉血止血药

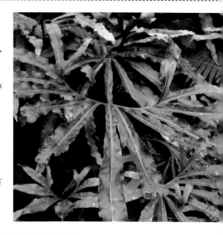

别名 半把伞、搜山虎、虎爪搜山虎、野蕨菜。

来源 本品为水龙骨科植物扇蕨 *Neocheitopteris palmatopedata* (Bak.) Christ 的根状茎或全草。

生境分布 生长于森林、树脚阴湿处。分布于四川、贵州及云南等地。

性味归经 甘、微苦、涩，凉。

功效主治 清热利湿，理气通便。主治慢性胃炎、胃腹胀满、便秘、痢疾、膀胱炎、咽炎、风湿关节疼痛。

凤尾鸡冠 Feng Wei Ji Guan
凉血止血药

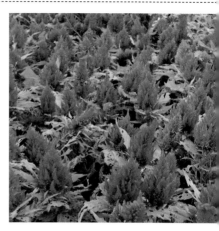

别名 笔鸡冠、凤尾鸡冠花、绒鸡冠、塔鸡冠。

来源 本品为苋科植物凤尾鸡冠花 *Celosia cristatavar. Pyramidalis* 的花。

生境分布 原产地亚洲热带阳性，喜干热，不耐寒，喜肥忌涝。

性味归经 甘，凉。无毒。

功效主治 凉血止血。主治痔漏下血、赤白下痢、吐血、咯血、血淋、妇女崩中、赤白带下等。

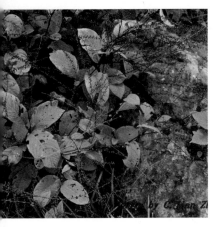

金线草 Jin Xian Cao
凉血止血药

别名 毛蓼、山蓼、一串红、鸡心七、九龙盘。

来源 本品为蓼科植物金线草 *Antenoron filiforme* (Thnnb.) Robexty et Vautier 的全草或块根。

生境分布 生长于阴湿的山坡草地上或山脚阴湿处，亦有栽培。分布于山西、陕西、贵州及云南等地。

性味归经 辛、温。

功效主治 祛风除湿，理气止痛，止血，散瘀。主治风湿骨痛、胃痛、咯血、跌打损伤、淋巴结核。

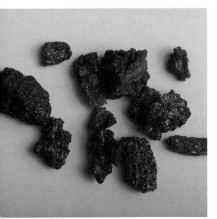

血余炭 Xue Yu Tan
收敛止血药

别名 人发灰。

来源 本品为人头发制成的炭化物。

性味归经 苦、涩，平。归肝、胃、膀胱经。

功效主治 收敛止血，化瘀利尿。本品味涩收敛，味苦降泄，归肝走血分，既能收敛止血，又能化瘀，又归膀胱经以利尿，故有收敛止血、化瘀利尿之功。

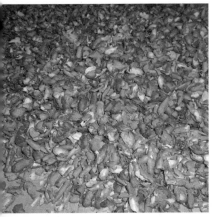

花生衣 Hua Sheng Yi
收敛止血药

别名 花生皮，花生米皮。

来源 本品为豆科植物落花生 *Arachis hypogaea* L. 的种皮。

生境分布 全国各地均产。

性味归经 甘、涩，平。归胃、肺、肝经。

功效主治 收敛止血。本品味涩收敛，入肝走血分，故有收敛止血之效。

药理作用 能抗纤维蛋白的溶解，有促进骨髓制造血小板的功能，缩短出血时间，从而起到止血作用。

花蕊石 Hua Rui Shi
收敛止血药

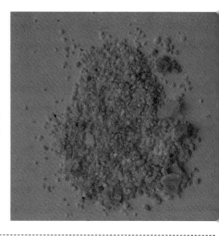

别名　煅花蕊石。

来源　本品为变质岩类岩石蛇纹大理岩 *Ophicalcite* 之石块。

生境分布　分布广泛，是内生热液矿脉及沉积的碳酸盐类岩石的重要组成部分。分布于江苏、浙江、陕西、山西、河南、山东等地。

性味归经　酸、涩，平。归肝经。

功效主治　化瘀止血。本品酸涩质坚，入肝经走血分，故能化瘀止血。

水苦荬 Shui Ku Mai
收敛止血药

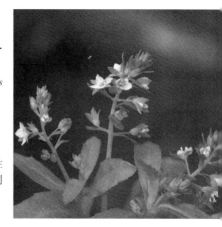

别名　水莴苣。

来源　本品为玄参科植物水苦荬 *Veronica anagalis aquatica* L. 的全草。

生境分布　生长于水田或溪边。分布于河北、河南、江苏、安徽、四川、广东、云南等地。

性味归经　苦，凉。归肝经。

功效主治　化瘀止血，消肿止痛。本品味苦降泄，性凉清热，入血分清血热以化瘀，瘀血除血循经畅行则出血止、肿痛消，故有化瘀止血，消肿止痛之效。

五灵脂 Wu Ling Zhi
活血止痛药

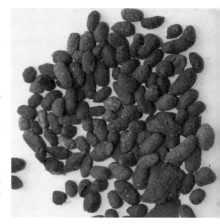

别名　灵脂、灵脂块、灵脂米、糖灵脂、炒五灵脂、醋五灵脂。

来源　本品为鼯鼠科动物的复齿鼯鼠 *Trogopterus xanthipes* Milne-Edwards 的粪便。

生境分布　栖于长有柏树的山地。分布于河北、山西、甘肃等地。

性味归经　苦、咸、甘，温。归肝经。

功效主治　活血止痛，化瘀止血。本品苦咸温通疏泄，专入肝经血分，功擅活血化瘀止痛，为疗血瘀诸痛的要药。

红 曲 Hong Qu
活血止痛药

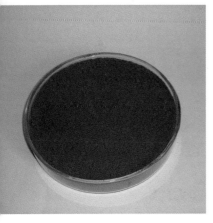

别名 丹曲、赤曲、红米、福曲、红曲米、红曲炭。

来源 本品为曲霉科真菌紫色红曲 *Monascus purpureus* Went. 霉的菌丝体及孢子经人工培养，使菌丝在粳米内部生长，使整个米粒变为红色而成。

生境分布 此菌在自然界多存在于乳制品中，我国生产地区广泛，以福建古田所产者最为著名。

性味归经 甘、温。归脾、胃、大肠经。

功效主治 活血化瘀，健脾消食。本品为粳米加酒曲发酵而成，色变真红，能走营血以活血化瘀，味甘入脾、胃、大肠经，则健脾消食积，止泻痢。

广 枣 Guang Zao
活血止痛药

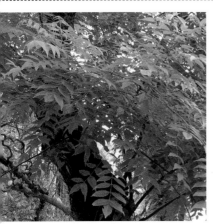

别名 山枣、五眼果、人面子、山枣子。

来源 本品系蒙古族习用药材。为漆树科植物南酸枣 *Choerospondias axillaris* (Roxb.) Burtt et Hill 的干燥果实。

生境分布 分布于浙江、福建、湖北、湖南、广东、广西、贵州、云南等地。

性味归经 甘、酸，平。归心经。

功效主治 行气活血，养心，安神。用于气滞血瘀、胸痹作痛、心悸怔忡、胸闷气短、心神不安、失眠健忘。

落地生根 Luo Di Sheng Gen
活血止痛药

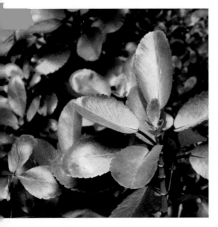

别名 土三七、叶爆芽、厚面皮、叶生根、晒不死。

来源 本品为景天科植物落地生根 *Bryophyllum pinnatum* (L.f.) Okon 的全草或根。

生境分布 分布于广东、广西、福建、云南等地。

性味归经 淡、微酸、涩，凉。

功效主治 解毒消肿，活血止痛，拔毒生肌。外用治痈疮肿毒、乳腺炎、丹毒、瘰疬、外伤出血、跌打损伤、骨折、烧烫伤、中耳炎。

番红花 Fan Hong Hua
活血调经药

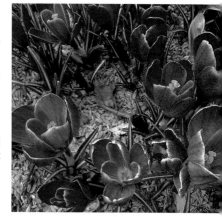

别名 西红花、藏红花。

来源 本品为鸢尾科植物番红花 *Crocus sativus* L. 的柱头。

生境分布 北京、上海、浙江、江苏等地有引种栽培。

性味归经 甘，平。归心、肝经。

功效主治 活血祛瘀，散郁开结，凉血解毒。主治痛经、经闭、月经不调、产后恶露不净、腹中包块疼痛、跌扑损伤、忧郁痞闷、惊悸、温病发斑、麻疹。

紫荆皮 Zi Jing Pi
活血调经药

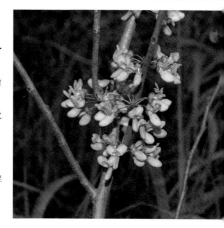

别名 肉红、内消、白林皮、紫荆木皮。

来源 本品为豆科植物紫荆 *Cercis chinensis* Bunge 的树皮。

生境分布 紫荆分布于辽宁、陕西、甘肃等省，以及华东、华北、西南等地。

性味归经 苦，平。归肝、脾经。

功效主治 血通经，消肿解毒。本品味苦，主降泄，归肝脾经走血分，导瘀下行，而有活血通经、消肿解毒之功。

錾 菜 Zan Cai
破血消癥药

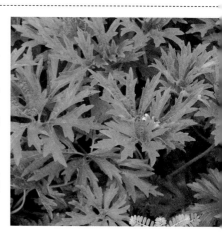

别名 楼台草、白花益母草。

来源 本品为唇形科植物錾菜 *Leonurus pseudomacranthus* Kitag. 的全草。

生境分布 生长于山坡、路边、荒地上。分布于东北、华北、华中、华东及西南等地。

性味归经 甘、辛，平。归肝、肾经。

功效主治 破血散瘀，滋阴补肾。本品味辛行散，入肝经血分，功善破血散瘀，又甘平入肾经，能滋阴补肾。

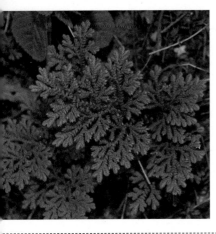

江南卷柏 Jiang Nan Juan Bai
活血疗伤药

别名 地柏枝、岩柏草、岩柏、山扁柏、红鸡草。

来源 本品为卷柏科植物江南卷柏 *Selaginella moellendorfii* Hieron. 的全草。

生境分布 生长于山坡岩石边、林下、沟谷丛林中。分布于我国中部、南部及西南各地，陕西南部、甘肃亦有之。

性味归经 平，微甘。

功效主治 清热利尿，活血消肿。主治急性传染性肝炎、胸胁腰部挫伤、全身浮肿、血小板减少。

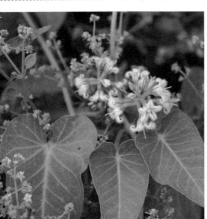

萝 藦 Luo Mo
活血疗伤药

别名 白环藤、奶浆藤、天浆壳、婆婆针线包。

来源 本品为萝藦科植物萝藦 *Metaplexis japonica* (Thunb.) Makino 的全草或块根。

生境分布 生长于山坡、田野、路边草丛中。分布于黑龙江、吉林、辽宁、河北、山东、江苏、江西、福建、河南、四川、贵州等省。

性味归经 甘，辛，平。

功效主治 补益精气，通乳，解毒。主治虚损劳伤、阳痿、带下、乳汁不通、丹毒疮肿。

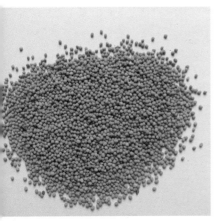

白芥子 Bai Jie Zi
化痰药

别名 北白芥子、生白芥子、炒白芥子。

来源 本品为十字花科植物白芥 *Sinapis alba* L. 的干燥成熟种子。

生境分布 分布于安徽、河南等地，全国各地均有栽培。

性味归经 辛，温。归肺经。

功效主治 温肺祛痰，利气散结，通络止痛。本品味辛入肺以利肺气，性温以胜寒邪，辛温则温宣肺气，化寒湿凝聚之痰，故能温肺利气消痰。

银线草 Yin Xian Cao
化痰药

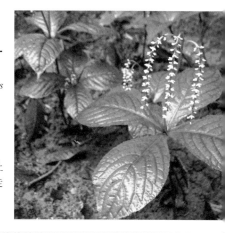

别名 鬼督邮、独摇草、鬼都邮、四大天王。

来源 本品为金粟兰科植物银线草 *Chloranthus japonicus* Sieb. 的全草。

生境分布 生长于山林阴湿处。分布于辽宁、河北、陕西、湖南、安徽、浙江、福建、广西等地。

性味归经 辛、苦，温；有毒。归肺、心、肝经。

功效主治 燥湿化痰，活血化瘀，祛风止痒，消肿止痛。本品辛散苦降温通，入肺则祛风，燥湿化痰，走心肝血分，活血化瘀消肿，通经止痛。

竹 沥 Zhu Li
化痰药

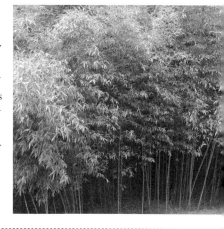

别名 竹油、竹沥膏、竹沥水、淡竹沥。

来源 本品为禾本科多年生常绿木本植物新鲜的淡竹 *Phyllostachys nigra* (Lodd.) Munro var. henonis (Mitf.) Stapf ex Rendle 等的茎秆，用火烤灼时流出呈淡黄色的澄清液汁。

生境分布 通常栽植于庭园。分布于长江流域以南各省（区）。

性味归经 甘，寒。归心、肺、肝经。

功效主治 清热化痰，定惊利窍。

石 蕊 Shi Rui
化痰药

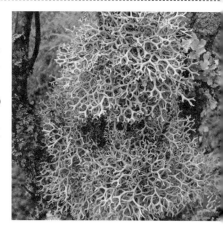

别名 石濡、石芥、云茶、蒙顶茶、石蕊花、石云茶、云芝茶、蒙山茶、蒙阴茶。

来源 本品为石蕊科植物石蕊 *Cladonia rangiferina* (L.) web. 的全株。

生境分布 生长于干燥的山地。分布于黑龙江、辽宁、吉林、陕西、四川、云南、贵州等地。

性味归经 甘，凉。归肺、肝、脾经。

功效主治 清热，化痰，凉肝，止血。

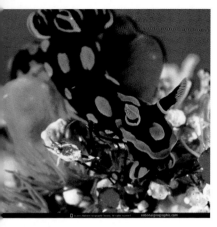

海粉 Hai Fen
化痰药

别名 红海粉、海珠、绿海粉。

来源 本品为海兔科动物蓝斑背肛海兔 *Notarchus Leachii freeri* (Griffin) 的卵群带。

生境分布 分布于我国东南沿海。厦门等地有大量养殖。

性味归经 甘、咸，寒。归肺、肝、肾经。

功效主治 润燥止咳，软坚散结。主治眼部炎症。

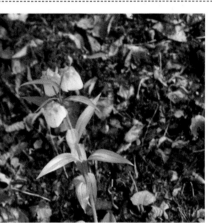

伊贝母 Yi Bei Mu
化痰药

别名 石濡、石芥、云茶、蒙顶茶、石蕊花、石云茶、云芝茶、蒙山茶、蒙阴茶。

来源 本品为百合科植物新疆贝母 *Fritillaria walujewii* Regel 或伊犁贝母 *Fritillaria pallidiflora* Schrenk 的干燥鳞茎。

生境分布 生长于海拔1300～1780米的林下或阳坡草地。主产于新疆。

性味归经 苦、甘，微寒。归肺、心经。

功效主治 清肺，化痰，散结。主治肺热咳嗽、痰黏胸闷、劳嗽咯血、瘰疬、痈肿。

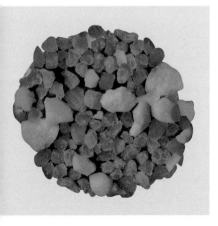

天竺黄 Tian Zhu Huang
化痰药

别名 竺黄、竹黄、天竹黄、广竹黄。

来源 本品为禾本科植物青皮竹 *Bambusa textilis* McClure 或华思劳竹 *Schizostachyum chinense* Rendle 等茎秆内的分泌液干燥后的块状物。

生境分布 青皮竹常栽培于低海拔地的河边、村落附近。分布于云南、广东、广西等地。

性味归经 甘，寒。归心、肝、胆经。

功效主治 清热化痰，清心定惊。本品性味功效与竹沥相仿，但其性质和缓，无通络搜风之效，且无寒滑之弊，唯定惊之功为其所长，小儿惊痫方中多用。

青礞石 Qing Meng shi
化痰药

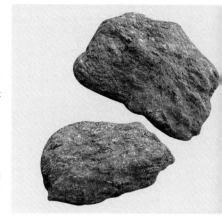

别名 礞石、煅青礞石。

来源 本品为变质岩类黑云母片岩 *Biotite Schist* 或绿泥石化云母碳酸盐片岩 *Mica Carbonate* Schist by Chloritization。

生境分布 前者药材称青礞石。分布于湖南、湖北、四川等地。

性味归经 甘、咸，平。归肺、肝经。

功效主治 下气坠痰，平肝镇惊。入肺经，清降肺热而消痰，入肝经则镇降肝火，平肝经横逆之气，故有下气坠痰，平肝镇惊之功。

海蛤壳 Hai Ge Qiao
化痰药

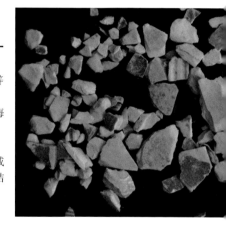

别名 海蛤、蛤壳、青蛤壳、煅海蛤壳。

来源 本品为帘蛤科动物青蛤 *Cyclina sinensis* (Gmelin) 等几种海蛤的贝壳。

生境分布 生活于近海的泥沙质海底。分布于沿海各省。

性味归经 苦、咸，寒。归肺、胃经。

功效主治 清热化痰，软坚散结。本品寒清苦泄，咸以软坚，能清肺热，泄湿热，降痰火，消散、软化结聚之邪，故有清热化痰、软坚散结之功。

石花菜 Shi Hua Cai
化痰药

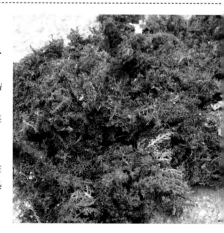

别名 石华、海菜、琼枝、草珊瑚。

来源 本品为红翎菜科植物琼枝 *Gelidium amansii* Lamx. 的藻体。

生境分布 生长于低潮带的石沼中或水深6～10米的海底岩石上。分布于广东、海南岛沿海岸等地。

性味归经 甘、咸，寒。归肺、脾、胃、肝经。

功效主治 清肺化痰，清热燥湿，凉血止血。本品性寒清热，入肺、脾、胃、肝经，故能清肺化痰，清热燥湿，凉血止血。

紫菜 Zi Cai
化痰药

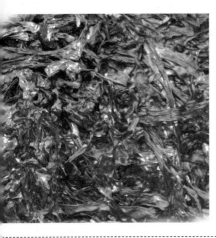

别名 紫菜、子菜、紫英、紫菜。

来源 本品为红毛菜科植物甘紫菜 *Porphyra tenera* Kjellm. 的叶状体。

生境分布 多生长在潮间带，主要分布江苏、连云港以北的黄海和渤海海岸，亦有栽培。

性味归经 甘、咸，寒。归肺经。

功效主治 化痰软坚，清热利湿。本品甘咸性寒，主入肺经。寒能清热，咸以软坚，体轻上浮，故清热化痰，软坚消瘿瘤。肺为水之上源，肺气清肃，则水道通利，故有清热利湿之功。

瓜子金 Gua Zi Jin
化痰药

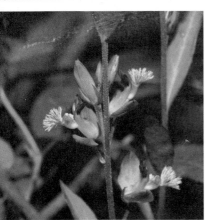

别名 辰砂草、金锁匙、瓜子草、金牛草。

来源 本品为远志科植物瓜子金*Polygala japonitca* Houtt. 的全草。

生境分布 生长于山坡或田土坎边。分布于陕西、山东、江苏、浙江、江西、福建、河南、湖北、湖南、广西、广东、四川、贵州及云南等地。

性味归经 苦，微辛，性平。归肺、胃、心经。

功效主治 祛痰止咳，散瘀止血，宁心安神，解毒消肿。主治咳嗽痰多、跌打损伤、风湿痹痛、吐血、便血、心悸、失眠等。

钟乳石 Zhong Ru Shi
止咳平喘药

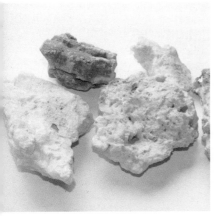

别名 滴乳石、鹅管石、石钟乳、煅钟乳石。

来源 本品为碳酸盐类矿物方解石族方解石。

生境分布 多分布于石灰岩溶洞中。我国广西、四川、贵州、云南、湖北等地，有石灰岩洞穴处均有产。

性味归经 甘，温。归肺、肾、胃经。

功效主治 温肺平喘，益肾助阳，通乳。本品性味甘温，其性通达，入肺经善温肺寒，止咳平喘；入肾经则益精壮阳纳气，疗阳痿冷喘；入胃经又益胃而通乳汁。故有温肺平喘，益肾助阳，通乳之效。

钓兰 Diao Lan
止咳平喘药

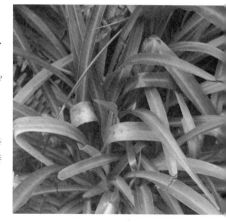

别名 兰草、八叶兰、金边吊兰。
来源 本品为百合科植物吊兰 *Chlorophylum capense* (L.) Kuze. 的全草或带根全草。
生境分布 栽培于花圃、庭园。各地均有栽培。
性味归经 辛、甘、酸、凉。归肺、心、肝经。
功效主治 清热宣肺、凉血止血，消肿止痛。本品辛散开泄，能开宣肺气，宽胸利咽；寒凉清热泻火，善泻血分之热。故有此功效。

海松子 Hai Song Zi
止咳平喘药

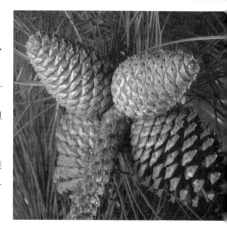

别名 松子、海松子、松子仁、红果松、麻罗松子。
来源 为松科植物红松 *Pinus koraiensis* Sieb. et Zucc. 的种子。
生境分布 生长于湿润的缓山坡或排水良好的平坦地，多与阔叶树成混交林。分布于东北。
性味归经 甘、温。归肝、肺、大肠经。
功效主治 滋阴润肺，息风，滑肠。海松子甘温质润，入肺经滋阴润肺，入肝经滋阴息风，富含油质又入大肠，滑肠通便，故有此功。

金鱼 Jin Yu
止咳平喘药

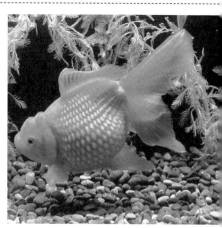

别名 朱砂鱼。
来源 本品为鲤科动物金鱼 *Carassius auratus* (Linnaeus) var. Goldfish 的肉或全体。
生境分布 全国大部分地区均有饲养。
功效主治 清肺止咳，利水消肿，涌吐，解毒。
用法用量 捣汁、煮食或煅存性研末服。

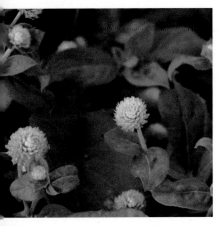

千日红 Qian Ri Hong
止咳平喘药

别名 百日红、千日白、千年红、蜻蜓红

来源 本品为苋科植物千日红 *Gomphrena globosa* L.的花序或全草。

生境分布 全国各地均有栽培。

性味归经 甘，平。

功效主治 清肝，散结，止咳定喘。主治头风，目痛，气喘咳嗽，痢疾，百日咳，小儿惊风，瘰疬，疮疡等。

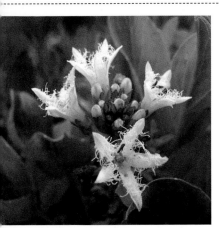

睡 菜 Shui Cai
养心安神药

别名 暝菜、醉草。

来源 本品为龙胆科多年生草本植物睡菜*Menyanthes trifoliata* L. 的叶或全草。

生境分布 生长于海拔450～3600米的沼泽中成群落生长。分布于云南、贵州、四川等地。

性味归经 甘、微苦，寒。归心、脾经。

功效主治 安神除烦，健脾消食。本品甘苦而性寒，入心经则清降心热而除烦安神；入脾则甘助脾阳而健脾消食。故有安神除烦、健脾消食之功。

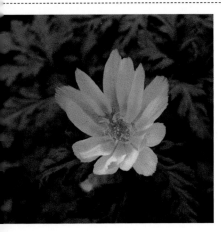

福寿草 Fu Shou Cao
养心安神药

别名 侧金盏花、顶冰花、冰里花。

来源 本品为毛茛科植物侧金盏花*Adonis arnurensis* Reg el Radde的带根全草。

生境分布 主产于东北等地。

性味归经 苦，平；有小毒。归心、肝、肾经。

功效主治 养心安神，清肝泻火，利尿消肿。

紫贝齿 Zi Bei Chi
平抑肝阳药

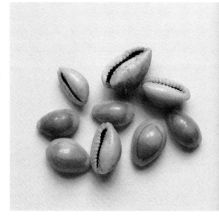

别名　紫贝、煅紫贝齿。

来源　本品为宝贝科动物蛇首眼球贝*Erosaria* (Ravitrona.) *caputserpentis* (L.)、山猫宝贝*Cypraca* (Lyncina) *lynx* (L.) 或绶贝*Mauritia arabica* (L.) 等的贝壳。

生境分布　生活于低潮线附近岩石或珊瑚礁的洞穴内。分布于海南岛、福建等地。

性味归经　咸，平。归肝经。

功效主治　平肝潜阳，镇惊安神，清肝明目。味咸质重，平而偏寒，专入肝经，能潜降清热。故能平肝潜阳、镇惊安神、清肝明目。

黑豆衣 Hei Dou Yi
平抑肝阳药

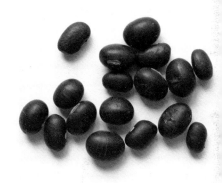

别名　黑大豆皮。

来源　本品为豆科植物大豆*Glycine max* (L.) Merr. 的黑色种皮。

生境分布　主产于江苏、江西等地。

性味归经　甘，平。归肝经。

功效主治　养血平肝，滋阴清热。

蕤仁 Rui Ren
平抑肝阳药

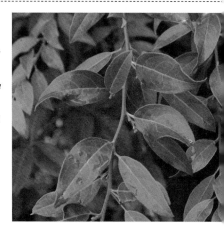

别名　蕤核。

来源　本品为蔷薇科落叶灌木植物单花扁核木*Prinsepia uniflora* Batal. 的干燥成熟果核。

生境分布　生长于山坡或川河间沙丘上。主产于山西、陕西、甘肃等地。

性味归经　甘，微寒。归肝经。

功效主治　养肝明目，疏风散热。

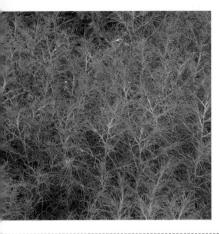

猪毛菜 Zhu Mao Cai
平抑肝阳药

别名 扎蓬棵、扎蓬蒿、猪毛缨、猪毛蒿、三叉明棵。

来源 本品为藜科一年生草本植物猪毛菜 *Salsola collina* Pall. 的全草。

生境分布 分布于华北、东北以及陕西、甘肃、四川、云南等地。

性味归经 甘，凉。归肝经。

功效主治 清热平肝。

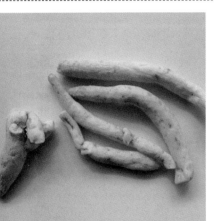

明党参 Ming Dang Shen
补气药

别名 粉沙参。

来源 本品为伞形科多年生植物明党参 *Changium smyrnioides* Wolff 的干燥根。

生境分布 生长于山野稀疏灌木林下土壤肥厚的地方。分布于江苏、安徽、浙江、四川等地。

性味归经 甘，微苦，微寒。归肺、脾、肝经。

功效主治 润肺生津，和胃降逆，平肝，解毒。本品甘寒养阴生津，苦寒清热，补中有降。入肺经润肺化痰清燥热，入胃经养胃阴，生津和胃降逆。

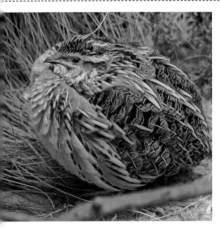

鹌鹑 An Chun
补气药

别名 鹌鹑肉。

来源 本品为雉科动物鹌鹑 *Coturnix coturnix* (L.) 的肉。

生境分布 一般在平原、丘陵、沼泽、湖泊、溪流的草丛中生活，有时也在灌木林活动，繁殖于我国东北地区，现可人工饲养。

性味归经 甘，平。归心、肝、脾、肺、大肠经。

功效主治 益气补虚，厚肠止痢，祛风除湿，宣肺利湿，消积除疳。本品甘平，为禽类肉中佳品，补五脏，益中气，祛风利湿，消积除疳，也食也药。

榛　子 Zhen Zi
补气药

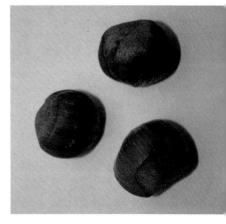

别名　榧子、平榛、山反栗。

来源　本品为桦木科植物榛*Corylus heterophylla* Fisch. Ex Bess. 的种仁。

生境分布　生长于山地阴坡丛林间。分布于东北、华北及陕西、甘肃等地。分布于四川、湖南、湖北、江西、浙江等地。

性味归经　甘，平。归脾、胃、肝经。

功效主治　益气健脾，调中开胃，养肝明目。本品甘、平。入中焦有补脾开胃之功。入肝经养肝明目，药食兼用。

土人参 Tu Ren Shen
补气药

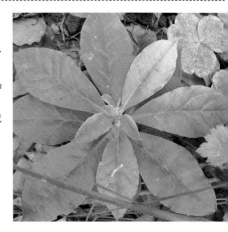

别名　参草、土洋参、土参、紫人参。

来源　为马齿苋科植物锥花土人参*Talinum paniculatum* (Jacq.) Gaertn. 的根和叶。

生境分布　常为栽培，亦有野生于山坡岩石缝中。我国陕西、江苏、安徽、贵州、云南等地均有。

性味归经　甘，淡，性平。归脾、肺、肾经。

功效主治　补气润肺，止咳，调经。主治气虚乏倦、食少、泄泻、肺痨咯血、眩晕、潮热、盗汗、自汗、月经不调、带下、产妇乳汁不足。

黄狗肾 Huang Gou Shen
补阳药

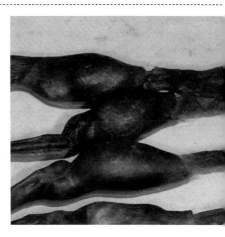

别名　狗鞭、狗肾、广狗肾。

来源　本品为哺乳动物犬科黄狗*Canis familiaris* L.的阴茎和睾丸。

生境分布　全国各地均产。

性味归经　咸，温。归肾经。

功效主治　补肾壮阳。本品咸，温，入肾经，为雄体阳物，血肉有情之品，温肾壮阳，为肾阳虚要药。

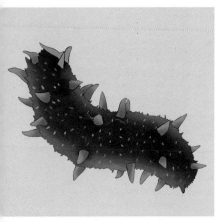

梅花参 Mei Hua Shen
补阳药

别名 凤梨参。

来源 本品为刺参科动物梅花参 *Thelenota ananss* (Jaeger) 的全体。

生境分布 分布于我国西沙群岛。

性味归经 甘、咸，温。归肾、肺、心、脾经。

功效主治 补肾壮阳，养阴润肺，宁心安神，制酸止痛。

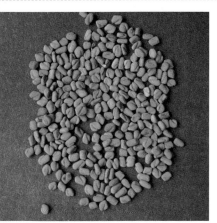

葫芦巴 Hu Lu Ba
补阳药

别名 芦巴子、胡巴子。

来源 本品为豆科植物胡芦巴 *Trigonella foenum-graecum* L. 的干燥成熟种子。

生境分布 均为栽培品种。分布于安徽、四川、河南等地。

性味归经 苦，温。归肝、肾经。

功效主治 温肾阳，逐寒湿，止疼痛。本品苦温，归肝肾经，温肾阳，逐寒湿而止痛，善治沉寒冷积疼痛。

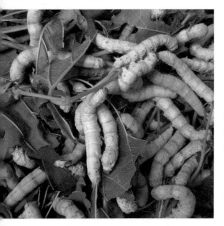

原蚕蛾 Yuan Can E
补阳药

别名 雄蚕蛾。

来源 本品为蚕蛾科昆虫家蚕蛾 *Bombyx mori* L. 的雄性全虫。

生境分布 我国大部分地区均有。

性味归经 咸，温。归肝、肾经。

功效主治 补肝益肾，壮阳涩精。本品咸、温，归肝、肾经，有壮阳涩精、补肝益肾之功。

龟板胶 Gui Ban Jiao
补阴药

别名 龟胶、龟甲胶。

来源 本品为龟甲经煎煮、浓缩制成的固体胶。

生境分布 乌龟多群居，常栖息在川泽湖池中。分布于河北、河南、山东、安徽、广东、广西、湖北、四川、云南、陕西等地。

性味归经 咸、甘，凉。归肝、肾、心经。

功效主治 滋阴，养血，止血。本品咸、甘而凉，血肉有情之品，归肝、肾、心经而有滋阴、养血、止血之功。

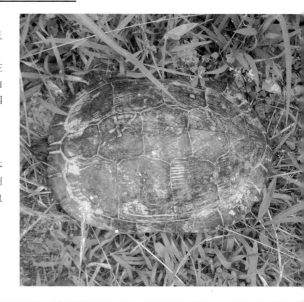

悬钩子 Xuan Gou Zi
补阴药

别名 蔗子、山莓、木莓、沿钩子。

来源 本品为蔷薇科植物悬钩子 *Rubus corchorifolius* L. f. 未成熟的果实。

生境分布 生长在溪边、路旁或山坡草丛中。分布于河北、陕西，及长江流域以南各地。本品的茎、根也入药。

性味归经 酸、甘，平。归肝、肾、肺经。

功效主治 生津止渴，解毒消肿，祛痰，解酒。本品甘、酸化阴，归肝、肾、肺经；外用解毒消肿。

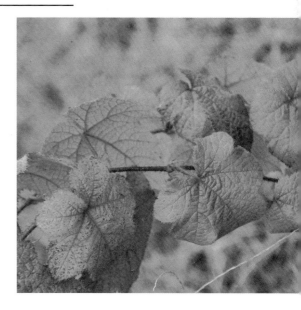

双髻鲨肝油 Shuang Ji Sha Gan You
补阴药

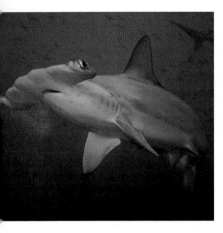

别名 锤头鲨。

来源 本品为双髻鲨科动物双髻鲨 *Sphyrna zygaena* (Linnaeus) 肝脏中提制的脂肪油。

生境分布 产于渤海、黄海一带。

性味归经 甘,平。归肝、肾经。

功效主治 滋补强壮,明目。

石 花 Shi Hua
补阴药

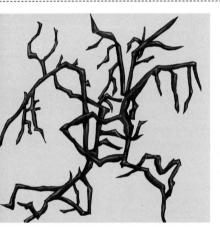

别名 石苔花,乳花,地衣。

来源 本品为梅花衣科植物藻纹梅花衣 *Parmelia saxatilis* Ach. 的全体。

生境分布 着生于岩石上,全国大部分地区均有分布。

性味归经 甘,寒。归肝、肾经。

功效主治 养血明目,凉血止血,生津止渴,补肾利尿,清热解毒。

芜 荑 Wu Yi

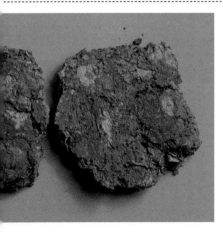

别名 臭芜荑、白芜荑。

来源 本品为榆科落叶小乔木或灌木植物大果榆 *Ulmus macrocarpa* Hance 果实的加工品。

生境分布 生长于山地、山麓及岩石地。分布于黑龙江、吉林、辽宁、河北、山西等地。

性味归经 辛、苦,温。归脾、胃经。

功效主治 杀虫消积。本品辛散,苦温燥湿,入脾胃以除中焦之湿而健运脾胃,湿除积消以绝生虫之源,故有消积杀虫之效。

海人草　Hai Ren Cao

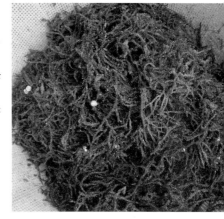

别名　鹊菜、海仁草

来源　本品为松节藻科植物海人草 *Digenea simplex* (wulf.) C. Ag. 的藻体。

生境分布　生长于大干潮线下2～7米深处的珊瑚碎块上。产于台湾的兰屿和东沙群岛等地。

性味归经　辛、咸，平。归大肠经。

功效主治　驱虫消积。

槠　子　Zhu Zi
敛肺涩肠药

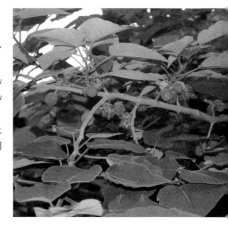

别名　槠实子。

来源　本品为壳斗科常绿乔木植物苦槠 *Castanopsis sclerophylla* (Lindl.) Schottky 或青椆 *Quercus myrsinaefolia* Bl. 的种仁。

生境分布　苦槠生长于丘陵或低山森林中。青椆生长于山地密林或疏林中。分布于云南、广东、福建、四川等地。

性味归经　苦、涩，平。归胃、大肠经。

功效主治　止泻痢，止渴

林　檎　Lin Qin
固精缩尿止带药

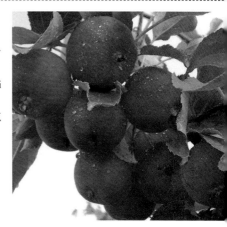

别名　沙果、花红。

来源　本品为蔷薇科植物林檎 *Malus asiatica* Nakai 的果实。

生境分布　生长在山坡阳处、平原沙地，我国长江流域及黄河一带普遍栽培。

性味归经　酸、甘，平。归心、肝、肺经。

功效主治　止渴，化滞，涩精。

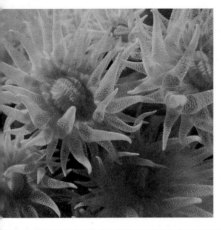

黄海葵 Huang Hai Kui
固精缩尿止带药

别名 海菊花、沙筒、海腚根。

来源 本品为海葵科动物黄海葵 *Anthopleura xanthog-rammica* 的全尸。

生境分布 常埋于沙中，下端有圆形足盘，固着于沿海高潮线岩石上或残水坑沙中石上。当退潮时，触手伸展如菊花状，若遇惊动即缩于泥沙中。分布于渤海、黄海及东海。

性味归经 苦、涩、寒。归肝、脾、大肠经。

功效主治 收敛固涩，杀虫。本品苦涩收敛，性寒凉，主入脾、大肠经，故收敛固涩，杀虫。

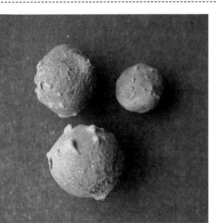

没食子 Mo Shi Zi
固精缩尿止带药

别名 墨石子、无食子、没石子、无石子、麻荼泽。

来源 本品为没食子蜂科昆虫没食子蜂的幼虫，寄生于壳斗科植物没食子树 *Quercus infectoria* Oliv. 幼枝上所产生的虫瘿。

生境分布 分布于地中海沿岸希腊、土耳其、叙利亚、伊朗及印度等地。我国无分布记载。

性味归经 苦、温。归肺、脾、肾经。

功效主治 固气，涩精，敛肺，止血。主治梦遗、精滑、阳痿、痔疮、下血无度或发或歇及肺咯血、咯血。

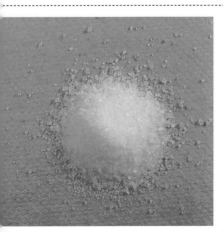

食 盐 Shi Yan

别名 大盐，炒食盐。

来源 本品为海水或盐井、盐池、盐泉中的盐水经日晒或加热蒸发水分得到的结晶物。

生境分布 我国沿海各地均产，内地有盐井、盐池、盐泉处也产，入药以重结晶除去杂质者为优。

性味归经 咸、寒。归肺、胃、肾经。

功效主治 涌吐，清火，凉血，解毒。

皂　矾　Zao Fan

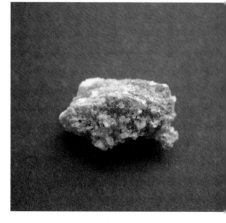

别名　青矾、绛矾、绿矾。

来源　本品为硫酸盐类矿物水绿矾 *Melanterite* 的矿石或化学合成品。

生境分布　产于山东、湖南、甘肃、新疆、陕西、安徽、浙江、河南等地。

性味归经　酸、涩，凉。归肝、脾经。

功效主治　解毒敛疮，燥湿杀虫，补血。主治贫血。

铅　丹　Qian Dan

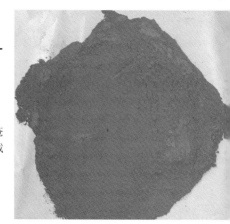

别名　广丹、黄丹、东丹。

来源　本品为用铅加工制成的四氧化三铅。

生境分布　分布于河南、广东、福建、湖南、云南等地。

性味归经　辛，微寒；有毒。归心、肝经。

功效主治　本品辛寒有毒，外用能拔毒生肌，收敛疮口而用于疮痈肿毒、黄水湿疮等证；内服可坠痰截疟，用于治疗疟疾、癫狂等证。

炉甘石　Lu Gan Shi

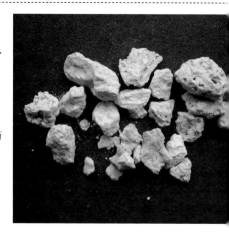

别名　甘石、白甘石。

来源　本品为碳酸盐类矿物方解石族菱锌矿石 *Smithsonite*。

生境分布　分布于广西、湖南、四川、云南等地。

性味归经　甘，平。归肝、胃经。

功效主治　明目去翳，收湿生肌。本品甘平无毒，药力平和，刺激性小，有明目退翳、收湿生肌之功效。

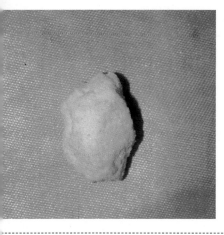

硼 砂 Peng Sha

别名 月石、盆砂、蓬砂。

来源 本品为硼砂矿 Borax 经精制而成的结晶。

生境分布 分布于青海、西藏、云南、四川、新疆、甘肃、陕西等地也产。

性味归经 甘、咸，凉。归肺、胃经。

功效主治 外用清热解毒，内服清肺化痰。本品甘咸凉，入肺、胃二经。凉可清热，咸可软坚，外用有清热、解毒、防腐等功效，且局部刺激小，故为五官科外治常用之品；内服有清肺化痰之功效，但目前较少运用。

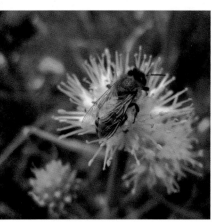

蜜 蜡 Mi La

别名 蜂蜡。

来源 本品为蜜蜂科昆虫中华蜜蜂 *Apis cerana* Fabricius 或意大利蜂 *Apis mellifera* Linnaeus 分泌的蜡质，经精制而成。

生境分布 中华蜜蜂适宜于山区、半山区生态环境饲养。全国大部分地区均有生产。

性味归经 甘、淡，平。归脾、胃、大肠经。

功效主治 解毒，生肌，定痛。本品甘淡平，有解毒、生肌、定痛之功，治急心痛，下痢脓血，疮痈内攻，水火烫伤等证。

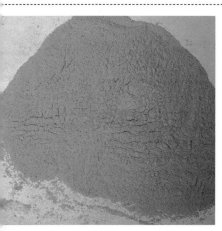

升 药 Sheng Yao

别名 小升丹、三仙丹、三白丹。

来源 本品为水银、火硝、明矾混合升华而粗制成的氧化汞（HgO）。

生境分布 各地均有生产，以河北、湖北、湖南、江苏等地产量较大。

性味归经 有毒。

功效主治 拔毒去腐。

石龙芮 Shi Long Rui

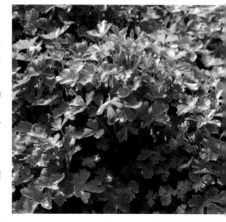

别名　无毛野芹菜、鸭巴掌、水堇、水黄瓜香、打锣锤、清香草。

来源　本品为毛茛科植物石龙芮 *Ranunculus sceleratus* L. 的全草。

生境分布　生长于溪沟边或湿润地。全国各省区均有分布。

性味归经　苦、辛，平；有毒。

功效主治　消肿，拔毒散结，截疟。主治淋巴结结核、疟疾、痈肿、蛇咬伤、慢性下肢溃疡。

铁棒锤 Tie Bang Chui

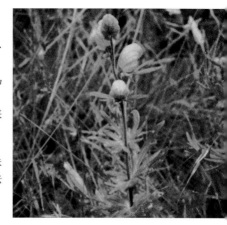

别名　铁棒锤、铁牛七、一支箭。

来源　本品为毛茛科乌头属植物铁棒锤 *Aconitum szechenyianum* Gay. 的块根。

生境分布　生长于高山草地、山坡及疏林下。分布陕西、甘肃、宁夏、青海、河南、四川、云南等地区。

性味归经　苦、辛，热；有大毒。归肺、心经。

功效主治　止痛消肿，活血祛瘀，驱风除湿。本品味辛能行、能散、味苦能降，温热能胜寒止痛，活血祛瘀，祛风除湿，消肿拔毒，治多种疼痛。

祖师麻 Zu Shi Ma

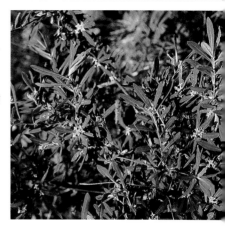

别名　祖司麻、走司马、走丝麻、大救驾、黄杨皮、爬岩香、金腰带、冬夏青、矮陀陀。

来源　本品为瑞香科植物黄瑞香 *Daphne giraldii* Nitsche 的根皮或茎皮。

生境分布　生长于山地疏林中。分布于陕西、甘肃、四川等地。

性味归经　辛、苦，温；有小毒。归心、肝经。

功效主治　祛风湿，活血通络，止痛。

索引一
按中药品种首字拼音顺序排序

索引二
按中药品种首字笔画顺序排序

图书在版编目（CIP）数据

精编《本草纲目》药物彩色图鉴/刘春生，周重建，谢宇主编．
—太原：山西科学技术出版社，2015.8（2018.3重印）
ISBN 978-7-5377-5133-9

Ⅰ.①精… Ⅱ.①刘… ②周…③谢… Ⅲ.①《本草纲目》
—中草药—图集 Ⅳ.① R281.3-64

中国版本图书馆 CIP 数据核字（2015）第 189632 号

精编《本草纲目》药物彩色图鉴

出　版　人：	赵建伟
主　　　编：	刘春生　周重建　谢　宇
策 划 编 辑：	宋　伟
责 任 编 辑：	宋　伟　李　华　王　蓉
责 任 发 行：	阎文凯
封 面 设 计：	岳晓甜

出 版 发 行：山西出版传媒集团·山西科学技术出版社

地址：太原市建设南路 21 号　邮编：030012

编辑部电话：0351-4922134　　　0351-4922078
发 行 电 话：0351-4922121

经　　　销：	各地新华书店
印　　　刷：	山西臣功印刷包装有限公司
网　　　址：	www.sxkxjscbs.com
微　　　信：	sxkjcbs
开　　　本：	889mm×1194mm　1/32　印　张：45
字　　　数：	1568 千字
版　　　次：	2016 年 1 月第 1 版　　2018 年 3 月山西第 3 次印刷
印　　　数：	6001-7500 册
书　　　号：	ISBN 978-7-5377-5133-9
定　　　价：	138.00 元

本社常年法律顾问：王葆柯

如发现印、装质量问题，影响阅读，请与发行部联系调换。